NETTER'S ORTHOPAEDIC CLINICAL EXAMINATION
An Evidence-Based Approach
Third Edition

Joshua A. Cleland
Shane Koppenhaver
Jonathan Su

Illustrations by Frank H. Netter
Contributing Illustrators
Carlos A.G. Machado
John A. Craig

奈特骨科临床检查

循证医学方法

第3版

约书亚·A.克莱兰德
编　著　〔美〕尚恩·科本哈弗
乔纳森·苏

主　审　高忠礼

主　译　刘　鹏　许南方

副主译　王　爽　高硕徽

天津出版传媒集团
天津科技翻译出版有限公司

著作权合同登记号:图字:02－2014－160

图书在版编目(CIP)数据

奈特骨科临床检查:循证医学方法/(美)约书亚·A. 克莱兰德(Joshua A. Cleland),(美)尚恩·科本哈弗(Shane Koppenhaver),(美)乔纳森·苏(Jonathan Su)编著;刘鹏,许南方主译. —天津:天津科技翻译出版有限公司,2020.4

书名原文:Netter's Orthopaedic Clinical Examination: An Evidence-Based Approach

ISBN 978－7－5433－3904－0

Ⅰ. ①奈… Ⅱ. ①约… ②尚… ③乔… ④刘… ⑤许… Ⅲ. ①骨疾病－诊断学 Ⅳ. ①R680.4

中国版本图书馆 CIP 数据核字(2018)第279513号

ELSEVIER

Elsevier (Singapore) Pte Ltd.

3 Killiney Road, #08－01 Winsland House I, Singapore 239519

Tel: (65) 6349－0200; Fax: (65) 6733－1817

Netter's Orthopaedic Clinical Examination: An Evidence-Based Approach, third edition

Copyright © 2016, 2011, 2005 by Elsevier Inc.

ISBN－13: 9780323340632

授权单位:Elsevier (Singapore) Pte Ltd.
出　　版:天津科技翻译出版有限公司
出 版 人:刘子媛
地　　址:天津市南开区白堤路244号
邮政编码:300192
电　　话:(022)87894896
传　　真:(022)87895650
网　　址:www.tsttpc.com
印　　刷:天津海顺印业包装有限公司分公司
发　　行:全国新华书店
版本记录:787×1092　16开本　39.5印张　600千字
2020年4月第1版　2020年4月第1次印刷
定价:298.00元

(如发现印装问题,可与出版社调换)

译者名单

主　审　高忠礼

主　译　刘　鹏　许南方

副主译　王　爽　高硕徽

译　者　（以姓氏汉语拼音排序）

高硕徽　吉林大学中日联谊医院胃肠外科

李　浪　四川大学华西医院小儿外科

刘　鹏　吉林大学中日联谊医院骨科

戎　鑫　四川大学华西医院骨科

王　洪　贵州医科大学附属医院骨科

王　爽　吉林大学中日联谊医院眼科

邢　飞　四川大学华西医院骨科博士在读

许　钊　四川大学华西医院麻醉科

许南方　北京大学第三医院骨科

余　曦　四川大学华西医院康复科

作者简介

约书亚·A.克莱兰德(Joshua A. Cleland), PT, DPT, PhD

约书亚·A. 克莱兰德博士在2000年于圣母学院(Notre Dame College)获得物理治疗学硕士学位,2001年在克瑞顿大学(Creighton University)获得物理治疗学博士学位。2006年2月,在诺瓦东南大学(Nova Southeastern University)获得博士学位。2002年,获得美国物理治疗学会的骨科门诊物理治疗专科医生认证。2005年,在丹佛的瑞奇士大学(Regis University)完成了手法治疗的临床培训。约书亚·A. 克莱兰德博士现在是富兰克林·皮尔斯大学(Franklin Pierce University)物理治疗专业教授,并在新罕布什尔康克医院(Concord Hospital)骨科诊所进行康复医疗工作。他积极参与了大量的临床研究工作, 对物理手法及康复训练在脊柱和四肢疾病治疗中的效果进行了深入研究。他发表了170多篇文章,是《骨科和运动医学物理治疗》杂志的编委。主编、参编4本教科书。约书亚·A. 克莱兰德博士是国际著名学者。他在2015年获得科技写作的Rothstein金笔奖,2011年获得Chattanooga研究奖,2009年获得Eugene Michels研究新人奖,2008年获得Jack Walker奖,所有这些奖励都来自美国物理治疗学会。另外,他在2013、2014和2015年均获得美国物理治疗学会骨科分会颁发的Rose杰出研究奖。

尚恩·科本哈弗(Shane Koppenhaver), PT, PhD

尚恩·科本哈弗博士1998年在美国Army-Baylor大学获得物理治疗学硕士学位。2009年,在Utah大学获得康复治疗学博士学位。2001年获得骨科物理治疗资格认证,2009年在瑞奇士大学完成物理治疗学的临床培训。科本哈弗博士是美国陆军中校、副教授,还是美国Army-Baylor大学的物理治疗博士培训课程的指导教师。他发表了大量的研究结果,包括腰痛、脊柱理疗以及应用超声图像分析肌肉功能。他的主要研究方向集中于手法治疗、干针疗法的生物力学和临床结果,特别是将它们用于分析临床表现的原因和神经肌肉疾病的治疗方面。

乔纳森·苏(Jonathan Su), PT, DPT, LMT

乔纳森·苏博士于2013年在美国Army-Baylor大学获得物理治疗学博士学位,2015年获得美国物理治疗学会颁发的运动医学临床专业委员会认证。苏博士是美军上尉,服役于第二Stryker旅战队的第二十五步兵分队,并作为该分队的行为优化、康复指导和创伤预防的专家。他的工作包括:对运动和骨科物理治疗进行指导,对体能训练计划的制订和实施提出建议，以保证该战斗单位的4400名士兵处于最佳的备战状态。2015年，由于其对维持战士的身体健康和战斗力所做的贡献，苏博士被选为美军第十四步兵团的荣誉士兵。他一直致力于将研究工作转化为临床应用，以保证为就诊者提供最好的治疗质量。

绘图者简介

弗兰克·H.奈特(Frank H. Netter), MD

弗兰克·H.奈特 1906 年出生于纽约。在进入纽约医科大学学习之前,他先后就读于艺术学生联盟和国家设计学院。1931 年,奈特在纽约医科大学获得医学学位。在学生时代,奈特笔记本上的简笔画就吸引了医学院的老师和其他很多的医生们的关注,这使得他能够通过给文章和教科书配图来获得收入。直到 1933 年进行外科工作之前,他一直坚持把配图作为副业,但是最终他选择了放弃临床工作,而进行全职的艺术创作。在结束二战兵役之后,奈特博士开始了与 CIBA 药业公司的长期合作(现在的诺华药业)。这种长达 45 年的合作关系造就了全世界的医生和很多医学专业人士都熟知的非凡的医学艺术收藏作品。

在2005 年,爱思唯尔公司从 Icon 学习系统购买了奈特收藏品及其所有出版物。超过 50 种的出版物都以奈特博士的配图作为卖点,并可通过爱思唯尔公司获得(美国网址:www.us.elsevierhealth.com/Netter;美国境外网址:www.elsevierhealth.com)。

奈特博士的作品是在医学概念教学中使用插图的最好例子之一。13 本奈特医学图集涵盖了大部分由奈特博士所创作的超过 20 000 幅插图,此书成为有史以来最著名的医学著作之一。《奈特人体解剖图谱》于 1989 年首次出版,展示了来自奈特收藏品中的解剖图画。此书现已翻译成 16 种语言,成为全世界医学和卫生专业的学生都会选择的解剖图谱。奈特的插图不仅因其美学特质而受到赏识,更重要的是其学术价值。正如奈特博士在 1949 年写道:“……阐明一个主题是插图的目标。不管画得多么漂亮,多么精巧,多么巧妙,如果不能明确阐明医学观点,它作为医学插图就没有什么价值。”奈特博士的规划、设想、观念和方法,通过他的绘画进行传达,并使其绘画作品具有知识价值。

弗兰克·H.奈特,作为医学博士、医生及艺术家,于 1991 年逝世。

了解更多关于医生–艺术家弗兰克·奈特的信息,可登录:http://www.netterimages.com/artist/netter.htm.

卡洛斯·A.G.马查多(Carlos A. G. Machado), MD

诺华公司选定卡洛斯·A.G.马查多作为奈特博士的继承者,继续致力于奈特收藏品的医学插图绘制工作。

心脏病学家马查多自学医学插图,针对奈特博士的一些原版画做了细致的更新,并创作了许多属于自己的奈特风格式插图,作为一种对奈特收藏品延伸的方式。马查多博士扎实的专业知识和他对医患关系的敏锐洞察力形成了属于他自己的生动难忘的视觉风格。他致力于研究每一个他所描绘的主题,使其成为当今最好的医学插图画家之一。

了解更多关于马查多博士的背景及其艺术作品,可登录:http://www.netterimages.com/ artist/machado.htm.

中文版序言

病史、临床体征、物理检查，结合影像学表现，可以完成大部分骨科疾病的诊断和鉴别诊断。其中临床体征的理学检查，是患者主诉症状和辅助检查之间重要的联系和纽带。

《奈特骨科临床检查：循证医学方法》是一部很好的骨科临床检查法的参考书，每一项物理检查都是以严格的循证医学证据和统计学分析为基础的。这在国内的骨科界是很少见的。该书有助于临床医生和医学生从基础知识抓起，掌握与国际同步的临床物理学检查知识，对以后的临床学习和发展是非常有意义的。

翻译著作要求“信”“达”“雅”，翻译医学著作要达到“雅”更是难上加难。

本书由吉林大学中日联谊医院骨科的刘鹏医生和北京大学第三医院的许南方医生组织国内年轻医生共同翻译。他们既有充分的临床经验，又有美国等发达国家留学经历，具备国际视野，可以将本书的内容更好地介绍给国内同道，互相交流，促进发展。

所以作序，将本书介绍给读者。

高忠礼

中文版前言

《奈特骨科临床检查：循证医学方法》（第3版）的中译本经过前后3年的努力终于要与读者见面了。这本书的翻译最初是由北京大学第三医院许南方医生联系，并组织当时在美国学习的年轻医生进行了原著第2版的初译。随后，鉴于原著第3版将很快出版，经天津科技翻译出版公司与版权方联系，我们终止了原著第2版中译本的出版计划，决定直接开展最新版本（第3版）的翻译工作。

在发达国家，骨科临床体格检查方法的图书作者主要来自康复理疗等非手术专业，他们对于物理检查的重视使得在这方面的工作进行得非常细致，是对骨科医生很好的学术补充。

本书的最大特点是对所介绍的体格检查方法提供了严格的循证医学证据和统计学分析结果的支持，这在国内的类似著作中是相当罕见的。本书的第3版相对于第2版的内容变化，也充分体现了最新的循证医学证据的进展。相对于基础研究和手术技术，理学检查或者说骨科临床查体的进步是缓慢的，希望本书中所提供的大量循证医学证据能促进国内骨科临床查体相关研究的进展。

骨科疾病属于运动系统的医疗范畴，而运动系统疾病的研究和治疗，发达国家比我国先走了几十年。随着国内生活水平的提高和各项群众性体育运动的广泛开展，国人对运动系统的健康提出了更高的要求。认真学习研究各种理学检查的方法及其临床表现的意义对骨科疾病的诊断和鉴别诊断非常重要，既可以指导骨科医生根据合适的指征进行早期干预，同时又有助于避免不必要的有创医疗行为。

最后，感谢各位译者的辛勤劳动，感谢天津科技翻译出版有限公司编辑们不辞劳苦地组织和沟通。在翻译和校译过程中，我们学习到了很多新的知识，更新了我们作为骨科医生对理学检查的认知。我们恳请各位读者在阅读过程中批评指正，以期进一步改正和提高。

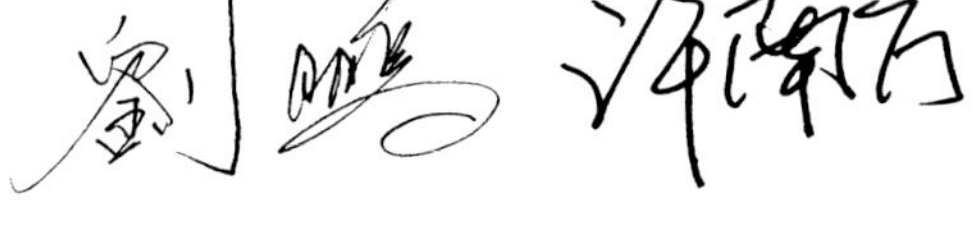

序 言

合适的治疗决策取决于对解剖深入的了解和精确的诊断。这本书的独特之处在于,它结合了经典的奈特解剖图和高质量的照片。编者还提供了关于269项实验研究的质量评估,这些研究通过“质量同一性可靠评估量表”来考察查体方法的可靠性。第3版增加了84项新研究和34张新图片。作为一个PT/ATC,以及一名PT运动医学博士项目的负责人,我认为对于从入门级的运动教练和物理治疗师到从事矫形/运动医学的住院医师和培养PT和MD的研究员,本书都是一个很好的参考工具。这本书使用十分方便,并且条理清晰,能帮助读者通过解剖和临床考试。此外,此书缜密地回顾了已知的诊断性查体的所有文献。正如我们不断努力追求更好的循证医学一样,此书详细地阐述了诊断性查体的效用,甚至评估了治疗方案的证据等级,新老医生都将从这样一部巨著中受益匪浅。感谢这本非常有用的工具书籍。

Don Goss,PT,PhD
项目主任
PT运动医学博士项目
美国Army-Baylor大学

如果我们能做出正确的诊断,那么康复就开始了。

——A. Weil

作为一名职业治疗师和取得资格的手部治疗师,我自然选择关于上肢的章节。这些章节是特别的!这是所有经验层次的治疗师必读的内容。最新的表格提供了实验研究的质量评价,有助于基于证据的临床实践。书中展示的特殊查体的照片,对初学者来说是无价的。这本书彰显了作者一个明确的意图,即为治疗师提供一份重要的学习资料。此书也体现了编者对教育的投入,希望能够将科学研究转化为先进的临床实践,以及通过精确的诊断评估推进康复科学的发展。当我给我的学生讲解上肢骨科病例时,这本书就在我手中和我的检查台上,作为首选的参考书。每个教师都梦想能有一本涵盖所有有价值信息的书籍。

Kathleen Yancosek,PhD
LTC,SP,US Army
项目主任
职业治疗学博士
美国Army-Baylor大学

前 言

在过去的几年里，循证医学已经成为医疗卫生行业的标准。正如Sackett和他同事（*Evidence-Based Medicine: How to Practice and Teach EBM*, 2nd ed, London, 2000, Harcourt Publishers Limited）所描述的，循证医学是三个要素的结合体：最佳可用的证据、临床经验和患者的价值。Sackett进一步报道说："当这三个要素整合在一起时，临床医生和患者间就形成一种诊断和治疗的联盟，从而优化了临床结果和生活质量。"每一个要素都通过帮助明确诊断和预后，或建议一个有效的治疗计划，对临床推理过程有着显著的作用。不幸的是，循证医学途径面对着大量的阻碍，限制了临床医生使用最佳的证据来指导患者治疗方案的制订，其中最明显的障碍是缺乏时间和资源。鉴于新的骨科临床检查不断增加，而且教科书中经常遗漏有关其诊断效用的信息，显然有必要为学生和繁忙的临床医生提供一个快速参考指南，以提高他们将证据应用到临床决策中的能力。

《奈特骨科临床检查：循证医学方法》有两方面作用：一是作为医学院校中肌肉骨骼课程的教科书，二是为临床医生提供快速、便捷的指导和参考，以便他们找到关于常用的检查和措施的诊断性效用相关的证据。

第1章旨在向读者介绍循证医学的基本概念，包括其使用的统计学方法和对科研文章的分析。这本书的其余部分包括专门讨论各个身体部分的章节。每一章均以回顾相关的骨学、关节学、肌肉学和神经学作为开始，并用著名的医学艺术家弗兰克·奈特博士的插图进行详细的阐述。每一章的第二部分提供患者的主诉和查体结果。然后对每个患者的主诉和查体结果进行可靠性和诊断效用评估（敏感性、特异性和似然比），并附有快速访问的解释指南。为了最小化任何原始信息的改动，以及为读者提供不同研究报道的差异，此部分包括原始研究作者所报道的查体方法和阳性结果的定义。每一章的结尾都配有表格，列举了常用的结果测量指标和所有的调查实验方法诊断效用研究的质量等级。在第3版中，我们也包含了所有的调查实验方法可靠性研究的质量等级。

我们希望临床医生将本书作为一种方便使用的临床资源，用来确定骨科检查结果中的相关性。我们也希望学生和老师能发现这是一本很有实用价值的指南，可以将肌肉骨骼评估相关的课程与治疗相结合。

Joshua A. Cleland

Shane Koppenhaver

Jonathan Su

献给我们杰出的导师和同事，
是他们培养了我们对循证医学和骨科的热情。

献给我们的拍照模特(Jessica Palmer, Nicole Koppenhaver 和 Farah Faize)和摄影师(Sara Randall, Lindsey Browne, Jeff Hebert 和 Patrick Moon)，他们花费了很多的时间和精力。

献给弗兰克·奈特博士和 Elsevier 编辑部的同事们，
他们将我们的想法转变成为一部医学巨著。

最重要的是，献给我们的家人，
是他们的牺牲和支持使得这部作品得以完成。

目 录

第 1 章　骨科临床检查的可靠性和诊断效用 …… 1
第 2 章　颞下颌关节 …… 13
第 3 章　颈椎 …… 69
第 4 章　胸腰椎 …… 147
第 5 章　骶髂区 …… 223
第 6 章　髋部及骨盆 …… 275
第 7 章　膝关节 …… 323
第 8 章　足和踝 …… 397
第 9 章　肩关节 …… 449
第 10 章　肘关节和前臂 …… 527
第 11 章　手 …… 555
索引 …… 611

诊断和可靠性解释的关键点

诊断解释的关键点

+LR（正值似然比）	解释	–LR（负值似然比）
≥10	大	<1
5.0~10.0	中	0.1~0.2
2.0~5.0	小	0.2~0.5
1.0~2.0	重要性很低	0.5~1.0

可靠性解释的关键点

组内相关系数（ICC）或 κ 值	解释
0.81~1.0	一致性很好
0.61~0.80	一致性中等
0.41~0.60	一致性一般
0.11~0.40	一致性很小
0.0~0.10	没有一致性

骨科临床检查的可靠性和诊断效用

第1章

可靠性 2

诊断精度 3

2×2 列联表 3

总体准确度 4

阳性预测值和阴性预测值 4

敏感性 4

特异性 5

似然比 6

可信区间 8

验前概率和验后概率 8

计算验后概率 8

研究质量评估 9

总结 11

参考文献 12

现代卫生科学和医疗行业正经历着一场彻底变革,这场变革的特点是以经验医学为基础向以循证医学为基础转移。循证医学实践的核心是将当下最佳的研究成果、临床专业知识和患者的价值观予以整合[1,2]。循证方法应该应用在物理治疗和客户管理的各个方面,包括检查、评估、诊断、预后和干预。其中最重要的是为得出准确的诊断结果、选择合理的干预措施,而进行的细致简洁的临床检查。因此,将循证医学的方法应用于提高临床检查和鉴别患者是否有特定的肌肉骨骼疾病的能力上是至关重要的[1,2]。

诊断的过程包括:获取患者的病历,建立假设,选择特定的测试进行检验,最后确认或推翻原先的假设。对于某一种特定的疾病,医生需要决定一个测试前的患病概率。基于这个信息,医生将选择合适的检测和测量手段以帮助确定测试后的患病概率。在取得一定确定度后,患者管理的工作就可以开始了(治疗阈值)。临床检测的目的不是为了取得诊断的确定性,而更多的是为了降低不确定性,直至达到治疗阈值[2]。测试前概率、测试后概率以及治疗阈值的概念在本章后面将会进行详述。

随着临床检测报告和测试结果数量的持续增长,在真正将其运用到实际医疗操作之前,全面评估一个检测的诊断特性是至关重要的[3]。结合现有的最好证据,为每一个临床检测的诊断功能服务,是取得准确诊断和实施高效治疗方案的核心。因此,医生和学生们应该了解检测和测量的诊断性质,并且知道哪一项有临床应用价值。本书可以帮助医生和学生们去选择检测和测量手段,以确保对患者进行准确的分类和快速实施有效的治疗策略。

评估诊断检测涉及对多种性质的评估,包括可靠性和诊断的准确度。一项检测如果能给出精准和可重复的结果,则认为它是可靠的。一项检测如果能准确地辨别出患病者和未患病者,则认为它是准确的[4]。对物理疗法的检测和测量的临床应用科学评估包括将检测结果和参考标准(认为它是最接近真实的影像学检查)进行比较。运用流行病学领域的统计学方法,可以计算出定义为区分患病者和健康者能力的诊断准确度。这一章将侧重研究一些定义可靠度和检测测量的诊断准确度的特征。本章的讨论和结论是以对诊断应用的研究质量进行评估的方式得出的。

可靠性

用来指导临床决定的临床检测必须是可靠的。可靠性描述的是仪器或者测试者对某个指标测试的一致性[5]。当我们研究一项测量的可靠性时,实际上是想去确定这项测量有多少比重是真实情况的体现,又有多少是由测量误差导致的[6]。

当我们讨论临床检查过程时,一定要考虑两种形式的可靠性:组内可信度(intra-examiner reliability)和组间可信度(inter-examiner reliability)。组内可信度用于评估同一位评分者在多次操作同一个检测项目时取得一致结果的参数。组间可信度是用于评估两个或更多的评分者在操作同一个检测项目时取得一致结果的参数。

kappa 系数(κ)是一个去掉随机误差以后衡量潜在一致率的指标[1,5,7]。它是处理分类数据(阴性或阳性)最常用的可靠性系数[5]。用来决定连续性数据(例如,活动范围的数据)可靠性的最常用相关系数是组内相关系数(ICC)[7]。对于可靠性的解释尽管不尽相同,但是最常用的还是 Shrout[8]提出的准则,即:小于 0.1 视为不可靠性,0.11~0.4 为弱可靠性,0.61~0.8 为中等可靠性，大于 0.81 为显著可靠性。"可接受的可靠性"必须由医生经过特定的测试和测量方法决定[9]。并且对于不同的被测指标、测试方法甚至具体患者特征，可靠性合格标准都不尽相同[6]。比如，同样是 5%，当测量关节活动范围时，5%的误差是可以接受的范围，但在测量小儿体温时，5%是完全不能被接受的误差范围。

诊断精度

临床上的测试和测量永远不能做到绝对的准确或者完全排除一种特定的疾病[10]。然而，临床测试可以改变医生对于患者患有某种肌肉骨骼疾病概率的评估。一项检测的准确度是由临床检测和标准参照方法结果的一致性决定的[11,12]。标准参照被认为是最能真实体现疾病表征的一个准则。我们研究的临床测试结果将会和标准参照方法进行比较来决定患者被正确诊断的比例及其诊断精度[13]。因为诊断工具的统计量完全取决于使用的标准参照方法和研究人群，因此当我们选择用于报告的测试和度量方法时将会完全从这两点出发。诊断精度将由阳性预测值(PPV)、阴性预测值(NPV)、特异性、敏感性以及似然比(LR)的形式表达[1,14]。

2×2 列联表

为了决定一项测试和度量的临床效用，可以使用 2×2 列联表把标准参考方法的测量结果与我们要研究的方法的结果进行直接的比较[15]。这种方法可以将列联表的计算值和诊断精度结合起来以帮助确定正在研究的临床测试的效用(表 1–1)。

2×2 列联表分成四个单元(a，b，c，d)，以决定测试正确检测真阳性(a 单元)和去除真阴性(d 单元)的能力。b 单元代表了假阳性的发现，也就是被研究的检测方法结果为阳性而标准参考方法结果为阴性。c 单元代表了假阴性的发现，即被研究的检测方法结果为阴性而标准检测方法为阳性。

一旦完成一项临床检测诊断效力的研究，并且在 2×2 列联表中计算出它与标准参考的结果，我们就可以用它来计算总体准确度、阳性预测值、阴性预测值、特异性、敏感性以及似然比。这些统计量对于决定一项诊断测试是否能够判断或者排除一种疾病很有帮助。

总体准确度

一项诊断测试的总体准确度是由总体正确的归类(真阳性和真阴性)除以患者总数决定的。利用 2×2 列联表，总体准确度可由下列公式计算：

表 1–1　2×2 列联表用于比较所研究的物理学查体方法和参考标准的结果

	参考标准阳性	参考标准阴性
临床查体阳性	真阳性 a	假阳性 b
临床查体阴性	假阴性 c	真阴性 d

$$总体准确度=100\%\times(a+d)/(a+b+c+d) \quad (1-1)$$

一次完美的测试将会取得 100%的准确度。然而,这是很难取得的,因为几乎没有临床测试是完美的，每一项测试其中都会至少有一小部分不确定性。总体准确度不应该用于决定一项临床检测的效用。因为总体准确度有时会有误导性。它的取值会因患病率和某一时期内某个疾病的案例数而有很大差异[5,6]。

阳性预测值和阴性预测值

阳性预测值用于评估阳性检测结果患者的实际患病概率[5,6,17]。阳性预测值是由 2×2 列联表横向计算得出的(表 1-2)。它表示在所有测试为阳性的结果中确实为阳性的比例(真阳性)。真阳性较高表示阳性检测结果患者的患病可能性很高[5,6,17]。计算阳性预测值的公式是:

$$PPV=100\%\times a/(a+b) \quad (1-2)$$

阴性预测值可评估阴性检测结果患者没有患病的概率[5,6]。阴性预测值也由 2×2 列联表横向计算得出(表 1-2)。它表示在所有测试为阴性的结果中确实为阴性的比例(真阴性)[11]。计算阴性预测值的公式是:

$$NPV=100\%\times d/(c+d) \quad (1-3)$$

然而,这些预测值的数值会受疾病发病率的影响[11]。因此,在本书中将不会专项报告这些值。

敏感性

敏感性表示一项测试用标准参照方法检测出阳性患者的能力,也就是我们说的真阳性率[1]。具有高敏感性的测试适用于排除某项疾病。缩写“SnNout”可以帮助我们记忆:一项有高敏感性的测试和一项阴性检测结果是排除该疾病的很好方法[1]。

比如,我们考虑一项用来检测腰椎管狭窄的临床测试方法。当它和标准参考比较时展现了高敏感性,那么根据以上原则,若测试结果为阴性,我们可以可靠地排除其患有腰椎管狭窄。当检测结果是阳性时,我们将很有可能辨别出相当一部分患有腰椎管狭窄的患者。然而,它也有可能将很多实际没有患病的患者诊断为阳性(假阳性)。因此,尽管一个阴性的结果是可靠

表 1-2 2×2 列联表显示计算阳性预测值(PPV)和阴性预测值(NPV)的水平以及敏感性和特异性

	参考标准阳性	参考标准阴性	
临床查体阳性	真阳性 a	假阳性 b	PPV=a/(a+b)
临床查体阴性	假阴性 c	真阴性 d	NPV=d/(c+d)
	敏感性=a/(a+c)	特异性=d/(b+d)	

的，但在得到一个阳性结果时，我们不能下任何结论（图 1–1 和图 1–2）。

一项测试的敏感性可以由 2×2 列联表算出（表 1–2）。计算测试敏感性的公式如下所示：

$$敏感性=100\%\times a/(a+c) \tag{1-4}$$

特异性

特异性表示一项检测能辨别出用标准参考方法检验出的真正为阴性患者的能力，也就是我们说的真阴性率[1]。拥有高特异性的检测适用于确诊疾病。缩写"SpPin"可以用来帮助我们记忆：一项高特异性的检测和一项阳性检测结果是确诊疾病的很好方法[16,18,19]。

比如我们要确认一项高特异性检测。它要有很强的能力，准确地检测出真的没有患病的人群。当检测结果为阴性时，我们将很有可能辨别出相当一部分患病的人群。然而，也有可能将很多患该病的患者检测为阴性（假阴性）。因此，当我们在一项高特异性检测中得到阳性检测结果时，可以相对有信心地说患者真的患有此病（图 1–3）。计算特异性的公式如下：

$$特异性=100\%\times d/(b+d) \tag{1-5}$$

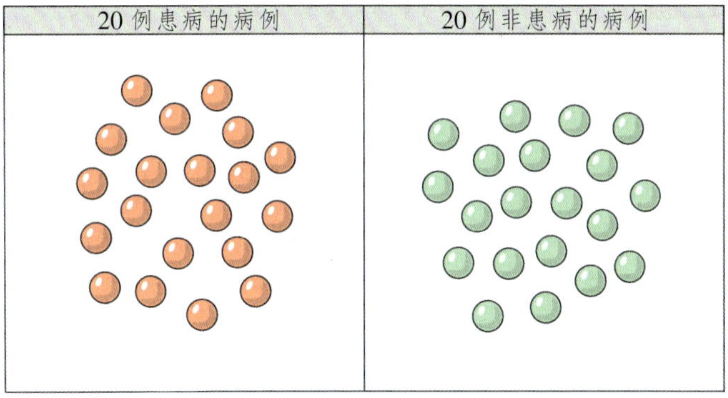

图 1–1　敏感性和特异性举例。20 例患病患者和 20 例未患病患者。

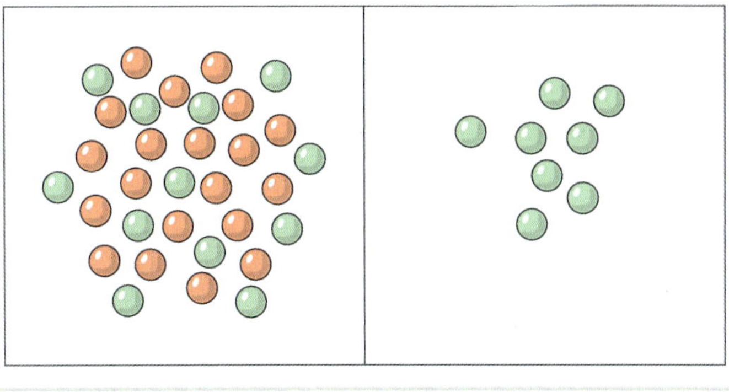

图 1–2　100%敏感性。100%敏感性意味着阳性检测结果将会查出所有得病的患者。然而，尽管这项测试可以查出所有患病者，但它也会查出许多没有患病的患者。另一方面，如果我们得出阴性结果，则可以确信并将其排除（SnNout）。

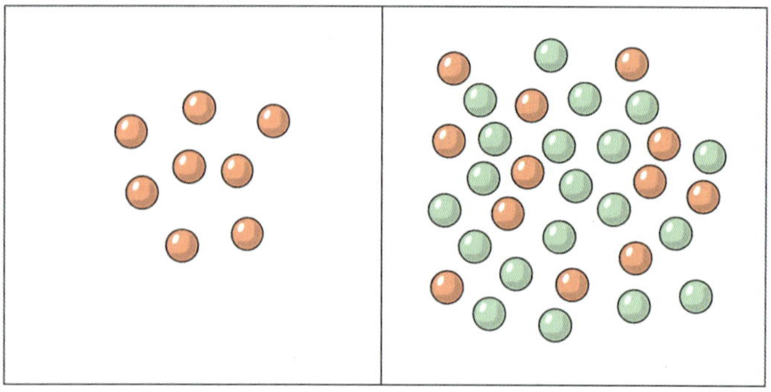

图 1–3 100%特异性。100%特异性是指，如果是阴性检测结果将会查出所有未患病者。然而，尽管该项测试查出了所有未患病者，但也会查出许多患病者。另一方面，如果检测结果为阳性，我们可以确信，该患者患有此病。

敏感性和特异性用于判断各项测试的诊断效果已经数十年了。然而，它们还是有一些临床上的局限性[11]。尽管敏感性和特异性有助于临床医生选择排除或确诊某种疾病的检测项目，但几乎没有一项测试会同时展现高敏感性和高特异性[11]。此外，即使测试结果为阳性或阴性，敏感性和特异性也不能提供有关患者患病概率变化的信息[18,20]。反而建议将似然比(LR)作为了解某项疾病患者在测试前患病概率变化的最佳统计量。

似然比

一项检测结果只有在其改变患者测试前患病概率时才有应用价值[21]。似然比结合敏感性和特异性，基于特定测试结果给出患病概率变化的指标，因此在引导做出临床决定方面很有价值[20]。似然比是可以了解患者患病概率增加或减少的有效指标[22]。

似然比可以是正值或负值。正值似然比提示患病概率较大，而负值似然比提示患病概率较小。尽管似然比在临床诊断效用研究中通常不报告，但是如果提供有敏感性和特异性数值时，可以很容易将其算出来。本文中，对于没有报告似然比的研究，其值由作者通过敏感性和特异性计算得出。

用来计算正值似然比的公式如下：

$$LR=敏感性/(1-特异性) \tag{1-6}$$

用来计算负值似然比的公式如下：

$$LR=(1-敏感性)/特异性 \tag{1-7}$$

表 1–3 是对测试结果进行解释的指南。得到阳性检测结果时，大于 1 的正值似然比会增加患病概率；得到阴性检测结果时，小于 1 的负值似然比会减小患病的概率[22]。而患病概率前后变化的幅度是决定临床检测功效大小的关键。一般来说，大于 10 的正值似然比和接近于 0 的负值似然比通常预示着较大幅度的患病概率改变。似然比为 1(无论是正值或负值)时，并不会改变患者患某种疾病的概率，因此临床使用价值较小[22]。一旦计算出似然比，就可以将其应用于列线图(图 1–4)[23]，或者在获得检测结果后可以通

表 1-3　似然比的解释

正值似然比	负值似然比	解释
>10	<0.1	产生强的、结论性的概率
5~10	0.1~0.2	产生中等程度的概率
2~5	0.2~0.5	产生小的但常常是很重要的概率
1~2	0.5~1.0	概率很低而且很少有重要意义

Adapted from Jaeschke R, Guyatt GH, Sackett DLⅢ. How to use an article about a diagnostic test.B. What are the results and will they help rne in caring for my patients? JAMA. 1994;271:703-707.

过一个数学公式[24]更准确地计算出概率变化的数值。这两种方法在后面的章节中会详尽阐述。

如果一项诊断测试的特异性是 1，正值似然比因为其分母为零而无法计算。这种情况下，建议将 2×2 列联表中每个单元的数值加上 0.5 再计算对应似然比。

例如，比较用于检测盂唇撕裂的曲柄试验[5,6]和作为诊断金标准的关节镜检查的诊断效力。

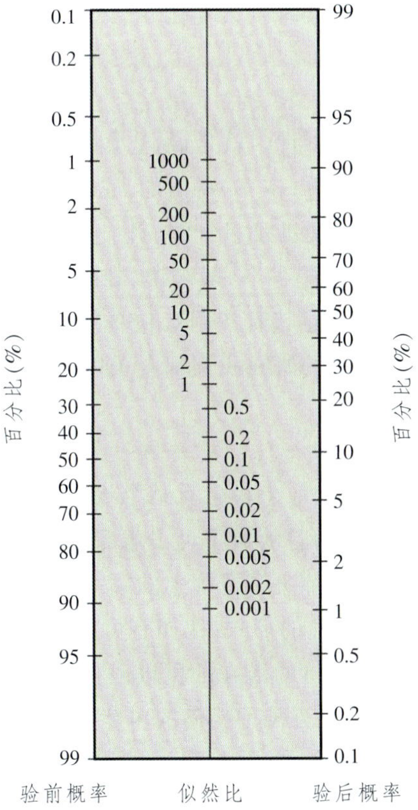

图 1-4　Fagan 列线图。(Adapted from permission from Fagan TJ. Letter：nomogram for Bayes theorem. *N Engl J Med.* 1975:293:257. Copyright 2005, Massachusetts Medical Society. All rights reserved.)

表 1-4　盂唇撕裂的曲柄测试和关节镜检查的结果比较

	关节镜检查阳性(n=12)	关节镜检查阴性(n=3)	
曲柄测试阳性	10 a	0 b	阳性预测值=100×10/10 =100%
曲柄测试阴性	c 2	d 3	阴性预测值=100×3/5 =60%
	敏感性=100%×10/12=83%	特异性=100%×3/3=100%	

检测结果总结在一个 2×2 列联表中(表 1-4)。通过以下公式,我们可以很清楚地看到无法算出正值似然比:

$$\text{正值 LR=敏感性/(1-特异性)=1/(1-1)=1/0} \tag{1-8}$$

因为零不能作为分母,2×2 列联表被修改为每个单元加上 0.5。

尽管在每个单元上加上 0.5 是用来防止似然比分母为零的唯一被采纳的方法, 但是考虑到由此带来的对敏感性、特异性和预测值的影响,本书中我们将不会使用该方法。在特异性为零,正值似然比无法计算时,它会被记录为“不确定”(UD)。在这类情况下,尽管我们不去计算正值似然比,但它也预示着患病概率会有巨大变化。

可信区间

敏感性、特异性和似然比均为点估计。就是说,它们是对人群某特征值最好的单值估计[5]。然而,因为点估计是基于一小部分人群(样本)得出的,它不太可能是整个人群的完美体现。因此,给出一个包含人群特征值的范围更准确(区间估计)。可信区间(CI)是点估计附近的取值范围,很有可能包括要研究人群的特征值[27]。一般来说,在研究临床测试的诊断功效的研究中要计算 95%可信区间。95%的可信区间意味着我们有 95%的可能性确定真值在这个范围内[5]。在本文中,凡是包含 95%可信区间信息的研究我们都会予以报告。

验前概率和验后概率

验前概率是指在临床检测实施之前患者患有某个疾病的可能性。通常,会将疾病的发病率用作验前概率,而当发病率未知时,验前概率可由患者的病史、之前的检测结果和临床经验推断得出[16]。确定验前概率是临床医师决策过程中的第一步。验前概率是医生的估计,可由百分比的形式(比如 75%,80%)或者定性的形式(比如有可能,很有可能)来表示[11,16]。一旦确定了患者的验前概率,则应选择适用于体检的潜在的可以改变这一概率的检测和测量方法。验后概率是指在临床检测实施之后患者患有某种疾病的可能性。

计算验后概率

如前所述,在得出某项检测结果之后,基于该结果的似然比有助于我们确定概率改变的大小。在某项检测结果得出以后,确定概率改变的最快方法是使用列线图(图 1-5)[23]。在列线图上验前概率在右边，验后概率在左边，似然比在中间。为确定概率改变，我们要在列线图上做一个标记。先在似然比的数值上标注（正值或者逆值），然后将验前概率值与该标记点连接，并延长至验后概率的坐标。与验后概率坐标的交汇点表示概率的变化值。

更准确地计算概率改变的方法可以通过如下的计算公式得出[16]：

步骤 1.验前比=验前概率/(1–验前概率) (1–9)

步骤 2.验前比×LR=验后比 (1–10)

步骤 3.验后比/(验后比+1)=验后概率 (1–11)

验后概率低到什么程度可以排除某个疾病或者高到什么程度可以确认有这个疾病，是医生必须要做出的决定。评估治疗停止、治疗开始的水平称之为治疗阈值[16]（图 1–6）。

研究质量评估

一旦检索到相关文献，下一步就是对其方法是否足够严谨进行批判性分析。有文献报道，从研究方法的角度来对比，临床体检诊断有效性研究的文献一般不如临床疗效研究的文献水平高[28,29]。不幸的是，说明某诊断方法有效但有严重方法缺陷的研究常常会导致不成熟的且无

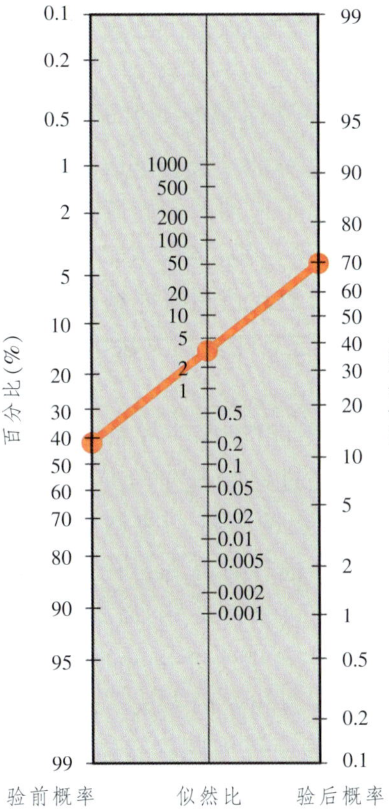

图 1–5 该列线图显示，如果检查为阳性（正值似然比=4.2），验前概率从 42%变为验后概率为 71%。（Adapted from permission from Fagan TJ. Letter: nomogram for Bayes theorem. *N Engl J Med.* 1975.293.257.Copyright 2005, Massachusetts Medical Society. All Rignts Reserved.）

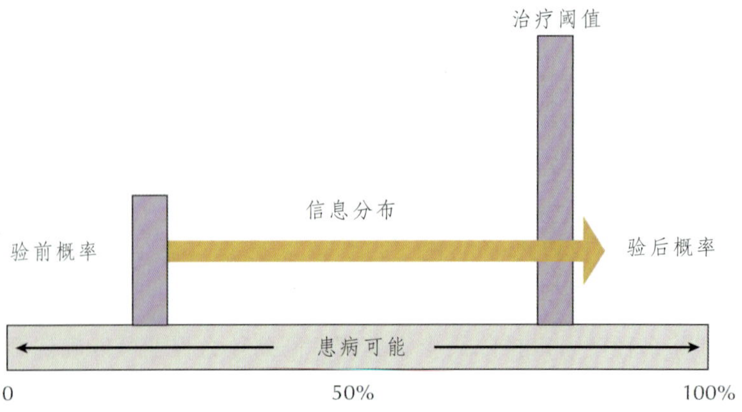

图 1-6 治疗阈值。临床医师必须使用验前概率和似然比来确定治疗阈值。

效的检测方法。这将造成诊断不准确和患者管理不当。相反，甄别和使用经过严格鉴定的临床查体方法可以提高患者处理水平[29]。

诊断准确性研究的质量评估(QUADAS)可以评估诊断的准确性[30]，通过四轮的 Delhi 小组选出 14 条标准用于评估一项研究的方法学质量（参见第 2 章至第 11 章后面的表格）。每一项结果都标记有“是”“不是”或“不确定”字样。QUADAS 的目的不在于对每一项研究给出一个量化的分数，而是对某项研究方法进行质量评估以找出其缺点[30]。对于清单中所列项目，QUADAS 显示出充分的一致性[31]。我们使用 QUADAS 来评估本书中的研究，并且在每一章的附录中均给出了详细的定性质量评估。那些被标注为质量不好(红色标记)的研究，在所有章节中都不会出现，除非它们是该问题仅有的诊断方法。绿色标记意味着其方法学水平很高，读者可以相信该研究结果。黄色标记意味着质量一般，读者应该小心地研读此类结果。红色标记意味着其方法学可信度差，读者在应用此类结果时要特别小心。

可靠性研究质量认可度(QAREL)用于评估可靠性研究的诊断质量[32]。QAREL 研究是一个由 11 个项目组成的列表，经过诊断研究的专家组论证，用来评估研究项目的方法学质量(参见第 2 章至第 11 章后面的表格)。表格的每项结果都将记有“是”“不是”或“不确定”。评估者经过对每项指标进行解释和讨论一致认为，QAREL 是一项可信赖的评估工具。11 项中的 9 项被认为是可靠性良好，而 11 项中只有 2 项被认为是可靠性一般[33]。我们用 QAREL 评估了本书中每项研究相关的可靠性，并在每章的后面附上了质量评估的细节。在全部章节中，被评为较差的方法学研究(用红色代表)没有包括在诊断应用的表格中，除非该检查方法是诊断该问题仅有的研究方法。绿色标志着高等级的方法学质量，读者可以对其研究结果充满信心；黄色标志着中等的方法学质量，读者应该小心地解释该研究结果；红色标志着较差的方法学质量，读者解释该研究结果时要特别小心。

总结

在将一种检查方法应用于临床检查之前，充分考虑它的可靠性和诊断效力是很重要的。将某种方法用于指导临床决定之前,需要明确该试验和方法的可靠性。在本书中,报道了很多方法和试验的可靠性。临床医师要根据自己临床实践的背景知识去考虑这些报道的实际可靠性,这是一个基本原则。

在将某种试验和方法应用到骨科临床查体之前,最重要的一点是考虑每种检测的诊断效力。表 1-5 总结了与诊断精度相关的统计学术语以及数学计算公式和在实际应用中的定义。通常情况下,一项检测或者度量的价值是由其诊断的性质决定的。它可以用敏感性、特异性、阳性预测值和阴性预测值来描述。然而,最重要的也许还是似然比这个统计值,因为对于某个有特定疾病的患者,它有助于明确患有该疾病的概率。

没有一项临床试验和方法可以完全确定或者排除某一种疾病。但是临床医师们可以做如下决定:什么时候被认为已经收集了足够的数据,可以改变治疗方法选择的阈值,从而停止进一步评估并开始治疗。更重要的是,通过仔细的方法学评估,可以使每一项研究本身更加严谨,而其应用效果、应用范围、可靠性和可重复性会更符合临床应用的实际。

表 1-5 2×2 列联表及用于决定诊断试验或方法的统计学公式

	参考标准阳性	参考标准阴性
诊断试验阳性	真阳性结果 a	假阳性结果 b
诊断试验阴性	c 假阴性结果	d 真阴性结果

↓

统计学名称	公式	描述
整体准确性	(a+d)/(a+b+c+d)	患者个体获得准确诊断的百分比
敏感性	a/(a+c)	患病患者获得阳性检查结果的比例
特异性	d/(b+d)	不患病患者获得阴性检查结果的比例
阳性预测值	a/(a+b)	阳性检查结果时患者患病的比例
阴性预测值	d/(c+d)	阴性检查结果时患者不患病的比例
正值似然比	敏感性/(1-特异性)	如果检查结果是阳性的,增加的病例患病诊断的可能性
负值似然比	(1-敏感性)/特异性	如果检查结果是阴性的,减少的病例患病诊断的可能性

参考文献

1. Sackett DL, Straws SE, Richardson WS, et al. *Evidence-Based Medicine: How to Practice and Teach EBM*. 2nd ed. London: Harcourt Publishers Limited; 2000.
2. Kassirer JP. Our stubborn quest for diagnostic certainty: a cause of excessive testing. *N Engl J Med*. 1989;320:1489-1491.
3. Lijmer JG, Mol BW, Heisterkamp S, et al. Empirical evidence of design-related bias in studies of diagnostic tests. *JAMA*. 1999;282:1061-1066.
4. Schwartz JS. Evaluating diagnostic tests: what is done–what needs to be done. *J G Intern Med*. 1986; 1:266-267.
5. Portney LG, Watkins MP. *Foundations of Clinical Research: Applications to Practice*. 2nd ed. Upper Saddle River, NJ: Prentice Hall Health; 2000.
6. Rothstein JM, Echternach JL. *Primer on Measurement: An Introductory Guide to Measurement Issues*. Alexandria, VA: American Physical Therapy Association; 1999.
7. Domholdt E. *Physical Therapy Research*. 2nd ed. Philadelphia: WB Saunders; 2000.
8. Shrout PE. Measurement reliability and agreement in psychiatry. *Stat Methods Med Res*. 1998;7: 301-317.
9. Van Genderen F, De Bie R, Helders P, Van Meeteren N. Reliability research: towards a more clinically relevant approach. *Physical Therapy Reviews*. 2003;8: 169-176.
10. Bossuyt PMM, Reitsma JB, Bruns DE, et al. Towards complete and accurate reporting of studies of diagnostic accuracy: the STARD initiative. *Clin Chem*. 2003;49:1-6.
11. Fritz JM, Wainner RS. Examining diagnostic tests: an evidence-based perspective. *Phys Ther*. 2001;81: 1546-1564.
12. Jaeschke R, Guyatt GH, Sackett DL III. How to use an article about a diagnostic test. A. Are the results of the study valid? *JAMA*. 1994;271:389-391.
13. Bossuyt PMM, Reitsma JB, Bruns DE, et al. The STARD statement for reporting studies of diagnostic accuracy: explanation and elaboration. *Clin Chem*. 2003;49:7-18.
14. McGinn T, Guyatt G, Wyer P, et al. Users' guides to the medical literature XXII: how to use articles about clinical decision rules. *JAMA*. 2000;284: 79-84.
15. Greenhalgh T. Papers that report diagnostic or screening tests. *BMJ*. 1997;315:540-543.
16. Bernstein J. Decision analysis (current concepts review). *J Bone Joint Surg*. 1997;79:1404-1414.
17. Potter NA, Rothstein JM. Intertester reliability for selected clinical tests of the sacroiliac joint. *Phys Ther*. 1985;65:1671-1675.
18. Boyko EJ. Ruling out or ruling in disease with the most sensitive or specific diagnostic test: short cut or wrong turn? *Med Decis Making*. 1994;14: 175-180.
19. Riddle DL, Stratford PW. Interpreting validity indexes for diagnostic tests: an illustration using the Berg balance test. *Phys Ther*. 1999;79:939-948.
20. Hayden SR, Brown MD. Likelihood ratio: a powerful tool for incorporating the results of a diagnostic test into clinical decision making. *Ann Emerg Med*. 1999;33:575-580.
21. Simel DL, Samsa GP, Matchar DB. Likelihood ratios with confidence: sample size estimation for diagnostic test studies. *J Clin Epidemiol*. 1991;44:763-770.
22. Jaeschke R, Guyatt GH, Sackett DL. How to use an article about a diagnostic test. B. What are the results and will they help me in caring for my patients? *JAMA*. 1994;271:703-707.
23. Fagan TJ. Letter: nomogram for Bayes theorem. *N Engl J Med*. 1975;293:257.
24. Sackett DL, Haynes RB, Guyatt GH, Tugwell P. *Clinical Epidemiology: A Basic Science for Clinical Medicine*. Boston: Little, Brown; 1991.
25. Wainner RS, Fritz JM, Irrgang JJ, et al. Reliability and diagnostic accuracy of the clinical examination and patient self-report measures for cervical radiculopathy. *Spine*. 2003;28:52-62.
26. Mimori K, Muneta T, Nakagawa T, Shinomiya K. A new pain provocation test for superior labral tears of the shoulder. *Am J Sports Med*. 1999;27: 137-142.
27. Fidler F, Thomason N, Cumming G, et al. Editors can lead researchers to confidence intervals, but can't make them think. *Psychol Sci*. 2004;15: 119-126.
28. Moons KGM, Biesheuvel CJ, Grobbee DE. Test research versus diagnostic research. *Clin Chem*. 2004;50:473-476.
29. Reid MC, Lachs MS, Feinstein AR. Use of methodological standards in diagnostic test research. *JAMA*. 1995;274:645-651.
30. Whiting P, Harbord R, Kleijnen J. No role for quality scores in systematic reviews of diagnostic accuracy studies. *BMC Med Res Methodol*. 2005;5:19.
31. Whiting PF, Weswood ME, Rutjes AW, et al. Evaluation of QUADAS, a tool for the quality assessment of diagnostic accuracy studies. *BMC Med Res Methodol*. 2006;6:9.
32. Lucas NP, Macaskill P, Irwig L, Bogduk N. The development of a quality appraisal tool for studies of diagnostic reliability (QAREL). *J Clin Epidemiol*. 2010;63(8):854-861.
33. Lucas N, Macaskill P, Irwig L, et al. The reliability of a quality appraisal tool for studies of diagnostic reliability (QAREL). *BMC Med Res Methodol*. 2013;13: 111.

第2章 颞下颌关节

临床总结与建议 14

解剖 15

骨 15

关节 18

韧带 19

肌肉 20

神经 24

病史 25

基于病史的初步诊断 25

颞下颌关节紊乱病患者疼痛症状的可靠性 26

在诊断颞下颌关节盘前移位中的实用性 27

主诉颞下颌关节疼痛 29

TMD 诊断标准 31

疼痛相关 TMD 诊断的可靠性和诊断标准 31

关节内 TMD 诊断的可靠性和诊断标准 33

体格检查试验 35

触诊 35

关节音 40

张口度测量 43

动态运动 48

其他试验 54

联合试验 56

结果分析 62

附录 63

参考文献 67

病史	
问题	• 筛查仪器被证实非常有助于识别颞下颌关节紊乱病(TMD)疼痛(+ LR= 33) • 周期性张口受限(不能维持像以前一样的张口范围)主诉是诊断可复位性与不可复位性关节盘前脱位的最有用的单一病史
体格检查	
触诊	• 相比全面的体格检查,颞下颌关节(TMJ)与相关肌肉的反复触痛对诊断经 MRI 确诊的颞下颌关节渗出与颞下颌关节紊乱病是中度可靠的,并且其实用性较好。触诊部位应至少包括颞下颌关节(+LR=4.87~5.67)、颞肌(+LR=2.74~4.12)及咬肌(+LR=3.65~4.87) • 相比全面的体格检查,压痛阈值试验对诊断颞下颌关节紊乱病具有较高的实用性
关节音	• 下颌运动时关节的声音(弹响音与摩擦音)对诊断颞下颌关节紊乱病通常是不可靠的,并且其实用性较差,但是中重度骨关节炎(+LR=4.79)与不可复位性关节盘前移位(+LR=7.1~15.2)除外
张口度与动态运动	• 张口度检查高度可靠。张口受限或张口偏斜对诊断不可复位性关节盘前移位具有中度的实用性 • 下颌运动时的疼痛检查几乎不可靠,但对诊断不可复位性关节盘前移位与 TMJ 疼痛具有中高度实用性 • 张口受限与张口时疼痛是诊断不可复位性关节盘前移位的最好的联合检查结果(+LR=7.71) • 与评估其他关节一样,评估颞下颌关节的关节活动与末端感觉也是高度不可靠的,并且其实用性未知
干预	• 用于有如下主诉的 TMD 患者:(1)症状 ≥4/10(10 为严重疼痛),(2)疼痛持续≤10 个月,但可以通过夜间配戴稳定型夹板获益的患者,尤其是(3)前关节盘移位未复位和(4)2 个月后改善的患者(如果这 4 个因素者存在,则+LR=10.8)

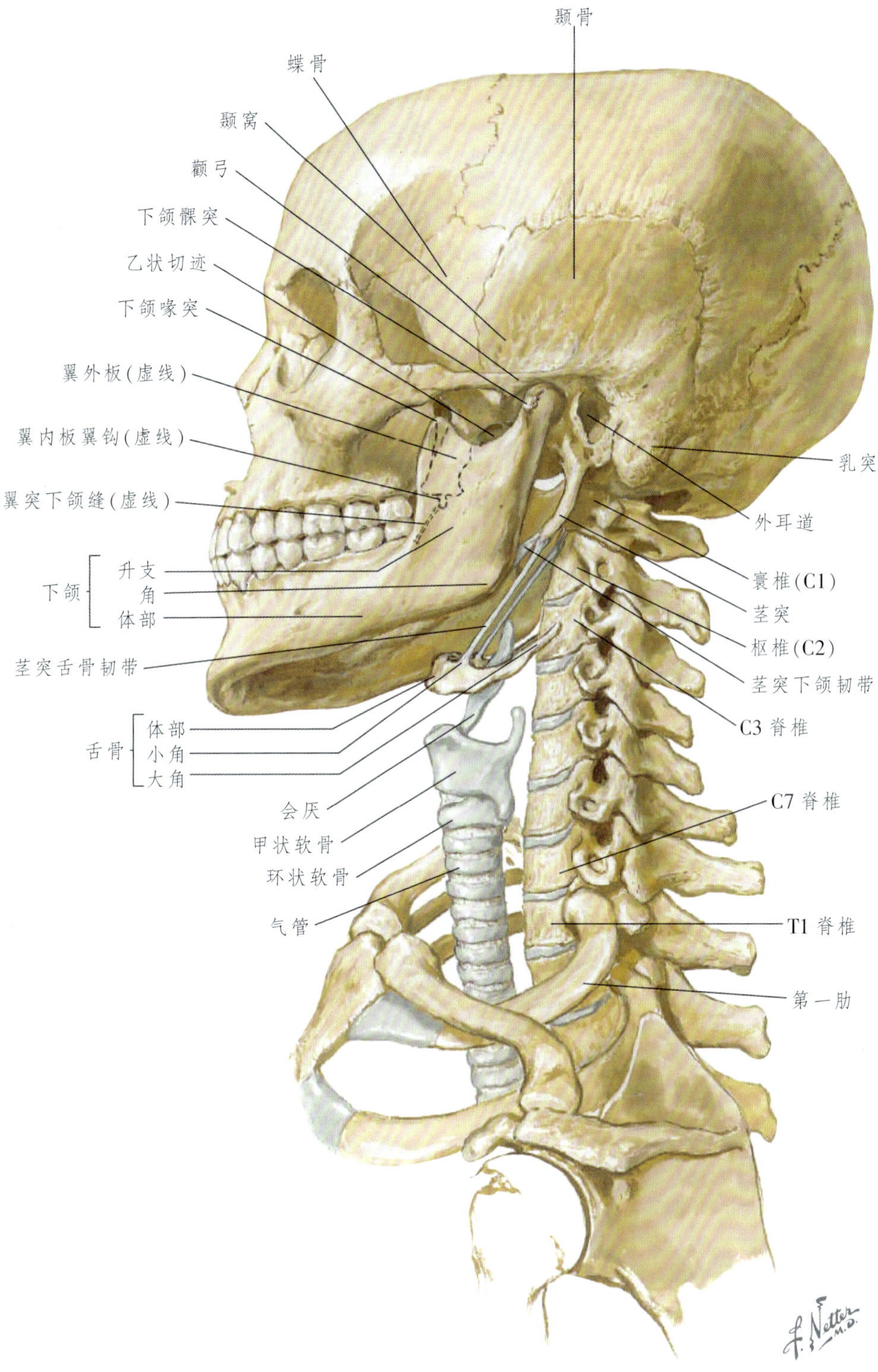
颞骨
蝶骨
颞窝
颧弓
下颌髁突
乙状切迹
下颌喙突
翼外板(虚线)
翼内板翼钩(虚线)
翼突下颌缝(虚线)
下颌
升支
角
体部
茎突舌骨韧带
舌骨
体部
小角
大角
会厌
甲状软骨
环状软骨
气管
乳突
外耳道
寰椎(C1)
茎突
枢椎(C2)
茎突下颌韧带
C3 脊椎
C7 脊椎
T1 脊椎
第一肋

图 2-1 头颈部骨性结构。

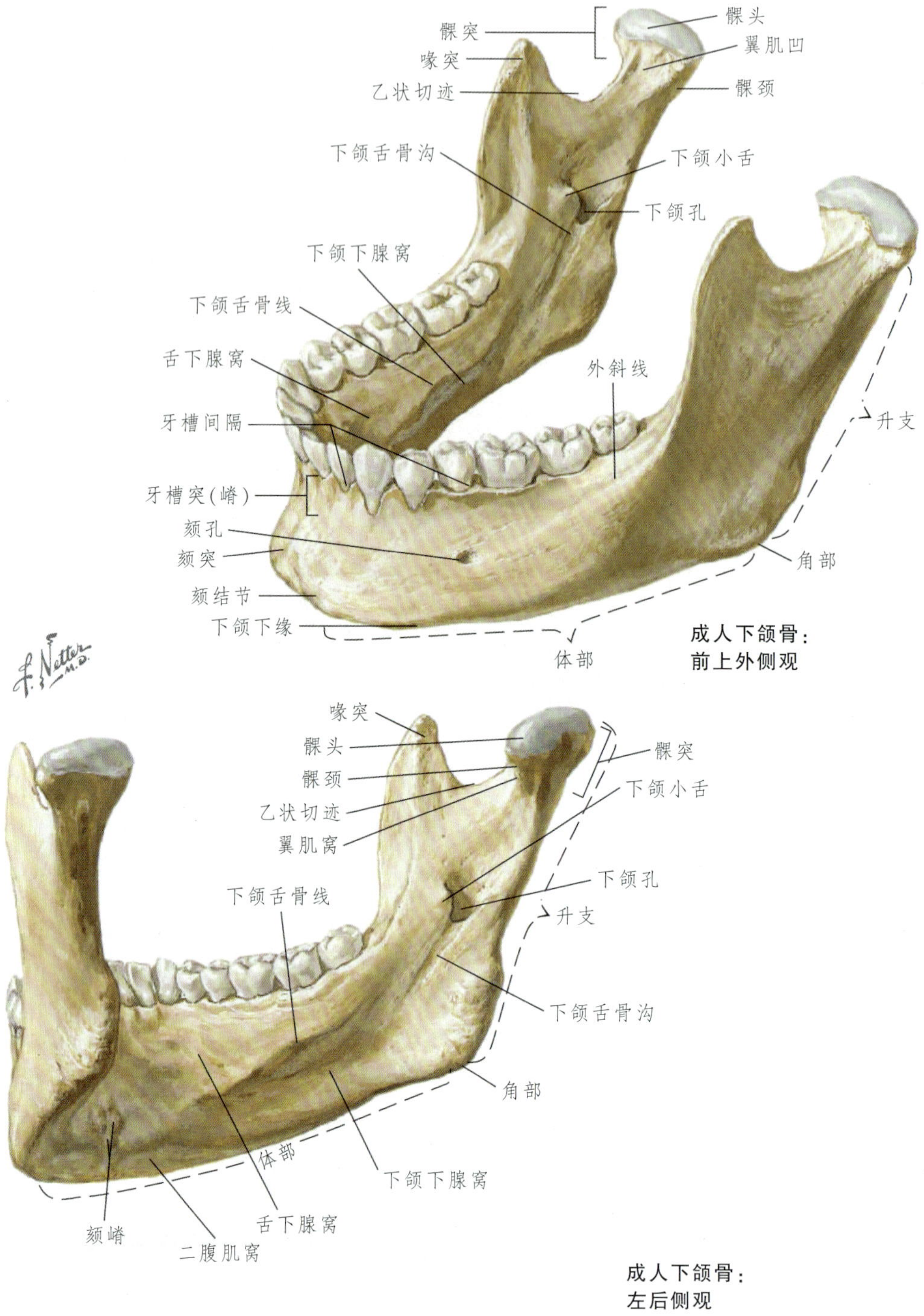

髁突
髁头
翼肌凹
喙突
髁颈
乙状切迹
下颌舌骨沟
下颌小舌
下颌孔
下颌下腺窝
下颌舌骨线
舌下腺窝
外斜线
牙槽间隔
升支
牙槽突(嵴)
颏孔
颏突
角部
颏结节
下颌下缘
体部
成人下颌骨：
前上外侧观
喙突
髁头
髁突
髁颈
下颌小舌
乙状切迹
翼肌窝
下颌舌骨线
下颌孔
升支
下颌舌骨沟
角部
体部
下颌下腺窝
颏嵴
舌下腺窝
二腹肌窝
成人下颌骨：
左后侧观

图 2-2 下颌骨。

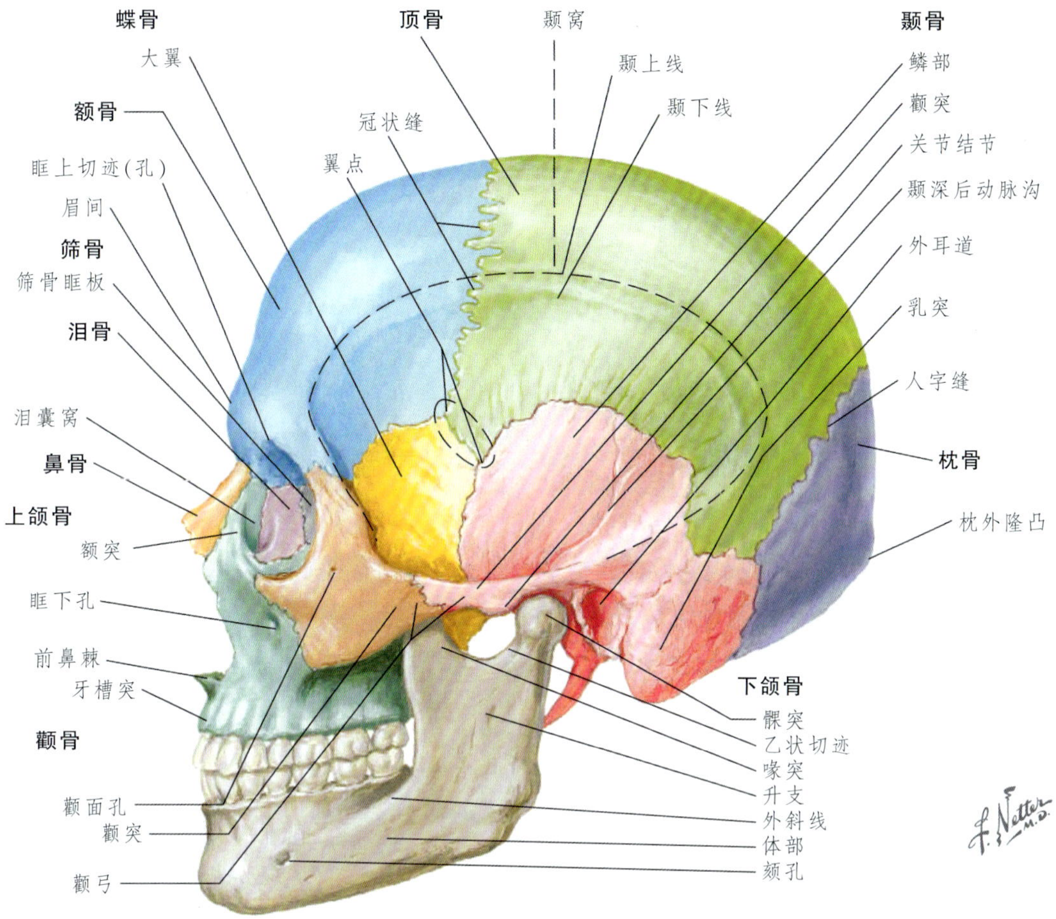

蝶骨
大翼
额骨
眶上切迹(孔)
眉间
筛骨
筛骨眶板
泪骨
泪囊窝
鼻骨
上颌骨
额突
眶下孔
前鼻棘
牙槽突
颧骨
颧面孔
颧突
颧弓
顶骨
冠状缝
翼点
颞窝
颞上线
颞下线
颞骨
鳞部
颧突
关节结节
颞深后动脉沟
外耳道
乳突
人字缝
枕骨
枕外隆凸
下颌骨
髁突
乙状切迹
喙突
升支
外斜线
体部
颏孔

图 2–3 颅骨侧面观。

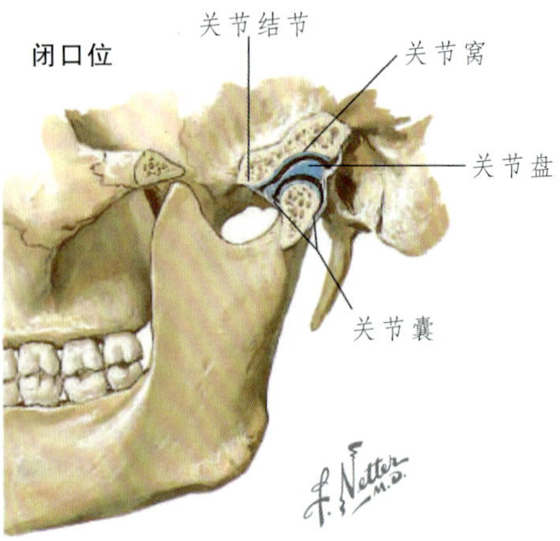

图 2–4 颞下颌关节。

颞下颌关节(TMJ)被关节内的双凹状关节盘将关节腔分隔为两个明显的功能部分。关节上腔为允许髁突平面滑动的滑动关节。而关节下腔为允许髁突转动的铰链关节。TMJ 闭口位时是最大咬合位。单侧关节受限类型的颞下颌关节紊乱病主要限制对侧关节的侧方运动,同样也影响张口运动与前伸运动。

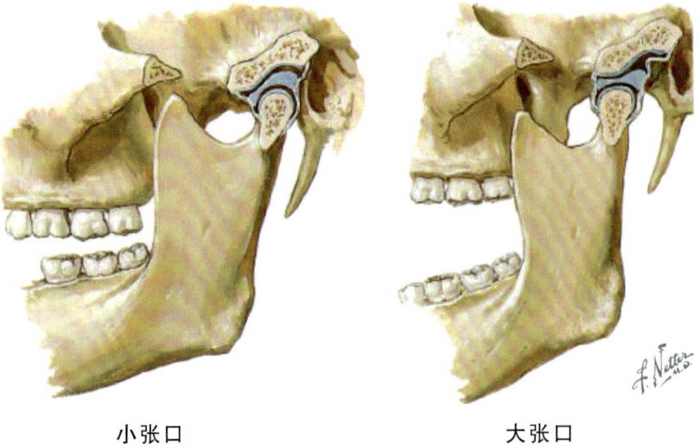

图 2–5 颞下颌关节运动机制。

在下颌从牙尖交错位下降的过程中,初始的运动为发生于关节下腔的以关节盘为旋转中心的转动,并且一直持续至下颌下降 11mm 左右。随着下颌的进一步下降,在关节上腔内开始出现沿着关节结节的关节盘前移运动。正常的张口度为 40~50mm。

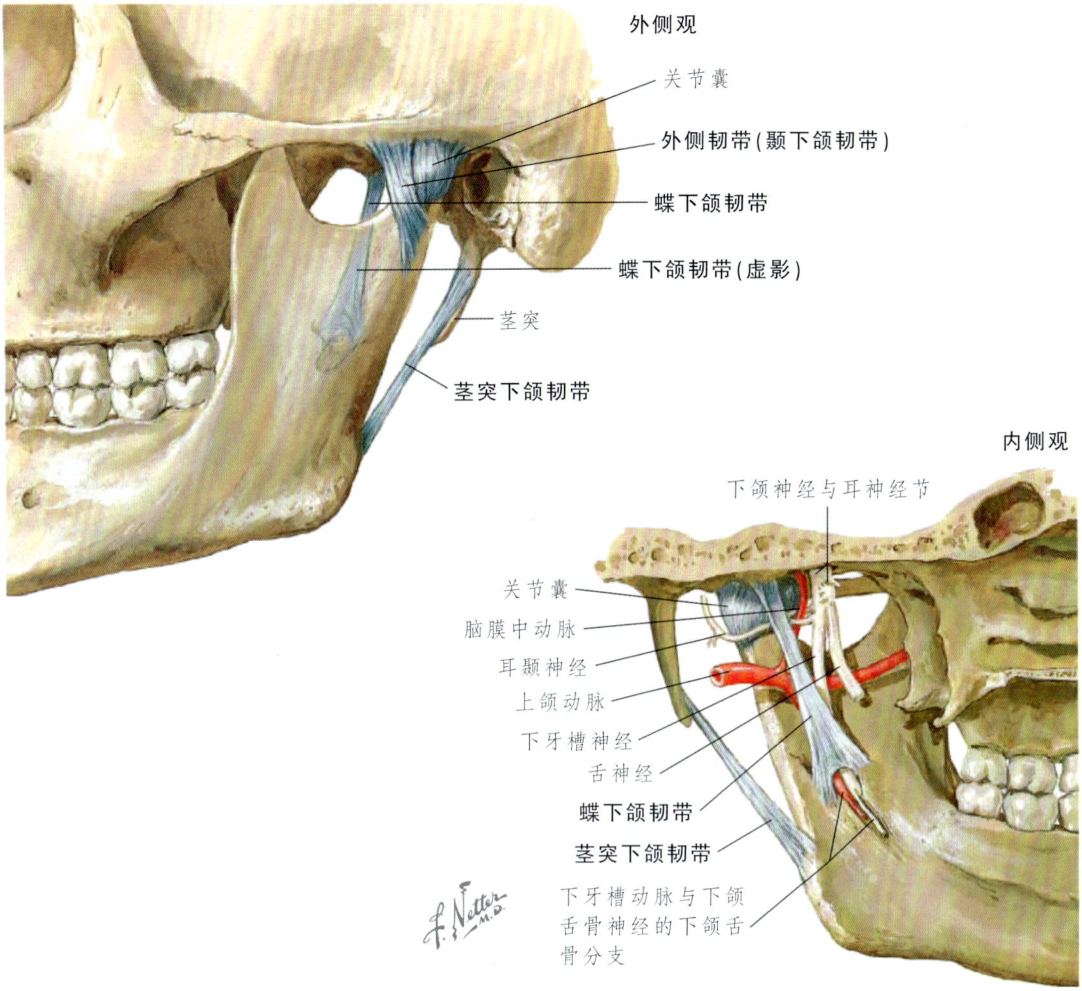

图 2-6　颞下颌关节韧带。

韧带	附着	功能
颞下颌韧带	下颌髁颈到颧弓	加强 TMJ 的外侧面
蝶下颌韧带	蝶骨到下颌骨	运动支点与加强 TMJ 的内侧面
茎突下颌韧带	茎突到下颌角	为 TMJ 提供较小的支撑

参与咀嚼的肌肉

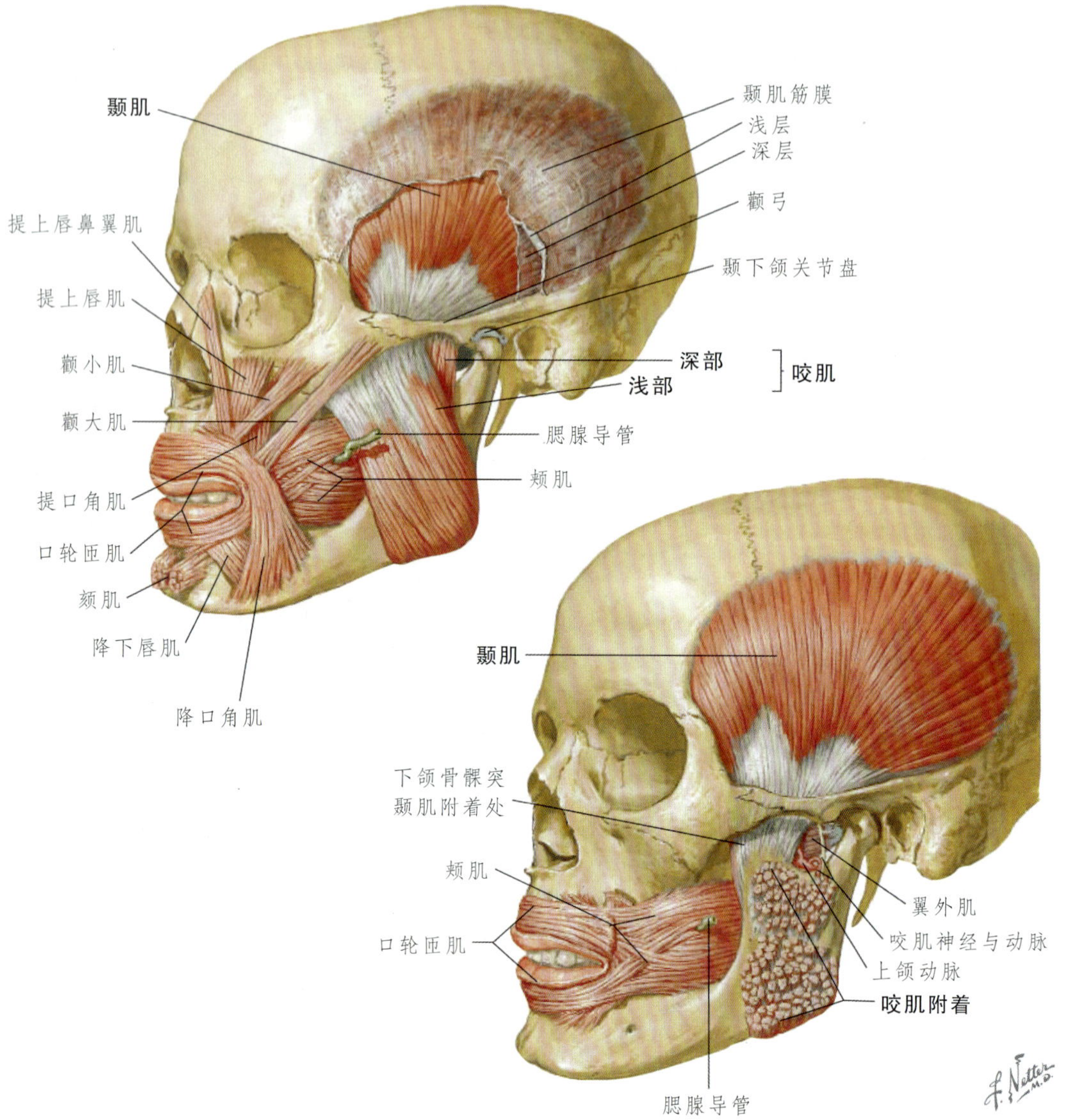

图 2-7　参与咀嚼的肌肉(侧面观)。

肌肉	起点	止点	神经支配	功能
颞肌	颞窝	喙突与下颌骨升支前缘	下颌神经的颞深神经分支	升下颌
咬肌	颧弓下内侧	喙突与下颌骨升支外侧	下颌神经的咬肌神经分支	升下颌 并使下颌向前

参与咀嚼的肌肉(续)

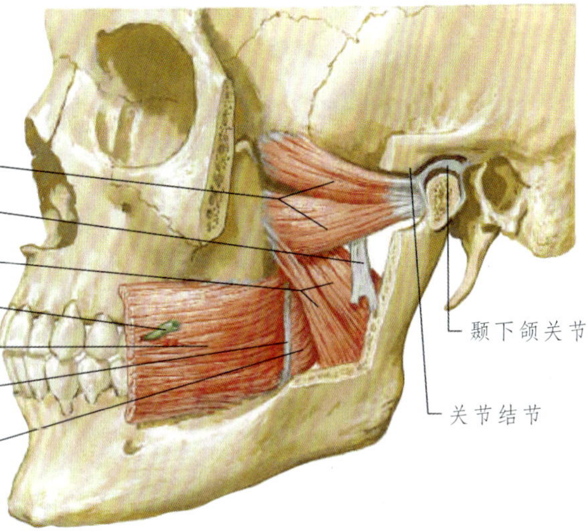

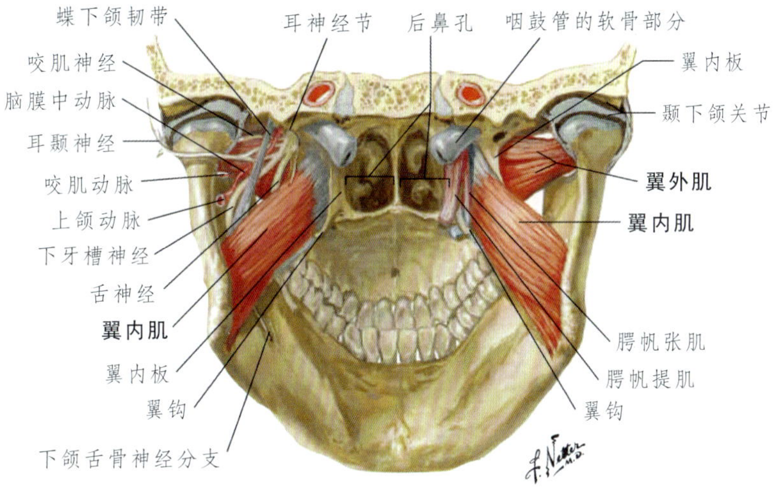

图 2-8 参与咀嚼的肌肉(侧面观与后面观)。

肌肉	起点	止点	神经支配	功能
翼内肌	翼外板内侧面,腭骨锥突,上颌结节	下颌骨升支内侧面	下颌神经的翼内肌神经分支	升下颌并使下颌向前
翼外肌(上头)	蝶骨大翼的外侧面	髁颈,颞下颌关节盘与关节囊	下颌神经的翼外肌神经分支	双侧同时收缩:降下颌并使下颌向前
翼外肌(下头)	翼外板的外侧面			单侧收缩:使下颌骨转向对侧

口底肌肉

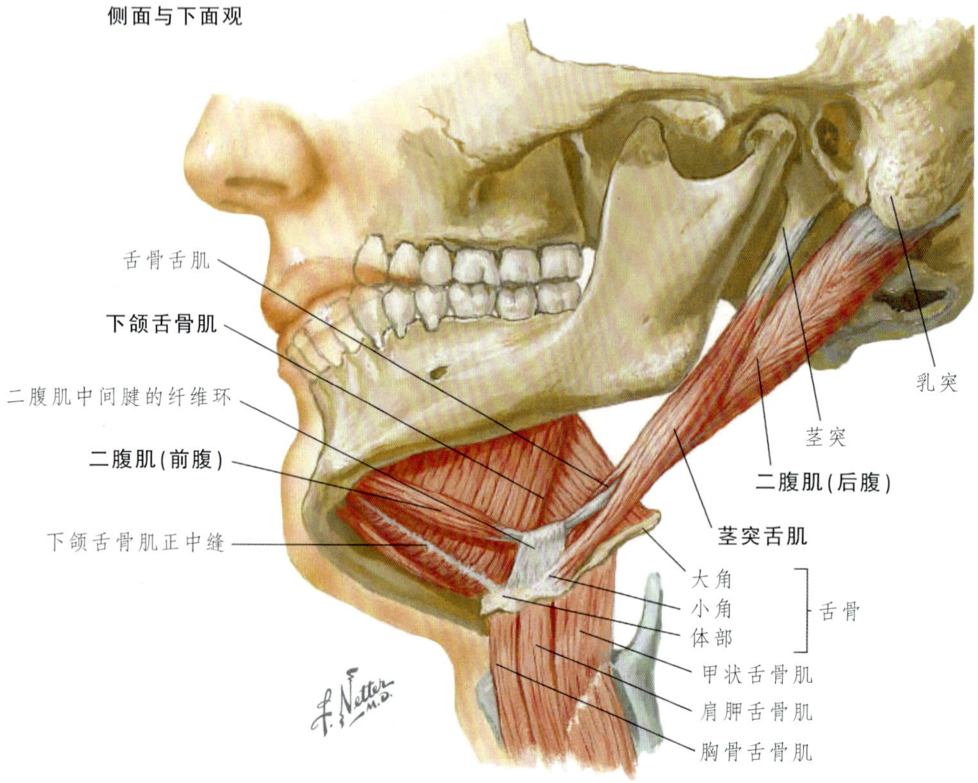

图 2–9　口底(下面观)。

肌肉	起点	止点	神经支配	功能
下颌舌骨肌	下颌舌骨线	舌骨	下颌舌骨肌神经[三叉神经(CN)第三支分支]	上提舌骨
茎突舌骨肌	颞骨茎突	舌骨	面神经二腹肌支	后上牵引舌骨
颏舌骨肌	下颌骨下颏棘	舌骨	经舌下神经的第一颈神经	前上牵引舌骨
二腹肌前腹	下颌骨二腹肌窝	舌骨大角处的中间腱	下颌舌骨肌神经	降下颌，上提与固定舌骨
二腹肌后腹	颞骨乳突切迹		面神经	

口底肌肉(续)

前下面观

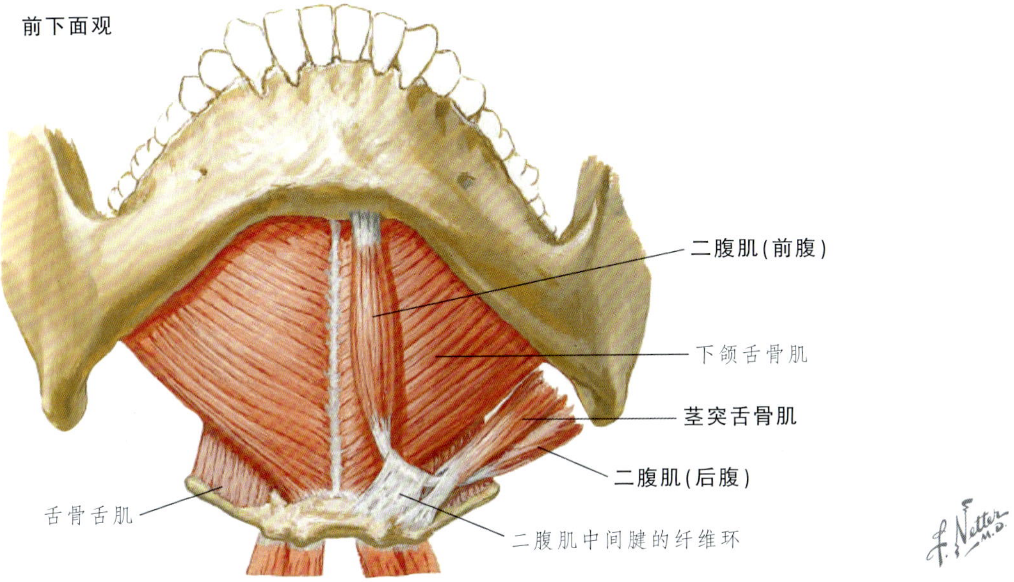

后上面观

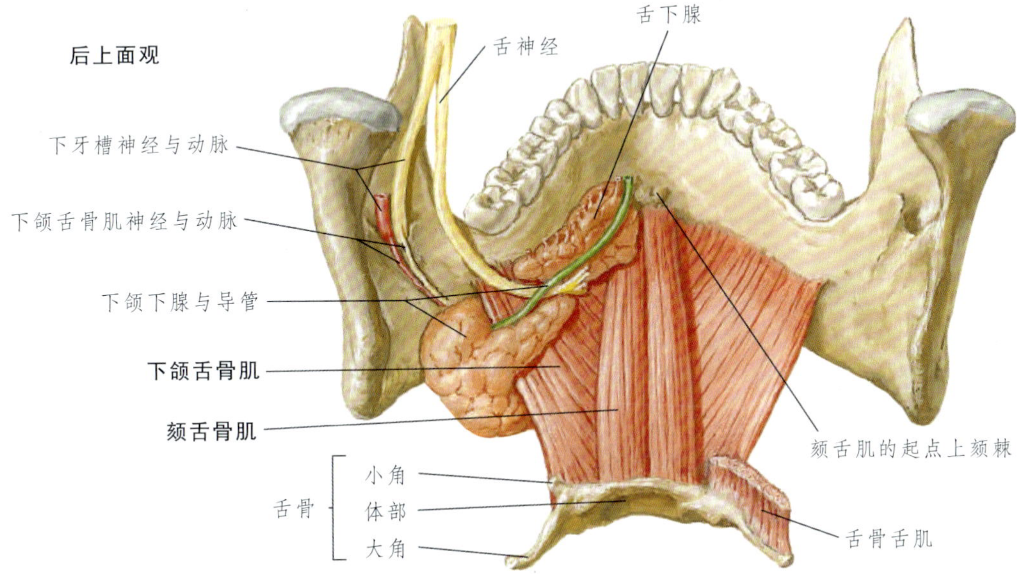

图 2-10 口底(前下面观与后上面观)。

下颌神经

内侧观

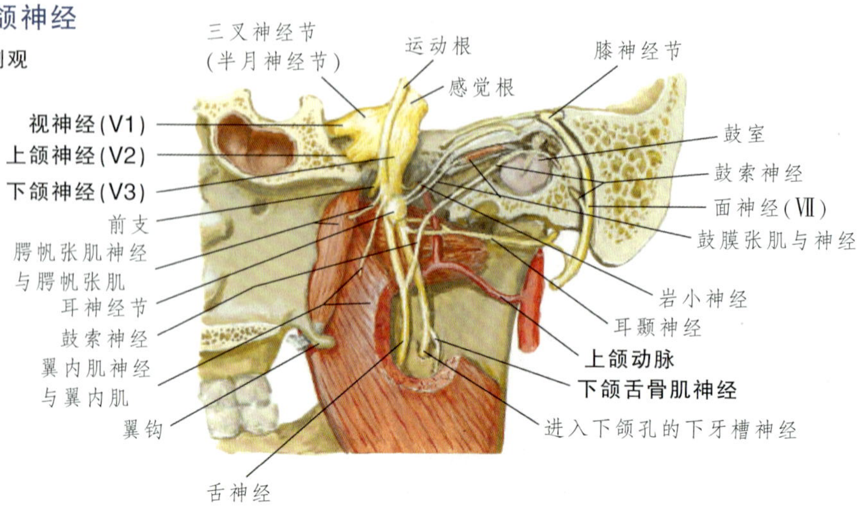

外侧观

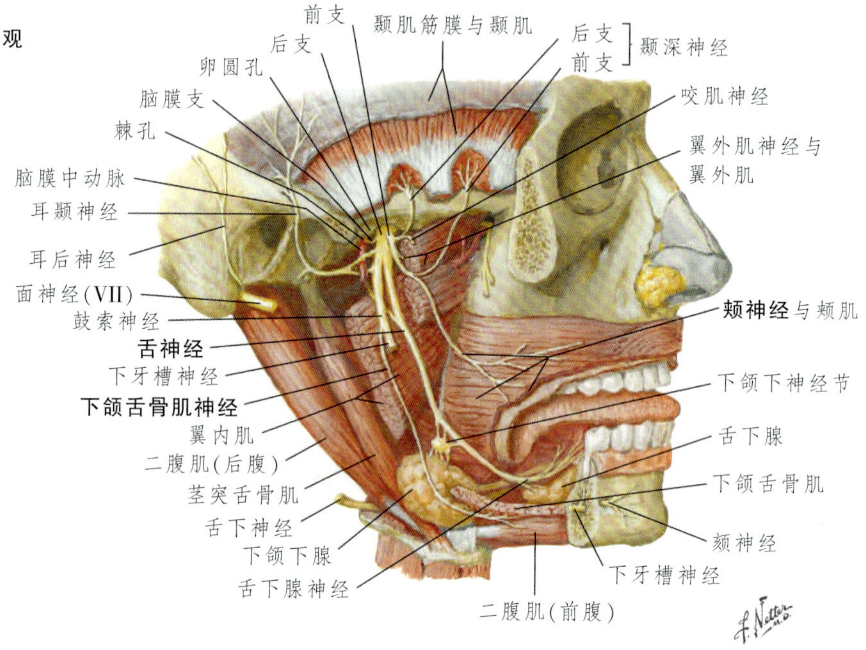

图 2-11　下颌神经(内侧观与外侧观)。

神经	分支	感觉	运动
下颌神经	CN V_3	面下 1/3 的皮肤	颞肌,咬肌,翼外肌,翼内肌,二腹肌,下颌舌骨肌
下颌舌骨肌神经	CN V_3	无	下颌舌骨肌
颊神经	CN V_3	颊部皮肤、黏膜及牙龈	无
舌神经	CN V_3	舌体前部与口底	无
上颌神经	CN V_2	面中 1/3 皮肤	无
眼神经	CN V_1	面上 1/3 皮肤	无

CNV,三叉神经。

患者报告	最初假设
张闭口运动时关节有摩擦音与疼痛，并可能伴张口受限，张口末时关节偏向患侧滑动	可能有骨关节炎 可能有关节囊炎 可能有关节内紊乱(包括不可复位性关节盘前移位)[1-3]
张闭口运动时关节弹响伴疼痛	可能有关节内紊乱(包括可复位性关节盘前移位)[1,4,5]
张口受限，张口度约为20mm，不伴关节杂音	可能有关节囊炎 可能有关节内紊乱(包括不可复位性关节盘前移位)[1]

口腔卫生习惯与颞下颌关节紊乱病的关系

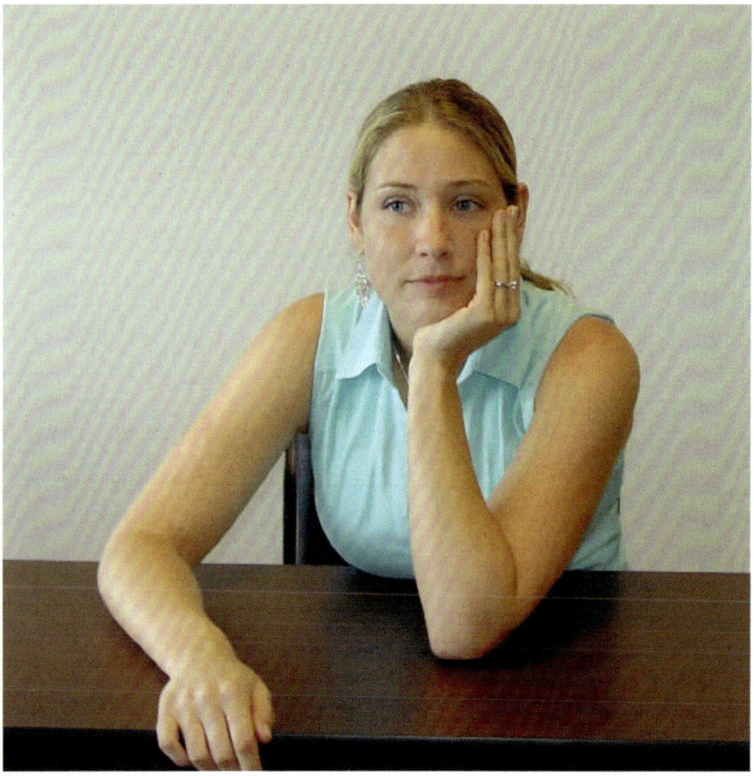

图 2-12　经常性地手托下巴。

Gavish 研究组[6]对 248 例随机抽取的女高中生的口腔卫生习惯与颞下颌关节紊乱病的症状与体征的关系进行研究表明：咀嚼口香糖、关节活动(非功能性下颌运动)、咀嚼冰块及经常性地手托下巴与颞下颌关节紊乱病相关(灵敏性与特异性未报道)。

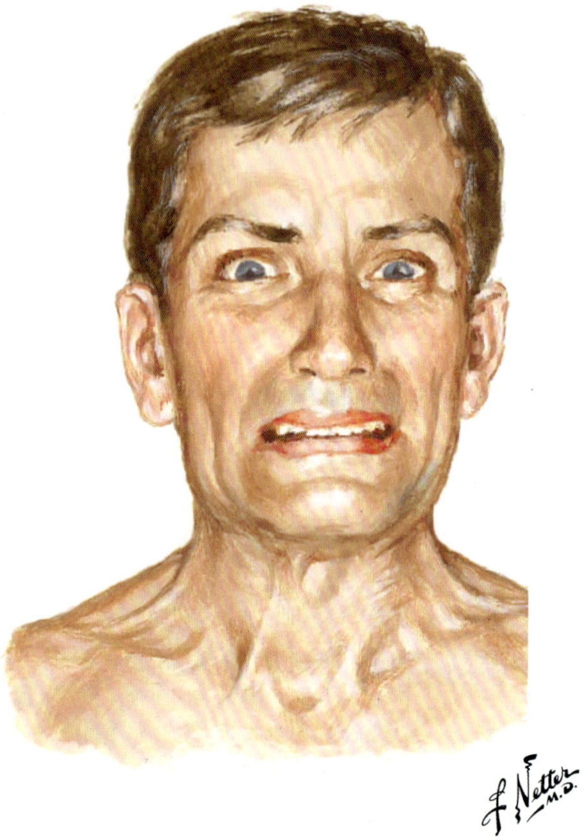

图 2-13 颞下颌关节疼痛。

病史发现与研究质量	具体描述与阳性表现	样本	重复试验的可靠性
视觉模拟量表(VAS)[7]	100mm 的线，其中两端分别代表"无痛"与"能想象的最剧烈的疼痛"	38 例连续的 TMD 患者	κ=0.38
数字评估量表[7]	11 点量表,其中 0 代表"无痛",10 代表"最剧烈的疼痛"		κ=0.36
行为测定量表[7]	从"轻微不适"到"非常强烈的不适"的 6 点量表		κ=0.68
言语量表[7]	从"无痛"到"非常剧烈的疼痛"的 5 点量表		κ=0.44

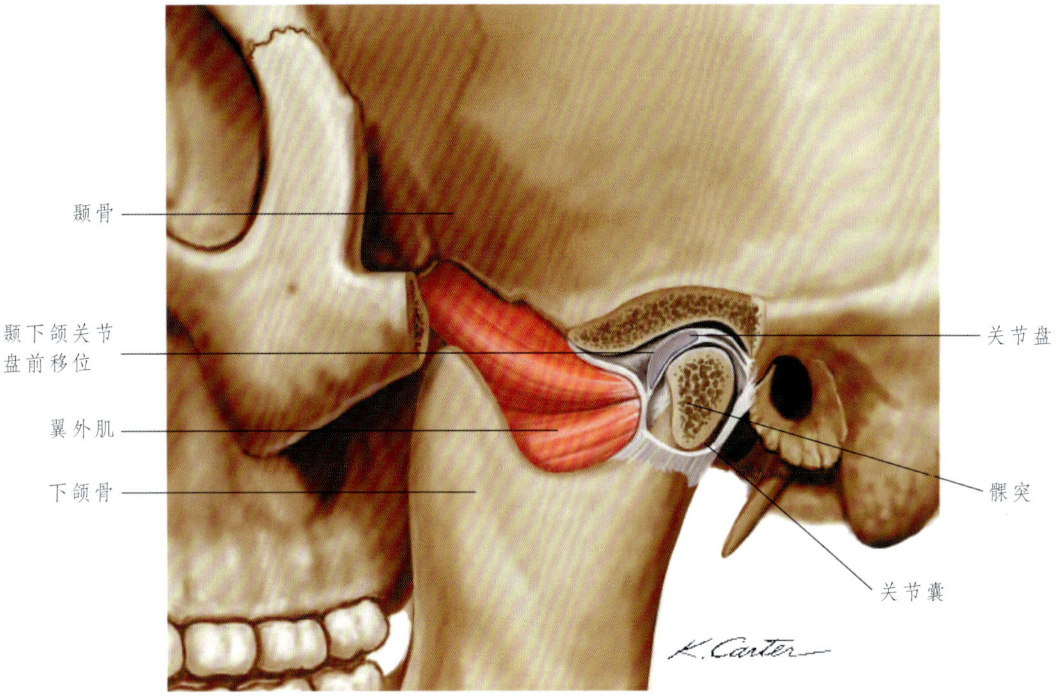

图 2-14 关节盘前移位。

病史发现与研究质量	描述与阳性结果	人群	参考标准	敏感性	特异性	+LR	-LR
弹响[8]	张口运动或功能运动关节短暂的弹响音	70 例主诉颅颌面痛的患者（90 个颞下颌关节）	经 MRI 确诊为关节盘前移位	存在可复位性盘前移位			
				0.82	0.19	1.01	0.95
				存在不可复位性盘前移位			
				0.86	0.24	1.13	0.58
绞锁[8]	张闭口运动中突然出现张口受限			存在可复位性盘前移位			
				0.53	0.22	0.68	2.14
				存在不可复位性盘前移位			
				0.86	0.52	1.79	0.27
弹响后张口受限[8]	弹响后张口度变小			存在可复位性盘前移位			
				0.26	0.40	0.43	1.85
				存在不可复位性盘前移位			
				0.66	0.74	2.54	0.46

（待续）

（续）

<table>
<tr><th>病史发现与研究质量</th><th>描述与阳性结果</th><th>人群</th><th>参考标准</th><th>敏感性</th><th>特异性</th><th>+LR</th><th>–LR</th></tr>
<tr><td rowspan="4">周期性张口受限[8]</td><td rowspan="4">周期性张口度变小</td><td rowspan="24"></td><td rowspan="24"></td><td colspan="4">存在可复位性盘前移位</td></tr>
<tr><td>0.60</td><td>0.90</td><td>6.0</td><td>0.44</td></tr>
<tr><td colspan="4">存在不可复位性盘前移位</td></tr>
<tr><td>0.12</td><td>0.95</td><td>2.4</td><td>0.93</td></tr>
<tr><td rowspan="4">持续性张口受限[8]</td><td rowspan="4">持续性张口度变小</td><td colspan="4">存在可复位性盘前移位</td></tr>
<tr><td>0.35</td><td>0.26</td><td>0.47</td><td>2.5</td></tr>
<tr><td colspan="4">存在不可复位性盘前移位</td></tr>
<tr><td>0.78</td><td>0.62</td><td>2.05</td><td>0.35</td></tr>
<tr><td rowspan="4">功能相关关节疼痛[8]</td><td rowspan="16">未报道</td><td colspan="4">存在可复位性盘前移位</td></tr>
<tr><td>0.82</td><td>0.10</td><td>0.91</td><td>1.8</td></tr>
<tr><td colspan="4">存在不可复位性盘前移位</td></tr>
<tr><td>0.96</td><td>0.24</td><td>1.26</td><td>0.17</td></tr>
<tr><td rowspan="4">弹响主诉[8]</td><td colspan="4">存在可复位性盘前移位</td></tr>
<tr><td>0.28</td><td>0.24</td><td>0.37</td><td>3.00</td></tr>
<tr><td colspan="4">存在不可复位性盘前移位</td></tr>
<tr><td>0.82</td><td>0.69</td><td>2.65</td><td>0.26</td></tr>
<tr><td rowspan="4">关节运动疼痛主诉[8]</td><td colspan="4">存在可复位性盘前移位</td></tr>
<tr><td>0.71</td><td>0.31</td><td>1.03</td><td>0.94</td></tr>
<tr><td colspan="4">存在不可复位性盘前移位</td></tr>
<tr><td>0.74</td><td>0.36</td><td>1.16</td><td>0.72</td></tr>
<tr><td rowspan="4">严重张口受限主诉[8]</td><td colspan="4">存在可复位性盘前移位</td></tr>
<tr><td>0.60</td><td>0.65</td><td>1.71</td><td>0.62</td></tr>
<tr><td colspan="4">存在不可复位性盘前移位</td></tr>
<tr><td>0.38</td><td>0.93</td><td>5.43</td><td>0.67</td></tr>
</table>

主诉颞下颌关节疼痛

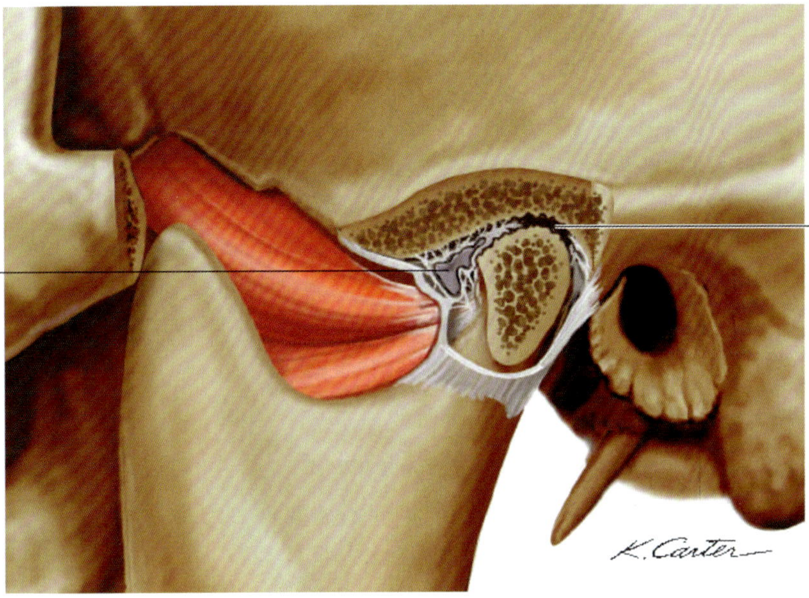

图 2–15 颞下颌关节炎。

病史发现与研究质量	描述与阳性结果	人群	可靠性
颞下颌关节疼痛主观感受[9]	见下页的诊断表格。参加者要间隔两周重复回答同样的问题	120 例青少年：60 例有主观感觉的颞下颌关节疼痛，60 例年龄和性别匹配的健康对照	检验试验 κ=0.83 (0.74, 0.93)
颞下颌关节紊乱筛查问卷[10]	见下页的诊断表格。参加者在间隔 2~7 天重复回答同样问题	549 例参加者：212 例有疼痛相关的颞下颌关节紊乱，116 例有单纯的颞下颌关节紊乱，80 例伴有牙痛，45 例头痛但是没有颞下颌关节紊乱，还有 96 例对照患者	ICC=0.83

主诉颞下颌关节疼痛的诊断效用

病史发现与研究质量	描述与阳性结果	人群	参考标准	敏感性	特异性	+LR	−LR
主诉颞下颌关节疼痛[9] ●	参加者会被问及： (1)一周内是否有一次及以上的颞部、面部、颞下颌关节或下颌疼痛？ (2)一周内是否有一次及以上的大张口或咀嚼时疼痛？ 任一问题的回答为“是”，即为阳性结果	120例青少年：60例为自述颞下颌关节疼痛的实验组，另60例为匹配年龄与性别的对照组	颞下颌关节紊乱病研究诊断标准（RDC/TMD）诊断的肌筋膜痛、关节痛、骨关节炎及骨关节病	0.98	0.90	9.8 (4.8, 20.0)	0.02 (0.00, 0.16)
颞下颌关节疼痛筛查问卷[10] ◆	参加者会被问及： (1)“在过去的30天，双侧下颌或太阳穴平均疼痛多久？” (a)无痛 (b)疼痛持续时间较短，最长可到一周，但是能够停止 (c)疼痛持续不断 (2)“在过去的30天里，醒着的时候，下颌关节有疼痛或者僵硬吗？” (a)不是 (b)是的 (3)“在过去的30天里，咀嚼硬的或韧的食物会改变左侧或右侧下颌或者太阳穴疼痛的感觉吗？（即，感觉疼痛缓解或者加重）” (a)不是 (b)是的 (c)双侧 (a)回答得0分，(b)回答得1分，(c)回答得2分。 2分以上试验为阳性。	549名参加者：212例有颞下颌关节紊乱相关疼痛，116例有颞下颌关节紊乱，80例牙痛，45例头痛但是没有颞下颌关节紊乱，96例健康对照	颞下颌关节紊乱的研究诊断标准评估流程	0.99	0.97	33.0	0.01

RDC/TMD，颞下颌关节紊乱的研究诊断标准。诊断准确性统计结果是通过患者和健康对照组对比得出的。

颞下颌关节紊乱的诊断标准(DC/TMD)为评估颞下颌关节紊乱提供了循证医学标准。它在 2014 年颞下颌关节紊乱的研究诊断标准(RDC/TMD)的基础上进行了改进,并试图补充临床工作和研究的不足[11]。所有研究需要的临床辅助工具都可以在国际颞下颌关节紊乱的研究诊断标准(RDC/TMD)联盟网站的辅助网页找到(www.rdc-tmdinternational.org/,accessed February 2015)。颞下颌关节紊乱的诊断标准(DC/TMD)的总结都可以在该网页找到,并附有相关的可靠性和诊断所需统计学资料。但是,由于统计评估很难做到准确无误,我们难以评估所提供的研究结果的实际诊断效用和诊断价值。上一版的颞下颌关节紊乱的研究诊断标准(RDC/TMD)对于大多数的诊断显示出一般到中等程度的一致性,对少数诊断显示出没有或者较差的一致性。

诊断	病史	体检	检查者间的可靠性	敏感性	特异性	+LR	–LR
肌痛	两项都是阳性: 1.下颌、颞部、耳部或耳前疼痛 2.下颌运动或做功能运动时,疼痛性状改变	两项都是阳性: 1.颞肌或咬肌的明确疼痛 2.下列一项及以上会出现类似的疼痛: (a)触诊颞肌 (b)触诊咬肌 (c)最大限度地、非辅助状态下或辅助状态下的张口运动	κ=0.94 (0.83,1.00)	0.90	0.99	90.0	0.10
局部肌痛	两项都是阳性: 1.下颌、颞部、耳部或耳前部疼痛 2.下颌运动或做功能运动时,疼痛性状改变	所有项目都是阳性: 1.颞肌或咬肌的明确疼痛 2.触诊颞肌或咬肌出现类似的疼痛 3.触诊局部的疼痛	未确定	未确定	未确定	未确定	未确定
肌筋膜疼痛	两项都是阳性: 1.下颌、颞部、耳部或耳前部的疼痛 2.下颌运动或做功能运动时,疼痛性状改变	所有项目都是阳性: 1.颞肌或咬肌的明确疼痛 2.触诊颞肌或咬肌出现类似的疼痛 3.描述的疼痛超越触诊的范围,但是没有超过肌肉的边界	未确定	未确定	未确定	未确定	未确定

(待续)

诊断	病史	体检	检查者间的可靠性	敏感性	特异性	+LR	−LR
肌筋膜痛，伴有牵涉痛	两项都是阳性： 1.下颌、颞部、耳部或耳前部疼痛 2.下颌运动或做功能运动时，疼痛性状改变	所有项目都是阳性： 1.颞肌或咬肌的明确疼痛 2.触诊颞肌或咬肌出现类似的疼痛 3.描述的疼痛超越触诊的范围，超过肌肉的边界	κ=0.85 (0.55,1.00)	0.86	0.98	43.0	0.14
关节痛	两项都是阳性： 1.下颌、颞部、耳部或耳前部疼痛 2.下颌运动或做功能运动时，疼痛性状改变	两项都是阳性： 1.颞下颌关节区明确疼痛 2.以下激发试验至少一项引起颞下颌关节区出现类似疼痛： (a)触诊外侧极或外侧极周围 (b)最大限度地辅助或非辅助下张口，右侧或左侧移动或前方移动	κ=0.86 (0.75,0.97)	0.89	0.98	44.5	0.11
颞下颌关节紊乱引起的头痛	两项都是阳性： 1.任何形式与颞部相关的头痛 2.下颌运动或做功能运动时，头痛性状改变	两项都是阳性： 1.明确的颞区相关的头痛 2.以下激发试验至少一项引起颞区相关头痛： (a)触诊颞肌 (b)最大限度地辅助或者非辅助下的张口，以及右侧、左侧或前方移动	无报道	0.89	0.87	6.85	0.13

注：可靠性和有效性是基于最新的有效性数据分析和颞下颌关节紊乱的诊断标准(DC/TMD)最新版的数据分析而得到的[11]。

诊断	病史	体检	检查者间的可靠性	敏感性	特异性	+LR	−LR
可复位性间盘移位	至少一项阳性： 1.过去 30 天，在颞下颌关节运动或者行使功能过程中，出现过异响 2.在查体过程中，患者主诉杂音	至少一项阳性： 1. 在口开合的过程中，可以触及咔嗒弹响、爆破弹响或声音更大的弹响。在口的 3 次开合过程中，至少出现 1 次弹响 2.在口开合的过程中、或左右及前后移位过程中，可以触及咔嗒弹响、爆破弹响或声音更大的弹响。在口的 3 次开合过程中，至少出现 1 次弹响	κ=0.58 (0.33,0.84)	0.34	0.92	4.25	0.72
可复位性间盘移位，伴有间歇发作的绞锁	两项都是阳性： 1.在过去 30 天，在运动或者行使功能过程中，颞下颌关节出现杂音，或检查过程中出现杂音 2.在过去 30 天，下颌绞锁伴有张口障碍，然后解锁	至少一项阳性： 1.在口开合的过程中，可以触及咔嗒弹响、爆破弹响或声音更大的弹响。在口的 3 次开合过程中，至少出现 1 次弹响 2.在口开合的过程中、或左右及前后移位过程中，可以触及咔嗒弹响、爆破弹响或声音更大的弹响。在口的 3 次开合过程中，至少出现 1 次弹响	无报道	0.38	0.98	19.0	0.63

（待续）

诊断	病史	体检	检查者间的可靠性	敏感性	特异性	+LR	-LR
不可复位性间盘移位伴有张口受限	两项都为阳性： 1. 下颌绞锁，所以完全不能张口 2. 下颌张开受限，而且由于下颌张开受限而影响进食	下列指标阳性： 最大辅助张口运动（被动张口）小于40mm（包括闭合时切齿间的重合）	无报道	0.80	0.97	26.7	0.21
不可复位性间盘移位，张口不受限	以下两项过去都是阳性： 1. 下颌绞锁，所以完全不能张口 2. 下颌张开受限，而且由于下颌张开受限而影响进食	下列指标阳性： 最大辅助张口运动（被动张口）大于等于 40mm （包括闭合时切齿间的重合）	κ=0.84 (0.38,1.00)	0.54	0.79	2.57	0.58
退行性病变性关节疾病	至少一项阳性： 1. 在过去的 30 天，下颌运动或者行使功能时出现杂音 2. 患者主诉检查过程中出现杂音	下面检查阳性： 在下列至少一项活动中出现捻发音：张口、闭口、左右及前方运动	κ=0.33 (0.01,0.65)	0.55	0.61	1.41	0.74
半脱位	两项全部阳性： 1. 在过去 30 天，下颌绞锁或固定于大张口的强迫体位，且不能从大张口位闭合 2. 不能通过自己的手法调整，不能从一个大的张口位闭合	不需要其他查体	无报道	0.98	1.00	未确定	0.02

注：可靠性和有效性是基于验证项和颞下颌关节紊乱的诊断标准(DC/TMD)最新的数据分析得出[11]。

确定肌肉触诊时疼痛存在的可靠性

发现与研究	描述与阳性结果	人群	检查者之间的可靠性
口外[12] ●	触诊颞肌、咬肌、胸锁乳突肌及颈后部	64例健康自愿者	κ=0.91
口内[12] ●	触诊颞肌肌腱、翼外肌、咬肌及舌体		κ=0.90
咬肌[13] ●	触诊咬肌中腹	79例随机抽自颅颌功能紊乱病科室的患者	κ=0.33
颞肌[13] ●	触诊颞肌中腹		κ=0.42
翼内肌[13] ●	触诊翼内肌附着点		κ=0.23
咬肌[14] ●	触诊咬肌浅部与深部	79例颞下颌关节紊乱病与口颌面疼痛科室的患者	κ=0.33
颞肌[14] ●	触诊颞肌前部与后部		κ=0.42
翼内肌[14]附着 ●	口外触诊翼内肌		κ=0.23
咬肌[15] ◆	触诊咬肌的起点、体部及附着点	27例TMD患者	κ(右侧)=0.78 (左侧)=0.56
颞肌[15] ◆	触诊颞肌的起点、体部及附着点		κ(右侧)=0.87 (左侧)=0.91
颞肌肌腱[15] ◆	触诊颞肌肌腱		κ(右侧)=0.53 (左侧)=0.48

确定颞下颌关节区域触诊时疼痛存在的可靠性

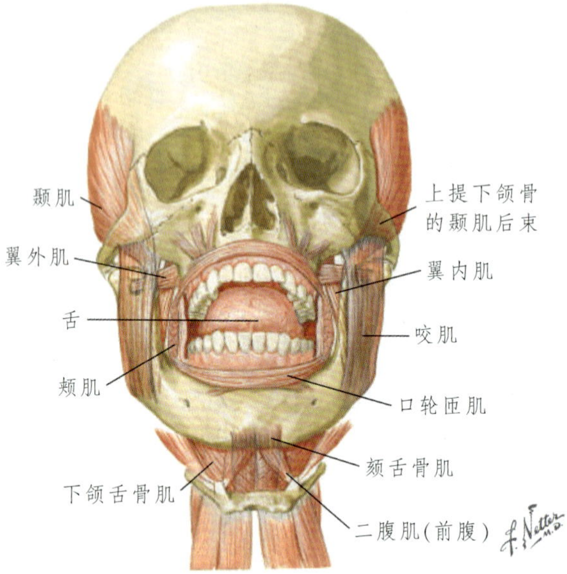

图 2–16　颞下颌关节肌肉系统。

发现与研究	描述与阳性结果	人群	可靠性
外侧触诊[16] ●	从耳前到整个颞下颌关节区触诊	61 例颞下颌关节疼痛的患者	检查者本身 κ=0.53
后部触诊[16] ●	经外耳道的颞下颌关节触诊		检查者本身 κ=0.48
颞下颌关节触诊[13] ●	髁突外侧与后方触诊	79 例随机抽自颅颌功能紊乱病科室的患者	检查者之间 κ=0.33
咬肌[14] ●	咬肌浅部与深部触诊	79 例颞下颌关节紊乱病与口颌面疼痛科室的患者	检查者之间 κ=0.33
颞下颌关节触诊[14] ●	张口位与闭口位时髁突外极触诊 经外耳道的髁突后方触诊		检查者之间 κ=0.33
颌后区[15] ◆	与 RDC/TMD 指南一致的触诊	27 例 TMD 患者	检查者之间 κ(右侧)=0.56 (左侧)=.050
颌下区[15] ◆			检查者之间 κ(右侧)=0.73 (左侧)=0.68
翼外肌区[15] ◆			检查者之间 κ(右侧)=0.50 (左侧)=0.37
颞下颌关节的外极与后部附着点[15] ◆			检查者之间 κ(右侧)=0.43 (左侧)=0.46

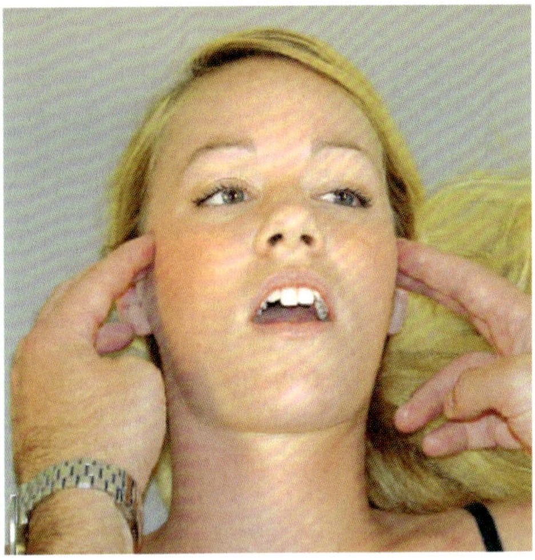

颞下颌关节外侧触诊

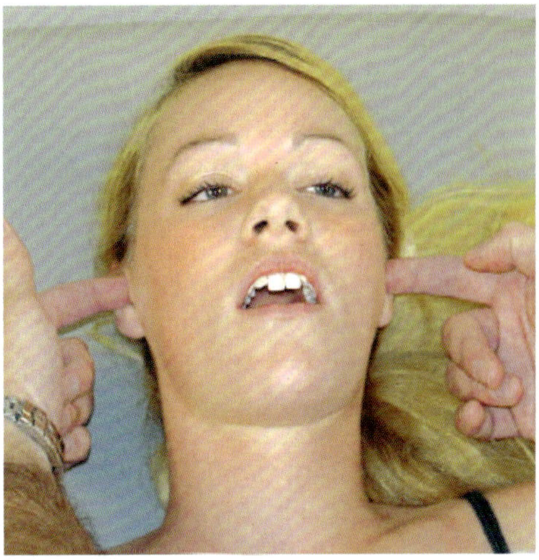

经外耳道的颞下颌关节后部触诊

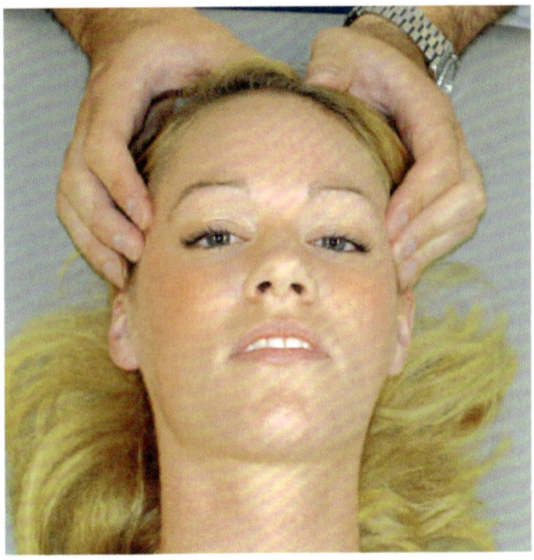

颞肌触诊

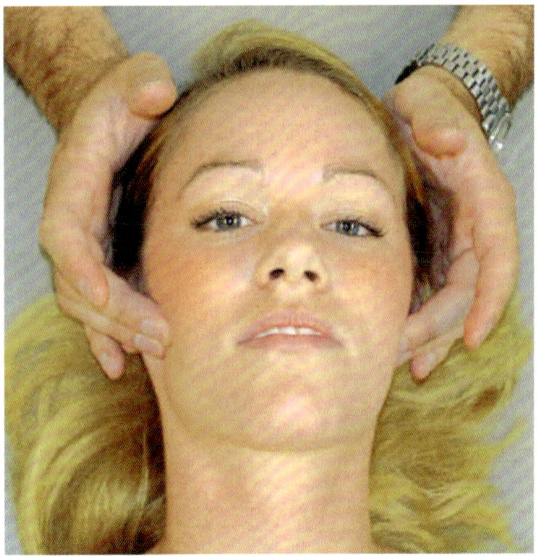

咬肌触诊

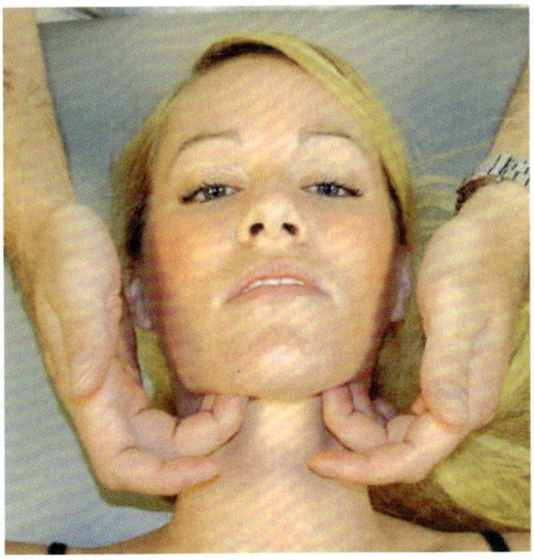

翼内肌触诊

图 2-17　触诊试验。

触诊对于确定颞下颌关节状态的诊断效用

试验与研究质量	描述与阳性结果	人群	参考标准	敏感性	特异性	+LR	–LR
外侧触诊[16] ◆	示指触诊髁突外极，疼痛为阳性	61 例颞下颌关节疼痛患者	经 MRI 确定颞下颌关节存在积液	0.83	0.69	2.68	0.25
后部触诊[16] ◆	小指经外耳道触诊髁突后部，疼痛为阳性			0.85	0.62	2.24	0.24
触诊[17] ●	关节运动时触诊颞下颌关节外侧与后部，疼痛为阳性	84 例有颞下颌关节疼痛症状的患者	经关节镜检查确定颞下颌关节滑膜炎	0.92	0.21	1.16	0.38
触诊[18] ●	用一根手指触诊颞下颌关节外侧与后部，如果有压痛则为阳性	200 例连续的 TMD 患者	经关节镜检查确定颞下颌关节滑膜炎	0.88	0.36	1.38	0.33
关节触诊疼痛[8] ●	触诊颞下颌关节外侧与后部，如果有疼痛则为阳性	70 例（90 处 TMJ）主诉颅颌面疼痛患者	经 MRI 检查关节盘前移位与否	存在可复位性关节盘移位			
				0.38	0.41	0.64	1.51
				存在不可复位性关节盘移位			
				0.66	0.67	2.0	0.51
触诊[19] ●	触诊颞下颌关节外侧与后方、颞肌与咬肌。用视觉模拟量表记录疼痛并确定最佳敏感性与特异性时的截断值	147 例主诉颅颌面疼痛的患者与 103 例无症状者	患者过去一个月咀嚼肌、耳前区或颞下颌关节有压痛	0.75	0.67	2.27	0.37
颞肌触诊[20] ●	用示指与中指分别对肌肉与关节施加约 3 磅（1.36kg）与 2 磅（0.9kg）的压力，持续 2~4 秒。用视觉模拟量表记录疼痛，并且使截断值位于平均值的一个标准差内	40 例 TMD 患者与 40 例无症状的患者	RCD/TMD 诊断标准诊断颞下颌关节紊乱病	右侧 *			
				0.60	0.78	2.73	0.51
				左侧 *			
				0.70	0.83	4.12	0.36
颞下颌关节触诊[20] ●				右侧 *			
				0.68	0.88	5.67	0.36
				左侧 *			
				0.73	0.85	4.87	0.32
咬肌触诊[20] ●				右侧 *			
				0.73	0.85	4.87	0.32
				左侧 *			
				0.73	0.80	3.65	0.34

*Gomes 与同事[20]也计算了截断值为 1.5 个与 2 个标准差的敏感性与特异性，但是结果是特异性几乎最大，而敏感性却很低。

压痛阈值对于颞下颌关节紊乱病的诊断效用

试验与研究质量	描述与阳性结果	人群	参考标准	敏感性	特异性	+LR	−LR
颞肌 PPT[20]	使用橡胶尖端的压痛计。压痛阈值定义为引起疼痛的最小压力。截断值为平均值的一个标准差*	40例TMD患者与40例无症状的患者	RDC/TMD诊断标准	右侧			
				0.68	0.88	5.67	0.36
				左侧			
				0.63	0.90	6.30	0.41
颞下颌关节 PPT[20]				右侧			
				0.56	0.95	11.20	0.46
				左侧			
				0.75	0.95	15.00	0.26
咬肌 PPT[20]				右侧			
				0.75	0.90	7.50	0.28
				左侧			
				0.78	0.90	7.80	0.24
颞肌前部 PPT[21]	使用压痛计测量放松的肌腹。压痛阈值定义为引起疼痛的最小压力。截断值从受试者工作曲线（receiver operator curve，ROC）选取特异性为0.91时的值	99例牙痛或颞下颌关节内疼痛的女性患者		0.77	0.91	8.37	0.25
颞肌中部 PPT[21]				0.73	0.91	7.93	0.30
颞肌后部 PPT[21]				0.67	0.91	7.28	0.36
咬肌 PPT[21]				0.55	0.91	5.98	0.50

PPT，压痛阈值。

*Gomes与同事[21]也计算了截断值为1.5个与2个标准差的敏感性与特异性，但是结果是特异性几乎最大，而敏感性却很低。

检查关节主动运动时的关节音的可靠性

试验与研究质量	描述与阳性结果	人群	可靠性
张口时关节弹响音[16] ●	记录张口时关节弹响音	61 例颞下颌关节疼痛患者	检查者本身 κ=0.12
张口时关节摩擦音[16] ●	记录张口时关节摩擦或磨碎的声音		检查者本身 κ=0.15
最大张口时关节弹响音[13] ●	关节弹响音与摩擦音的强度为 0~2，即从无到清晰可闻	79 例随机抽自颅颌功能紊乱病科室的患者	检查者之间 κ=0.70
最大张口时关节摩擦音[13] ●			检查者之间 κ=0.29
关节杂音[13] ●	记录关节杂音		检查者之间 κ=0.24
张口运动[14] ●	记录张口运动、侧方运动（右侧与左侧）及前伸运动时关节音	79 例颞下颌关节紊乱病与口颌面疼痛科室的患者	检查者之间 κ=0.59
侧方运动（右侧）[14] ●			检查者之间 κ=0.57
侧方运动（左侧）[14] ●			检查者之间 κ=0.50
前伸运动[14] ●			检查者之间 κ=0.47
颞下颌关节音[15] ◆	记录张口时关节杂音	27 例 TMD 患者	检查者之间 κ（右侧）=0.52（左侧）=0.25

检查关节活动时的关节音的可靠度

试验与研究质量	描述与阳性结果	人群	可靠性
关节内活动时关节杂音[13] ●	记录关节牵拉与滑动时的关节杂音	79 例随机抽自颅颌功能紊乱病科室的患者	检查者之间 κ=0.01
右侧牵拉[14] ●	从低到高牵拉下颌骨与内外侧方向滑动下颌骨。记录关节牵拉与滑动时的关节音	79 例颞下颌关节紊乱病和口颌面疼痛科室的患者	检查者之间 κ=0.02
左侧牵拉[14] ●			检查者之间 κ=0.66
右侧滑动[14] ●			检查者之间 κ=0.07
左侧滑动[14] ●			检查者之间 κ=0.02

弹响音在确定颞下颌关节状态中的诊断效用

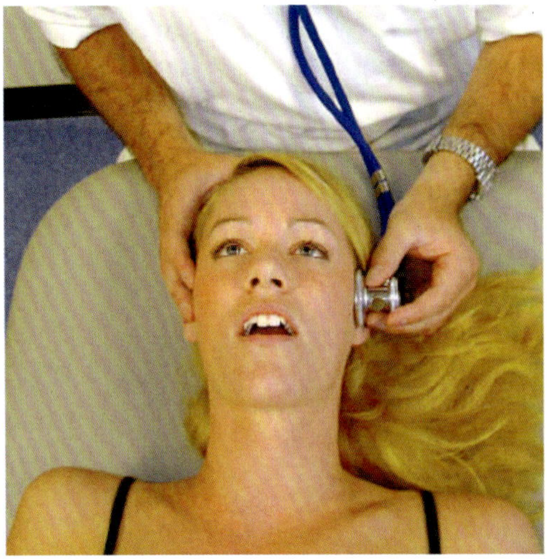

图 2–18　听诊器听诊。

试验与研究质量	描述与阳性结果	人群	参考标准	敏感性	特异性	+LR	–LR
弹响[3] ◆	开闭口时触诊颞下颌关节外侧。记录可听见的、可触及的弹响	146例颞下颌关节与颅颌面痛诊所的患者	经MRI确诊的可复位性关节盘前移位	0.51	0.83	3.0	0.59
弹响[16] ◆	关节运动时有弹响为阳性	61例颞下颌关节疼痛患者	经MRI确诊的关节积液	0.69	0.51	1.41	0.61
重复弹响[8] ●	听诊器听诊。5次张口时至少4次有弹响为阳性	70例（90处颞下颌关节）主诉颅颌面疼痛患者	经MRI确诊的关节盘前移位	存在可复位性关节盘前移位			
				0.10	0.40	0.17	2.25
				存在不可复位性关节盘前移位			
				0.71	0.90	7.10	0.32
往复弹响[8] ●	听诊器听诊。开闭口时均有弹响为阳性			存在可复位性关节盘前移位			
				0.40	0.52	0.83	1.15
				存在不可复位性关节盘前移位			
				0.76	0.95	15.2	0.25

摩擦音在确定颞下颌关节状态中的诊断效用

<table>
<tr><th>试验与研究质量</th><th>描述与阳性结果</th><th>人群</th><th>参考标准</th><th>敏感性</th><th>特异性</th><th>+LR</th><th>-LR</th></tr>
<tr><td>存在摩擦音[16] ◆</td><td>关节运动时有摩擦或磨碎音为阳性</td><td>61例颞下颌关节疼痛患者</td><td>经MRI确诊存在关节积液</td><td>0.85</td><td>0.30</td><td>1.21</td><td>0.50</td></tr>
<tr><td>存在摩擦音[17] ●</td><td>骨擦音提示骨关节炎可能。有骨擦音为阳性</td><td>84例有颞下颌关节疼痛症状的患者</td><td>经关节镜检查确诊颞下颌骨关节炎</td><td>0.70</td><td>0.43</td><td>1.23</td><td>0.70</td></tr>
<tr><td rowspan="4">存在摩擦音[18] ●</td><td rowspan="4">关节镜听诊。有骨擦音为阳性</td><td rowspan="4">200例连续的TMD患者</td><td rowspan="4">经关节镜检查确诊颞下颌骨关节炎</td><td colspan="4">轻度骨关节炎*</td></tr>
<tr><td>0.45</td><td>0.84</td><td>2.81</td><td>0.65</td></tr>
<tr><td colspan="4">重度骨关节炎*</td></tr>
<tr><td>0.67</td><td>0.86</td><td>4.79</td><td>0.38</td></tr>
</table>

*轻度骨关节炎定义为白色平滑的关节盘与纤维软骨表面。重度骨关节炎定义为至少有以下一条:①关节软骨与关节盘明显纤维化;②软骨下骨暴露;③关节盘穿孔。

张口度在确定颞下颌关节状态中的诊断效用

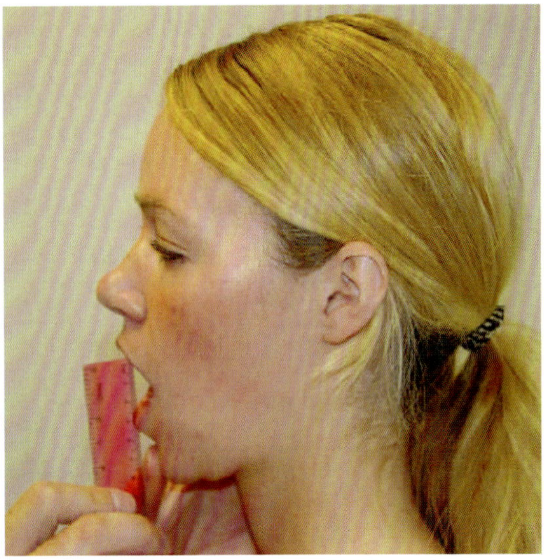

图 2-19 主动张口度的测量。

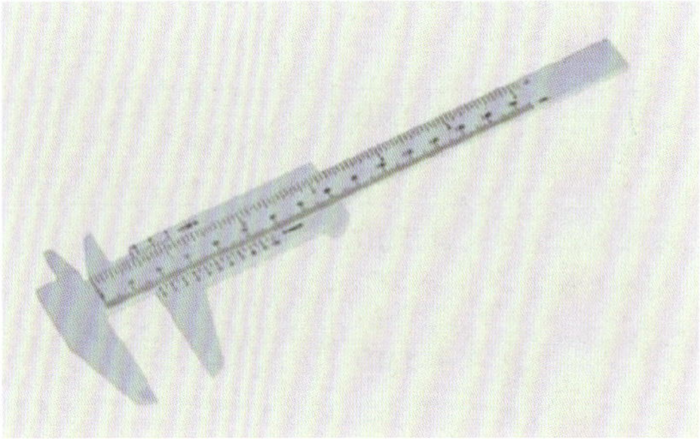

图 2-20 用来测量张口度的游标卡尺。

试验与研究质量		描述与阳性结果	人群	可靠性
张口度[22] ◆	无 TMD	患者在不引起疼痛的前提下尽力张口。用塑料尺测量上下切牙切缘间距离(单位 mm)	15 例 TMD 与 15 例无 TMD 研究对象	检查者之间 ICC=0.98 检查者本身 ICC=0.77~0.89
	有 TMD			检查者之间 ICC=0.99 检查者本身 ICC=0.94
无痛的主动张口度[23] ●	老年人	根据 RMC/TMD 指南用尺子测量(单位 mm)	43 例无症状的老年人（年龄为 68~96 岁）与 44 例无症状的年轻人（年龄为 18~45 岁）	检查者之间 ICC=0.88(0.78,0.94)
	年轻人			检查者之间 ICC=0.91(0.83,0.95)
最大主动张口度[23] ●	老年人			检查者之间 ICC=0.95(0.91,0.97)
	年轻人			检查者之间 ICC=0.98(0.96,0.99)
最大被动张口度[23] ●	老年人			检查者之间 ICC=0.96(0.92,0.98)
	年轻人			检查者之间 ICC=0.98(0.96,0.99)
无痛的主动张口度[15] ◆			27 例颞下颌关节紊乱病患者	检查者之间 ICC=0.83
最大主动张口度[15] ◆				检查者之间 ICC=0.89
最大被动张口度[15] ◆				检查者之间 ICC=0.93

张口度测量的可靠性

试验与研究质量		描述与阳性结果	人群	可靠性
覆牙合[22] ◆	无 TMD	闭口时上下切牙间做一条水平线。测量从该线到下门牙上缘的距离	15 例 TMD 与 15 例无 TMD 的研究对象	检查者之间 ICC=0.98 检查者本身 ICC=0.90~0.96
	有 TMD			检查者之间 ICC=0.95 检查者本身 ICC=0.90~0.97
左侧侧方运动[22] ◆	无 TMD	记录患者最大侧方运动时，上下中切牙中线之间的水平距离		检查者之间 ICC=0.95 检查者本身 ICC=0.91~0.92
	有 TMD			检查者之间 ICC=0.94 检查者本身 ICC=0.85~0.92
右侧侧方运动[22] ◆	无 TMD			检查者之间 ICC=0.90 检查者本身 ICC=0.70~0.87
	有 TMD			检查者之间 ICC=0.96 检查者本身 ICC=0.75~0.82
前伸运动[22] ◆	无 TMD	记录患者最大前伸运动时，上下尖牙垂直线间的水平距离		检查者之间 ICC=0.95 检查者本身 ICC=0.85~0.93
	有 TMD			检查者之间 ICC=0.98 检查者本身 ICC=0.89~0.93
覆盖[22] ◆	无 TMD	测量患者闭口时上下切牙切缘间的水平距离		检查者之间 ICC=1.0 检查者本身 ICC=0.98
	有 TMD			检查者之间 ICC=0.99 检查者本身 ICC=0.98~0.99
最大侧方运动[23] ●	老年人	根据 RMC/TMD 指南用尺子测量(单位 mm)	43 例无症状的老年人(年龄为 68~96 岁)与 44 例无症状的年轻人(年龄为 18~45 岁)	检查者之间 ICC=0.71(0.45,0.84)
	年轻人			检查者之间 ICC=0.77(0.57,0.88)
最大前伸运动[23] ●	老年人			检查者之间 ICC=0.78(0.59,0.88)
	年轻人			检查者之间 ICC=0.90(0.81,0.95)
右侧侧方运动[15] ◆			27 例 TMD 患者	检查者之间 ICC=0.41
左侧侧方运动[15] ◆				检查者之间 ICC=0.40
水平覆牙合[15] ◆				检查者之间 ICC=0.79
垂直覆盖[15] ◆				检查者之间 ICC=0.70

张口度测量的可靠性(续)

试验与研究质量	描述与阳性结果	人群	可靠性
张口[24] ●	用游标卡尺测量下颌关节的位置	30位健康成年人	检查者之间 ICC=0.95 检查者本身 ICC=0.97
前伸[24] ●			检查者之间 ICC=0.77 检查者本身 ICC=0.95
右移[24] ●			检查者之间 ICC=0.50 检查者本身 ICC=0.90
左移[24] ●			检查者之间 ICC=0.42 检查者本身 ICC=0.92
覆牙合[24] ●			检查者之间 ICC=0.70 检查者本身 ICC=0.93
覆盖[24] ●			检查者之间 ICC=0.70 检查者本身 ICC=0.96

关节活动与末端感觉在确定颞下颌关节状态中的可靠性

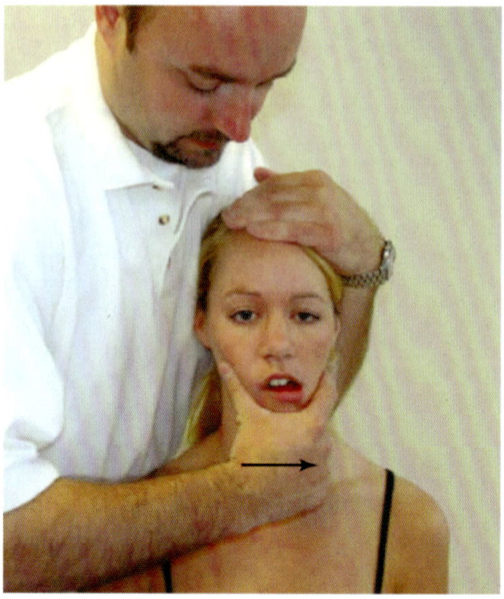

图 2-21 下颌左侧侧方运动。

试验与研究质量		描述与阳性结果	人群	可靠性
牵拉与滑动[13] ●	运动受限	记录颞下颌关节牵拉与滑动过程中是否存在运动受限	79 例随机抽自颅颌功能紊乱病科室的患者	检查者之间 κ=0.08
	末端感觉			检查者之间 κ=0.07
向右牵拉[14] ●	关节活动	牵拉为髁突向下运动，而平移为髁突内外运动。关节内活动与末端感觉的程度分为“正常”与“不正常”	79 例来自颞下颌关节紊乱病与口颌面痛科室的患者	检查者之间 κ=0.03
	末端感觉			检查者之间 κ=0.05
向左牵拉[14] ●	关节活动			检查者之间 κ0=.08
	末端感觉			检查者之间 κ=0.20
向右平移[14] ●	关节活动			检查者之间 κ=0.05
	末端感觉			检查者之间 κ=0.05
向左平移[14] ●	关节活动			检查者之间 κ=0.10
	末端感觉			检查者之间 κ=0.13

测量不同颌位时的张口度的可靠性

试验与研究质量	描述与阳性结果	人群	可靠性
前伸头位[25] ●	测量并记录患者最大前伸运动时的张口度	40 例健康个体	检查者之间 ICC=0.92 检查者本身 ICC=0.97
中性头位[25] ●	测量并记录患者铅垂线平分耳头位时的张口度		检查者之间 ICC=0.93 检查者本身 ICC=0.93
后退头位[25] ●	测量并记录患者最大后退运动时的张口度		检查者之间 ICC=0.92 检查者本身 ICC=0.92

张口受限对于关节盘前移位的诊断效用

试验与研究质量	描述与阳性结果	人群	参考标准	敏感性	特异性	+LR	-LR
髁突移动受限[3] ◆	检查者在患者最大张口运动时触诊髁突，髁突移动受限为阳性	146 例颞下颌关节与颅颌面疼痛诊所的患者	经 MRI 诊断的不可复位性关节盘前移位	0.69	0.81	3.63	0.38
功能性张口受限[3] ◆	检查者在患者最大张口运动时测量张口度(单位 mm)，小于 40mm 为张口受限			0.32	0.83	1.88	0.82
功能性张口受限[8] ●	测量主动张口运动末期张口度	70 例(90 处颞下颌关节)主诉颅颌面疼痛患者	经 MRI 诊断的关节盘前移位	存在可复位性关节盘前移位			
				0.38	0.21	0.48	2.95
				存在不可复位性关节盘前移位			
				0.86	0.62	2.26	0.23
被动张口受限[8] ●	测量被动张口运动末期 15 秒后的张口度			存在可复位性关节盘前移位			
				0.29	0.29	0.41	2.45
				存在不可复位性关节盘前移位			
				0.76	0.69	2.45	0.35
移动受限[8] ●	未报道			存在可复位性关节盘前移位			
				0.15	0.38	0.24	2.24
				存在不可复位性关节盘前移位			
				0.66	0.81	3.47	0.42
前伸受限[8] ●	测量主动前伸运动末期时的张口度			存在可复位性关节盘前移位			
				0.29	0.38	0.47	1.87
				存在不可复位性关节盘前移位			
				0.62	0.64	1.72	0.59
对侧运动受限[8] ●	测量从中线向对侧运动末期时的张口度			存在可复位性关节盘前移位			
				0.15	0.34	0.23	2.50
				存在不可复位性关节盘前移位			
				0.66	0.76	2.75	0.45

运动偏斜对于关节盘前移位的诊断效用

试验与研究质量	描述与阳性结果	人群	参考标准	敏感性	特异性	+LR	−LR
下颌偏斜[3] ◆	最大张口运动时上下切牙的中线不在一条垂直线上为阳性	146例颞下颌关节与颅颌面疼痛诊所的患者	经MRI诊断的不可复位性关节盘前移位	0.32	0.87	2.46	0.78
伴矫正的下颌偏斜[8] ●	主动张口运动时下颌先偏斜然后回到中线为阳性	70例(90处颞下颌关节)主诉颅颌面疼痛患者	经MRI诊断的关节盘前移位	存在可复位性关节盘前移位			
				0.14	0.57	0.33	1.51
				存在不可复位性关节盘前移位			
				0.44	0.83	2.59	0.67
不伴矫正的下颌偏斜[8] ●	主动张口运动时下颌偏斜并且不回到中线为阳性			存在可复位性关节盘前移位			
				0.18	0.41	0.31	2.0
				存在不可复位性关节盘前移位			
				0.66	0.83	3.88	0.41

决定动态运动时疼痛的可靠性

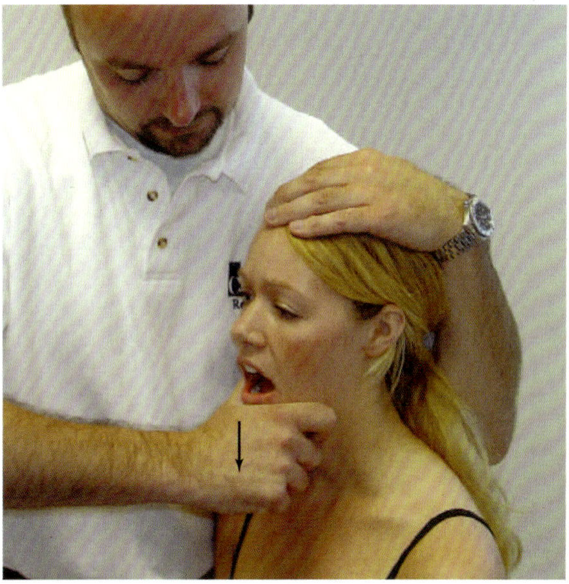

图 2-22 被动张口运动时的疼痛检查。

试验与研究质量	描述与阳性结果	人群	可靠性
下颌运动[16]	张口运动、闭口运动、侧方运动、前伸运动及后退运动时疼痛为阳性	61 例颞下颌关节疼痛患者	检查者本身 κ=0.43
最大被动张口运动[16]	检查者在下颌下降末期给予过大的压力		检查者本身 κ=0.05
张口时疼痛[14]	最大张口运动	79 例来自颞下颌关节紊乱病与口颌面痛科室的患者	检查者之间 κ=0.28
右侧侧方运动时疼痛[14]	最大侧方运动		检查者之间 κ=0.28
左侧侧方运动时疼痛[14]			检查者之间 κ=0.28
前伸运动时疼痛[14]	主动前伸运动		检查者之间 κ=0.36
被动张口运动[13]	检查者在主动张口运动末期给予被动的力以增大张口度	79 例随机抽自颅颌功能紊乱病科室的患者	检查者之间 κ=0.34
主动张口运动[13]	最大主动张口运动		检查者之间 κ=0.32

阻力试验中疼痛检查的可靠性

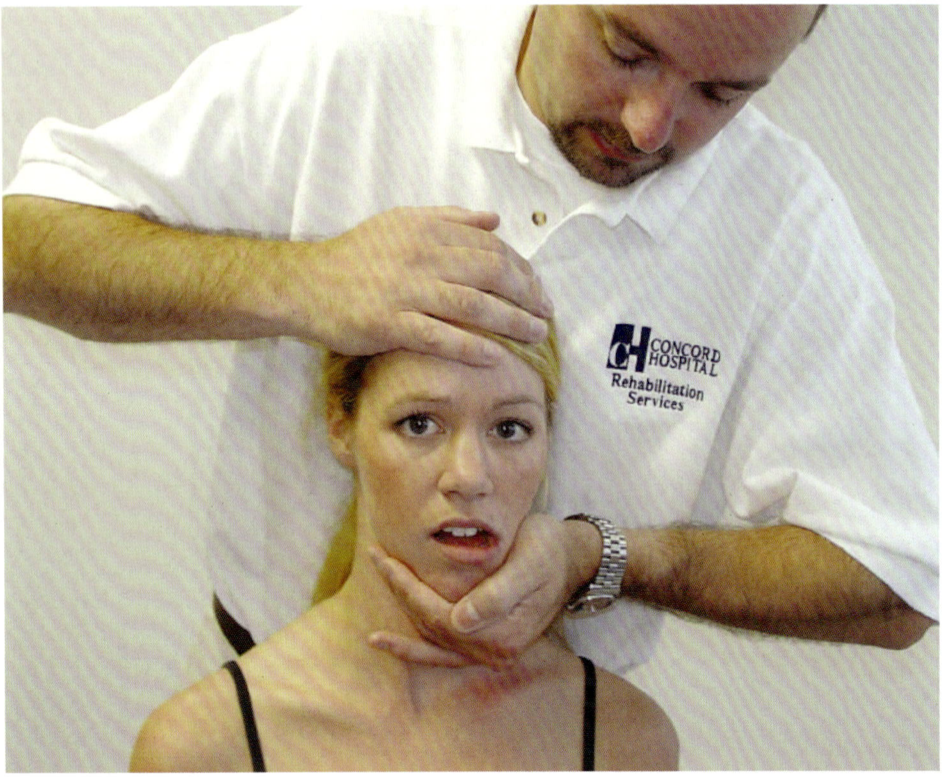

图 2-23 侧方偏斜时施加人为的阻力。

试验与研究质量	描述与阳性结果	人群	可靠性
动态试验[16]	患者做张口运动、闭口运动侧方运动、前伸运动及后退运动，同时检查者施加阻力	61 例 TMJ 疼痛患者	检查者本身 κ=0.20
张口运动[14]	检查者在张口运动、闭口运动及侧方运动时于双侧关节施加同样的阻力。疼痛为阳性	79 例来自颞下颌关节紊乱病与口颌面痛科室的患者	检查者之间 κ=0.24
闭口运动[14]			检查者之间 κ=0.30
右侧侧方运动[14]			检查者之间 κ=0.28
左侧侧方运动[14]			检查者之间 κ=0.26
静态疼痛试验[13]	检查者对下颌施加向上、向下及侧方的阻力	79 例随机抽自颅颌功能紊乱病科室的患者	检查者之间 κ=0.15

决定关节活动时疼痛的可靠性

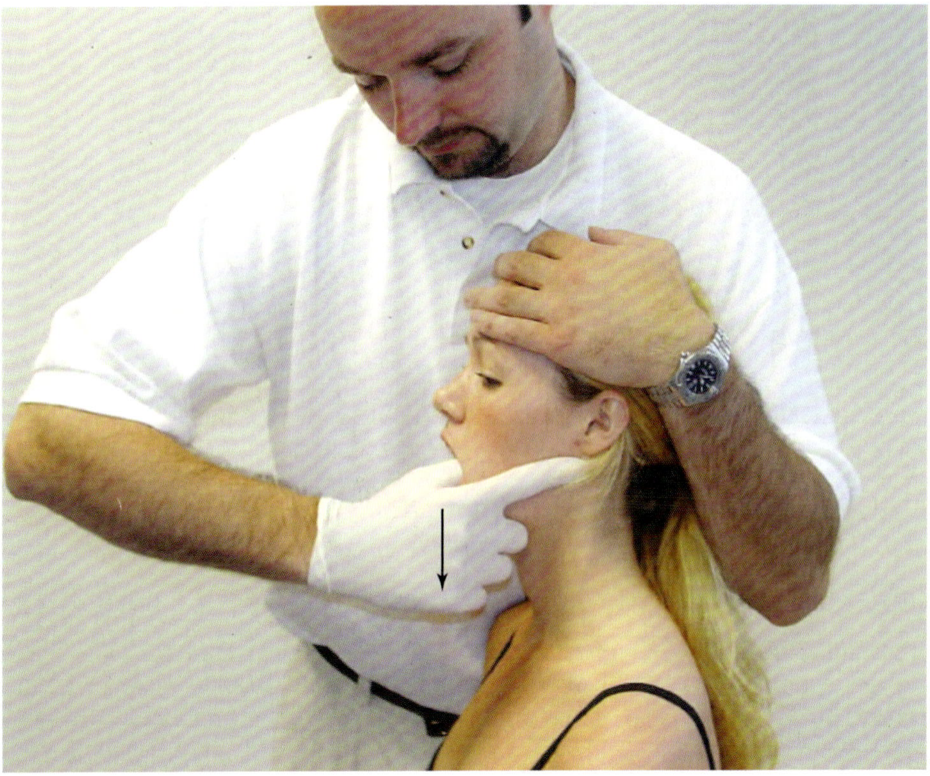

图 2-24 颞下颌关节牵拉。

试验与研究质量	描述与阳性结果	人群	可靠性
关节活动试验[12] ●	被动牵拉与平移运动	61 例颞下颌关节疼痛患者	检查者本身 κ=0.20
关节活动试验[14] ●	被动牵拉与平移运动	79 例随机抽自颅颌功能紊乱病科室的患者	检查者之间 κ=0.46
右侧牵拉[15] ◆	被动的髁突向下的牵拉运动与被动的髁突内外向的平移运动。疼痛为阳性	79 例来自颞下颌关节紊乱病与口颌面痛科室的患者	检查者之间 κ=0.08
左侧牵拉[15] ◆			检查者之间 κ=0.25
右侧移动[15] ◆			检查者之间 κ=0.50
左侧移动[15] ◆			检查者之间 κ=0.28

疼痛在确定颞下颌关节状态时的诊断效用

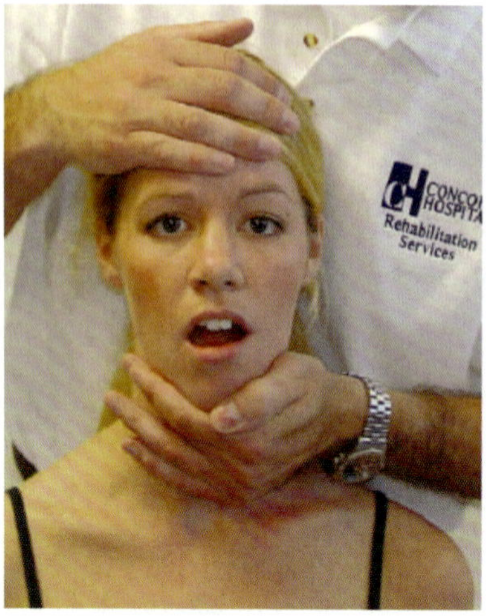

张口运动

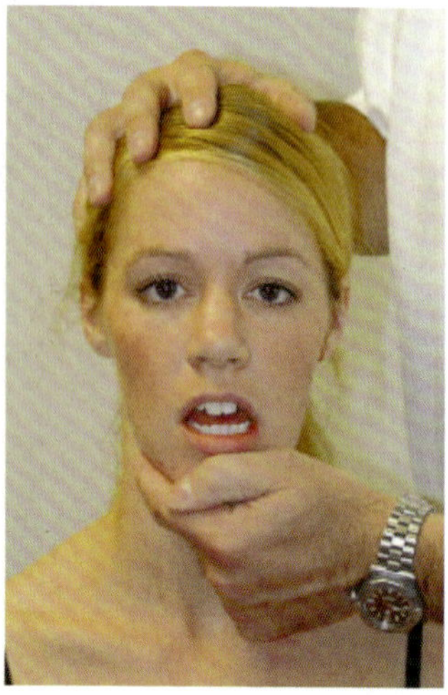

闭口运动

图 2–25 开闭口运动时施加人为阻力。

试验与研究质量	描述与阳性结果	人群	参考标准	敏感性	特异性	+LR	-LR
下颌运动时的疼痛[16] ◆	主动张口运动、闭口运动、前伸运动、后退运动及侧方运动。疼痛为阳性	61 例颞下颌关节疼痛患者	经 MRI 确诊的 TMJ 积液	0.82	0.61	2.10	0.30
最大张口运动与过大压力下的疼痛[16] ◆	患者下颌向上运动，同时检查者施加阻力。疼痛为阳性			0.93	0.016	0.95	4.38
动态试验时的疼痛[16] ◆	患者主动最大张口运动，同时检查者施加过大压力，疼痛为阳性			0.74	0.44	1.32	0.59
关节活动时的疼痛[16] ◆	患者被动做关节牵引与平移运动。疼痛为阳性			0.80	0.39	1.31	0.51
被动张口运动时的关节疼痛[3] ◆	检查者于患者最大张口运动末期施加 2~3 磅(0.9~1.36kg)的过大压力。疼痛为阳性	146 例颞下颌关节与颅颌面疼痛诊所的患者	经 MRI 诊断的不可复位性关节盘前移位	0.55	0.91	6.11	0.49

疼痛在确定颞下颌关节状态时的诊断效用(续)

试验与研究质量	描述与阳性结果	人群	参考标准	敏感性	特异性	+LR	-LR
张口运动时的疼痛[8]	患者主动最大张口运动。疼痛为阳性	70例(90处颞下颌关节)主诉颅颌面疼痛的患者	经MRI诊断关节盘前移位	存在可复位性关节盘前移位			
				0.44	0.31	0.64	1.81
				存在不可复位性关节盘前移位			
				0.74	0.57	1.72	0.46
对侧侧方运动时的疼痛[8]	患者向受累关节对侧做侧方运动,疼痛为阳性			存在可复位性关节盘前移位			
				0.60	0.69	1.94	0.58
				存在不可复位性关节盘前移位			
				0.34	0.93	4.86	0.71
动态/静态[19]	张口运动、闭口运动、前伸运动及侧方运动时人为施加阻力。视觉模拟量表记录疼痛并设定使敏感性与特异性均最大化的截断值	147例颅下颌主诉的患者与103例无症状的个体	患者过去一个月内咀嚼肌、耳前区或颞下颌区有压痛	0.63	0.93	0.90	0.40
主动运动[19]	最大张口运动、前伸运动及左侧与右侧侧方运动。视觉模拟量表记录疼痛并设定使敏感性与特异性均最大化的截断值			0.87	0.67	2.64	0.19
被动运动[19]	检查者于患者最大张口运动末期轻柔地施加过大压力。视觉模拟量表记录疼痛并设定使敏感性与特异性均最大化的截断值			0.80	0.64	2.22	0.31

抗压试验的可靠性

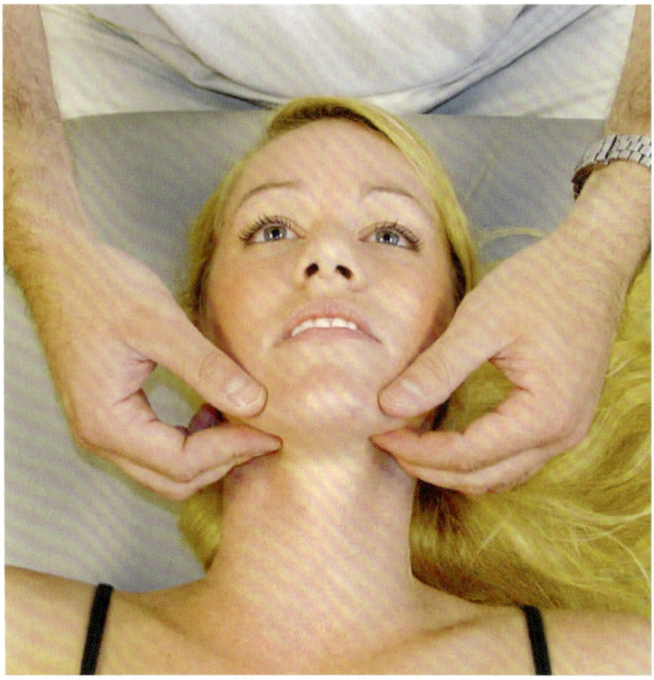

图 2-26 双侧颞下颌区加压。

试验与研究质量		描述与阳性结果	人群	可靠性
右侧加压[14]	疼痛	检查者通过使下颌向背颅方向运动而给关节内结构施加压力，并记录疼痛与关节音	79 例来自颞下颌关节紊乱病与口颌面痛科室的患者	检查者之间 κ=0.19
	关节音			未报道
左侧加压[14]	疼痛			检查者之间 κ=0.47
	关节音			检查者之间 κ=1.0
加压[12]	疼痛		79 例随机抽自颅颌功能紊乱病科室的患者	检查者之间 κ=0.40
	关节杂音			检查者之间 κ=0.66

下肢测量的诊断效用

试验与研究质量	描述与阳性结果	人群	可靠性
下肢不等长[26] ●	患者仰卧位，检查者比较其两腿内踝尖的位置，下肢不等长≥0.5cm为阳性	41例牙科学生	检查者之间 κ=0.33~0.39
足内旋试验[26] ●	患者仰卧位，检查者使足内旋并评估轴向间隙大小，旋转差异≥15°为阳性		检查者之间 κ=0.15~0.27

试验与研究质量	描述与阳性结果	人群	参考标准	敏感性	特异性	+LR	−LR
下肢不等长[26] ●	患者仰卧位，检查者比较两腿内踝尖的位置，下肢不等长≥0.5cm为阳性	41例牙科学生	RDC/TMD诊断标准的肌筋膜痛	0.43	0.41	0.73	1.39
			RDC/TMD诊断标准的关节盘前移位	0.50	0.41	0.85	1.22
足内旋试验[26] ●	患者仰卧位，检查者使足内旋并评估轴向间隙大小，旋转差异≥15°为阳性		RDC/TMD诊断标准的肌筋膜痛	0.43	0.47	0.81	1.21
			RDC/TMD诊断标准的关节盘前移位	0.57	0.52	1.19	0.83

检查可复位性关节盘前移位的联合试验的诊断效用

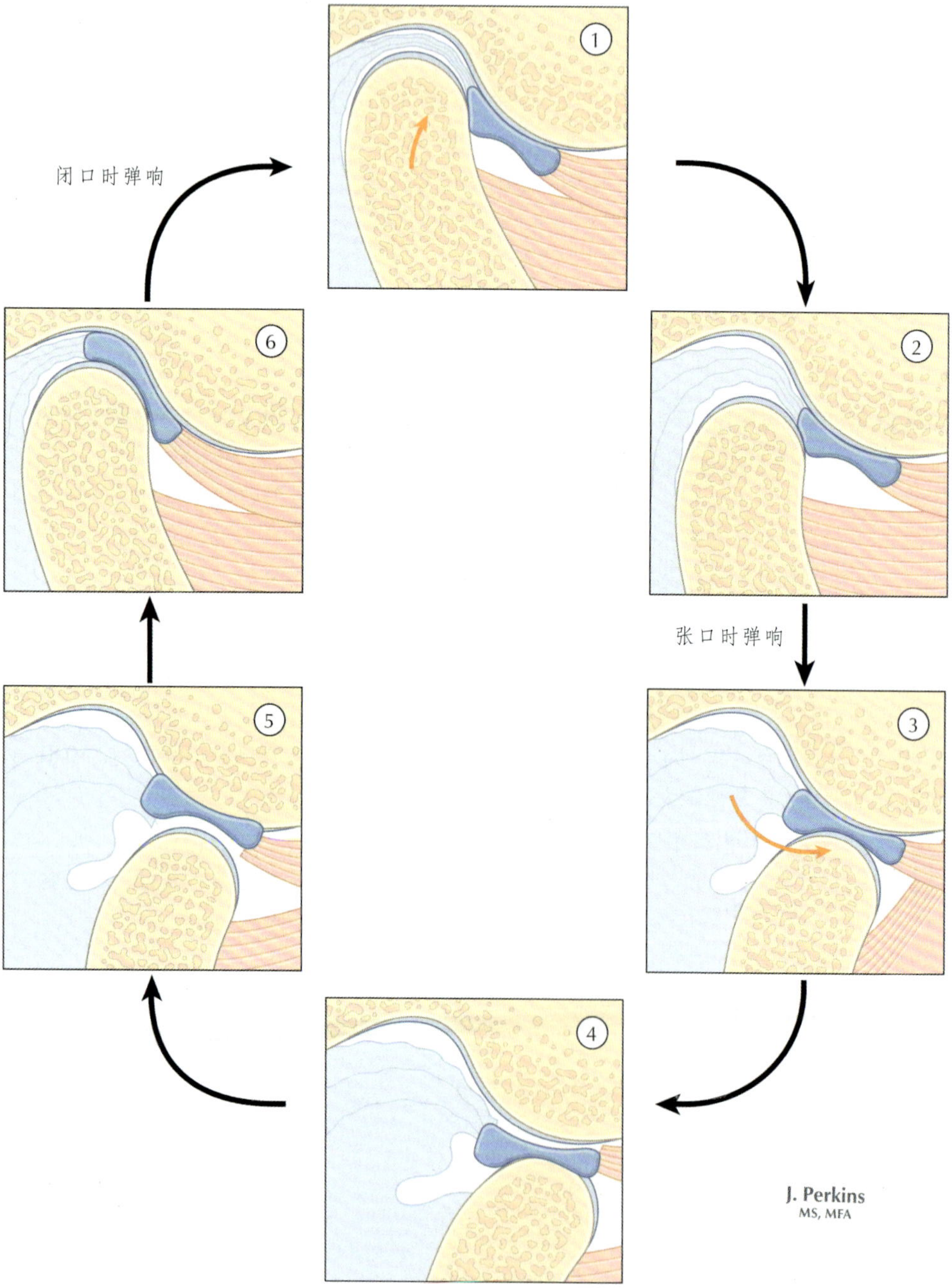

图 2-27 可复位性关节盘前移位。

检查可复位性关节盘前移位的联合试验的诊断效用(续)

试验与研究质量	描述与阳性结果	人群	参考标准	敏感性	特异性	+LR	-LR
下颌无偏斜；被动张口时无疼痛[3] ◆	见前述各表	146 例颞下颌关节与颅颌面疼痛诊所的患者	经 MRI 诊断的关节盘前移位	0.76	0.30	1.09	0.80
下颌无偏斜；无张口受限[3] ◆				0.76	0.27	1.04	0.89
下颌无偏斜；髁突滑动无受限[3] ◆				0.75	0.37	1.19	0.68
下颌无偏斜；弹响[3] ◆				0.51	0.85	3.40	0.58
下颌无偏斜；张口时无疼痛；无张口受限[3] ◆				0.71	0.35	1.09	0.83
下颌无偏斜；张口时无疼痛；无张口受限；髁突滑动无受限[3] ◆				0.68	0.37	1.08	0.86
下颌无偏斜；张口时无疼痛；无张口受限；髁突滑动无受限；弹响[3] ◆				0.44	0.86	3.14	0.65

检查不可复位性关节盘前移位的联合试验的诊断效用

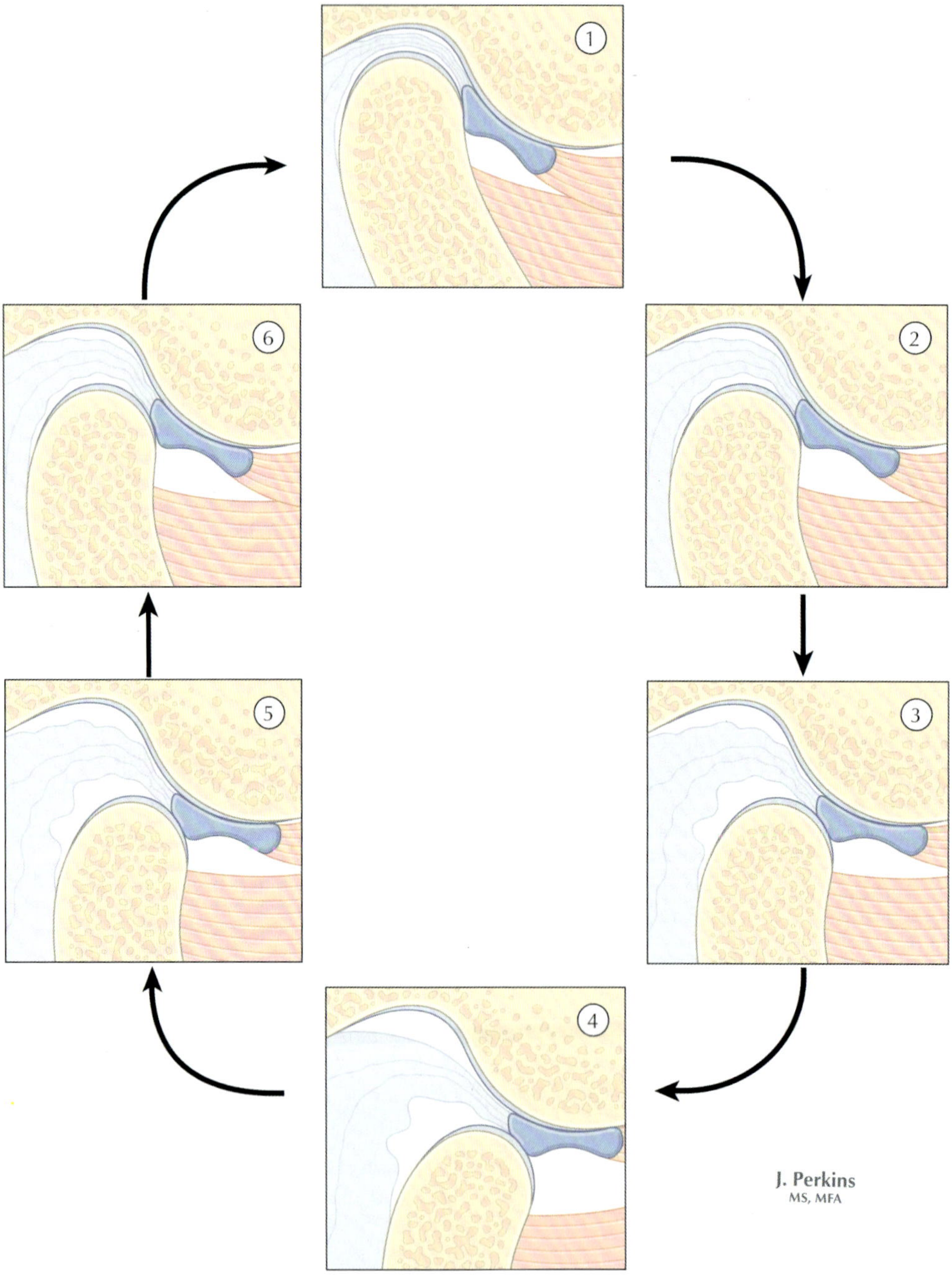

图 2-28 不可复位性关节盘前移位。

检查不可复位性关节盘前移位的联合试验的诊断效用(续)

试验与研究质量	描述与阳性结果	人群	参考标准	敏感性	特异性	+LR	−LR
张口受限；无弹响[3] ◆	见前述各表	146 例颞下颌关节与颅颌面疼痛诊所的患者	经 MRI 诊断的不可复位性关节盘前移位	0.61	0.82	3.39	0.48
张口受限；被动张口时关节疼痛[3] ◆				0.54	0.93	7.71	0.49
张口受限；最大张口运动受限[3] ◆				0.31	0.87	2.38	0.79
张口受限；张口偏斜[3] ◆				0.30	0.90	3.0	0.78
张口受限；无弹响；被动张口运动时关节疼痛[3] ◆				0.46	0.94	7.67	0.59
张口受限；无弹响；最大张口运动受限[3] ◆				0.22	0.96	5.50	0.81
张口受限；无弹响；被动张口运动时关节疼痛；最大张口运动受限；张口偏斜[3] ◆				0.11	0.98	5.5	0.91
经病史与联合试验诊断[27] ◆	颞下颌关节紊乱病临床诊断标准的各项检查(CDC/TMD)	69 例 TMD 患者	经 MRI 诊断的不可复位性关节盘前移位	0.75	0.83	4.41	0.3

夜间配戴稳定型合垫治疗成功的预测

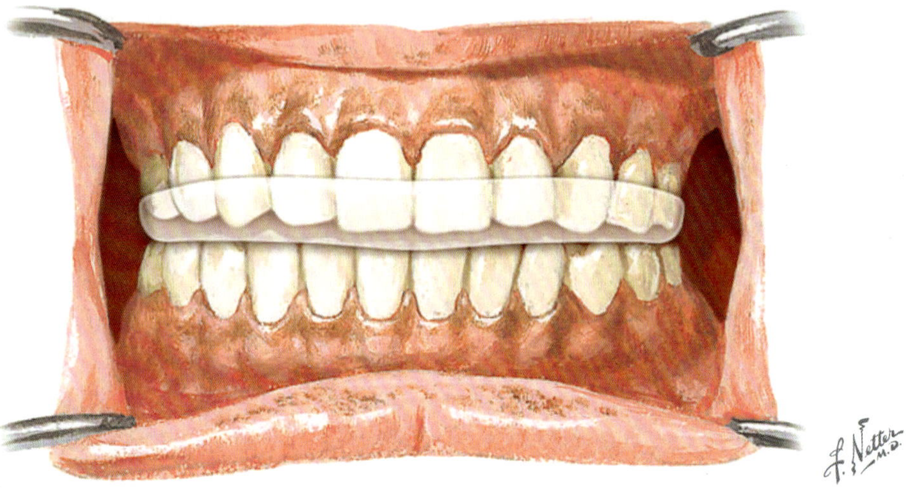

图 2-29 稳定型合垫。

试验与研究质量	描述与阳性结果	人群	参考标准	敏感性	特异性	+LR	-LR*
疼痛时间[28] ◆	≤42 周	119 例连续的单侧颞下颌关节关节痛患者	配戴稳定型合垫 6 个月后治疗成功(VAS 降低>70%)	0.62 (0.49,0.73)	0.69 (0.54,0.80)	2.0 (1.3,3.0)	0.55
疼痛的基线水平[28] ◆	VAS≥40mm			0.48 (0.35,0.60)	0.72 (0.57,0.83)	1.7 (1.0,2.7)	0.72
2 个月时 VAS 水平改变[28] ◆	VAS≥15mm			0.72 (0.75,0.93)	0.91 (0.64,0.88)	3.9 (2.3,6.5)	0.31
不可复位性关节盘移位[28] ◆	MRI 表现			0.25 (0.15,0.37)	0.91 (0.79,0.97)	2.7 (1.0,6.8)	0.82
4 个阳性试验[28] ◆	4/4 以上			0.10 (0.04,0.20)	0.99 (0.90,1.00)	10.8 (0.62,188.1)	0.91
≥3 个阳性试验[28] ◆	≥3/4 以上			0.23 (0.14,0.36)	0.91 (0.79,0.97)	2.5 (0.97,6.4)	0.85
≥2 个阳性试验[28] ◆	≥2/4 以上			0.49 (0.37,0.62)	0.85 (0.72,0.93)	3.3 (1.7,6.6)	0.60

*-LR 未报道,数据为作者计算得出。

VAS,视觉模拟评分。

夜间配戴稳定型合垫治疗失败的预测

试验与研究质量	描述与阳性结果	人群	参考标准	敏感性	特异性	+LR	-LR*
疼痛时间[28] ◆	>43 周	119 例连续的单侧颞下颌关节关节痛患者	配戴稳定型合垫 6 个月后治疗成功	0.56 (0.45,0.67)	0.65 (0.47,0.79)	1.68	0.68 (0.52,0.89)
基线疼痛水平[28] ◆	VAS<40mm			0.76 (0.65,0.84)	0.68 (0.50,0.82)	2.38	0.36 (0.24,0.54)
2 个月时 VAS 水平改变[28] ◆	VAS≤9mm			0.82 (0.71,0.89)	0.97 (0.84,0.99)	27.33	0.19 (0.12,0.30)
可复位性关节盘移位[28] ◆	MRI 表现			0.10 (0.05,0.19)	0.57 (0.40,0.73)	0.23	1.59 (1.42,1.78)
4 个阳性试验[28] ◆	4/4 以上			0.96 (0.67,1.0)	0.76 (0.67,0.84)	4.00	0.05 (0.00,0.77)
≥3 个阳性试验[28] ◆	≥3/4 以上			0.19 (0.09,0.36)	0.96 (0.89,0.99)	4.75	0.84 (0.72,0.98)
≥2 个阳性试验[28] ◆	≥2/4 以上			0.38 (0.23,0.55)	0.78 (0.67,0.86)	1.73	0.80 (0.62,1.0)

*-LR 未报道,数据为作者计算得出。

VAS,视觉模拟评分。

结果分析	评分与含义	重复试验的可靠度	MCID
下颌功能障碍问卷(MFIQ)	使用 Likert 量表将 17 个关于下颌功能问题的感觉强度分为从 0(无困难)到 4(非常困难或没有帮助时不可能)的 5 级。总得分为从 0~68，分数越高代表下颌功能受损越重	Spearman r=0.69~0.96[29,30]	14[29]
数字疼痛分级法(NPRS)	疼痛分为 11 级即从 0~10 级，数字越大代表疼痛程度越大，通常询问目前的疼痛、最轻的疼痛、最剧烈的疼痛以及过去 24h 的平均疼痛	ICC=0.72[31]	2[32,33]

MCID，最小的有临床意义的差值。

颞下颌关节紊乱的可靠性研究认可度(QAREL)

	Magnusson 1995[7]	Nilsson 2006[9]	John 2005[34]	Dworkin 1990[12]	Lobbezoo-Scholte 1994[13]	de Wijer 1995[14]	Leher 2005[15]	Manfredini 2003[16]	Walker 2000[22]	Hassel 2006[23]
1. 评估样本所代表的疾病是作者预期的结果吗?	Y	Y	Y	Y	Y	Y	Y	Y	Y	Y
2. 试验的评估者所进行的试验是否代表作者进行本试验所代表的意愿?	Y	Y	Y	Y	Y	Y	Y	Y	Y	Y
3. 在研究过程中,评估者之间是互盲的吗?	U	Y	Y	U	U	U	Y	Y	Y	U
4. 评估者对本人之前的试验结果是盲的吗?	U	N/A	N/A	N/A	N/A	N/A	N/A	N/A	Y	N/A
5. 评估者对目标疾病评价结果的参考标准是盲的吗?	N/A	N/A	Y	N/A	N/A	N/A	N/A	Y	N/A	N/A
6. 评估者对于实验过程或研究设计不想得到的结果是盲的吗?	U	U	U	U	U	U	U	U	U	U
7. 评估者对于不是本实验的其他额外线索是盲的吗?	U	U	U	U	U	U	U	U	U	U
8. 检查的顺序可变吗?	U	U	Y	U	U	U	Y	U	Y	U
9. 重复试验中,所测量变量稳定(或者理论上稳定)的间隔时间评估了吗?	Y	Y	Y	Y	Y	Y	Y	Y	Y	Y
10. 所用的检查方法是否准确而且解释合理?	Y	Y	Y	Y	Y	Y	Y	Y	Y	Y
11. 是否采用了合适的统计学方法,并且达成了一致?	Y	Y	Y	Y	Y	Y	Y	Y	Y	Y
质量总结分级	●	●	◆	●	●	●	◆	●	◆	●

Y=是,U=不确定,N/A=不适用。◆高质量(Y-N=9~11)●一般质量(Y-N=6~8)■低质量(Y-N≤5)

颞下颌关节紊乱的可靠性研究认可度(QAREL)(续)

	Higbie 1999[25]	Farella 2005[26]	Kropmans 1999[29]	Undt 2006[30]	Li 2007[31]	Gonzalez 2011[10]	Best 2013[24]
1. 研究样本所评估的试验代表了作者希望应用该试验的结果吗?	Y	Y	Y	Y	Y	Y	Y
2. 检查者所做的试验能代表作者希望该结果的应用方向吗?	Y	Y	Y	Y	Y	Y	Y
3. 本实验中,研究者之间所做的结果是互盲的吗?	U	Y	U	U	U	U	Y
4. 评估者对本人之前的试验结果是盲的吗?	U	N/A	U	U	U	N/A	N
5. 评估者对目标疾病评价结果的参考标准是盲的吗?	N/A	N/A	N/A	N/A	N/A	U	N/A
6. 评估者对于实验过程或研究设计的非预期结果是盲的吗?	U	U	U	U	U	U	U
7. 评估者对于不是本实验的其他额外线索是盲的吗?	U	U	U	U	U	U	U
8. 检查的顺序可变吗?	Y	N	U	U	U	N/A	U
9. 重复试验中,评估所测量变量稳定(或者理论上稳定)的间隔时间了吗?	Y	Y	Y	Y	Y	Y	Y
10. 所用的检查方法是否准确而且解释合理?	Y	Y	Y	Y	Y	Y	Y
11. 是否采用了合适的统计学方法,并且达成了一致?	Y	Y	Y	Y	Y	Y	Y
质量总结分级	●	●	●	●	●	●	●

Y=是,N=否,U=不确定,N/A=不适用。◆高质量(Y−N=9~11)●一般质量(Y−N=6~8)■低质量(Y−N≤5)

颞下颌关节紊乱的诊断学质量评估(QUADAS)

	Stegenga 1992[8]	Paesani 1992[35]	Holmlund 1996[18]	Israel 1998[17]	Orsini 1999[3]	Visscher 2000[19]	Emshoff 2002[27]
1. 患者的疾病谱能够代表实际临床工作所要进行检查的患者吗?	Y	N	Y	Y	Y	N	Y
2. 选择标准描述清晰吗?	Y	N	N	Y	Y	Y	Y
3. 参考标准准确分类了目标情况吗?	Y	U	Y	Y	Y	U	Y
4. 参考标准制定时间和所进行的试验之间间隔是否足够短? 以保证目标情况在两次试验之间没有变化。	U	U	U	U	U	U	Y
5. 整个样本,或者随机选择的样本,是否经过该参考标准的验证?	Y	N	Y	Y	Y	Y	Y
6. 不论试验结果如何,患者的对照参考结果是一样的吗?	Y	U	Y	Y	Y	Y	Y
7. 参考标准独立于试验之外吗(例如,试验不是目前参考标准的一部分)?	Y	Y	Y	Y	Y	Y	Y
8. 试验执行标准的描述是否足够详细以允许重复试验?	Y	Y	Y	Y	Y	Y	Y
9. 参考的执行标准描述是否足够详细以允许重复试验?	Y	U	Y	U	Y	Y	Y
10. 目标试验结果的解释可以不参照试验进行解释吗?	U	U	U	U	Y	Y	Y
11. 参考标准结果的解释可以不参考目标试验吗?	U	U	U	U	Y	Y	Y
12. 当试验结果分析后应用于实践时, 可以得到同样的临床数据吗?	U	U	U	Y	U	U	U
13. 有不能解释或者中间状态的试验结果报道吗?	U	U	Y	Y	Y	U	Y
14. 解释的研究结果中有缺点吗?	U	U	Y	Y	U	U	Y
质量总结分级	●	■	●	●	◆	●	◆

Y=是,N=否,U=不确定。◆高质量(Y-N=9~11)●一般质量(Y-N=6~8)■低质量(Y-N≤5)

颞下颌关节紊乱的诊断学质量评估(QUADAS)(续)

	Manfredini 2003[16]	Schmitter 2004[36]	Farella 2005[26]	Silva 2005[21]	Nilsson 2006[9]	Emshoff 2008[28]	Gomes 2008[20]	Gonzalez 2011[10]
1. 疾病谱是否包含了各种病例?	Y	Y	N	Y	Y	Y	Y	Y
2. 研究对象的选择标准是否明确?	U	Y	Y	Y	N	Y	U	Y
3. 参考标准是否能准确区分有病与无病状态?	Y	Y	Y	Y	Y	Y	Y	Y
4. 参考标准与待评价试验检测的间隔时间是否足够短,以避免出现疾病病情的变化?	Y	N	U	U	Y	Y	U	Y
5. 是否所有的样本或随机选取的样本均接受了参考标准试验?	Y	Y	U	Y	Y	Y	U	Y
6. 是否所有病例无论待评价试验结果如何,均接受了相同的参考标准试验的结果?	Y	Y	Y	Y	Y	Y	U	Y
7. 参考标准试验是否独立于待评价试验(即待评价试验不包含在参考标准中)?	Y	Y	Y	U	Y	Y	N	U
8. 待评价试验的操作是否描述得足够详细以允许重复试验?	Y	Y	Y	Y	Y	Y	Y	Y
9. 参考标准试验的操作是否描述得足够详细以允许重复试验?	Y	Y	Y	Y	Y	Y	Y	Y
10. 待评价试验的结果判读是否在不知晓参考标准试验结果的情况下进行的?	Y	Y	U	U	U	Y	Y	U
11. 参考标准试验的结果判读是否在不知晓待评价试验结果的情况下进行的?	Y	Y	U	U	U	Y	Y	U
12. 当解释试验结果时,可获得的临床资料与实际应用中可获得的临床资料是否一致?	Y	U	U	U	U	Y	U	Y
13. 是否报告了难以解释与中间状态的试验结果?	U	Y	U	U	Y	Y	U	Y
14. 是否对退出研究的病例进行了解释?	Y	Y	U	U	Y	Y	Y	Y
质量总结分级	◆	◆	●	●	●	◆	●	◆

Y=是,N=否,U=不确定。◆高质量(Y−N=10~14)●一般质量(Y−N=5~9)■低质量(Y−N≤4)

1. Barclay P, Hollender LG, Maravilla KR, Truelove EL. Comparison of clinical and magnetic resonance imaging diagnosis in patients with disc displacement in the temporomandibular joint. *Oral Surg Oral Med Oral Pathol Oral Radiol Endod.* 1999;88: 37-43.
2. Cholitgul W, Nishiyama H, Sasai T, et al. Clinical and magnetic resonance imaging findings in temporomandibular joint disc displacement. *Dentomaxillofac Radiol.* 1997;26:183-188.
3. Orsini MG, Kuboki T, Terada S, et al. Clinical predictability of temporomandibular joint disc displacement. *J Dent Res.* 1999;78:650-660.
4. Gross AR, Haines T, Thomson MA, et al. Diagnostic tests for temporomandibular disorders: an assessment of the methodologic quality of research reviews. *Man Ther.* 1996;1:250-257.
5. Haley DP, Schiffman EL, Lindgren BR, et al. The relationship between clinical and MRI findings in patients with unilateral temporomandibular joint pain. *J Am Dent Assoc.* 2001;132:476-481.
6. Gavish A, Halachmi M, Winocur E, Gazit E. Oral habits and their association with signs and symptoms of temporomandibular disorders in adolescent girls. *J Oral Rehabil.* 2000;27:22-32.
7. Magnusson T, List T, Helkimo M. Self-assessment of pain and discomfort in patients with temporomandibular disorders: a comparison of five different scales with respect to their precision and sensitivity as well as their capacity to register memory of pain and discomfort. *J Oral Rehabil.* 1995;22:549-556.
8. Stegenga B, de Bont LG, van der Kuijl B, Boering G. Classification of temporomandibular joint osteoarthrosis and internal derangement. 1. Diagnostic significance of clinical and radiographic symptoms and signs. *Cranio.* 1992;10:96-106, discussion 116-117.
9. Nilsson IM, List T, Drangsholt M. The reliability and validity of self-reported temporomandibular disorder pain in adolescents. *J Orofac Pain.* 2006;20: 138-144.
10. Gonzalez YM, Schiffman E, Gordon SM, et al. Development of a brief and effective temporomandibular disorder pain screening questionnaire: reliability and validity. *J Am Dent Assoc.* 2011;142(10):1183-1191.
11. Schiffman E, Ohrbach R, Truelove E, et al. Diagnostic Criteria for Temporomandibular Disorders (DC/TMD) for Clinical and Research Applications: recommendations of the International RDC/TMD Consortium Network and Orofacial Pain Special Interest Group. *J Oral Facial Pain Headache.* 2014;28(1): 6-27.
12. Dworkin SF, LeResche L, DeRouen T, et al. Assessing clinical signs of temporomandibular disorders: reliability of clinical examiners. *J Prosthet Dent.* 1990; 63:574-579.
13. Lobbezoo-Scholte AM, de Wijer A, Steenks MH, Bosman F. Interexaminer reliability of six orthopaedic tests in diagnostic subgroups of craniomandibular disorders. *J Oral Rehabil.* 1994;21:273-285.
14. de Wijer A, Lobbezoo-Scholte AM, Steenks MH, Bosman F. Reliability of clinical findings in temporomandibular disorders. *J Orofac Pain.* 1995;9: 181-191.
15. Leher A, Graf K, PhoDuc JM, Rammelsberg P. Is there a difference in the reliable measurement of temporomandibular disorder signs between experienced and inexperienced examiners? *J Orofac Pain.* 2005; 19:58-64.
16. Manfredini D, Tognini F, Zampa V, Bosco M. Predictive value of clinical findings for temporomandibular joint effusion. *Oral Surg Oral Med Oral Pathol Oral Radiol Endod.* 2003;96:521-526.
17. Israel HA, Diamond B, Saed-Nejad F, Ratcliffe A. Osteoarthritis and synovitis as major pathoses of the temporomandibular joint: comparison of clinical diagnosis with arthroscopic morphology. *J Oral Maxillofac Surg.* 1998;56:1023-1027, discussion 1028.
18. Holmlund AB, Axelsson S. Temporomandibular arthropathy: correlation between clinical signs and symptoms and arthroscopic findings. *Int J Oral Maxillofac Surg.* 1996;25:178-181.
19. Visscher CM, Lobbezoo F, de Boer W, et al. Clinical tests in distinguishing between persons with or without craniomandibular or cervical spinal pain complaints. *Eur J Oral Sci.* 2000;108:475-483.
20. Gomes MB, Guimaraes JP, Guimaraes FC, Neves AC. Palpation and pressure pain threshold: reliability and validity in patients with temporomandibular disorders. *Cranio.* 2008;26:202-210.
21. Silva RS, Conti PC, Lauris JR, et al. Pressure pain threshold in the detection of masticatory myofascial pain: an algometer-based study. *J Orofac Pain.* 2005; 19:318-324.
22. Walker N, Bohannon RW, Cameron D. Discriminant validity of temporomandibular joint range of motion measurements obtained with a ruler. *J Orthop Sports Phys Ther.* 2000;30:484-492.
23. Hassel AJ, Rammelsberg P, Schmitter M. Interexaminer reliability in the clinical examination of temporomandibular disorders: influence of age. *Community Dent Oral Epidemiol.* 2006;34:41-46.
24. Best N, Best S, Loudovici-Krug D, Smolenski UC. Measurement of mandible movements using a vernier caliper: an evaluation of the intrasession, intersession and interobserver reliability. *Cranio.* 2013;31(3):176-180.
25. Higbie EJ, Seidel-Cobb D, Taylor LF, Cummings GS. Effect of head position on vertical mandibular opening. *J Orthop Sports Phys Ther.* 1999;29: 127-130.
26. Farella M, Michelotti A, Pellegrino G, et al. Interex-

aminer reliability and validity for diagnosis of temporomandibular disorders of visual leg measurements used in dental kinesiology. *J Orofac Pain.* 2005;19:285-290.

27. Emshoff R, Innerhofer K, Rudisch A, Bertram S. Clinical versus magnetic resonance imaging findings with internal derangement of the temporomandibular joint: an evaluation of anterior disc displacement without reduction. *J Oral Maxillofac Surg.* 2002;60(1):36-41.
28. Emshoff R, Rudisch A. Likelihood ratio methodology to identify predictors of treatment outcome in temporomandibular joint arthralgia patients. *Oral Surg Oral Med Oral Pathol Oral Radiol Endod.* 2008;106:525-533.
29. Kropmans TJ, Dijkstra PU, van Veen A, et al. The smallest detectable difference of mandibular function impairment in patients with a painfully restricted temporomandibular joint. *J Dent Res.* 1999;78:1445-1449.
30. Undt G, Murakami K, Clark GT, et al. Cross-cultural adaptation of the JPF-Questionnaire for German-speaking patients with functional temporomandibular joint disorders. *J Craniomaxillofac Surg.* 2006;34:226-233.
31. Li L, Liu X, Herr K. Postoperative pain intensity assessment: a comparison of four scales in Chinese adults. *Pain Med.* 2007;8:223-234.
32. Farrar JT, Berlin JA, Strom BL. Clinically important changes in acute pain outcome measures: a validation study. *J Pain Symptom Manage.* 2003;25:406-411.
33. Farrar JT, Portenoy RK, Berlin JA, et al. Defining the clinically important difference in pain outcome measures. *Pain.* 2000;88:287-294.
34. John MT, Dworkin SF, Mancl LA. Reliability of clinical temporomandibular disorder diagnoses. *Pain.* 2005;118:61-69.
35. Paesani D, Westesson PL, Hatala MP, et al. Accuracy of clinical diagnosis for TMJ internal derangement and arthrosis. *Oral Surg Oral Med Oral Pathol.* 1992;73:360-363.
36. Schmitter M, Kress B, Rammelsberg P. Temporomandibular joint pathosis in patients with myofascial pain: a comparative analysis of magnetic resonance imaging and a clinical examination based on a specific set of criteria. *Oral Surg Oral Med Oral Pathol Oral Radiol Endod.* 2004;97:318-324.

颈椎 第3章

临床总结与建议 70

解剖 71

骨 71
关节 73
韧带 74
肌肉 76
神经 82

病史 84

基于病史的初步诊断 84
颈椎小关节疼痛综合征 85
颈椎病史检查的可靠性 86
根据患者主诉诊断神经根型颈椎病的诊断效用 87

体格检查试验 89

神经系统检查 89
颈椎损伤筛查 94
活动度测量 97
颈肌强度和耐力 102
被动椎间活动 103
触诊 108
姿势与肌肉长度评估 110
Spurling 试验和压颈试验 112
颈分离和牵引试验 115
颈椎屈曲旋转试验 116
肩外展试验 117
神经张力测试 118
Sharp-Purser 测试 121
上臂压迫试验 122
臂丛压迫试验 123
脊髓型颈椎病试验 124
联合试验 128
干预 130

结果分析 138

附录 139

参考文献 145

病史	
主诉	• 利用患者病史进行诊断的研究仅在神经根型颈椎病中展开。症状的主观描述，如乏力、麻木、针刺感、烧灼感、上肢疼痛等，通常对诊断少有帮助 • 诊断神经根型颈椎病最有意义的患者主诉包括：①最令人困扰的症状出现在肩胛区（+LR=2.30）；②颈部活动后症状改善（+LR=2.23）
体格检查	
筛查	• 传统神经系统筛查（感觉、反射、徒手肌力检查）对于神经根型颈椎病具有中等效用。在前臂及手等区域进行感觉检查（针刺检查）和徒手肌力检查对诊断并无益处。上臂（尤其是肱二头肌）的肌张反射和徒手肌力检查的诊断效用好，推荐进行 • 2012年一项系列回顾[1]评估了加拿大颈椎指南（CCR）和NEXUS低风险标准对于筛查钝挫伤患者具有临床意义的颈椎损伤的效果。结果发现，CCR对于通过影像学颈椎损伤比NEXUS标准准确性更高。鉴于良好的敏感性（−LR=0.0），我们推荐使用CCR
活动度与手法评估	• 颈椎活动度的测量具有良好的可靠性，但其诊断效用尚不明确 • 被动椎间活动的可靠性各文献报道不一，其中检查活动受限的可靠性低，活动后疼痛的评估可靠性中等 • 针对小关节疼痛的患者，疼痛程度和活动受限程度的徒手评估具有很高的敏感性，因此推荐作为小关节受累的排除检查（−LR=0.00~0.23）
特殊检查	• 针对神经根型颈椎病、颈椎间盘突出和颈痛，Spurling试验被许多研究证实具有很高的诊断效用（+LR=1.9~18.6） • 联合应用Spurling A试验、上肢张力试验A、牵拉试验以及转颈（<60°）至症状侧，对于诊断神经根型颈椎病价值较高，推荐使用（若以上4项同时满足，+LR=30.3） • 联合应用步态异常、Hoffmann试验、反转后旋试验、Babinski征以及年龄大于45岁，强烈提示脊髓型颈椎病（5条出现3条，+LR = 30.9）
干预措施	• 以下情况采用重手法按摩可能使颈痛患者症状改善：症状少于38天；主观相信手法按摩会有效；左右两侧旋转运动范围的差别不小于10°；前后运动试验引起中颈部疼痛（以上条件出现3条以上，+LR =13.5） • 若患者颈痛症状持续<30天，经胸椎手法治疗后症状迅速改善的可能性高（+LR=6.4）。其他与胸椎手法治疗预后良好有关的因素有：①无肩部以远的症状；②低恐惧回避行为；③仰视不会加重症状；④颈椎后伸活动度<30°；⑤上胸椎后凸减小（上述5个因素若有4个，+LR=12）。胸椎手法治疗因风险小，我们推荐该方法作为颈痛患者治疗的一线治疗方案。 • 因为胸椎手法（按摩）的风险小且无禁忌证，所以我们将该治疗方法作为首选的干预方法推荐给颈痛患者

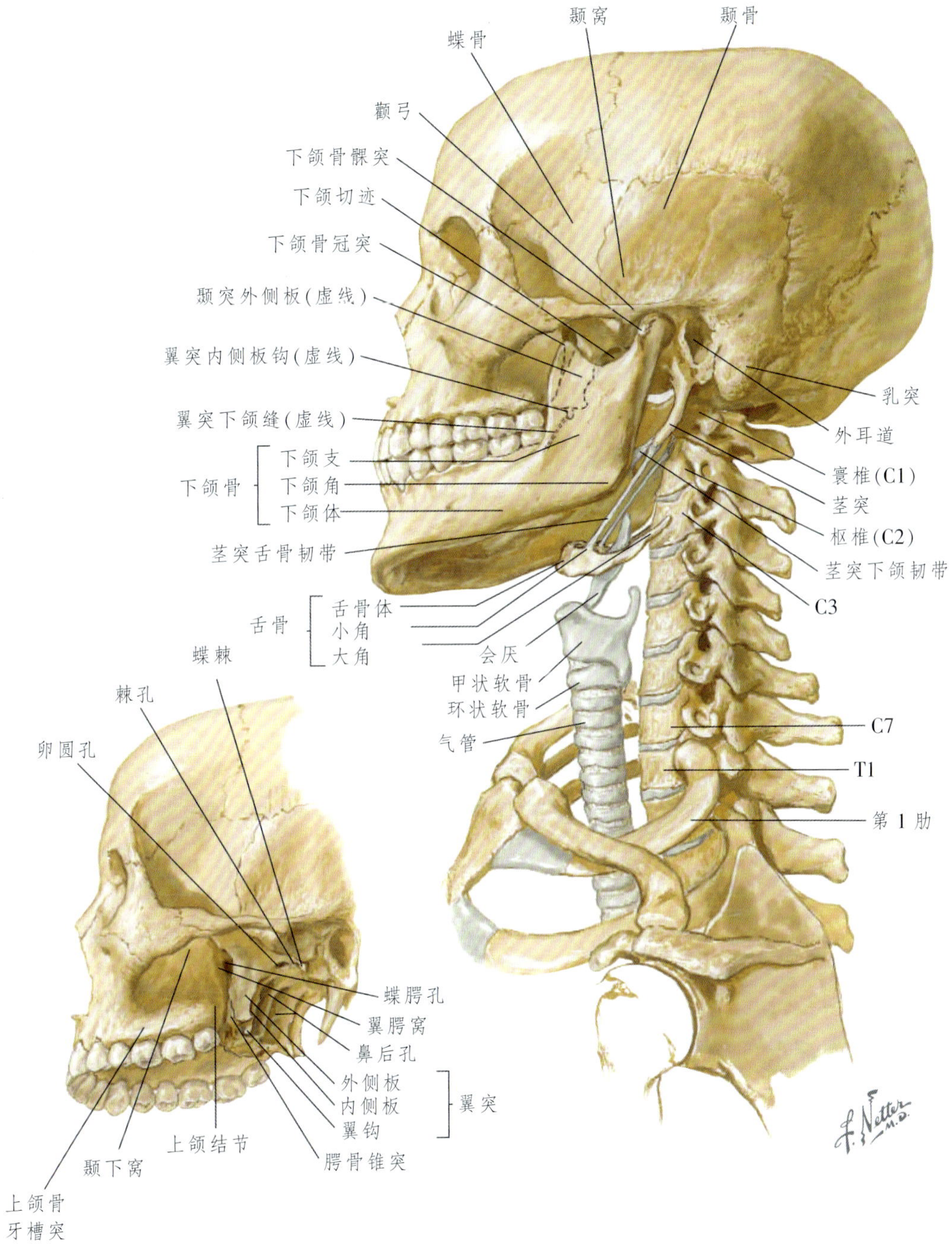

图 3-1 头和颈的骨性结构。

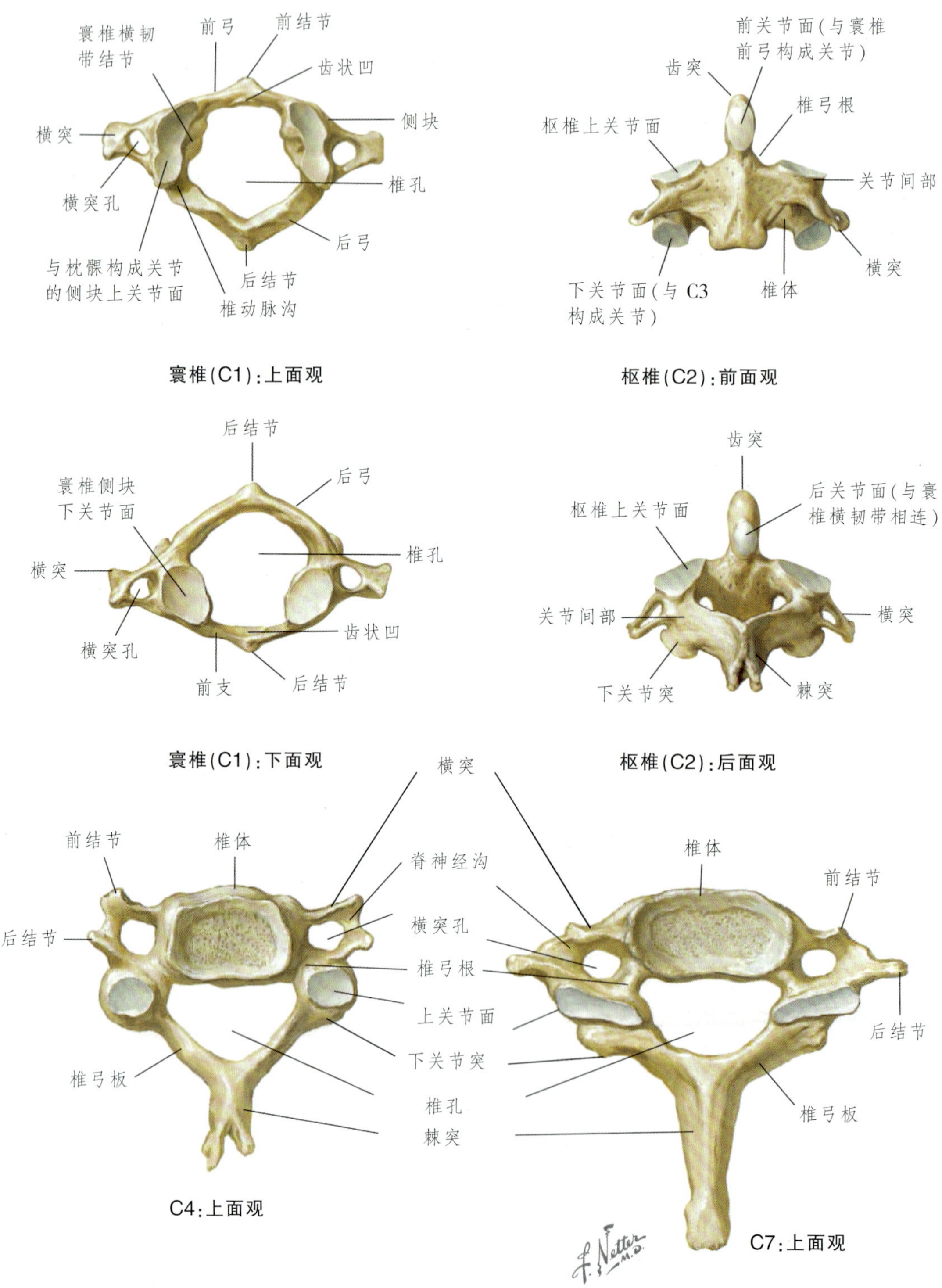
寰椎横韧
带结节
前弓
前结节
齿状凹
侧块
横突
横突孔
椎孔
后弓
与枕髁构成关节
的侧块上关节面
后结节
椎动脉沟
寰椎(C1):上面观
前关节面(与寰椎
前弓构成关节)
齿突
椎弓根
枢椎上关节面
关节间部
横突
下关节面(与C3
构成关节)
椎体
枢椎(C2):前面观
后结节
后弓
寰椎侧块
下关节面
椎孔
横突
横突孔
齿状凹
前支
后结节
寰椎(C1):下面观
齿突
后关节面(与寰
椎横韧带相连)
枢椎上关节面
关节间部
横突
下关节突
棘突
枢椎(C2):后面观
横突
前结节
椎体
脊神经沟
后结节
横突孔
椎弓根
上关节面
下关节突
椎弓板
椎孔
棘突
C4:上面观
椎体
前结节
后结节
椎弓板
C7:上面观

图 3-2　颈椎。

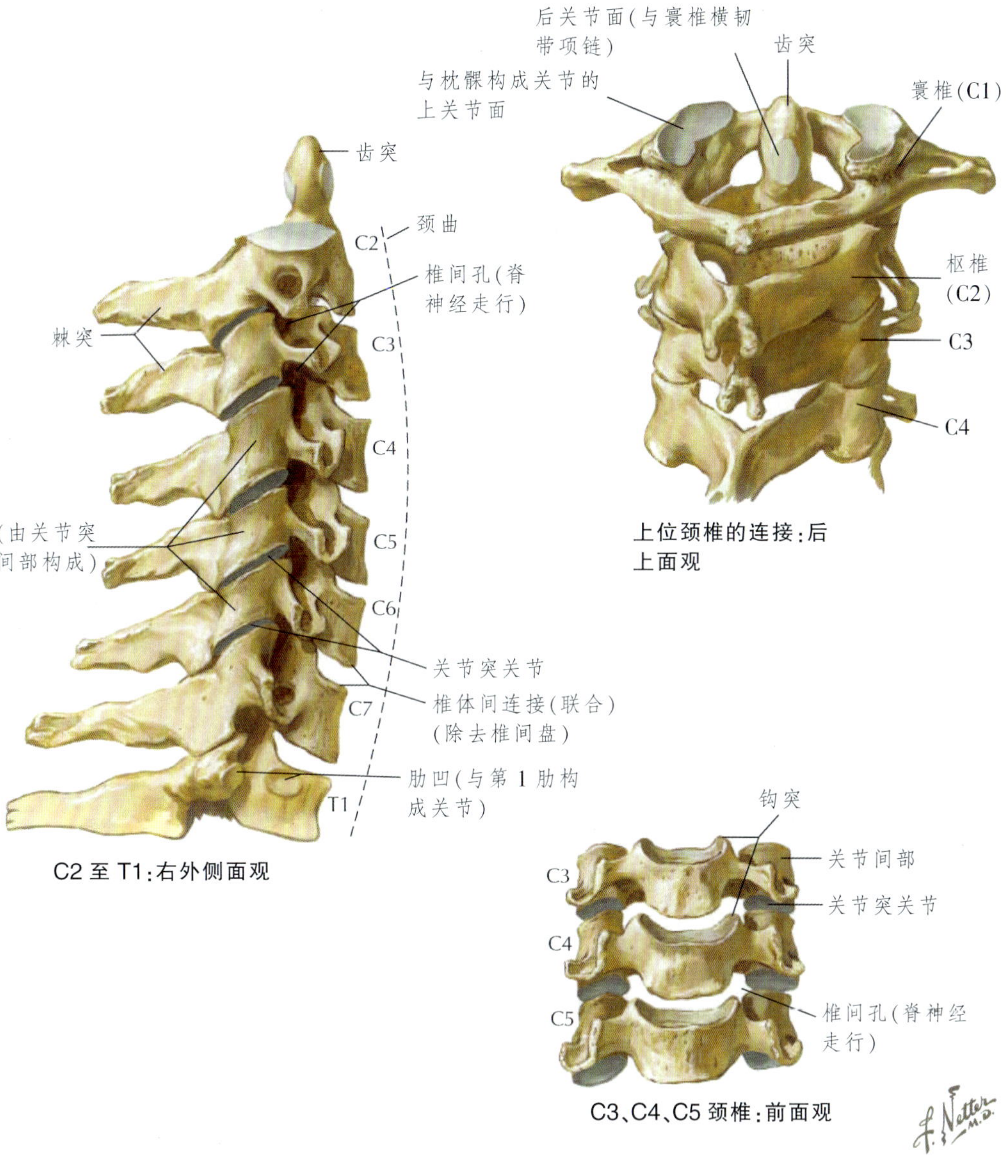

图 3-3　颈椎关节。

关节	分类	闭合位	关节囊形态
寰枕关节	滑膜关节:平面关节	未报道	未报道
寰齿关节	滑膜关节:滑车关节	后伸位	未报道
寰枢关节 关节突关节	滑膜关节:平面关节	后伸位	未报道
C3~C7 关节突关节	滑膜关节:平面关节	完全后伸位	限制侧偏=旋转=后伸
C3~C7 椎间关节	微动关节	不适用	不适用

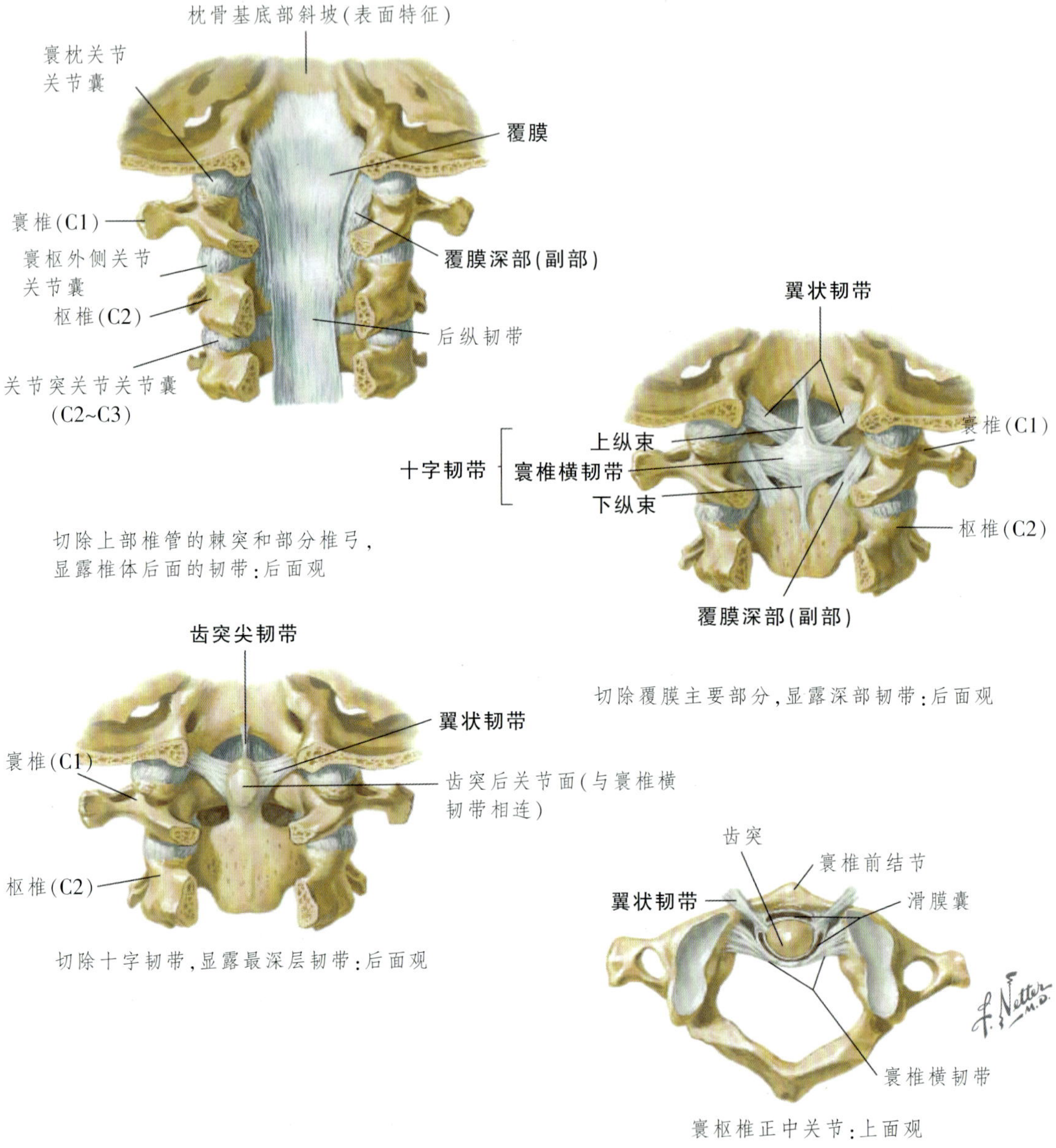

图 3-4 寰枕关节韧带。

韧带	附着点	功能
翼状韧带	齿状突两侧至枕骨大孔侧缘	限制头部的同侧旋转和对侧侧偏
齿突尖韧带	齿状突至枕骨大孔后缘	限制齿状突与枕骨的分离
覆膜	C2 椎体至枕骨	限制前屈
十字韧带(上纵束)	寰枢横韧带至枕骨	维持齿状突与寰椎前弓的接触
十字韧带(寰枢横韧带)	寰椎(C1)外侧结节之间	
十字韧带(下纵束)	寰枢横韧带至 C2 椎体	

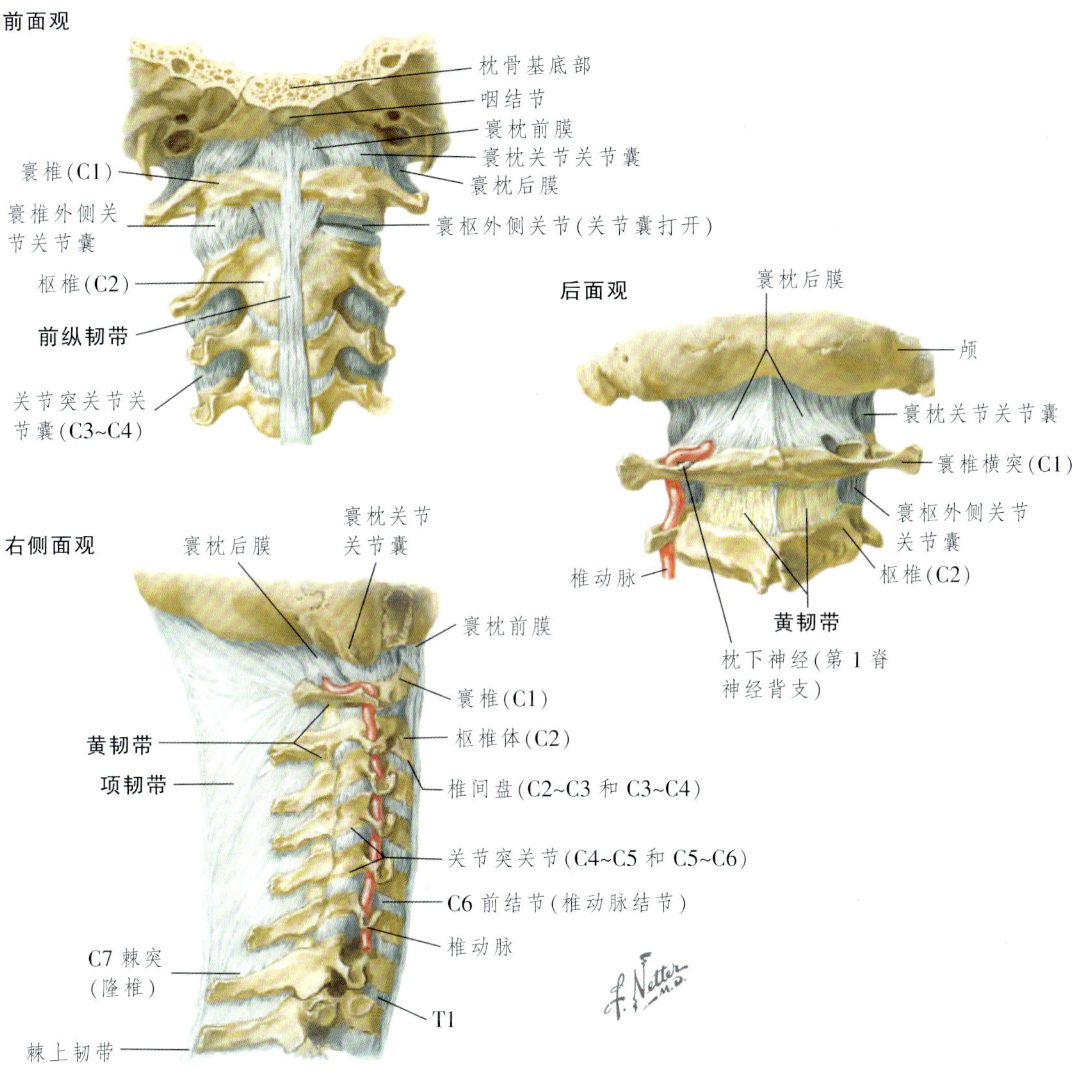

图 3–5 颈椎韧带。

韧带	附着点	功能
前纵韧带	自骶前至寰椎(C1)前结节,连接椎体前外侧和椎间盘	维持椎体关节的稳定和防止脊柱过度后伸
后纵韧带	自骶骨至枢椎(C2),在椎管内走行并附着于椎体后方	防止脊柱过度前屈和椎间盘向后凸出
项韧带	棘上韧带的延伸(自枕骨粗隆至C7)	防止颈椎过度前屈
黄韧带	连接上位椎体和下位椎体的椎板	防止椎板的分离
棘上韧带	连接C7至S1棘突尖	限制棘突的分离
棘间韧带	连接C1至S1相邻椎体的棘突	限制棘突的分离
横突间韧带	连接相邻椎体的横突	限制横突的分离

颈前肌

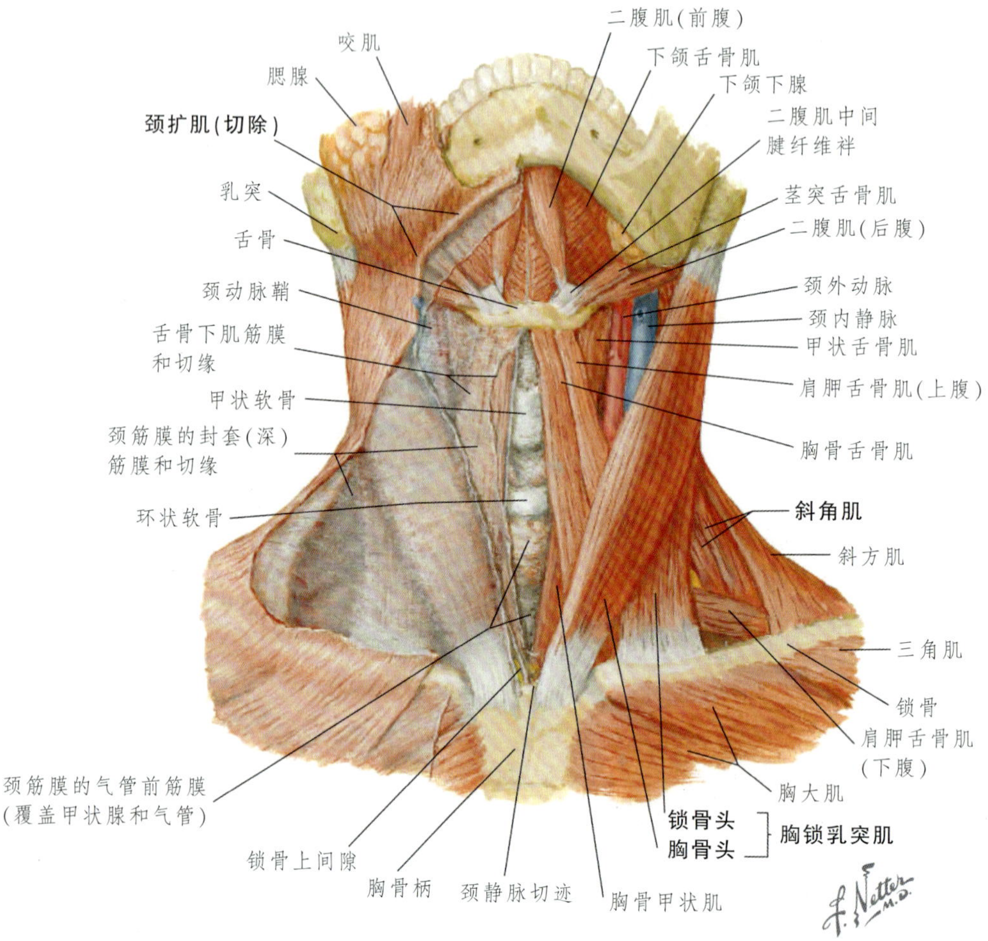

图 3–6 颈前肌：前面观。

肌肉	近端止点	远端止点	神经支配和节段分布	作用
胸锁乳突肌	乳突外侧面和上项线外侧半	胸骨头：胸骨柄前面 锁骨头：锁骨内上缘	副神经脊髓根	颈前屈，同侧侧偏，对侧旋转
斜角肌(前斜角肌)	C4~C6 横突	第 1 肋	C4、C5、C6	上提第 1 肋，同侧侧偏，对侧旋转
斜角肌(中斜角肌)		第 1 肋上缘	颈神经前支	上提第 1 肋，同侧侧偏，对侧旋转
斜角肌(后斜角肌)	C1~C4 横突	第 2 肋外侧	C3、C4 神经根前支	上提第 2 肋，同侧侧偏，对侧旋转
颈阔肌	下颌下缘	胸大肌和三角肌筋膜	面神经颈支	闭颌时上提颈部皮肤，降口角

舌骨上和舌骨下肌群

肌肉	近端止点	远端止点	神经支配和节段分布	作用
舌骨上肌群				
下颌舌骨肌	下颌骨的下颌舌骨肌线	舌骨	下颌舌骨神经	上提舌骨、口腔底和舌
颏舌骨肌	颏棘	舌骨体	舌下神经	向前上方提舌骨，开大咽腔
茎突舌骨肌	颞骨茎突	舌骨体	面神经颈支	拉动舌骨向后上方
二腹肌	前腹：下颌骨二腹肌窝 后腹：颞骨乳突切迹	舌骨大角	前腹：下颌舌骨神经 后腹：面神经	降下颌骨，上提舌骨
舌骨下肌群				
胸骨舌骨肌	胸骨柄和锁骨内侧端	舌骨体	颈袢的分支(C1,C2,C3)	降舌骨
肩胛舌骨肌	肩胛骨上缘	舌骨体下缘	颈袢的分支(C1,C2,C3)	降、回缩舌骨
胸骨甲状肌	胸骨柄后面	甲状软骨	颈袢的分支(C2,C3)	降舌骨和喉
甲状舌骨肌	甲状软骨	舌骨体、舌骨大角	舌下神经(C1)	降舌骨，上提喉

舌骨上肌和舌骨下肌

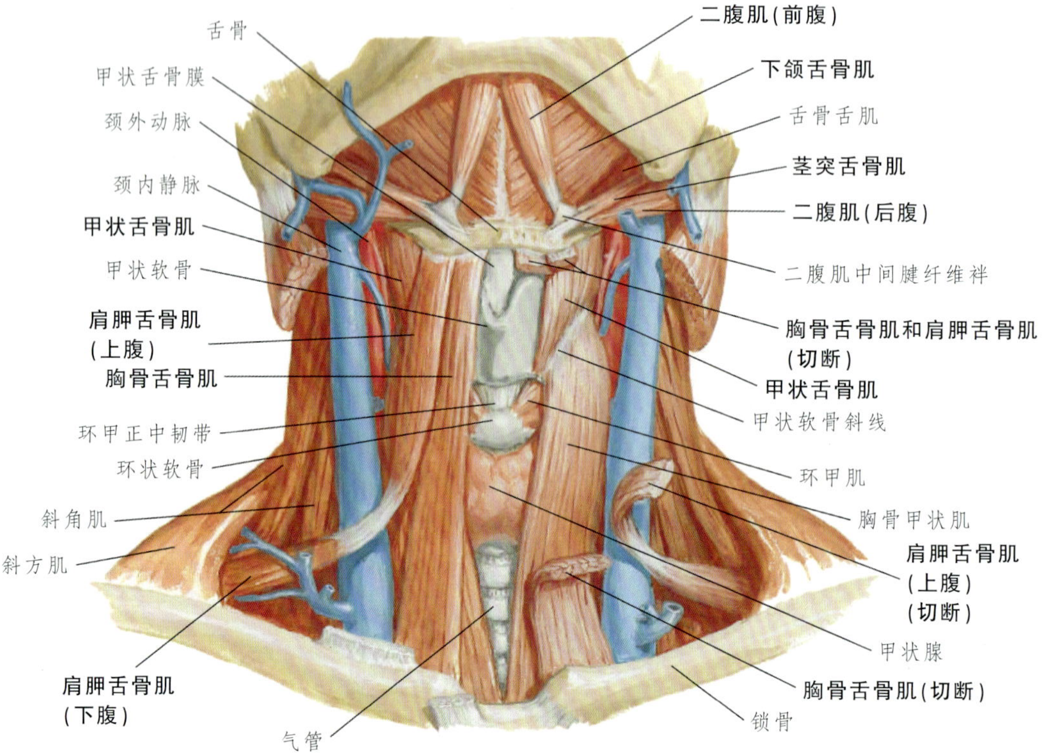

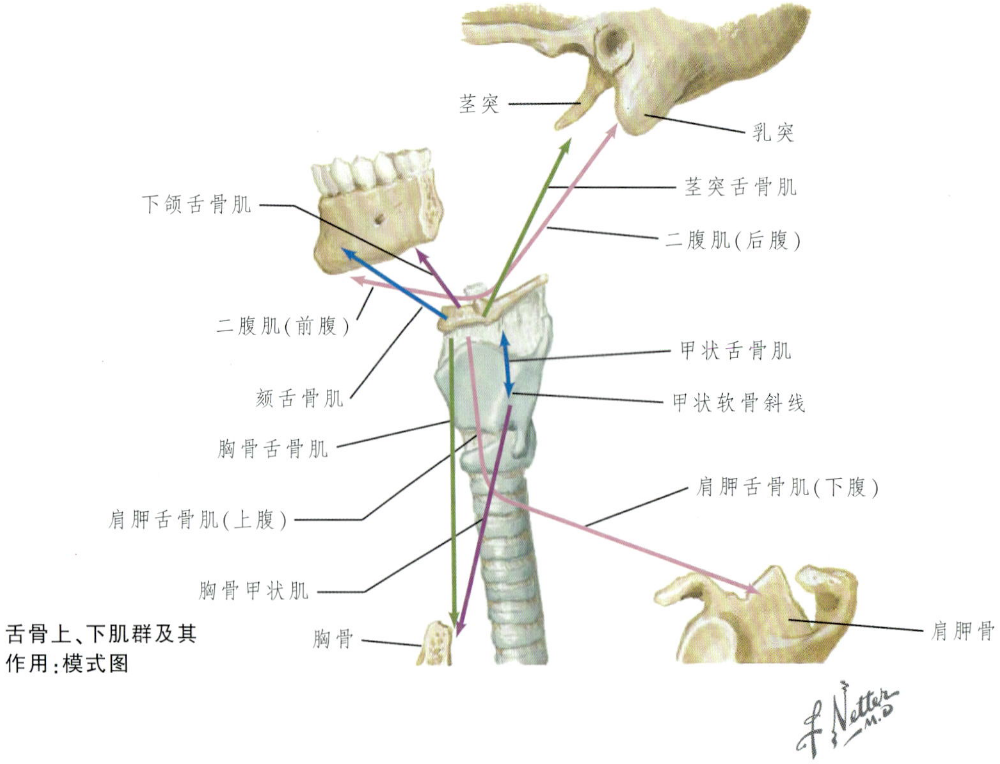

图 3-7 舌骨上肌和舌骨下肌。

斜角肌和椎前肌

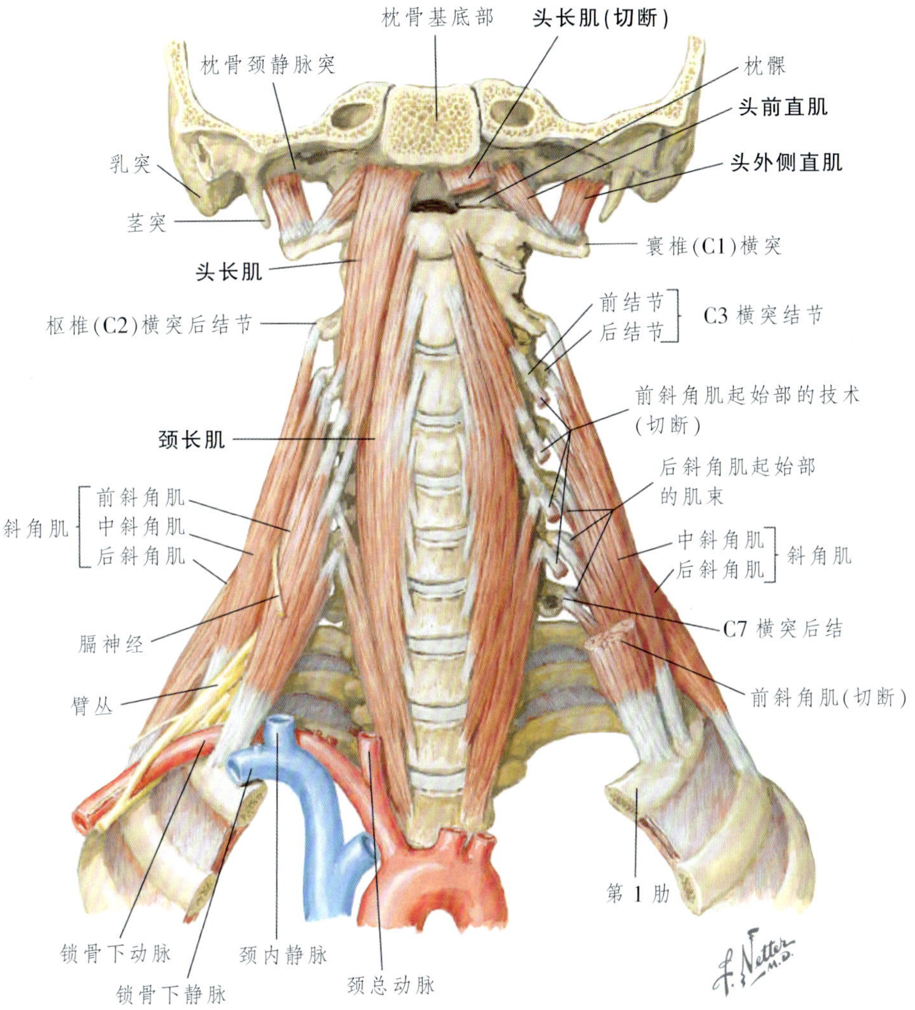

图 3-8 斜角肌和椎前肌。

肌肉	近端止点	远端止点	神经支配和节段分布	作用
头长肌	枕骨底部的下面	C3~C6 横突前结节	C1~C3 颈神经前支	头前屈
颈长肌	C1 颈椎前结节，C1~C3 颈椎椎体，C3~C6 颈椎横突	C3 ~T3 椎体，C3 ~ C5 横突	C2~C6 颈神经前支	颈前屈，同侧侧偏和旋转
头前直肌	颅底枕骨髁前面	C1 侧块前面	C1、C2 颈神经间颈袢的分支	头前屈
头外侧直肌	枕骨颈静脉突	C1 横突		头前屈，协助稳定头部

颈后肌

肌肉	近端止点	远端止点	神经支配和节段分布	作用
上斜方肌	上项线，枕骨粗隆，项韧带，C7~T12 棘突	锁骨外侧，肩峰，肩胛冈	副神经脊髓根	上提肩胛骨
肩胛提肌	C1~C4 横突	肩胛骨上内侧缘	肩胛背神经(C3,C4,C5)	上提肩胛骨，下旋肩胛盂窝
头半棘肌和颈半棘肌	颈椎和胸椎棘突	棘上韧带和枕骨	颈神经后支	双侧收缩：颈后伸 一侧收缩：同侧侧偏
头夹肌和颈夹肌	T1~T6 棘突和项韧带	乳突和上项线外侧	中颈椎颈神经后支	双侧收缩：头、颈后伸 一侧收缩：同侧旋转
头最长肌和颈最长肌	上胸椎横突和颈椎横突	颞骨乳突和颈椎横突	颈神经后支	头后伸，头、颈同侧侧偏和旋转
颈棘肌	下颈椎棘突和椎体	上颈椎棘突和椎体	颈神经后支	双侧收缩：颈后伸 一侧收缩：颈同侧侧偏
枕下肌				
头后大直肌	C2 棘突	枕骨下项线外侧	枕下神经(C1)	头后伸、同侧旋转
头后小直肌	C1 后弓	下项线内侧	枕下神经(C1)	头后伸、同侧旋转
头上斜肌	C1 横突	枕骨	枕下神经(C1)	头后伸、侧偏
头下斜肌	C2 棘突	C1 横突	枕下神经(C1)	颈同侧旋转

颈后肌(续)

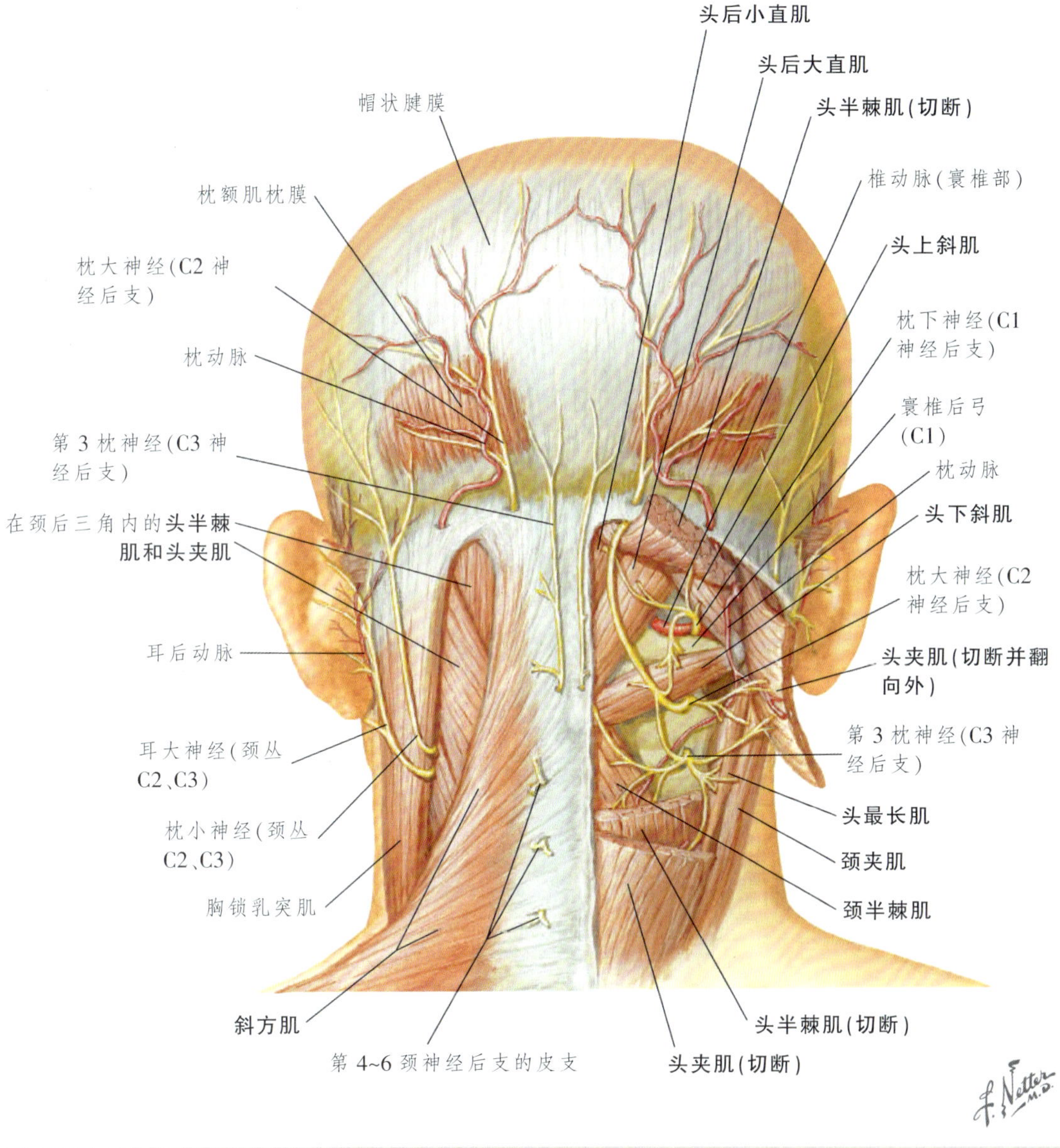
头后小直肌
头后大直肌
头半棘肌(切断)
帽状腱膜
椎动脉(寰椎部)
枕额肌枕腹
头上斜肌
枕大神经(C2 神经后支)
枕下神经(C1 神经后支)
枕动脉
寰椎后弓 (C1)
第 3 枕神经(C3 神经后支)
枕动脉
头下斜肌
在颈后三角内的头半棘肌和头夹肌
枕大神经(C2 神经后支)
头夹肌(切断并翻向外)
耳后动脉
第 3 枕神经(C3 神经后支)
耳大神经(颈丛 C2、C3)
头最长肌
枕小神经(颈丛 C2、C3)
颈夹肌
胸锁乳突肌
颈半棘肌
斜方肌
头半棘肌(切断)
第 4~6 颈神经后支的皮支
头夹肌(切断)

图 3–9　颈后肌。

神经	节段	感觉支配	运动支配
肩胛背神经	C4,C5	无感觉功能	菱形肌,肩胛提肌
肩胛上神经	C4,C5,C6	无感觉功能	冈上肌,冈下肌
支配锁骨下肌的神经	C5,C6	无感觉功能	锁骨下肌
胸外侧神经	C5,C6,C7	无感觉功能	胸大肌
胸内侧神经	C8,T1	无感觉功能	胸大肌 胸小肌
胸长神经	C5,C6,C7	无感觉功能	前锯肌
上臂内侧皮神经	C8,T1	上臂内侧	无
前臂内侧皮神经	C8,T1	前臂内侧	无
肩胛下神经上支	C5,C6	无感觉功能	肩胛下肌
肩胛下神经下支	C5,C6,C7	无感觉功能	肩胛下肌,大圆肌
胸背神经	C6,C7,C8	无感觉功能	背阔肌
腋神经	C5,C6	肩外侧	三角肌,小圆肌
桡神经	C5,C6,C7,C8,T1	手背外侧包括拇指及第2、3指近段	肱三头肌,肱桡肌,肘肌,桡侧腕长伸肌
正中神经	C5,C6,C7,C8,T1	手背外侧包括第4指外侧半和第1~3指及第4指外侧背侧远端	旋前圆肌,桡侧腕屈肌,掌长肌,指浅屈肌,拇长屈肌,指深屈肌(外侧半),旋前方肌,第2、3指蚓状肌,大鱼际肌
尺神经	C8,T1	手背侧、掌侧内侧缘,包括第4指内侧半	尺侧腕屈肌,指深屈肌(内侧半),掌侧骨间肌,拇收肌,掌短肌,背侧骨间肌,第4、5指蚓状肌,小鱼际肌
肌皮神经	C5,C6,C7	前臂外侧	喙肱肌,肱二头肌,肱肌

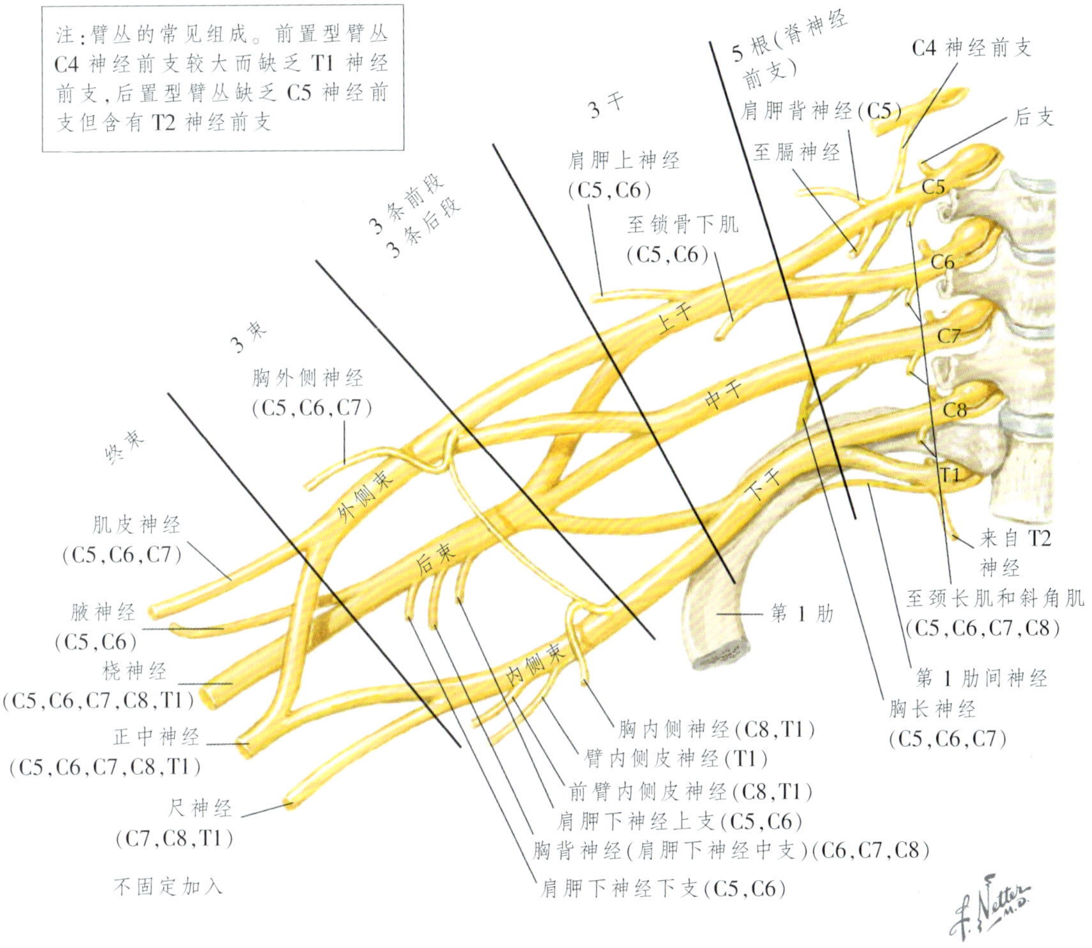
注：臂丛的常见组成。前置型臂丛C4神经前支较大而缺乏T1神经前支，后置型臂丛缺乏C5神经前支但含有T2神经前支
5根（脊神经前支）
C4神经前支
3干
肩胛背神经（C5）
后支
至膈神经
肩胛上神经（C5，C6）
C5
3条前段
3条后段
至锁骨下肌（C5，C6）
C6
上干
3束
C7
胸外侧神经（C5，C6，C7）
中干
C8
终束
T1
外侧束
下干
肌皮神经（C5，C6，C7）
来自T2神经
后束
至颈长肌和斜角肌（C5，C6，C7，C8）
腋神经（C5，C6）
第1肋
桡神经（C5，C6，C7，C8，T1）
内侧束
第1肋间神经
胸长神经（C5，C6，C7）
正中神经（C5，C6，C7，C8，T1）
胸内侧神经（C8，T1）
臂内侧皮神经（T1）
前臂内侧皮神经（C8，T1）
尺神经（C7，C8，T1）
肩胛下神经上支（C5，C6）
胸背神经（肩胛下神经中支）（C6，C7，C8）
不固定加入
肩胛下神经下支（C5，C6）
F. Netter M.D.

图 3–10 颈神经。

病史	初步诊断
弥散性非特异性颈痛，颈部活动后加重	机械性颈痛[2] 颈椎小关节综合征[3] 颈肌拉伤或扭伤
姿势性疼痛，姿势改变时疼痛减轻	上交叉综合征
创伤后出现颈部非特异性症状，颈项直立时症状加重，平躺且获得头部支撑时症状减轻	颈椎不稳，特别是在患者颈部活动后出现面部感觉障碍时
非特异性颈痛伴有上肢麻木、刺痛	神经根型颈椎病
颈痛伴有双上肢症状，偶有下肢平衡障碍或共济失调	脊髓型颈椎病

颈椎小关节疼痛综合征

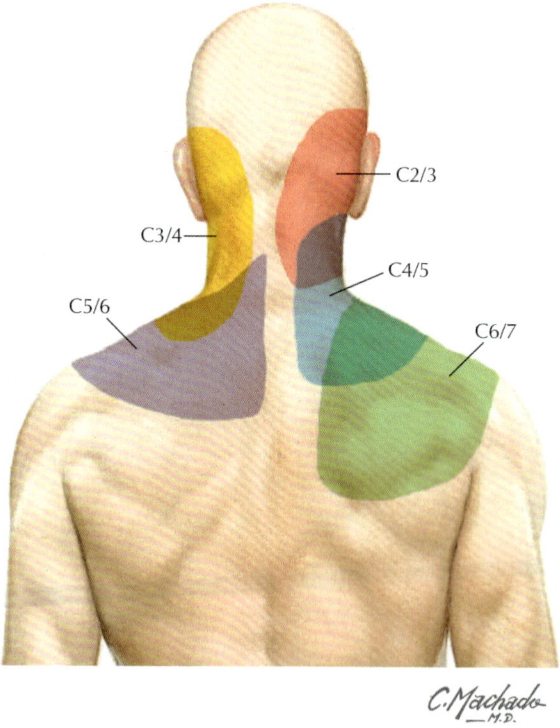

图 3-11 牵涉痛模式图。Dwyer 等描述的小关节牵涉痛分布模式 [4]。(Dwyer A, Aprill C, Bogduk N. Cervical zygapophyseal joint pain patterns. I: A study in normal volunteers. *Spine*. 1990;15:453-457.)

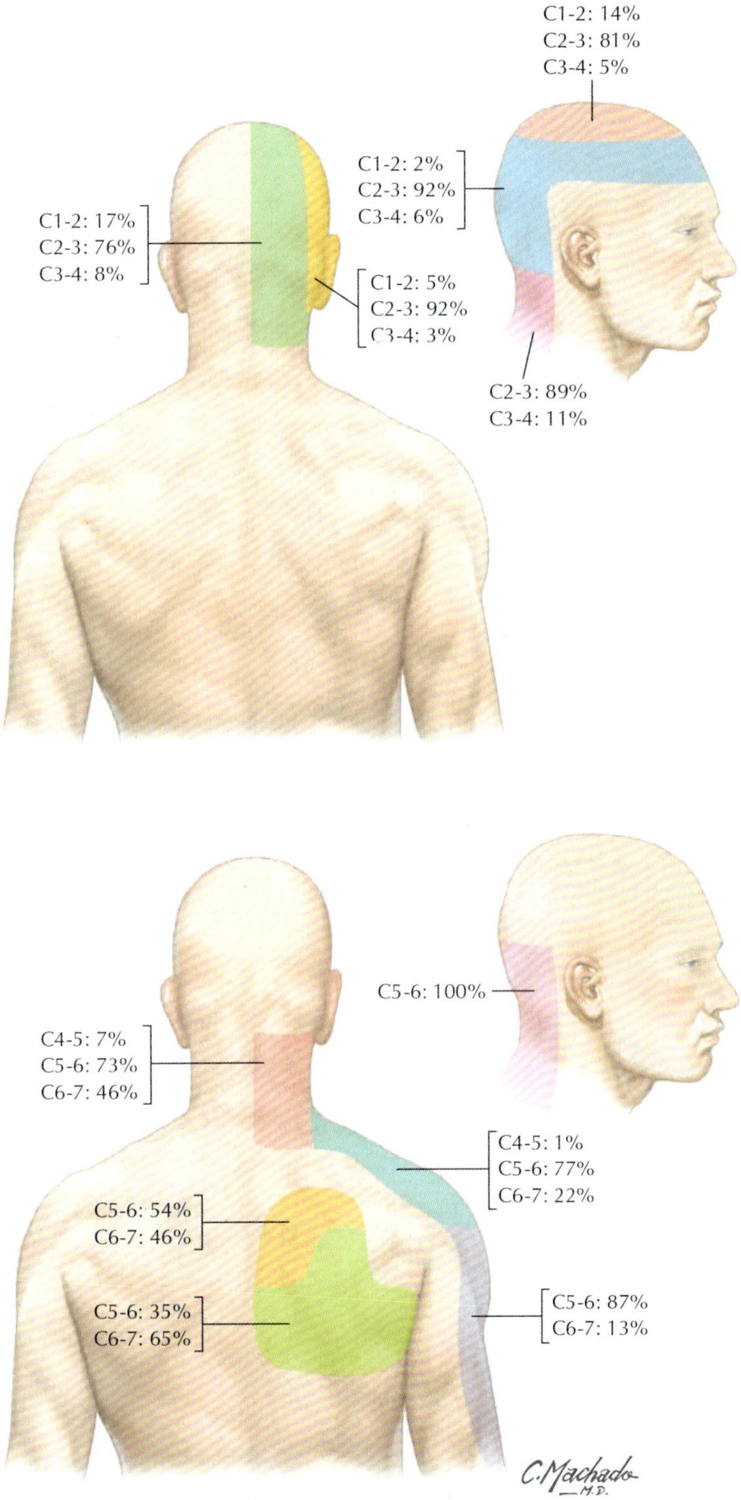

图 3-12 牵涉痛模式图。Cooper 等描述的各节段小关节引起相应区域疼痛的可能性[5]。(Cooper G, Bailey B, Bogduk N. Cervical zygapophysial joint pain maps. *Pain Med*. 2007;8:344–353.)

试验与研究质量	可能的回答	研究对象	观察者间可靠性
发病缓急[6] ◆	逐渐，突然，创伤后	22 例机械性颈痛患者	κ=0.72(0.47,0.96)
颈部症状性质[6] ◆	持续性或间断性		κ=0.81(0.56,1.0)
之前有无颈痛[6] ◆	是或否		κ=0.90(0.70,1.0)
转头时症状加重[6] ◆	是或否		右 κ=−0.04(2.11,0.02)* 左 κ=1.0(1.0,1.0)
抬头和低头时症状加重[6] ◆	是或否		下 κ=0.79(0.51,1.0) 上 κ=0.80(0.55,1.0)
驾驶时症状加重[6] ◆	是或否		κ=−0.06(−0.39,0.26)*
睡觉时症状加重[6] ◆	是或否		κ=0.90(0.72,1.0)
以下哪个症状使你最为困扰？[7] ◆	• 疼痛 • 麻木和刺痛 • 感觉丧失	50 例疑似神经根型颈椎病或腕管综合征的患者	κ=0.74(0.55,0.93)
以下哪个部位的症状使你最为困扰？[7] ◆	• 颈部 • 肩部或肩胛部 • 上臂 • 前臂 • 手和(或)手指		κ=0.83(0.68,0.96)
下列哪种描述最符合你的症状？[7] ◆	• 持续的 • 间断的 • 变化的		κ=0.57(0.35,0.79)
你有症状一侧的整个肢体和(或)手都感到麻木？[7] ◆	是或否		κ=0.53(0.26,0.81)
你的症状是否导致不能入睡？[7] ◆	是或否		κ=0.70(0.48,0.92)
当你做颈部活动时症状是否有好转？[7] ◆	是或否		κ=0.67(0.44,0.90)

* 由于 95%的研究对象回答“是”，所以该问题一致性很高但 κ 值很低。

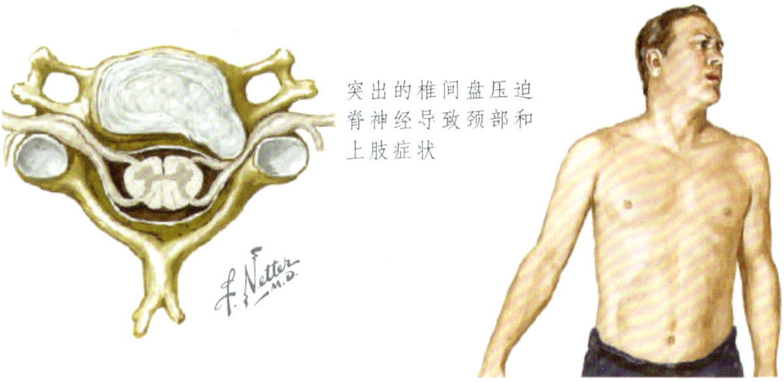

图 3–13 神经根型颈椎病。

试验与研究质量	描述与阳性结果	人群	参考标准	敏感性	特异性	+LR	–LR
肌无力[8] ◆	未明确描述	183 例转至电生理实验室的患者	根据电生理结果诊断神经根型颈椎病	0.65	0.39	1.07	0.90
麻木[8] ◆				0.79	0.25	1.05	0.84
上肢疼痛[8] ◆				0.65	0.26	0.88	1.35
颈痛[8] ◆				0.62	0.35	0.95	1.09
刺痛感[8] ◆				0.72	0.25	0.96	1.92
烧灼感[8] ◆				0.33	0.63	0.89	1.06

试验与研究质量	描述与阳性结果	人群	参考标准	敏感性	特异性	+LR	-LR*
以下哪个症状使你最为困扰？[7] ◆	疼痛	82例因疑似神经根型颈椎病或腕管综合征而转到电生理实验室的患者	经肌电图和神经传导检查确诊的神经根型颈椎病	0.47 (0.23,0.71)	0.52 (0.41,0.65)	0.99 (0.56,1.7)	1.02
	麻木和刺痛			0.47 (0.23,0.71)	0.56 (0.42,0.68)	1.1 (0.6,1.9)	0.95
	感觉丧失			0.06 (0.00,0.17)	0.92 (0.85,0.99)	0.74 (0.09,5.9)	1.02
以下哪个部位的症状使你最为困扰？[7] ◆	颈部			0.19 (0.00,0.35)	0.90 (0.83,0.98)	1.9 (0.54,6.9)	0.90
	肩部或肩胛部			0.38 (0.19,0.73)	0.84 (0.75,0.93)	2.3 (1.0,5.4)	0.74
	上臂			0.03 (0.14,0.61)	0.93 (0.86,0.99)	0.41 (0.02,7.3)	1.04
	前臂			0.06 (0.00,0.11)	0.84 (0.75,0.93)	0.39 (0.05,2.8)	1.12
	手和(或)手指			0.38 (0.14,0.48)	0.48 (0.36,0.61)	0.73 (0.37,1.4)	1.29
下列哪种描述最符合你的症状？[7] ◆	持续的			0.12 (0.00,0.27)	0.84 (0.75,0.93)	0.74 (0.18,3.1)	1.05
	间断的			0.35 (0.13,0.58)	0.62 (0.50,0.74)	0.93 (0.45,1.9)	1.05
	变化的			0.53 (0.29,0.77)	0.54 (0.42,0.66)	1.2 (0.68,1.9)	0.87
你有症状一侧的整个肢体和(或)手都感到麻木？[7] ◆	是或否			0.24 (0.03,0.44)	0.73 (0.62,0.84)	0.87 (0.34,2.3)	1.04
你的症状是否导致不能入睡？[7] ◆				0.47 (0.23,0.71)	0.60 (0.48,0.72)	1.19 (0.66,2.1)	0.88
当你做颈部活动时症状是否有好转？[7] ◆				0.65 (0.42,0.87)	0.71 (0.60,0.82)	2.23 (1.3,3.8)	0.49

* 本表格中的-LR由作者计算提出。

感觉检查的可靠性

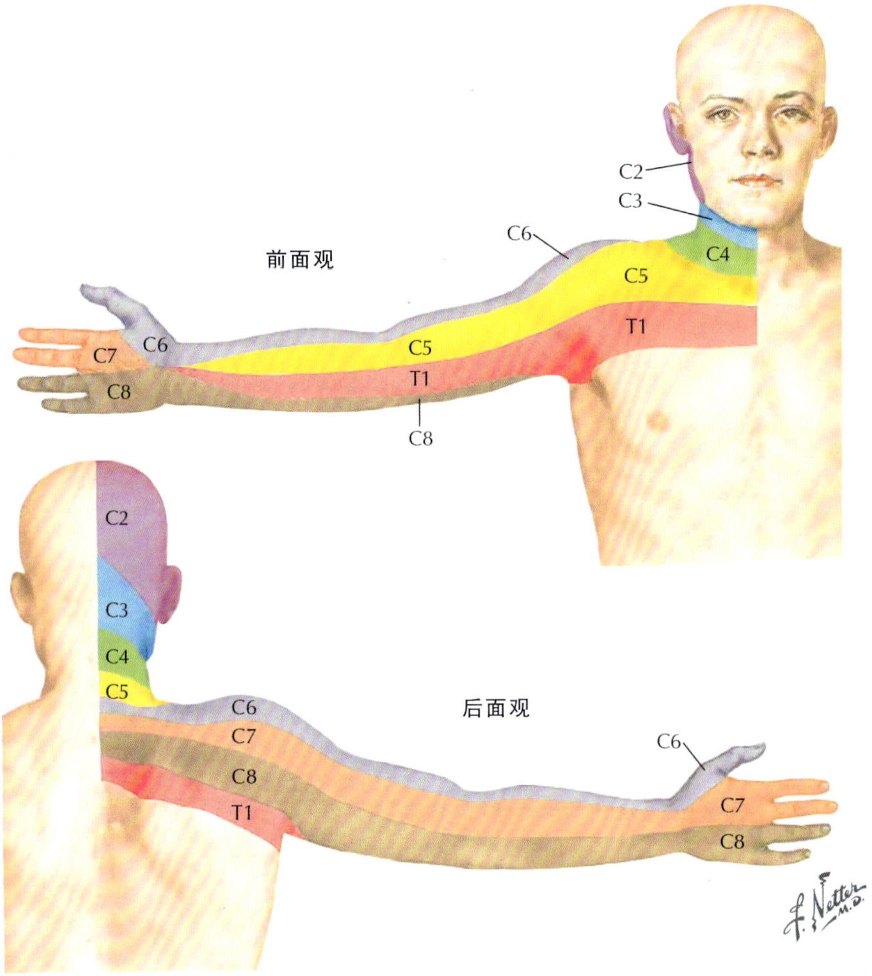

图 3–14 上肢皮肤节段。

试验与研究质量	描述与阳性结果	人群	可靠性
肢体存在感觉障碍[9] ◆	未具体描述	8924 例成年患者，头颈部钝挫伤后至急诊室，Glasgow 昏迷评分量表 15 分	检查者之间 κ=0.60

针刺觉检查诊断神经根型颈椎病的诊断效用

试验与研究质量	描述与阳性结果	人群	参考标准	敏感性	特异性	+LR	–LR
C5 支配区[7] ◆	针刺觉检查正常或不正常	82 例因疑似神经根型颈椎病或腕管综合征而转到电生理实验室的患者	经神经肌电图和神经传导检查诊断神经根型颈椎病	0.29 (0.08,0.51)	0.86 (0.77,0.94)	2.1 (0.79,5.3)	0.82 (0.60,1.1)
C6 支配区[7] ◆				0.24 (0.03,0.44)	0.66 (0.54,0.78)	0.69 (0.28,1.8)	1.16 (0.84,1.6)
C7 支配区[7] ◆				0.18 (0.00,0.36)	0.77 (0.66,0.87)	0.76 (0.25,2.3)	1.07 (0.83,1.4)
C8 支配区[7] ◆				0.12 (0.00,0.27)	0.81 (0.71,0.90)	0.61 (0.15,2.5)	1.09 (0.88,1.4)
T1 支配区[7] ◆				0.18 (0.00,0.36)	0.79 (0.68,0.89)	0.83 (0.27,2.6)	1.05 (0.81,1.4)
针刺觉减退[8] ◆	未做明确描述	183 例转至电生理诊断室的患者	电诊断法诊断神经根型颈椎病	0.49	0.64	1.36	0.80

徒手肌力测试的可靠性

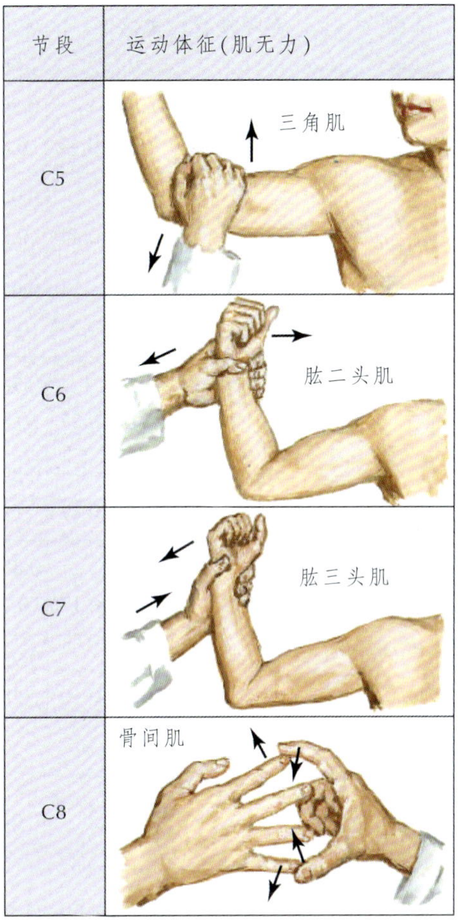

图 3–15　上肢徒手肌力测试。

试验与研究质量	描述与阳性结果	人群	可靠性
肢体存在运动障碍[9] ◆	未具体描述	8924 例成年患者，头颈部钝挫伤后至急诊室，Glasgow 昏迷评分量表 15 分	检查者之间 κ=0.93

徒手肌力检查诊断神经根型颈椎病的诊断效用

试验与研究质量	描述与阳性结果	人群	参考标准	敏感性	特异性	+LR	-LR
三角肌[7] ◆	标准肌力测试（Kendall 和 McCreary）。正常或异常	82 例因疑似神经根型颈椎病或腕管综合征而转至电生理实验室的患者	经神经经肌电图和神经传导检查诊断神经根型颈椎病	0.24 (0.03,0.44)	0.89 (0.81,0.97)	2.1 (0.70,6.4)	0.86 (0.65,1.1)
肱二头肌[7] ◆				0.24 (0.03,0.44)	0.94 (0.88,1.0)	3.7 (1.0,13.3)	0.82 (0.62,1.1)
桡侧腕长/短伸肌[7] ◆				0.12 (0.00,0.27)	0.90 (0.83,0.98)	1.2 (0.27,5.6)	0.98 (0.81,1.2)
肱三头肌[7] ◆				0.12 (0.00,0.27)	0.94 (0.88,1.0)	1.9 (0.37,9.3)	0.94 (0.78,1.1)
桡侧腕屈肌[7] ◆				0.06 (0.00,0.17)	0.89 (0.82,0.97)	0.55 (0.07,4.2)	1.05 (0.91,1.2)
拇短展肌[7] ◆				0.06 (0.00,0.17)	0.84 (0.75,0.93)	0.37 (0.05,2.7)	1.12 (0.95,1.3)
第 1 背侧骨间肌[7] ◆				0.03 (0.00,0.10)	0.93 (0.87,0.99)	0.40 (0.02,7.0)	1.05 (0.94,1.2)

肌肉牵张反射试验诊断神经根型颈椎病的诊断效用

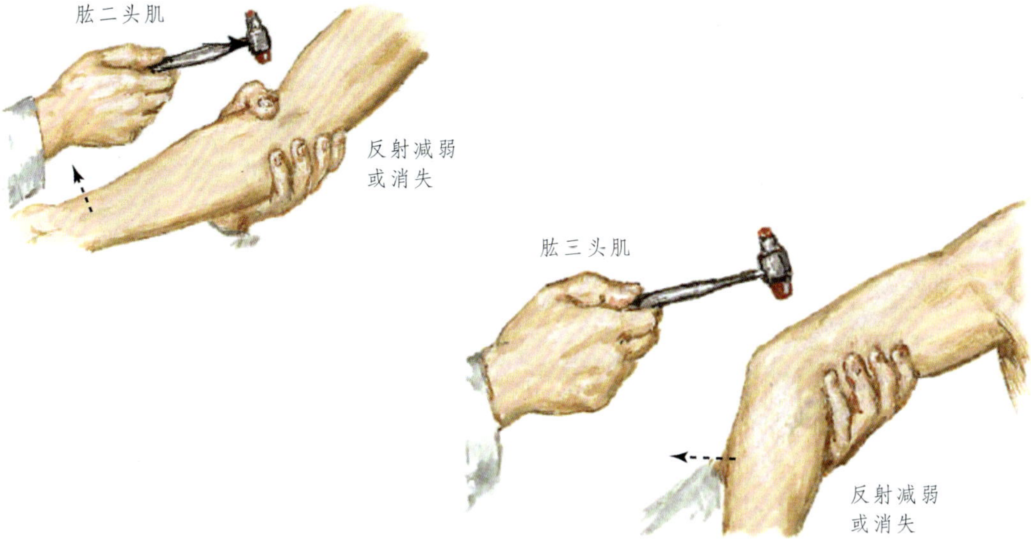

图 3–16　反射检查。

试验与研究质量	描述与阳性结果	人群	参考标准	敏感性	特异性	+LR	–LR
肱二头肌[7] ◆	使用标准的叩诊锤进行双侧检查。正常或异常	82 例因疑似神经根型颈椎病或腕管综合征而转至电生理实验室的患者	经神经肌电图和神经传导检查诊断神经根型颈椎病	0.24 (0.3, 0.44)	0.95 (0.90, 1.0)	4.9 (1.2, 20.0)	0.80 (0.61, 1.1)
肱桡肌[7] ◆				0.06 (0.00, 0.17)	0.95 (0.90, 1.9)	1.2 (0.14, 11.1)	0.99 (0.87, 1.1)
肱三头肌[7] ◆				0.03 (0.00, 0.10)	0.93 (0.87, 0.99)	0.40 (0.02, 7.0)	1.05 (0.94, 1.2)
肱二头肌[8] ◆	未具体描述	183 例转至电诊断实验室的患者	电诊断法诊断神经根型颈椎病	0.10	0.99	10.0	0.91
肱三头肌[8] ◆				0.10	0.95	2.0	0.95
肱桡肌[8] ◆				0.08	0.99	8.0	0.93

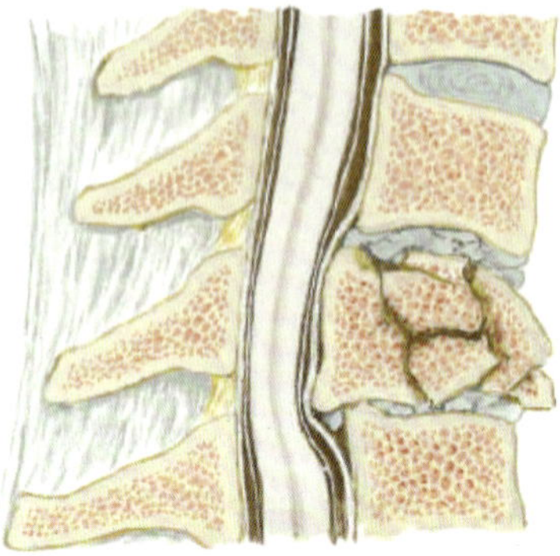

Ⅲ型，整个椎体骨折，前方骨碎裂。后方骨皮质完整，但后方骨块突入椎管造成脊髓和(或)神经根损伤

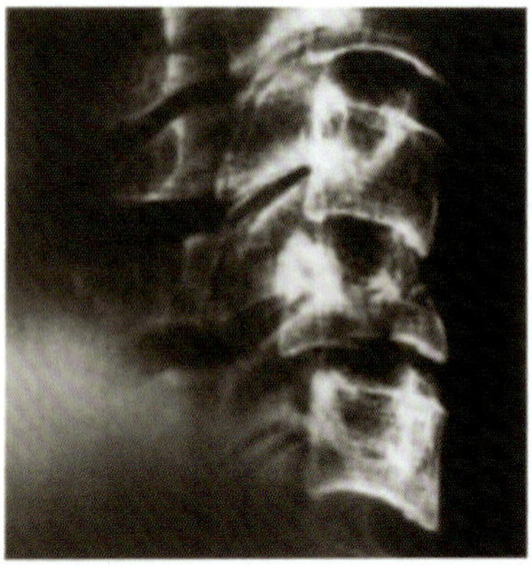

X 线片：C5 椎体Ⅲ型骨折

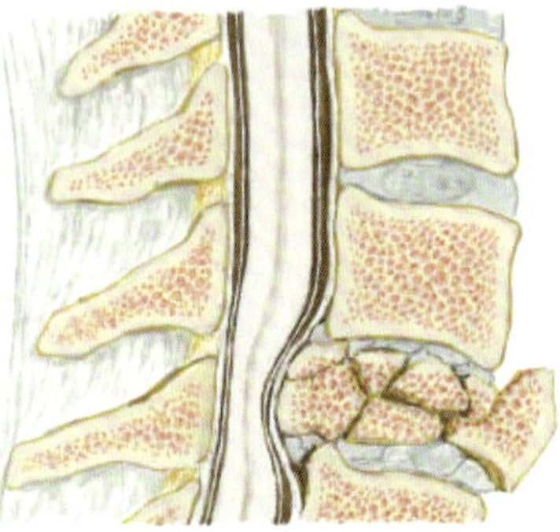

Ⅳ型，爆裂骨折。整个椎体碎裂，椎管内有异位骨片

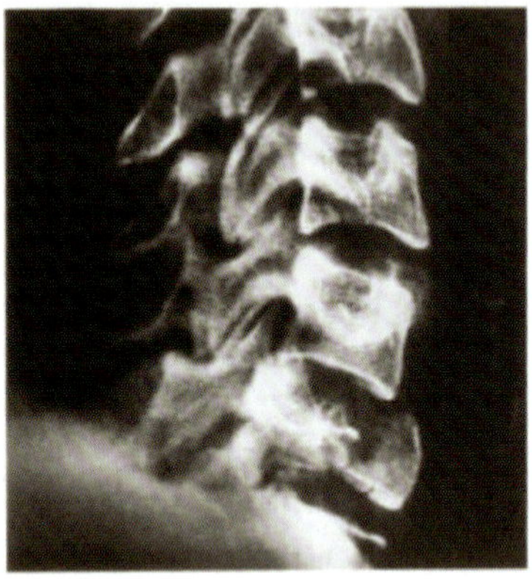

X 线片：C6 椎体Ⅳ型骨折

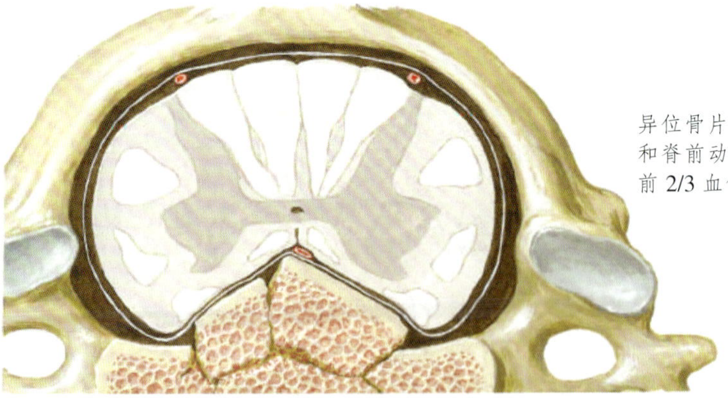

异位骨片压迫脊髓和脊前动脉。脊髓前 2/3 血供障碍

图 3–17　颈椎压缩骨折。

NEXUS 低风险标准[10]

除非完全满足下列条件，否则颈椎外伤患者都应做颈椎影像学检查：	1. 颈椎后正中线上无压痛
	2. 无中毒征象
	3. 意识水平正常
	4. 无局部神经功能障碍
	5. 无痛性牵拉伤

体格检查发现颈椎损伤的诊断效用

试验与研究质量	描述与阳性结果	人群	参考标准	敏感性	特异性	+LR	-LR
NEXUS 低风险标准[11] ◆	见图 3-18	34 069 例患者，均因头部钝挫伤至急诊科就诊，并行颈椎影像学检查	X 线检查、CT 检查、MRI 检查证实颈椎损伤	0.99 (.98,1.0)	0.13 (.13,.13)	1.14	0.08
NEXUS 低风险标准[12] ◆		320 例老年患者(65 岁或以上)，因头部钝挫伤至急诊室就诊	CT 检查证实有临床意义的颈椎损伤	0.66	0.60	1.65	0.57
NEXUS 低风险标准[13] ◆	见图 3-18	8924 例成年患者，因头/颈部顿挫伤至急诊室就诊，均意识清楚	X 线检查、CT 检查、MRI 检查和(或)电话随访证实颈椎损伤，包括骨折、脱位或韧带失稳	0.93 (0.87,0.96)	0.38 (0.37,0.39)	1.50	0.18
NEXUS 低风险标准[10] ◆		7438 例成年患者，因头/颈部顿挫伤至急诊室就诊，均意识清楚		0.91 (0.85,0.94)	0.37 (0.36,0.38)	1.44	0.24
加拿大颈椎指南[10] ◆	见图 3-18			0.99 (0.96,1.0)	0.45 (0.44,0.46)	1.80	0.02
加拿大颈椎指南[9] ◆		8924 例成年患者，因头/颈部顿挫伤至急诊室就诊，均意识清楚		1.0 (0.98,1.0)	0.43 (0.40,0.44)	1.75	0.00
加拿大颈椎指南[14] ●				1.0 (0.94,1.0)	0.44 (0.43,0.45)	1.79	0.00
医生判断[14] ●	临床医生被要求从以下选项中勾选患者颈椎损伤的可能性：0%，1%，2%，3%，4%，5%，10%，20%，30%，40%，50%，75%，100%	6265 例成年患者，因头/颈部顿挫伤至急诊室就诊，均意识清楚	X 线检查、CT 检查和(或)电话随访证实颈椎损伤，包括骨折、脱位或韧带失稳	0.92 (0.82,0.96)	0.54 (0.53,0.55)	2.00	0.15

体格检查发现颈椎损伤的诊断效用(续)

试验与研究质量	描述与阳性结果	人群	参考标准	敏感性	特异性	+LR	-LR
体格检查[15] ●	患者病史[包括受伤机制和颈部疼痛和(或)神经功能障碍的主诉],医生查体发现压痛、触诊异常和神经功能障碍	534例患者,头/颈部钝挫伤后至1级创伤中心就诊	CT检查证实颈椎骨折	0.77	0.55	1.70	0.42
	检查在Glasgow评分15分的患者人群中进行,且无中毒史、无牵拉伤			0.67	0.62	1.76	0.54

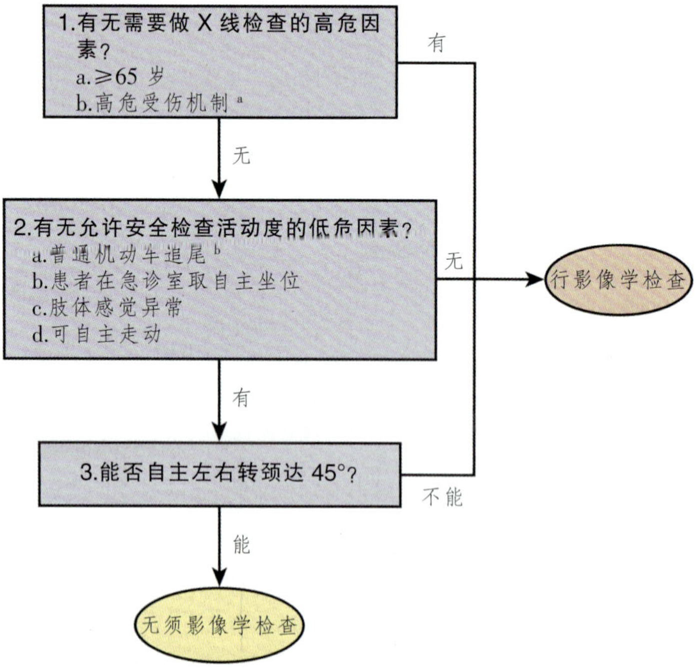

[a] 高危受伤机制指坠落高度大于等于3英尺(91.44cm)或3至5级台阶;头部承受轴向应力(如俯冲);机动车追尾时速度大于100km/h,或有汽车翻转或患者被弹出车外。

[b] 判定一般机动车追尾需除外以下情况:挤入迎面相撞的车辆;受到公交车或大卡车的撞击;伴有汽车翻转;受到高速行驶的车辆撞击。

图 3-18 加拿大颈椎指南。(See Stiell IG, Clement CM, McKnight RD,et al. The Canadian C-spine rule versus the NEXUS low-risk criteria in patients with trauma. *N Engl J Med*. 2003; 349:2510-2518.)

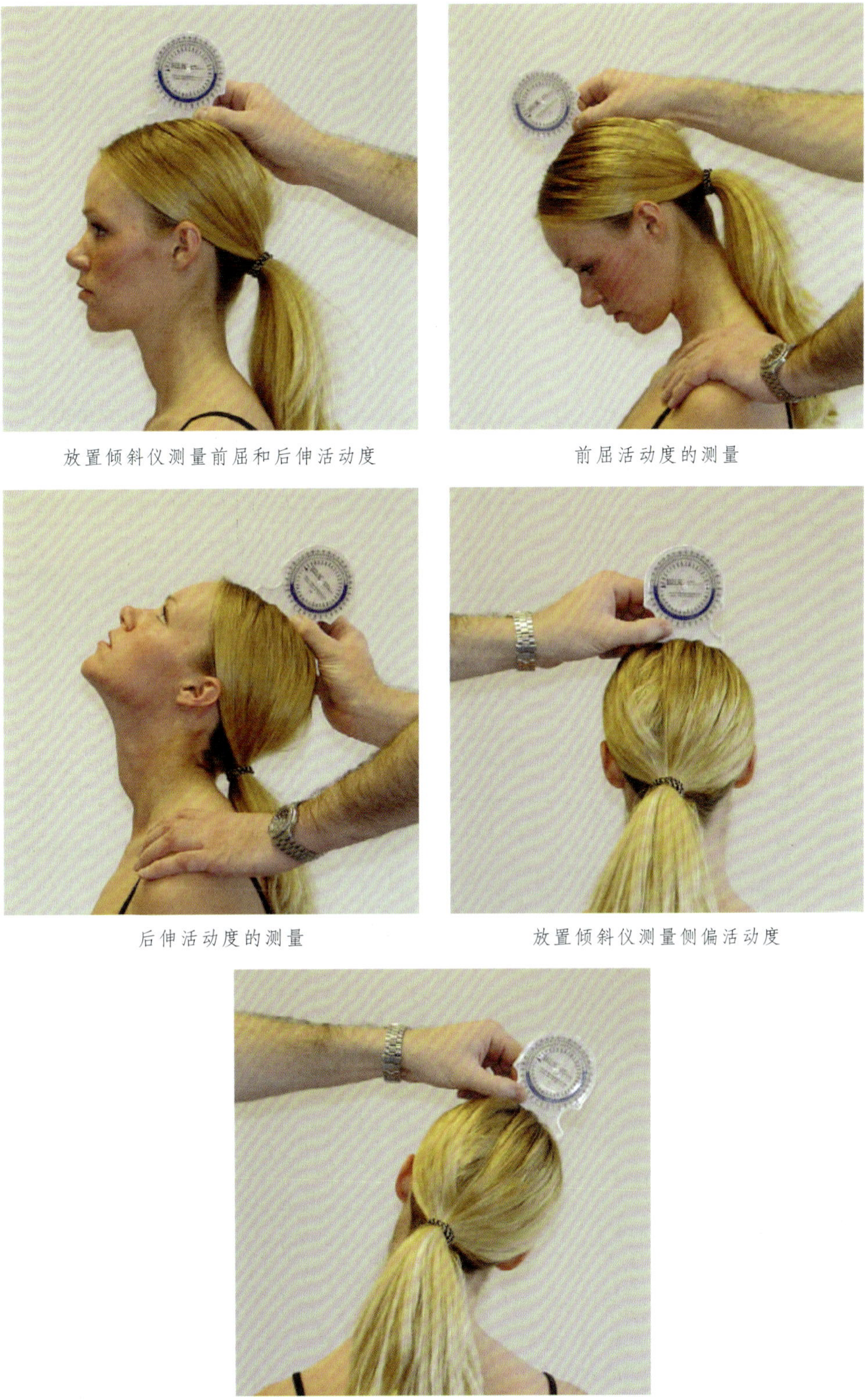

放置倾斜仪测量前屈和后伸活动度

前屈活动度的测量

后伸活动度的测量

放置倾斜仪测量侧偏活动度

右侧偏活动度的测量

图 3-19 活动度。

活动度测量的可靠性

试验与研究质量	测量工具	研究对象	检查者间可靠性
后伸[16] ◆	倾斜仪	30 例颈痛患者	ICC=.86(0.73,0.93)
前屈[16] ◆			ICC=.78(0.59,0.89)
前屈时旋转[16] ◆			(右旋)ICC=0.78(0.60,0.89) (左旋)ICC=0.89(0.78,0.95)
侧偏[16] ◆			(右旋)ICC=0.87(0.75,0.94) (左旋)ICC=0.85(0.70,0.92)
旋转[16] ◆			(右旋)ICC=0.86(0.74,0.93) (左旋)ICC=0.91(0.82,0.96)
前屈[6] ◆	倾斜仪	22 例机械性颈痛患者	ICC=0.75(0.50,0.89)
后伸[6] ◆			ICC=0.74(0.48,0.88)
侧偏[6] ◆			(右旋)ICC=0.66(0.33,0.84) (左旋)ICC=0.69(0.40,0.86)
旋转[6] ◆	量角器		(右旋)ICC=0.78(0.55,0.90) (左旋)ICC=0.77(0.52,0.90)
前屈–后伸[17] ◆	电子倾斜仪	32 例转行理疗的颈痛患者	单次测量 ICC=0.89(0.77,0.94) 两侧测量平均值 ICC=0.95(0.90,0.98)
侧偏–前屈[17] ◆			单次测量 ICC=0.77(0.58,0.88) 两侧测量平均值 ICC=0.89(0.77,0.94)
旋转[17] ◆			单次测量 ICC=0.88(0.78,0.94) 两侧测量平均值 ICC=0.95(0.90,0.98)
前屈[7] ◆	倾斜仪	50 例疑似神经根型颈椎病或腕管综合征的患者	ICC=0.79(0.65,0.88)
后伸[7] ◆			ICC=0.84(0.70,0.95)
左旋[7] ◆	量角器		ICC=0.75(0.59,0.85)
右旋[7] ◆			ICC=0.63(0.22,0.82)
左侧偏[7] ◆	倾斜仪		ICC=0.63(0.40,0.78)
右侧偏[7] ◆			ICC=0.68(0.62,0.87)

ICC, 组内相关系数。

活动度测量的可靠性(续)

试验与研究质量	测量工具	研究对象	检查者间可靠性
前屈[18] ●	颈椎活动度(CROM)测量仪	60 例颈痛患者	ICC=0.58
后伸[18] ●			ICC=0.97
右侧偏[18] ●			ICC=0.96
左侧偏[18] ●			ICC=0.94
右旋[18] ●			ICC=0.96
左旋[18] ●			ICC=0.98
下颌前伸[18] ●			ICC=0.49
下颌后缩[18] ●			ICC=0.35
前屈/后伸[19] ●	倾斜仪和 CROM	30 例无症状研究对象	倾斜仪 ICC=0.84 CROM ICC=0.88
侧偏[19] ●			倾斜仪 ICC=0.82 CROM ICC=0.84
旋转[19] ●			倾斜仪 ICC=0.81 CROM ICC=0.92
前屈[20] ●	CROM，通用量角器，目测	60 例患者，颈椎活动度的测量在物理治疗评定时进行	CROM ICC=0.86 量角器 ICC=0.57 目测 ICC=0.42
后伸[20] ●			CROM ICC=0.86 量角器 ICC=0.79 目测 ICC=0.42
左侧偏[20] ●			CROM ICC=0.73 量角器 ICC=0.79 目测 ICC=0.63
右侧偏[20] ●			CROM ICC=0.73 量角器 ICC=0.79 目测 ICC=0.63
左旋[20] ●			CROM ICC=0.82 量角器 ICC=0.54 目测 ICC=0.70
右旋[20] ●			CROM ICC=0.92 量角器 ICC=0.62 目测 ICC=0.82
确定颈椎主动左右旋转达到 45°[9] ◆	未明确描述	8924 例成年患者，因头/颈部顿挫伤至急诊室就诊，均意识清楚，Glasgow 评分 15 分	κ=0.67
确定颈椎能主动前屈[9] ◆			κ=0.63

主动生理活动范围内疼痛变化的可靠性

试验与研究质量	测量工具	研究对象	检查者间可靠性
后伸[16] ◆	症状的变化做如下记录：无变化，症状加重，症状减轻，症状中心化，症状边缘化	30 例颈痛患者	κ=0.65(0.54,0.76)
前屈[16] ◆			κ=0.87(0.81,0.94)
前屈时旋转[16] ◆			(右旋)κ=0.25(0.12,0.39) (左旋)κ=0.69(0.59,0.78)
侧偏[16] ◆			(右旋)κ=0.75(0.66,0.84) (左旋)κ=0.28(0.15,0.41)
旋转[16] ◆			(右旋)κ=0.76(0.67,0.84) (左旋)κ=0.74(0.64,0.84)
前屈[6] ◆	颈椎做主动活动(AROM)时患者被问及症状的变化。患者回答：无变化，疼痛加剧，疼痛减轻	22 例机械性颈痛患者	κ=0.55(0.23,0.87)
后伸[6] ◆			κ=0.23(0.09,0.37)
侧偏[6] ◆			(右旋)κ=0.81(0.57,1.0) (左旋)κ=0.00(−0.22,0.23)
旋转[6] ◆			(右旋)κ=0.40(−0.07,0.87) (左旋)κ=0.73(0.46,1.0)
前屈[6] ◆	各向活动时，记录是症状中心化[颈椎活动导致疼痛和(或)感觉异常范围向近端移动]或边缘化[颈椎活动导致疼痛和(或)感觉异常向远端移动]	22 例机械性颈痛患者	κ=1.0(1.0,1.0)
后伸[6] ◆			κ=0.44(0.17,0.71)
侧偏[6] ◆			(右旋)κ=−0.06(−0.15,0.03) (左旋)κ=0.02(−0.25,0.66)
旋转[6] ◆			(右旋)κ=−0.05(−0.15,0.03) (左旋)κ=−0.10(−0.21,0.00)
前屈[21] ◆	患者取坐位，背靠椅背。检查者对患者施压，患者做最大限度活动。疼痛的变化用 11 分数字疼痛评分量表(NPRS)记录	32 例颈痛患者	κ=0.63
后伸[21] ◆			κ=0.71
右旋[21] ◆			κ=0.70
左旋[21] ◆			κ=0.66
右侧偏[21] ◆			κ=0.65
左侧偏[21] ◆			κ=0.45
C0-C1 前屈[21] ◆	患者做点头动作(上颈椎活动)。疼痛的变化用 11 分数字疼痛评分量表(NPRS)记录		κ=0.36
C0-C1 后伸[21] ◆			κ=0.56
前屈[22] ●	患者做主动活动(AROM)时询问是否疼痛：痛或不痛	24 例头痛患者	κ=0.53(0.17,0.89)
后伸[22] ●			κ=0.67(0.34,0.99)
右旋[22] ●			κ=0.65(0.31,0.99)
左旋[22] ●			κ=0.46(0.10,0.79)

主动生理活动范围内疼痛变化的诊断效用

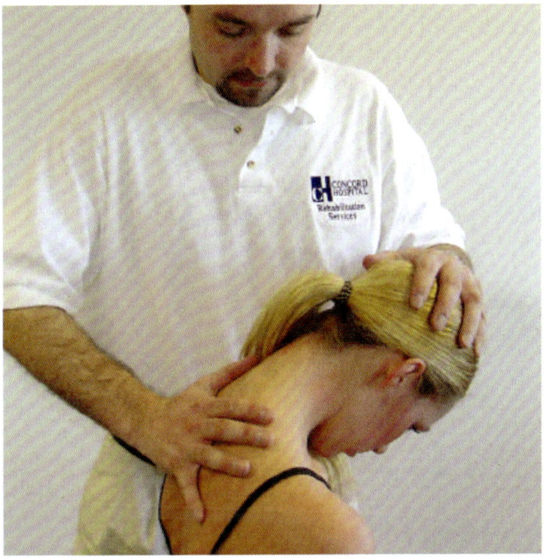

加压下做前屈活动检查

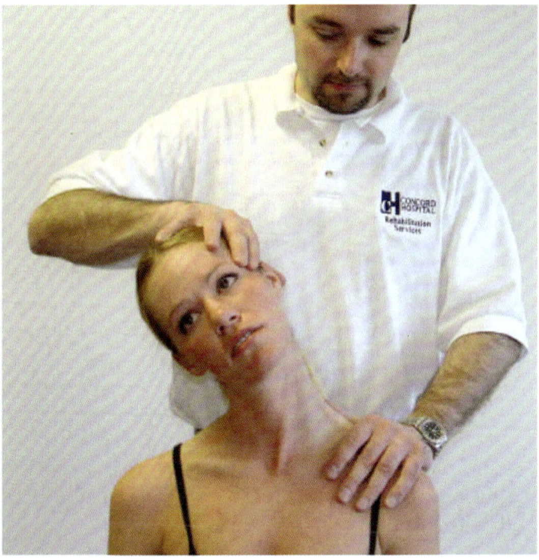

加压下做侧偏活动检查

图 3–20 加压检查。

试验与研究质量	描述与阳性结果	人群	参考标准	敏感性	特异性	+LR	–LR
颈椎主动前屈和后伸[23] ●	主动前屈和后伸至终末位。若诱发疼痛则为阳性结果	75名男性(22人颈痛)	诱发出疼痛	0.27	0.90	2.70	0.81

颈肌强度和耐力检查的可靠性

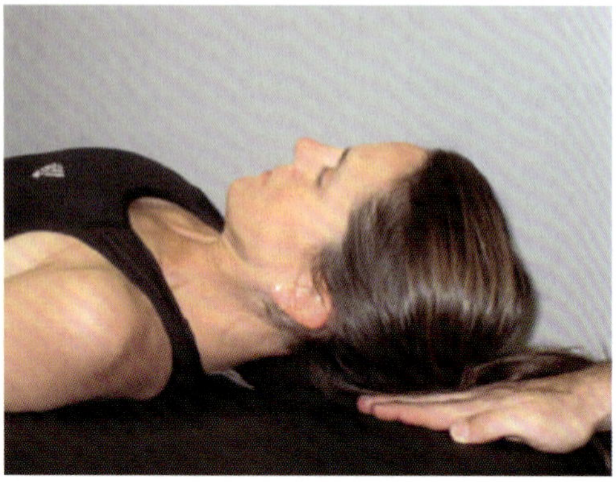

图 3–21 颈屈肌耐力。

试验与研究	测量工具	研究对象	检查者间可靠性
颈屈肌耐力检查[24] ◆	患者取平卧位，屈膝。检查者将手置于患者枕骨后方，患者颈椎前屈使头部抬离检查者手掌，并保持颈椎前屈状态直至头部落回检查者手掌并计时	21 例姿势性颈痛患者	检查者间 ICC=0.93 (0.86, 0.97)
屈颈试验[6] ◆	患者取仰卧位，屈颈使头抬离床面 1 英寸(2.5cm)，保持颈前屈直至患者姿势发生变化并计时	22 例机械性颈痛患者	检查者间 ICC=0.57 (0.14, 0.81)
颈屈肌耐力[25] ●	患者取仰卧位，屈膝，下颌完全回缩，头部轻抬，保持这一姿势直至患者不能完全回缩下颌、屈颈或检查不能继续并计时	27 例无症状自愿者	检查者间 ICC=0.74 (0.50, 0.87) 检查者间 试验 1 ICC=0.54(0.31, 0.73) 试验 2 ICC=0.66(0.46, 0.81)
颈屈肌耐力[26] ●	患者取仰卧位，屈膝，下颌完全回缩，头部抬离床面 1 英寸(2.5cm)，保持这一姿势直至患者不能完全回缩下颌并计时	20 例无症状自愿者	检查者间 ICC=0.82–0.91 检查者间 ICC=0.67–0.78
		20 例颈痛患者	检查者间 ICC=0.67
头颈屈曲试验[27] ●	患者取仰卧位，将压力生物反馈器置于枕下，患者分 5 次做点头动作，每次持续 10 秒，力量逐渐增加[22、24、25、28、30mmHg(1mmHg=0.133kPa)]。记录患者能对抗 10 秒的最大压力值	10 例无症状自愿者	检查者间 κ=0.72
颈屈肌耐力[28] ●	患者取仰卧位，屈膝，舌置于口腔顶平静呼吸。患者头部伸出床沿并尽可能长的保持颈椎处于中立位，计时直至头向前或向后移动超过 5°	30 例Ⅱ级挥鞭伤患者	检查者间 ICC=0.96

被动椎间活动受限评估的可靠性

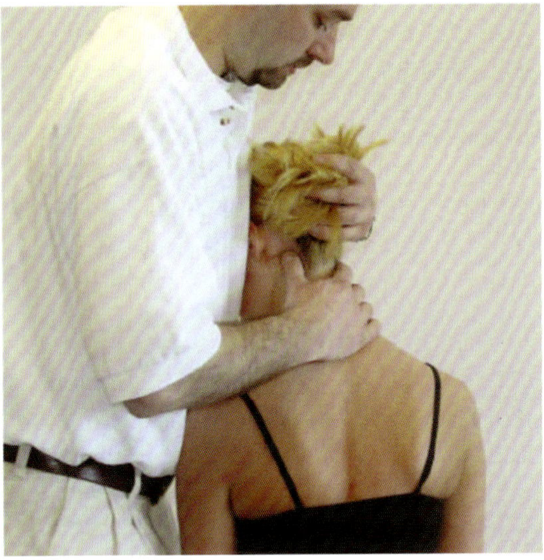

C1~C2 旋转活动度的检查

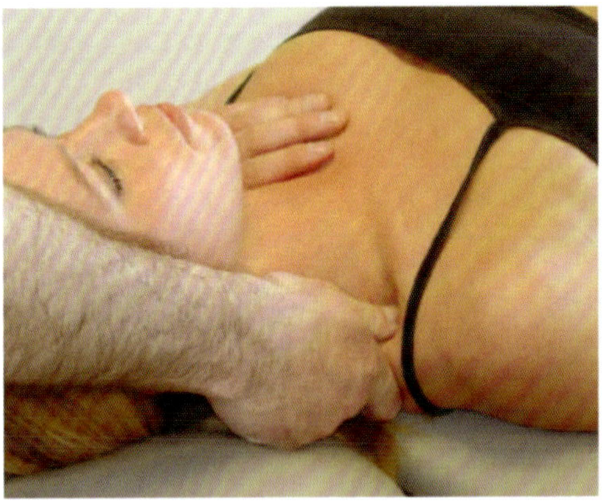

第 1 肋僵硬程度的检查

图 3-22 被动椎间活动受限的评估。

试验与研究质量	测量工具	研究对象	检查者间可靠性
C1~C2 旋转[29] ◆	患者取坐位，稳定 C2，旋转 C1 至极限被动活动范围。若一侧活动度小于对侧则为阳性	61 例非特异性颈痛患者	κ=0.28
C2~C3 侧偏[29] ◆	患者取仰卧位，检查者左手稳定患者头部，右手使 C2~C3 发生侧偏至极限被动活动范围。在对侧重复以上操作。若一侧活动度小于对侧则为阳性		κ=0.43
屈伸[29] ◆	患者取侧卧位，检查者一手稳定患者颈部，另一手触及 C7~T1 的活动。若屈伸活动较上方/下方椎体僵硬则为阳性		κ=0.36
第 1 肋[29] ◆	患者仰卧位，颈椎旋向被检侧。向前、向后推挤肋骨。若一侧肋骨活动较对侧僵硬则为阳性		κ=0.35
确定活动度降低节段[30] ◆	患者取坐位，检查者触诊颈椎各节段生理活动（旋转、侧偏），确定活动度最小的节段	3 例先天性单节段融合（2 例 C2~C3，1 例 C5~C6）的无症状患者	κ=0.68

伴疼痛的被动椎间活动受限评估的可靠性

试验与研究质量	测量工具	研究对象	观察者间可靠性			
			活动受限		疼痛	
			右	左	右	左
C0~C1[6] ◆	患者取仰卧位，检查者双手抱住患者头部，向被检侧转动头部30°，前后移动头部，两侧比较	22例机械性颈痛患者	κ=−0.26 (−0.57,0.07)	κ=0.46 (0.06,0.86)	κ=−0.52 (−0.09,−0.14)	κ=0.08 (−0.37,0.54)
C1~C2[6] ◆	患者取仰卧位，检查者最大限度前屈患者颈部，然后双侧转动患者头部。比较双侧活动度，确定活动减少一侧		κ=0.72 (0.43,0.91)	κ=0.74 (0.40,1.0)	κ=0.15 (−0.05,0.36)	κ=−0.16 (−0.56,0.22)
C0~C1[21] ◆	患者取仰卧位，被动屈曲患者颈部。活动被分为受限或非受限，疼痛采用11分数字疼痛评分量表(NPR)评估	32例颈痛患者	κ=0.29	未报道	ICC=0.73	未报道
C1~C2[21] ◆	患者取仰卧位，检查者被动旋转患者颈部。活动被分为受限或非受限，疼痛采用11分数字疼痛评分量表(NPR)评估		κ=0.20	κ=0.37	ICC=0.56	ICC=0.35
C2~C3[21] ◆	患者取仰卧位，侧偏颈部至左侧或右侧以固定下颈椎。活动被分为受限或非受限，疼痛采用11分数字疼痛评分量表(NPR)评估		κ=0.34	κ=0.63	ICC=0.50	ICC=0.78
C3~C4[21] ◆			κ=0.20	κ=0.26	ICC=0.62	ICC=0.75
C4~C5[21] ◆			κ=0.16	κ=−0.09	ICC=0.62	ICC=0.55
C5~C6[21] ◆			κ=0.17	κ=0.09	ICC=0.66	ICC=0.65
C6~C7[21] ◆			κ=0.34	κ=0.03	ICC=0.59	ICC=0.22
C7~T1[21] ◆			κ=0.08	κ=0.14	ICC=0.45	ICC=0.34
T1~T2[21] ◆			κ=0.33	κ=0.46	ICC=0.80	ICC=0.54

伴疼痛的被动椎间活动受限评估的可靠性

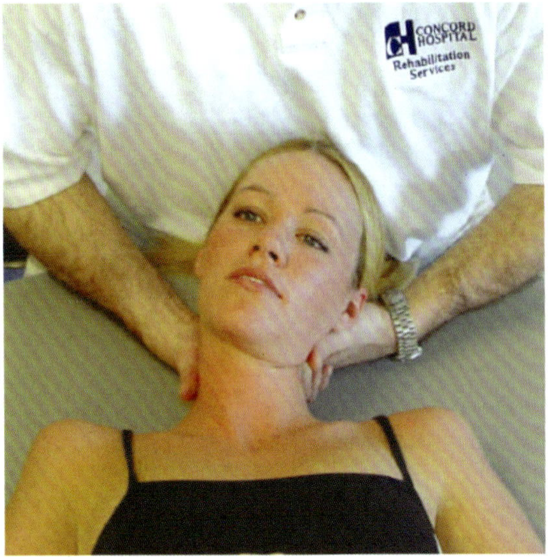

C5~C6 侧偏的检查

图 3-23 伴有疼痛的被动椎间活动受限的评估。

试验与研究质量	测量工具	研究对象	检查者间可靠性	
			活动受限	疼痛
C2[6] ◆	活动情况分为正常、活动度减小、活动度增大、疼痛或无痛	22 例机械性颈痛患者	κ=0.01(−0.35,0.38)	κ=0.13(−0.04,0.31)
C3[6] ◆			κ=0.10(−0.25,0.44)	κ=0.13(−0.21,0.47)
C4[6] ◆			κ=0.10(−0.22,0.40)	κ=0.27(−0.12,0.67)
C5[6] ◆			κ=0.10(−0.15,0.35)	κ=0.12(−0.09,0.42)
C6[6] ◆			κ=0.01(−0.21,0.24)	κ=0.55(0.22,0.88)
C7[6] ◆			κ=0.54(0.2,0.88)	κ=0.90(0.72,1.0)
C0~C1 侧移[16] ◆	两侧对比，活动的记录为正常或活动度降低。疼痛的记录为疼痛或无痛	30 例颈痛患者	κ=0.81(0.72,0.91)	κ=032(0.15,0.49)
C0~C1 侧偏[16] ◆			κ=0.35(0.08,0.62)	κ=0.35(0.15,0.55)
C1~C2 前屈时旋转[16] ◆			κ=0.21(0.08,0.34)	κ=.36(0.24,0.49)
C1~C2 侧偏[16] ◆			κ=0.30(0.17,0.43)	κ=0.61(0.50,0.72)
C2 侧移[16] ◆			κ=0.46(0.33,0.59)	κ=0.42(0.28,0.56)
C3 侧移[16] ◆			κ=0.25(0.12,0.38)	κ=0.29(0.16,0.43)
C4 侧移[16] ◆			κ=0.27(0.13,0.40)	κ=0.65(0.54,0.76)
C5 侧移[16] ◆			κ=0.18(0.03,0.33)	κ=0.55(0.43,0.67)
C6 侧移[16] ◆			κ=−0.07(−0.34,0.20)	κ=0.76(0.64,0.87)

上颈椎被动运动的评估对检查韧带(包括膜状韧带)损伤的可靠性

试验与研究质量	主诉和被动检查的发现	研究对象	检查者间可靠性
翼状韧带,右侧[31] ●	患者坐在椅子上，检查者嘱被动拉伸韧带(包括膜状韧带),与MRI影像对比。如果检查者认为患者有中等以上程度的活动范围增大则诊断为阳性。当大于1/3的结构表现为高信号,则认为MRI是阳性	92例有症状的陈旧性挥鞭伤患者和30例健康对照组	组间可信度 κ=.071(0.58,0.83)
翼状韧带,左侧[31] ●			κ=0.69(0.57,0.82)
横韧带[31] ●			κ=0.69(0.55,0.83)
覆膜韧带[31] ●			κ=0.93(0.83,1.03)
寰枕韧带(膜状)[31] ●			κ=0.97(0.92,1.03)

上颈椎被动运动的评估对检查韧带(包括膜状韧带)损伤的诊断效用

试验与研究质量	描述与阳性结果	人群	参考标准	敏感性	特异性	+LR	-LR
右侧翼状韧带[31] ◆	患者坐在椅子上，检查者嘱被动拉伸韧带(包括膜状韧带),与MRI影像对比。如果检查者认为患者有中等以上程度的活动范围增大则诊断为阳性。当大于1/3的结构表现为高信号，则认为MRI是阳性	92例有症状的陈旧性挥鞭伤患者和30例健康对照组	MRI	0.69 (0.56,0.81)	1.00 (1.00,1.00)	未确定	0.31
左侧翼状韧带[31] ◆				0.72 (0.60,0.84)	0.96 (0.91,1.00)	18	0.29
横韧带[31] ◆				0.65 (0.51,0.79)	0.99 (0.96,1.01)	65	0.35
覆膜韧带[31] ◆				0.94 (0.82,1.06)	0.99 (0.97,1.01)	94	0.06
寰枕韧带(膜状)[31] ◆				0.96 (0.87,1.04)	1.00 (1.00,1.00)	未确定	0.04

评估受限的伴有疼痛的被动椎间活动的诊断效用

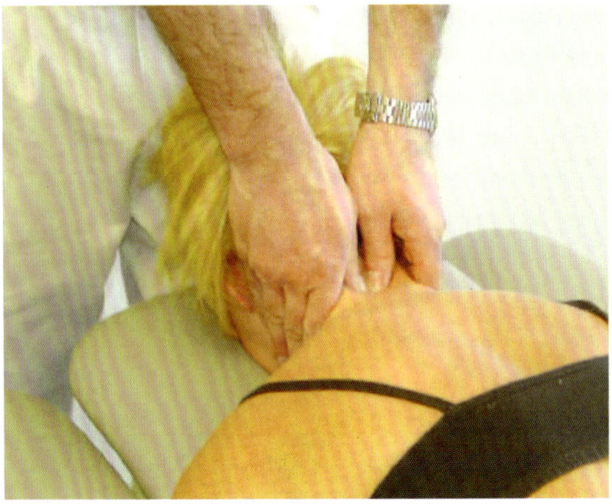

中段颈椎正中前后移动的检查

图 3-24 评估受限的伴有疼痛的被动椎间活动。

试验与研究质量	描述与阳性结果	人群	参考标准	敏感性	特异性	+LR	-LR
徒手检查[32] ◆	检查顺序：主观查体，正中后前位移动，椎间被动活动（屈、伸、侧屈和旋转）。若检查者认为被检关节活动终末感觉异常、活动对抗异常、引出疼痛，则诊断关节功能异常	173 例颈痛患者	透视引导下诊断性神经阻滞确定的小关节节段	0.89 (0.82, 0.96)	0.47 (0.37, 0.57)	1.7 (1.2, 2.5)	0.23
徒手检查[33] ◆		20 例颈痛患者		1.0 (0.81, 1.0)*	1.0 (0.51, 1.0)*	未报道	0.00
确定活动度降低节段[30] ●	患者取坐位，检查者触诊颈椎各节段生理活动（旋转、侧偏），确定活动度最小的节段	3 例先天性单节段融合（2 例 C2~C3，1 例 C5~C6）的无症状患者	先天性融合节段	0.98	0.74	3.77	0.03

* CI 一开始并未由 Jull 等报道[33]，但后来由 King 等计算并报道[32]。

压痛评估的可靠性

试验与研究质量		描述及阳性发现	研究对象	检查者间可靠性
上颈椎棘突[34] ●		患者取卧位。评级：无压痛、中等程度压痛或明显压痛	52例需行脊髓造影的患者	κ=0.47
下颈椎棘突[34] ●				κ=0.52
颈部右侧[34] ●				κ=0.24
肩胛上区[34] ●				(右侧)κ=0.42 (左侧)κ=0.44
肩胛区[34] ●				(右侧)κ=0.34 (左侧)κ=0.56
按压关节突关节[22] ●	上段颈椎	未描述上段、中段和下段的分类情况	24例头痛患者	κ=0.14(−0.12,0.39)
	中段颈椎			κ=0.37(0.12,0.85)
	下段颈椎			κ=0.31(0.28,0.90)
枕部[22] ●		未描述		(右侧)κ=0.00(−1.00,0.77) (左侧)κ=0.16(−0.31,0.61)
乳突[22] ●				κ=0.77(0.34,1.00)
胸锁乳突肌[22] ●	止点	胸锁乳突肌在枕骨的附着点(枕小神经支配)		(右侧)κ=0.68(0.29,1.00) (左侧)κ=0.35(−0.17,0.86)
	前方	胸锁乳突肌前缘的前方		(右侧)κ=0.35(−0.17,0.86) (左侧)κ=0.55(0.10,0.99)
	正中	胸锁乳突肌的边界		(右侧)κ=0.52(0.12,0.92) (左侧)κ=0.42(0.01,0.82)
	后方	胸锁乳突肌后缘的后方		(右侧)κ=0.60(0.19,1.00) (左侧)κ=0.87(0.62,1.00)
颈部中线压痛[9] ◆		未描述	8924例成人患者，均因头/颈部顿挫伤至急诊科就诊，Glasgow评分15分	κ=0.78
颈部侧后方压痛[9] ◆				κ=0.32
正中线上压痛最剧烈[9] ◆				κ=0.72

压痛评估的可靠性(病史不详和病史知悉)

试验与研究质量	描述及阳性发现	研究对象	检查者间可靠性	
			病史不详	病史知悉
C2~C3 棘突[35] ◆	未描述	100 例颈和(或)肩不适患者，伴或不伴放射痛	κ=.060	κ=0.49
C4~C7 棘突[35] ◆			κ=0.42	κ=0.50
T1~T3 棘突[35] ◆			κ=0.55	κ=0.79
C1~C3 椎旁关节[35] ◆			κ=0.32	κ=0.22
C4~C7 椎旁关节[35] ◆			κ=0.34	κ=0.55
T1~T3 椎旁关节[35] ◆			κ=0.41	κ=0.51
颈肌[35] ◆			κ=0.32	κ=0.46
臂丛[35] ◆			κ=0.27	κ=0.22
脊旁肌[35] ◆			κ=−0.04	κ=0.46

压痛评估颈源性头痛患者的可靠性

试验与研究质量	描述及阳性发现	研究对象	检查者间信度
关节水平 C0~C1[36] ◆	患者俯卧，颈部中立位。检查者应用持续单侧后前方的力作用于单侧的关节水平，诱发疼痛为阳性	60 例有颈源性疼痛的患者，其诊断标准来自依据国际头痛协会标准	κ=0.64(0.40,0.88)
关节水平 C1~C2[36] ◆			κ=0.71(0.51,0.91)
关节水平 C2~C3[36] ◆			κ=0.70(0.52,0.88)
关节水平 C3~C4[36] ◆			κ=0.61(0.37,0.85)

压痛评估的诊断效用

试验与研究质量	描述与阳性结果	人群	参考标准	敏感性	特异性	+LR	−LR
颈椎关节突关节的触诊[23] ●	触诊棘突旁 2cm 的关节，若引出疼痛则为阳性发现	75 名男性(22 例颈痛患者)	患者报告颈痛	0.82	0.79	3.90	0.23

姿势评估的可靠性

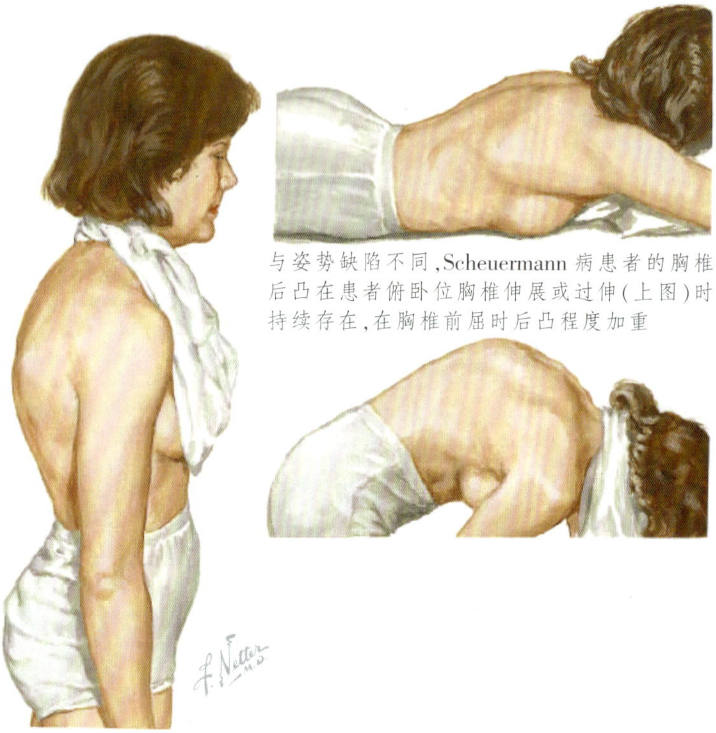

与姿势缺陷不同，Scheuermann 病患者的胸椎后凸在患者俯卧位胸椎伸展或过伸（上图）时持续存在，在胸椎前屈时后凸程度加重

患有 Scheuermann 病的青少年患者，因过度胸椎后凸及代偿性腰椎前凸易被误诊为姿势缺陷

图 3–25 胸椎后凸。

试验与研究质量	描述及阳性发现	研究对象	检查者间可靠性
头前倾[6] ◆	若患者外耳道前移（腰椎前方）则为阳性发现	22 例机械性颈痛患者	κ=–0.10（–0.20，–0.00）
肩过度前伸[6] ◆	若患者肩峰前移（腰椎前方）则为阳性发现		κ=0.83（0.51，1.0）
C7~T2 过度后凸[6] ◆	记录为“正常”（无偏移）、“过度后凸”和“后凸减小”。过度后凸指胸椎后凸度增加，而后凸减小指胸椎后凸度减小变平（每组节段）		κ=0.79（0.51，1.0）
T3~T5 过度后凸[6] ◆			κ=0.69（0.30，1.0）
T3~T5 后凸减小[6] ◆			κ=0.58（0.22，0.95）
T6~T10 过度后凸[6] ◆			κ=0.90（0.74，1.0）
后凸减小[6] ◆			κ=0.90（0.73，1.0）

肌肉长度评估的可靠性

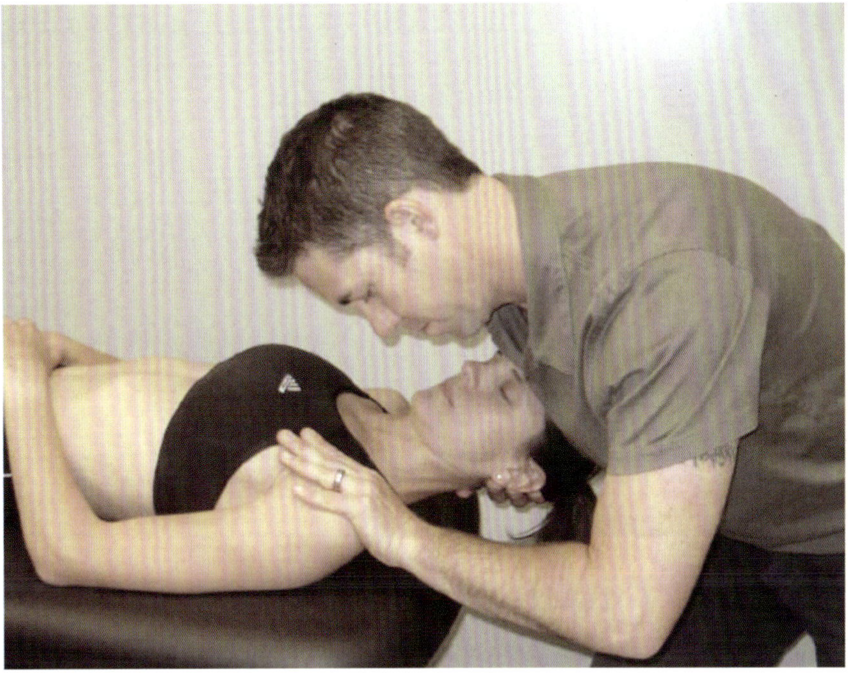

图 3-26 肌肉长度评估。

试验与研究质量	描述及阳性发现	研究对象	检查者间可靠性
背阔肌[6] ◆	每组肌肉分为"正常"或"伸长受限"	22 例机械性颈痛患者	(右侧)κ=0.80(0.53,1.0) (左侧)κ=0.69(0.30,1.0)
胸小肌[6] ◆			(右侧)κ=0.81(0.57,1.0) (左侧)κ=0.71(0.43,1.0)
胸大肌[6] ◆			(右侧)κ=0.90(0.72,1.0) (左侧)κ=0.50(0.01,1.0)
肩胛提肌[6] ◆			(右侧)κ=0.61(0.26,0.95) (左侧)κ=0.54(0.19,0.90)
上斜方肌[6] ◆			(右侧)κ=0.79(0.52,1.0) (左侧)κ=0.63(0.31,0.96)
前斜角肌和中斜角肌[6] ◆			(右侧)κ=0.81(0.57,1.0) (左侧)κ=0.62(0.29,0.96)
枕下肌群[6] ◆			(右侧)κ=0.63(0.26,1.0) (左侧)κ=0.58(0.15,1.0)

Spurling 试验和压颈试验的可靠性

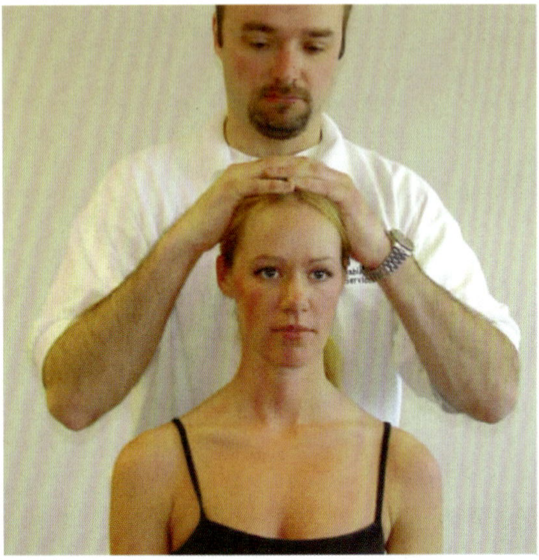

图 3-27　压颈试验。

试验与研究质量		描述及阳性发现	研究对象	检查者间可靠性
垂直施压[35] ◆		患者取坐位，检查者立于患者身后，对头部施压。若引出疼痛则为阳性	100 例颈和(或)肩部不适的患者，伴或不伴放射痛	κ=0.34 病史不详 κ=0.44 病史知悉
压颈引出[34]: ●	右肩/上臂疼痛	患者取坐位，检查者向右和(或)左侧被动旋转和侧偏患者头部，并施加 7kg 的力。记录是否诱发疼痛及疼痛部位、感觉异常或麻木	52 例需行脊髓造影的患者	(右侧)κ=0.61 (左侧)不适用
	左肩/上臂疼痛			(右侧)不适用 (左侧)κ=0.40
	右前臂/手疼痛			(右侧)κ=0.77 (左侧)κ=0.54
	左前臂/手疼痛			(右侧)不适用 (左侧)κ=0.62
Spurling A[7] ◆		患者取坐位，颈部偏向一侧，施加 7kg 的力	50 例疑似神经根型颈椎病或腕管综合征的患者	κ=0.60(0.32,0.87)
Spurling B[7] ◆		患者取坐位，颈部后伸、侧偏/旋转至一侧，施加 7kg 的力		κ=0.62(0.25,0.99)
右侧 Spurling[35] ◆		患者取坐位，检查者向右侧或左侧被动旋转、侧偏患者头部，并施加 7kg 的力。记录是否诱发疼痛及疼痛部位、感觉异常或麻木	100 例颈和(或)肩部不适的患者，伴或不伴放射痛	κ=0.37 病史不详 κ=0.28 病史知悉
左侧 Spurling[35] ◆				κ=0.37 病史不详 κ=0.46 病史知悉

Spurling 试验的诊断效用

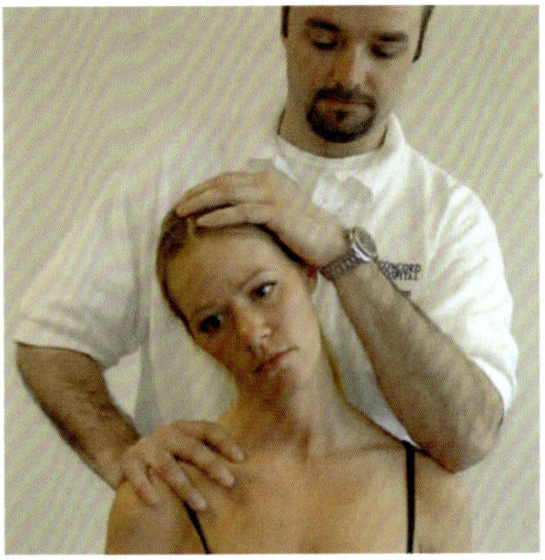

Spurling A 试验

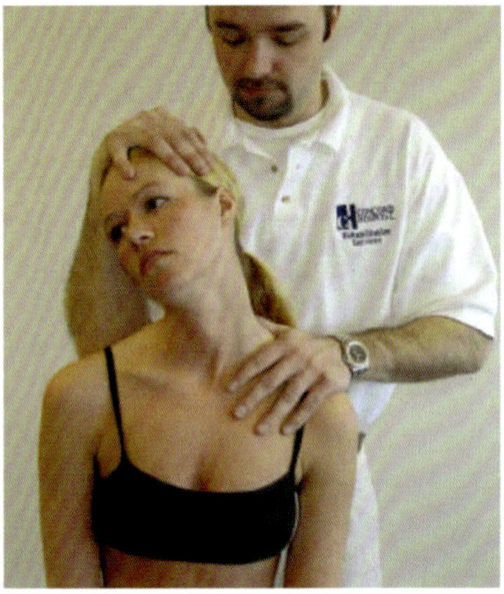

Spurling B 试验

图 3-28 Spurling 试验。

试验与研究质量	描述与阳性结果	人群	参考标准	敏感性	特异性	+LR	-LR
Spurling A[7] ◆	患者取坐位，颈部偏向一侧，施加7kg的力（如图3-28）。若诱发症状则为阳性	82例因疑似神经根型颈椎病或腕管综合征而转至电生理实验室的患者	肌电图和神经传导检查证实的神经根型颈椎病	0.50 (0.27,0.73)	0.86 (0.77,0.94)	3.5 (1.6,7.5)	0.58 (0.36,0.94)
Spurling B[7] ◆	患者取坐位，颈部后伸、侧偏/旋转至一侧，施加7kg的力（见图3-28）。若诱发症状则为阳性			0.50 (0.27,0.73)	0.74 (0.63,0.85)	1.9 (1.0,3.6)	0.67 (0.42,1.1)

Spurling 试验的诊断效用(续)

试验与研究质量	描述与阳性结果	人群	参考标准	敏感性	特异性	+LR	-LR
Spurling 试验[37] ◆	患者头部后伸并旋转,在轴向施压。若诱发上肢神经根痛则为阳性	257 例单侧神经根性颈椎病持续至少 4 周的患者	CT 检查确诊神经根性颈椎病	0.95	0.94	15.8	0.05
Spurling 试验[38] ◆	患者头部后伸并屈向患侧,从头部施加向下的力。若诱发或加重上肢根痛或麻刺感则为阳性	50 例神经外科患者,因颈痛和上肢疼痛提示根性疼痛	MRI 检查示软性椎间盘突出	0.93 (0.84,1.0)	0.95 (0.86,1.0)	18.6	0.07
Spurling 试验[39] ●	患者侧偏并后伸颈部,检查者对头部施压。若诱发自肩部放射至肘部以远的疼痛或麻刺感则为阳性	225 例因上肢神经症状转至物理治疗师的患者	电诊断试验确诊神经根型颈椎病	0.30	0.93	4.29	0.75
Spurling 试验[23] ●	患者颈部后伸并旋转、侧偏至同侧。若有疼痛则为阳性	75 例男性(22 例颈痛患者)	患者自述颈椎疼痛	0.77	0.92	9.63	0.25

颈分离和牵引试验

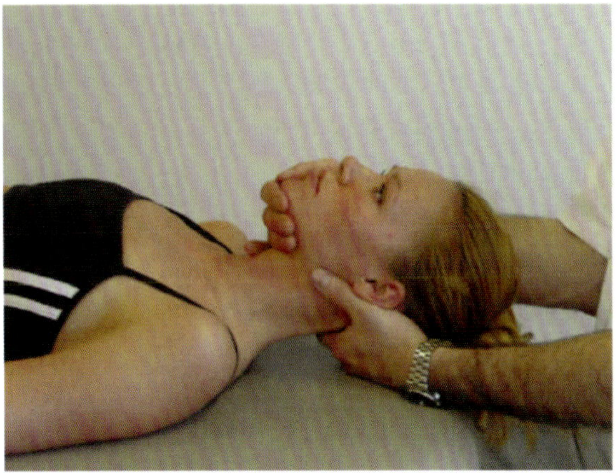

颈分离试验

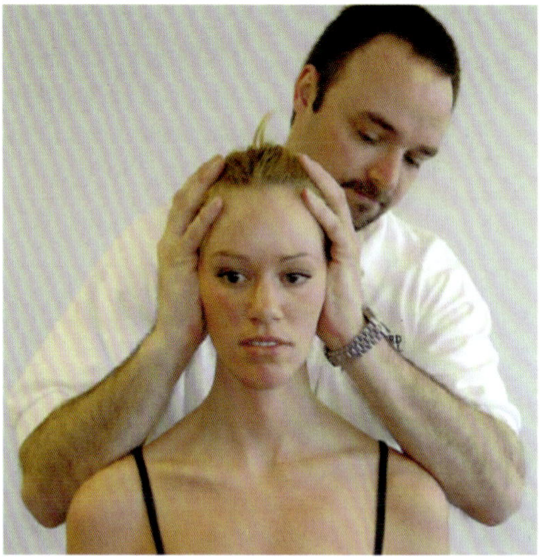

牵引试验

图 3-29 颈分离和牵引试验。

试验与研究质量	描述及阳性发现	研究对象	检查者间可靠性
徒手轴向牵引[34] ●	患者取仰卧位，检查者对患者施加 10~15kg 牵引力。若根性症状减轻则为阳性	52 例需行脊髓造影的患者	κ=0.50
颈分离试验[7] ◆	患者取仰卧位，检查者固定患者下颌及枕部，使患者颈部稍前屈并施加 6.35kg 的牵引力。若症状减轻则为阳性	50 例疑似神经根型颈椎病或腕管综合征的患者	κ=0.88(0.64，1.0)
牵引[35] ◆	患者取坐位，检查者立于患者身后，双手掌置于患者上颌骨，双手拇指置于头后。若症状减轻则为阳性	100 例颈和(或)肩部不适的患者，伴或不伴放射痛	κ=0.56 未知病史 κ=0.41 已知病史

颈椎屈曲旋转试验的可靠性

试验与研究质量	描述及阳性发现	研究对象	检查者间可靠性
颈椎屈曲旋转试验[40] ●	患者仰卧位，颈椎被动最大屈曲，检查者被动左右旋转患者颈部。阳性结果表现为患者主诉出现疼痛，或者检查者在正常的运动范围内感到确切的抵抗，即从44°的运动范围减少10°以上	15例颈源性头痛的患者在无症状期间与10例无症状人群的对比	κ=0.50

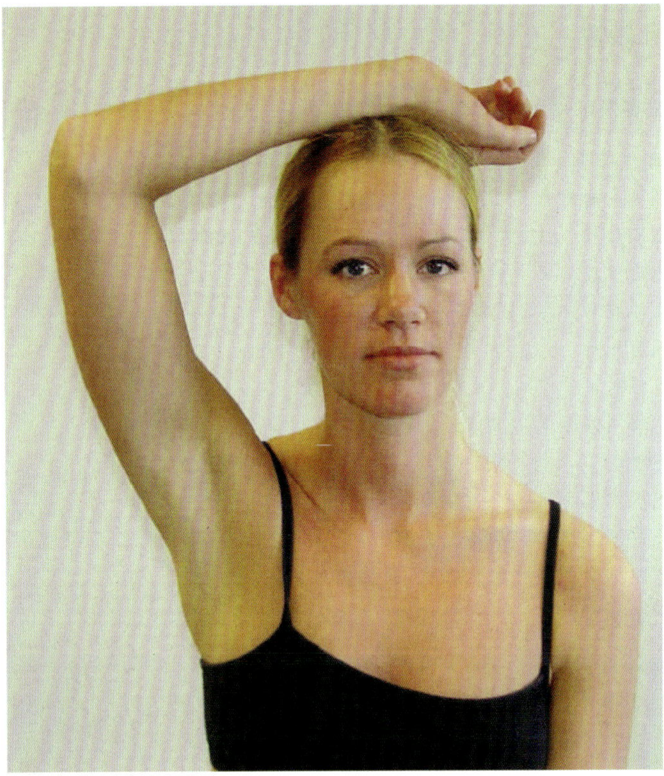

图 3–30 肩外展试验。

肩外展试验的可靠性

试验与研究质量	描述及阳性发现	研究对象	检查者间可靠性
肩外展试验[7] ◆	患者取坐位，将患侧上肢置于头顶。若症状减轻则为阳性	50 例疑似神经根型颈椎病或腕管综合征的患者	κ=0.20(0.00, 0.59)
肩外展试验[34] ●	患者取坐位，将患侧上肢举过头顶。若症状减轻则为阳性	52 例需行脊髓造影的患者	(右侧)κ=0.21 (左侧)κ=0.40

神经张力测试的可靠性

试验与研究质量	描述及阳性发现	研究对象	检查者间可靠性
上肢张力测试 A[7] ◆	患者取仰卧位，检查者做以下操作： 1.下压肩胛骨 2.肩外展 3.前臂旋后 4.伸腕和伸指 5.肩外旋 6.伸肘 7.颈侧偏至同侧/对侧 若出现以下情况则为阳性： 1.诱发患者症状 2.两侧伸肘程度差异大于 10° 3.颈椎对侧偏时症状加重，同侧偏时症状减轻	50 例疑似神经根型颈椎病或腕管综合征的患者	κ=0.76（0.51，1.0）
上肢张力测试 B[7] ◆	患者取仰卧位，肩外展 30°，检查者做以下操作： 1.下压肩胛骨 2.肩关节内旋 3.完全伸肘 4.屈腕和屈指 5.颈侧偏至同侧/对侧 若出现以下情况则为阳性： 1.诱发患者症状 2.两侧屈腕程度差异大于 10° 3.颈椎对侧偏时症状加重、同侧偏时症状减轻		κ=0.83（0.65，1.0）
臂丛测试[34] ●	患者取仰卧位，检查者外展患者肱骨至最大无痛活动范围，然后外旋上肢并屈肘。若无活动受限，肱骨外展至 90°。记录是否诱发症状	52 例需行脊髓造影的患者	（右侧）κ=0.35 因阳性率小于 10%，所以未计算左侧 κ 值

神经张力测试的可靠性(续)

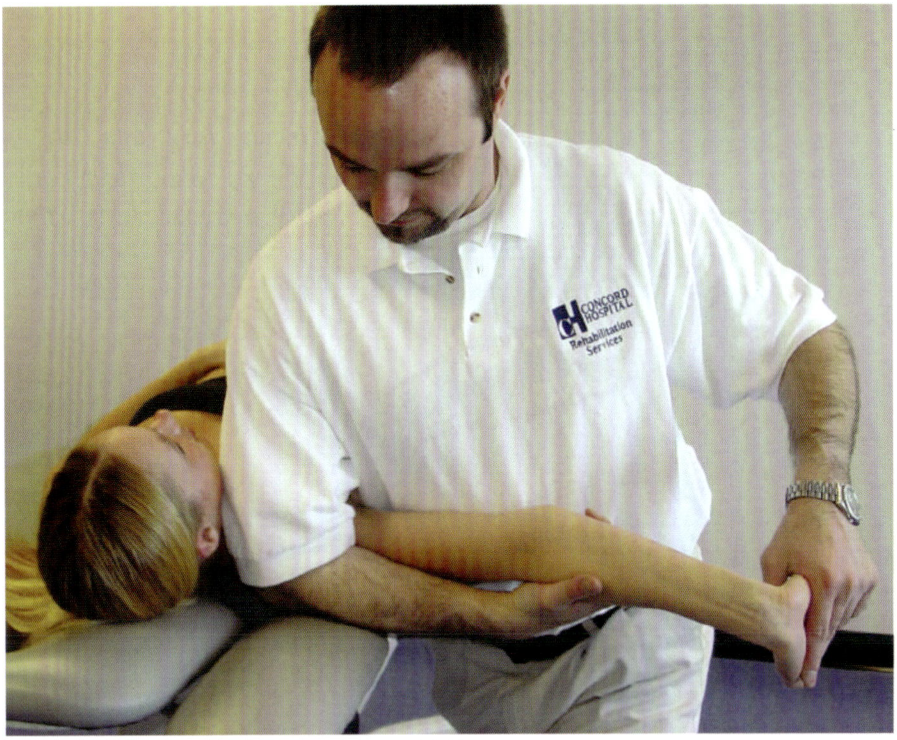

测试 A

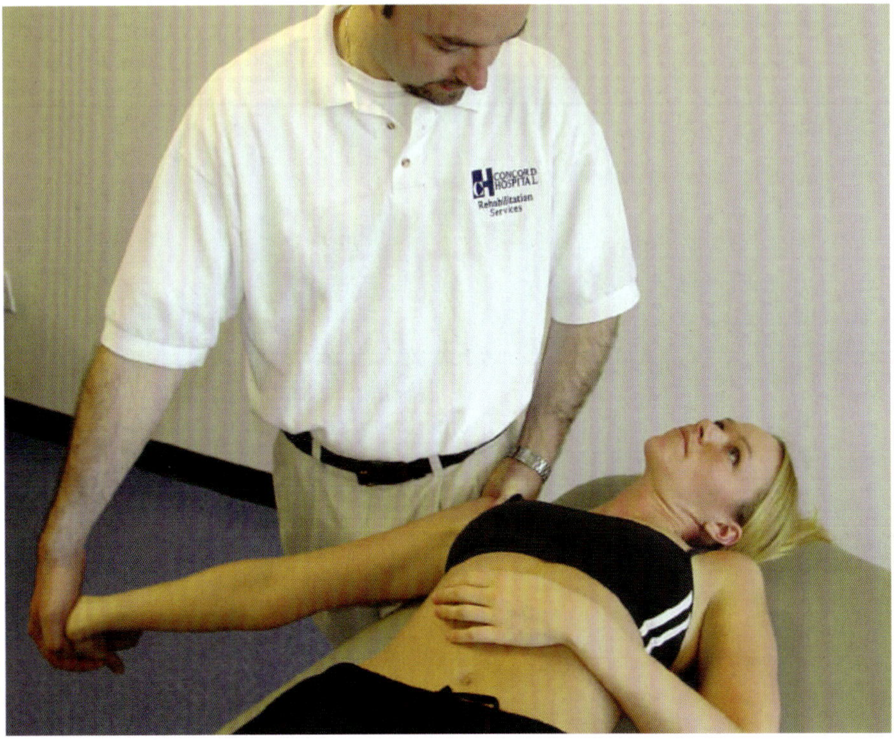

测试 B

图 3-31 上肢张力测试。

神经张力测试诊断神经根型颈椎病的诊断效用

试验与研究质量	描述与阳性结果	人群	参考标准	敏感性	特异性	+LR	-LR
上肢张力测试 A[7]	患者取仰卧位，检查者做以下操作： 1.下压肩胛骨 2.外展肩关节 3.前臂旋后 4.伸腕和伸指 5.外旋肩关节 6.伸肘 7.对侧/同侧颈部侧偏 若出现以下情况则为阳性： 1.诱发患者症状 2.两侧伸肘程度差异大于10° 3.颈椎对侧偏时症状加重、同侧偏时症状减轻	82 例因疑似神经根型颈椎病或腕管综合征而转至电生理实验室的患者	肌电图和神经传导试验确诊神经根型颈椎病	0.97 (0.90, 1.0)	0.22 (0.12, 0.33)	1.3 (1.1, 1.5)	0.12 (0.01, 1.9)
上肢张力测试 B[7]	患者取仰卧位，肩外展 30°，检查者做以下操作： 1.下压肩胛骨 2.肩关节内旋 3.完全伸肘 4.屈腕和屈指 5.颈侧偏至同侧/对侧 若出现以下情况则为阳性： 1.诱发患者症状 2.两侧屈腕程度差异大于10° 3.颈椎对侧偏时症状加重、同侧偏时症状减轻			0.72 (0.52, 0.93)	0.33 (0.21, 0.45)	1.1 (0.77, 1.5)	0.85 (0.37, 1.9)
上肢张力测试[23]	患者取坐位，上臂后伸、外展并外旋盂肱关节，伸肘，前臂旋后，伸腕、伸指，并向对侧屈颈。若诱发疼痛则为阳性	75 例男性(22 例颈痛患者)	患者自述颈痛	0.77	0.94	12.83	0.25

Sharp-Purser 测试诊断颈椎不稳的诊断效用

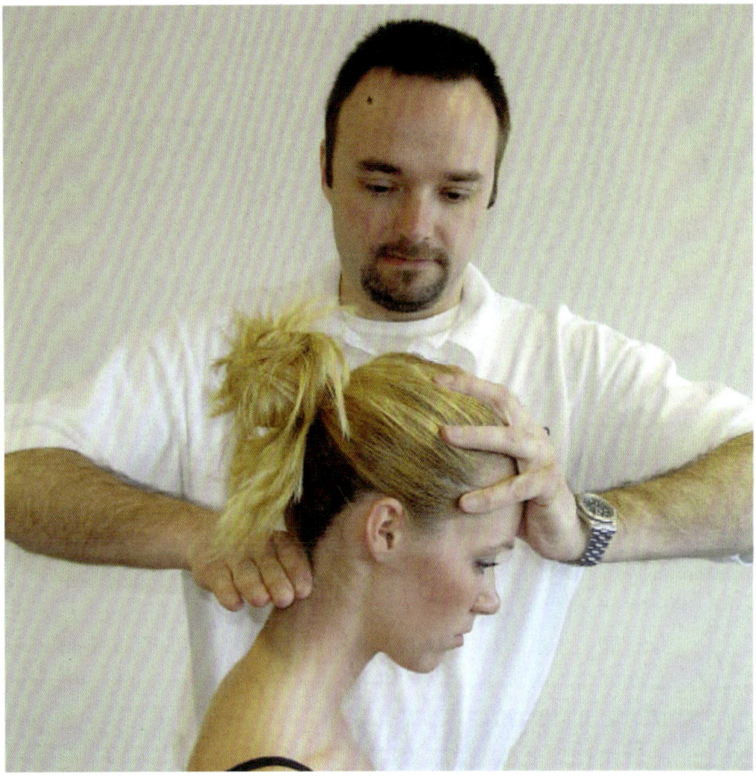

图 3-32 Sharp-Purser 测试。

试验与研究质量	描述与阳性结果	人群	参考标准	敏感性	特异性	+LR	-LR
Sharp-Purser 测试[41] ●	患者取坐位，颈椎处于半屈位。检查者一手手掌置于患者前额，另一手示指置于枢椎棘突。对前额施压，若头部相对枢椎后移则为阳性，可能存在寰枢椎不稳	123 例患风湿性关节炎的门诊患者	颈椎过屈、过伸位 X 线片。寰齿间距超过 3mm 则为异常	0.69	0.96	17.25	0.32

上臂压迫试验对于区别颈椎神经根压迫和肩关节疼痛的可靠性

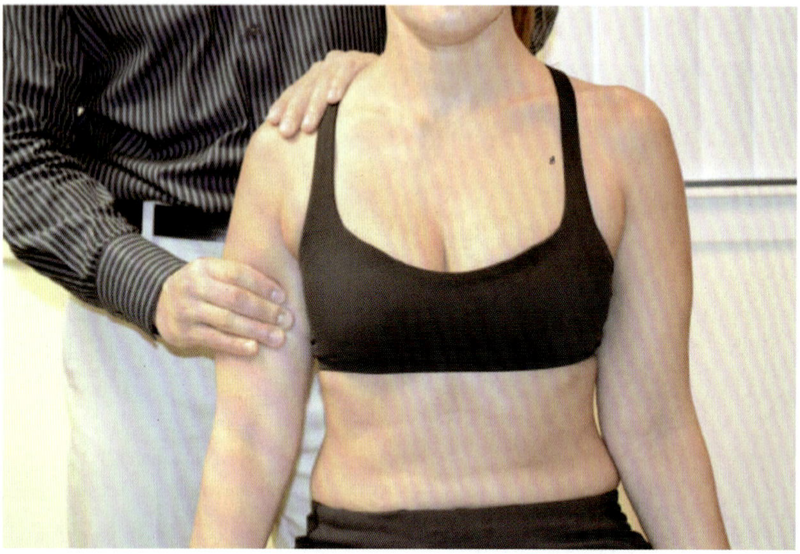

图 3–33 上臂压迫试验。

试验与研究质量	描述及阳性发现	研究对象	检查者间可靠性
上臂压迫试验[42] ●	检查者压迫患者上臂的中 1/3，拇指在患者的肱三头肌侧，其余手指在病肱二头肌侧，施以中等程度的压力(5.9~8.1kg)，如果患者主诉相比压迫肩锁关节和肩峰下区的疼痛不小于 3 分的 VAS 评分，则认为是阳性	305 例有颈椎病根性压迫的病例，903 例有肩袖损伤的病例，以及 305 例健康自愿者	组内 κ=0.87(0.85,0.89) 组间 κ=0.81(0.79,0.82)

上臂压迫试验对于区别颈椎神经根压迫和肩关节疼痛的有效性

试验与研究质量	描述与阳性结果	人群	参考标准	敏感性	特异性	+LR	−LR
上臂压迫试验[42] ◆	检查者压迫患者上臂的中 1/3，拇指在患者的肱三头肌侧，其余手指在病肱二头肌侧，施以中等程度的压力(5.9~8.1kg)，如果患者主诉相比压迫肩锁关节和肩峰下区的疼痛不小于 3 分的 VAS 评分，则认为是阳性	305 例有颈椎病根性压迫的病例，903 例有肩袖损伤的病例，以及 305 例健康自愿者	基于临床检查、肌电图、X 线片和 MRI，诊断为 C5~T1 的神经根压迫	0.96 (0.85,0.99)	0.96 (0.86,0.98)	24	0.04

臂丛压迫试验诊断颈椎脊髓受压的诊断效用

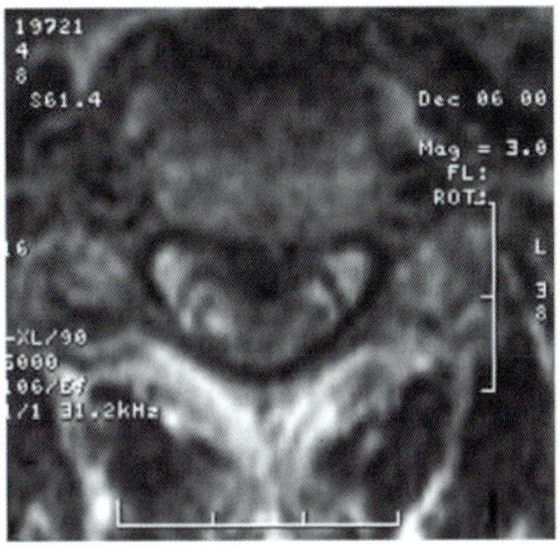

图示 C3~C4 椎间盘突出导致脊髓受压

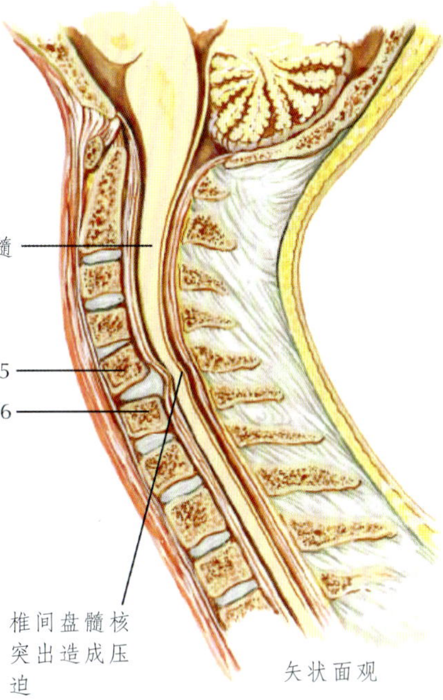

椎间盘髓核突出造成脊髓中央受压

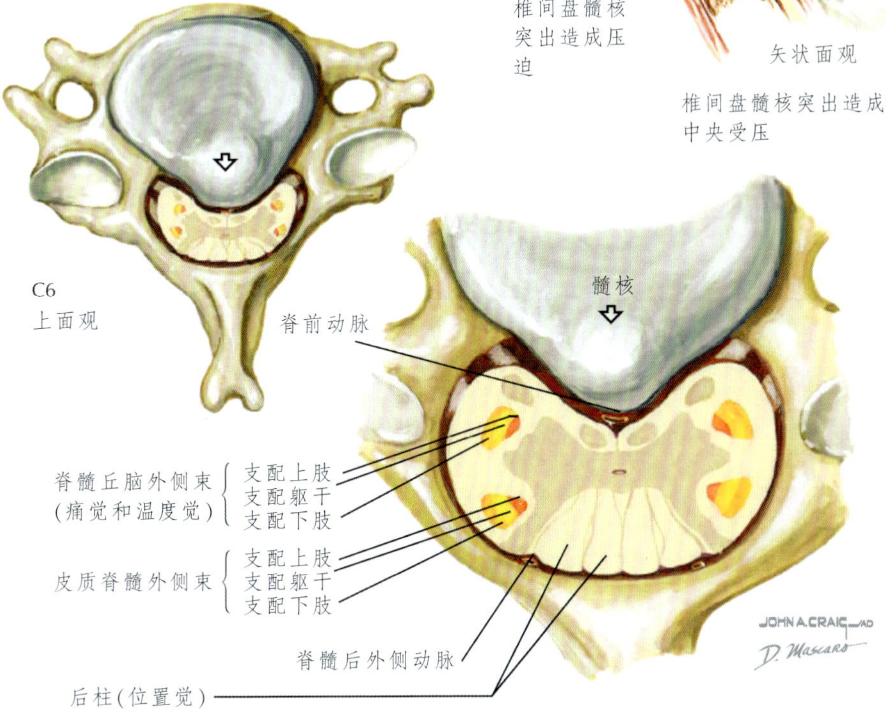

图 3–34 颈椎间盘突出导致脊髓受压。

试验与研究质量	描述与阳性结果	人群	参考标准	敏感性	特异性	+LR	–LR
臂丛压迫试验[43] ●	拇指用力压迫、挤压臂丛。若疼痛放射至肩部或上肢则为阳性	65 例因放射痛行 MRI 检查的患者	MRI 显示颈脊髓受压	0.69	0.83	4.06	0.37

脊髓型颈椎病试验的可靠性

试验与研究质量	描述及阳性发现	研究对象	检查者间可靠性
Hoffmann 征[44] ◆	患者站立或坐位，医生固定中指间关节的近侧，医生屈曲拇指和示指，“轻弹”刺激患者中指。阳性结果为拇指内收和其余手指屈曲	51 例患者，以颈痛为基本主诉	κ=0.76(0.56,0.96)
肌腱深反射[44] ◆	肱二头肌腱反射：患者坐位，检查者嘱患者前臂外旋并轻轻置于医生的前臂上，确保患者放松。医生拇指置于患者肱二头肌肌腱处，用叩诊锤轻轻锤击自己的拇指。对于肱三头肌腱的检查，通过抬高肩关节约 90°，患者肘部被动屈曲，医生将拇指置于肱三头肌腱的远端，然后以叩诊锤轻敲自己的拇指。阳性结果为腱反射亢进		κ=0.73(0.50,0.95)
旋前反转征(桡骨骨膜试验)[44] ◆	患者坐位，嘱患者前臂旋前位置于医生前臂上以保证放松，医生以叩诊锤轻敲桡骨茎突附近的肱桡肌肌腱，也称为肱桡肌肌腱反射。阳性表现为手指屈曲或者手腕背伸		κ=0.52(0.26,0.78)
髌上股四头肌试验[44] ◆	患者坐位，使其足部离地，医生以叩诊锤轻敲髌上韧带，阳性结果为膝关节伸膝反射亢进		κ=0.68(0.46,0.89)
抽手反射[44] ◆	患者坐位或者站位，医生持握患者手掌，叩诊锤轻敲患者手背，阳性结果反常的屈曲反射		κ=0.55(0.34,0.82)
Babinski 征[44] ◆	患者仰卧位，医生协助将患者足置于中立位，医生用叩诊锤尾侧的钝头对足施加刺激，通常是从足跟外侧划向前足内侧。阳性结果为第一足趾背伸而第二到第五趾张开		κ=0.56(0.24,0.89)
踝阵挛[44] ◆	患者坐位，嘱其足部离床，医生对其足部施加一个突然的背伸力量来拉伸跟腱，阳性的表现为踝部在背伸位置上上下“弹跳”至少 3 次		κ=0.66(0.03,0.99)

脊髓型颈椎病试验的诊断效用

试验与研究质量	描述与阳性结果	人群	参考标准	敏感性	特异性	+LR	–LR
Hoffmann 征[44] ◆	患者站立或坐位，医生固定中指间关节的近侧，屈曲拇指和示指，“轻弹”刺激患者中指。阳性结果为拇指内收和其余手指屈曲	51 例患者，以颈痛为基本主诉	MRI 诊断为脊髓型颈椎病	0.44 (0.28, 0.58)	0.75 (0.63, 0.86)	1.8 (0.80, 4.1)	0.70 (0.50, 1.1)
肌腱深反射[44] ◆	肱二头肌腱反射：患者坐位，检查者嘱患者前臂外旋并轻轻置于医生的前臂上，确保患者放松。医生拇指置于患者肱二头肌肌腱处，用叩诊锤轻轻锤击自己的拇指。对于肱三头肌腱的检查，通过抬高肩关节约 90°，患者肘部被动屈曲。医生将拇指置于肱三头肌腱的远端，然后以叩诊锤轻敲自己的拇指。阳性结果为腱反射亢进			0.44 (0.28, 0.59)	0.71 (0.59, 0.82)	1.5 (0.70, 3.4)	0.80 (0.50, 1.2)
旋前反转征（桡骨骨膜试验）[44] ◆	患者坐位，医生嘱患者前臂旋前位置于医生前臂上以保证放松，医生以叩诊锤轻敲桡骨茎突附近的肱桡肌肌腱，也称为肱桡肌肌腱反射。阳性表现为手指屈曲或者手腕背伸			0.61 (0.44, 0.74)	0.78 (0.65, 0.88)	2.8 (1.2, 6.4)	0.50 (0.30, 0.90)
髌上股四头肌试验[44] ◆	患者坐位，使其足部离地，医生以叩诊锤轻敲髌上韧带，阳性结果为膝关节伸膝反射亢进			0.56 (0.39, 0.72)	0.33 (0.22, 0.46)	0.80 (0.50, 1.3)	1.3 (0.60, 2.8)

脊髓型颈椎病试验的诊断效用(续)

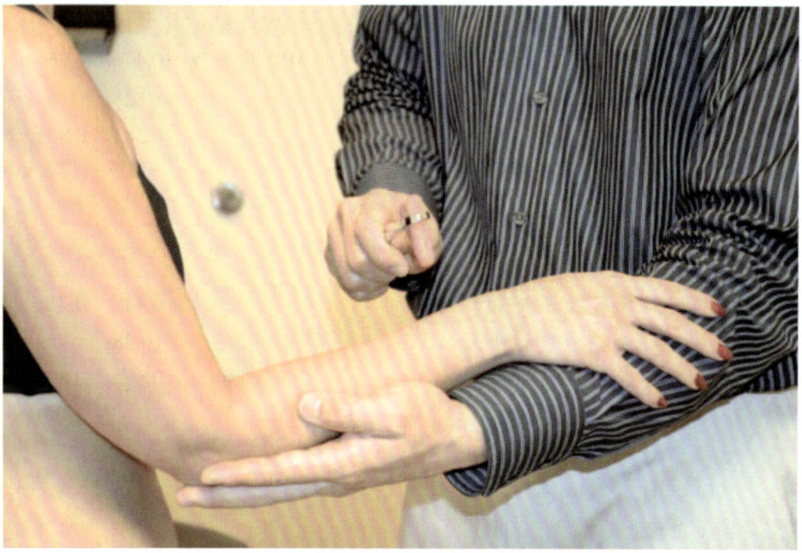

图 3-35　旋前反转试验(桡骨骨膜试验)。

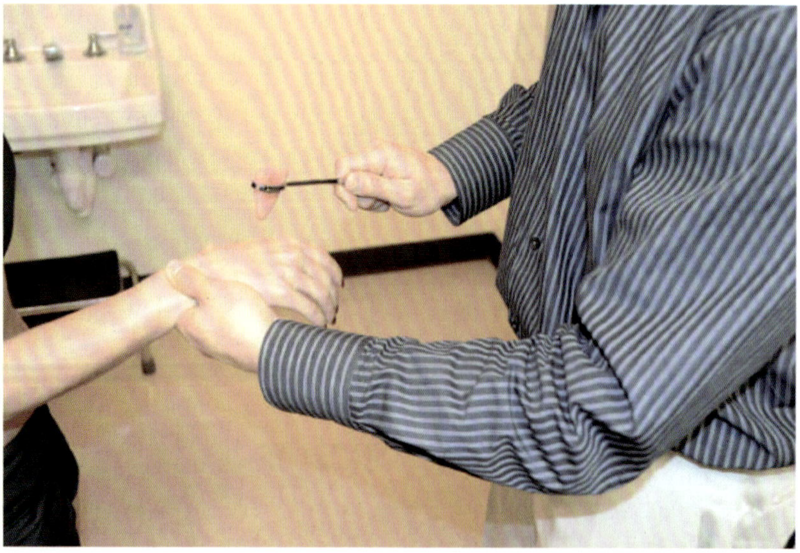

图 3-36　抽手反射。

脊髓型颈椎病试验的诊断效用(续)

试验与研究质量	描述与阳性结果	人群	参考标准	敏感性	特异性	+LR	-LR
抽手反射[44] ◆	患者坐位或者站立,医生持握患者手掌,用叩诊锤轻敲患者手背,阳性结果为反常的屈曲反射	82 例序贯纳入的患者,疑似神经根型颈椎病或者 CTS	神经电生理检查	0.41 (0.25, 0.58)	0.63 (0.51, 0.75)	1.1 (0.50, 2.3)	0.90 (0.60, 1.5)
Babinski 征[44] ◆	患者仰卧位,医生协助将患者足置于中立位,医生用叩诊锤尾侧的钝头对足施加刺激,通常是从足跟外侧划向前足内侧。阳性结果为第一足趾背伸而第二到第五趾张开			0.33 (0.19, 0.41)	0.92 (0.81, 0.98)	4.0 (1.1, 16.6)	0.70 (0.60, 0.90)
踝阵挛[44] ◆	患者坐位,嘱其足部离床,医生对其足部施加一个突然的背伸力量来拉伸跟腱。阳性表现为踝部在背伸位置上上下"弹跳"至少 3 次			0.11 (0.30, 0.16)	0.96 (0.90, 0.99)	2.7 (0.40, 20.1)	0.90 (0.80, 1.1)

脊髓型颈椎病检查方法联合应用的诊断效用

Cook 及同事[45]对一系列的试验进行了验证，选择了最优化的临床检查组合，有助于确认脊髓型颈椎病临床诊断的可能。下列五个临床发现显示了其筛查脊髓型颈椎病的效能，包括五项之一为阳性而不是脊髓型颈椎病和五项之三为阳性而诊断为脊髓型颈椎病的情况。

试验与研究质量	描述与阳性结果	人群	参考标准	敏感性	特异性	+LR	−LR
脚步偏移 + Hoffmann 征 + 旋前反转征（桡骨骨膜试验） + Babinski 征阳性 + 年龄大于 45 岁[45] ◆	五项之一是阳性	249 例序贯纳入的患者，基本主诉为颈部疼痛或者功能障碍，就诊于大学的脊柱外科中心	脊髓型颈椎病经 MRI 确诊或排除	0.94（0.89，0.97）	0.31（0.27，0.32）	1.4（1.2，1.4）	0.18（0.12，0.42）
	五项之三是阳性			0.19（0.15，0.20）	0.99（0.97，0.99）	30.9（5.5，181.8）	0.81（0.79，0.87）

神经根型颈椎病检查方法联合应用的诊断效用

Wainner 和同事[7]对一系列的试验进行了验证，选择了最优化的临床检查的组合，有助于确认神经根型颈椎病临床诊断的可能。下列五个临床发现显示了其筛查脊髓型颈椎病的效用，包括五项之一为阳性而不是脊髓型颈椎病和五项之三为阳性而诊断为脊髓型颈椎病的情况。以下四个变量的出现是最可能预测神经根型颈椎病的，它们是上肢张力试验、Spurling 试验、分离试验以及同侧颈椎旋转测试小于 60°。

试验与研究质量	描述与阳性结果	人群	参考标准	敏感性	特异性	+LR	-LR
上肢张力测试 A + Spurling A 试验 + 分离试验 + 同侧转颈小于 60°[7] ◆	4 项检查均为阳性	82 例因疑似神经根型颈椎病或腕管综合征而转至电生理实验室的患者	肌电图和神经传导检查确诊神经根型颈椎病	0.24 (0.05, 0.43)	0.99 (0.97, 1.0)	30.3 (1.7, 38.2)	未报道
	任何 3 项检查为阳性			0.39 (0.16, 0.61)	0.94 (0.88, 1.0)	6.1 (2.0, 18.6)	
	任何 2 项检查为阳性			0.39 (0.16, 0.61)	0.56 (0.43, 0.68)	0.88 (1.5, 2.5)	

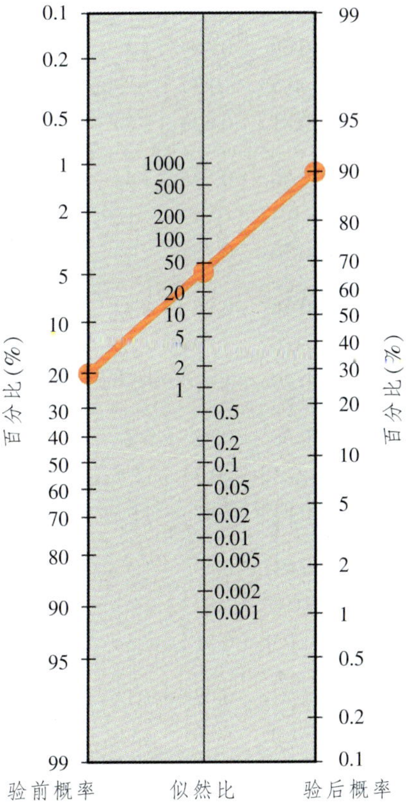

图 3-37 Fagan 列线图。假设根据 Wainner 等的研究诊断某患者神经根型颈椎病的验前概率为 20%，当系列检查中 4 项检查均为阳性时，列线图表明诊断可能性的巨大变化 (see Wainner RS, Fritz JM, Irrgang JJ, et al. Reliability and diagnostic accuracy of the clinical examination and patient self-report measures for cervical radiculopathy. *Spine*. 2003;28:52–62)。(Reprinted with permission from Fagan TJ. Nomogram for Bayes' theorem. *N Engl J Med*. 1975;293:257. Copyright 2005, Massachusetts Medical Society. All rights reserved.)

对于颈痛患者，判断患者可能从颈部加压理学检查获得收益的临床预测原则

Puentedura 和同事[46]设计了一种判断颈痛患者采用颈部加压理学检查能否获得收益的临床预测原则。他们的研究显示，如果四项（症状持续小于 38 天、理学试验检查为阳性结果，双侧旋转范围差别大于等于 10°，以及中颈椎的后前方弹力压迫试验阳性）中的三项或以上为阳性，正值似然比（+LR）是 13.5（95%CI 1.0，328.3），而且成功预测的可能性从 39%增加到 90%。

单因素和组合因素作为短期临床结局改善的预测指标的诊断效用

我们利用基本的检查和物理治疗作为干预因素，研究神经根型颈椎病患者短期临床改善的预测指标[47]。患者在 28 天内平均接受 6.4 次物理治疗师的指导训练。除了找出与临床改善相关性最强的单因素外，我们还使用逻辑回归寻找能预测短期临床改善的组合因素。

试验与研究质量	描述与阳性结果	人群	参考标准	敏感性	特异性	+LR	−LR
年龄<54 岁[47] ◆	患者自我报告	96 例转做物理治疗的神经根型颈椎病患者[7]（Wainner 系列检查中 4 项检查为阳性）	物理治疗结束时临床症状改善（各项结局进步量超过最小可检测之变化值）	0.76（0.64，0.89）	0.52（0.38，0.67）	1.5（1.2，2.1）	未报道
优势臂未受累[47] ◆	患者自我报告			0.74（0.62，0.86）	0.52（0.38，0.67）	1.5（1.1，2.2）	
俯视不会加重症状[47] ◆	患者自我报告			0.68（0.55，0.81）	0.48（0.34，0.62）	1.3（0.93，1.8）	
颈前屈活动度>30°[47] ◆	患者取坐位。两次热身后，使用倾斜仪测量活动度			0.56（0.42，0.70）	0.59（0.44，0.73）	1.4（0.89，2.1）	
年龄<54 岁 + 优势臂未受累 + 俯视不会加重症状 + 手法治疗，牵引，超过 50%的随访做颈深部屈肌强化[47] ◆	4 项检查均为阳性			0.18（0.07，0.29）	0.98（0.94，1.0）	8.3（1.9，63.9）	
	任意 3 项检查为阳性			0.68（0.55，0.81）	0.87（0.77，0.97）	5.2（2.4，11.3）	
	任意 2 项检查为阳性			0.94（0.87，1.0）	0.37（0.23，0.51）	1.5（1.2，1.9）	
	任意 1 项检查为阳性			1.0（1.0，1.0）	0.08（0.01，0.20）	1.1（1.0，2.0）	

病史和体检发现对颈椎手法治疗后症状即刻改善的诊断效用

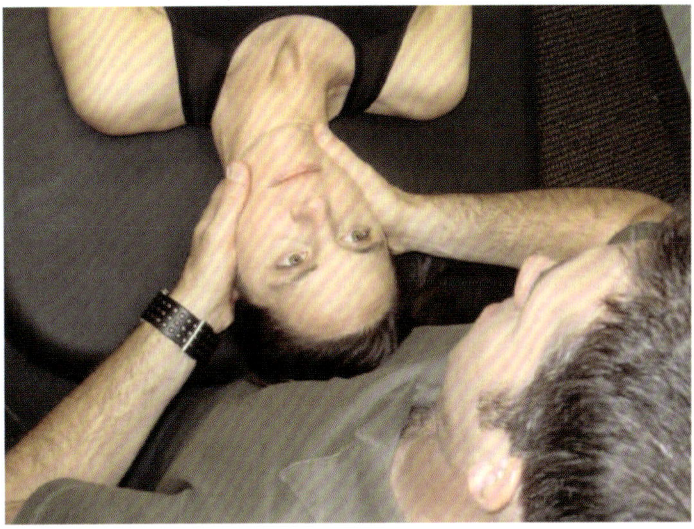

图 3-38 颈椎手法治疗。Tseng 等在提到物理治疗师处理活动度最小的节段时说："一旦定位活动度减小的节段，检查者会小心地前屈和侧偏患者颈部直至其他颈椎节段的关节突关节锁定。然后对目标节段施以高速的低振幅推力，从而使目标节段关节突关节的间隙分离。"(See Tseng YL, Wang WT, Chen WY, et al. Predictors for the immediate responders to cervical manipulation in patients with neck pain. *Man Ther.* 2006;11:306-315.)

试验与研究质量	描述与阳性结果	人群	参考标准	敏感性	特异性	+LR	-LR
初始颈椎功能障碍评分>11.5 + 双侧受累 + 每天坐着工作不超过5小时 + 活动颈部时感觉症状改善 + 颈后伸时未感觉症状加重 + 诊断为非神经根型的颈椎病[48] ◆	5或6项检查结果为阳性	100例因颈痛转行物理治疗的患者	若满足以下任意一条，则认为治疗有即刻改善 1.数字疼痛评分减小≥50% 2.变化量表(GROC)全面评分≥4(明显改善) 3.治疗后患者满意度调查为"非常满意"	0.07 (0.00, 0.13)	1.00 (1.00, 1.00)	不确定	未报道
	任意4项检查结果为阳性			0.40 (0.28, 0.52)	0.93 (0.84, 1.00)	5.33 (1.72, 16.54)	
	任意3项检查结果为阳性			0.43 (0.31, 0.56)	0.78 (0.65, 0.90)	1.93 (1.01, 3.67)	
	任意2项检查结果为阳性			0.08 (0.01, 0.15)	0.57 (0.42, 0.73)	0.20 (0.08, 0.49)	
	任意1项检查结果为阳性			0.02 (-0.02, 0.05)	0.75 (0.62, 0.88)	0.07 (0.01, 0.50)	

病史和体检的发现对胸椎手法治疗后症状即刻改善的诊断效用

试验与研究质量	描述与阳性结果	人群	参考标准	敏感性	特异性	+LR
症状持续时间小于30天[49] ◆	患者自我报告	78例因机械性颈痛转诊至物理治疗师的患者	经过几种标准胸椎手法治疗和颈椎活动锻炼后有所改善，变化量表总体评分≥5(有很大改善)	0.36 (0.22, 0.52)	0.94 (0.80, 0.99)	6.4 (1.60, 26.3)
无肩部以远的症状[49] ◆				0.67 (0.50, 0.80)	0.53 (0.36, 0.69)	1.4 (0.94, 2.2)
FABQPA 评分<12[49] ◆	使用问卷调查量化患者认为工作和活动对颈痛的影响			0.28 (0.16, 0.45)	0.91 (0.76, 0.98)	3.4 (1.05, 11.20)
FABQW 评分<10[49] ◆				0.55 (0.39, 0.70)	0.69 (0.52, 0.83)	1.8 (1.02, 3.15)
此前疼痛发作大于3次[49] ◆	患者自我报告			0.23 (0.15, 0.35)	0.83 (0.54, 0.96)	1.9 (1.3, 2.7)
仰视不会加重症状[49] ◆				0.67 (0.50, 0.80)	0.86 (0.70, 0.95)	4.8 (2.07, 11.03)
每周锻炼大于3次[49] ◆				0.65 (0.50, 0.76)	0.67 (0.46, 0.83)	1.9 (1.1, 3.4)
颈椎后伸活动度<30°[49] ◆	倾斜仪测量			0.62 (0.46, 0.76)	0.75 (0.57, 0.87)	2.5 (1.34, 4.57)
上胸椎后凸角减小[49] ◆	T3~T5 后凸角增大			0.54 (0.42, 0.65)	0.64 (0.48, 0.78)	1.1 (0.77, 1.60)
肩前伸[49] ◆	若肩峰位置在腰椎前方则为阳性			0.65 (0.51, 0.77)	0.76 (0.52, 0.90)	2.7 (1.6, 3.0)

FABQPA，恐惧回避信念问卷体力活动亚量表；FABQW，恐惧回避信念问卷工作亚量表；-LR 未报道。

系列病史和体检发现对胸椎手法治疗后症状即刻改善的诊断效用

试验与研究质量	描述与阳性结果	人群	参考标准	敏感性	特异性	+LR
症状持续时间小于30天 + 无肩部以远的症状 + FABQPA评分<12 + 仰视不会加重症状 + 颈椎后伸活动度<30° + 上胸椎后凸角减小(T3~T5)[49] ◆	所有6项检查结果均为阳性	78例因机械性颈痛转诊至物理治疗师的患者	经过几种标准胸椎手法治疗和颈椎活动锻炼后有所改善,变化量表总体评分≥5(有很大改善)	0.05(0.00,0.17)	1.0(0.97,1.00)	未报道
	至少5项检查结果为阳性			0.12(0.04,0.25)	1.0(0.94,1.00)	未报道
	至少4项检查结果为阳性			0.33(0.26,0.35)	0.97(0.89,1.00)	12(2.28,70.8)
	至少3项检查结果为阳性			0.76(0.67,0.82)	0.86(0.75,0.93)	5.49(2.72,12.0)
	至少2项检查结果为阳性			0.93(0.84,0.97)	0.56(0.46,0.61)	2.09(1.54,2.49)
	至少1项检查结果为阳性			1.00(0.95,1.00)	0.17(0.11,0.24)	1.2(1.06,1.2)

FABQPA,恐惧回避信念问卷体力活动亚量表;FABQW,恐惧回避信念问卷工作亚量表。-LR,未报道。

系列病史和体检发现对胸椎手法治疗后症状即刻改善的诊断效用(续)

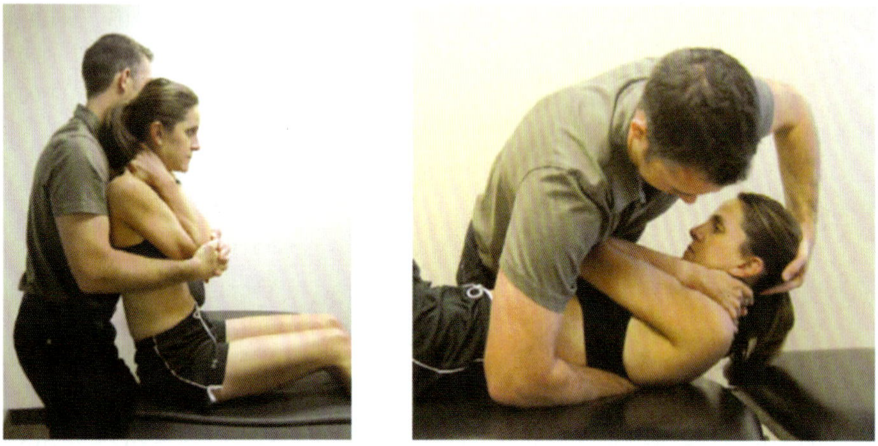

A　B

患者接受连续3次针对胸椎的推挤手法治疗。手法1(A)患者取坐位,治疗师以自己的胸骨作为患者中段胸椎的支点,对患者施加高速的竖直向上的牵引。手法2、3(B)患者取仰卧位,治疗师用自己的身体通过患者的手臂将高速、低振幅的推力施加在T1~T4节段或T5~T8节段[40]。

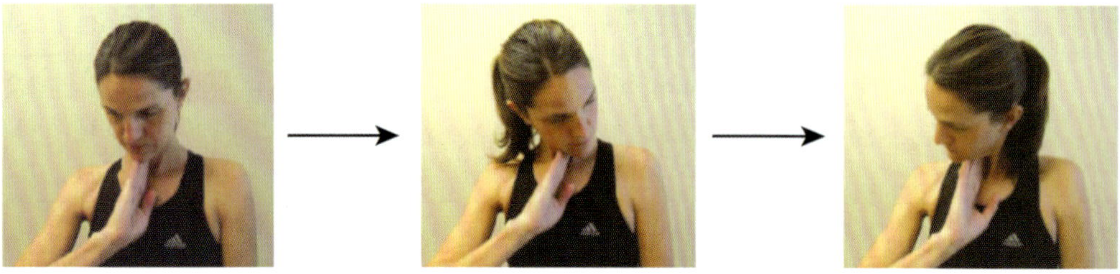

手法治疗后让患者进行颈椎活动度练习,每天进行3~4次[40]。

图3-39　胸椎手法治疗和主动活动。

病史和体检发现对颈椎牵引 3 周后症状改善的诊断效用

试验与研究质量	描述与阳性结果	人群	参考标准	敏感性	特异性	+LR	-LR
颈部分离试验[50] ◆	患者取仰卧位，颈部舒适放置。检查者通过握持患者枕部和下颌牢固固定患者头部，将牵引力缓慢增加至大约13.6kg。若牵引过程中症状减轻则为阳性	68 例转至物理治疗师的颈痛患者，伴或不伴上肢症状	3 周内治疗 6 次（颈椎牵引和颈姿势/深部屈肌加强锻炼）后症状缓解，变化量表总体评分≥+7（非常明显的改善）	0.83（0.66，0.93）	0.50（0.35，0.65）	1.67（1.18，2.45）	0.33（0.14，0.73）
肩外展试验[50] ◆	患者取坐位，患者将患侧上肢的手置于头顶，在肩胛平面支撑上肢。若症状减轻则为阳性			0.33（0.19，0.51）	0.87（0.73，0.94）	2.53（1.01，6.50）	0.77（0.55，1.00）
上肢张力测试 A 阳性[50] ◆	患者取仰卧位，检查者做以下操作： 1.下压肩胛骨 2.肩外展 3.前臂旋后 4.后伸腕、手指 5.肩外旋 6.伸肘 7.向同侧和对侧屈颈 若诱发症状则为阳性			0.80（0.63，0.90）	0.37（0.23，0.53）	1.27（0.93，1.75）	0.54（0.23，1.18）

病史和体检发现对颈椎牵引3周后症状改善的诊断效用(续)

试验与研究质量	描述与阳性结果	人群	参考标准	敏感性	特异性	+LR	−LR
徒手肌力检查引起疼痛[50] ◆	未详细描述	68例转诊至物理治疗师的颈痛患者，伴或不伴上肢症状	3周内诊至6次(颈椎牵引和颈姿势/深部屈肌加强锻炼)后症状缓解，变化量表总体评分≥7(非常明显的改善)	0.63 (0.46, 0.78)	0.71 (0.55, 0.83)	2.19 (1.27, 3.92)	0.52 (0.30, 0.82)
体重指数≥28.4[50] ◆				0.67 (0.49, 0.81)	0.68 (0.53, 0.81)	2.11 (1.26, 3.66)	0.49 (0.27, 0.81)
此前症状发作频率[50] ◆				0.70 (0.48, 0.85)	0.67 (0.47, 0.82)	2.10 (1.15, 4.08)	0.45 (0.21, 0.87)
肩部以远有症状[41] ◆				0.67 (0.49, 0.81)	0.58 (0.42, 0.72)	1.58 (1.01, 2.53)	0.58 (0.32, 0.99)
头痛[50] ◆				0.43 (0.27, 0.61)	0.55 (0.40, 0.70)	0.97 (0.56, 1.65)	1.02 (0.65, 1.57)
肌力下降[50] ◆				0.43 (0.27, 0.61)	0.76 (0.61, 0.87)	1.83 (0.92, 3.69)	0.74 (0.50, 1.04)
在C4–C7节段的周围与中央前后位运动测试[50] ◆				0.37 (0.22, 0.54)	0.82 (0.67, 0.91)	1.99 (0.90, 4.47)	0.78 (0.54, 1.04)
同侧旋转<60°[50] ◆				0.43 (0.27, 0.61)	0.66 (0.50, 0.79)	1.27 (0.69, 2.31)	0.86 (0.57, 1.26)
患者自诉颈部僵硬[50] ◆				0.43 (0.27, 0.61)	0.34 (0.21, 0.50)	0.66 (0.40, 1.02)	1.65 (0.97, 2.88)
前屈活动度<55°[50] ◆				0.60 (0.42, 0.75)	0.55 (0.40, 0.70)	1.34 (0.84, 2.14)	0.72 (0.42, 1.19)
年龄≥55[50] ◆				0.47 (0.30, 0.64)	0.89 (0.76, 0.96)	4.43 (1.74, 11.89)	0.60 (0.40, 0.81)
同侧侧偏<40°[50] ◆				0.73 (0.56, 0.86)	0.45 (0.30, 0.60)	1.33 (0.92, 1.93)	0.60 (0.29, 1.14)

系列病史和体检发现对颈椎牵引 3 周后症状改善的诊断效用

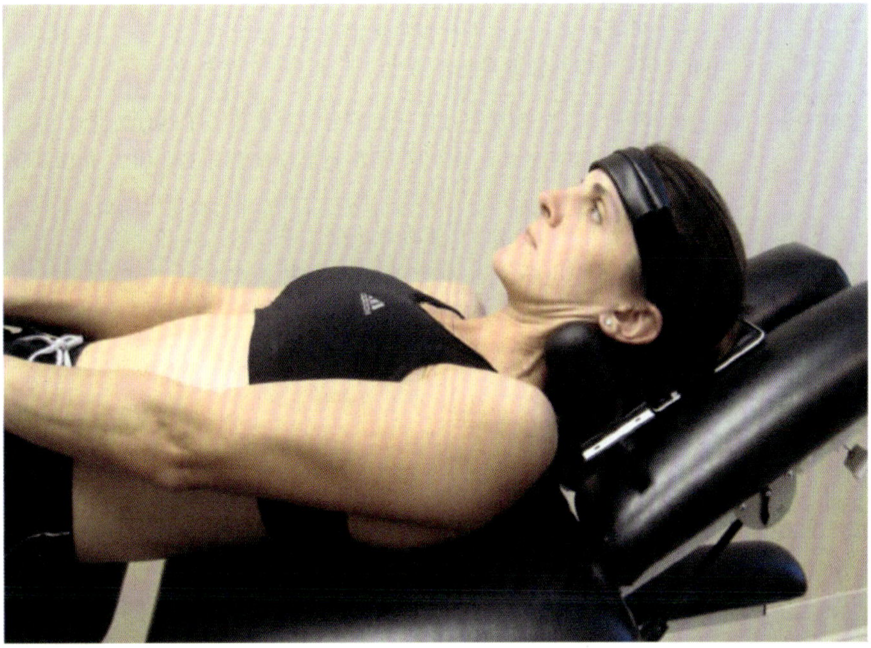

图 3–40 颈椎牵引。该研究中，患者取仰卧位，凳子支撑患者下肢。若患者颈椎活动度完整则使颈椎保持前屈 24°的位置，否则保持前屈 15°的位置。初始牵引力为（4.5~5.4kg），在首次治疗中可上调牵引重量以达到缓解症状的最佳效果。每次牵引时间约为 15 分钟，牵引模式在牵拉 60 秒和放松（牵引力减少 50%）20 秒之间交替变化。(See Raney NH, Petersen EJ, Smith TA, et al. Development of a clinical prediction rule to identify patients with neck pain likely to benefit from cervical traction and exercise. *Eur Spine J.* 2009;18(3):382–391.)

试验与研究质量	描述与阳性结果	人群	参考标准	敏感性	特异性	+LR	–LR
年龄≥55 岁 + 肩外展试验阳性 + 上肢张力测试 A 阳性 + 下颈椎（C4~C7）周围及中央后前向运动试验症状 + 颈部分离试验阳性[50] ◆	至少 4 项检查结果为阳性	68 例转至物理治疗师的颈痛患者，伴或不伴上肢症状	3 周内治疗 6 次（颈椎牵引和颈姿势/深部屈肌加强锻炼）后症状缓解，变化量表总体评分≥7（非常明显的改善）	0.30 (0.17, 0.48)	1.0 (0.91, 1.0)	23.1 (2.50, 227.9)	0.71 (0.53, 0.85)
	至少 3 项检查结果为阳性			0.63 (0.46, 0.78)	0.87 (0.73, 0.94)	4.81 (2.17, 11.4)	0.42 (0.25, 0.65)
	至少 2 项检查结果为阳性			0.30 (0.17, 0.48)	0.97 (0.87, 1.00)	1.44 (1.05, 2.03)	0.40 (0.16, 0.90)
	至少 1 项检查结果为阳性			0.07 (0.02, 0.21)	0.97 (0.87, 1.00)	1.15 (0.97, 1.4)	0.21 (0.03, 1.23)

结果分析	评分及解读	重测可靠性	MCID
颈部功能障碍指数(NDI)	患者对10项功能性任务进行0~5分评分，每一项任务有不同的描述。每项得分相加得出总分，满分100。分数越高功能障碍越严重	ICC=0.64[51]	10.2[51]
恐惧逃避信念问卷(FABQ)	患者对关于活动、工作及背部疼痛关系的一些陈述进行评价(背部可替换为颈部)。同意程度按照李克特式0~7分进行评价，0分表示完全不同意，7分表示完全同意。FABQ包括两部分：7个条目的工作量表(FABQW)及4个条目的活动量表(FABQPA)。分数越高表明恐惧逃避程度越严重	FABQW: ICC=0.82 FABQPA: ICC=0.66[52]	不可用
数字疼痛分级(NPRS)	患者以11点量表(从0到10)评估疼痛程度，分越高疼痛越重。经常以询问患者“现在的疼痛水平”及24小时内的“最小”“最严重”以及“平均”疼痛水平进行评估	ICC=0.76[53]	1.3[53]

MCID，最小临床重要差异值。

颈椎疾病的可靠性研究认可度(QAREL)

	Cleland 2006[6]	Wainner 2003[7]	Stiell 2001[9]	Piva 2006[16]	Hoving 2005[17]	Olson 2000[18]	Hole 1995[19]	Youdas 1991[20]	Pool 2004[21]	Van Suijlekom 2000[22]
1. 样本所进行的试验评估代表作者想得到的结果应用的方向吗?	Y	Y	Y	Y	Y	Y	Y	Y	Y	Y
2. 评估者所进行的试验是否代表作者想要该结果应用的对象?	Y	Y	Y	Y	Y	Y	Y	Y	Y	Y
3. 在研究中,评估者之间的研究发现是互盲的吗?	Y	Y	Y	Y	Y	U	U	U	Y	U
4. 研究者对其前期研究结果的发现是盲的吗?	N/A	N/A	N/A	N/A	Y	N	U	U	N/A	N/A
5. 研究者对所评估的研究目标(或变量)的参考标准是盲的吗?	N/A	Y	Y	N/A	N/A	N/A	N/A	N/A	N/A	N/A
6. 评估者对不想作为检查过程或者研究设计目的的临床信息是盲的吗?	U	Y	U	U	U	U	U	U	U	U
7. 评估者对非本试验部分的额外信息是盲的吗?	U	U	U	U	U	U	U	U	U	U
8. 检查的顺序是变化的吗?	N/A	U	N/A	Y	Y	Y	Y	Y	Y	Y
9. 重复测试的时间间隔与所测量变量的稳定性(或者理论上的稳定性)是相容的吗?	Y	Y	Y	Y	Y	Y	Y	Y	Y	Y
10. 试验被正确地应用或合理地解释了吗?	Y	Y	Y	Y	Y	Y	Y	Y	Y	Y
11. 所用的统计学方法是获得一致认可吗?	Y	Y	Y	Y	Y	Y	Y	Y	Y	Y
质量总结分级	◆	◆	◆	◆	◆	●	●	●	◆	●

Y=是,N=否,U=不确定,N/A=不适用。◆高质量(Y-N=9~11)●一般质量(Y-N=6~8)■低质量(Y-N≤5)

颈椎疾病的可靠性研究认可度(QAREL)(续)

	Edmondston 2008[24]	Olson 2006[25]	Harris 2005[26]	Chiu 2005[27]	Kumbhare 2005[28]	Smedmark 2000[29]	Humphreys 2004[30]	Viikari-Juntura 1987[34]	Bertilson 2003[35]	Cleland 2008[53]
1. 样本所进行的试验评估代表作者想得到的结果应用的方向吗?	Y	Y	Y	Y	Y	Y	Y	Y	Y	Y
2. 评估者所进行的试验是否代表作者想要该结果应用的对象?	Y	Y	Y	Y	Y	Y	Y	Y	Y	Y
3. 在研究中,评估者之间的研究发现是互盲的吗?	N/A	U	Y	Y	U	Y	Y	U	Y	U
4. 研究者对其前期研究结果的发现是盲的吗?	Y	U	U	U	N/A	N/A	N/A	N/A	N/A	U
5. 研究者对所评估的研究目标(或变量)的参考标准是盲的吗?	N/A	N/A	N/A	N/A	N/A	N/A	N/A	N/A	N/A	N/A
6. 评估者对不想作为检查过程或者研究设计目的的临床信息是盲的吗?	U	U	U	U	U	U	U	U	U	U
7. 评估者对非本试验部分的额外信息是盲的吗?	U	U	U	U	U	Y	U	Y	U	U
8. 检查的顺序是变化的吗?	Y	Y	N	U	Y	Y	U	U	Y	U
9. 重复测试的时间间隔与所测量变量的稳定性(或者理论上的稳定性)是相容的吗?	Y	Y	Y	Y	Y	Y	Y	Y	Y	Y
10. 试验被正确地应用或合理地解释了吗?	Y	Y	Y	Y	Y	Y	Y	Y	Y	Y
11. 所用的统计学方法是获得一致认可吗?	Y	Y	Y	Y	Y	Y	Y	Y	Y	Y
质量总结分级	◆	●	●	●	●	◆	◆	●	◆	●

Y=是,N=否,U=不确定,N/A=不适用。◆高质量(Y-N=9~11)●一般质量(Y-N=6~8)■低质量(Y-N≤5)

颈椎疾病的可靠性研究认可度(QAREL)(续)

	Grotle 2006[52]	Hall 2010[36]	Hall 2010(2)[40]	Young 2009[51]	Kaale 2008[31]	Gumina 2013[42]	Cook 2009[44]
1. 样本所进行的试验评估代表作者想得到的结果应用的方向吗?	Y	Y	Y	Y	Y	Y	Y
2. 评估者所进行的试验是否代表作者想要该结果应用的对象?	Y	Y	Y	Y	Y	Y	Y
3. 在研究中,评估者之间的研究发现是互盲的吗?	U	Y	N/A	Y	Y	Y	Y
4. 研究者对其前期研究结果的发现是盲的吗?	U	N/A	N	U	N/A	N	N/A
5. 研究者对所评估的研究目标(或变量)的参考标准是盲的吗?	N/A	Y	N	N/A	Y	Y	Y
6. 评估者对不想作为检查过程或者研究设计目的的临床信息是盲的吗?	U	Y	Y	Y	U	U	Y
7. 评估者对非本试验部分的额外信息是盲的吗?	U	U	U	U	U	U	U
8. 检查的顺序是变化的吗?	U	N/A	N/A	Y	U	U	Y
9. 重复测试的时间间隔与所测量变量的稳定性(或者理论上的稳定性)是相容的吗?	Y	Y	Y	Y	Y	Y	Y
10. 试验被正确地应用或合理地解释了吗?	Y	Y	Y	Y	Y	Y	Y
11. 所用的统计学方法是获得一致认可吗?	Y	Y	Y	Y	Y	Y	Y
质量总结分级	●	◆	●	◆	●	●	◆

Y=是,N=否,U=不确定,N/A=不适用。◆高质量(Y–N=9~11)●一般质量(Y–N=6~8)■低质量(Y–N≤5)

颈椎疾病的诊断学质量评估(QUADAS)

	Jull 1988[33]	Uitvlugt 1988[41]	Viikari-Juntura 1989[54]	Uchihara 1994[43]	Sandmark 1995[23]	Lauder 2000[8]	Hoffman 2000[11]	Stiell 2001[9]	Tong 2002[39]	Wainner 2003[7]
1. 疾病谱是否代表实践中要应用该检查的患者群?	Y	Y	N	U	N	Y	Y	Y	Y	Y
2. 选择标准是否被清晰阐述?	Y	N	N	N	Y	Y	Y	Y	Y	Y
3. 对于目标情况,参考标准是否容易被准确分组?	Y	Y	U	Y	N	Y	Y	Y	Y	Y
4. 参考标准和目标试验的时间间隔是否足够短,以合理地保证目标研究状态在两次试验间隔之间没有变化?	N	U	Y	U	U	Y	Y	U	U	U
5. 整个样本或者随机选择的样本接受了诊断参考标准的验证?	Y	Y	U	Y	Y	Y	Y	Y	U	Y
6. 不论目标试验结果如何,患者是否都接受了同样的参考标准?	Y	Y	U	Y	Y	Y	Y	N	Y	Y
7. 参考标准是否独立于目标试验(例如,目标试验没有构成参考标准的一部分)?	Y	Y	N	Y	Y	Y	Y	Y	Y	Y
8. 所执行的目标试验的描述是否足够详细以允许重复试验?	Y	Y	Y	Y	Y	Y	Y	Y	Y	Y
9. 所执行的参考标准是否描述得足够详细以允许重复试验?	Y	Y	N	Y	Y	Y	Y	Y	Y	Y
10. 不需要参考试验的结果,目标试验结果可以解释清楚吗?	Y	U	N	Y	Y	Y	Y	Y	Y	Y
11. 不需要目标试验的结果,参考标准的结果可以解释吗?	U	U	N	Y	Y	U	Y	Y	U	Y
12. 当该试验被解释为可行,并用于临床实践,是否能得到同样的临床结果?	U	Y	Y	Y	N	Y	Y	Y	Y	Y
13. 是否有无法解释或者中间状态的结果被报道?	Y	Y	U	Y	Y	U	Y	Y	U	U
14. 该研究的解释有缺陷吗?	Y	Y	U	Y	Y	U	Y	Y	U	Y
质量总结分级	◆	●	■	◆	●	◆	◆	◆	●	◆

Y=是,N=否,U=不确定,N/A=不适用。◆高质量(Y-N=10~14)●一般质量(Y-N=5~9)■低质量(Y-N≤4)

颈椎疾病的诊断学质量评估(QUADAS)(续)

	Bandiera 2003[14]	Stiell 2003[10]	Dickinson 2004[13]	Humphreys 2004[30]	Shah 2004[38]	Tseng 2006[48]	Duane 2007[15]	Cleland 2007[47]	King 2007[32]	Raney 2009[50]
1. 疾病谱是否代表实践中要应用该检查的患者群?	Y	Y	Y	N	Y	Y	Y	Y	Y	Y
2. 选择标准是否被清晰阐述?	Y	Y	Y	Y	Y	Y	U	Y	Y	Y
3. 对于目标情况,参考标准是否容易被准确分组?	Y	Y	Y	N	Y	U	Y	Y	Y	Y
4. 参考标准和目标试验的时间间隔是否足够短,以合理地保证目标研究状态在两次试验间隔之间没有变化?	U	U	U	U	U	Y	U	Y	U	Y
5. 整个样本或者随机选择的样本接受了诊断参考标准的验证?	Y	Y	Y	Y	Y	Y	Y	Y	N	Y
6. 不论目标试验结果如何,患者是否都接受了同样的参考标准?	N	N	N	Y	Y	Y	Y	Y	Y	Y
7. 参考标准是否独立于目标试验(例如,目标试验没有构成参考标准的一部分)?	Y	Y	Y	Y	Y	Y	Y	Y	Y	Y
8. 所执行的目标试验的描述是否足够详细以允许重复试验?	U	Y	Y	Y	Y	U	N	Y	Y	Y
9. 所执行的参考标准是否描述得足够详细以允许重复试验?	Y	Y	Y	Y	Y	Y	U	Y	Y	Y
10. 不需要参考试验的结果,目标试验结果可以解释清楚吗?	U	Y	Y	Y	U	Y	U	Y	Y	Y
11. 不需要目标试验的结果,参考标准的结果可以解释吗?	U	Y	Y	Y	Y	Y	U	Y	U	Y
12. 当该试验被解释为可行,并用于临床实践,是否能得到同样的临床结果?	Y	Y	Y	N	Y	Y	U	Y	Y	Y
13. 是否有无法解释或者中间状态的结果被报道?	Y	Y	Y	Y	Y	Y	Y	Y	Y	U
14. 该研究的解释有缺陷吗?	Y	Y	Y	Y	Y	Y	Y	Y	Y	U
质量总结分级	●	◆	◆	●	◆	◆	●	◆	◆	◆

Y=是,N=否,U=不确定,N/A=不适用。◆高质量(Y-N=10~14)●一般质量(Y-N=5~9)■低质量(Y-N≤4)

颈椎疾病的诊断学质量评估(QUADAS)(续)

	Goode 2014[12]	Kaale 2008[31]	Gumina 2013[42]	Cook 2010[45]	Shabat 2012[37]	Cook 2009[44]
1. 疾病谱是否代表实践中要应用该检查的患者群?	Y	Y	Y	Y	Y	Y
2. 选择标准是否被清晰阐述?	Y	Y	Y	Y	N	Y
3. 对于目标情况,参考标准是否容易被准确分组?	Y	Y	Y	Y	Y	Y
4. 参考标准和目标试验的时间间隔是否足够短,以合理地保证目标研究状态在两次试验间隔之间没有变化?	U	Y	U	Y	Y	Y
5. 整个样本或者随机选择的样本接受了诊断参考标准的验证?	Y	Y	Y	Y	Y	Y
6. 不论目标试验结果如何,患者是否都接受了同样的参考标准?	Y	Y	Y	Y	Y	Y
7. 参考标准是否独立于目标试验(例如,目标试验没有构成参考标准的一部分)?	Y	Y	Y	Y	Y	Y
8. 所执行的目标试验的描述是否足够详细以允许重复试验?	Y	N	Y	N	Y	Y
9. 所执行的参考标准是否描述得足够详细以允许重复试验?	Y	Y	Y	Y	Y	Y
10. 不需要参考试验的结果,目标试验结果可以解释清楚吗?	Y	Y	Y	Y	Y	Y
11. 不需要目标试验的结果,参考标准的结果可以解释吗?	U	Y	Y	U	U	Y
12. 当该试验被解释为可行,并用于临床实践,是否能得到同样的临床结果?	Y	Y	U	Y	Y	Y
13. 是否有无法解释或者中间状态的结果被报道?	U	Y	Y	N	Y	Y
14. 该研究的解释有缺陷吗?	Y	Y	Y	N	Y	Y
质量总结分级	◆	◆	◆	◆	◆	◆

Y=是,N=否,U=不确定,N/A=不适用。◆高质量(Y–N=10~14)●一般质量(Y–N=5~9)■低质量(Y–N≤4)

1. Michaleff ZA, Maher CG, Verhagen AP, et al. Accuracy of the Canadian C-spine rule and NEXUS to screen for clinically important cervical spine injury in patients following blunt trauma: a systematic review. *CMAJ*. 2012;184(16):E867-E876.
2. Bogduk N. Neck pain. *Aust Fam Physician*. 1984;13: 26-30.
3. Lord SM, Barnsley L, Wallis BJ, Bogduk N. Chronic cervical zygapophysial joint pain after whiplash. A placebo-controlled prevalence study. *Spine*. 1996;21: 1737-1744, discussion 1744-1745.
4. Dwyer A, Aprill C, Bogduk N. Cervical zygapophyseal joint pain patterns. I: A study in normal volunteers. *Spine*. 1990;15:453-457.
5. Cooper G, Bailey B, Bogduk N. Cervical zygapophysial joint pain maps. *Pain Med*. 2007;8:344-353.
6. Cleland JA, Childs JD, Fritz JM, Whitman JM. Interrater reliability of the history and physical examination in patients with mechanical neck pain. *Arch Phys Med Rehabil*. 2006;87:1388-1395.
7. Wainner RS, Fritz JM, Irrgang JJ, et al. Reliability and diagnostic accuracy of the clinical examination and patient self-report measures for cervical radiculopathy. *Spine*. 2003;28:52-62.
8. Lauder TD, Dillingham TR, Andary M, et al. Predicting electrodiagnostic outcome in patients with upper limb symptoms: are the history and physical examination helpful? *Arch Phys Med Rehabil*. 2000; 81:436-441.
9. Stiell IG, Wells GA, Vandemheen KL, et al. The Canadian C-spine rule for radiography in alert and stable trauma patients. *JAMA*. 2001;286:1841-1848.
10. Stiell IG, Clement CM, McKnight RD, et al. The Canadian C-spine rule versus the NEXUS low-risk criteria in patients with trauma. *N Engl J Med*. 2003; 349:2510-2518.
11. Hoffman JR, Mower WR, Wolfson AB, et al. Validity of a set of clinical criteria to rule out injury to the cervical spine in patients with blunt trauma. National Emergency X-Radiography Utilization Study Group. *N Engl J Med*. 2000;343:94-99.
12. Goode T, Young A, Wilson SP, et al. Evaluation of cervical spine fracture in the elderly: can we trust our physical examination? *Am Surg*. 2014;80(2):182-184.
13. Dickinson G, Stiell IG, Schull M, et al. Retrospective application of the NEXUS low-risk criteria for cervical spine radiography in Canadian emergency departments. *Ann Emerg Med*. 2004;43:507-514.
14. Bandiera G, Stiell IG, Wells GA, et al. The Canadian C-spine rule performs better than unstructured physician judgment. *Ann Emerg Med*. 2003;42:395-402.
15. Duane TM, Dechert T, Wolfe LG, et al. Clinical examination and its reliability in identifying cervical spine fractures. *J Trauma*. 2007;62:1405-1410.
16. Piva SR, Erhard RE, Childs JD, Browder DA. Intertester reliability of passive intervertebral and active movements of the cervical spine. *Man Ther*. 2006; 11:321-330.
17. Hoving JL, Pool JJ, van Mameren H, et al. Reproducibility of cervical range of motion in patients with neck pain. *BMC Musculoskelet Disord*. 2005;6:59.
18. Olson SL, O'Connor DP, Birmingham G, et al. Tender point sensitivity, range of motion, and perceived disability in subjects with neck pain. *J Orthop Sports Phys Ther*. 2000;30:13-20.
19. Hole DE, Cook JM, Bolton JE. Reliability and concurrent validity of two instruments for measuring cervical range of motion: effects of age and gender. *Man Ther*. 1995;1:36-42.
20. Youdas JW, Carey JR, Garrett TR. Reliability of measurements of cervical spine range of motion: comparison of three methods. *Phys Ther*. 1991;71:98-104, discussion 105-106.
21. Pool JJ, Hoving JL, de Vet HC, et al. The interexaminer reproducibility of physical examination of the cervical spine. *J Manipulative Physiol Ther*. 2004;27: 84-90.
22. Van Suijlekom HA, De Vet HC, Van Den Berg SG, Weber WE. Interobserver reliability in physical examination of the cervical spine in patients with headache. *Headache*. 2000;40:581-586.
23. Sandmark H, Nisell R. Validity of five common manual neck pain provoking tests. *Scand J Rehabil Med*. 1995;27:131-136.
24. Edmondston SJ, Wallumrod ME, Macleid F, et al. Reliability of isometric muscle endurance tests in subjects with postural neck pain. *J Manipulative Physiol Ther*. 2008;31:348-354.
25. Olson LE, Millar AL, Dunker J, et al. Reliability of a clinical test for deep cervical flexor endurance. *J Manipulative Physiol Ther*. 2006;29:134-138.
26. Harris KD, Heer DM, Roy TC, et al. Reliability of a measurement of neck flexor muscle endurance. *Phys Ther*. 2005;85:1349-1355.
27. Chiu TT, Law EY, Chiu TH. Performance of the craniocervical flexion test in subjects with and without chronic neck pain. *J Orthop Sports Phys Ther*. 2005;35: 567-571.
28. Kumbhare DA, Balsor B, Parkinson WL, et al. Measurement of cervical flexor endurance following whiplash. *Disabil Rehabil*. 2005;27:801-807.
29. Smedmark V, Wallin M, Arvidsson I. Inter-examiner reliability in assessing passive intervertebral motion of the cervical spine. *Man Ther*. 2000;5:97-101.
30. Humphreys BK, Delahaye M, Peterson CK. An investigation into the validity of cervical spine motion palpation using subjects with congenital block vertebrae as a "gold standard." *BMC Musculoskelet Disord*. 2004;5:19.

31. Kaale BR, Krakenes J, Albrektsen G, Wester K. Clinical assessment techniques for detecting ligament and membrane injuries in the upper cervical spine region: a comparison with MRI results. *Man Ther.* 2008;13(5):397-403.
32. King W, Lau P, Lees R, Bogduk N. The validity of manual examination in assessing patients with neck pain. *Spine J.* 2007;7:22-26.
33. Jull G, Bogduk N, Marsland A. The accuracy of manual diagnosis for cervical zygapophysial joint pain syndromes. *Med J Aust.* 1988;148:233-236.
34. Viikari-Juntura E. Interexaminer reliability of observations in physical examinations of the neck. *Phys Ther.* 1987;67:1526-1532.
35. Bertilson BC, Grunnesjo M, Strender LE. Reliability of clinical tests in the assessment of patients with neck/shoulder problems: impact of history. *Spine.* 2003;28:2222-2231.
36. Hall T, Briffa K, Hopper D, Robinson K. Reliability of manual examination and frequency of symptomatic cervical motion segment dysfunction in cervicogenic headache. *Man Ther.* 2010;15(6):542-546.
37. Shabat S, Leitner Y, David R, Folman Y. The correlation between Spurling test and imaging studies in detecting cervical radiculopathy. *J Neuroimaging.* 2012;22(4):375-378.
38. Shah KC, Rajshekhar V. Reliability of diagnosis of soft cervical disc prolapse using Spurling's test. *Br J Neurosurg.* 2004;18:480-483.
39. Tong HC, Haig AJ, Yamakawa K. The Spurling test and cervical radiculopathy. *Spine.* 2002;27:156-159.
40. Hall T, Briffa K, Hopper D, Robinson K. Long-term stability and minimal detectable change of the cervical flexion-rotation test. *J Orthop Sports Phys Ther.* 2010;40(4):225-229.
41. Uitvlugt G, Indenbaum S. Clinical assessment of atlantoaxial instability using the Sharp-Purser test. *Arthritis Rheum.* 1988;31:918-922.
42. Gumina S, Carbone S, Albino P, et al. Arm squeeze test: a new clinical test to distinguish neck from shoulder pain. *Eur Spine J.* 2013;22(7):1558-1563.
43. Uchihara T, Furukawa T, Tsukagoshi H. Compression of brachial plexus as a diagnostic test of cervical cord lesion. *Spine.* 1994;19:2170-2173.
44. Cook C, Roman M, Stewart KM, et al. Reliability and diagnostic accuracy of clinical special tests for myelopathy in patients seen for cervical dysfunction. *J Orthop Sports Phys Ther.* 2009;39(3):172-178.
45. Cook C, Brown C, Isaacs R, et al. Clustered clinical findings for diagnosis of cervical spine myelopathy. *J Man Manip Ther.* 2010;18(4):175-180.
46. Puentedura EJ, Cleland JA, Landers MR, et al. Development of a clinical prediction rule to identify patients with neck pain likely to benefit from thrust joint manipulation to the cervical spine. *J Orthop Sports Phys Ther.* 2012;42(7):577-592.
47. Cleland JA, Fritz JM, Whitman JM, Heath R. Predictors of short-term outcome in people with a clinical diagnosis of cervical radiculopathy. *Phys Ther.* 2007; 87:1619-1632.
48. Tseng YL, Wang WT, Chen WY, et al. Predictors for the immediate responders to cervical manipulation in patients with neck pain. *Man Ther.* 2006;11: 306-315.
49. Cleland JA, Childs JD, Fritz JM, et al. Development of a clinical prediction rule for guiding treatment of a subgroup of patients with neck pain: use of thoracic spine manipulation, exercise, and patient education. *Phys Ther.* 2007;87:9-23.
50. Raney NH, Petersen EJ, Smith TA, et al. Development of a clinical prediction rule to identify patients with neck pain likely to benefit from cervical traction and exercise. *Eur Spine J.* 2009;18(3):382-391.
51. Young BA, Walker MJ, Strunce JB, et al. Responsiveness of the Neck Disability Index in patients with mechanical neck disorders. *Spine J.* 2009;9(10): 802-808.
52. Grotle M, Brox JI, Vollestad NK. Reliability, validity and responsiveness of the fear-avoidance beliefs questionnaire: methodological aspects of the Norwegian version. *J Rehabil Med.* 2006;38:346-353.
53. Cleland JA, Childs JD, Whitman JM. Psychometric properties of the Neck Disability Index and Numeric Pain Rating Scale in patients with mechanical neck pain. *Arch Phys Med Rehabil.* 2008;89:69-74.
54. Viikari-Juntura E, Porras M, Laasonen EM. Validity of clinical tests in the diagnosis of root compression in cervical disc disease. *Spine.* 1989;14:253-257.

胸腰椎 第4章

临床总结与建议	**148**
解剖	**149**
骨	149
关节	150
韧带	153
肌肉	155
筋膜	159
神经	160
病史	**163**
基于病史的初步诊断	163
腰椎关节突关节牵涉模式	164
胸椎关节突关节牵涉模式	165
病史检查的可靠性	166
病史对于腰椎狭窄的诊断效用	167
病史对于腰椎神经根病的诊断效用	168
病史对于强直性脊柱炎的诊断效用	169
体格检查试验	**170**
神经检查	170
活动度测量	173
胸腰力量和耐力试验	177
体位评估	178
运动控制评估	180
被动椎间运动评估	181
触诊	187
中枢化现象	189
直腿抬高试验	191
交叉直腿抬高试验	193
Slump 试验	194
Slump 屈膝试验	197
腰椎节段性不稳检查	198
腰椎管狭窄检查	200
腰椎不稳影像学检查	201
强直性脊柱炎检查	204
分类方法	205
干预	207
结果分析	**210**
附录	**211**
参考文献	**218**

病史	
主诉	• 一些主诉在鉴定一些特殊的脊柱病变中非常有用。如主诉为"坐立时不痛"是腰椎管狭窄症的最佳指征[似然比(LR)=6.6]。"休息疼痛不缓解""背部夜间疼痛"和"晨僵半小时"对鉴定强直性脊柱炎[似然比(LR)=1.51~1.57]有重要意义。而"无力、麻木、刺痛和(或)烧灼感"这一类主诉特异性不高，尤其对鉴定腰椎神经根病
体格检查	
筛查	• 传统的神经学筛查(感觉，反射和肌力测试)在确定腰椎神经根病方面很有成效。当单独测试时，肌肉无力、反射减弱均提示腰神经根病变，特别是对 L3~L4 脊髓水平节段。单独感觉测试(振动，针刺)似乎不是特别有用。然而，当反射改变，肌力、感觉都异常，并且直腿抬高试验阳性，腰椎神经根病的可能性就非常大(+LR=6.0) • 此外，感觉减退(振动和刺痛)、肌无力、反射改变对于鉴别腰椎管狭窄症有一定帮助(+LR=2.1~2.8)
活动度与手法评估	• 测量胸腰椎运动的改变和躯干的力量一直被认为具有可靠性，但是关于其诊断的实用性仍未可知 • 该研究结果用于评估被动椎体间运动的可靠性应用范围广泛，但是当评估运动受限、运动过度时可靠性低；当评估痛觉时，可靠性一般 • 诊断性研究被动椎体间运动表明，异常运动对于评估运动是否过度以及预测保守治疗的疗效有一定帮助，然而，椎体间被动运动受限与下背痛没有关系
特殊检查	• 中枢化现象(从远端/外侧区域到更靠近中央区域的运动症状)对鉴别腰椎间盘疼痛具有可信赖和决定性意义(+LR=6.9) • 直腿抬高试验、交叉直腿抬高试验和 Slump 试验都被证实在鉴别椎间盘病变中卓有成效，比如凸起、膨出和挤压 • 大量的实验都旨在鉴别腰椎节段性不稳，这些测试的可靠性是高度可变的，并且大概是由于缺乏一个既定的参照标准，他们的临床诊断效用并未可知 • 龙贝格实验和双阶段平板实验对鉴别腰椎管狭窄症有效
干预措施	• 患者下背痛小于 16 天且膝盖远侧端没有相应临床症状，和(或)满足 Flynn 及其同事[2]五项之四的诊断标准，都应进行腰骶部的处理 • 患者下背痛至少满足 Hicks[2]五项之三的标准，应该进行腰椎稳定性的锻炼

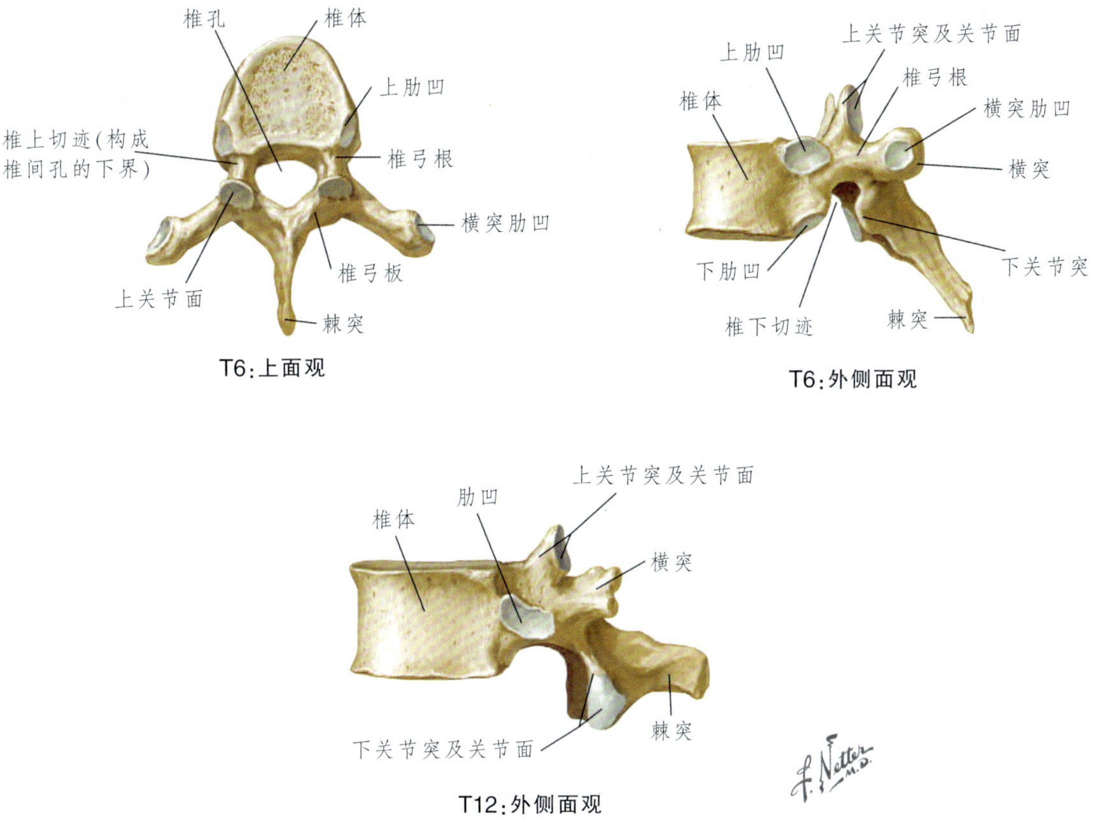

椎孔
椎体
上肋凹
椎上切迹(构成椎间孔的下界)
椎弓根
横突肋凹
椎弓板
上关节面
棘突
T6:上面观
上关节突及关节面
上肋凹
椎弓根
椎体
横突肋凹
横突
下关节突
下肋凹
椎下切迹
棘突
T6:外侧面观
上关节突及关节面
肋凹
椎体
横突
棘突
下关节突及关节面
T12:外侧面观

图 4–1　胸椎。

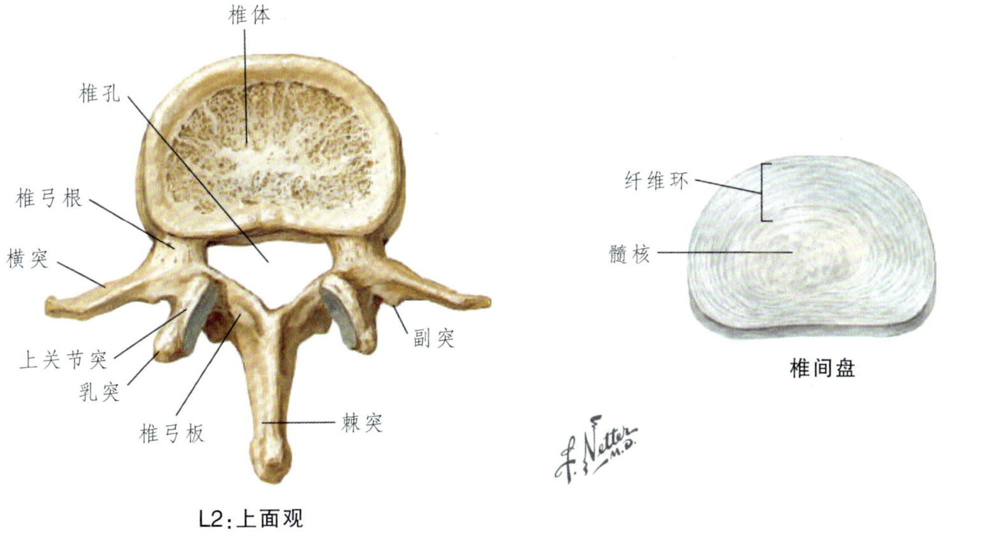

椎体
椎孔
椎弓根
横突
上关节突
乳突
椎弓板
棘突
副突
L2:上面观
纤维环
髓核
椎间盘

图 4–2　腰椎。

胸椎关节

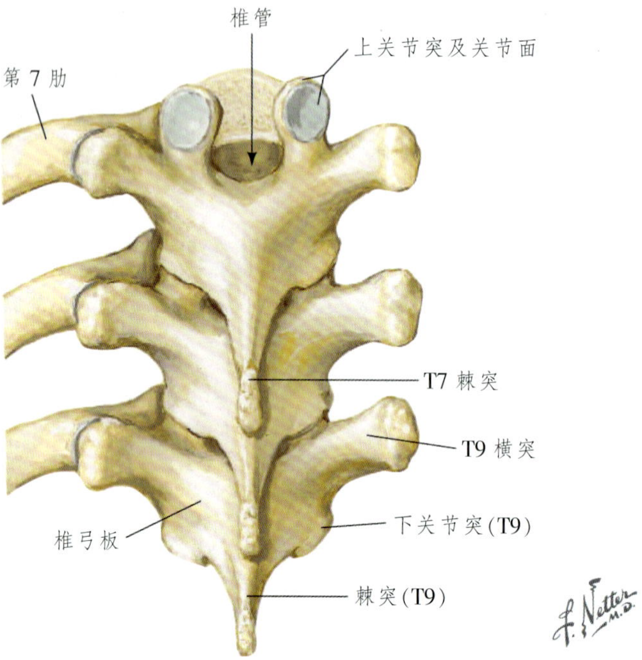

图 4–3 T7、T8、T9 后面观。

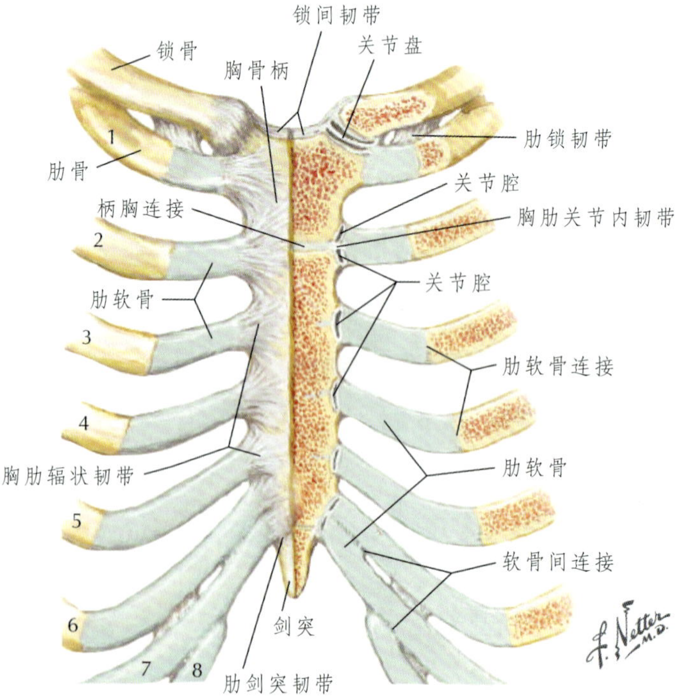

图 4–4 胸肋关节：前面观。

胸椎关节(续)

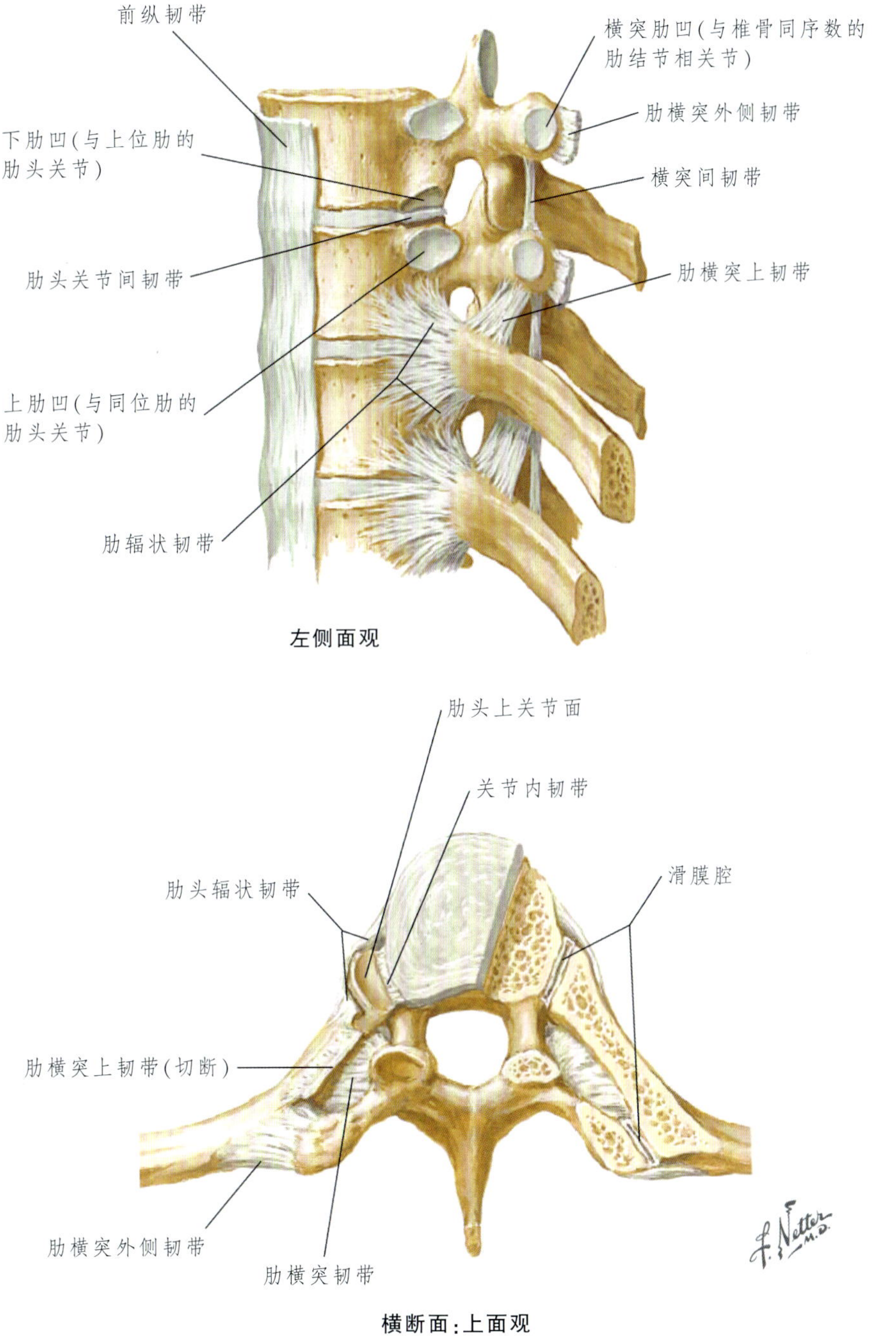

图 4–5 肋椎连接。

腰椎

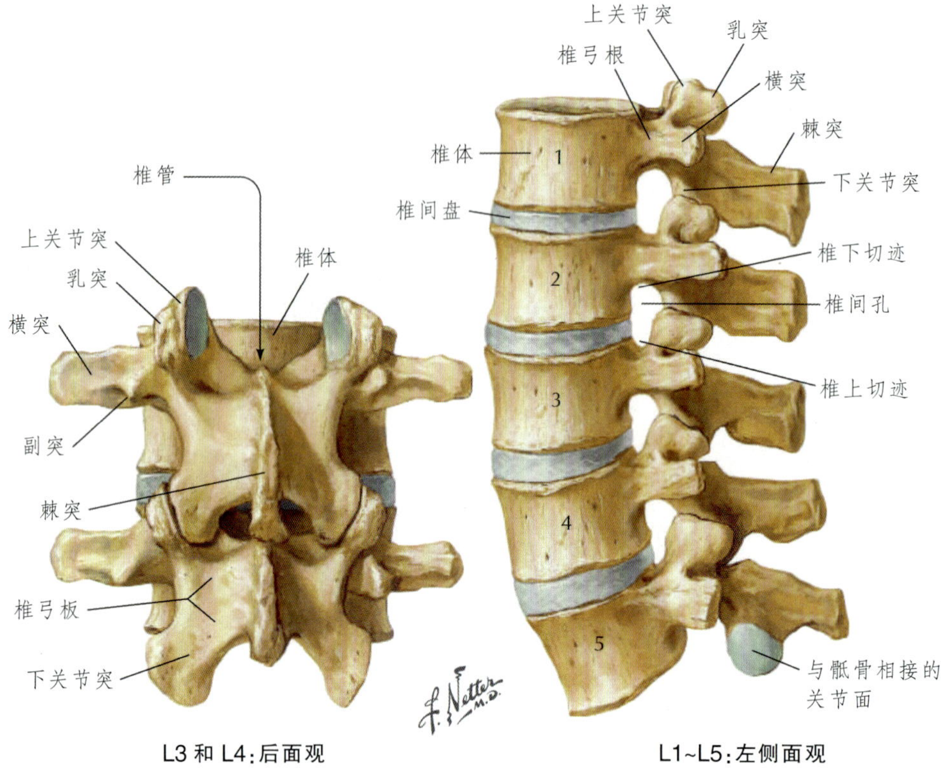

图 4–6　腰椎。

胸腰关节	分类	紧张位	关节囊模式
关节突关节	滑膜:椎板	伸展	腰段:限制左右两侧屈伸运动有重要意义 胸段:限制伸展、侧弯和旋转,屈曲限制不明显
椎间关节	微动关节	不适用	不适用

胸椎	分类或类型	紧张位	关节囊模式
肋骨横突	滑膜	无	无
肋骨椎体	滑膜	无	无
肋骨软骨	软骨结合	无	无
软骨间	滑膜	无	无
胸骨肋骨(第 1 肋椎关节)	微动关节	不适用	不适用
胸骨肋骨(第 2~7 肋椎关节)	滑膜关节	无	无

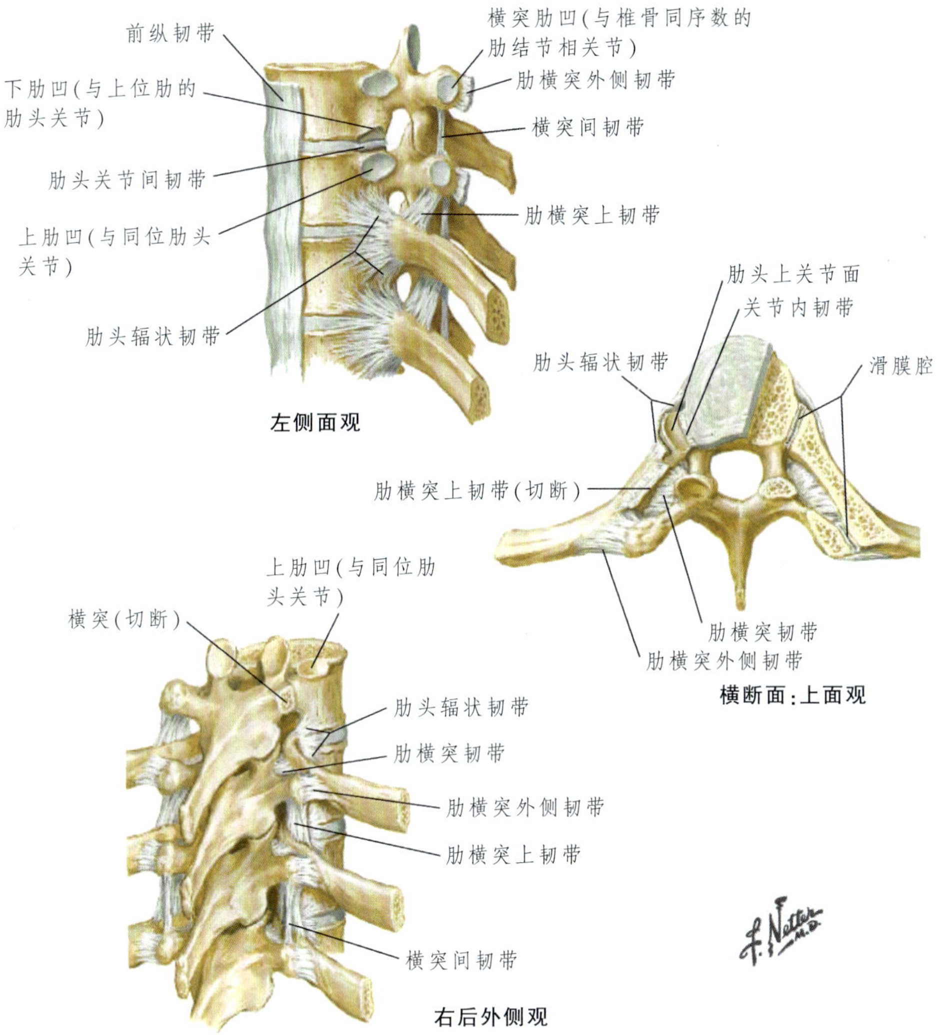

图 4-7 肋椎韧带。

韧带	连接处	功能
胸肋辐状韧带	肋软骨连接胸骨的前部和后部	加强关节囊
软骨间韧带	连接相连的肋软骨,如第六肋和第七肋,第七肋和第八肋,第八肋和第九肋	加强关节囊
肋头辐状韧带	椎体外侧与肋头	防止肋头与椎体分离
肋横韧带	肋骨的后面与椎体横突的前面	防止肋骨与横突分离
关节内韧带	肋头的脊与椎间盘	把关节划分为两个腔

胸腰韧带

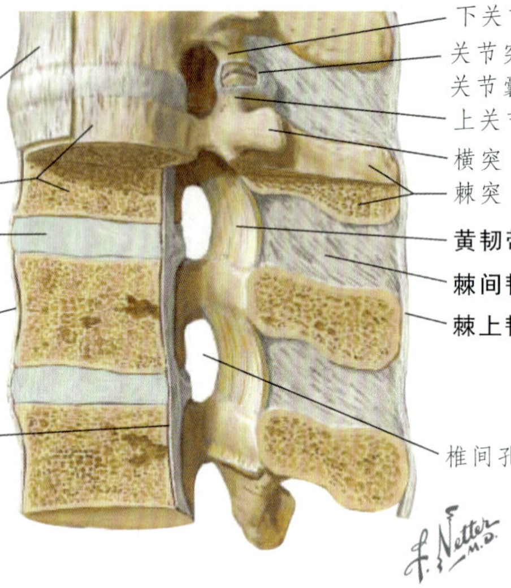

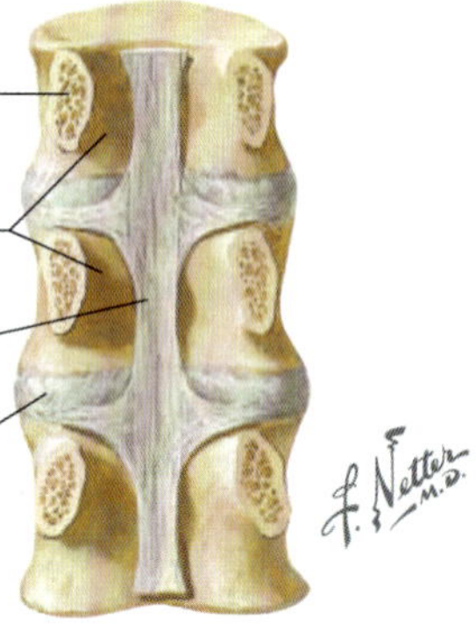

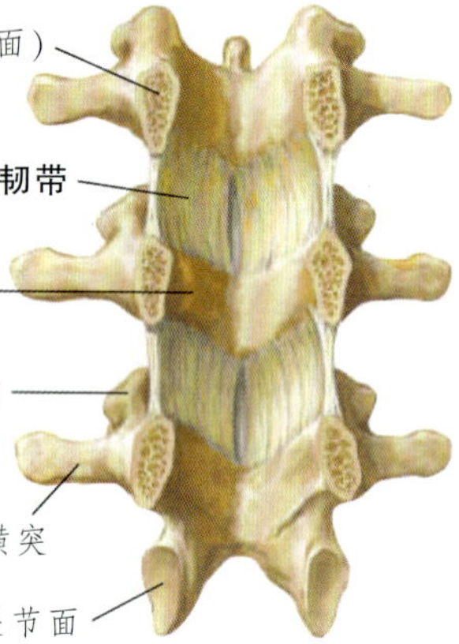

图 4-8 胸腰椎韧带。

韧带	连接处	功能
前纵韧带	从骶骨前方延伸到 C1 的前结节。连接前外侧椎体和椎间盘	保持稳定并防止脊柱过度伸展
后纵韧带	从骶骨延伸到 C2,在椎管内走行,附着在椎体后缘	防止脊柱和后路椎间盘突过度屈曲
黄韧带	从上位椎弓板的下缘和内面,连至下位椎弓板的上缘和外缘	防止椎板分离
棘上韧带	连接棘突(C7~S1)	限制棘突的分离
棘间韧带	连接棘突(C1~S1)	限制棘突的分离
横突间韧带	连接相邻椎体的横突	限制横突的分离
髂腰韧带	L5 的横突至髂嵴后缘	维持 L5 的稳定,防止向前的剪应力

胸腰肌：浅层

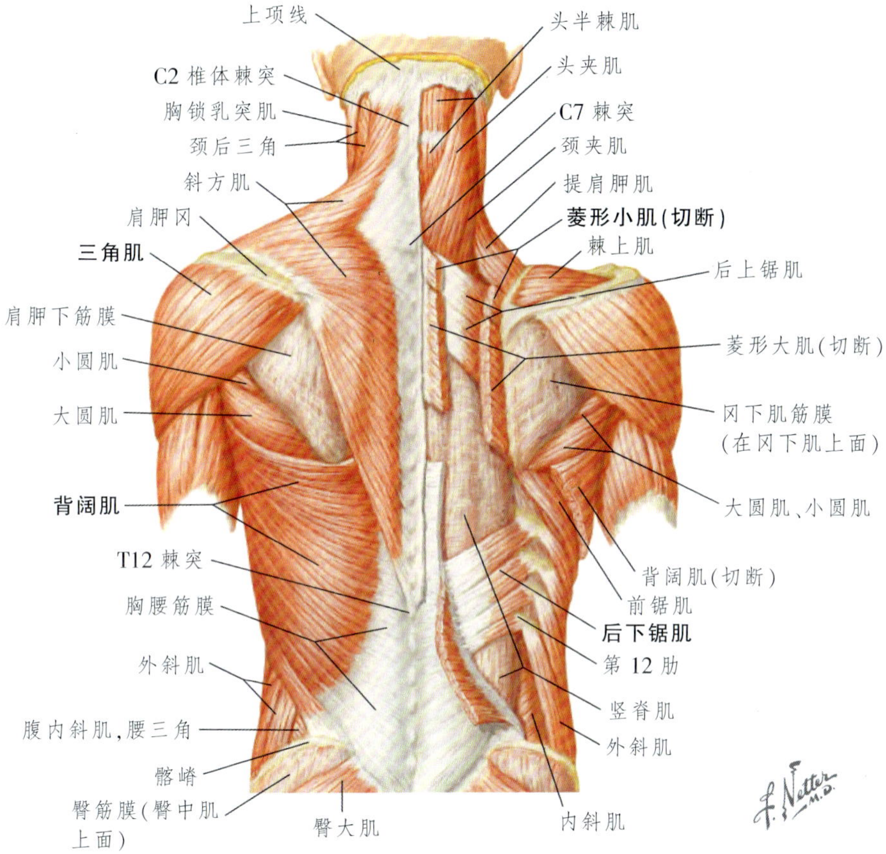

图 4–9　背部肌肉，浅层。

肌肉	近端附属结构	远端附属结构	神经及节段水平	作用
背阔肌	T6~T12 棘突、胸腰筋膜、髂嵴、下四肋	肱骨结节间沟	胸背神经(C6,C7,C8)	肱骨内收，外展，内旋
斜方肌(中部)	上项线枕骨粗隆、项韧带、T1~T12 棘突	锁骨外端，肩峰和肩胛嵴	副神经(CN XI)	内收肩胛骨
斜方肌(下部)				降肩胛骨
大菱形肌	T2~T5 棘突	肩胛内下缘	肩胛背神经(C4,C5)	内收肩胛骨，下旋关节窝，使肩胛与胸壁连接稳定
小菱形肌	C7~T1 棘突、项韧带	肩胛内上缘		
后上锯肌	C7~T3 棘突、项韧带	第 2~4 肋上缘	第 2~5 肋间神经	上提肋骨
后下锯肌	T11~L2 棘突	第 8~12 肋下缘	第 9~12 胸脊神经腹支	下降肋骨

CN，脑神经。

胸腰肌：中间层

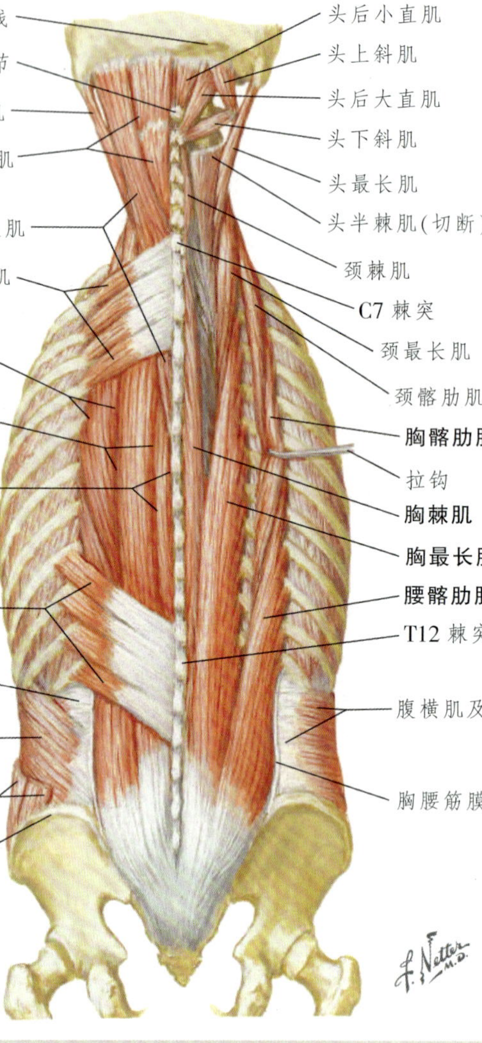

图 4–10 背部肌肉(中间层)。

肌肉	近端	远端	神经及节段水平	作用
胸髂肋肌	髂嵴、后骶骨、骶中嵴和腰椎、棘上韧带	颈椎横突和低位肋骨上角	脊神经背侧支	双侧：伸展脊柱 单侧：脊柱侧弯
腰髂肋肌		第 4~12 肋下缘		
胸最长肌		胸椎横突和肋骨上缘		
腰最长肌		腰椎横突		
胸棘肌		上胸棘突		

胸腰肌：深层

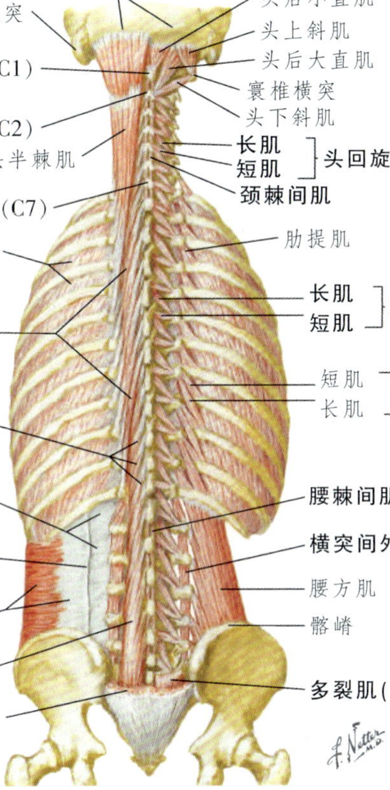

图 4-11　背部肌肉(深层)。

肌肉	近端	远端	神经及节段水平	作用
回旋肌	脊椎横突	起点以上 1~2 个节段脊椎横突	脊髓神经背侧支	维持脊柱稳定，协助旋转和伸展
棘间肌	颈椎和腰椎棘突的上面	棘突下面上行至肌肉起点	脊髓神经背侧支	脊柱旋转和伸展
横突间肌	颈椎和腰椎横突	相邻脊椎横突	脊髓神经背侧及腹侧支	双侧维持脊柱稳定；单侧脊柱侧弯
多裂肌	骶骨、髂骨、T1~T3 横突、C4~C7 关节突	起点以上 2~4 个节段脊椎横突	脊髓神经背侧支	维持脊椎稳定

腹前壁

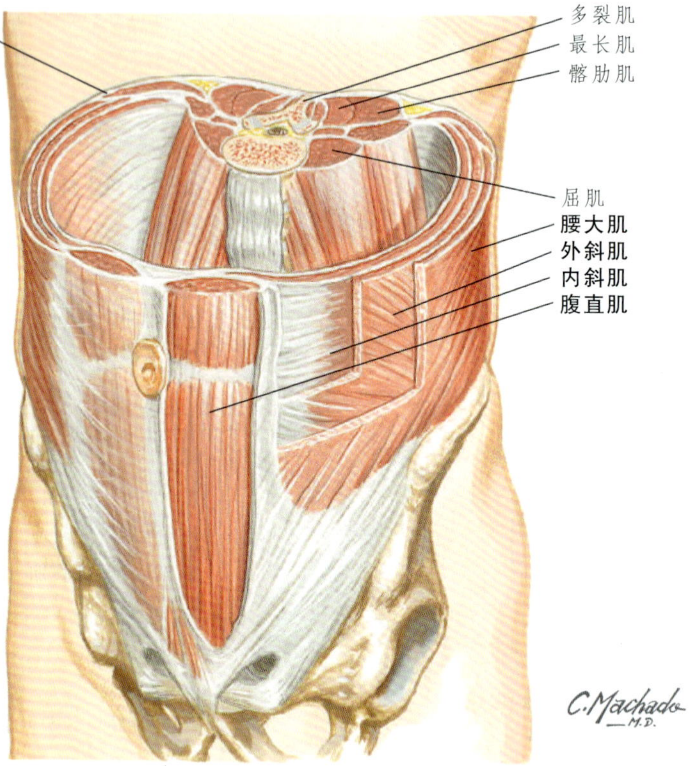

图 4–12 维持腰椎稳定的动态结构。

肌肉	近端	远端	神经及节段水平	作用
腹直肌	耻骨联合、耻骨嵴	第 5~7 肋软骨和剑突	T6~T12 腹侧支	躯干弯曲
腹内斜肌	胸腰筋膜、前髂嵴和侧腹股沟韧带	第 10~12 肋的下缘、腹白线和耻骨梳	T6~L1 腹侧支	躯干弯曲和旋转
腹外斜肌	第 5~12 肋的外缘	前髂嵴、腹白线和耻骨结节	T6~T12 腹侧支和肋下神经	躯干弯曲和旋转
腹横肌	第 7~12 肋软骨的内面、胸腰筋膜、髂嵴和横向腹股沟韧带	腹白线、耻骨梳和耻骨嵴	T6~L1 腹侧支	支持腹腔内脏和增大腹内压

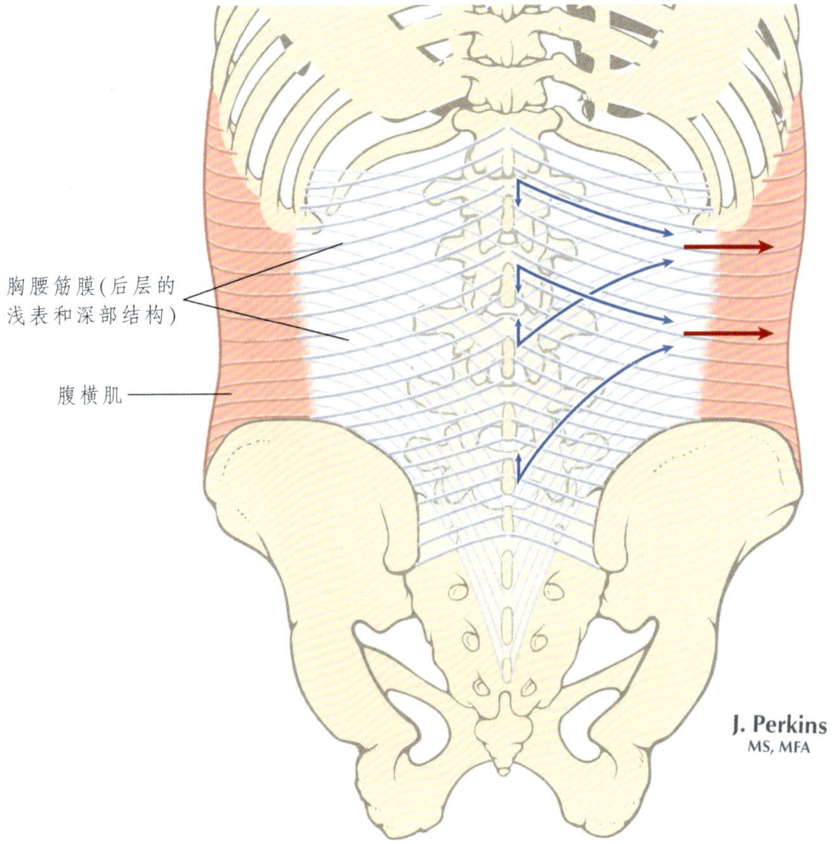

图 4–13 腹横肌。腹横肌通过胸腰筋膜产生稳定的作用力[8],并通过腰椎产生稳定的力量。

胸腰筋膜是一层从胸到骶骨的致密结缔组织[4]。它由前、中、后三层组成,三者独立且不同。中层和后层合在一起形成的密集的筋膜称为侧脊[5]。后层由两个不同的薄层组成。表层的薄层纤维角度向下走行,深层的薄层纤维向上走行。Bergmark[6]曾报道过胸腰筋膜有三个作用:①将力从肌肉传送到脊椎;②在脊髓段之间传送力;③将力从胸腰椎脊柱传到竖脊肌韧带。腹横肌与中层的胸腰筋膜相连并且通过侧脊施加一个力,产生一个经深层的向头部走行的张力[4,5,7]和一个经后板浅层的近尾侧的张力,有报道称通过腰椎产生的稳定力可保证脊柱稳定性并协助控制腰椎节段间运动[8–10]。

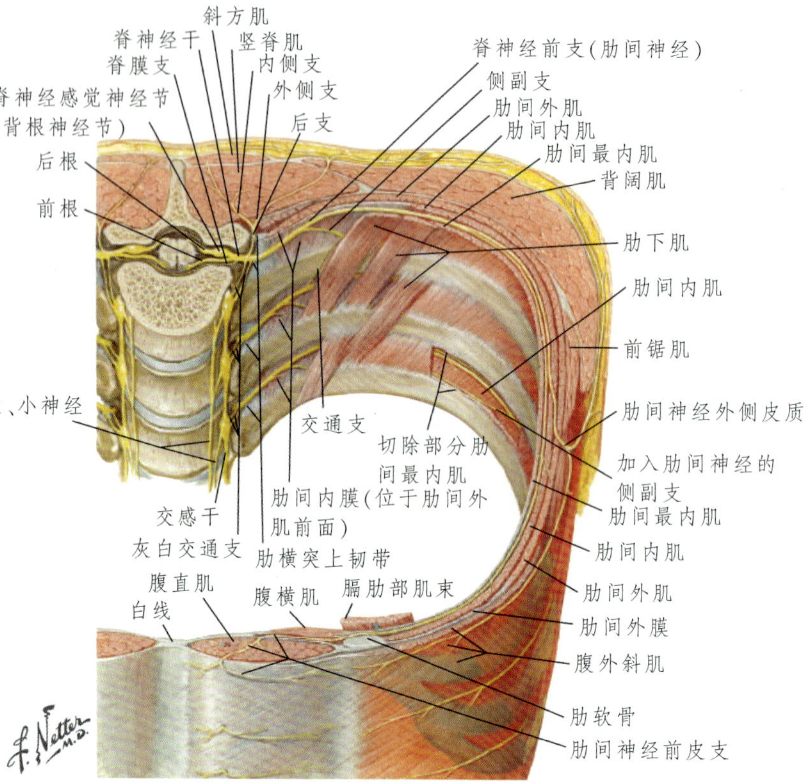

图 4-14 胸椎神经。

神经腹侧支	节段水平	感觉	运动
肋间神经	T1~T11	胸部及腹部的前面和侧面	支配肋间肌、后锯肌、肋提肌、胸横肌
肋下神经	T12		支配部分腹外斜肌
背侧支	T1~T12	胸部和背部的后面	夹肌、髂肋肌、最长肌、脊柱胸肌(即棘肌)、棘间肌、横突间肌、多裂肌、半棘肌、回旋肌
肋下神经	T12	侧臀部	支配腹外斜肌
髂腹下神经	T12,L1	臀区后外侧	腹内斜肌、腹横肌
髂腹股沟神经	L1	大腿上内侧	腹内斜肌、腹横肌
生殖股神经	L1,L2	大腿上前侧	无
外侧皮神经	L2,L3	大腿外侧	无
髂支	L2,L3,L4	无感觉	髂肌
股神经	L2,L3,L4	通过皮神经支配大腿	髂肌、缝匠肌、股四头肌、膝关节肌、耻骨肌
闭孔神经	L2,L3,L4	大腿内侧	长收肌、短收肌、大收肌(内收肌部分)、股薄肌、闭孔外肌
坐骨神经	L4,L5,S1,S2,S3	髋关节	膝屈肌、小腿和足的所有肌肉

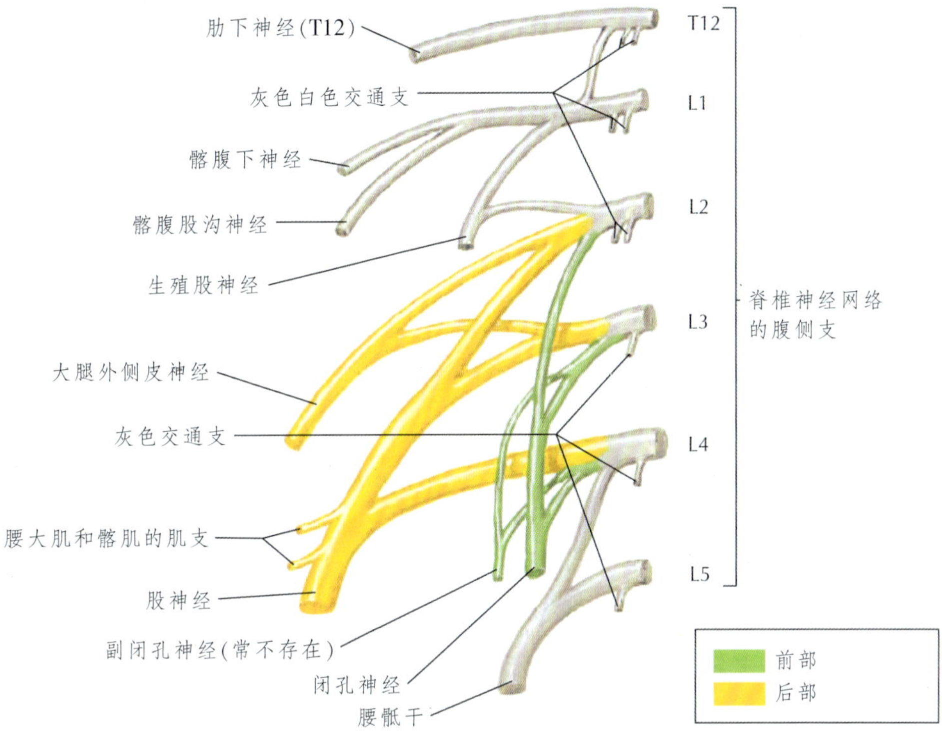
肋下神经(T12)
灰色白色交通支
髂腹下神经
髂腹股沟神经
生殖股神经
大腿外侧皮神经
灰色交通支
腰大肌和髂肌的肌支
股神经
副闭孔神经(常不存在)
闭孔神经
腰骶干
T12
L1
L2
L3
L4
L5
脊椎神经网络
的腹侧支
前部
后部

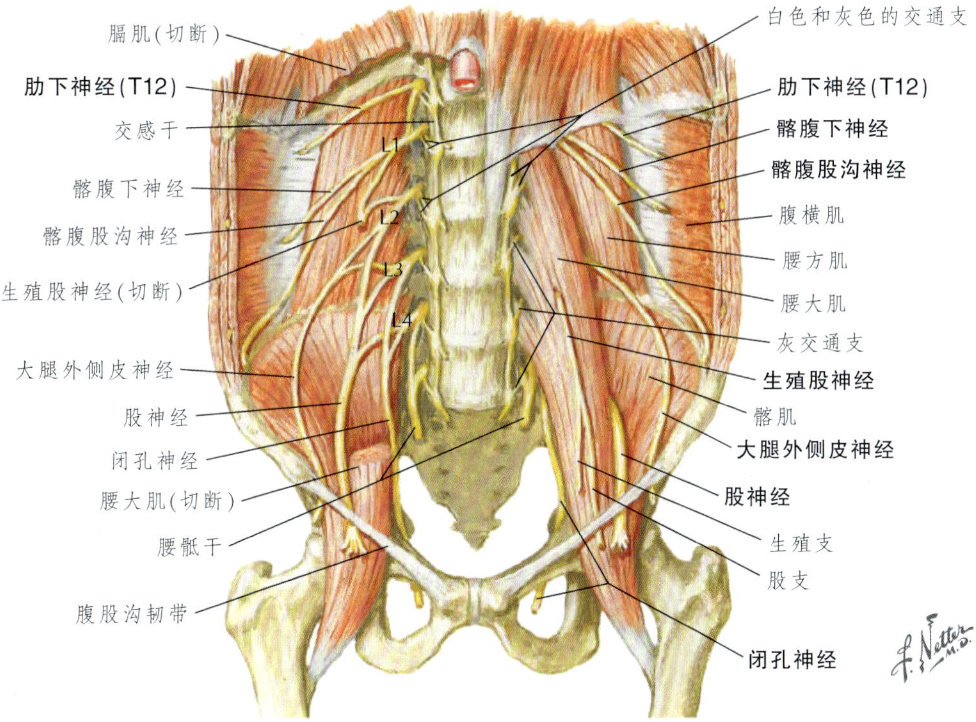
膈肌(切断)
肋下神经(T12)
交感干
髂腹下神经
髂腹股沟神经
生殖股神经(切断)
大腿外侧皮神经
股神经
闭孔神经
腰大肌(切断)
腰骶干
腹股沟韧带
L1
L2
L3
L4
白色和灰色的交通支
肋下神经(T12)
髂腹下神经
髂腹股沟神经
腹横肌
腰方肌
腰大肌
灰交通支
生殖股神经
髂肌
大腿外侧皮神经
股神经
生殖支
股支
闭孔神经

图 4–15　腰椎部的神经。

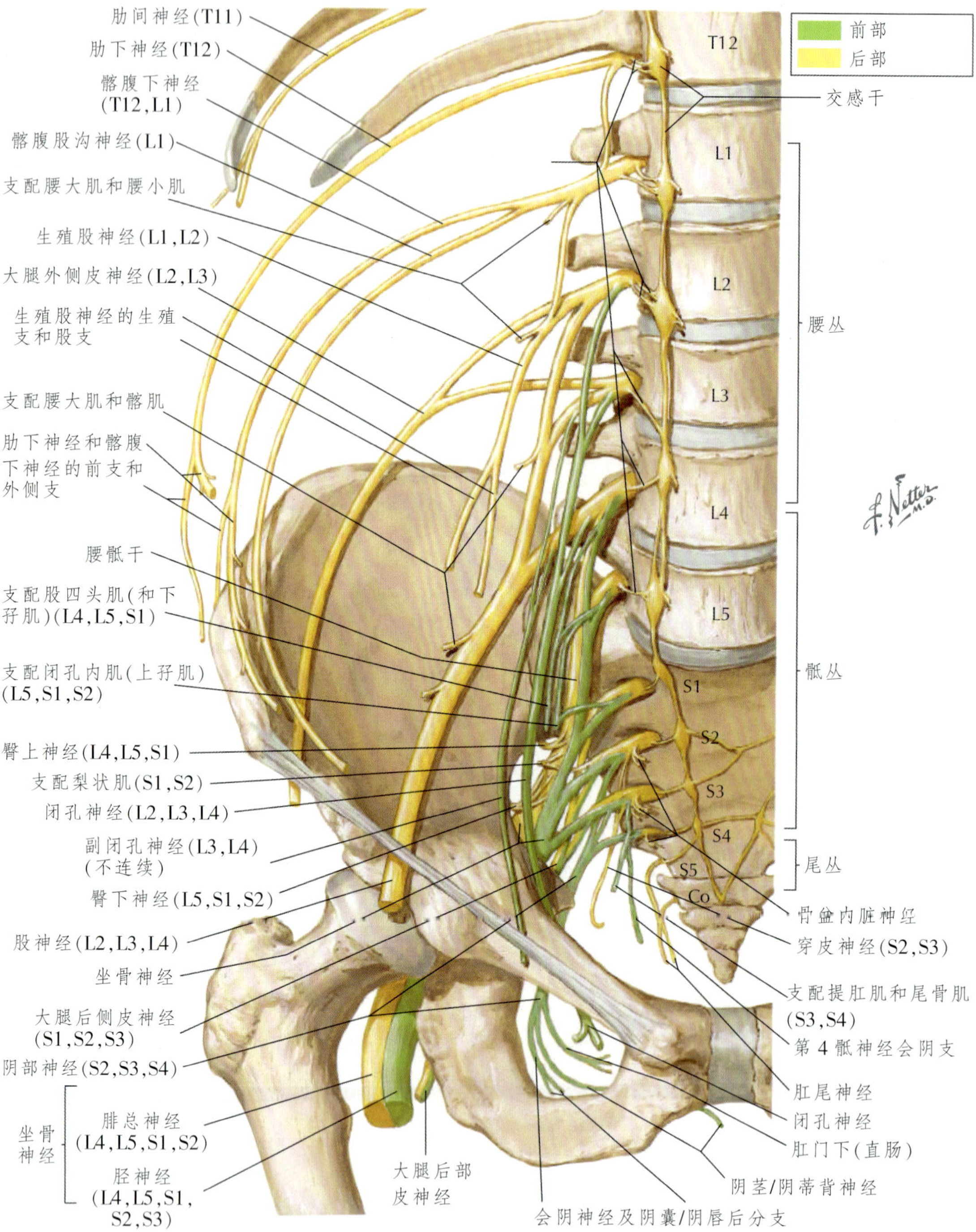
前部
后部
肋间神经(T11)
肋下神经(T12)
髂腹下神经
(T12,L1)
髂腹股沟神经(L1)
支配腰大肌和腰小肌
生殖股神经(L1,L2)
大腿外侧皮神经(L2,L3)
生殖股神经的生殖
支和股支
支配腰大肌和髂肌
肋下神经和髂腹
下神经的前支和
外侧支
腰骶干
支配股四头肌(和下
孖肌)(L4,L5,S1)
支配闭孔内肌(上孖肌)
(L5,S1,S2)
臀上神经(L4,L5,S1)
支配梨状肌(S1,S2)
闭孔神经(L2,L3,L4)
副闭孔神经(L3,L4)
(不连续)
臀下神经(L5,S1,S2)
股神经(L2,L3,L4)
坐骨神经
大腿后侧皮神经
(S1,S2,S3)
阴部神经(S2,S3,S4)
坐骨
神经
腓总神经
(L4,L5,S1,S2)
胫神经
(L4,L5,S1,
S2,S3)
大腿后部
皮神经
会阴神经及阴囊/阴唇后分支
阴茎/阴蒂背神经
肛门下(直肠)
闭孔神经
肛尾神经
第4骶神经会阴支
支配提肛肌和尾骨肌
(S3,S4)
穿皮神经(S2,S3)
骨盆内脏神经
尾丛
骶丛
腰丛
交感干
T12
L1
L2
L3
L4
L5
S1
S2
S3
S4
S5
Co

图 4-16 腰椎神经。

病史	初步诊断
腰椎运动受限与下背痛或臀区痛有关，运动时加重，这暗示着一种开关限制模式(例如外展受限，右侧弯受限，右旋受限)	关节突关节疼痛综合征[11-13]
以固定姿势反复运动或者长时间不动产生的中枢或外周症状	椎间盘源性痛[14]
下肢疼痛/感觉异常，比下背痛严重，主诉有下肢肌无力发作史	坐骨神经痛或腰椎神经根痛[15]
下肢疼痛因外展而加剧，因脊柱屈曲而缓解	椎管狭窄[16]
主动运动过程中下背出现反复卡锁	腰椎不稳[17,18]
腰部疼痛因肌肉或韧带拉伸而加剧，也有报道疼痛与肌肉收缩有关	肌肉/韧带扭伤/拉伤

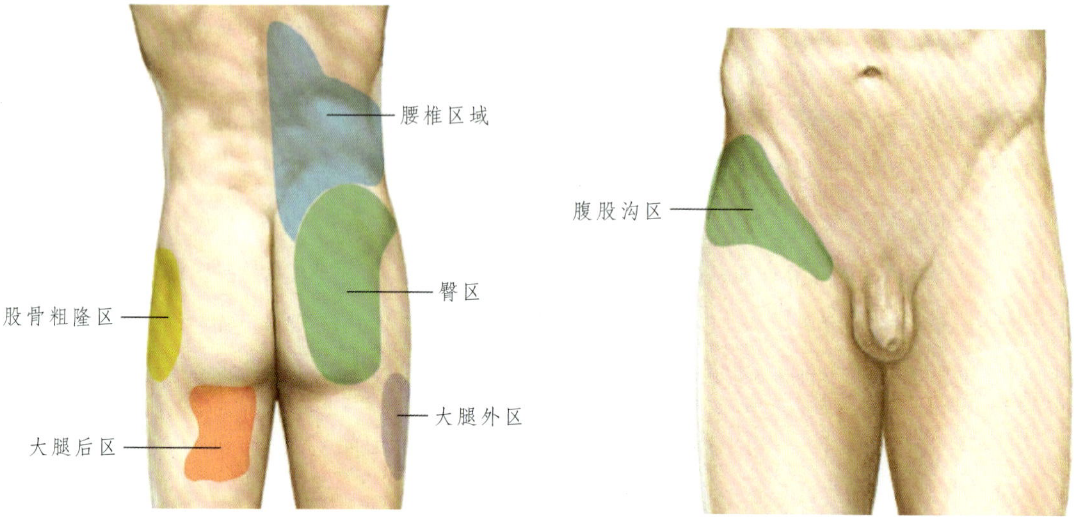

图 4–17 腰椎关节突关节疼痛牵涉模式。腰椎关节突关节疼痛如 Fukui 及其同事所述[90]。腰椎关节突关节 L1~L2、L2~L3 和 L4~L5 会把疼痛辐射到相应腰椎区域。主要辐射到臀区是 L5~S1(68%)。L2~L3、L3~L4、L4~L5 和 L5~S1 关节突关节会把疼痛辐射至粗隆部地区(16%~10%)。到大腿外侧、大腿后侧和腹股沟区域的疼痛通常是从 L3~L4、L4~L5 和 L5~S1 辐射过来的(5%~30%)。(From Fukui S, Ohseto K, Shiotani M, et al. Distribution of referred pain from the lumbar zygapophyseal joints and dorsal rami. Clin J Pain. 1997;13:303-307.)

牵涉痛	疼痛百分比(n=176 例下背痛患者)*
左腹股沟	15%
右腹股沟	3%
左臀	42%
右臀	15%
左大腿	38%
右大腿	38%
左小腿	27%
右小腿	15%
左足	31%
右足	8%

* 关节突关节疼痛患者的疼痛牵涉模式患病率经诊断性阻滞证实[13]。在后续试验中[19],在一组 63 例慢性腰痛患者中,关节突关节疼痛患病率为 40%。

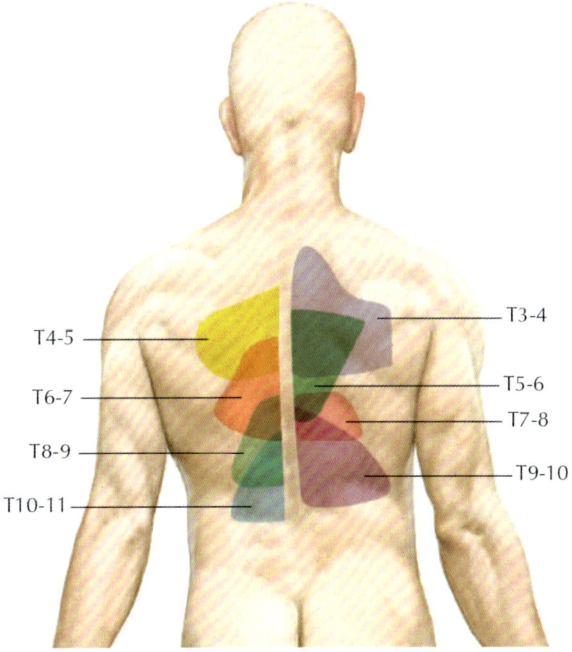

Dreyfuss 等[19]汇编

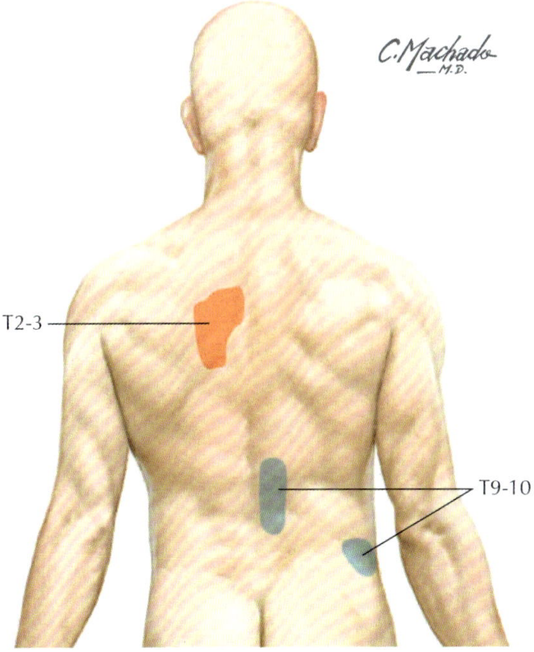

Fukui 等[90]汇编

图 4–18 胸椎关节突的疼痛模式。

病史问题和研究质量		人群	可靠性
主诉[20] ●	足痛	相互独立的两组腰痛患者（n_1=50，n_2=33）	检查者间 κ=0.12~.073
	小腿痛		检查者间 κ=0.53~0.96
	大腿痛		检查者间 κ=0.39~0.78
	臀区痛		检查者间 κ=0.33~0.44
	背痛		检查者间 κ=-0.19~0.16
疼痛加剧因素[21] ●	坐位	53 例腰痛主诉患者	重测 κ=0.46
	站立		重测 κ=0.70
	行走		重测 κ=0.67
疼痛加剧因素[22] ◆	坐位	随机选择的 91 例腰痛患者	检查者间 κ=0.49
	站立		检查者间 κ=1.0
	行走		检查者间 κ=0.56
	卧位		检查者间 κ=0.41
坐位痛[23] ◆		95 例腰痛患者	检查者间 κ=0.99~1.0
屈曲痛[23] ◆			检查者间 κ=0.98~0.99
屈曲痛[21] ●		53 例主诉腰痛患者	重测 κ=0.65
屈曲痛[20] ●		相互独立的两组腰痛患者（n_1=50，n_2=33）	检查者间 κ=0.51~0.56
咳嗽/打喷嚏疼痛加剧[22] ◆		随机选择的 91 例腰痛患者	检查者间 κ=0.64
咳嗽疼痛加剧[21] ●		53 例腰痛主诉患者	重测 κ=0.75
推拉痛/吊痛/提携痛[21] ●			重测 κ=0.77~0.89

病史特点和研究质量	人群	参考标准	敏感性	特异性	+LR	−LR
年龄>65[24] ◆	93例有腰背痛病史>40年的患者	经医生的初步检查判断为腰椎管狭窄症，其中88%的患者需要CT或MRI支持诊断	0.77(0.64,0.90)	0.69(0.53,0.85)	2.5	0.33
膝盖以下痛?[24] ◆			0.56(0.41,0.71)	0.63(0.46,0.80)	1.5	0.70
臀部以下痛?[24] ◆			0.88(0.78,0.98)	0.34(0.18,0.50)	1.3	0.35
坐位不痛?[24] ◆			0.46(0.30,0.62)	0.93(0.84,1.0)	6.6	0.58
重度下肢疼痛?[24] ◆			0.65(0.51,0.79)	0.67(0.51,0.83)	2.0	0.52
坐着的时候症状缓解?[24] ◆			0.52(0.37,0.67)	0.83(0.70,0.96)	3.1	0.58
行走时症状加重?[24] ◆			0.71(057,0.85)	0.30(0.14,0.46)	1.0	0.97
麻木[24] ◆			0.63(0.49,0.74)	0.59(0.42,0.76)	1.5	0.63
平衡失调[24] ◆			0.70(0.56,0.84)	0.53(0.36,0.70)	1.5	0.57
是否有行走时疼痛加重，坐位时缓解?[16] ●	45例腰痛和腿痛，以及自述行走耐力有限的患者	MRI或CT成像显示腰椎管狭窄症	0.81(0.66,0.96)	0.16(0.00,0.32)	0.82(0.63,1.1)	1.27
能推着购物车很好地行走么?[16] ●			0.63(0.42,0.85)	0.67(0.40,0.93)	1.9(0.80,4.5)	0.55
坐位对于症状是最好的姿势[16] ●			0.89(0.76,1.0)	0.39(0.16,0.61)	1.5(0.90,2.4)	0.28
行走/站立对于症状是最好的姿势[16] ●			0.89(0.76,1.0)	0.33(0.12,0.55)	1.3(0.80,2.2)	0.33

病史特点和研究质量	人群	参考标准	敏感性	特异性	+LR	-LR
无力[25] ◆	170 例伴有腰痛和腿部症状的患者	电刺激诊断的腰骶神经根病变	0.70	0.41	1.19	0.73
麻木[25] ◆			0.68	0.34	1.03	0.94
刺痛[25] ◆			0.67	0.31	0.97	1.06
烧灼痛[25] ◆			0.40	0.60	1.0	1.0

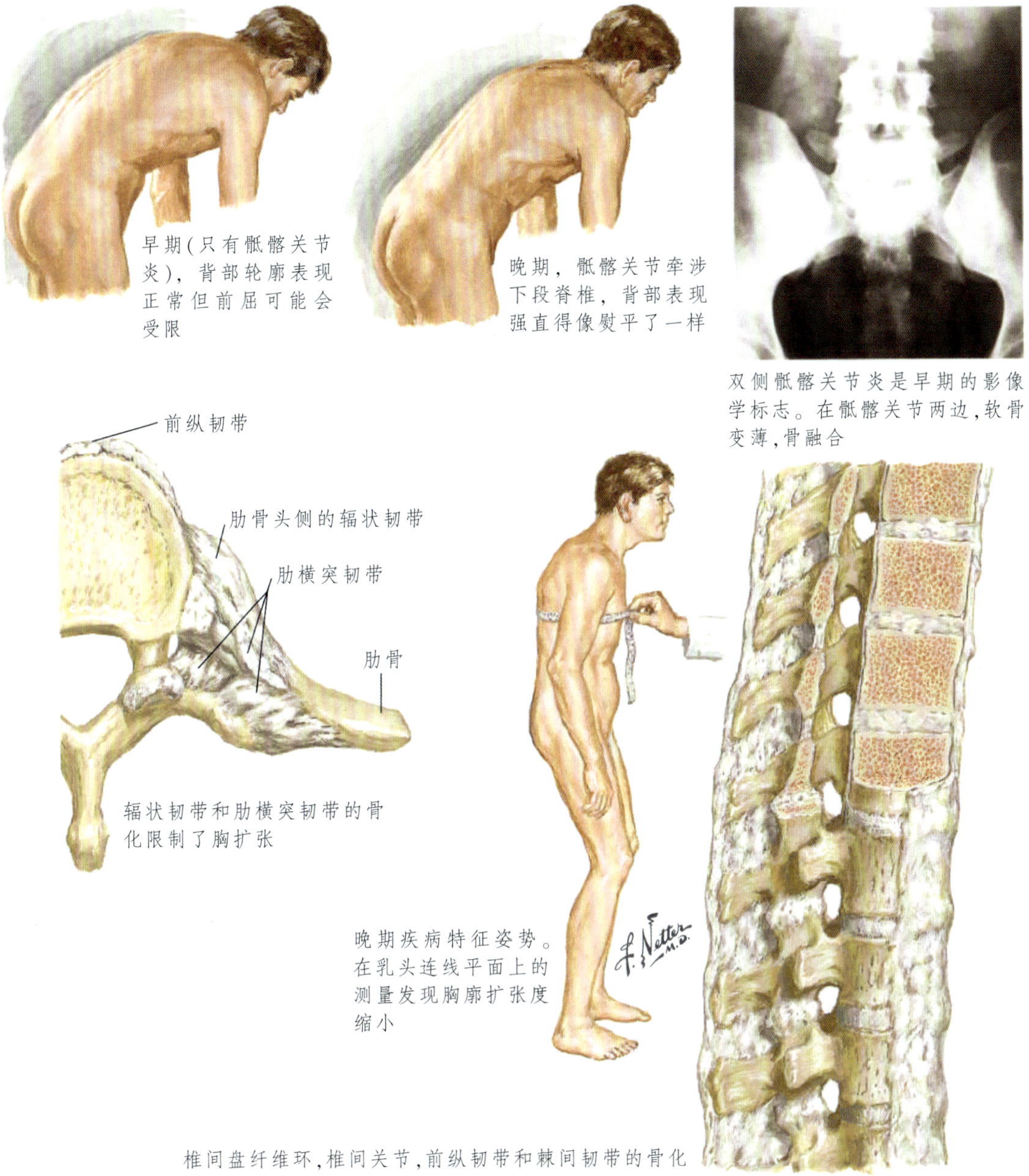

图 4–19　强直性脊柱炎。

临床表现和研究质量	人群	参考标准	敏感性	特异性	+LR	–LR
休息时疼痛不缓解[26] ◆	449 例随机选择的腰痛患者	纽约标准和影像学确诊的强直性脊柱炎	0.80	0.49	1.57	0.41
夜间痛[27] ◆			0.71	0.53	1.51	0.55
晨僵>1/2 小时[26] ◆			0.64	0.59	1.56	0.68
锻炼后疼痛和僵硬缓解[26] ◆			0.74	0.43	1.30	0.60
年龄小于 40 岁[26] ◆			1.0	0.07	1.07	0.00

腰骶神经根病的感觉试验、肌力试验和反射试验诊断效用

<table>
<tr><th colspan="2">试验和研究质量</th><th>描述及阳性结果</th><th>人群</th><th>参考标准</th><th>敏感性</th><th>特异性</th><th>+LR</th><th>−LR</th></tr>
<tr><td colspan="2">感觉(振动和针刺)[25]
◆</td><td>当病变侧颤动或者针刺感觉减弱时考虑是异常情况</td><td rowspan="7">170例有腰部及以下肢体症状的患者</td><td rowspan="7">电生理检查。神经根病定义为两个及以上受相同神经根但不同周围神经支配的肌肉表现为正相尖波和纤颤电位、复合性重复放电、强振幅、长时程运动电位、(神经)募集型减弱、多相运动电位增加(30%)</td><td>0.50</td><td>0.62</td><td>1.32</td><td>0.81</td></tr>
<tr><td rowspan="4">肌无力[25]
◆</td><td>腓肠肌和比目鱼肌</td><td rowspan="4">无力被定义为小于5/5的任何等级</td><td>S1=0.47</td><td>S1=0.76</td><td>1.96</td><td>0.70</td></tr>
<tr><td>踇长展肌</td><td>L5=0.61</td><td>L5=0.55</td><td>1.36</td><td>0.71</td></tr>
<tr><td>髋部屈肌</td><td>L3~L4
=0.70</td><td>L3~L4
=0.84</td><td>4.38</td><td>0.36</td></tr>
<tr><td>股四头肌</td><td>L3~L4
=0.40</td><td>L3~L4
=0.89</td><td>3.64</td><td>0.67</td></tr>
<tr><td rowspan="2">反射[28] ◆</td><td>跟腱反射</td><td rowspan="2">当病变侧放射相对于对侧减弱时考虑异常发生</td><td>S1=0.47</td><td>S1=0.9</td><td>4.70</td><td>0.59</td></tr>
<tr><td>膝反射</td><td>L3~L4
=0.50</td><td>L3~L4
=0.93</td><td>7.14</td><td>0.54</td></tr>
<tr><td rowspan="3">反射[28] ◆</td><td>跟腱反射</td><td rowspan="3">反射消失则为阳性</td><td rowspan="3">100例经MRI检查诊断为腰椎间盘突出的患者</td><td rowspan="3">经MRI诊断为椎间盘突出伴术中证实疝形成</td><td>S1=0.83</td><td>S1=0.57</td><td>1.93</td><td>0.30</td></tr>
<tr><td>内侧腘绳肌反射</td><td>L5=0.76</td><td>L5=0.85</td><td>5.07</td><td>0.28</td></tr>
<tr><td>膝反射</td><td>L3~L4
=0.88</td><td>L3~L4
=0.86</td><td>6.29</td><td>0.14</td></tr>
<tr><td colspan="2">反射
+
肌无力
+
感觉[25] ◆</td><td>3项均异常</td><td rowspan="3">170例有腰部及以下肢体症状的患者</td><td rowspan="3">电生理检查。神经根病定义为两个及以上受相同神经根但不同周围神经支配的肌肉表现为正相尖波和纤颤电位、复合性重复放电、强振幅、长时程运动电位、(神经)募集型减弱、多相运动电位增加(30%)</td><td>0.12</td><td>0.97</td><td>4.00</td><td>0.91</td></tr>
<tr><td colspan="2" rowspan="2">反射
+
肌无力
+
感觉
+
直腿抬高试验[25] ◆</td><td>4项均异常</td><td>0.06</td><td>0.99</td><td>6.00</td><td>0.95</td></tr>
<tr><td>4项中任何一项异常</td><td>0.87</td><td>0.35</td><td>1.34</td><td>0.37</td></tr>
</table>

腰椎间盘突出的节段	疼痛	麻木	无力	萎缩	反射
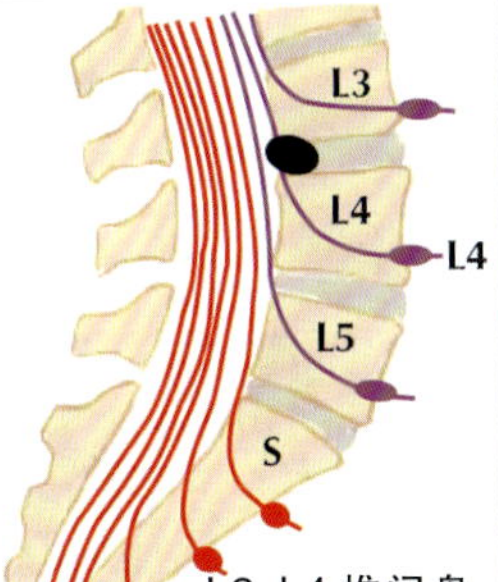 L3~L4 椎间盘；L4 神经根	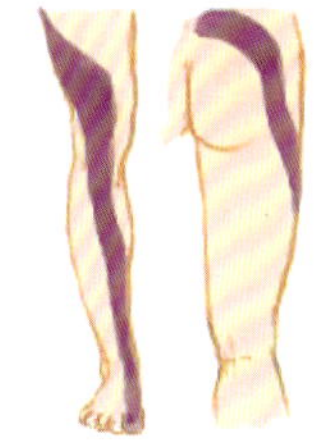 背部、臀部、大腿后外侧，大腿前面	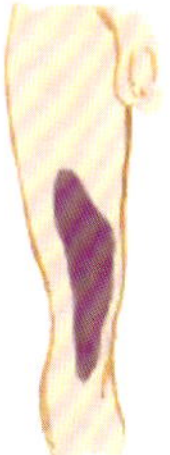 大腿与膝的前内侧	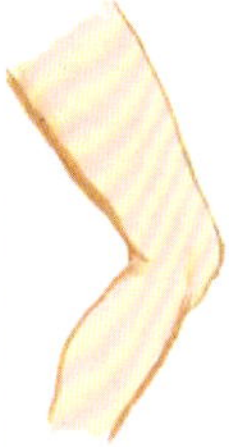 股四头肌	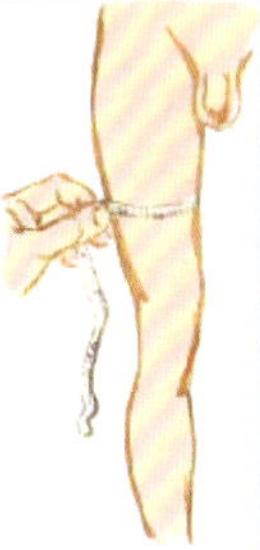 股四头肌	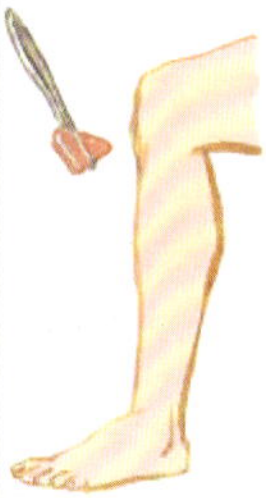 膝反射减弱
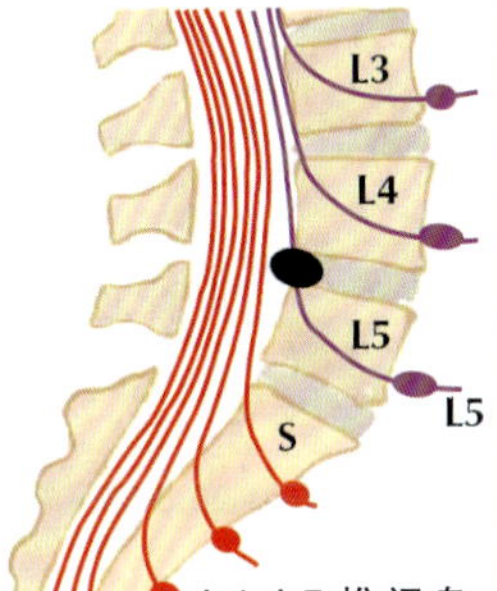 L4~L5 椎间盘；L5 神经根	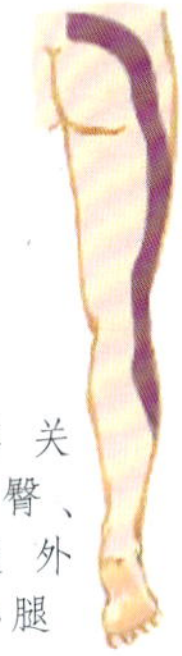 骶髂关节、臀、大腿外侧、小腿	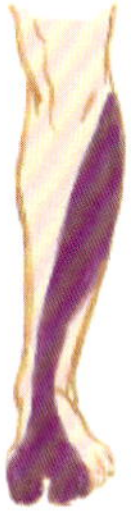 小腿外侧，足背，包括足趾	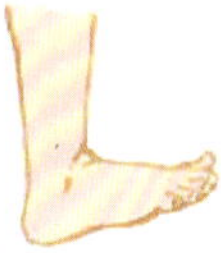 跗趾背屈无力，足跟行走，足下垂	小腿前外侧肌群	无改变
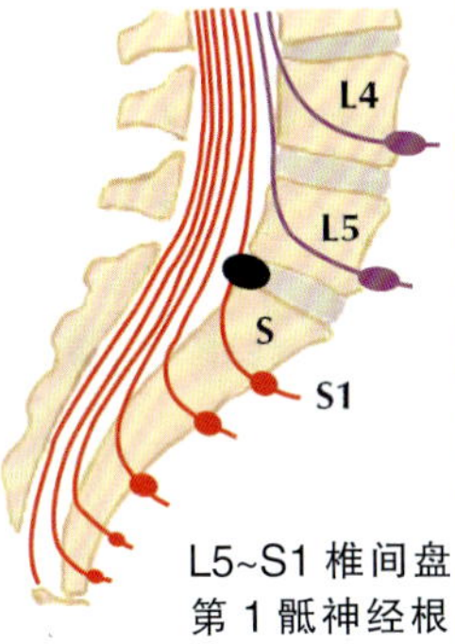 L5~S1 椎间盘 第 1 骶神经根	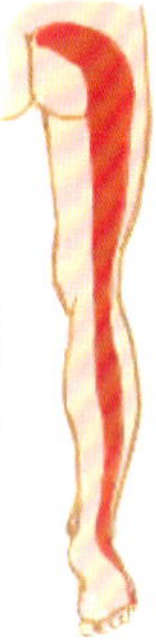 骶髂部、臀、大腿后外侧、足后跟	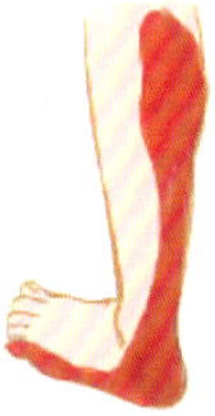 小腿后部，足跟外侧，足外侧	足跖屈无力，大跗趾也会受影响，足趾行走困难	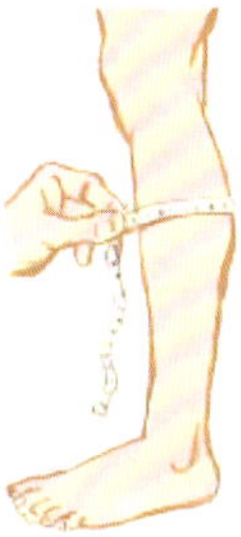 腓肠肌，比目鱼肌	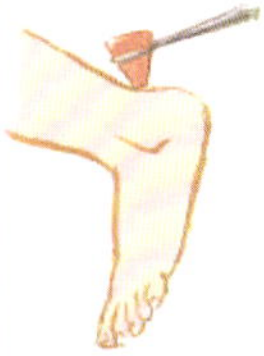 踝反射减弱或消失
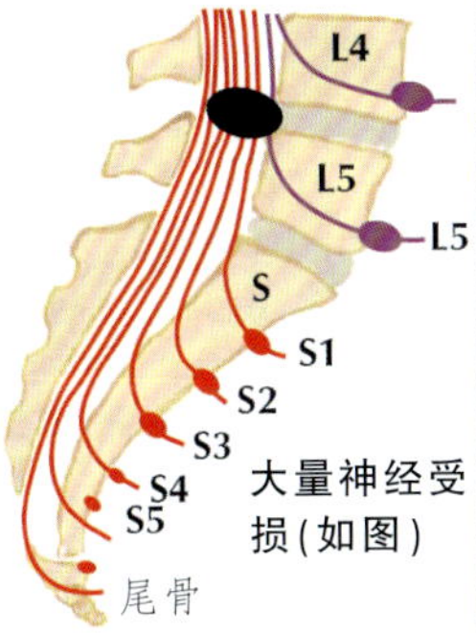 大量神经受损（如图）	腰、大腿、小腿，会阴（依受累节段而定）；多双侧受累	大腿，小腿，足，会阴（依受累节段而定）；多双侧受累	小腿和（或）肠的变异性瘫痪，尿失禁	大范围	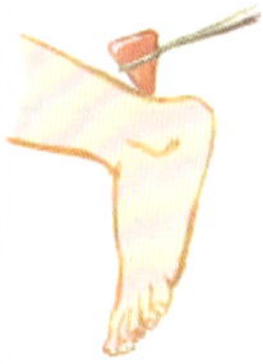 踝反射减弱或消失

图 4-20 腰椎间盘髓核突出的临床特征。

腰椎狭窄的感觉试验、肌力试验和反射试验的诊断效用

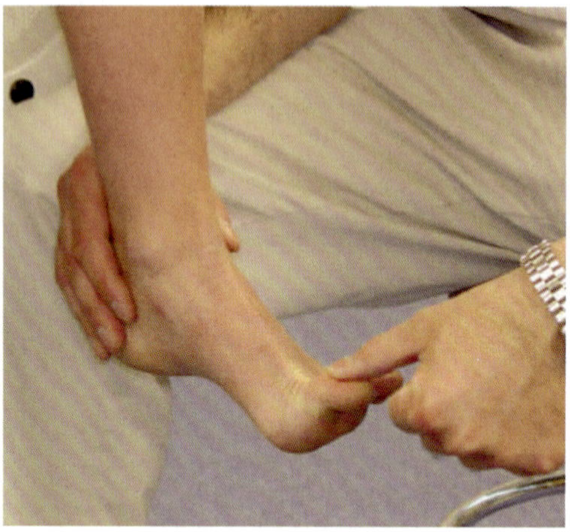

踇长伸肌力量测试

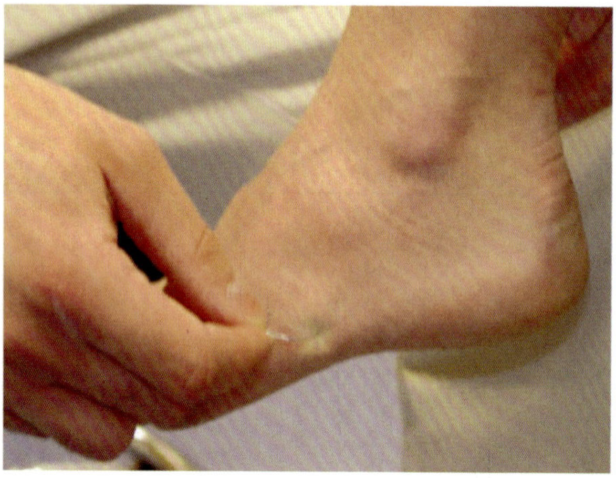

针刺试验

图 4–21 腰椎狭窄试验。

试验与研究质量	描述与阳性结果	人群	参考标准	敏感性	特异性	+LR	-LR
振动缺损[24] ◆	用 128Hz 音叉评估第一跖骨尖部。如果患者未感觉到振动则为异常	93 例背痛伴或不伴放射到下肢痛的患者	通过回顾性图表评估诊断脊椎狭窄，经 MRI 和 CT 确诊	0.53 (0.38, 0.68)	0.81 (0.67, 0.95)	2.8	0.58
针刺感缺损[24] ◆	在足背中、外侧，小腿内侧和外侧进行感觉测试，以减少或正常来评价			0.47 (0.32, 0.62)	0.81 (0.67, 0.95)	2.5	0.65
无力[24] ◆	膝屈肌、膝伸肌、踇长屈肌力量测试，从 0(无反应)至 5(正常)进行分级			0.47 (0.32, 0.62)	0.78 (0.64, 0.92)	2.1	0.68
跟腱反射消失[24] ◆	跟腱反射试验，从 0(无反应)至 4(阵挛)进行分级			0.46 (0.31, 0.61)	0.78 (0.64, 0.92)	2.1	0.69

活动范围测量的可靠性

试验与研究质量	测量方法	人群	可靠性	
			检查者内部 *	检查者间
前屈[29] ◆	测量从指尖到地板的距离	不同病因的患者组(n=98)包括腰痛和(或)骨盆下肢带肌疼痛，以及无痛的参加者	无试验	ICC=0.93(0.90, 0.95)
前屈[30] ●		30例腰痛患者和20例无症状者(只有无症状受试者用检查者间比较)	组内相关系数(ICC)=0.95(0.89, 0.99)	ICC=0.99(0.98, 0.10)
侧弯[30] ●	测量指尖滑向大腿侧方的距离		右 ICC=0.99 (0.95,1.0) 左 ICC=0.94 (0.82,0.98)	右 ICC=0.93 (0.89,0.96) 左 ICC=0.95 (0.91,0.97)
旋转[30] ●	患者坐位，胸骨处挂一水平测试仪，测试仪铅垂垂到地板，测角仪测量旋转时的角度		右 ICC=0.92 (0.76,0.97) 左 ICC=0.96 (0.87,0.99)	右 ICC=0.82 (0.70,0.89) 左 ICC=0.85 (0.75,0.91)
改良 Schober 试验[30] ●	测量站立位和最大屈曲位时腰骶以下5cm，以上10cm,这两点的距离		ICC=0.87(0.68, 0.96)	ICC=0.79(0.67, 0.88)
改良 Schober 试验[29] ◆		不同病因的患者组(n=98)包括腰痛和(或)骨盆下肢带肌疼痛，以及无痛的参加者	无试验	ICC=0.77(0.67, 0.84)
屈曲 伸展 左旋 右旋 左侧弯 右侧弯[31] ●	腰部各种运动范围的测量仪	47例无症状学生	ICC=0.91 ICC=0.63 ICC=0.56 ICC=0.57 ICC=0.92 ICC=0.89	ICC=0.77 ICC=0.35 ICC=0.37 ICC=0.35 ICC=0.81 ICC=0.89
站立位主动旋转[32] ◆	患者站立，肩部挂一水平测试仪，测试仪铅垂垂到地板，测角仪测量其旋转角度	24例无症状高尔夫球手	右 ICC=0.86 (0.70,0.94) 左 ICC=0.80 (0.58,0.92)	右 ICC=0.74 (0.49,0.88) 左 ICC=0.78 (0.56,0.90)

(待续)

活动范围测量的可靠性(续)

试验与研究质量	测量方法	人群	可靠性 检查者内部 *	 检查者间
胸腰段屈曲[33] ◆	iPhone 测斜仪	30 例无症状成人	ICC=0.97(0.93,0.98)	ICC=0.98(0.95,0.99)
胸腰段伸展[33] ◆			ICC=0.80(0.58,0.90)	ICC=0.81(0.60,0.91)
胸腰段侧屈[33] ◆			右 ICC=0.82(0.61,0.91) 左 ICC=0.84(0.67,0.92)	右 ICC=0.93(0.86,0.97) 左 ICC=0.90(0.77,0.96)
屈腰[34] ◆	测斜仪	49 例影像学上屈曲伸展出现腰部牵涉痛患者	检查者间 ICC=0.60(0.33,0.79)	
伸腰[34] ◆			检查者间 ICC=0.61(0.37,0.78)	
屈腰[35] ◆		123 例腰痛<90 天的患者	检查者间 ICC=0.74(0.60,0.84)	
伸腰[35] ◆			检查者间 ICC=0.61(0.42,0.75)	

* 在多个检查者的情况下,检查者内部估计只用于第一个检查者。

活动范围测量的可靠性(续)

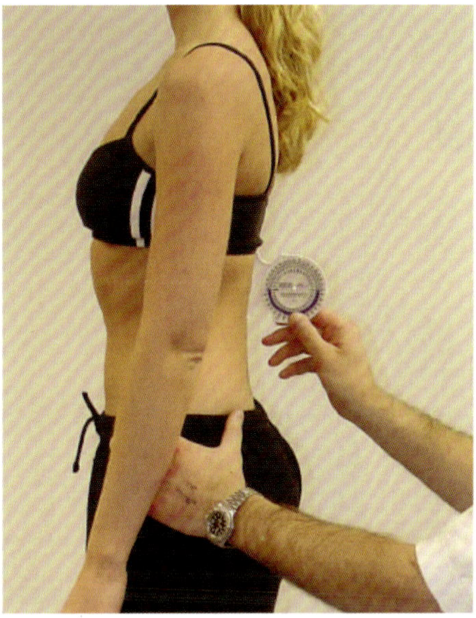

测斜仪放置在T12的棘状突起

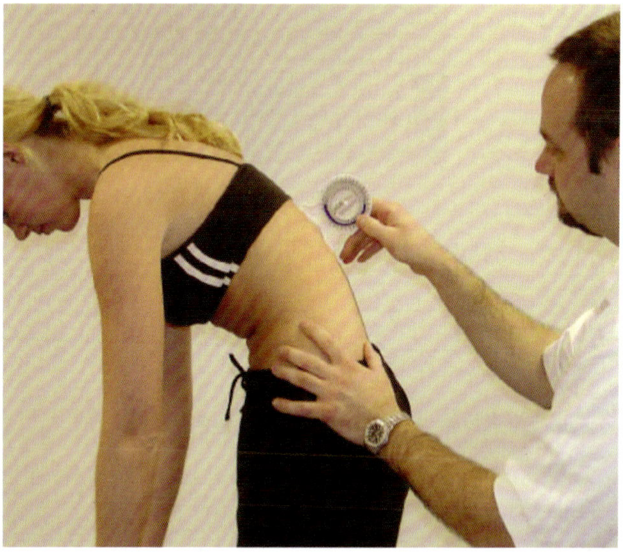

胸腰椎屈曲的测量

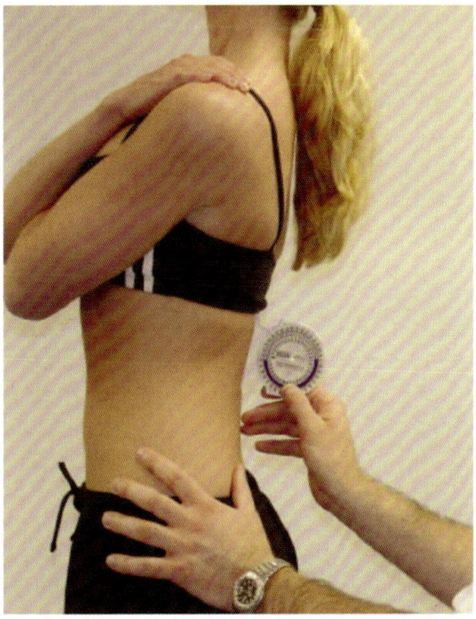

胸腰椎伸展的测量

图 4-22 活动范围的测量。

活动范围测量中刺激疼痛的可靠性

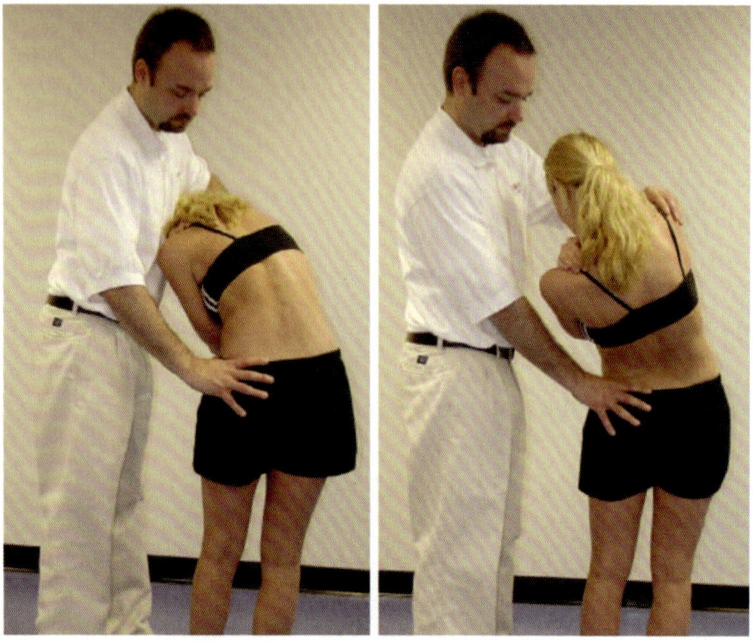

屈曲、侧屈、旋转　　伸展、侧屈、旋转

图 4-23　主动运动过程中产生的刺激痛。

试验与研究质量	描述及阳性结果	人群	可靠性
侧屈[27] ◆	患者站立，手臂放在身体两侧。患者的手沿着大腿的外侧下滑	35 例腰痛患者	κ=0.60(0.40,0.79)
旋转[27] ◆	患者站立，手臂放在身体两侧。患者旋转身体		κ=0.17(−0.08,0.42)
侧屈–旋转[27] ◆	患者站立，手臂放在身体两侧。患者将盆骨移动到一侧，于对侧呈现出侧弯旋转		κ=0.29(0.06,0.51)
屈曲、侧屈、旋转[27] ◆	患者站立，治疗师引导患者进行腰部弯曲，侧屈，旋转		κ=0.39(0.18,0.61)
伸展、侧屈、旋转[27] ◆	患者站立，治疗师引导患者进行腰部伸展，侧弯，旋转		κ=0.29(0.06,0.52)
胸部向右旋转[36] ◆	患者把手放在对侧的肩膀上，然后在每一个方向上尽可能地旋转身体。研究人员用“无反应”“症状加重”或“症状减轻”来评估患者的症状	22 例机械性颈痛患者	κ=−0.03(−0.11,0.04)
胸部向左旋转[36] ◆			κ=0.7(0.40,1.0)

评估胸腰部力量和耐力的可靠性

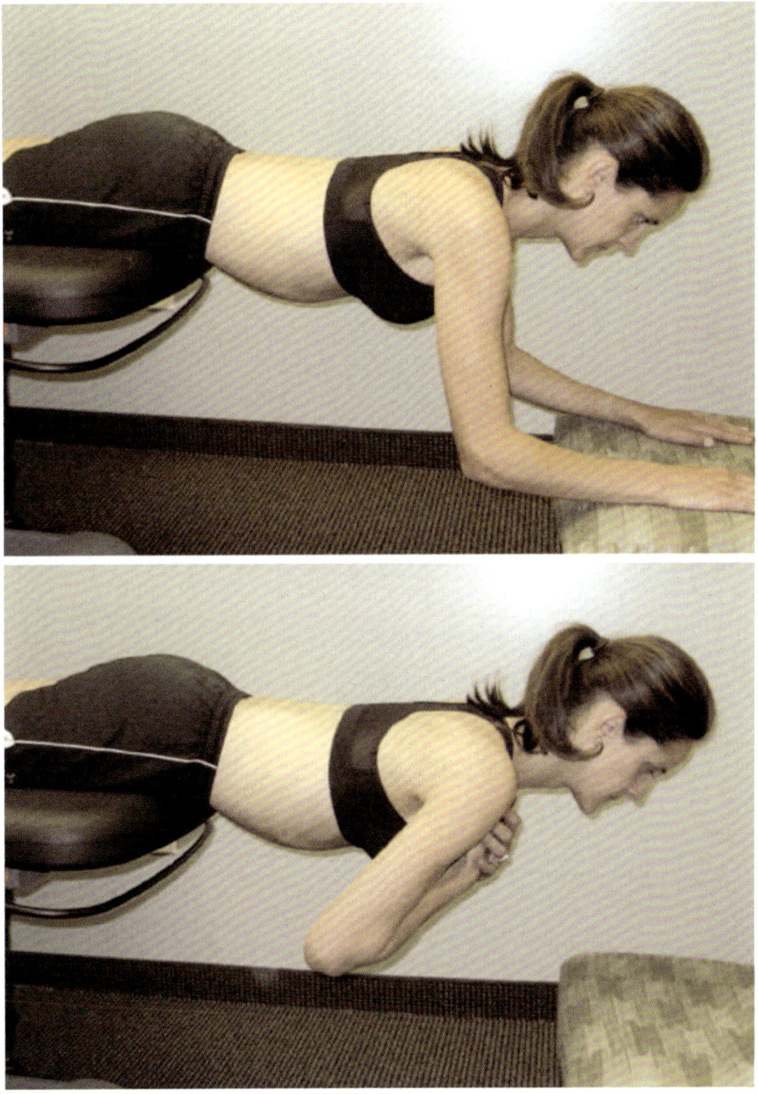

图 4–24 改良的 Biering–Sorensen 试验。

试验与研究质量	描述及阳性结果	人群	可靠性
腹部耐力[30] ●	屈曲仰卧位，患者用指尖触碰髌骨，并且尽可能久地保持该姿势。用秒表测试维持的时间	30 例背痛患者和 20 例无症状测试者（无症状测试者只用于检查者内部比较）	检查者间 ICC=0.90(0.75,0.97) 检查者间 ICC=0.92(0.87,0.96)
改良的 Biering–Sorensen 试验[30] ●	患者通过盆骨和腿部力量支撑身体，俯卧在床上，身体躯干部分伸出床边缘。然后移开椅子，伸展躯干，保持中立位。并且尽可能久地保持该姿势。用秒表测试维持的时间		检查者间 ICC=0.92(0.75,0.97) 检查者间 ICC=0.91(0.85,0.95)

体位评估的可靠性

试验与研究质量	描述及阳性结果	人群	检查者间可靠性
头前倾[36] ◆	"阳性"指患者的外耳道向前方倾斜(相对腰椎而言)	22 例机械性颈痛患者	κ=−0.10(−0.20,0.00)
肩过伸[36] ◆	"阳性"指患者的肩峰向前方倾斜(相对腰椎而言)		κ=0.83(0.51,1.0)
C7~T2 过度后凸[36] ◆	分为"正常(无差异)""过度后凸"或"后凸减弱"。过度后凸是指凸度超过正常值,后凸减弱是指腰椎后凸变平(针对每一个阶段而言)		κ=0.79(0.51,1.0)
T3~T5 过度后凸[36] ◆			κ=0.69(0.30,1.0)
T3~T5 后凸减少[36] ◆			κ=0.58(0.22,0.95)
T6~T10 过度后凸[36] ◆			κ=0.90(0.74,1.0)
T6~T10 后凸减少[36] ◆			κ=0.90(0.73,1.0)
后凸[37] ●	患者站立,检查者从侧面进行检查,分为"有"或"无"	111 例伴有慢性腰痛的成年人,年龄≥60 岁,20 例无症状患者	κ=0.21
脊柱侧弯[37] ●	患者站立,检查员手指触摸棘突。患者弯腰，检查者衡量患者椎旁肌肉组织的高度,分为"有"或"无"		κ=0.33
功能性腿长差异[37] ●	患者站立,比较两侧髂嵴高度,分为"对称"和"不对称"两个等级		κ=0.00

体位评估的可靠性(续)

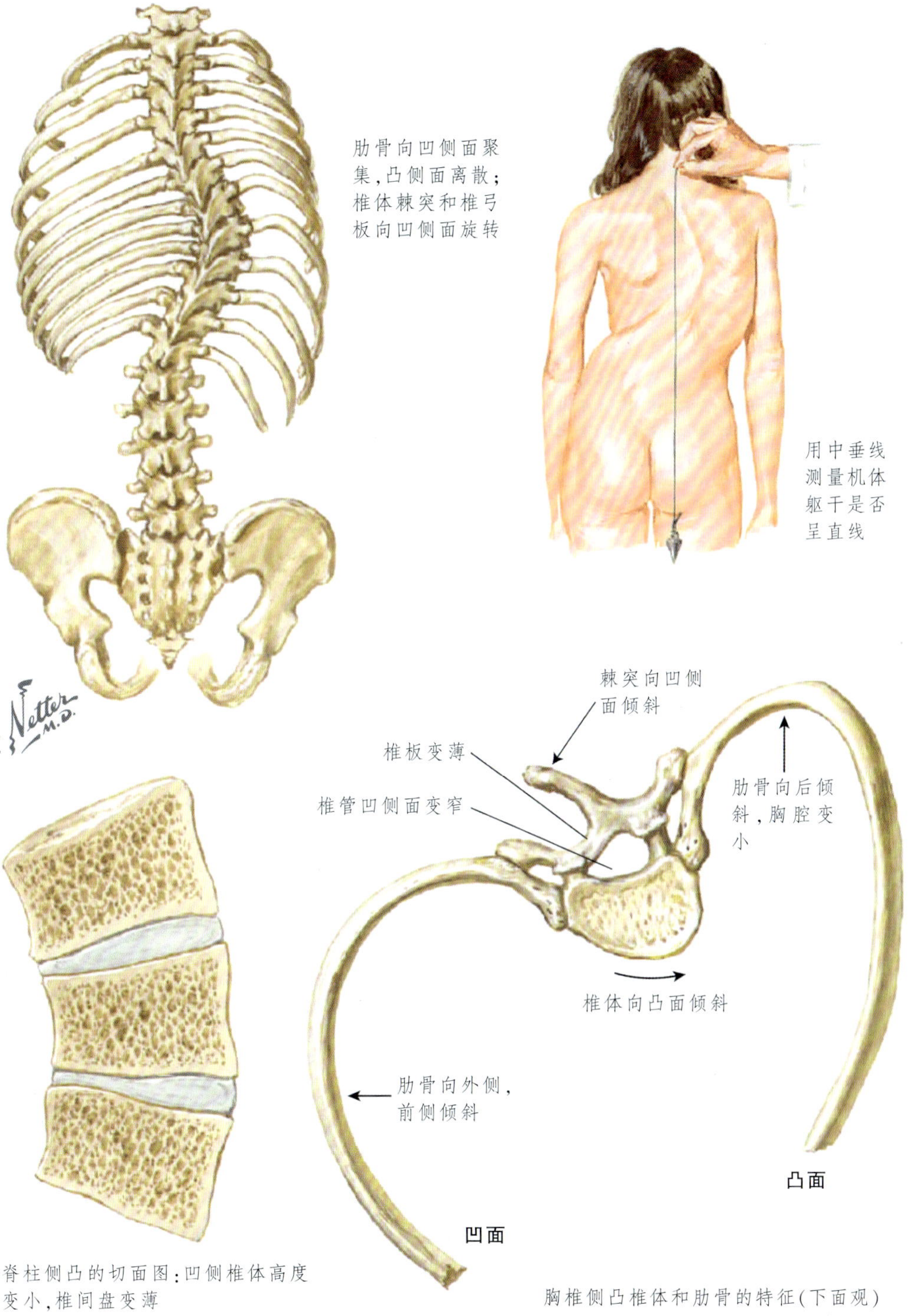

图 4-25 脊柱侧凸的病理解剖。

腰椎运动控制试验的可靠性

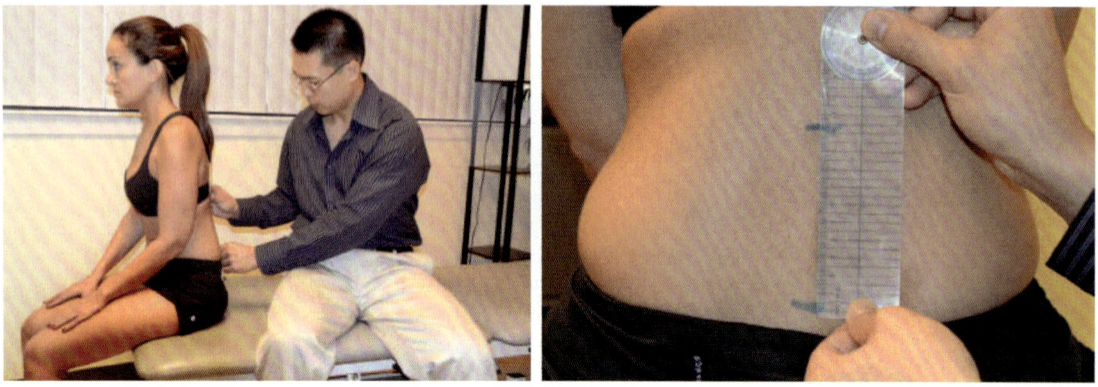

图 4–26 坐位前倾试验。

试验与研究质量	描述及阳性结果	人群	检查者间可靠性
复位试验[38] ◆	患者坐位，腿部落地支撑，腰部中立位。在 S1 部位以 5cm 的尺子定位，以激光笔标记点定义为原点（0cm）。嘱患者从骨盆最大前倾位向最大后倾位活动两次。然后让患者坐回原位，腰椎中立位，测量 S1 原点（0cm）和激光笔标记点的距离	25 例有腰部非特异性疼痛的患者和 15 例没有腰部疼痛的患者	ICC=0.90（0.81，0.94）
坐位前倾试验[38] ◆	患者坐位，腿部落地支撑，腰部中立位。在 S1 和其上 10cm 各划标志线，嘱患者进行 5 次 120°最大曲髋运动，测量 0cm 和 10cm 标志点之间的距离		ICC=0.96（0.92，0.98）
坐位伸膝试验[38] ◆	与前述相同体位，但是腿部不支撑。腰部中立位，用 5cm 的尺子标注 S1 原点（0cm）。以激光笔定位。在维持骨盆中立位的前提下，反复进行 5 次最大伸膝关节（–10°）运动。然后测量 S1 原点（0cm）和激光笔标记点之间的距离		ICC=0.95（0.90，0.97）
屈膝分散运动试验[38] ◆	患者仰卧位，膝关节屈曲 120°，骨盆中立。将 5cm 的尺子置于左右侧髂前上棘之间，0cm 标志点和激光笔置于弯腿运动的对侧髂前上棘，激光笔置于 0 标记点内侧。重复进行 5 次外展外旋 45°。测量 0 点和激光笔之间的距离变化来确定骨盆的测量移动		ICC=0.94（0.88，0.97）
腿部下降试验[38] ◆	患者仰卧位曲髋 90°，膝关节放松呈最大限度屈曲，腰部中立。在腰部放置压力生物感应器，充气到 40mmHg。嘱患者腰部用力向下推压，将压力提高到 45mmHg。然后嘱患者降低足部至接近床面。重复 5 次使压力达到 45mmHg，最后使足部尽可能以最低高度接近床面，然后记录压力数值		ICC=0.98（0.96，0.99）

评估被动椎间运动受限或运动过度的可靠性

试验与研究质量	描述及阳性结果	人群	可靠性
上段腰椎的移动性[39] ●	患者俯卧，检查者施加一个后前位的力作用于棘突和每个腰椎的关节突。每个节段的移动性判分为“正常”或“受限”	39 例腰痛的患者	(棘突)检查者间 κ=0.02 (−0.27, 0.32) (左切面)检查者间 κ=0.17 (−0.14, 0.48) (右切面)检查者间 κ=−0.01 (−0.33, 0.30)
下段腰椎的移动性[39] ●			(棘突)检查者间 κ=−0.05 (−0.36, 0.27) (左切面)检查者间 κ=−0.17 (−0.41, 0.06) (右切面)检查者间 κ=−0.12(−0.41, 0.18)
鉴别最小的移动节段[40] ●	患者俯卧，检查者施加一个后前位的力作用于每个腰椎的棘突	29 例腰中间痛患者	检查者间 κ=0.71(0.48, 0.94)
鉴别最大的移动节段[40] ●			检查者间 κ=0.29(−0.13, 0.71)
后前位的肌肉僵硬程度[40] ◆	腰椎病变的节段评估是通过该节段功能失常来判断。患者俯卧，检查者评估后前位的肌肉僵硬程度及多裂肌紧张程度。患者侧卧位，移动患者下肢，对侧屈和腹屈两个体位进行评估。当完成四项检查后，检查者判定功能异常最大的节段	60 例腰痛患者	检查者间 κ=0.54 检查者间(±1)κ=0.64 检查者间 κ=0.23 检查者间(±1)κ=0.52
侧屈节段水平[41] ◆			检查者间 κ=0.57 检查者间(±1)κ=0.69 检查者间 κ=0.22 检查者间(±1)κ=0.45
腹屈节段水平[41] ◆			检查者间 κ=0.31 检查者间(±1)κ=0.45 I 检查者间 κ=0.22 检查者间(±1)κ=0.44
多裂肌紧张程度[41] ◆			检查者间 κ=.51 检查者间(±1)κ=.60 检查者间 κ=.12 检查者间(±1)κ=.57
功能异常的最大节段判定[41] ◆			检查者间 κ=0.60 检查者间(±1)κ=0.70 检查者间 κ=0.21 检查者间(±1)κ=0.57
局部移动性[42] ◆	患者侧卧，检查者移动患者下肢以使得患者被动弯曲以及腰椎伸展，然后触诊邻近棘突 。局部移动性以 5 分为满分进行打分	20 例腰痛患者	检查者间 κ 波动范围为−0.25~0.53，这取决于检查者和椎体节段水平

评估被动椎间运动受限或运动过度的可靠性(续)

试验与研究质量	描述及阳性结果	人群	可靠性
局部定位的判断[43] ●	进行被动触诊,指尖感觉到僵硬,评估时则可以考虑节段定位	60 例无症状自愿者	检查者内 κ 变化范围为 –0.09~0.39 检查者间 κ 变化范围为 –0.06~0.17
被动运动触诊[44] ◆		21 例有症状者和 25 例无症状者	检查者间 κ=变化范围为 –0.03~0.23,平均值为 0.07
局部移动性测试[45] ◆	患者侧卧同时屈髋屈臀,检查者在移动患者的过程中检查其移动性,检查者判定移动度等级,分为"减弱""正常"或"加重"	71 例腰痛患者	检查者间 κ=0.54
任何水平的运动过度[34] ◆	患者俯卧,检查者对患者的腰椎棘突施加一个后前方向的力。每个部位的移动性判定为"正常""运动过度"或"运动减小"	49 例腰痛患者(同时参考屈伸位 X 线片)	检查者间 κ=0.48 (0.35,0.61)
任何水平的运动减弱[34] ◆			检查者间 κ=0.38 (0.22,0.54)
后前位脊柱僵硬的判断[46] ●	5 位评估者检测腰椎水平后前位移动性并进行评估。以 11 分为满分,从小到大分别代表 "硬度明显减少"至"硬度明显增加"	40 例无症状个体	首次检查者间 ICC=0.55 (0.32,0.79) 第二次检查者间 ICC=0.77 (0.57,0.89)
后前位移动性测试[47] ●	患者俯卧,检查者测试患者的后前位移动性, 以 9 分为满分进行评分。从小到大分别表示 "重度移动过度"和"无移动",测试中痛觉的出现也需要记录	18 例腰痛患者	检查者间 ICC=.25(0.00,0.39)
局部移动性测试[48] ●	患者俯卧,检查者对患者棘突施加一个前向的力, 对其移动性进行评估。分为"减弱""正常"或"加重"	63 例腰痛患者	根据节段性监测水平,检查者间 κ 变化范围为 –0.20~0.26
脊椎错位的鉴别[44] ◆	静态触诊用于检测椎骨与下一椎骨的关系	21 例有症状患者和 25 例无症状对照	检查者间 κ 变化范围为 –0.04~0.03 平均值为 0.00
局部损伤的测试 T11~L5/S1[49] ●	两位临床医生运用视觉姿势分析、疼痛描述、两腿长度差、神经检查、动态触诊、静态触诊和其他特殊骨科专科检查来判定局部损伤程度	19 例慢性机械性腰痛患者	检查者内 κ=–0.08~0.43 检查者间 κ=–0.16~0.25

疼痛性被动椎间运动评估的可靠性

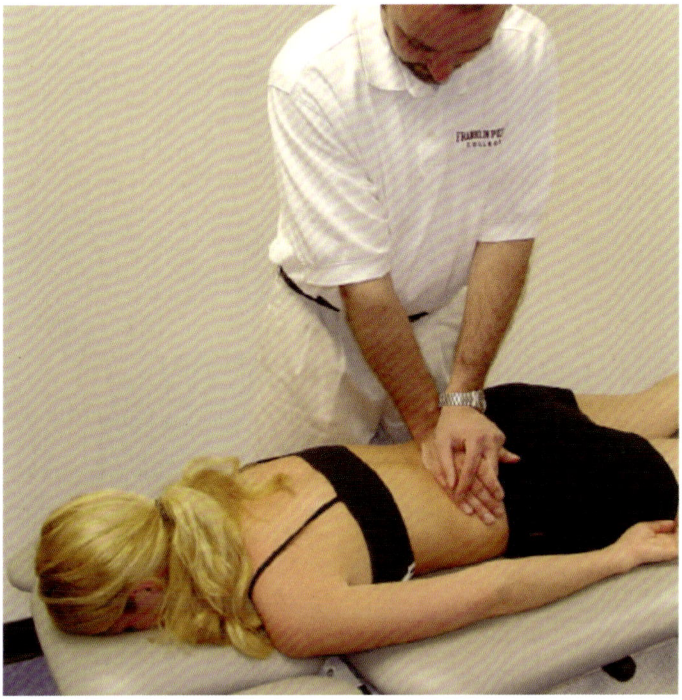

图 4-27　后前位局部移动性评估。

			可靠性	
试验与研究质量	描述和阳性结果	人群	检查者内部	检查者间
弹簧试验 T7~T10[50]	患者俯卧，治疗师对 T7~L5 施加一个后前位的作用力，并持续 20 秒，出现痛觉则记为阳性	84 例研究对象，其中 53%有持续 12 个月的腰痛病史	κ=0.73(0.39~1.0)	κ=0.12(−0.18~0.41)
弹簧试验 T11~L2[50]			κ=0.78(0.49~1.0)	κ=0.36(0.07~0.66)
弹簧试验 L3~L5[50]			κ=0.56(0.18~0.94)	κ=0.41(0.12~0.70)
上腰段活动性痛觉测试[39]	患者俯卧，检查者施加一个后前位的力作用于每个腰椎的棘突和切面。每个节段反应用"痛"或"无痛"评价	39 例腰痛患者	(棘突)检查者间 κ=0.21(−0.10,0.53) (左切面)检查者间 κ=0.46(0.17,0.75) (右切面)检查者间 κ=0.38(0.06,0.69)	
下腰段活动性痛觉测试[39]			(棘突)检查者间 κ=0.57(0.32,0.83) (左切面)检查者间 κ=0.73(0.51,0.95) (右切面)检查者间 κ=0.52(0.25,0.79)	
疼痛激发试验[48]	患者俯卧，检查者施加一个正前方的力作用于棘突。出现痛觉则为阳性	63 例届时腰痛患者	根据节段性监测水平，检查者间 κ 变化范围为 0.25~0.55	
活动性痛觉测试[34]		在影像学(X 线片)下做屈伸运动诱发痛觉	检查者间 κ=0.57(0.43,0.71)	

评估被动椎间运动活动受限和疼痛的可靠性

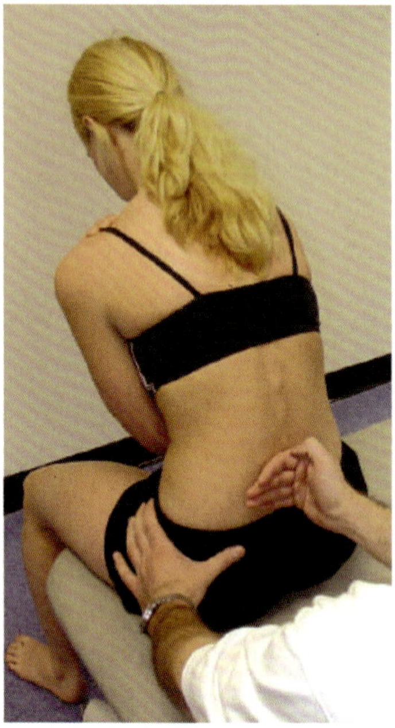

移动性触诊(坐位)

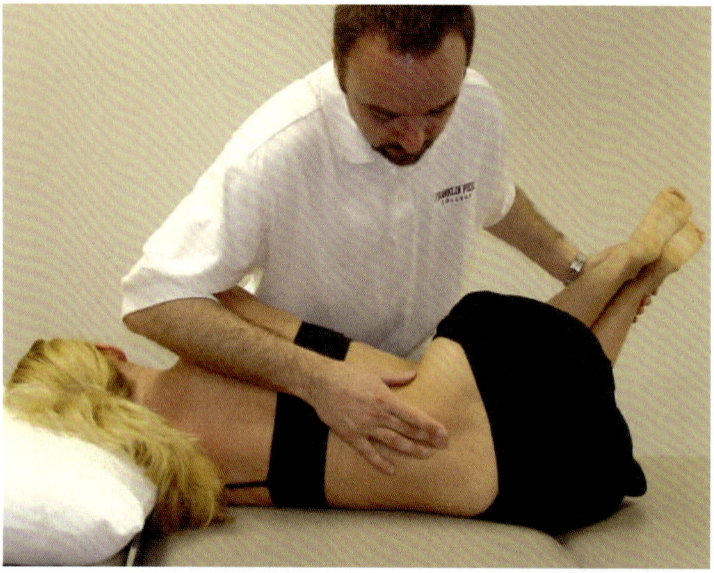

侧弯的移动性触诊(向右)

图 4–28　节段性脊椎活动性测试。

试验与研究质量	描述与阳性结果	人群	参考标准	敏感性	特异性	+LR	–LR
主动活动范围[51] ◆	向前屈曲的活动范围大小。分为“活动减弱”“正常”或“活动增加”	9例腰痛患者	屈位和伸位侧面X线片。如果活动度<正常人群均值2个标准差，则被认为是活动减弱	0.75 (0.36, 0.94)	0.60 (0.27, 0.86)	1.88 (0.57, 6.80)	0.42 (0.07, 1.90)
节段性运动异常(AbnROM)[51] ◆	检查者判定是否存在节段性运动异常。分为“活动减弱”“正常”或“活动过多”			0.43 (0.19, 0.71)	0.88 (0.70, 0.96)	3.60 (0.84, 15.38)	0.65 (0.28, 1.06)
被动生理性椎间运动(PAIVM)[51] ◆	检查者施加中央后前位压力。被动附属椎间运动被分为“活动减弱”“正常”或“活动过多”			0.75 (0.36, 0.94)	0.35 (0.20, 0.55)	1.16 (0.44, 3.03)	0.71 (0.12, 2.75)
被动生理性椎间运动(PPIVM)[51] ◆	患者侧卧位，前屈位时检查者触诊被动生理性椎间运动的数量，分为“活动减弱”“正常”或“活动过多”			0.42 (0.19, 0.71)	0.89 (0.71, 0.96)	3.86 (0.89, 16.31)	0.64 (0.28, 1.04)
运动触诊[52] ●	被动或主动活动时触诊一个运动节段，检查者评估活动受限(如固定)。患者的疼痛反应在活动触诊每个节段后被记录	184对双胞胎	自述腰痛	0.42	0.57	0.98	1.02
疼痛反应[52] ●				0.54	0.77	2.35	0.60

被动椎间运动受限与腰痛的联系

作为一项更大的流行病学研究的一部分，Leboeuf-Yde 及同事[49]评估了 184 对双胞胎椎间活动受限和活动受限伴有腰痛的患病率。如下图所示，与那些从没有过腰痛的患者相比，现在有或者最近有过腰痛的患者的活动受限并没有更加普遍。

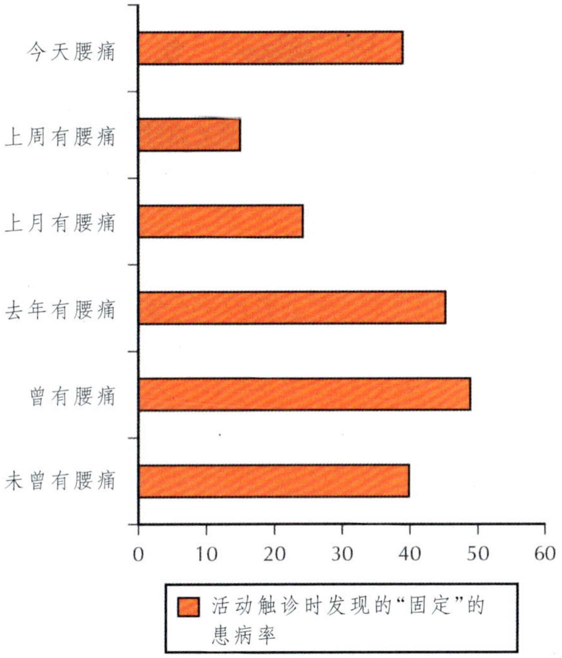

图 4-29　活动触诊时发现的"固定"的患病率。(From Leboeuf-Yde C, van Dijk J, Franz C, et al. Motion palpation findings and self-reported low back pain in a population-based study sample. *J Manipulative Physiol Ther.* 2002;25:80–87.)

评估过度被动椎间运动的诊断效用

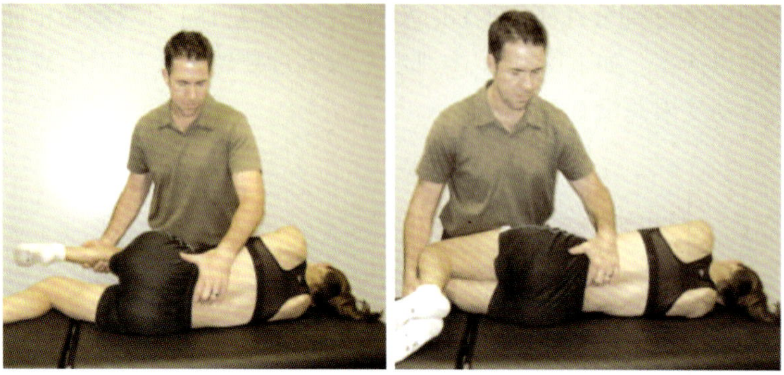

屈腰　　伸腰

图 4-30 评估被动生理性椎间运动。

试验与研究质量	描述与阳性结果	人群	参考标准	敏感性	特异性	+LR	-LR
椎间附件被动运动(PAIVM)[53] ◆	检查者在椎体正中施加一个后前方向的力，结果分为“运动亢进”“正常”或“运动减少”	患者再发或者有慢性腰痛	屈位和伸位侧面X线片。如果活动度>正常人群均值2个标准差，则被认为是活动增强	旋转性腰椎节段性不稳			
				0.33 (0.12, 0.65)	0.88 (0.83, 0.92)	2.74 (1.01, 7.42)	0.76 (0.48, 1.21)
				平移性腰椎节段性不稳			
				0.29 (0.14, 0.50)	0.89 (0.83, 0.93)	2.52 (1.15, 5.53)	0.81 (0.61, 1.06)
被动生理性椎间屈曲运动(PPIVM)[53] ◆	患者侧卧体位，在腰椎屈曲运动时，检查者触诊被动生理性椎间运动，结果分为“运动亢进”“正常”或“运动减少”			旋转性腰椎节段性不稳			
				0.05 (0.01, 0.36)	0.99 (0.96, 1.00)	0.12 (0.21, 80.3)	0.96 (0.83, 1.11)
				平移性腰椎节段性不稳			
				0.05 (0.01, 0.22)	0.99 (0.97, 1.00)	8.73 (0.57, 134.7)	0.96 (0.88, 1.05)
被动生理性椎间伸展运动[53] ◆	患者侧卧体位，在腰椎伸展运动时，检查者触诊被动生理性椎间运动，结果分为“运动亢进”“正常”或“运动减少”			旋转性腰椎节段性不稳			
				0.22 (0.06, 0.55)	0.97 (0.94, 0.99)	8.40 (1.88, 37.55)	0.80 (0.56, 1.13)
				平移性腰椎节段性不稳			
				0.16 (0.06, 0.38)	0.98 (0.94, 0.99)	7.07 (1.71, 29.2)	0.86 (0.71, 1.05)

脊椎节段鉴别的可靠性

试验与研究质量	描述及阳性结果	人群	检查者间可靠性
腰椎节段的检测[54] ◆	患者俯卧，检查者辨别腰椎病变节段。检查者用特制的墨汁（仅在紫外线下观察得到）标记	20 例腰痛患者	κ=0.69
检查者识别标记的节段[47] ●	患者卧位，对所有患者任意标记一个棘突。检查者识别标记的节段	18 例腰痛患者	ICC=0.69(0.53,0.82)
根据多个骨性标志确定棘突的位置[55] ◆	患者俯卧位，每个检查者均用以下标志来定位 L1~L4 棘突： 1. 通过确认 T12 比 L1 棘突小来确认 L1 棘突的位置 2. 确认第 12 肋骨以及其在 T12 两侧的附着部来明确 T12 及其棘突的位置，然后定位 L1 的位置 3. 确认髂嵴的位置，然后大概确认 L4 椎体的位置 4. 确认骶骨基底部来确定 L5 的位置 5. 根据棘突尺寸较小来确认 L5 棘突的位置，进而进一步确认 L4 棘突的位置 皮肤体表定位相应棘突的位置，最终要根据影像学定位来决定	20~60 岁的 60 个病例	κ=0.81(0.79,0.83)

触诊鉴别压痛的可靠性

试验与研究质量	描述及阳性结果	人群	检查者间可靠性
椎旁肌筋膜疼痛[37] ●	拇指深压痛(4kg)	1111 例 ≥60 岁伴慢性腰痛的人群和 20 例无症状测试者	κ=0.34
梨状肌筋膜痛[37] ●			κ=0.66
阔筋膜张肌筋膜痛[37] ●			κ=0.75
纤维肌痛压痛点[37] ●	对相应区域以拇指施加足够压力直至指甲变白： 1.枕下肌 2.C5~C7 椎间隙的前缘下段 3.斜方肌上缘中点 4.冈上肌起点 5.第二肋骨软骨联合处 6.髁上 2cm 7.膝盖的内侧脂肪垫 8.大转子 9.臀部外上象限		κ=0.87
T11/L1~L5/S1 关节骨痛[44] ◆	被测者俯卧，检查者施加压力至每个关节的骨性连接	21 例有症状测试者和 25 例无症状测试者	所有节段的平均 κ=0.48
节段间压痛[45] ◆	患者俯卧，检查者触诊棘突间隙。压痛增强被认为是阳性结果	71 例腰痛患者	κ=0.55

触诊评估腰椎多裂肌功能的可靠性

试验与研究质量	描述	研究人群	检查者间可靠性
多裂肌抬举试验 L4~L5[56] ◆	被检查者呈俯卧位，双侧上臂(肩关节)屈曲 120°，肘关节屈曲 90°，嘱被检查者指向天花板抬起对侧上臂约 5cm。阳性结果是在上臂上举过程中很少或者不能触及同侧竖脊肌收缩	32 例因腰痛就诊的患者	κ=0.75(0.52，0.97)
多裂肌抬举试验 L5~S1[56] ◆			κ=0.81(0.62，1.00)

鉴别中枢化现象的可靠性

试验与研究质量	描述及阳性结果	人群	检查者间可靠性
中枢化和方位偏向[57] ◆	两位有丰富经验的检查者(超过5年McKenzie法学习经验)评估了所有患者。检查者在重复运动过程中鉴别是否有中枢化现象,如果存在中枢化现象,临床医师记录下方位偏向(即多发方位)	39例腰痛患者	κ(中枢化)=0.70 κ(中枢化和方位偏向)=0.90
中枢化现象的判定[58] ◆	治疗师(未经过McKenzie法正规培训)及学生观察另一个治疗师对患者进行相关检查的录像带。所有的治疗师和学生观看录像带后,在基于运动检查的基础上,对症状的变化进行评估	接受理疗的12例腰痛患者	κ(理疗师之间)=0.82(0.81,0.84) κ(经理疗治疗的学生)=0.76(0.76,0.77)
坐位时屈曲的症状变化[35] ◆	10位不同的检查者通过单次或重复运动评定症状变化(中枢化、周围化或无变化)	123例腰痛<90天的患者	κ=0.55(0.28,0.81)
坐位时重复屈曲的症状变化[35] ◆			κ=0.46(0.23,0.69)
伸展的症状变化[35] ◆			κ=0.51(0.29,0.72)
重复伸展的症状变化[35] ◆			κ=0.15(0.06,0.36)
持续性俯卧伸展的症状变化[35] ◆			κ=0.28(0.10,0.47)

中枢化现象的诊断价值

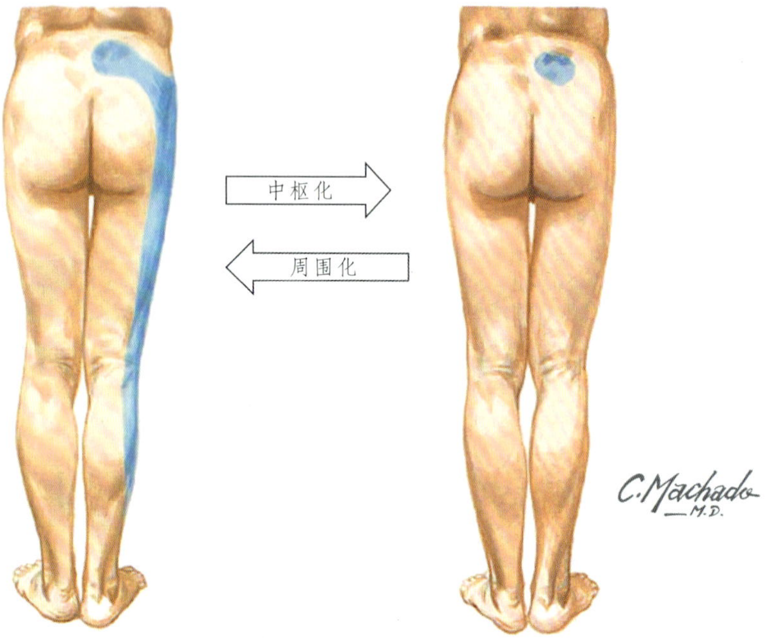

在特定的运动中，记录运动和疼痛运动的范围。从外周到中心(中枢化)的疼痛可以预示预后并选择恰当的治疗

图 4-31 中枢化疼痛。

试验与研究质量	描述与阳性结果	人群	参考标准	敏感性	特异性	+LR	-LR
中枢化[59] ◆	McKenzie 模式检查发现远端疼痛区域缩小或消失，只剩中间部分存在，则表示中枢化现象	69 例持续性腰痛患者(伴或不伴有牵涉性腿痛)	椎间盘造影术中，至少有一个疼痛的椎间盘与不疼痛的椎间盘相连	0.40 (0.28, 0.54)	0.94 (0.73, 0.99)	6.9 (1.0, 47.3)	0.63 (0.49, 0.82)

直腿抬高试验的可靠性

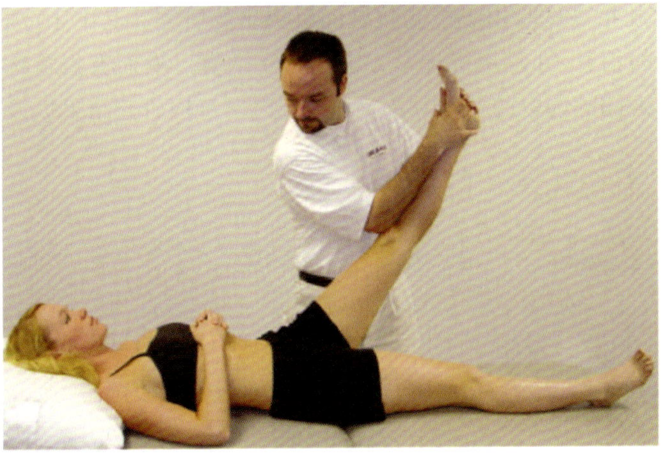

直腿抬高试验

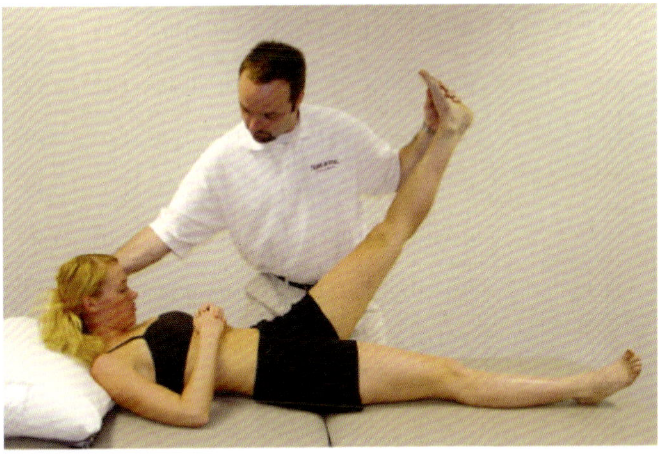

直腿抬高试验伴屈颈敏感

图 4-32 直腿抬高试验。

试验与研究质量	描述及阳性结果	人群	检查者间可信度
被动直腿抬高试验[22] ◆	患者仰卧，检查者保持膝关节伸展下被动屈髋。当出现症状的时候，检查者测量直腿抬高试验的角度	91 例随机选择的腰痛患者	典型的皮区痛，κ=0.68 任何腿部的痛，κ=0.36 直腿抬高试验<45°，κ=0.43
被动直腿抬高试验[60] ●	患者仰卧，检查者保持膝关节伸展下被动屈髋。髋关节弯曲，直到检查者感觉到阻力时，记录屈髋运动范围	18 例理疗的学生	ICC 右=0.86，左=0.83
被动直腿抬高试验[61] ●	保持膝关节伸展被动屈髋，如果出现腰痛或臀部痛，则为阳性反应	27 例腰痛患者	κ=0.32

直腿抬高试验对椎间盘膨出或椎间盘突出症的诊断效用

Deville 及其同事[68]汇总了 15 项直腿抬高试验用于检测腰椎间盘突出的研究。其中 10 项包含了直腿抬高试验敏感性和特异性的信息，并且用统计学方法进行了估算。然而有报道称直 腿抬高试验有巨大的差异性，所以 Deville 选取的资料并不完全一致[68]。每项研究结果以及相关统计学资料汇集如下[68]。

直腿抬高试验测试	描述和阳性结果	参考标准	敏感性	特异性	+LR	−LR
Albeck 等[64] ◆	患者仰卧，伸膝，踝背屈，并保持膝关节伸直状态，检查者让患者做屈髋动作，阳性结果定义为屈髋 30°到屈髋 60°~75°范围内坐骨神经痛	可以在手术中观察到腰椎间盘突出。膨出定义为挤压、均匀突出和膨胀	0.82(0.70，0.90)	0.21(0.07，0.46)	1.0	0.86
Charnley 等[65] ◆			0.85(0.75，0.92)	0.57(0.30，0.81)	1.98	0.26
Gurdjian 等[66] ◆			0.81(0.78，0.83)	0.52(0.32，0.72)	1.69	0.37
Hakelius 等[67] ◆			0.96(0.95，0.97)	0.14(0.11，0.18)	1.12	0.29
Hirsch 等[68] ◆			0.91(0.85，0.94)	0.32(0.20，0.46)	1.34	2.8
Jonsson 等[69] ◆			0.87(0.81，0.91)	0.22(0.07，0.48)	1.12	0.59
Kosteljanetz 等[70] ◆			0.89(0.75，0.96)	0.14(0.01，0.58)	1.03	0.79
Kosteljanetz 等[71] ◆			0.78(0.64，0.87)	0.48(0.32，0.63)	1.5	0.49
Knutsson 等[72] ◆			0.95(0.91，0.98)	0.10(0.02，0.33)	1.05	0.50
Spangfort 等[73] ◆			0.97(0.96，0.97)	0.11(0.08，0.15)	1.09	0.27
以上列出的 10 项研究的联合估算由 Deville 及其同事计算得出[67] ◆			0.91(0.82，0.94)	0.26(0.16，0.38)	1.23	0.35
9 项从 2011 年开始的 Cochrane 回顾性研究[63] ◆	同上	同上	0.92(0.87，0.95)	0.28(0.18，0.40)	1.3	0.29
直腿抬高试验[74] ◆	患者仰卧，检查者缓慢抬高患肢直到最大屈髋体位或者患者疼痛需要停止屈髋时。测量抬高的角度，出现周期性跟痛则为阳性结果	在 75 例伴急性或周期性发作的腰痛和(或)腿痛≤12 周的患者中，MRI 发现椎间盘突出、膨出和(或)游离脱垂	0.52(0.42，0.58)	0.89(0.79，0.95)	4.73	0.54

交叉直腿抬高试验对于椎间盘膨出或椎间盘突出的诊断效用

Deville 及同事[62]也汇编了 8 项交叉直腿抬高试验检查腰椎间盘突出研究的准确性结果。其中 5 项研究包括直腿抬高试验的敏感性和特异性，被纳入统计学评估的研究组。同样，2011 年 Cochrane[63]回顾分析了 5 项交叉直腿抬高试验检查腰椎间盘突出准确性的研究。5 项中的 4 项研究与前面提到的 Deville 及同事[62]进行的研究纳入的内容相同，每个研究的结果以及荟萃分析结果都列于下表。

交叉直腿抬高试验测试	描述和阳性结果	参考标准	敏感性	特异性	+LR	−LR
Hakelius 等[67] ◆	除未受累下肢可以抬高外，与直腿抬高试验一致。阳性定义为受累及的下肢有反复痛	腰椎间盘突出可以在手术中观察到。膨出定义为挤压、均匀突出和膨胀	0.28(0.25,0.30)	0.88(0.84,0.90)	2.33	0.82
Jonsson 等[69] ◆			0.22(0.16,0.30)	0.93(0.64,1.0)	3.14	0.84
Kosteljanetz 等[70] ◆			0.57(0.34,0.79)	1.0(0.03,1.0)	未定义	0.43
Knutsson 等[72] ◆			0.25(0.18,0.32)	0.93(0.73,1.0)	3.57	0.81
Spangfort 等[73] ◆			0.23(0.21,0.25)	0.88(0.84,0.91)	1.92	0.88
以上列出的 5 项研究的联合估算由 Deville 及其同事计算得出[62] ◆			0.29(0.24,0.34)	0.88(0.86,0.90)	2.42	0.81
5 项从 2011 年开始的 Cochrane 回顾性研究[63] ◆	同上	同上	0.28(0.22,0.35)	0.90(0.85,0.94)	2.8	0.80

Slump 试验的可靠性

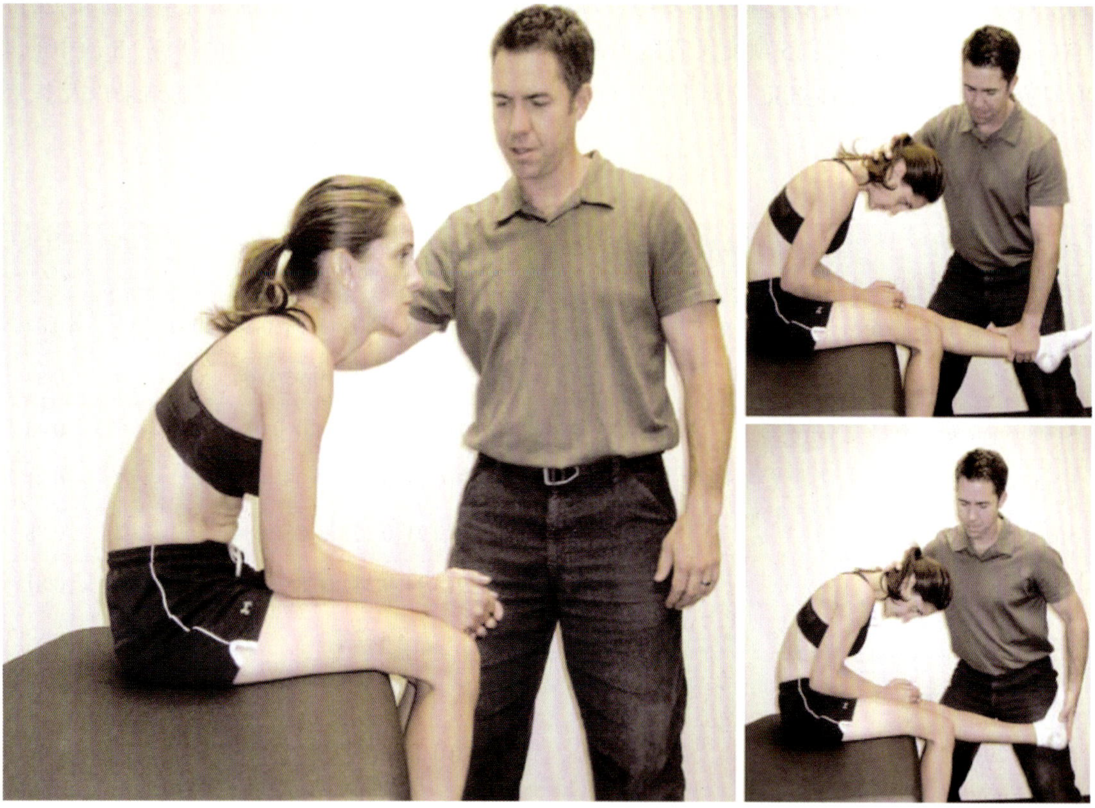

图 4-33 Slump 试验。

试验与研究质量	描述及阳性结果	人群	检查者间可靠性
Slump 试验伸膝范围[75]	被测试者尽可能端坐，腿伸直，与水平面夹角 25°。接着屈膝 90°，踝关节最大限度背屈，然后膝关节慢慢伸展至最大限度，用电子测角计测量伸膝范围	20 例无症状受检者	屈颈：ICC=0.95 伸颈：ICC=0.95

Slump 试验对于椎间盘突出和椎间盘膨出的诊断效用

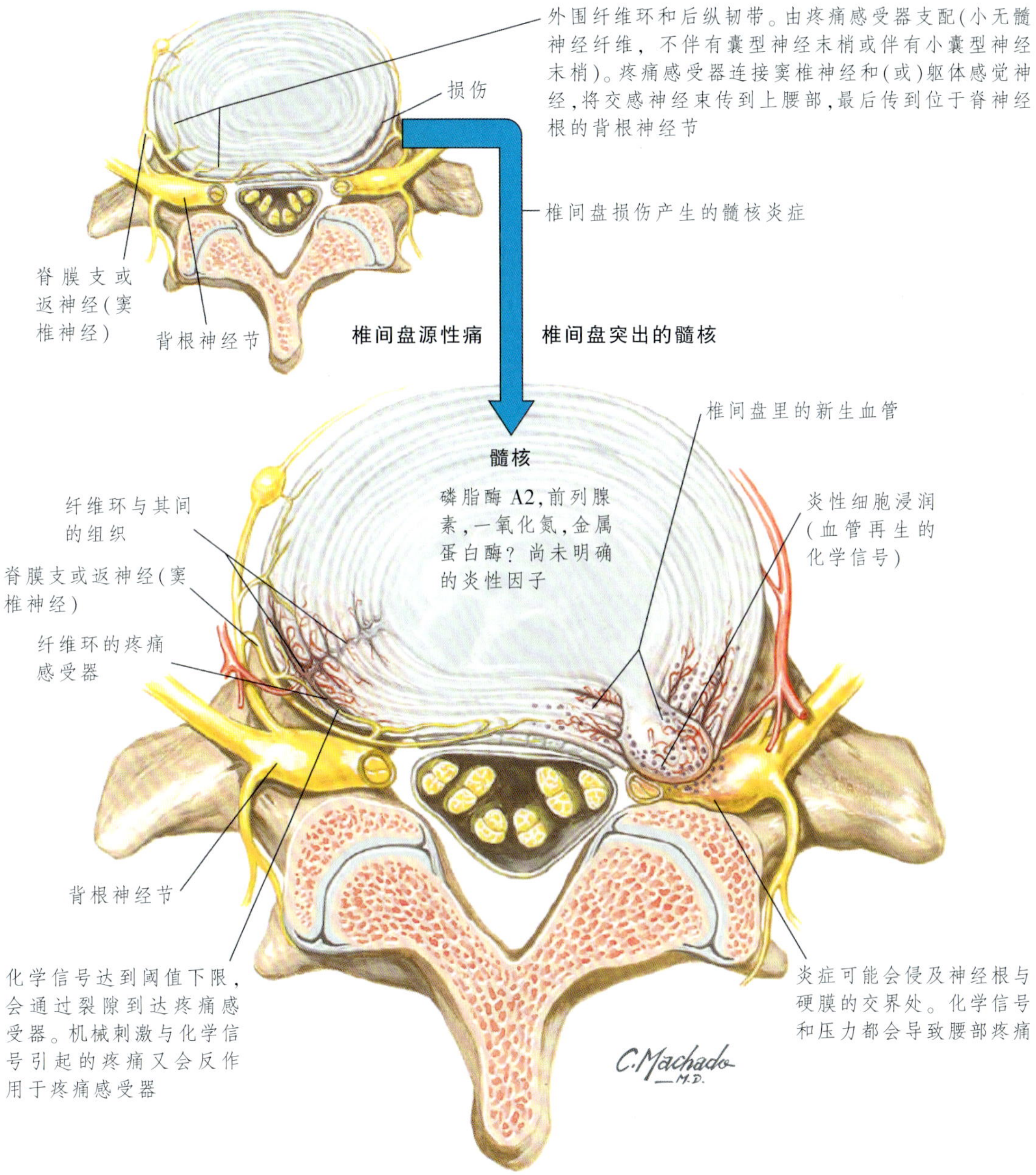

图 4-34　炎症在腰痛中的作用。

Slump 试验对于椎间盘突出和椎间盘膨出的诊断效用

试验与研究质量	描述和阳性结果	人群	参考标准	敏感性	特异性	+LR	-LR
Slump 试验[74] ◆	患者坐立，背部直立，检查者鼓励患者向前看时腰胸部尽可能屈曲。接着患者屈颈，并伸展一侧膝关节，最后背屈同侧踝关节，出现熟悉的腰痛定义为阳性	75 例伴急性或周期性发作的下背疼和（或）腿痛 12 周的患者	MRI 发现椎间盘突出，膨出和（或）挤出	0.84 (0.74, 0.90)	0.83 (0.73, 0.90)	4.94	0.19

Slump 膝关节屈曲试验的可靠性

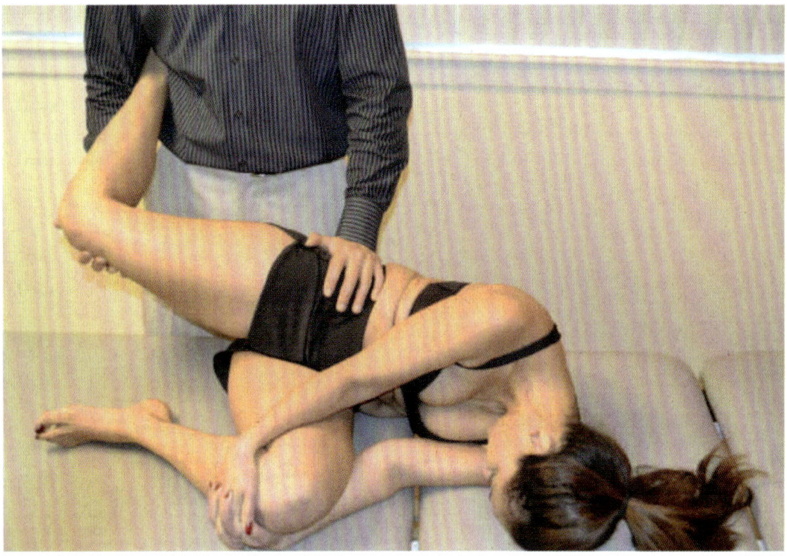

图 4–35 Slump 屈膝试验。

试验与研究质量	描述及阳性结果	人群	检查者间可靠性
Slump 屈膝试验[76] ◆	嘱患者侧卧，头部不垫枕，上肢轻轻抱起下方的腿，颈部和胸部屈曲。医生站于患者后侧，维持被检查者上侧的腿中立位（髋关节没有内收外展）。在被检查者上方屈膝状态下，医生将患者髋关节伸展，直至诱发症状。嘱患者伸展颈部，阳性结果是颈椎伸展后症状消失	16 例下肢放射痛的患者	κ=0.71（0.33，1.00）

Slump 屈膝试验对于确认足部神经的诊断效用

试验与研究质量	描述与阳性结果	人群	参考标准	敏感性	特异性	+LR	−LR
Slump 屈膝试验[76] ◆	同上	同上	MRI 显示神经根压迫	1.00（0.40，1.00）	0.83（0.52，0.98）	6.00（1.58，19.4）	0.0（0.0，0.60）

腰椎节段性不稳检查的可靠性

试验与研究质量	描述及阳性结果	人群	检查者间可靠性
伸髋试验[77] ◆	患者俯卧，伸展一侧髋关节。如果出现腰椎的侧移、转动或过度伸展，则为阳性	42例慢性腰痛患者	κ=0.72（左） κ=0.76（右）
屈曲时出现疼痛弧[48] ●	患者反映在活动中一个特定的点处会感觉到疼痛，而在活动之前或之后均没有该症状	63例腰痛患者	κ=0.69(0.54,0.84)
屈曲体位恢复出现疼痛弧[48] ●	患者从屈曲体位恢复时会感到疼痛		κ=0.61(0.44,0.78)
不稳绞锁现象[48] ●	患者在运动的主要平面以外，躯干运动需要经历突然的减速适应		κ=0.25(−0.10,0.60)
Gower征[48] ●	当患者由仰卧位起立时非常困难，必须先翻身俯卧，再双手攀缘两膝，逐渐向上支撑起立		κ=0.00(−1.09,1.09)
腰盆部节律的反转[48] ●	当患者试图从屈曲位恢复时，会屈膝并使盆部前倾		κ=0.16(−0.15,0.46)
异常行为模式[48] ●	如果患者出现以上五种中的任意一种的情况则为异常行为模式阳性		κ=0.60(0.47,0.73)
异常行为模式[35] ◆		123例腰痛不足90天的患者	κ=0.18(−0.07,0.43)
异常行为模式[78] ●		30例腰痛患者	κ=0.64(0.32,0.90)
后剪切试验[48] ●	患者站立，双手交叉放在腹部。检查者将一只手放在患者交叉手臂上，而其他人固定住患者的盆部。检查者用示指触诊L5~S1间隙。然后检查者对患者交叉的手臂施加一个向后的力。依次检查每个椎间隙。患者反应激烈为阳性	63例屈时腰痛患者	κ=0.35(0.20,0.51)
俯卧不稳定性[48] ●	患者处于俯卧位，躯干部在床上，其他部分露出床沿，腿自然放在地板上。检查者对腰椎施加一个后前位的力并记录下患者激烈的反应。然后患者双腿离开地面，检查者再一次施加后前位的力，记录下患者激烈的反应。如果患者的腿放在地面上时出现症状而当腿离开地面时该症状消失则为阳性征		κ=0.87(0.80,0.94)
俯卧不稳定性[35] ◆		123例腰痛不足90天的患者	κ=0.28(0.10,0.47)
俯卧不稳定性[39] ●		39例腰痛患者	κ=0.46(0.15,0.77)
俯卧不稳定性[78] ●		30例腰痛患者	κ=0.67(0.29,1.00)

腰椎节段性不稳检查的可靠性(续)

试验与研究质量	描述及阳性结果	人群	检查者间可靠性
单足独立实验[79] ◆	患者站立,一侧屈髋 30°,并使同侧的盆骨抬至髂间连线以上。患者不能保持 30 秒或单足无法保持身体平衡则为阳性	36 例慢性腰痛患者	κ=0.83(左) κ=0.75(右)
主动直腿抬高试验[79] ◆	患者处于仰卧位,双足分开 20cm。指导患者尽力一只一只地抬高双腿但不能屈膝。然后要求患者用数字评估自己的反应,1~6 分对应“毫无困难”到“不能做到”		κ=0.70(左) κ=0.71(右)
主动直腿抬高试验[80] ●		50 例腰盆区疼痛女性	重测 ICC=0.83
主动直腿抬高试验[78] ●		30 例腰痛患者	κ=0.53(0.20,0.84)

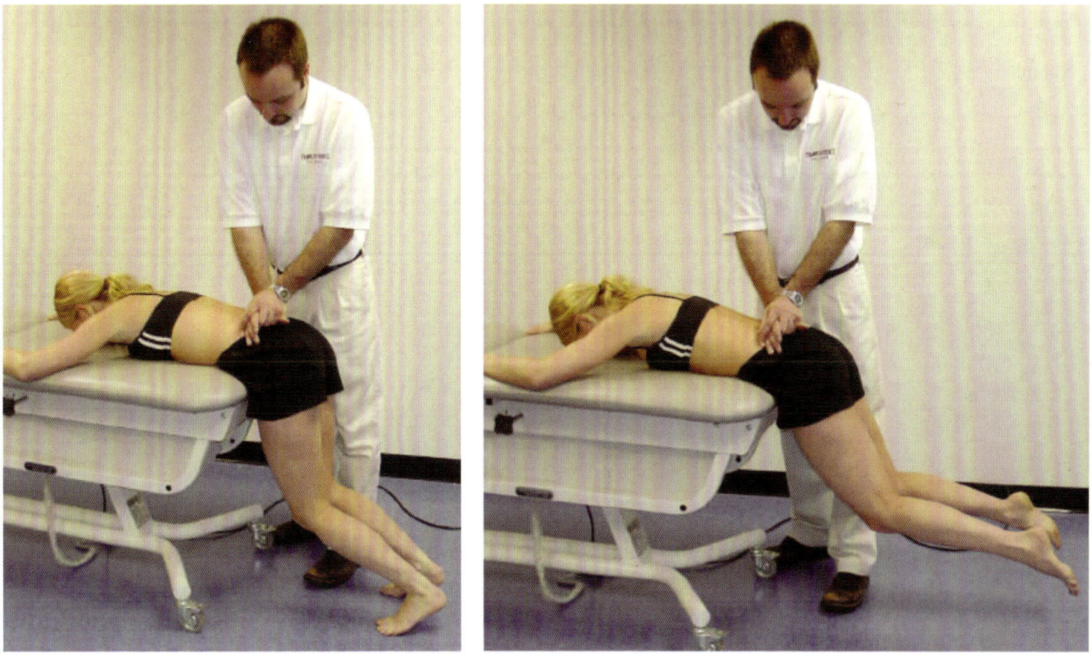

图 4-36 腰椎不稳检查。

腰椎管狭窄检查的诊断效用

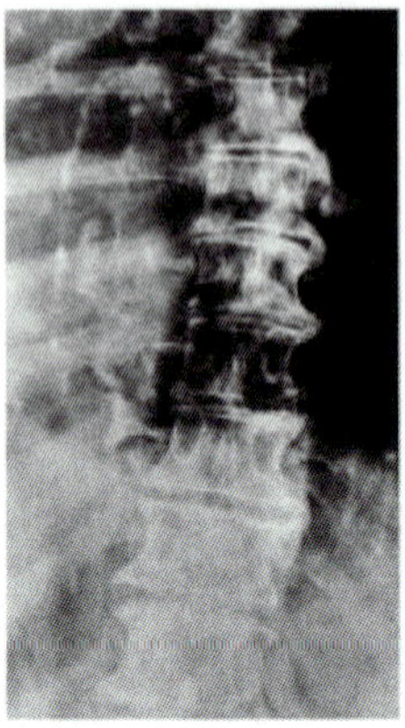

胸椎 X 线片显示椎间隙狭窄和骨刺形成

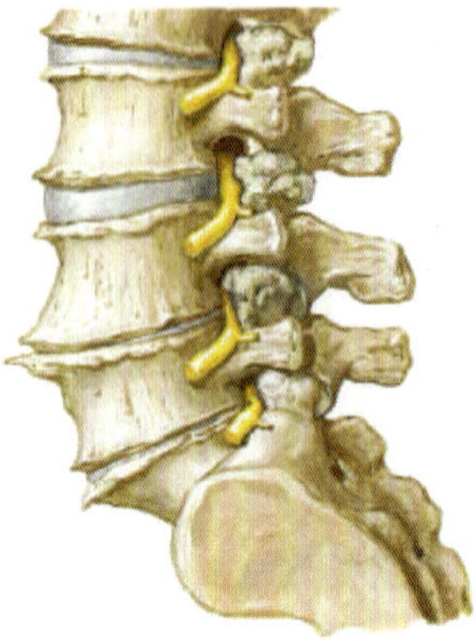

腰椎间盘变性和椎体边缘肥大并伴有骨刺形成。骨赘侵入椎间孔压迫椎间神经

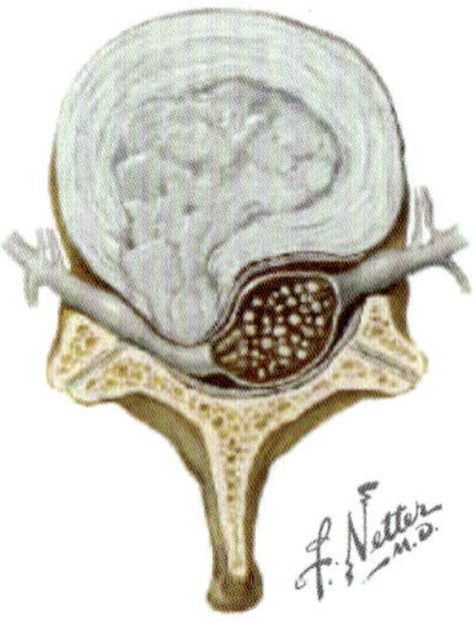

横截面图展示神经根压迫

图 4–37 椎间盘变性和腰椎管狭窄。

试验与研究质量	描述与阳性结果	人群	参考标准	敏感性	特异性	+LR	–LR
Rhomberg 试验[24] ◆	嘱患者双足并拢站立，双手向前平伸，闭目 10 秒，观察其姿势。若闭眼站立不稳，而睁眼时能保持稳定的站立姿势，则为 Romberg 征阳性	93 例腰痛患者（伴或不伴下肢疼痛辐射）	脊椎狭窄通过回顾性分析并通过 MRI 或 CT 进行证实	0.39（0.24，0.54）	0.91（0.81，1.0）	4.3	0.67
伸髋 30 秒出现大腿痛[24] ◆	患者伸髋 30 秒，若在伸髋过程中或结束后大腿出现疼痛则为阳性			0.51（0.36，0.66）	0.69（0.53，0.85）	1.6	0.71
两阶段平板运动试验[16] ●	受试者在斜面上（角度为 15°）行走 10 分钟。然后端坐在椅子上休息 10 分钟，如此交替进行	45 例腰痛和下肢痛患者	腰椎狭窄通过 MRI 或 CT 确诊	症状出现的时间			
				0.68（0.50，0.86）	0.83（0.66，1.0）	4.07（1.40，11.8）	0.39
				在斜面测试进行的总长时间			
				0.50（0.38，0.63）	0.92（0.78，1.0）	6.46（3.1，13.5）	0.54
				在行走后延期恢复			
				0.82（0.66~0.98）	0.68（0.48，0.90）	2.59（1.3，5.2）	0.26

腰椎不稳影像学检查的诊断效用

试验与研究质量	描述与阳性结果	人群	参考标准	敏感性	特异性	+LR	–LR
被动的腰椎背伸试验[1] ◆2011年系统回顾	患者俯卧位，双下肢被动抬起30cm，同时伸膝并牵拉下肢，阳性表现是出现腰痛或者在试验过程中出现不适	122例腰痛患者，平均年龄68.9岁	屈伸腰椎的侧位片出现椎体间移动范围大于5mm	0.84（0.68，0.93）	0.90（0.82，0.96）	8.8（4.5，17.3）	0.20（0.10，0.40）
年龄<37岁[34] ◆	病史采集优先于体格检查	屈伸位X线片下49例伴有腰痛的患者	影像学证据显示，要么两个节段具有旋转不稳定性或平移不稳定性，要么一个节段同时具有旋转不稳定性和平移不稳定性	0.57（0.39，0.74）	0.81（0.60，0.92）	3.0（1.2，7.7）	0.53（0.33，0.85）
弯腰>53°[34] ◆	单点测斜仪测定关节活动度			0.68（0.49，0.82）	0.86（0.65，0.94）	4.8（1.6，14.0）	0.38（0.21，0.66）
伸展度>26°[34] ◆	单点测斜仪测定关节活动度			0.50（0.33，0.67）	0.76（0.55，0.89）	2.1（0.90，4.9）	0.66（0.42，1.0）
在椎间运动测试期间缺乏低活动度[34] ◆	患者俯卧位，检查者对患者腰椎的每一个棘突都施加一个后前位的力。用“正常”“可动性增加”或“可动性减小”来评估每一段棘突的活动度			0.43（0.27，0.61）	0.95（0.77，0.99）	9.0（1.3，63.9）	0.60（0.43，0.84）
在椎间运动测试期间活动均过度[34] ◆				0.46（0.30，0.64）	0.81（0.60，0.92）	2.4（0.93，6.4）	0.66（0.44，0.99）
腰部弯曲度>53°+在椎间运动测试期间缺乏低活动度[34] ◆	以上均有			0.29（0.13，0.46）	0.98（0.91，1.0）	12.8（0.79，211.6）	0.72（0.55，0.94）

腰椎不稳影像学检查的诊断效用(续)

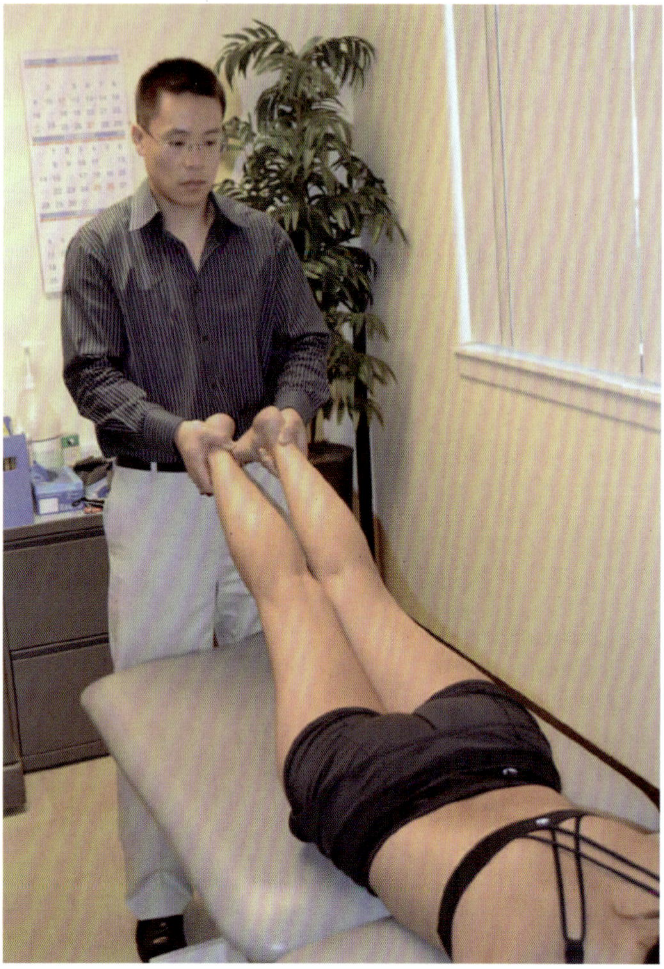

图 4-38 被动腰椎伸展试验。

腰椎不稳影像学检查的诊断效用(续)

Fritz 及其同事[74]研究了 49 例患者行 X 线检查测定腰椎不稳的准确度。对两个预测变量的研究结果显示+LR 为 12.8(0.79,211.6),其中包括腰椎可动性未减少的和腰椎屈曲超过 53°的。下面的列线图显示了验前概率(本研究中为 57%)与验后概率(94.3%)的变化情况。

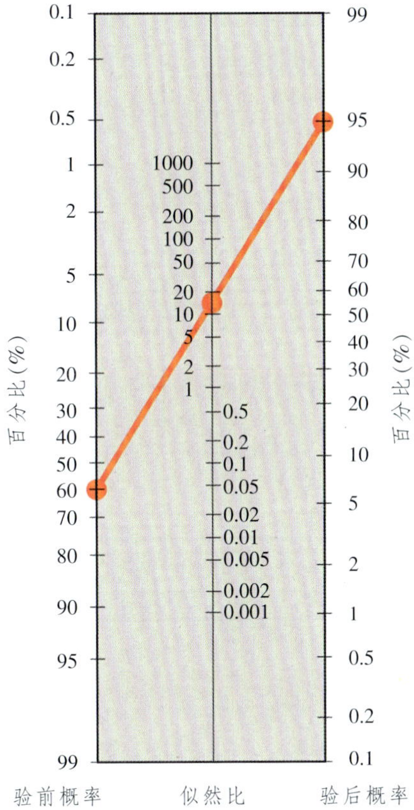

图 4-39 列线图示出腰椎活动性减少和腰椎屈曲超过 53°出现腰椎不稳的验后概率。(Adapted with permission from Fagan TJ, Nomogram for Baye's theorem. *N Engl J Med.* 1975;293-257. Copyright 2005, Massachusetts Medical Society. All rights resreved.)

强直性脊柱炎检查的诊断效用

试验与研究质量	描述与阳性结果	人群	参考标准	敏感性	特异性	+LR	−LR
胸部扩张的测量[26] ◆	<7cm(过程没有报告)	449例随机选择的腰痛患者	强直性脊柱炎经纽约标准和影像学证实	0.63	0.53	1.34	0.70
	<2.5cm（过程没有报告）			0.91	0.99	0.91	0.09
Schobert 试验 < 4cm[26] ◆	患者站立，检查者以S2 5cm以下,10cm以上画点。然后测量在直立位和完全弯曲时的距离。通过两者差异计算出数值			0.30	0.86	2.14	0.81
腰椎前凸减少[26] ◆	根据每个检查者的观察自助评判			0.36	0.80	1.8	0.80
骶髂关节直接的压痛[26] ◆	患者直立位时给予关节上一个直接的压力。患者疼痛为阳性			0.27	0.68	0.84	1.07

腰痛分类系统的可信度

试验与研究质量	描述及阳性结果	人群	检查者间可靠性
McKenzie 腰痛分类[82] ◆	治疗者(其中只有 32%接受了 McKenzie 的相关训练)完成了 McKenzie 评估表以及对患者进行体位、功能障碍或紊乱综合征的分类。治疗者也会判断患者是否会表现出侧移	363 例经内科医生治疗的腰痛患者	分类 κ=0.26 侧移 κ=0.26
McKenzie 腰痛分类[57] ◆	两位经验丰富的检查者（超过 5 年 McKenzie 法学习经验）评估了所有患者。检查者完成了 McKenzie 评估表以及对患者进行体位、功能障碍或紊乱综合征的分类。治疗者也会判断患者是否会表现出侧移	39 例腰痛患者	分类 κ=0.70 侧移 κ=0.20
McKenzie 评估[83] ◆	检查包含了病史采集、评估脊柱的运动度和专科测试	连续采集的 46 例腰痛患者	综合征分类 κ=0.70 副综合征 κ=0.96 存在侧移 κ=0.52 矢状面畸形 κ=1.0
基于腰椎综合征的分类系统的运动修复[84] ◆	检查者使用标准的病史采集以及体格检查方法去评估患者并将他们划分为 5 类	24 例慢性腰痛患者	分类 κ=0.61
基于治疗的分类[35] ◆	30 位检查者使用标准的病史采集以及体格检查方法去评估患者并将他们划分为 3 类	123 例小于 90 天腰痛的患者	分类 κ=0.61(0.56, 0.64)
基于治疗的分类[81] ◆	检查者使用标准的病史采集以及体格检查方法去评估患者并将他们划分为 4 类	120 例腰痛患者	分类 κ=0.56
基于治疗的分类[85] ◆	检查者使用标准的病史采集以及体格检查方法去评估经过 1 天训练的患者并将他们划分为 4 类	45 例腰痛患者	分类 κ=0.45
基于治疗分类的亚组稳定化[78] ●	每位检查者基于年龄和异常运动的等级在腿抬高试验和易失稳试验评分分类患者的亚组稳定性。如果一位患者出现 3 个或更多的阳性结果，那么其结果为阳性	30 例腰痛患者	亚组 κ=0.86(0.65, 1.00)

基于治疗的分类[86]

	分组类别	治疗手段
特殊锻炼组	伸展	
	• 症状出现在臀部以下 • 中枢性症状与腰椎的伸展有关 • 周围性症状与腰椎的屈曲有关 • 喜欢做伸展运动	• 极限范围内进行伸展运动 • 积极做伸展运动 • 避免屈曲有关活动
	屈曲	
	• 老年(>50 岁) • 喜欢做屈曲运动 • 腰椎狭窄的影像学证据	• 极限范围内进行屈曲运动 • 脊椎和(或)下肢的推拿或运动 • 锻炼修复力量和弹性的损伤 • 不借助外力行走
腰椎稳定性锻炼组	• 年龄<40 岁 • 平均直腿抬高实验(>91°) • 存在异常运动 • 腰椎不稳测试阳性	• 锻炼加强腰椎大块肌肉的力量(例如竖脊肌、腹斜肌) • 锻炼加强脊椎深层肌肉的力量(例如多裂肌、腹横肌)
推拿组	• 膝盖以下无症状 • 症状持续<16 天 • 腰椎移动性降低 • FABQW<19 • 髋关节内旋>35°	• 腰椎盆区的推拿技术 • 积极的关节活动度锻炼
牵引组	• 臀区以远出现症状 • 出现神经根的相关症状 • 伸展运动时有周围神经症状或对侧直腿抬高试验阳性	• 促进机械收缩 • 特定的伸展运动

基于治疗进行分类的系统是根据患者对特殊的保守治疗的反应来对患者分组，而不是要基于病理解剖来对腰痛进行分类。虽然其最初的建议是基于经验和临床推理[87]，但研究人员已经系统识别了许多与每个亚组使用的临床规律研究方法相关的历史和临床检查因素[2,3,88]。

判断患者可能通过脊椎推拿获益的单因素诊断效用

试验与研究质量	描述与阳性结果	人群	参考标准	敏感性	特异性	+LR	–LR
症状<16 天[2] ◆	自我评估	71 例伴有腰痛的患者	一周内，用 Oswestry 量表评估患者疾病引发的背痛症状得到的结果：分数减少 50%或 50%以上	0.56（0.39，0.72）	0.87（0.73，0.94）	4.39（1.83，10.51）	未报道
FABQ 问卷量表分数<19[2] ◆				0.84（0.68，0.93）	0.49（0.34，0.64）	1.65（1.17，2.31）	
症状不会延伸到膝关节远端[2] ◆				0.88（0.72，0.95）	0.36（0.23，0.52）	1.36（1.04，1.79）	
双侧髋关节任意一个内旋>35°[2] ◆	使患者处于俯卧位，用标准量角器测量			0.50（0.34，0.66）	0.85（0.70，0.93）	3.25（1.44，7.33）	
腰椎活动度受限[2] ◆	使患者处于俯卧位，测试员对患者腰椎的每一个棘突都施加一个后前方向的力。用“正常”“可动性增加”“可动性减小”来评估每一段脊椎的活动度			0.97（0.84，0.99）	0.23（0.13，0.38）	1.26（1.05，1.51）	

判断患者可能通过脊柱推拿获益的多因素结合的诊断效用

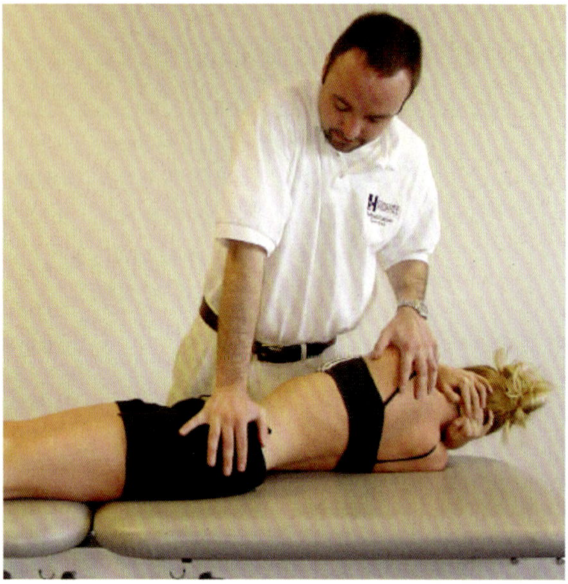

图 4-40　Flynn 及其同事使用的脊椎推拿术。患者被动向远离治疗医生的一侧屈曲，达到操作体位。治疗医生随后旋转患者远离操作侧（朝向治疗师）进行操作，并在髂前上棘上向后下方给予一个快速的推力。(From Flynn T, Fritz J, Whitman J, et al. A clinical prediction rule for classifying patients with low back pain who demonstrate short-term improvement with spinal manipulation. *Spine*. 2002;27:2835-2843.)

试验与研究质量	描述与阳性结果	人群	参考标准	敏感性	特异性	+LR	-LR
症状<16 天 + 膝盖以远无症状 + 腰椎活动度下降 + FABQ 工作量化评分<19 + 至少一侧髋部内旋>35°[2] ◆	5 项均为阳性	71 例腰痛患者	Oswestry 量表评估表示在一周内与残障有关的腰痛减少≥50%	0.19 (0.09, 0.35)	1.00 (0.91, 1.00)	未定义	未报道
	≥4 测试为阳性			0.63 (0.45~0.77)	0.97 (0.87~1.0)	24.38 (4.63~139.41)	
	≥3 测试为阳性			0.94 (0.80, 0.98)	0.64 (0.48, 0.77)	2.61 (1.78, 4.15)	
	≥2 测试为阳性			1.00 (0.89, 1.0)	0.15 (0.07, 0.30)	1.18 (1.09, 1.42)	
	≥1 测试为阳性			1.00 (0.89, 1.0)	0.03 (0.005, 0.13)	1.03 (1.01, 1.15)	
症状<16 天 + 膝盖以远无症状[88] ◆	必须满足两项标准	141 例腰痛患者		0.56 (0.43, 0.67)	0.92 (0.84, 0.96)	7.2(3.2, 16.1)	

判断患者可能通过腰椎稳定性锻炼获益的单因素和多因素的诊断效用

试验与研究质量	描述与阳性结果	人群	参考标准	敏感性	特异性	+LR	-LR
年龄<40 岁[3] ◆	自我评估	54 例腰痛患者（伴或不伴下肢痛）	Oswestry 量表测试经过 8 周腰椎稳定性锻炼的患者，与残障有关的疼痛减少≥50%	0.61（0.39，0.80）	0.83（0.68，0.92）	3.7（1.6，8.3）	0.47（0.26，0.85）
平均直腿抬高试验>91°[3] ◆	用标准量角器测量			0.28（0.13，0.51）	0.92（0.78，0.97）	3.3（0.90，12.4）	0.79（0.58，1.1）
存在反常活动[3] ◆	在进行屈曲（关节活动度）活动时存在以下情况： • 不稳定 • 运动痛弧 • Gower 征 • 腰盆区节律翻转			0.78（0.55，0.91）	0.50（0.35，0.66）	1.6（1.0，2.3）	0.44（0.18，1.1）
腰椎不稳试验阳性[3] ◆	参考腰椎节段性不稳测试的描述			0.72（0.49，0.88）	0.58（0.42，0.73）	1.7（1.1，2.8）	0.48（0.22，1.1）
包含以上四项[3] ◆	≥3 次试验为阳性			0.56（0.34，0.75）	0.86（0.71，0.94）	4.0（1.6，10.0）	0.52（0.30，0.88）
	≥2 次试验为阳性			0.83（0.61，0.94）	0.56（0.40，0.71）	1.9（1.2，2.9）	0.30（0.10，0.88）
	≥1 次试验为阳性			0.94（0.74，0.99）	0.28（0.16，0.44）	1.3（1.0，1.6）	0.20（0.03，1.4）

判断腰痛患者可能从普拉提训练中获益的临床预测规律

Stolze 和同事[89]总结了判断腰痛患者可能从普拉提训练中获益的临床预测规律。他们的研究结果显示，如果五项中有三项以上出现（躯干整体的屈曲角度≤70°，目前症状持续<6 个月，过去一周没有腿部症状，体重指数≥25kg/m²，左侧或右侧髋关节平均或旋转角度≥25°），其+LR 是 10.64（95% CI 为 3.52，32.14），则训练有效的可能性则从 54%提高到 93%。

结果分析	评分及解读	重测可靠性	MCID
Oswestry 残疾指数（ODI）	要求使用者用 0~5 分和不同的描述来评估完成 10 个功能性任务的难度。总分 100 分是由每个分数相加和翻倍计算出，得分越高能力丧失越多	ICC=0.91[90]	11[91]
改良 Oswestry 指数	同上，除了用就业/家政的问题替换性生活问题	ICC=0.90[92]	6[92]
Roland-Morris 残疾问卷（RMDQ）	要求使用者回答 23 或 24（决定于不同版本）个关于背痛及相关能力丧失的问题。RMDQ 得分是患者各项得分的总和，数字越高表明残疾越重	ICC=0.91[93]	5[91]
恐惧逃避信念问卷（FABQ）	要求被检查者回答有关生理活动、工作和背痛的相关问题，用赞同度来进行评估。赞同的等级从 0（完全不同意）到 7（完全同意）。FABQ 由两部分组成，即 7 个条目的工作量表（FABQW）和 4 个条目的身体活动量表（FABQPA）。每个量表单独算分，分数越高表现为越恐惧	FABQW：ICC=0.82 FABQPA：ICC=0.66[94]	未报道
数字疼痛评分量表（NPRS）	使用者评估疼痛的等级范围为 0~10，分数越高表示越痛。通常询问为“当前疼痛”“最小疼痛”“最大疼痛”和过去 24 小时疼痛“平均值”	ICC=0.72[95]	2[96,97]

MCID，最小临床重要差异值。

胸腰椎疾病的可靠性研究认可度(QAREL)

	McCombe 1989[20]	Roach 1997[21]	Vroomen 2000[22]	Van Dillen 1998[23]	Lindell 2007[30]	Breum 1995[31]	Evans 2006[32]	Fritz 2005[34]	Fritz 2006[35]	Haswell 2004[27]
1. 研究样本是否代表作者计划将试验应用的目标人群?	Y	Y	Y	Y	Y	Y	Y	Y	Y	Y
2. 研究评估者是否能代表作者想要将该试验应用的对象?	Y	Y	Y	Y	Y	Y	Y	Y	Y	Y
3. 研究中,研究者之间对研究结果是盲的吗?	U	N/A	Y	Y	Y	Y	Y	Y	Y	Y
4. 研究者在评估过程中,对其前期研究结果是盲的吗?	N/A	U	N/A	N/A	U	U	Y	Y	N/A	N/A
5. 研究者对所评估的目标疾病(或变量)的参考标准是盲的吗?	N/A	N/A	N/A	N/A	N/A	N/A	N/A	Y	N/A	N/A
6. 研究者对不想作为试验过程或研究设计目的的临床信息是盲的吗?	U	U	U	U	U	U	U	U	U	U
7. 研究者对于非本试验的相关因素是盲的吗?	U	U	U	U	U	U	U	U	U	U
8. 检查顺序可变吗?	U	N/A	Y	Y	Y	Y	Y	Y	Y	Y
9. 重复试验的时间间隔中,所测量的目标变量是稳定的吗?或者理论上是稳定的吗?	Y	Y	Y	Y	Y	Y	Y	Y	Y	Y
10. 该试验是否应用正确或者被合理解释?	Y	Y	Y	Y	Y	Y	Y	Y	Y	Y
11. 统计学方法的应用是否合理?	Y	Y	Y	Y	Y	Y	Y	Y	Y	Y
质量总结分级	●	●	◆	◆	●	●	◆	◆	◆	◆

Y=是,N=否,U=不确定,N/A=不适用。◆高质量(Y–N=9~11)●一般质量(Y–N=6~8)■低质量(Y–N≤5)

胸腰椎疾病的可靠性研究认可度(QAREL)(续)

	Cleland 2006[36]	Weiner 2006[37]	Schneider 2008[39]	Landel 2008[40]	Qvistgaard 2007[41]	Johansson 2006[42]	Mootz 1989[43]	Keating 1990[44]	Strender 1997[45]	Maher 1998[46]
1. 研究样本是否代表作者计划将试验应用的目标人群?	Y	Y	Y	Y	Y	Y	Y	Y	Y	Y
2. 研究评估者是否能代表作者想要将该试验应用的对象?	Y	Y	Y	Y	Y	Y	Y	Y	Y	Y
3. 研究中,研究者之间对研究结果是盲的吗?	Y	Y	U	Y	Y	Y	Y	Y	Y	Y
4. 研究者在评估过程中,对其前期研究结果是盲的吗?	N/A	N/A	N/A	N/A	Y	N/A	U	N/A	N/A	N/A
5. 研究者对所评估的目标疾病(或变量)的参考标准是盲的吗?	N/A	N/A	N/A	Y	N/A	N/A	N/A	N/A	N/A	Y
6. 研究者对不想作为试验过程或研究设计目的的临床信息是盲的吗?	Y	U	U	U	Y	Y	U	U	U	U
7. 研究者对于非本试验的相关因素是盲的吗?	U	U	U	U	Y	U	U	U	U	U
8. 检查顺序可变吗?	N	N	N	N	N	Y	Y	Y	Y	N
9. 重复试验的时间间隔中,所测量的目标变量是稳定的吗?或者理论上是稳定的吗?	Y	Y	Y	Y	Y	Y	Y	Y	Y	Y
10. 该试验是否应用正确或者被合理解释?	Y	Y	Y	Y	Y	Y	Y	Y	Y	Y
11. 统计学方法的应用是否合理?	Y	Y	Y	Y	Y	Y	Y	Y	Y	Y
质量总结分级	◆	●	●	●	◆	◆	●	◆	◆	●

Y=是,N=否,U=不确定,N/A=不适用。◆高质量(Y–N=9~11)●一般质量(Y–N=6~8)■低质量(Y–N≤5)

胸腰椎疾病的可靠性研究认可度(QAREL)(续)

	Binkley 1995[47]	Hicks 2003[48]	French 2000[49]	Horneij 2002[50]	Downey 1999[54]	Kilpikoski 2002[57]	Fritz 2000[58]	Rose 1991[60]	Viikari-Juntura 1998[61]	Tucker 2007[75]
1. 研究样本是否代表作者计划将试验应用的目标人群?	Y	Y	Y	Y	Y	Y	Y	Y	Y	Y
2. 研究评估者是否能代表作者想要将该试验应用的对象?	Y	Y	Y	Y	Y	Y	Y	Y	Y	Y
3. 研究中,研究者之间对研究结果是盲的吗?	U	Y	Y	Y	Y	Y	U	N/A	Y	U
4. 研究者在评估过程中，对其前期研究结果是盲的吗?	N/A	N/A	N	U	N/A	N/A	N/A	N	N/A	U
5. 研究者对所评估的目标疾病(或变量)的参考标准是盲的吗?	N/A	N/A	N/A	N/A	N/A	N/A	N/A	N/A	N/A	N/A
6. 研究者对不想作为试验过程或研究设计目的的临床信息是盲的吗?	U	U	U	U	U	Y	Y	U	U	U
7. 研究者对于非本试验的相关因素是盲的吗?	U	U	U	U	U	U	Y	U	U	U
8. 检查顺序可变吗?	Y	N	Y	Y	Y	Y	N/A	N	N	U
9. 重复试验的时间间隔中，所测量的目标变量是稳定的吗? 或者理论上是稳定的吗?	Y	Y	Y	Y	Y	Y	Y	Y	U	Y
10. 该试验是否应用正确或者被合理解释?	Y	Y	Y	Y	Y	Y	Y	Y	Y	Y
11. 统计学方法的应用是否合理?	Y	Y	Y	Y	Y	Y	Y	Y	Y	Y
质量总结分级	●	●	●	●	◆	◆	◆	●	●	●

Y=是,N=否,U=不确定,N/A=不适用。◆高质量(Y-N=9~11)●一般质量(Y-N=6~8)■低质量(Y-N≤5)

胸腰椎疾病的可靠性研究认可度(QAREL)(续)

	Murphy 2006[77]	Roussel 2007[79]	Mens 2001[80]	Fritz 2000[81]	Riddle 1993[82]	Razmjou 2000[83]	Trudelle-Jackson 2008[84]	Heiss 2004[85]	Lauridsen 2006[90]	Fritz 2001[92]
1. 研究样本是否代表作者计划将试验应用的目标人群?	Y	Y	Y	Y	Y	Y	Y	Y	Y	Y
2. 研究评估者是否能代表作者想要将该试验应用的对象?	Y	Y	Y	Y	Y	Y	Y	Y	Y	Y
3. 研究中,研究者之间对研究结果是盲的吗?	Y	Y	Y	Y	Y	Y	Y	Y	N/A	N/A
4. 研究者在评估过程中,对其前期研究结果是盲的吗?	N/A	N/A	N	N/A	N/A	N/A	N/A	N/A	N	N
5. 研究者对所评估的目标疾病(或变量)的参考标准是盲的吗?	N/A	N/A	N/A	N/A	N/A	N/A	N/A	N/A	N/A	N/A
6. 研究者对不想作为试验过程或研究设计目的的临床信息是盲的吗?	Y	Y	Y	Y	U	Y	U	U	U	U
7. 研究者对于非本试验的相关因素是盲的吗?	U	U	U	U	U	U	U	U	U	U
8. 检查顺序可变吗?	N/A	Y	U	N	Y	Y	Y	Y	U	U
9. 重复试验的时间间隔中,所测量的目标变量是稳定的吗?或者理论上是稳定的吗?	Y	Y	Y	Y	Y	Y	Y	Y	Y	Y
10. 该试验是否应用正确或者被合理解释?	Y	Y	Y	Y	Y	Y	Y	Y	Y	Y
11. 统计学方法的应用是否合理?	Y	Y	Y	Y	Y	Y	Y	Y	Y	Y
质量总结分级	◆	◆	●	◆	◆	◆	◆	◆	●	●

Y=是,N=否,U=不确定,N/A=不适用。◆高质量(Y–N=9~11)●一般质量(Y–N=6~8)■低质量(Y–N≤5)

胸腰椎疾病的可靠性研究认可度(QAREL)(续)

	Brouwer 2004[93]	Grotle 2006[94]	Li 2007[95]	Rabin 2013[78]	Enoch 2011[38]	Snider 2011[55]	Kolber 2013[33]	Robinson 2014[29]	Hebert 2013[56]	Trainor 2011[76]
1. 研究样本是否代表作者计划将试验应用的目标人群?	Y	Y	Y	Y	Y	Y	Y	Y	Y	Y
2. 研究评估者是否能代表作者想要将该试验应用的对象?	Y	Y	Y	Y	Y	Y	Y	Y	Y	Y
3. 研究中,研究者之间对研究结果是盲的吗?	N/A	N/A	N/A	Y	Y	Y	Y	Y	Y	Y
4. 研究者在评估过程中,对其前期研究结果是盲的吗?	N	N	N	N/A	N/A	N/A	Y	N/A	N/A	N/A
5. 研究者对所评估的目标疾病(或变量)的参考标准是盲的吗?	N/A	N/A	N/A	N/A	N/A	Y	N/A	N/A	Y	Y
6. 研究者对不想作为试验过程或研究设计目的的临床信息是盲的吗?	U	U	U	U	U	U	Y	Y	U	U
7. 研究者对于非本试验的相关因素是盲的吗?	U	U	U	U	U	Y	U	Y	U	U
8. 检查顺序可变吗?	U	U	U	N	Y	U	N	Y	Y	Y
9. 重复试验的时间间隔中,所测量的目标变量是稳定的吗?或者理论上是稳定的吗?	Y	Y	Y	Y	Y	Y	Y	Y	U	Y
10. 该试验是否应用正确或者被合理解释?	Y	Y	Y	Y	Y	Y	Y	Y	Y	Y
11. 统计学方法的应用是否合理?	Y	Y	Y	Y	Y	Y	Y	Y	Y	Y
质量总结分级	●	●	●	●	◆	◆	◆	●	●	●

Y=是,N=否,U=不确定,N/A=不适用。◆高质量(Y–N=9~11)●一般质量(Y–N=6~8)■低质量(Y–N≤5)

胸腰椎疾病的诊断学质量评估(QUADAS)

	Russel 1981[100]	Blower 1984[101]	Gran 1985[26]	Kerr 1988[98]	Katz 1995[24]	Phillips 1996[102]	Fritz 1997[16]	Lauder 2000[25]	Leboeuf-Yde 2002[52]
1. 患者是否具有代表性?	U	Y	Y	U	Y	Y	Y	Y	N
2. 选择标准是否表述准确?	N	N	Y	N	Y	N	N	N	Y
3. 参考标准能否正确分类目标情况?	Y	Y	Y	U	N	U	Y	Y	U
4. 参考标准试验和诊断性试验间隔时间是否足够短以致在两次测试间隔时间里疾病病情不会发生改变?	U	U	U	U	U	N	U	U	Y
5. 全样本或随机抽取的样本经过诊断参考标准的检验吗?	Y	U	Y	N	Y	Y	Y	Y	Y
6. 是否所有病例无论诊断性试验的结果如何,都接受了相同的参考标准试验?	U	U	Y	N	Y	Y	Y	Y	Y
7. 参考标准试验独立于诊断性试验吗?(即诊断性试验不包含在参考标准中)?	Y	Y	Y	Y	Y	Y	Y	Y	Y
8. 施行诊断性试验的描述是否足够详细到可重复该试验?	Y	N	Y	N	Y	U	U	Y	N
9. 施行参考标准试验的描述是否足够详细到可重复该试验?	N	U	Y	N	Y	N	U	Y	Y
10. 对诊断性试验结果的解释是否是在不知晓参考标准试验结果的情况下进行的?	U	N	Y	U	Y	N	U	Y	U
11. 对参考标准试验结果的解释是否是在不知晓诊断性试验结果的情况下进行的?	U	U	Y	U	Y	Y	Y	U	U
12. 当该试验被解释为可行,并用于临床实践,是否能得到相同的结果?	U	Y	Y	U	Y	U	U	Y	U
13. 是否对难以解释或介于中间状态的结果进行了报道?	N	U	Y	U	Y	Y	Y	Y	Y
14. 对退出研究是否做出了解释?	U	Y	Y	Y	Y	Y	Y	Y	Y
质量总结分级	■	■	◆	■	◆	●	●	◆	●

Y=是,N=否,U=不确定。◆高质量(Y-N=9~11)●一般质量(Y-N=6~8)■低质量(Y-N≤5)

胸腰椎疾病的诊断学质量评估(QUADAS)(续)

	Trainor 2011[76]	Esene 2012[28]	Abbott 2003[51]	Laslett 2005[59]	Abbott 2005[53]	Fritz 2005[34]	Hicks 2005[3]	Majlesi 2008[74]
1. 患者是否具有代表性?	Y	Y	Y	Y	Y	Y	Y	Y
2. 选择标准是否表述准确?	Y	Y	Y	Y	Y	Y	Y	Y
3. 参考标准能否正确分类目标情况?	Y	Y	U	Y	Y	Y	Y	Y
4. 参考标准试验和诊断性试验间隔时间是否足够短以致在两次测试间隔时间里疾病病情不会发生改变?	Y	Y	U	Y	U	Y	N	U
5. 全样本或随机抽取的样本经过诊断参考标准的检验吗?	Y	Y	Y	Y	Y	Y	Y	Y
6. 是否所有病例无论诊断性试验的结果如何,都接受了相同的参考标准试验?	Y	Y	Y	Y	Y	Y	Y	Y
7. 参考标准试验独立于诊断性试验吗?(即诊断性试验不包含在参考标准中)?	Y	Y	Y	Y	Y	Y	Y	Y
8. 施行诊断性试验的描述是否足够详细到可重复该试验?	Y	U	Y	Y	Y	Y	Y	U
9. 施行参考标准试验的描述是否足够详细到可重复该试验?	Y	Y	Y	Y	Y	Y	Y	U
10. 对诊断性试验结果的解释是否是在不知晓参考标准试验结果的情况下进行的?	Y	Y	Y	Y	Y	Y	Y	Y
11. 对参考标准试验结果的解释是否是在不知晓诊断性试验结果的情况下进行的?	Y	U	Y	Y	Y	Y	Y	Y
12. 当该试验被解释为可行,并用于临床实践,是否能得到相同的结果?	Y	Y	Y	Y	Y	Y	Y	Y
13. 是否对难以解释或介于中间状态的结果进行了报道?	Y	Y	Y	Y	Y	Y	Y	U
14. 对退出研究是否做出了解释?	Y	Y	Y	Y	Y	Y	Y	Y
质量总结分级	◆	◆	◆	◆	◆	◆	◆	◆

Y=是,N=否,U=不确定。◆高质量(Y–N=9~11)● 一般质量(Y–N=6~8)■低质量(Y–N≤5)

1. Alqarni AM, Schneiders AG, Hendrick PA. Clinical tests to diagnose lumbar segmental instability: a systematic review. *J Orthop Sports Phys Ther*. 2011; 41(3):130-140.
2. Flynn T, Fritz J, Whitman J, et al. A clinical prediction rule for classifying patients with low back pain who demonstrate short-term improvement with spinal manipulation. *Spine*. 2002;27:2835-2843.
3. Hicks GE, Fritz JM, Delitto A, McGill SM. Preliminary development of a clinical prediction rule for determining which patients with low back pain will respond to a stabilization exercise program. *Arch Phys Med Rehabil*. 2005;86:1753-1762.
4. Vleeming A, Pool-Goudzwaard AL, Stoeckart R, et al. The posterior layer of the thoracolumbar fascia. Its function in load transfer from spine to legs. *Spine*. 1995;20:753-758.
5. Bogduk N. The applied anatomy of the lumbar fascia. *Spine*. 1984;9:164-170.
6. Bergmark A. Stability of the lumbar spine. A study in mechanical engineering. *Acta Orthop Scand Suppl*. 1989;230:1-54.
7. Bogduk N. *Clinical Anatomy of the Lumbar Spine and Sacrum*. London: Churchill Livingstone; 1997.
8. Evans C, Oldreive W. A study to investigate whether golfers with a history of low back pain show a reduced endurance of transversus abdominis. *J Man Manip Ther*. 2000;8:162-174.
9. Kay AG. An extensive literature review of the lumbar multifidus: biomechanics. *J Man Manip Ther*. 2001;9:17-39.
10. Norris CM. Spinal stabilisation. 1. Active lumbar stabilisation—concepts. *Physiotherapy*. 1995;81: 61-78.
11. Bogduk N. Neck pain. *Aust Fam Physician*. 1984;13: 26-30.
12. Schwarzer AC, Aprill CN, Derby R, et al. The relative contributions of the disc and zygapophyseal joint in chronic low back pain. *Spine*. 1994;19: 801-806.
13. Schwarzer AC, Aprill CN, Derby R, et al. Clinical features of patients with pain stemming from the lumbar zygapophysial joints. Is the lumbar facet syndrome a clinical entity? *Spine*. 1994;19: 1132-1137.
14. McKenzie RA. Mechanical diagnosis and therapy for disorders of the low back. In: Twomey LT, Taylor JR, eds. *Physical Therapy of the Low Back (5)*. 3rd ed. Philadelphia: Churchill Livingstone; 2000:141-165.
15. Morris EW, Di Paola M, Vallance R, Waddell G. Diagnosis and decision making in lumbar disc prolapse and nerve entrapment. *Spine*. 1986;11: 436-439.
16. Fritz JM, Erhard RE, Delitto A, et al. Preliminary results of the use of a two-stage treadmill test as a clinical diagnostic tool in the differential diagnosis of lumbar spinal stenosis. *J Spinal Disord*. 1997;10: 410-416.
17. Fritz JM, Erhard RE, Hagen BF. Segmental instability of the lumbar spine. *Phys Ther*. 1998;78: 889-896.
18. O'Sullivan PB. Lumbar segmental "instability": clinical presentation and specific stabilizing exercise management. *Man Ther*. 2000;5:2-12.
19. Schwarzer AC, Wang SC, Bogduk N, et al. Prevalence and clinical features of lumbar zygapophysial joint pain: a study in an Australian population with chronic low back pain. *Ann Rheum Dis*. 1995;54:100-106.
20. McCombe PF, Fairbank JC, Cockersole BC, Pynsent PB. 1989 Volvo Award in clinical sciences. Reproducibility of physical signs in low-back pain. *Spine*. 1989;14:908-918.
21. Roach KE, Brown MD, Dunigan KM, et al. Test-retest reliability of patient reports of low back pain. *J Orthop Sports Phys Ther*. 1997;26:253-259.
22. Vroomen PC, de Krom MC, Knottnerus JA. Consistency of history taking and physical examination in patients with suspected lumbar nerve root involvement. *Spine*. 2000;25:91-97.
23. Van Dillen LR, Sahrmann SA, Norton BJ, et al. Reliability of physical examination items used for classification of patients with low back pain. *Phys Ther*. 1998;78:979-988.
24. Katz JN, Dalgas M, Stucki G, et al. Degenerative lumbar spinal stenosis. Diagnostic value of the history and physical examination. *Arthritis Rheum*. 1995;38:1236-1241.
25. Lauder TD, Dillingham TR, Andary M, et al. Effect of history and exam in predicting electrodiagnostic outcome among patients with suspected lumbosacral radiculopathy. *Am J Phys Med Rehabil*. 2000; 79:60-68, quiz 75-76.
26. Gran JT. An epidemiological survey of the signs and symptoms of ankylosing spondylitis. *Clin Rheumatol*. 1985;4:161-169.
27. Haswell K, Williams M, Hing W. Interexaminer reliability of symptom-provoking active sidebend, rotation and combined movement assessments of patients with low back pain. *J Man Manip Ther*. 2004;12:11-20.
28. Esene IN, Meher A, Elzoghby MA, et al. Diagnostic performance of the medial hamstring reflex in L5 radiculopathy. *Surg Neurol Int*. 2012;3:104.
29. Robinson HS, Mengshoel AM. Assessments of lumbar flexion range of motion: intertester reliability and concurrent validity of 2 commonly used clinical tests. *Spine*. 2014;39(4):E270-E275.
30. Lindell O, Eriksson L, Strender LE. The reliability of a 10-test package for patients with prolonged

back and neck pain: could an examiner without formal medical education be used without loss of quality? A methodological study. *BMC Musculoskelet Disord*. 2007;8:31.

31. Breum J, Wiberg J, Bolton JE. Reliability and concurrent validity of the BROM II for measuring lumbar mobility. *J Manipulative Physiol Ther*. 1995; 18:497-502.
32. Evans K, Refshauge KM, Adams R. Measurement of active rotation in standing: reliability of a simple test protocol. *Percept Mot Skills*. 2006;103:619-628.
33. Kolber MJ, Pizzini M, Robinson A, et al. The reliability and concurrent validity of measurements used to quantify lumbar spine mobility: an analysis of an iphone® application and gravity based inclinometry. *Int J Sports Phys Ther*. 2013; 8(2):129-137.
34. Fritz JM, Piva SR, Childs JD. Accuracy of the clinical examination to predict radiographic instability of the lumbar spine. *Eur Spine J*. 2005;14:743-750.
35. Fritz JM, Brennan GP, Clifford SN, et al. An examination of the reliability of a classification algorithm for subgrouping patients with low back pain. *Spine*. 2006;31:77-82.
36. Cleland JA, Childs JD, Fritz JM, Whitman JM. Interrater reliability of the history and physical examination in patients with mechanical neck pain. *Arch Phys Med Rehabil*. 2006;87:1388-1395.
37. Weiner DK, Sakamoto S, Perera S, Breuer P. Chronic low back pain in older adults: prevalence, reliability, and validity of physical examination findings. *J Am Geriatr Soc*. 2006;54:11-20.
38. Enoch F, Kjaer P, Elkjaer A, et al. Inter-examiner reproducibility of tests for lumbar motor control. *BMC Musculoskelet Disord*. 2011;12:114.
39. Schneider M, Erhard R, Brach J, et al. Spinal palpation for lumbar segmental mobility and pain provocation: an interexaminer reliability study. *J Manipulative Physiol Ther*. 2008;31:465-473.
40. Landel R, Kulig K, Fredericson M, et al. Intertester reliability and validity of motion assessments during lumbar spine accessory motion testing. *Phys Ther*. 2008;88:43-49.
41. Qvistgaard E, Rasmussen J, Laetgaard J, et al. Intra-observer and inter-observer agreement of the manual examination of the lumbar spine in chronic low-back pain. *Eur Spine J*. 2007;16:277-282.
42. Johansson F. Interexaminer reliability of lumbar segmental mobility tests. *Man Ther*. 2006;11: 331-336.
43. Mootz RD, Keating JCJ, Kontz HP, et al. Intra- and interobserver reliability of passive motion palpation of the lumbar spine. *J Manipulative Physiol Ther*. 1989;12:440-445.
44. Keating JCJ, Bergmann TF, Jacobs GE, et al. Interexaminer reliability of eight evaluative dimensions of lumbar segmental abnormality. *J Manipulative Physiol Ther*. 1990;13:463-470.
45. Strender LE, Sjoblom A, Sundell K, et al. Interexaminer reliability in physical examination of patients with low back pain. *Spine*. 1997;22:814-820.
46. Maher CG, Latimer J, Adams R. An investigation of the reliability and validity of posteroanterior spinal stiffness judgments made using a reference-based protocol. *Phys Ther*. 1998;78:829-837.
47. Binkley J, Stratford PW, Gill C. Interrater reliability of lumbar accessory motion mobility testing. *Phys Ther*. 1995;75:786-795.
48. Hicks GE, Fritz JM, Delitto A, Mishock J. The reliability of clinical examination measures used for patients with suspected lumbar segmental instability. *Arch Phys Med Rehabil*. 2003;84:1858-1864.
49. French SD, Green S, Forbes A. Reliability of chiropractic methods commonly used to detect manipulable lesions in patients with chronic low-back pain. *J Manipulative Physiol Ther*. 2000;23: 231-238.
50. Horneij E, Hemborg B, Johnsson B, Ekdahl C. Clinical tests on impairment level related to low back pain: a study of test reliability. *J Rehabil Med*. 2002; 34:176-182.
51. Abbott J, Mercer S. Lumbar segmental hypomobility: criterion-related validity of clinical examination items (a pilot study). *N Z J Physiother*. 2003; 31:3-9.
52. Leboeuf-Yde C, van Dijk J, Franz C, et al. Motion palpation findings and self-reported low back pain in a population-based study sample. *J Manipulative Physiol Ther*. 2002;25:80-87.
53. Abbott JH, McCane B, Herbison P, et al. Lumbar segmental instability: a criterion-related validity study of manual therapy assessment. *BMC Musculoskelet Disord*. 2005;6:56.
54. Downey BJ, Taylor NF, Niere KR. Manipulative physiotherapists can reliably palpate nominated lumbar spinal levels. *Man Ther*. 1999;4:151-156.
55. Snider KT, Snider EJ, Degenhardt BF, et al. Palpatory accuracy of lumbar spinous processes using multiple bony landmarks. *J Manipulative Physiol Ther*. 2011;34(5):306-313.
56. Hebert JJ, Koppenhaver SL, Teyhen DS, et al. The evaluation of lumbar multifidus muscle function via palpation: reliability and validity of a new clinical test. *Spine J*. 2013;Oct 4 [Epub ahead of print].
57. Kilpikoski S, Airaksinen O, Kankaanpaa M, et al. Interexaminer reliability of low back pain assessment using the McKenzie method. *Spine*. 2002;27: E207-E214.
58. Fritz JM, Delitto A, Vignovic M, Busse RG. Inter-

rater reliability of judgments of the centralization phenomenon and status change during movement testing in patients with low back pain. *Arch Phys Med Rehabil*. 2000;81:57-61.
59. Laslett M, Oberg B, Aprill CN, McDonald B. Centralization as a predictor of provocation discography results in chronic low back pain, and the influence of disability and distress on diagnostic power. *Spine J*. 2005;5:370-380.
60. Rose MJ. The statistical analysis of the intra-observer repeatability of four clinical measurement techniques. *Physiotherapy*. 1991;77:89-91.
61. Viikari-Juntura E, Takala EP, Riihimaki H, et al. Standardized physical examination protocol for low back disorders: feasibility of use and validity of symptoms and signs. *J Clin Epidemiol*. 1998;51: 245-255.
62. Deville WL, van der Windt DA, Dzaferagic A, et al. The test of Lasegue: systematic review of the accuracy in diagnosing herniated discs. *Spine*. 2000;25:1140-1147.
63. Van der Windt DA, Simons E, Riphagen II, et al. Physical examination for lumbar radiculopathy due to disc herniation in patients with low-back pain. *Cochrane Database Syst Rev*. 2010;(2): CD007431.
64. Albeck MJ. A critical assessment of clinical diagnosis of disc herniation in patients with monoradicular sciatica. *Acta Neurochir (Wien)*. 1996;138:40-44.
65. Charnley J. Orthopaedic signs in the diagnosis of disc protrusion. With special reference to the straight-leg-raising test. *Lancet*. 1951;1:186-192.
66. Gurdjian ES, Webster JE, Ostrowski AZ, et al. Herniated lumbar intervertebral discs—an analysis of 1176 operated cases. *J Trauma*. 1961;1:158-176.
67. Hakelius A, Hindmarsh J. The significance of neurological signs and myelographic findings in the diagnosis of lumbar root compression. *Acta Orthop Scand*. 1972;43:239-246.
68. Hirsch C, Nachemson A. The reliability of lumbar disc surgery. *Clin Orthop*. 1963;29:189-195.
69. Jonsson B, Stromqvist B. The straight leg raising test and the severity of symptoms in lumbar disc herniation. A preoperative evaluation. *Spine*. 1995; 20:27-30.
70. Kosteljanetz M, Bang F, Schmidt-Olsen S. The clinical significance of straight-leg raising (Lasegue's sign) in the diagnosis of prolapsed lumbar disc. Interobserver variation and correlation with surgical finding. *Spine*. 1988;13:393-395.
71. Kosteljanetz M, Espersen JO, Halaburt H, Miletic T. Predictive value of clinical and surgical findings in patients with lumbago-sciatica. A prospective study (Part I). *Acta Neurochir (Wien)*. 1984;73: 67-76.
72. Knutsson B. Comparative value of electromyographic, myelographic and clinical-neurological examinations in diagnosis of lumbar root compression syndrome. *Acta Orthop Scand Suppl*. 1961;49: 1-135.
73. Spangfort EV. The lumbar disc herniation: a computer aided analysis of 2504 operations. *Acta Orthop Scand*. 1972;142:5-79.
74. Majlesi J, Togay H, Unalan H, Toprak S. The sensitivity and specificity of the slump and the straight leg raising tests in patients with lumbar disc herniation. *J Clin Rheumatol*. 2008;14:87-91.
75. Tucker N, Reid D, McNair P. Reliability and measurement error of active knee extension range of motion in a modified slump test position: a pilot study. *J Man Manip Ther*. 2007;15:E85-E91.
76. Trainor K, Pinnington MA. Reliability and diagnostic validity of the slump knee bend neurodynamic test for upper/mid lumbar nerve root compression: a pilot study. *Physiotherapy*. 2011;97(1):59-64.
77. Murphy DR, Byfield D, McCarthy P, et al. Interexaminer reliability of the hip extension test for suspected impaired motor control of the lumbar spine. *J Manipulative Physiol Ther*. 2006; 29:374-377.
78. Rabin A, Shashua A, Pizem K, Dar G. The interrater reliability of physical examination tests that may predict the outcome or suggest the need for lumbar stabilization exercises. *J Orthop Sports Phys Ther*. 2013;43(2):83-90.
79. Roussel NA, Nijs J, Truijen S, et al. Low back pain: clinimetric properties of the Trendelenburg test, active straight leg raise test, and breathing pattern during active straight leg raising. *J Manipulative Physiol Ther*. 2007;30:270-278.
80. Mens JM, Vleeming A, Snijders CJ, et al. Reliability and validity of the active straight leg raise test in posterior pelvic pain since pregnancy. *Spine*. 2001; 26:1167-1171.
81. Fritz JM, George S. The use of a classification approach to identify subgroups of patients with acute low back pain. Interrater reliability and short-term treatment outcomes. *Spine*. 2000;25: 106-114.
82. Riddle DL, Rothstein JM. Intertester reliability of McKenzie's classifications of the syndrome types present in patients with low back pain. *Spine*. 1993;18:1333-1344.
83. Razmjou H, Kramer JF, Yamada R. Intertester reliability of the McKenzie evaluation in assessing patients with mechanical low-back pain. *J Orthop Sports Phys Ther*. 2000;30:368-389.
84. Trudelle-Jackson E, Sarvaiya-Shah SA, Wang SS. Interrater reliability of a movement impairment-based classification system for lumbar spine syndromes in patients with chronic low back pain. *J Orthop Sports Phys Ther*. 2008;38:371-376.

85. Heiss DG, Fitch DS, Fritz JM, et al. The interrater reliability among physical therapists newly trained in a classification system for acute low back pain. *J Orthop Sports Phys Ther*. 2004;34:430-439.
86. Hebert J, Koppenhaver S, Fritz J, Parent E. Clinical prediction for success of interventions for managing low back pain. *Clin Sports Med*. 2008;27:463-479.
87. Delitto A, Erhard RE, Bowling RW. A treatment-based classification approach to low back syndrome: identifying and staging patients for conservative management. *Phys Ther*. 1995;75:470-489.
88. Fritz JM, Childs JD, Flynn TW. Pragmatic application of a clinical prediction rule in primary care to identify patients with low back pain with a good prognosis following a brief spinal manipulation intervention. *BMC Fam Pract*. 2005;6:29.
89. Stolze LR, Allison SC, Childs JD. Derivation of a preliminary clinical prediction rule for identifying a subgroup of patients with low back pain likely to benefit from Pilates-based exercise. *J Orthop Sports Phys Ther*. 2012;42(5):425-436.
90. Lauridsen HH, Hartvigsen J, Manniche C, et al. Danish version of the Oswestry Disability Index for patients with low back pain. Part 1: Cross-cultural adaptation, reliability and validity in two different populations. *Eur Spine J*. 2006;15:1705-1716.
91. Lauridsen HH, Hartvigsen J, Manniche C, et al. Responsiveness and minimal clinically important difference for pain and disability instruments in low back pain patients. *BMC Musculoskelet Disord*. 2006;7:82.
92. Fritz JM, Irrgang JJ. A comparison of a Modified Oswestry Disability Questionnaire and the Quebec Back Pain Disability Scale. *Phys Ther*. 2001;81:776-788.
93. Brouwer S, Kuijer W, Dijkstra PU, et al. Reliability and stability of the Roland Morris Disability Questionnaire: intraclass correlation and limits of agreement. *Disabil Rehabil*. 2004;26:162-165.
94. Grotle M, Brox JI, Vollestad NK. Reliability, validity and responsiveness of the Fear-Avoidance Beliefs Questionnaire: methodological aspects of the Norwegian version. *J Rehabil Med*. 2006;38:346-353.
95. Li L, Liu X, Herr K. Postoperative pain intensity assessment: a comparison of four scales in Chinese adults. *Pain Med*. 2007;8:223-234.
96. Farrar JT, Berlin JA, Strom BL. Clinically important changes in acute pain outcome measures: a validation study. *J Pain Symptom Manage*. 2003;25:406-411.
97. Farrar JT, Portenoy RK, Berlin JA, et al. Defining the clinically important difference in pain outcome measures. *Pain*. 2000;88:287-294.
98. Kerr RS, Cadoux-Hudson TA, Adams CB. The value of accurate clinical assessment in the surgical management of the lumbar disc protrusion. *J Neurol Neurosurg Psychiatry*. 1988;51:169-173.
99. Fukui S, Ohseto K, Shiotani M, et al. Distribution of referred pain from the lumbar zygapophyseal joints and dorsal rami. *Clin J Pain*. 1997;13:303-307.
100. Russel AS, Maksymowych W, LeClercq S. Clinical examination of the sacroiliac joints: a prospective study. *Arthritis Rheum*. 1981;24:1575-1577.
101. Blower PW, Griffin AJ. Clinical sacroiliac tests in ankylosing spondylitis and other causes of low back pain—2 studies. *Ann Rheum Dis*. 1984;43:192-195.
102. Phillips DR, Twomey LT. A comparison of manual diagnosis with a diagnosis established by a unilevel lumbar spinal block procedure. *Man Ther*. 1996;1:82-87.

骶髂区 第5章

临床总结与建议 224

解剖 225

骨 225

关节 229

韧带 230

肌肉 232

神经 233

病史 235

骶髂疼痛和骶髂关节功能障碍 235

疼痛部位和加重因素 236

骶髂关节牵涉痛 237

体格检查试验 238

触诊 238

疼痛激发试验 241

运动评估 254

联合试验 262

干预措施 265

结果分析 267

附录 268

参考文献 273

病史	
问题	• 对于骶髂区疼痛来说，“站立可以缓解疼痛”是唯一具有诊断价值的病史(+LR=3.5)
疼痛部位	• 最新的证据表明，一般来说，患者最剧烈的疼痛往往位于一侧或双侧骶髂关节处，伴或不伴牵涉大腿外侧
体格检查	
疼痛激发试验	• 通常疼痛激发试验是中等可靠性，对于骶髂关节疼痛来说，疼痛激发试验在某种程度上也是具有中等诊断效用的检测工具 • 一系列的疼痛激发试验在诊断骶髂关节疼痛时始终具有很好的诊断效用。建议在 McKenzie 试验后重复使用 4~5 项运动测试，包含牵拉试验、股推冲试验、骶骨推挤试验和抗压试验，这是最好的诊断工具(+LR=6.97)
运动评估和静态触诊	• 运动评估和静态触诊在骶髂关节疼痛和骨盆扭转中的可靠性较差，基本上没有诊断价值。因此，不建议在临床实践中使用 • 但腰椎活动度低是一个例外，尽管可靠性不明确，但可以作为系列试验的一部分来确定患者是否可以从脊椎理疗中获益
干预措施	• 如果患者下背痛持续时间小于 16 天，无膝盖远端症状和(或)五项中满足四项 Flynn 及其同事[1]预测标准，应给予腰骶理疗

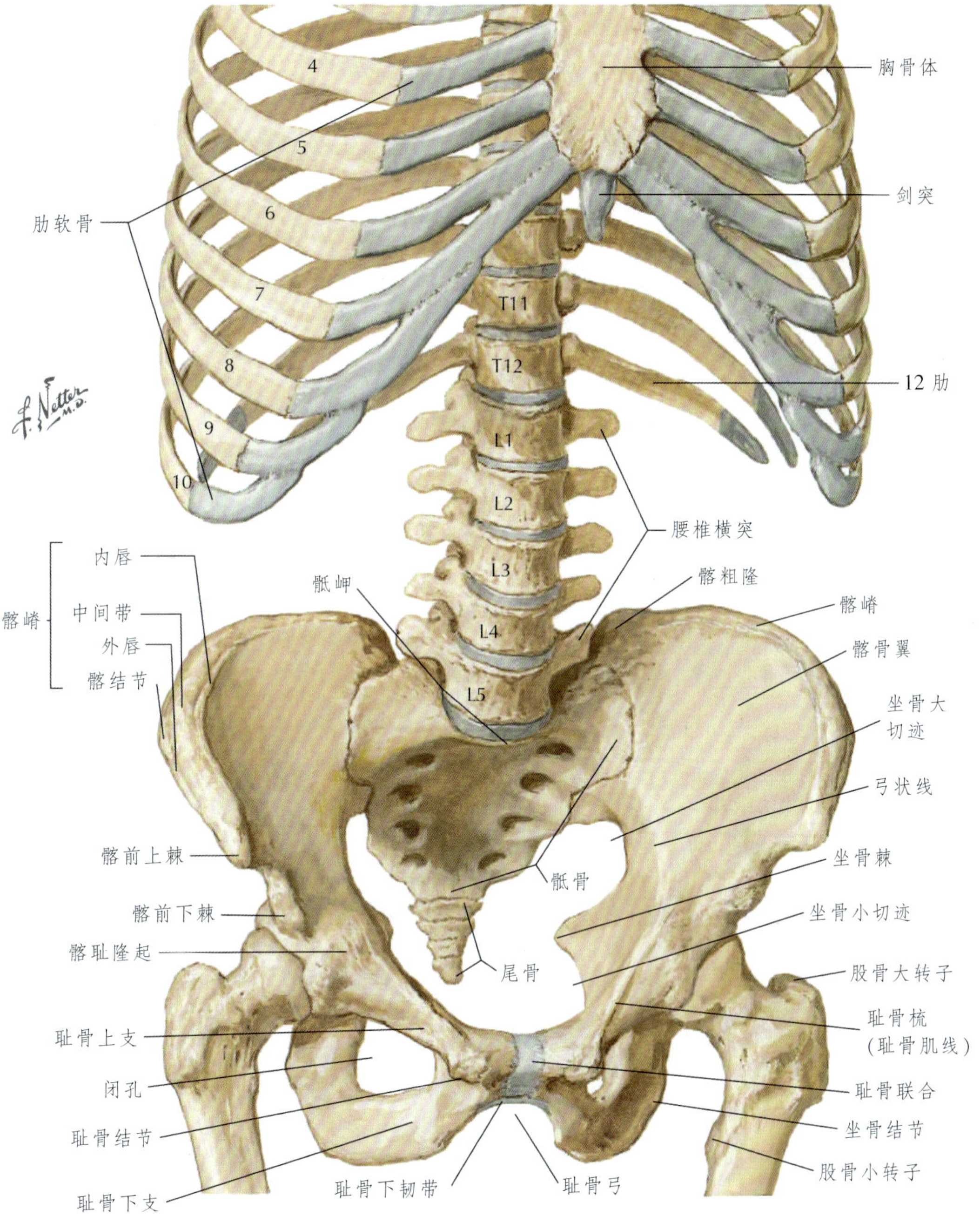

4
5
6
7
8
9
10
T11
T12
L1
L2
L3
L4
L5
胸骨体
剑突
肋软骨
12 肋
腰椎横突
髂粗隆
髂嵴
骶岬
内唇
中间带
外唇
髂结节
髂骨翼
坐骨大切迹
弓状线
髂前上棘
骶骨
坐骨棘
髂前下棘
坐骨小切迹
髂耻隆起
尾骨
股骨大转子
耻骨上支
耻骨梳（耻骨肌线）
闭孔
耻骨联合
耻骨结节
坐骨结节
股骨小转子
耻骨下支
耻骨下韧带
耻骨弓

图 5-1 腹部骨骼结构。

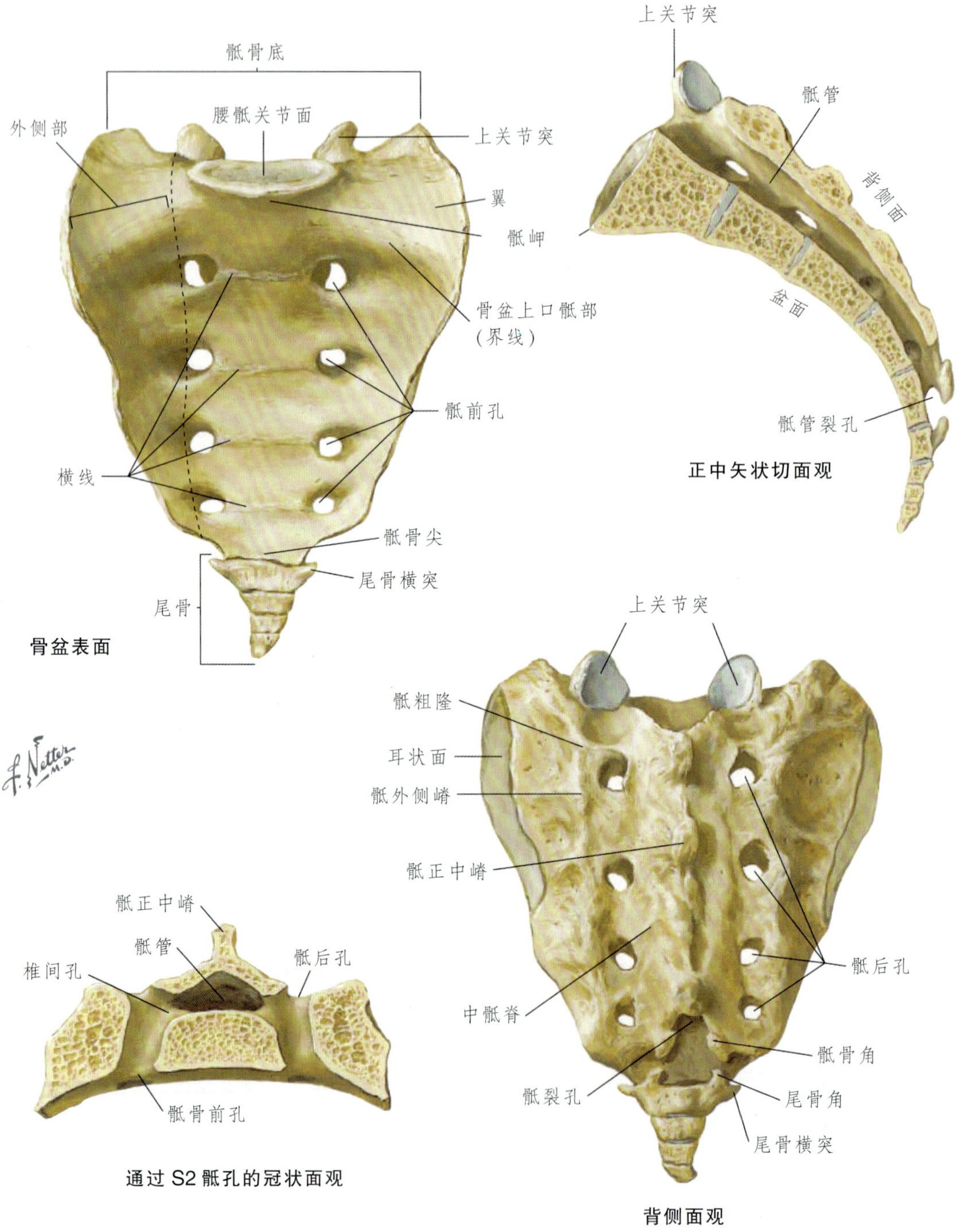
骶骨底
外侧部
腰骶关节面
上关节突
翼
骶岬
骨盆上口骶部
(界线)
骶前孔
横线
骶骨尖
尾骨横突
尾骨
骨盆表面
上关节突
骶管
背侧面
盆面
骶管裂孔
正中矢状切面观
骶正中嵴
骶管
骶后孔
椎间孔
骶骨前孔
通过 S2 骶孔的冠状面观
上关节突
骶粗隆
耳状面
骶外侧嵴
骶正中嵴
骶后孔
中骶脊
骶骨角
骶裂孔
尾骨角
尾骨横突
背侧面观

图 5-2 骶骨和尾骨。

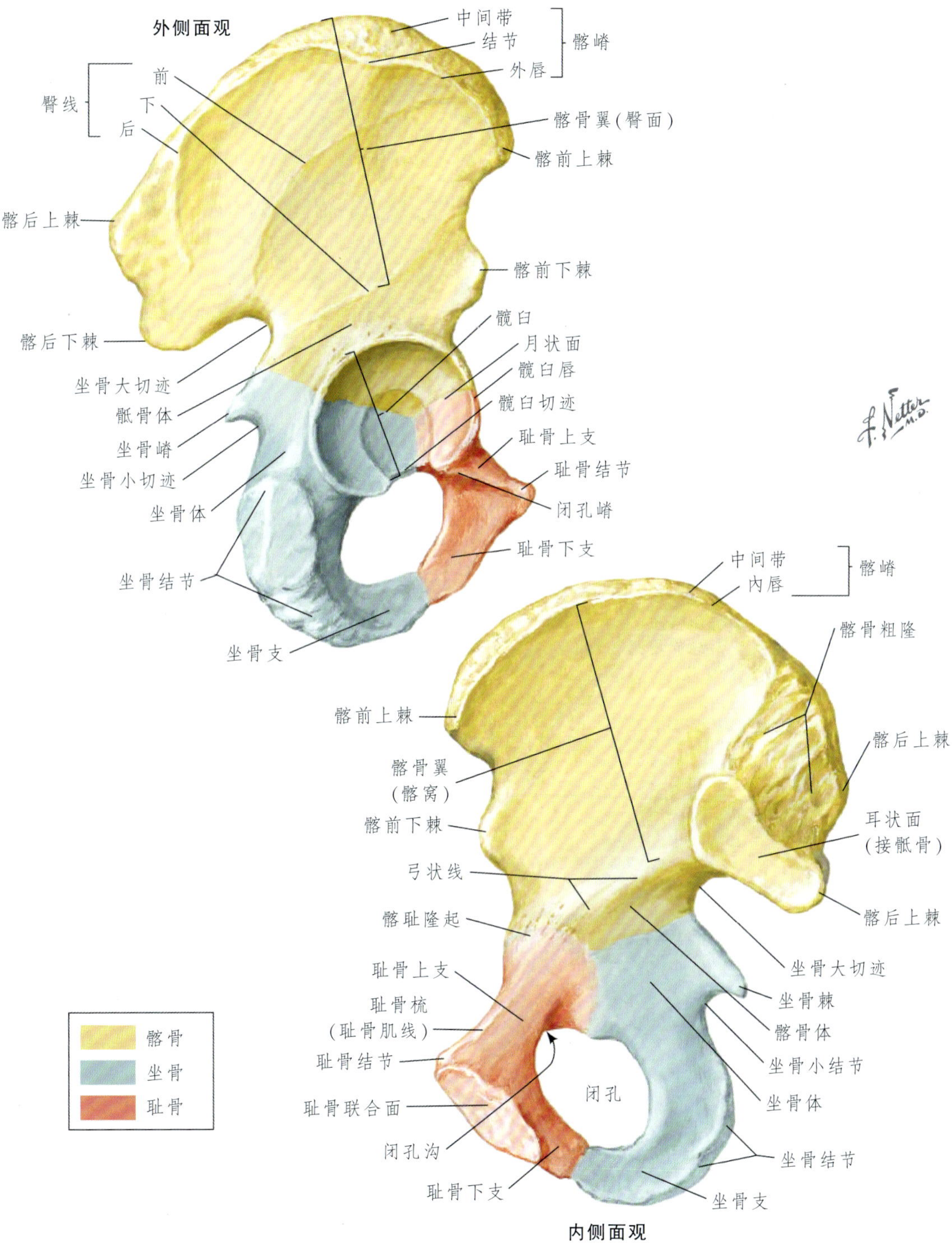
外侧面观
中间带
结节
外唇
髂嵴
臀线
前
下
后
髂骨翼(臀面)
髂前上棘
髂后上棘
髂前下棘
髂后下棘
髋臼
月状面
髋臼唇
髋臼切迹
坐骨大切迹
骶骨体
坐骨嵴
坐骨小切迹
耻骨上支
耻骨结节
闭孔嵴
坐骨体
耻骨下支
坐骨结节
坐骨支
中间带
内唇
髂嵴
髂骨粗隆
髂前上棘
髂后上棘
髂骨翼
(髂窝)
耳状面
(接骶骨)
髂前下棘
弓状线
髂后上棘
髂耻隆起
坐骨大切迹
耻骨上支
坐骨棘
耻骨梳
(耻骨肌线)
髂骨体
坐骨小结节
耻骨结节
闭孔
坐骨体
耻骨联合面
闭孔沟
坐骨结节
耻骨下支
坐骨支
内侧面观
髂骨
坐骨
耻骨

图 5-3　髋骨。

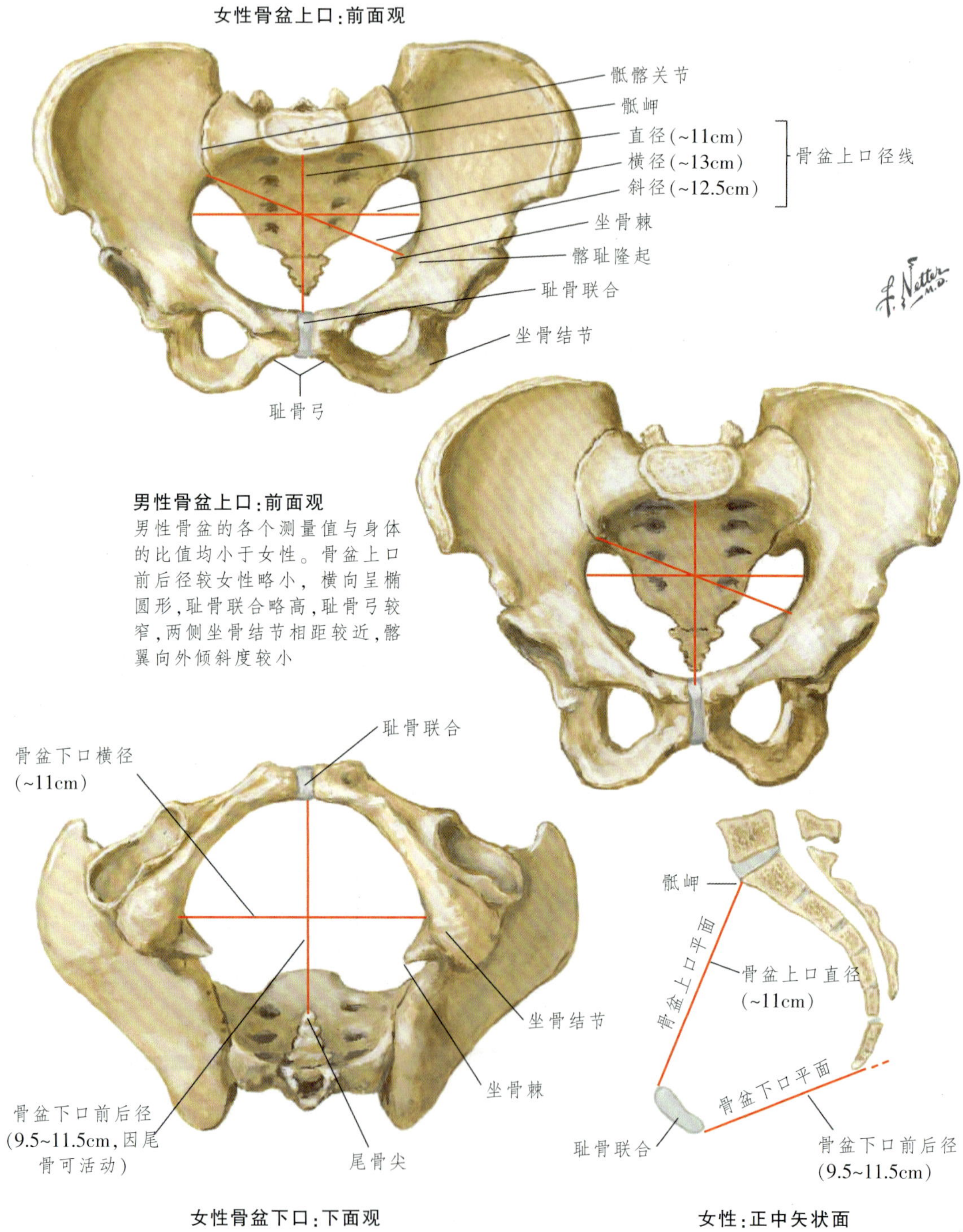
女性骨盆上口：前面观
骶髂关节
骶岬
直径(~11cm)
横径(~13cm)
斜径(~12.5cm)
骨盆上口径线
坐骨棘
髂耻隆起
耻骨联合
坐骨结节
耻骨弓
男性骨盆上口：前面观
男性骨盆的各个测量值与身体的比值均小于女性。骨盆上口前后径较女性略小，横向呈椭圆形，耻骨联合略高，耻骨弓较窄，两侧坐骨结节相距较近，髂翼向外倾斜度较小
骨盆下口横径
(~11cm)
耻骨联合
坐骨结节
坐骨棘
骨盆下口前后径
(9.5~11.5cm，因尾骨可活动)
尾骨尖
女性骨盆下口：下面观
骶岬
骨盆上口平面
骨盆上口直径
(~11cm)
骨盆下口平面
耻骨联合
骨盆下口前后径
(9.5~11.5cm)
女性：正中矢状面

图 5-4　骨盆的性别差异。

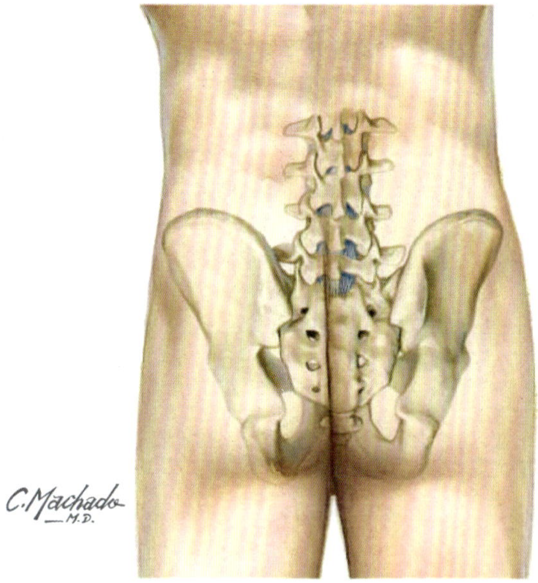

图 5-5 骶髂关节。

区域	关节	分类	闭合结构位置	关节囊形态
骶髂区	骶髂关节	平面滑膜关节	未见描述	当关节囊受压时诱发疼痛被认为是关节囊原因的疼痛
腰骶区	骨突间关节	平面滑膜关节	伸	双向相同地限制脊柱侧屈、屈曲和伸展
	椎间关节	微动关节	不适用	不适用

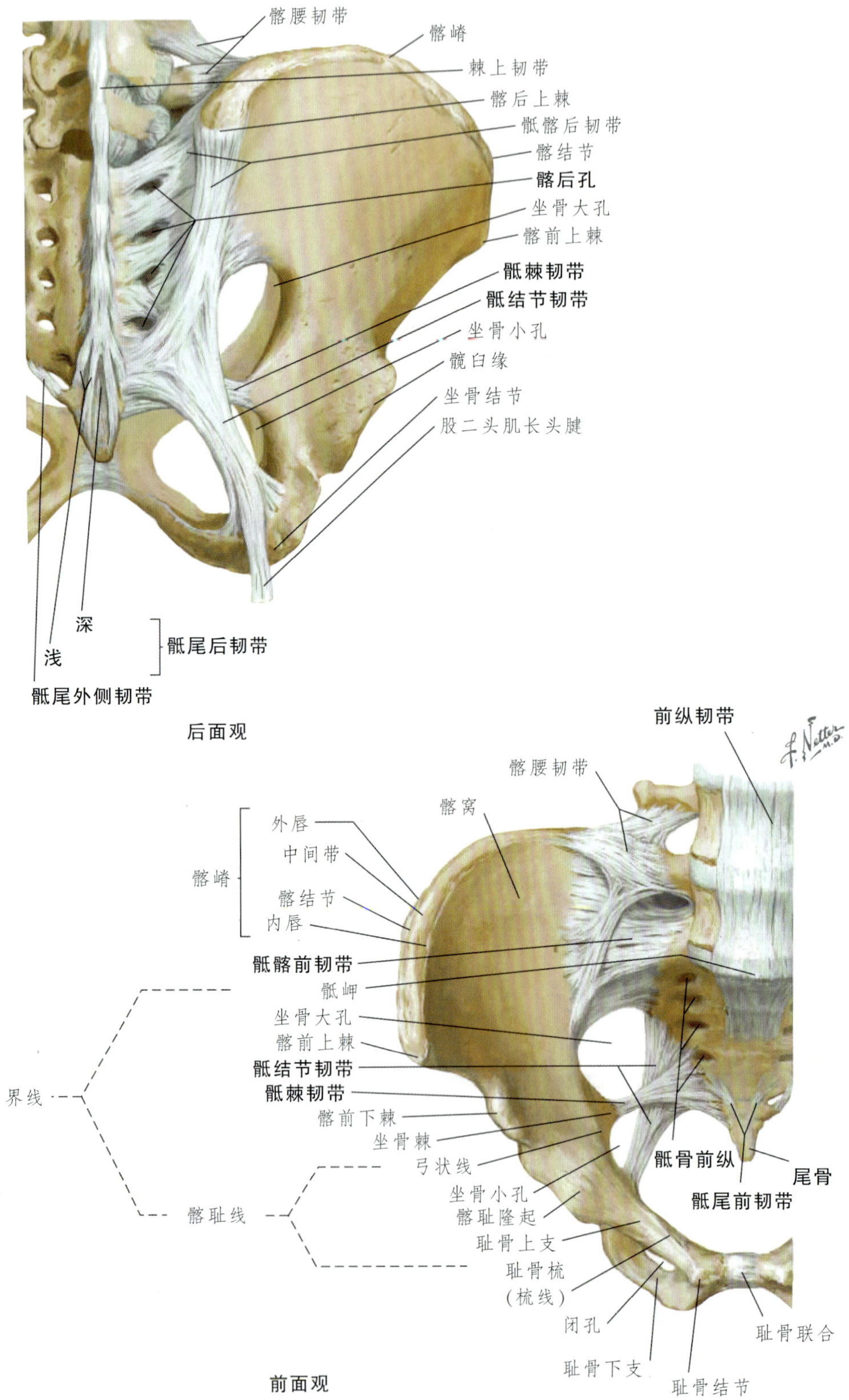
髂腰韧带
髂嵴
棘上韧带
髂后上棘
骶髂后韧带
髂结节
髂后孔
坐骨大孔
髂前上棘
骶棘韧带
骶结节韧带
坐骨小孔
髋臼缘
坐骨结节
股二头肌长头腱
深
浅
骶尾后韧带
骶尾外侧韧带
后面观
前纵韧带
髂腰韧带
髂窝
髂嵴
外唇
中间带
髂结节
内唇
骶髂前韧带
骶岬
坐骨大孔
髂前上棘
骶结节韧带
骶棘韧带
髂前下棘
坐骨棘
弓状线
界线
髂耻线
坐骨小孔
髂耻隆起
耻骨上支
耻骨梳
（梳线）
闭孔
耻骨下支
耻骨结节
耻骨联合
骶骨前纵
尾骨
骶尾前韧带
前面观

图 -6 骶髂区韧带。

骶髂区韧带	附着点	功能
骶髂后韧带	连接髂嵴和 S1~S4 结节	限制骶骨在髂骨上的运动
骶髂前韧带	连接骶骨骨盆面的侧缘与髂骨耳状面的前缘	限制骶骨在髂骨上的运动
骶棘韧带	连接骶骨下外缘与坐骨棘	限制骶骨在髂骨上的滑动和旋转运动
骶结节韧带	连接骶骨中外缘与坐骨隆起	限制骶骨在髂骨上的滑动和旋转运动
骶尾后韧带	连接下骶骨后面与尾骨后面	加固骶尾关节
骶尾前韧带	连接下骶骨前面与尾骨前面	加固骶尾关节
骶尾外侧韧带	连接下骶骨外侧面与尾骨外侧面	加固骶尾关节
前纵韧带	从前骶骨到 C1 前结节延伸,连接椎体和椎间盘的前外侧面	保持椎体关节稳定和防止脊柱过伸

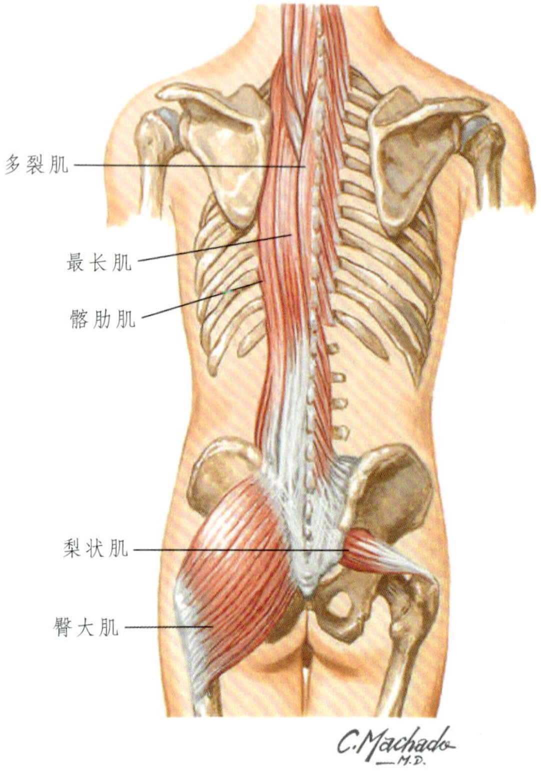

图 5-7 骶髂区肌肉。脊柱和相关肌肉后面观。

<table>
<tr><th>骶髂区肌肉</th><th>近端附着点</th><th>远端附着点</th><th>神经节段水平</th><th>支持运动</th></tr>
<tr><td>臀大肌</td><td>髂骨、骶骨、尾骨及骶结节韧带的背面</td><td>臀肌粗隆和髂胫束</td><td>臀下神经(L5,S1,S1)</td><td>髋关节伸、外旋和部分外展</td></tr>
<tr><td>梨状肌</td><td>骶骨和骶结节韧带的前面</td><td>股骨大转子的上缘</td><td>腹侧支 S1,S2</td><td>伸髋外旋、屈髋外展</td></tr>
<tr><td>多裂肌</td><td>髂骨、骶骨、T1~T3 的横突和 C4~C7 关节突</td><td>二到四段以上棘突</td><td>脊神经的背侧支</td><td>稳固椎体</td></tr>
<tr><td>最长肌</td><td rowspan="2">髂嵴、后骶骨、骶骨棘突、下腰椎和棘旁韧带</td><td>腰椎横突</td><td rowspan="2">脊神经的背侧支</td><td rowspan="2">脊柱双向伸展、单向侧弯</td></tr>
<tr><td>髂肋肌</td><td>4~12 肋下缘</td></tr>
</table>

神经	节段水平	感觉	支持运动
臀上神经	L4,L5,S1	无神经	阔筋膜张肌,臀中肌,臀小肌
臀下神经	L5,S1,S2	无神经	臀大肌
至梨状肌的神经	S1,S2	无神经	梨状肌
坐骨神经	L4,L5,S1,S2,S3	髋关节	膝关节屈肌,腿部和足部所有肌肉
至股方肌的神经	L5,S1,S2	无神经	股方肌,下孖肌
至闭孔内肌的神经	L5,S1,S2	无神经	闭孔内肌,上孖肌
股后皮神经	S2,S3	大腿后面	无
穿皮神经	S2,S3	臀下肌区域	无
阴部神经	S2,S3,S4	外阴部	会阴部肌肉,外部尿道括约肌,外部肛门括约肌
至肛提肌的神经	S3,S4	无神经	肛提肌
第4骶神经的会阴支	S1,S2,S3	生殖器	无
肛尾神经	S4,S5,C0	尾骨皮肤区域	无
尾神经	S3,S4	无神经	尾骨肌
骨盆内脏神经	S2,S3,S4	无神经	骨盆脏器

示意图

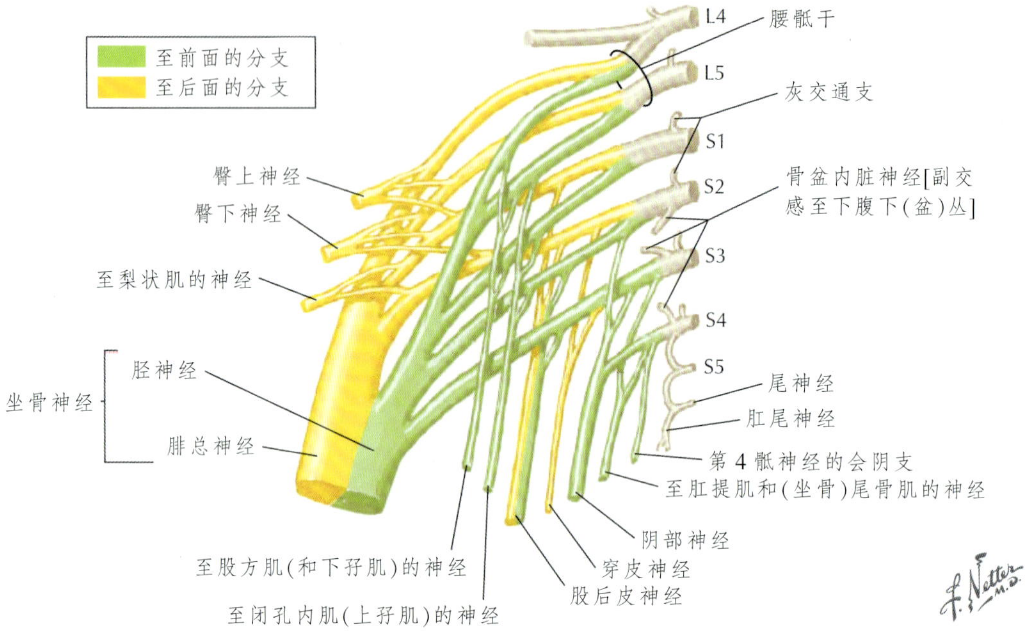

骨盆左侧半内侧并稍偏前面观

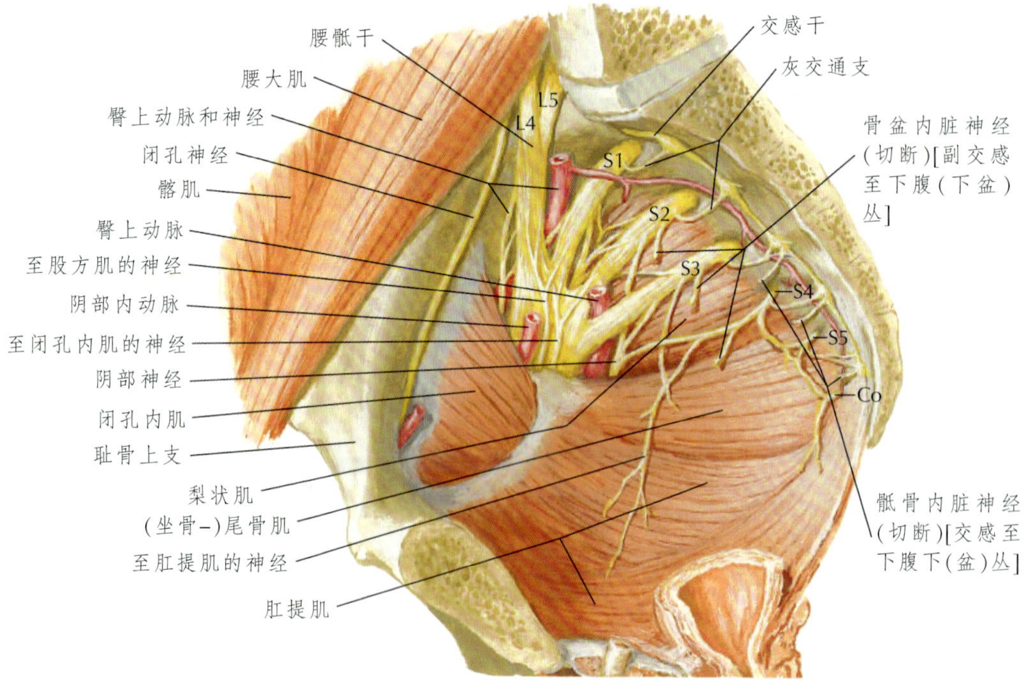

图 5-8 骶髂区神经。

关于骶髂关节在下腰痛症状中的贡献尚存在巨大的争议。最新的研究表明,骶髂关节是下腰疼痛和导致残疾的一项因素,并且可以作为其疼痛的起因[2–7]。而骶髂关节功能障碍的概念和骶髂关节疼痛不同,它充其量只是个假设[3]。骶髂关节功能障碍通常可理解为骶髂关节灵活性和(或)排列的改变[8–10],与下腰部和骶髂关节疼痛没有直接联系。

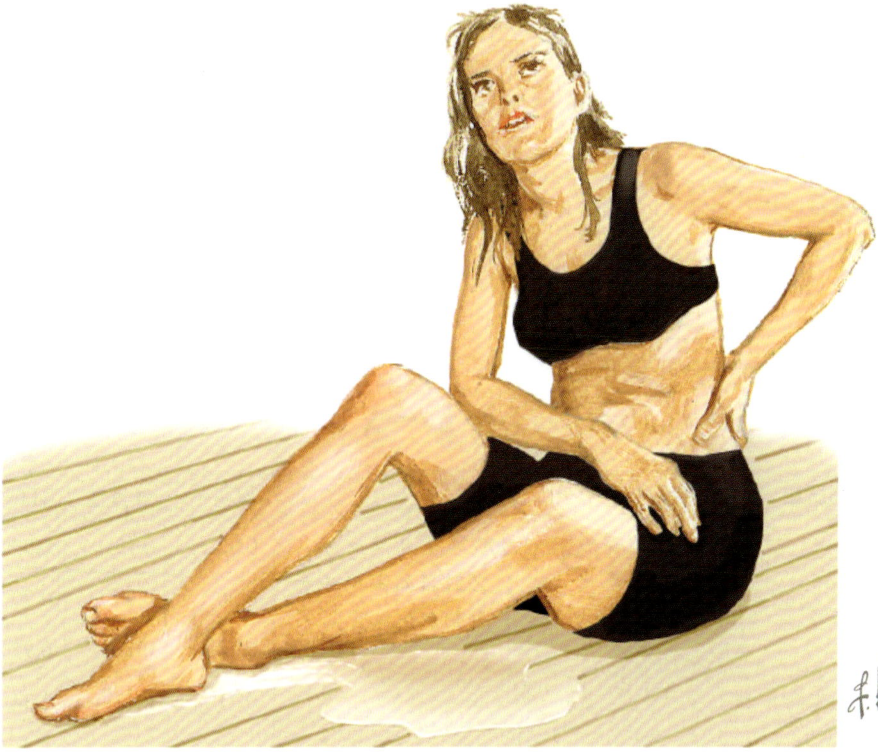

图 5–9 常见骶髂区损伤原因:摔倒致臀部着地。

Dreyfuss 及其同事们[2]进行了一项前瞻性研究来确定病史和体格检查在骶髂关节疼痛中的诊断效用。具有诊断属性的加重因素和疼痛部位如下。

问诊与研究质量	人群	参考标准	敏感性	特异性	+LR	–LR
站立疼痛减轻?[2] ●	85 例下腰痛适用于骶髂关节注射的患者	90%的患者疼痛可以通过骶髂关节注射局部麻醉剂缓解	0.07	0.98	3.5	0.95
走路疼痛减轻?[2] ●			0.13	0.77	0.57	1.13
坐疼痛减轻?[2] ●			0.07	0.80	0.35	1.16
躺下疼痛减轻?[2] ●			0.53	0.49	1.04	0.96
咳嗽、打喷嚏症状加剧?[2] ●			0.45	0.47	0.85	1.17
肠蠕动症状加重?[2] ●			0.38	0.63	1.03	0.98
穿高跟鞋或靴子症状加重?[2] ●			0.26	0.56	0.59	1.32
工作时症状加重?[2] ●			0.20	0.74	0.77	1.08

疼痛部位与研究质量	人群	参考标准	敏感性	特异性	+LR	–LR
骶髂关节疼痛[2] ●	85 例下腰痛适用于骶髂关节注射患者	90%的患者疼痛可以通过骶髂关节注射局部麻醉剂缓解	0.82*	0.12*	0.93	1.50
腹股沟疼痛[2] ●			0.26*	0.63*	0.70	1.17
臀部疼痛[2] ●			0.78*	0.18*	0.95	1.22
髂后上棘(PSIS)点痛作为疼痛主区域[2] ●			0.71*	0.47*	1.34	0.62

* 正脊按摩师和临床医师敏感性和特异性分数平均值。

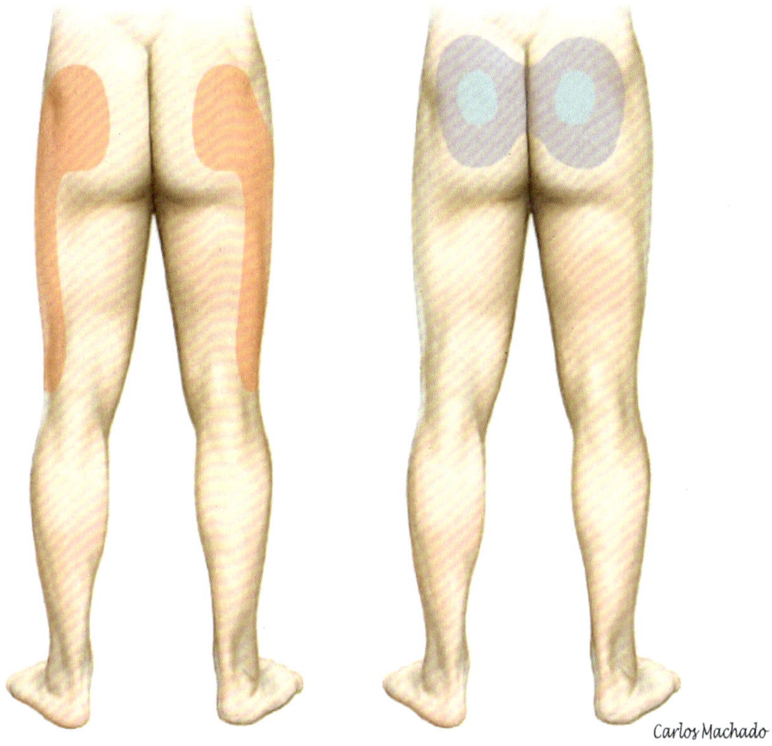

图 5-10 Jung 及同事[11]定义了骶髂关节疼痛患者最常见的疼痛分布模式。他们前瞻性地研究了 160 例疑似骶髂关节疼痛患者的疼痛分布模式和对射频神经切断术的治疗效果。描述最具有诊断效用的疼痛分布模式。用颜色代表疼痛程度(分级,1~5)。左侧,红色=4;右侧,蓝色=5, 紫色=4。(From Jung JH, Kim HI, Shin DA, et al. Usefulness of pain distribution pattern assessment in decision-making for the patients with lumbar zygapophyseal and sacroiliac joint arthropathy. *J Korean Med* Sci. 2007;22:1048–1054.)

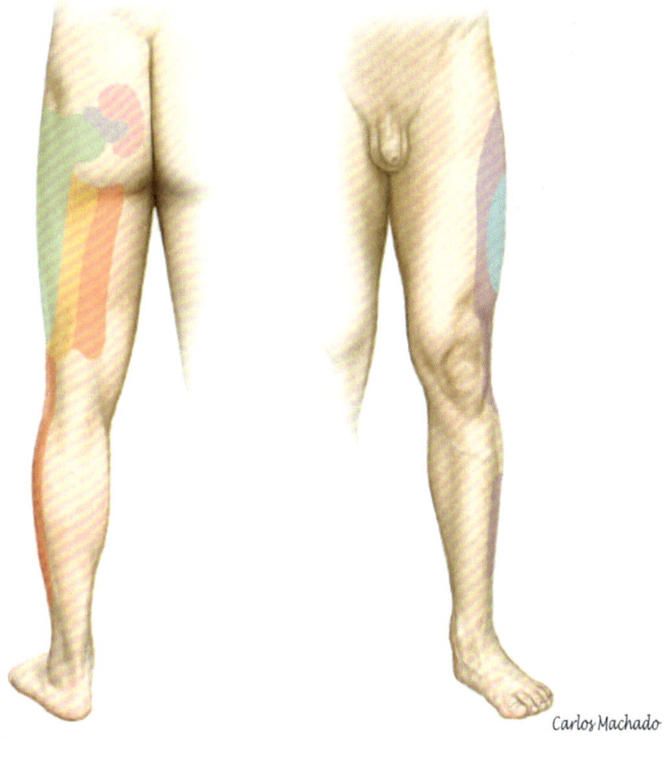

图 5-11 在一个与图 5-10 类似的研究中,van der Wurff 及其同事[12]比较了那些对骶髂关节双向阻滞有反应和无反应患者的疼痛分布区。他们发现疼痛分布区域没有差异,但是疼痛强度有区别。如图所示,骶髂关节区是主诉疼痛叠加强度最高的。图中颜色代表疼痛强度(分级 1~5)。左侧,粉色=5,紫色=4,绿色=3,桔色=2,红色=1;右侧,蓝色=2,紫色=1。(From van der Wurff P, Buijs EJ, Groen GJ. Intensity mapping of pain referral areas in sacroiliac joint pain patients. *J Manipulative Physiol Ther.* 2006;29:190–195.)

疼痛激发试验和患者疼痛部位的识别

触诊与研究质量	人群	参考标准	敏感性	特异性	+LR	-LR
只有骶沟压痛[2] ●	85例下腰痛适用于骶髂关节注射的患者	90%的患者疼痛可以通过骶髂关节注射局部麻醉剂缓解	0.89*	0.14	1.03*	0.79*
骶沟压痛 + 髂后上棘(PSIS)点痛作为疼痛主区域[2] ●			0.63*	0.50*	1.26*	0.74*
骶沟压痛 + 腹股沟痛[2] ●			0.25*	0.68*	0.78*	1.10*
髂后上棘(PSIS)点痛作为疼痛主区域 + 自觉腹股沟痛[2] ●			0.16	0.85	1.07	0.99
骶沟压痛 + 髂后上棘(PSIS)点痛作为疼痛主区域 + 腹股沟痛[2] ●			0.13	0.86	0.93	1.01

* 正脊按摩师和临床医师敏感性和特异性分数平均值。

评估解剖标志的对称性

试验与研究质量	描述与阳性结果	人群	可靠性*
坐位髂后上棘[13] ◆	患者坐位，触诊左右侧髂后上棘，一侧比另一侧高为阳性	62 例来自妇产科的女性患者；42 例孕妇骨盆带疼痛和 20 例未怀孕且无症状者	检查者之间 κ=0.26
坐位髂后上棘[9] ◆		65 例下腰痛患者	检查者之间 κ=0.37
坐位髂后上棘[1] ●		71 例下腰痛患者	检查者之间 κ=0.23
站立位髂后上棘[1] ●	如上		检查者之间 κ=0.13
髂嵴对称性[1] ●	患者坐位，触诊其左右侧髂嵴，一侧比另一侧高为阳性		检查者之间 κ=0.23
俯卧位髂后上棘[14] ◆	患者俯卧位，检查者手指或者拇指放在解剖标志处，眼睛直视患者中矢状面，判定是否对称： • 右侧比左侧高 • 左侧壁右侧高 • 相同高度	10 例无症状女性志愿者	检查者内 κ=0.33 检查者之间 κ=0.04
骶骨下外侧角[14] ◆			检查者内 κ=0.69 检查者之间 κ=0.08
骶沟[14] ◆	如上 • 右侧比左侧深 • 左侧比右侧深 • 相等深度	25 例下腰痛或者骶髂关节痛患者	检查者内 κ=0.24 检查者之间 κ=0.07
骶沟[15] ◆			检查者之间 κ=0.11 (−0.14, 0.36)
骶骨下外侧角[15] ◆	如上 • 右侧在左侧后面 • 左侧在右侧后面 • 相等		检查者之间 κ=0.11 (−0.12, 0.34)
L5 横突[15] ◆			检查者之间 κ=0.17 (−0.03, 0.37)
内踝尖[15] ◆	如上 • 右侧比左侧更上 • 左侧比右侧更上 • 相等		检查者之间 κ=0.28 (−0.01, 0.57)
内踝尖[16] ◆		24 例下腰痛患者	检查者之间 κ=0.21
髂前上棘（ASIS）[16] ●	患者仰卧位，触诊髂前上棘下斜部，记录如上		检查者之间 κ=0.15
骶骨（基础）部[16] ●	患者坐位，躯干曲或伸，触诊骶基。记录为对称、左侧基部比右侧更前或更后		检查者之间 κ = [躯干屈曲] 0.37 [躯干伸直] 0.05

* Potter 和 Rothstein[17]也研究了静态触诊，但是由于他们只报道百分比可靠性而被排除。

评估解剖标志对称性(续)

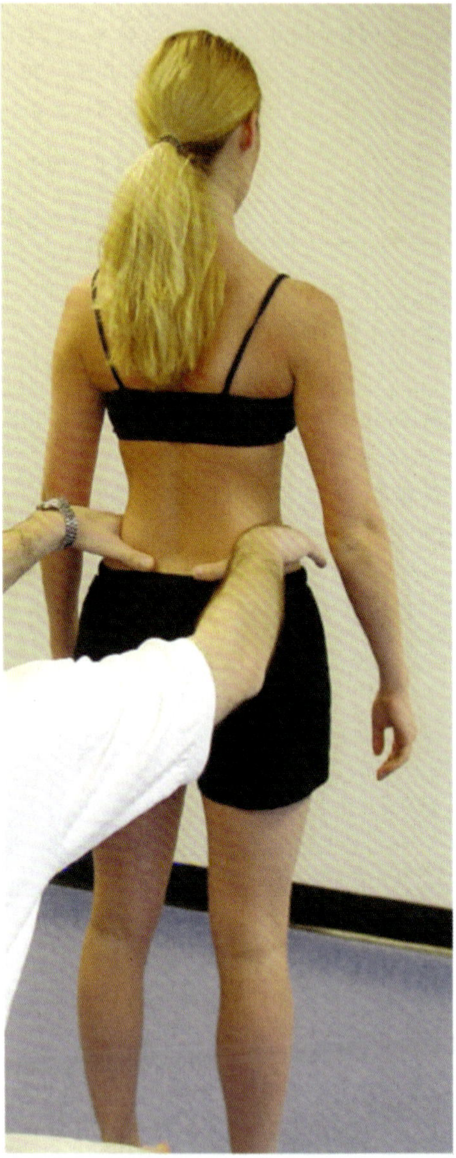

图 5-12　站立位髂嵴对称性的评估。

4字试验(FABER测试)

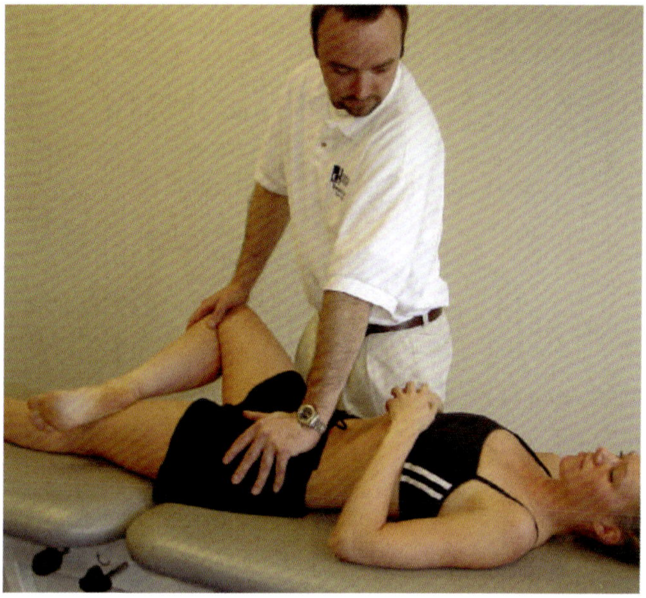

图5-13　4字试验。

试验与研究质量	描述与阳性结果	人群	可靠性
4字试验[18] ◆	患者仰卧位，一侧下肢伸直，对侧下肢以“4”字形状放在伸直下肢的近膝关节处，一手按住膝关节，另一手按压对侧髂嵴上，两手同时下压。下压时，骶髂关节出现疼痛，或者弯曲侧膝关节不能触及床面为阳性	15例强直性脊柱炎，30例女性产后盆腔痛和16例无症状患者	检查者间可靠性κ=[右侧]0.60(0.39,0.81)[左侧]0.48(0.27,0.69)
4字试验[19] ◆		25例不对称的腰痛患者	检查者内可靠性*κ=[右侧]0.41(0.07,0.78)[左侧]0.40(0.03,0.78) 检查者间可靠性κ=[右侧]0.44(0.06,0.83)[左侧]049(0.09,0.89)
4字试验[20] ◆		40例慢性腰痛患者	检查者间可靠性κ=[右侧]060(0.35,0.85)[左侧]0.43(0.15,0.71)
4字试验[1] ●		71例腰痛患者	检查者间可靠性κ=0.60
4字试验[21] ◆		59例腰痛患者	检查者间可靠性κ=0.61(0.31,−0.91)
4字试验[2] ●		见诊断表	检查者间可靠性κ=0.62

*检查者内可靠性仅有检查者#1报道。

4字试验(FABER测试)(续)

试验与研究质量	描述与阳性结果	人群	参考标准	敏感性	特异性	+LR	-LR
4字试验[20] ◆	患者仰卧位，一侧下肢伸直，对侧下肢以“4”字形状放在伸直下肢的近膝关节处，一手按住膝关节，另一手按压对侧髂嵴上，两手同时下压。下压时，骶髂关节出现疼痛，或者弯曲侧膝关节不能触及床面为阳性	40例慢性腰痛患者	在磁共振(MRI)中清晰显示骶髂关节炎	右边			
				0.66 (0.30,0.90)	0.51 (0.33,0.69)	1.37 (0.76,2.48)	0.64 (0.24,1.72)
				左边			
				0.54 (0.24,0.81)	0.62 (0.42,0.78)	1.43 (0.70,2.93)	0.73 (0.36,1.45)
4字试验[2] ●		85例腰痛患者适用于骶髂关节注射	90%的患者疼痛可以通过骶髂关节注射局部麻醉剂缓解	0.68†	0.29†	0.96†	1.1†

† 脊椎指压治疗师和医师敏感性和特异性分数平均值。

* Broadhurst和Bond[22]也进行了这项试验，但是因为所有的参与者结果都是阳性而被排除在外(敏感性=1，特异性=0)。

股部推冲试验(后剪切试验或后盆腔激发测试)

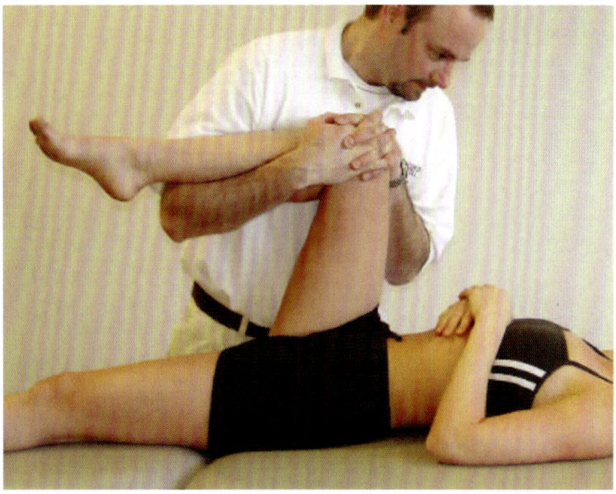

图 5-14 股部推冲试验。

试验与研究质量	描述与阳性结果	人群	可靠性
股推冲试验[20] ◆	患者仰卧位髋部弯曲90°,检查者从股骨后方施加一个推力,疼痛加剧或者再现为阳性	见诊断表	检查者间可靠性 κ=[右]0.46(0.15,0.76)
股推冲试验[18] ◆		15 例强直性脊柱炎,30 例女性产后盆腔痛和 16 例无症状患者	检查者间可靠性 κ=[右]0.76(0.48,0.86)[左]0.74(0.57,0.91)
股推冲试验[19] ◆	患者仰卧位,髋部屈曲 90°并轻微内收。一手按住患者骶骨另一手从股骨后方施加一个推力,疼痛加剧或者再现为阳性	25 例不对称的腰痛患者	检查者本身可靠性 *κ=[右]0.44(0.06,0.83)[左]0.40(0.00,0.82) 检查者间可靠性 κ=[右]0.60(0.24,0.96)[左]0.40(0.00,0.82)
股推冲试验[1] ●		71 例腰痛患者	检查者间可靠性 κ=0.70
股推冲试验[23] ◆		51 例腰痛患者	检查者间可靠性 κ=0.88
股推冲试验[21] ◆		59 例腰痛患者	检查者间可靠性 κ=0.67(0.46,0.88)
股推冲试验[2] ●		见诊断表	检查者间可靠性 κ=0.64

* 检查者内可靠性仅有检查者 #1 报道。

试验与研究质量	描述与阳性结果	人群	参考标准	敏感性	特异性	+LR	-LR
股部推冲试验[20] ◆	患者仰卧位髋部弯曲 90°，检查者从股骨后方施加一个推力，疼痛加剧或者再现为阳性	40 例慢性腰痛患者	骶髂关节炎在 MRI 中清晰显像	右边			
				0.55（0.22，0.84）	0.70（0.51，0.85）	1.91（0.85，4.27）	0.62 1.33）
				左边			
				0.45（0.18，0.75）	0.86（0.67，0.95）	3.29（1.07，10.06）	0.63（0.36，1.09）
股部推冲试验[4] ◆	患者仰卧位，髋部屈曲 90°并轻微内收。一手按住患者骶骨另一手从股骨后方，施加一个推力，疼痛加剧或者再现为阳性	48 例适用于骶髂关节注射的慢性腰骨盆疼痛患者	80% 患者的疼痛可以通过骶髂关节注射局部麻醉剂缓解	0.88（0.64，0.97）	0.69（NR，0.82）	2.8（1.66，4.98）	0.18（0.05，1.09）
股部推冲试验[2] ●		85 例腰痛患者适用于骶髂关节注射	90% 患者的疼痛可以通过骶髂关节注射局部麻醉剂缓解	0.39†	0.50†	0.78†	1.22†
股部推冲试验[24] ◆		60 例就诊于疼痛科有慢性腰痛的患者	通过在骶髂关节局部注射麻醉药，50% 的病例疼痛缓解	0.93（0.76，0.99）	0.64（0.45，0.80）	2.58	0.11
根据 2009 年的两个系统性回顾总结[4,24,25] ◆	同上	根据上面两项研究总结[4,33]	根据上面两项研究总结[4,33]	0.91（0.78，0.97）	0.66（0.53，0.77）	2.68	0.14
股部推冲试验[26] ●	患者仰卧，髋膝关节屈曲 90°，检查者站于患侧。助手固定对侧髂前上棘，检查者通过屈曲的膝关节沿着股骨干轴线施压。阳性表现为患者感觉到激发侧臀区熟悉的、确切定位的、深在的疼痛	110 例患者（57 例骨盆带区疼痛、53 例经 CT 确诊的腰椎间盘突出症）	骨盆带区疼痛患者诊断条件包括骨盆带区疼痛的欧洲标准，伴有髂后上棘区的牵拉疼痛。间盘突出病例通过 CT 诊断	0.88‡	0.89‡	8.00‡	0.13‡

† 脊椎指压治疗师和医师敏感性和特异性分数平均值。

* Broadhurst 和 Bond[22]也进行了这项试验，但是因为所有的参与者结果都是阳性而被排除在外（敏感性=1，特异性=0）。

‡ 该研究显示，后骨盆疼痛继发试验在有明确腰椎诊断的患者中为阴性。

抗压试验

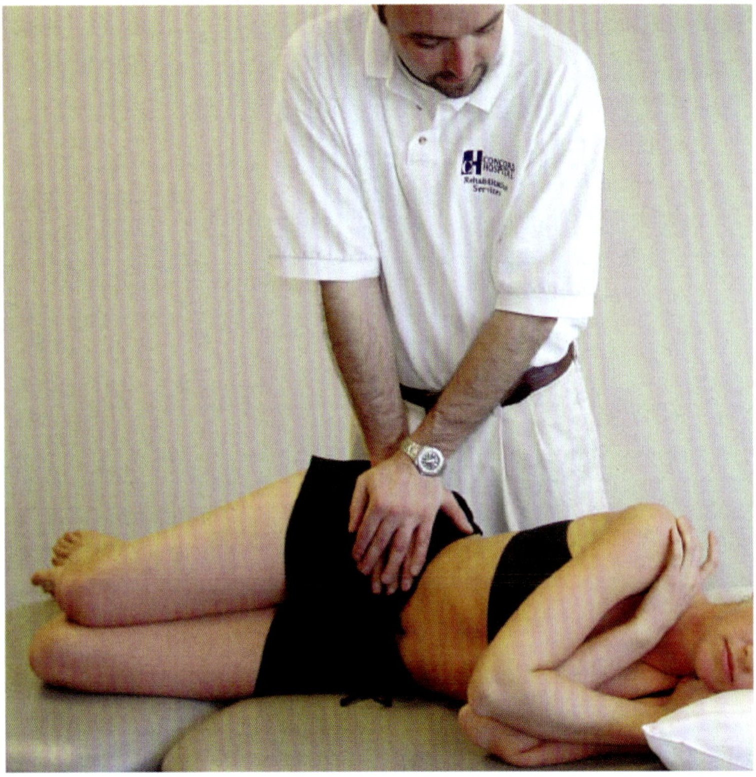

图 5-15 抗压试验。

试验与研究质量	描述与阳性结果	人群	可靠性
抗压试验[18] ◆	患者健侧卧位，髋屈曲约 45°，膝屈曲约 90°，检查者在髂前上棘垂直向下用力。疼痛加剧或者再现为阳性	15 例强直性脊柱炎，30 例女性产后盆腔痛和 16 例无症状	检查者间可靠性 κ=[右]0.48(0.18, 0.78)[左]0.67(0.43, 0.91)
抗压试验[20] ◆		40 例慢性腰痛患者	检查者间可靠性 κ=[右]0.48(0.14, 0.81)[左]0.44(0.08, 0.79)
抗压试验[23] ◆		51 例腰痛患者	检查者间可靠性 κ=0.73
抗压试验[21] ◆		59 例腰痛患者	检查者间可靠性 κ=0.57(0.21, 0.93)
抗压试验[1] ●		71 例腰痛患者	检查者间可靠性 κ=0.26

抗压试验(续)

试验与研究质量	描述与阳性结果	人群	参考标准	敏感性	特异性	+LR	−LR
抗压试验[20] ◆	患者健侧卧位，髋屈曲约45°，膝屈曲约90°，检查者在髂前上棘垂直向下用力。疼痛加剧或者再现为阳性	40例慢性腰痛患者	MRI显示骶髂关节炎	右边			
				0.22 (0.03, 0.59)	0.83 (0.65, 0.93)	1.37 (0.31, 5.94)	0.92 (0.64, 1.33)
				左边			
				0.27 (0.07, 0.60)	0.93 (0.75, 0.98)	3.95 (0.76, 20.57)	0.78 (0.54, 1.12)
抗压试验[4] ◆		48例慢性腰骨盆疼痛患者适用于骶髂关节注射	80%患者疼痛可以通过骶髂关节注射局部麻醉剂缓解	0.69 (0.44, 0.86)	0.69 (0.51, NR)	2.20 (1.18, 4.09)	0.46 (0.20, 0.87)
抗压试验[24] ◆		60例就诊于疼痛科有慢性腰痛的患者	通过在骶髂关节局部注射麻醉药，50%的病例疼痛缓解	0.60 (0.39, 0.78)	0.70 (0.51, 0.84)	2.00	0.57
根据2009年的两项系统性回顾总结[4,24,25] ◆	同上	根据上面两项研究总结[4,33]	根据上面两项研究总结[4,33]	0.63 (0.47, 0.77)	0.63 (0.57, 0.80)	1.70	0.59

* Russel及同事[24]以及Blower和Griffin[25]也研究了这个试验，但因为研究质量低而排除。

骶骨推挤试验

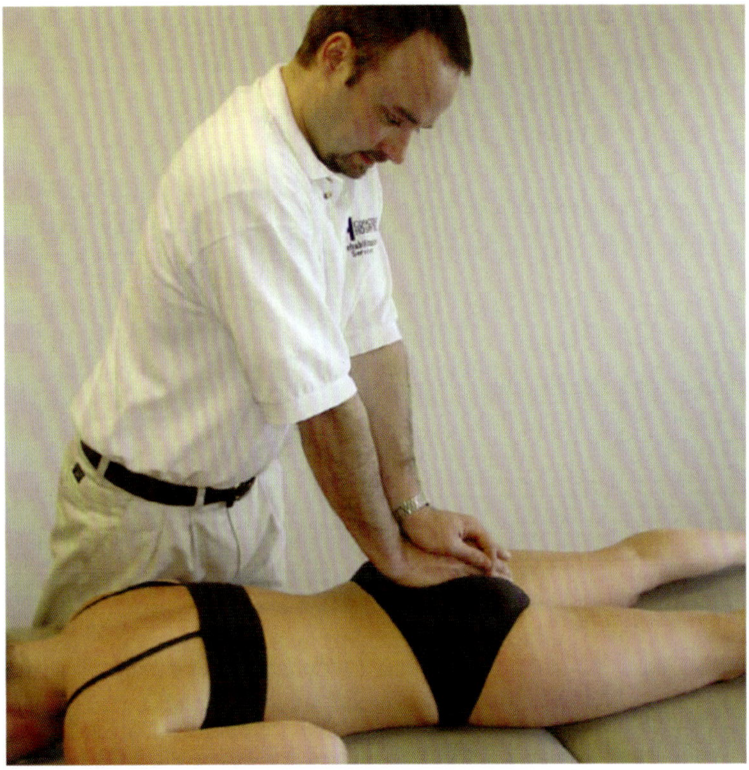

图 5-16 骶骨推挤试验。

试验与研究质量	描述与阳性结果	人群	可靠性
骶骨推挤试验[20] ◆	患者俯卧位，检查者于骶骨中心处给予一个垂直向下的力。症状加重或者再现为阳性	40 例慢性腰痛患者	检查者间可靠性 κ=[右]0.87(0.70,1.0)[左]0.69(0.40,0.97)
骶骨推挤试验[6] ●		71 例腰痛患者	检查者间可靠性 κ=0.41
骶骨推挤试验[23] ◆		51 例腰痛患者	检查者间可靠性 κ=0.56
骶骨推挤试验[2] ●		85 例腰痛患者适用于骶髂关节注射	检查者间可靠性 κ=0.30

骶骨推挤试验(续)

试验与研究质量	描述与阳性结果	人群	参考标准	敏感性	特异性	+LR	-LR
骶骨推挤试验[20] ◆	患者俯卧位，检查者于骶骨中心处给予一个垂直向下的力。症状加重或者再现为阳性	40 例慢性腰痛患者	MRI 显示骶髂关节炎	右边			
				0.33（0.09，0.69）	0.74（0.55，0.87）	1.29（0.42，3.88）	0.89（0.55，1.45）
				左边			
				0.45（0.18，0.75）	0.89（0.71，0.97）	4.39（1.25，15.36）	0.60（0.35，1.05）
骶骨推挤试验[4] ◆		48 例慢性腰骨盆疼痛适用于骶髂关节注射	80% 患者疼痛可以通过骶髂关节注射局部麻醉剂缓解	0.63（0.39，0.82）	0.75（0.58，0.87）	2.5（1.23，5.09）	0.50（0.24，0.87）
骶骨推挤试验[2] ●		85 例腰痛适用于骶髂关节射患者	90% 患者疼痛可以通过骶髂关节注射局部麻醉剂缓解	0.52*	0.38*	0.84*	1.26*

* 脊椎指压治疗师和医师敏感性和特异性分数平均值。

Gaenslen 试验(床边试验)

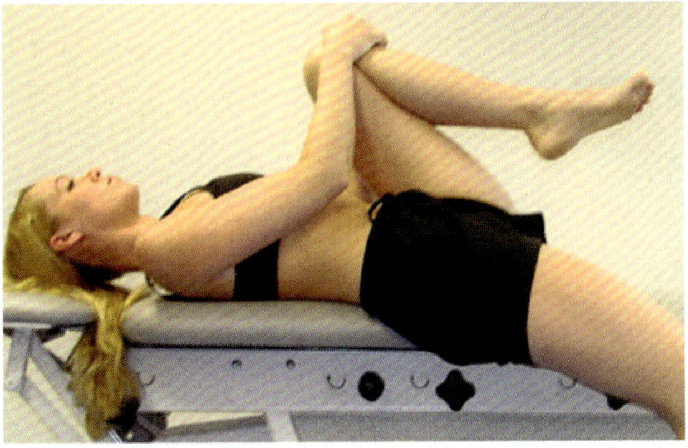

图 5-17 Gaenslen 试验。

试验与研究质量	描述与阳性结果	人群	可靠性
Gaenslen 试验[20] ◆	患者仰卧，一侧下肢放在床外，让该侧的腿在床边下垂，检查者按压此腿使髋后伸，同时按压患者另一侧腿的膝关节，使之尽量屈髋、屈膝，使大腿靠近腹壁，症状加重或者再现为阳性	40 例慢性腰痛患者	检查者间可靠性 κ=[右]0.37(0.05，0.68)[左]0.28(0.0，0.60)
Gaenslen 试验[1] ●		71 例运用物理治疗的诊断为腰骶椎的患者	检查者间可靠性 κ=0.54
Gaenslen 试验[23] ◆		51 例腰痛患者伴或不伴牵涉至下肢疼痛	检查者间可靠性 κ=0.76
Gaenslen 试验[21] ◆		59 例腰痛患者	检查者间可靠性 κ=0.60(0.33，0.88)

试验与研究质量	描述与阳性结果	人群	参考标准	敏感性	特异性	+LR	–LR
Gaenslen 试验[20] ◆	患者仰卧，一侧下肢放在床外，让该侧的腿在床边下垂，医生按压此腿使髋后伸，同时按压患者另一侧腿的膝关节，使之尽量屈髋、屈膝，使大腿靠近腹壁，症状加重或者再现为阳性	40 例慢性腰痛患者	MRI 显示骶髂关节炎	右边			
				0.44(0.15，0.77)	0.80(0.61，0.91)	2.29(0.82，6.39)	0.68(0.37，1.25)
				左边			
				0.36(0.12，0.68)	0.75(0.56，0.88)	1.5(0.54，4.15)	0.83(0.52，1.33)
Gaenslen 试验[4] ◆		48 例慢性腰骨盆疼痛适用于骶髂关节注射	80%患者疼痛可以通过骶髂关节注射局部麻醉剂缓解	右边			
				0.53(0.30，0.75)	0.71(0.53，0.84)	1.84(0.87，3.74)	0.66(0.34，1.09)
				左边			
				0.50(0.27，0.73)	0.77(0.60，0.89)	2.21(0.95，5.0)	0.65(0.34，1.03)
Gaenslen 试验[2] ●		85 例腰痛患者适用于骶髂关节注射	90%患者疼痛可以通过骶髂关节注射局部麻醉剂缓解	0.68*	0.29*	0.96*	1.1*

* 脊椎指压治疗师和医师敏感性和特异性分数平均值。

牵拉试验

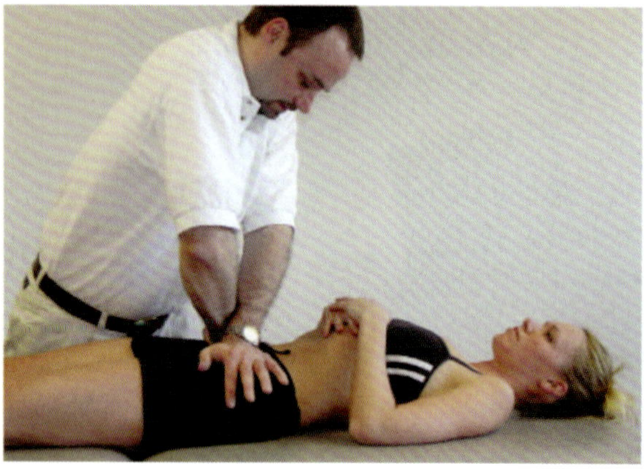

图 5-18 牵拉试验。

试验与研究质量	描述与阳性结果	人群	可靠性
牵拉试验[20] ◆	患者仰卧位,检查者双手交叉,按压患者两边髂前上棘,症状加重或者再现为阳性	40 例慢性腰痛患者	检查者间可靠性 κ=0.50
牵拉试验[23] ◆	患者仰卧位,检查者挤压患者两边髂前上棘,症状加重或者再现为阳性	51 例腰痛患者伴或不伴牵涉至下肢	检查者间可靠性 κ=0.69
牵拉试验[21] ◆		59 例腰痛患者	检查者间可靠性 κ=0.45(0.10,0.78)
牵拉试验[1] ●		71 例运用物理治疗的诊断为腰骶椎的患者	检查者间可靠性 κ=0.26

试验与研究质量	描述与阳性结果	人群	参考标准	敏感性	特异性	+LR	-LR
牵拉试验[20] ◆	患者仰卧位,检查者双手交叉,按压患者两边髂前上棘,症状加重或者再现为阳性	40 例慢性腰痛患者	MRI 显示骶髂关节炎	0.23 (0.06, 0.54)	0.81 (0.61, 0.92)	1.24 (0.35, 4.4)	0.94 (0.68, 1.29)
牵拉试验[4] ◆	患者仰卧位,检查者按压患者两边髂前上棘,症状加重或者再现为阳性	48 例慢性腰骨盆疼痛适用于骶髂关节注射	80%患者疼痛可以通过骶髂关节注射局部麻醉剂缓解	0.60 (0.36, 0.80)	0.81 (0.65, 0.91)	3.20 (1.42, 7.31)	0.49 (0.24, 0.83)

Mennel 试验

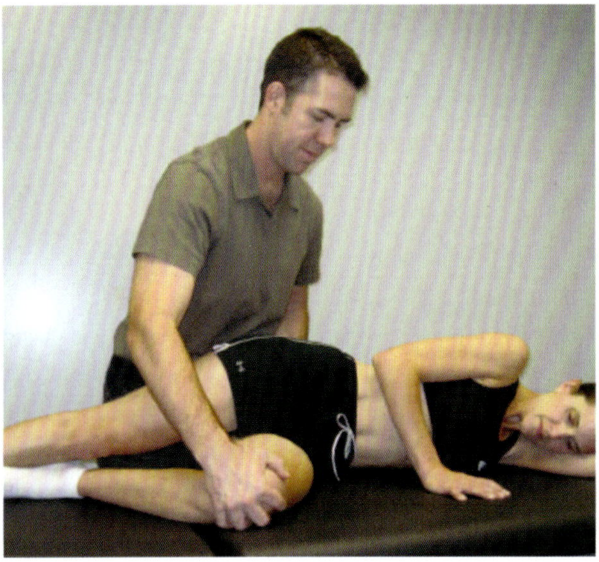

图 5–19 Mennell 试验。

试验与研究质量	描述与阳性结果	人群	可靠性
Mennell 试验[20] ◆	患者患侧卧位，患侧屈膝，检查者一手越过同侧臀部和髂嵴，另一手抓住半屈曲膝关节并使其轻微外展，症状加重或者再现为阳性	40 例慢性腰痛患者	检查者间可靠性 κ= [右]0.54(0.26,0.82) [左]0.50(0.20,0.80)

试验与研究质量	描述与阳性结果	人群	参考标准	敏感性	特异性	+LR	–LR
Mennell 试验[20] ◆	同上	40 例慢性腰痛患者	MRI 显示骶髂关节炎	右边			
				0.66 (0.30,0.90)	0.80 (0.61,0.91)	3.44 (1.49,8.09)	0.41 (0.16,1.05)
				左边			
				0.45 (0.18,0.75)	0.86 (0.67,0.95)	3.29 (1.07,10.06)	0.63 (0.36,1.09)

其他激发试验

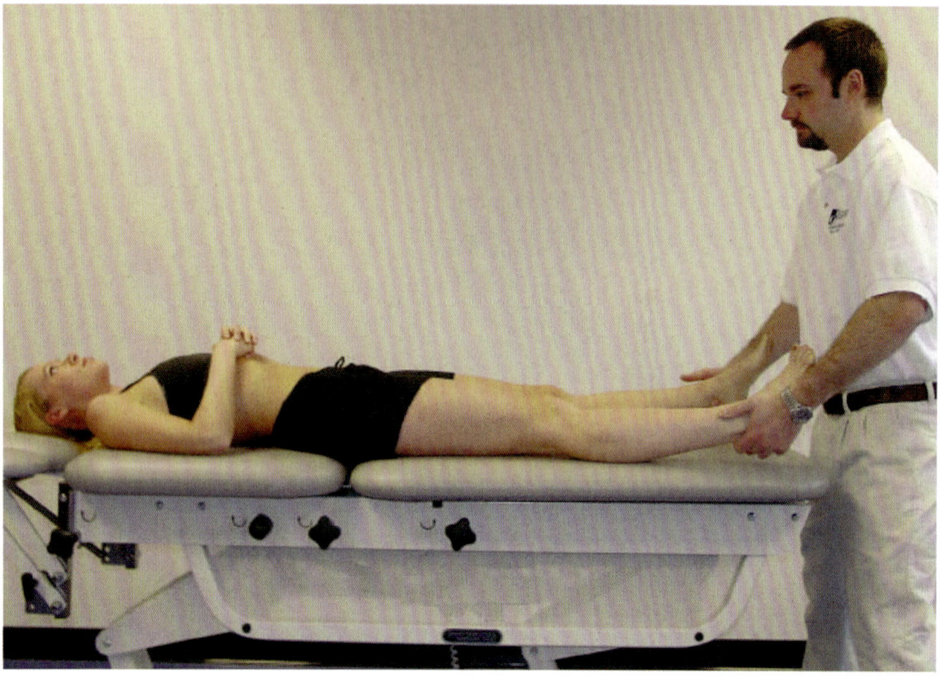

图 5-20 髋关节外展抗阻试验。

试验与研究质量	描述与阳性结果	人群	可靠性
髋关节外展抗阻试验[19] ◆	患者仰卧位，腿部伸直并外展30°，检查者握住双踝，向内推并嘱患者向外用力，症状加重或者再现为阳性	25 例患者非对称性腰痛患者	检查者本身可靠性 κ=[右]0.48(0.07,0.88) [左]0.50(0.06,0.95) 检查者间可靠性 κ=[右]0.78(0.49,1.07) [左]0.50(−0.02,1.03)
髋关节外展抗阻试验[1] ●		71 例腰痛患者	检查者间可靠性 κ=0.41
髋关节外展抗阻试验[18] ◆	患者俯卧位，检查者尽力内旋一侧或双侧股骨，症状加重或再现为阳性	15 例强直性脊柱炎、30 例女性产后盆腔痛和 16 例无症状患者	检查者间可靠性 κ=[右]0.78(0.60,0.94) [左]0.88(0.75,1.01) [双边]0.56(0.33,0.79)
髋关节外展抗阻试验[18] ◆	患者单足站立，支撑腿做一次踮脚运动，症状加重或再现为阳性		检查者间可靠性 κ=[右]0.84(0.61,1.06) [左]0.47(0.11,0.83)

† 检查者本身可靠性仅有研究检查者 #1 提供。

* Broadhurst 和 Bond[22]也研究了这个试验，但是因为所有的参与者结果都是阳性而被排除在外（敏感性=1，特异性=0）。

其他激发试验(续)

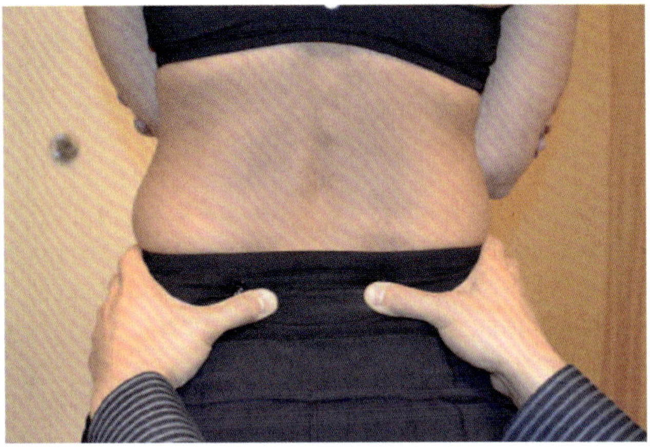

图 5-21 髋关节外展抗阻试验。

试验与研究质量	描述与阳性结果	人群	参考标准	敏感性	特异性	+LR	–LR
PSIS 牵拉试验[29] ●	患者俯卧位或仰卧位，检查者将双侧拇指置于髂后上棘，阳性结果为诱导出患者的体征	46 例患者，有 61 个骶髂关节疼痛	50%的患者局部症状可以通过骶髂关节局部注射麻醉剂缓解	1.00	0.89	9.10	0.00

Gillet 试验（Stork 试验）

试验与研究质量	描述与阳性结果	人群	可靠性
Gillet 试验[30]	患者站立，检查者触诊以下标志： • L5 棘突和 PSIS • S1 结节和 PSIS • S3 结节和 PSIS • 骶尖和坐骨后中缘 患者抬起触诊同侧大腿，外侧标志相对于内侧标志难以往后下方移动为阳性	54 例有症状者	检查者本身可靠性均值 κ=0.31 检查者间可靠性均值 κ=0.02
Gillet 试验[31]	如上除使用以下解剖标志： • L5 棘突和 PSIS • S1 棘突和 PSIS • S3 棘突和 PSIS • 骶管裂孔和髂嵴下方尾侧	38 名男学生中：9 名进行第一项测试，12 名进行第二项测试时有下腰痛	检查者本身可靠性†κ=0.08（0.01，0.14） 检查者间可靠性 κ=0.05（–0.06，–0.12）
Gillet 试验[19]	患者站立位，检查者触诊 PSIS 并让患者背向测试者屈髋。PSIS 无法往后下方移动为阳性	25 例非对称腰痛患者	检查者本身可靠性 κ=[右]0.42（–0.01，0.87） [左]0.49（0.09，0.89） 检查者间可靠性 κ=[右]0.41（0.03，0.87） [左]0.34（–0.06，0.70）
Gillet 试验[32]	患者站立位，检查者一拇指触诊 S2 棘突，另一拇指触诊 PSIS，嘱患者背向测试者屈髋，进行规定的骨盆内运动如：向头侧、向尾侧以及中立位	33 名志愿者中：15 名有骨盆带疼痛	检查者间可靠性 κ=[右]0.59 [左]0.59
Gillet 试验[16]	患者站立位，检查者一拇指触诊 S2 棘突，另一拇指触诊 PSIS，嘱患者背向测试者屈髋。PSIS 难以相对于 S2 往后下方移动为阳性	24 例腰痛患者	检查者间可靠性 κ=0.27
Gillet 试验[2]		见诊断表	检查者间可靠性 κ=0.22
Gillet 试验[6]		71 例腰痛患者	检查者间可靠性 κ=0.59

† 检查者本身可靠性仅有研究检查者 #1 提供。

* Potter 和 Rothstein[17]以及 Herzog 及同事[29]也研究了这个试验，但因为研究质量低而排除。

Gillet 试验(Stork 试验)(续)

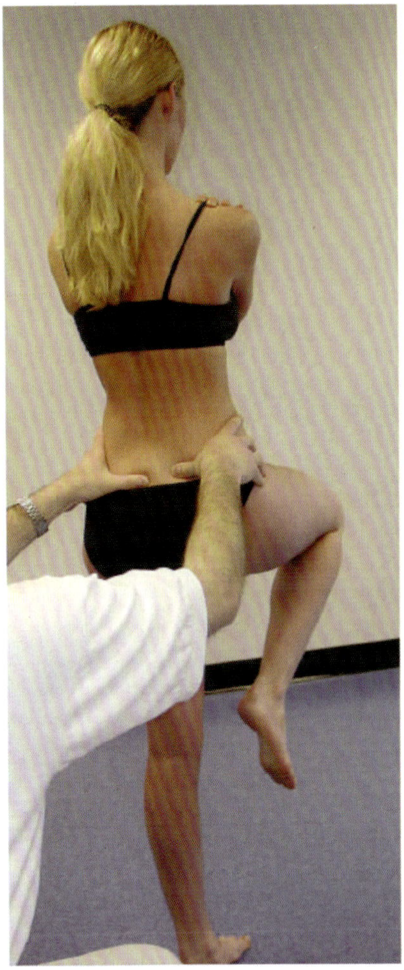

图 5–22 Gillet 试验。

试验与研究质量	描述与阳性结果	人群	参考标准	敏感性	特异性	+LR	–LR
Gillet 试验[2] ●	患者站立位,双腿分开 30cm,检查者一拇指触诊 S2 棘突,另一拇指触诊 PSIS,嘱患者背向测试者屈髋。PSIS 难以相对于 S2 往后下方移动为阳性	85 例下腰痛患者适用于骶髂关节注射	90%患者疼痛可以通过骶髂关节注射局部麻醉剂缓解	0.47*	0.64*	1.31*	0.83*
Gillet 试验[34] ●		274 例患者因腰痛或者其他与腰无关的状态而被治疗	通过计算骨盆标志的测量差异来计算未知扭力	0.08	0.93	1.14	0.99

* 脊椎指压治疗师和医师敏感性和特异性分数平均值。

弹簧试验(关节活动性评估)

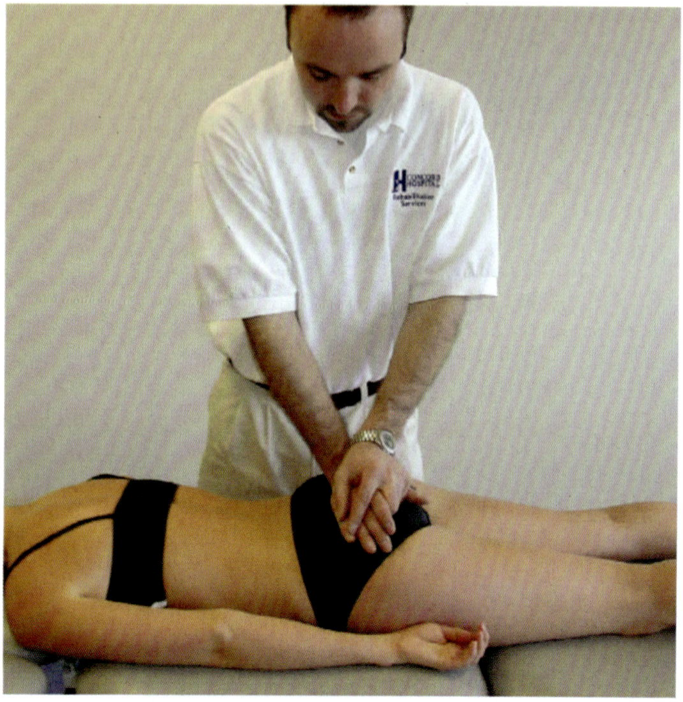

图 5–23 弹簧试验。

试验与研究质量	描述与阳性结果	人群	可靠性
弹簧试验[18] ◆	患者俯卧位,检查者一手固定骶骨,另一手抬髂骨,用食指触诊骶骨和髂骨的活动度	15 例强直性脊柱炎,30 例女性产后盆腔痛和 16 例无症状患者	检查者间可靠性 κ=–0.06

试验与研究质量	描述与阳性结果	人群	参考标准	敏感性	特异性	+LR	–LR
弹簧试验[2] ●	医生双手位于骶骨上方,给予一个后前方的推力,医生检测弹力结束时运动范围。患侧与健侧进行对比	85 例腰痛患者适用于骶髂关节注射	90%患者疼痛可以通过骶髂关节注射局部麻醉剂缓解	0.66*	0.42*	1.14*	0.81*

* 脊椎指压治疗师和医师敏感性和特异性分数平均值。

长坐试验(仰坐试验)

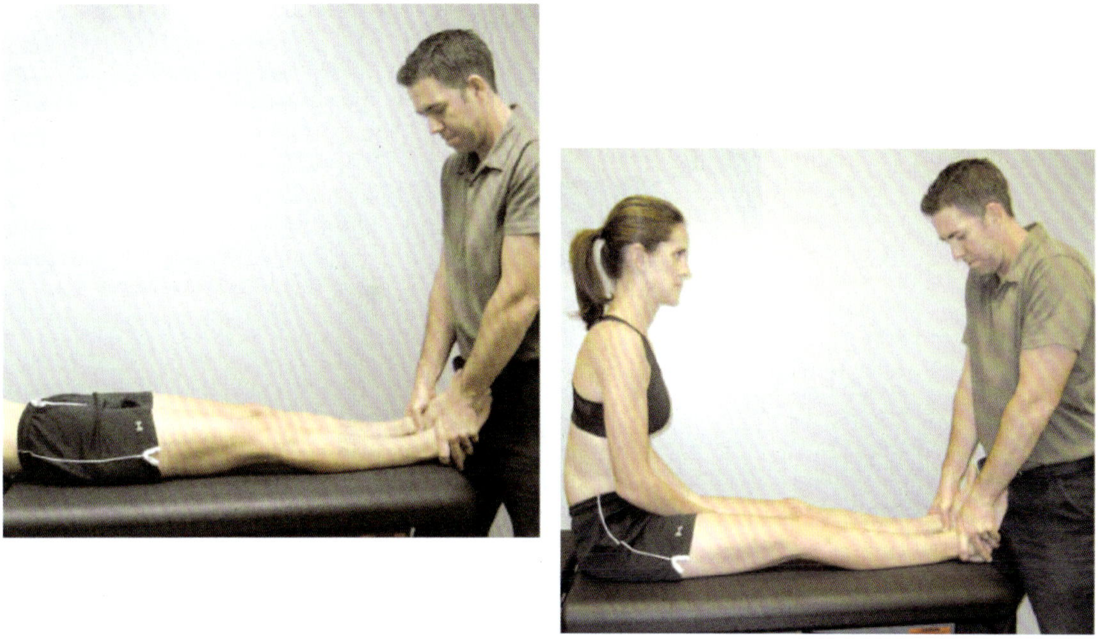

图 5-24　长坐试验。

试验与研究质量	描述与阳性结果	人群	可靠性
长坐试验[1] ●	患者仰卧位，比较双内踝长度。要求其伸直双腿呈“长坐”位，再次比较内踝长度。当患者一腿仰卧位更短而长坐位更长时为阳性	71 例腰痛患者	检查者间可靠性 κ=0.21
长坐试验[9] ◆		65 例腰痛患者	检查者间可靠性 κ=0.19

试验与研究质量	描述与阳性结果	人群	参考标准	敏感性	特异性	+LR	-LR
长坐试验[34] ●	患者仰卧位，比较双内踝长度。要求其伸直双腿呈“长坐”位，再次比较内踝长度。当患者一腿仰卧位更短而长坐位更长时为阳性	274 例患者因腰痛或其他与腰部无关的状态而被治疗	通过计算骨盆标志的测量差异来计算未知扭力	0.44	0.64	1.22	0.88

站立屈曲试验

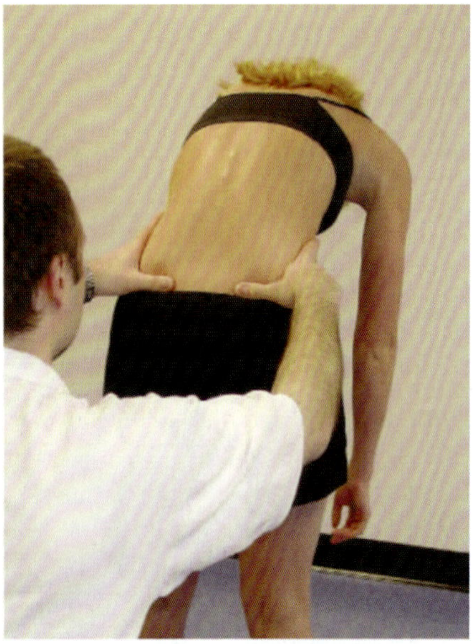

图 5-25 站立屈曲试验。

试验与研究质量	描述与阳性结果	人群	可靠性
站立屈曲试验[19] ◆	患者站立位，检查者触诊髂后上棘斜下方，患者完全向前屈曲。一侧髂后上棘活动度多于另一侧为阳性	25 例非对称性腰痛患者	检查者本身可靠性 †κ= [右]0.68(0.35,1.01) [左]0.61(0.27,0.96) 检查者间可靠性 κ=[右] 0.51(0.08,0.95) [左]0.55(0.20,0.90)
站立屈曲试验[16] ●		24 例腰痛患者	检查者间可靠性 κ=0.06
站立屈曲试验[9] ◆		目前 65 例患者因腰痛接受治疗	检查者间可靠性 κ=0.32
站立屈曲试验[35] ◆		14 例无症状的毕业生	检查者间可靠性 κ=0.52
站立屈曲试验[10,36] ●		480 名男性建筑工人中：50 名在检查日有腰痛；236 名在过去一年中经历过腰痛	检查者间可靠性 κ=0.31~0.67
站立屈曲试验[1] ●		71 例腰痛患者	检查者间信度 κ=0.08

* 检查者本身可靠性仅有研究检查者 #1 提供。

†Potter 和 Rothstein[17]也研究了静态触诊，但是由于他们只报道百分比而被排除。

试验与研究质量	描述与阳性结果	人群	参考标准	敏感性	特异性	+LR	−LR
站立屈曲试验[34] ●	患者站立位，检查者触诊髂后上棘斜下方，患者完全向前屈曲，一侧髂后上棘活动度多于另一侧为阳性	274 例患者因腰痛或其他与腰部无关的状态而被治疗	通过计算骨盆标志的测量差异来计算未知扭力	0.17	0.79	0.81	1.05

坐位屈曲试验

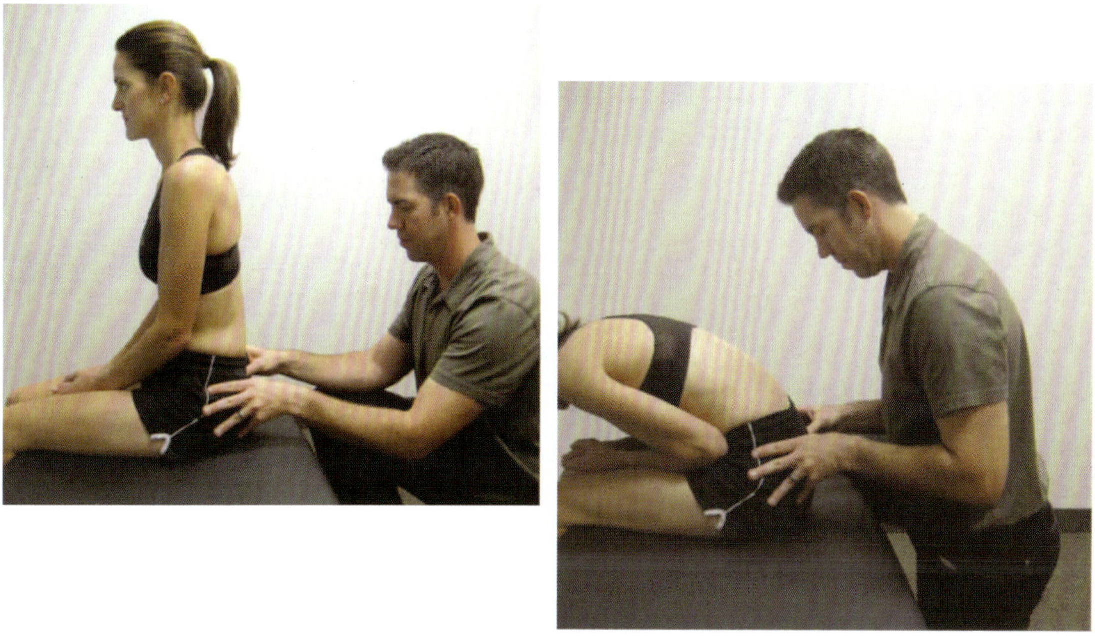

图 5–26　坐位屈曲试验。

试验与研究质量	描述与阳性结果	人群	可靠性
坐位屈曲试验[19] ◆	患者坐位，检查者触诊髂后上棘斜下方，患者完全向前屈曲，一侧髂后上棘活动度多于另一侧为阳性	25 例非对称性腰痛患者	检查者本身可靠性 †κ=[右]0.73(0.45,1.01)[左]0.65(0.34,0.96) 检查者间可靠性 κ=[右]0.75(0.42,1.08)[左]0.64(0.32,0.96)
坐位屈曲试验[1] ●		71 例腰痛患者	检查者间可靠性 κ=0.21
坐位屈曲试验[16] ●		24 例腰痛患者	检查者间可靠性 κ=0.06

†检查后本表可靠性仅有研究检查者 #1 提供。

试验与研究质量	描述与阳性结果	人群	参考标准	敏感性	特异性	+LR	−LR
坐位屈曲试验[34] ●	患者坐位，检查者触诊髂后上棘斜下方，患者完全向前屈曲，一侧髂后上棘活动度多于另一侧为阳性	274 例患者因腰痛或其他与腰部无关的状态而被治疗	通过计算骨盆标志的测量差异来计算未知扭力	0.09	0.93	1.29	0.98

俯卧屈膝试验

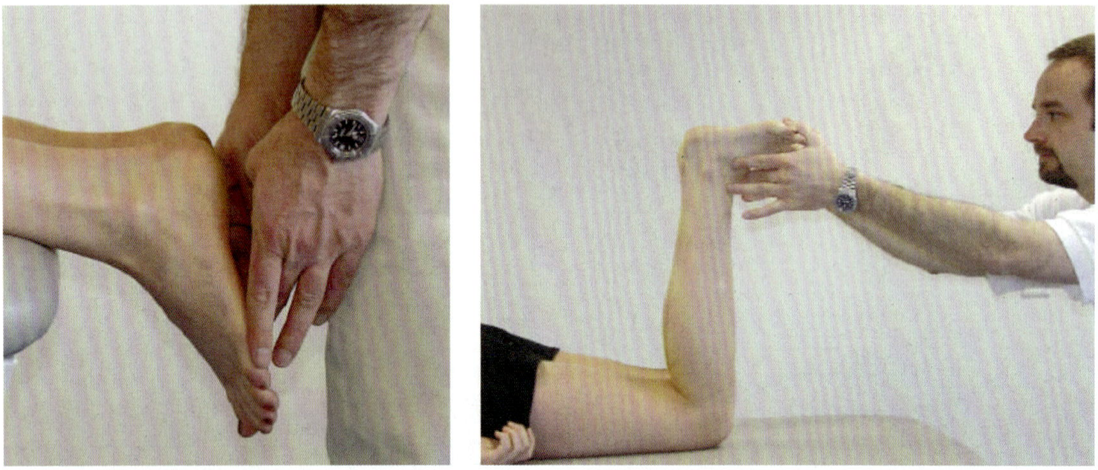

图 5-27　俯卧屈膝试验。

试验与研究质量	描述与阳性结果	人群	可靠性
俯卧屈膝试验[19] ◆	患者俯卧位，检查者面向足跟，评估腿长。患者屈膝 90°再次评估腿长。两次腿长改变为阳性	25 例非对称性腰痛患者	检查者本身可靠性[†]κ= [右]0.41(0.07,0.78) [左]0.27(−0.22,0.78) 检查者间可靠性 κ=[右] 0.58(0.25,0.91) [左]0.33(−0.18,0.85)
俯卧屈膝试验[1] ●		71 例腰痛患者	检查者间可靠性 κ=0.21
俯卧屈膝试验[9] ◆		65 例腰痛患者	检查者间可靠性 κ=0.26

[†] 检查者本身可靠性仅有研究检查者 #1 提供。

[*] Potter 和 Rothstein[17]也研究了静态触诊，但是由于他们只报道百分比可靠性而被排除。

其他运动评估试验

试验与研究质量	描述与阳性结果	人群	可靠性
摇摆试验[13] ◆	患者坐位，检查者拇指位于其髂后上棘尾侧，患者前后摇摆骨盆。一侧髂后上棘从头侧移向尾侧慢于另一侧为阳性	来自妇产科的 62 例女性；42 例骨盆带疼痛孕妇和 20 例未怀孕且无症状者	检查者间可靠性 κ= 0.03
足跟试验[13] ◆	患者站立位，检查者拇指位于其髂后上棘尾侧，患者不用手将一脚抬起并把足跟放至板凳上。无法正常完成为阳性		检查者间可靠性 κ= [右]0.32 [左]0.16
外展试验[13] ◆	患者侧卧位，屈髋 70°屈膝 90°，抬起小腿 20cm。无法正常完成为阳性		检查者间可靠性 κ= [右]0.61 [左]0.41

怀孕相关骨盆带疼痛分类[37]

纳入标准	未译
所有下述四项标准来进行评估分类: • 正在怀孕或者近期曾经怀孕(2 年以内) • 检查时每天都有疼痛(孕 33 周或以上) • 能够在骨盆带关节周围确切指出一处或以上的疼痛部位 • 在以下 5 项临床试验中，至少有一项或以上阳性：主动直腿抬高试验，压迫试验，牵拉试验，Gaenslen 试验，臀部用力试验	骨盆带综合征：客观检查，在所有三个骨盆关节处每天都有疼痛 耻骨联合：客观检查，确认每天耻骨联合处都有疼痛 单侧骶髂关节综合征：客观检查，确认单侧骶髂关节每天都有疼痛 双侧骶髂关节综合征：客观检查，确认双侧骶髂关节每天都有疼痛 混合性疼痛：客观检查，发现一个或以上的骨盆关节每天都有疼痛，但是疼痛并不持续

怀孕相关骨盆带疼痛分类的可靠性

试验与研究	描述与阳性结果	人群	可靠性
怀孕相关骨盆带疼痛分类[19] ◆	见上文关于怀孕相关骨盆带疼痛分类的描述	13 例骨盆带疼痛的女性患者	检查者间可靠性 κ= 0.78(0.64,0.92)

骶髂关节疼痛

试验与研究质量	描述与阳性结果	人群	参考标准	敏感性	特异性	+LR	−LR
Mennell 试验 + Gaenslen 试验 + 股推冲试验[20] ◆	所有试验均在之前描述过。3项试验至少2项阳性才预示骶髂关节炎	40 例慢性腰痛患者	MRI 显示骶髂关节炎	右边			
				0.55 (0.22, 0.84)	0.83 (0.65, 0.93)	3.44 (1.27, 9.29)	0.52 (0.25, 1.11)
				左边			
				0.45 (0.18, 0.75)	0.86 (0.67, 0.95)	3.29 (1.07, 10.0)	0.63 (0.36, 1.09)
牵拉试验 + 股推冲试验 + Gaenslen 试验 + 4 字试验 + 抗压试验[24] ◆	5 项试验至少3项阳性才预示骶髂关节疼痛	60 例慢性腰痛患者适用于疼痛门诊	50%患者疼痛可以通过骶髂关节注射局部麻醉剂缓解	0.85 (0.72, 0.99)	0.79 (0.65, 0.93)	4.02 (2.04, 7.89)	0.19 (0.07, 0.47)
牵拉试验 + 股推冲试验 + 骶骨推挤试验 + 抗压试验[4] ◆	4 项试验至少2项阳性才预示骶髂关节疼痛	48 例慢性腰骨盆疼痛适用于诊断性骶髂关节注射	80%患者疼痛可以通过骶髂关节注射局部麻醉剂缓解	0.88 (0.64, 0.97)	0.78 (0.61, 0.89)	4.0 (2.13, 8.08)	0.16 (0.04, 0.47)
牵拉试验 + 股推冲试验 + Gaenslen 试验 + 骶骨推挤试验 + 抗压试验[5] ◆	5 项试验至少3项阳性才预示骶髂关节疼痛	48 例慢性腰骨盆疼痛适用于诊断性脊椎注射	80%患者疼痛可以通过骶髂关节注射局部麻醉剂缓解	0.91 (0.62, −0.98)	0.78 (0.61, 0.89)	4.16 (2.16, 8.39)	0.12 (0.02, 0.49)
牵拉试验 + 股推冲试验 + Gaenslen 试验 + 骶骨推挤试验 + 抗压试验[38] ●	5 项试验至少3项阳性才预示骶髂关节疼痛	81 例慢性腰骨盆疼痛适用于诊断性脊椎注射	80%患者疼痛可以通过骶髂关节注射局部麻醉剂缓解	0.77 (0.56, 0.91)	0.70 (0.51, 0.85)	2.57	0.33
来自 2009 年的系统回顾[25]中的 4 篇研究论文[4,5,24,38]汇总 ◆	同上	从上述 4 个研究总结[4,5,24,38]	从上述 4 个研究总结[4,5,24,38]	0.85 (0.75, 0.92)	0.76 (0.68, 0.84)	3.54	0.20

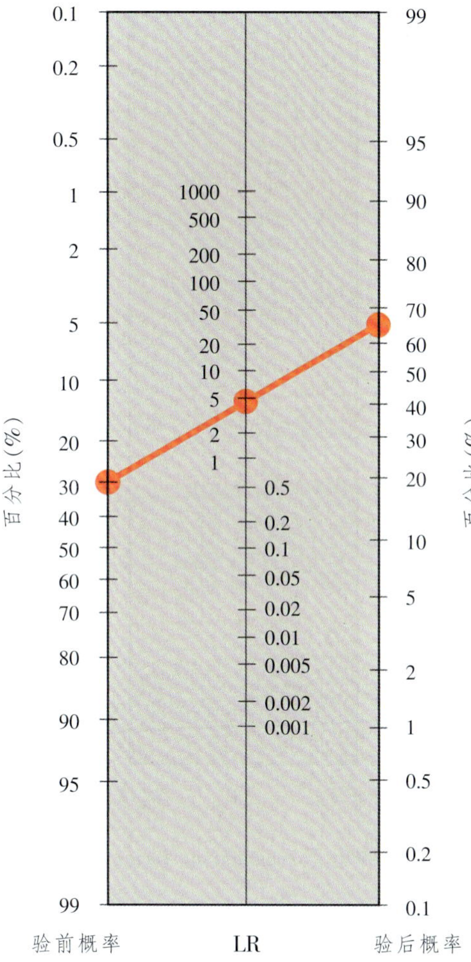

图 5-28 列线图代表运用系列试验后诊断骶髂关节功能障碍验前概率和验后概率的变化。验前概率为 33%的+LR=4.16，代表骶髂关节功能障碍的验后概率达到 67%。(Adapted with permission from Fagan TJ. Letter: Nomogram for Bayes theorem. *N Engl J Med*. 1975;293-257. Massachusetts Medical Society, 2005.)

McKenzie 评估后排除椎间盘源性疼痛

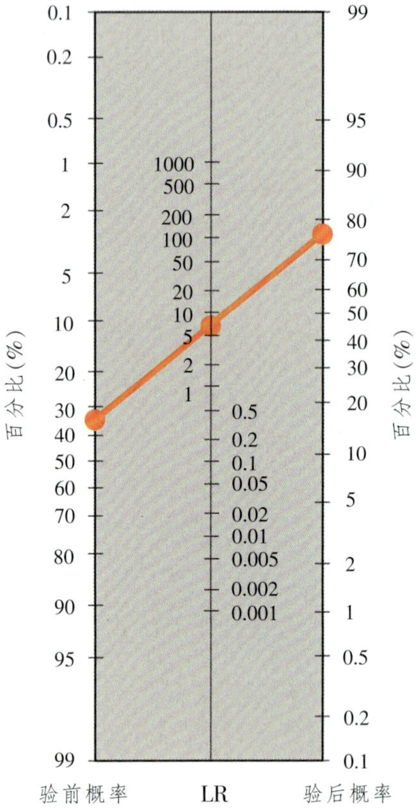

图 5-29 (Adapted from Fagan TJ. Letter: Nomogram for Bayes theorem. *N Engl J Med*. 1975;293-257, Massachusetts Medical Society, 2005.)

Laslett 和其同事[5]评估了 McKenzie 试验结合以下骶髂测试:牵拉试验、股推冲试验、Gaenslen 试验、骶骨推挤试验和抗压试验的诊断效用。McKenzie 评估包括站立位屈曲、站立位外展、向左侧弯向右侧弯以及卧位屈曲和外展。动作要重复 10 次,记录向心化和外周化现象。如重复动作后导致向心化,则患者可诊断为椎间盘源性疼痛。运用 McKenzie 法排除椎间盘源性疼痛后,使用上述系列测试的诊断效用评价为,敏感性为 0.91(95% CI 0.62,0.98),特异性为 0.87(95% CI 0.68,0.96),+LR=6.97(95% CI 2.16,8.39),-LR=0.11(95% CI 0.02,0.44)。

确认患者可从脊柱推拿术中获益

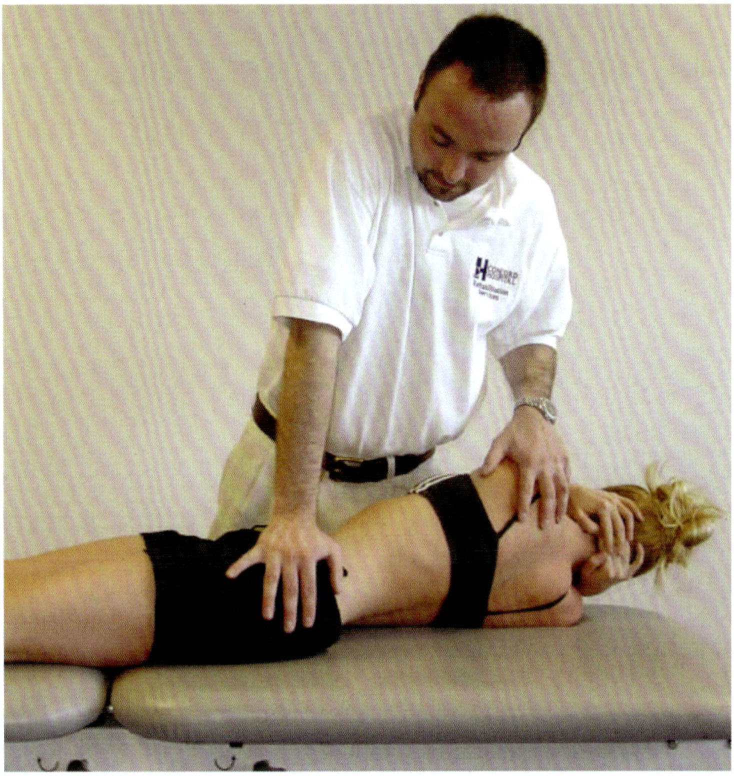

图 5-30 Flynn 及其同事正在使用脊柱推拿术。患者被动侧弯面对操作方向(背向治疗者),然后治疗者旋转患者使其远离操作方向 (面向治疗者),通过髂前上棘传递一个快速后下方向的推力。(From Flynn T, Fritz J, Whitman J, et al. A clinical prediction rule for classifying patients with low back pain who demonstrate short-term improvement with spinal manipulation. *Spine*. 2002;27:2835-2843.)

Flynn 及其同事[1]在不同人种的下腰痛患者中研究了脊柱推拿术的效用。他们发现了大量在推拿术中获得良好疗效的患者使用了一项逻辑回归方程分析识别大量临床症状体征,形成临床预测规则。这个规则可以显著提高可通过脊柱推拿术取得良好效果的患者的识别可能性。下面是由 5 个变量形成的临床预测规则:①症状少于 16 天;②膝关节远端没有症状;③腰椎可动性减少;④FABQ 工作亚量表得分小于 19 分;⑤至少一个髋关节内旋运动范围超过35°。

Childs 及其同事[34]测试了在一个独立患者人群中,大量不同水平不同环境的临床医生运用该临床预测规则的效能。持续下腰痛患者随机分配到脊柱推拿术组和腰椎固定组,这项研究的结果显示满足临床预测规则而且接受了脊柱推拿术治疗的患者,比不满足临床预测规则而接受脊柱推拿术以及满足预测规则而接受腰椎固定的患者获得了明显更好的结局。

为了使临床预测规则在初级护理中更加实用,Fritz 和其同事[35]测试了一个只包含敏感性和症状部位的简短版本。92%的下腰痛患者满足这两项标准并有良好预后。Childs[34]和 Fritz[35]的研究支持了 Flynn 的发现并且显著提高了临床医生在使用临床预测规则决策下腰痛患者时的信心。

确认患者可从脊柱推拿术中获益(续)

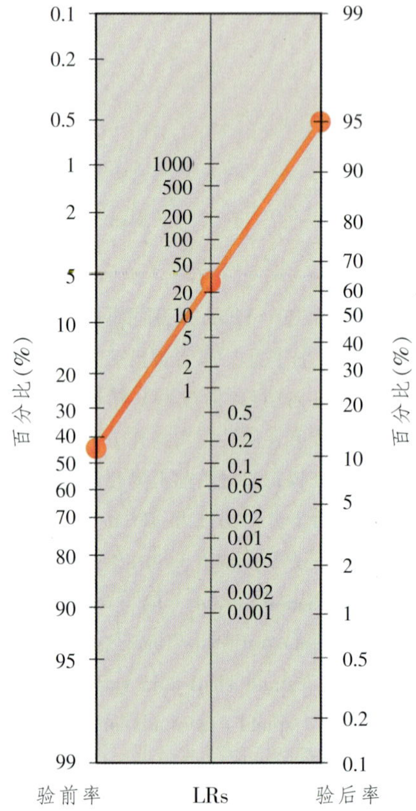

图 5-31 该列线图代表 5 项标准中满足 4 项的下腰痛患者，通过脊柱推拿术后取得良好效果的验前概率和验后概率的变化。任何下腰痛患者通过骶髂关节理疗后将获得良好反应的验前概率为 45%。然而，若 5 项预测规则满足 4 项者，+LR=24，验后概率增加到 95%。（Adapted from Fagan TJ. Letter: Nomogram for Bayes theorem. *N Engl J Med*. 1975;293-257. Massachusetts Medical Society, 2005.）

试验与研究质量	描述与阳性结果	人群	参考标准	敏感性	特异性	+LR
症状<16 天 + 无膝盖远端症状 + 腰椎活动度减少 + FABQ 工作效能评分<19 + 至少一侧髋部内旋>35°ROM[1] ◆	5 项中至少满足 4 项	71 例下腰痛患者	在一周时间内，通过 Oswestry 问卷评估，腰痛减轻>50%	0.63 (0.45~0.77)	0.97 (0.87~1.0)	24.38 (4.63~139.41)
症状<16 天 + 无膝盖远端症状[40] ◆	两项标准必须符合	141 例下腰痛患者		0.56 (0.43, 0.67)	0.92 (0.84, 0.96)	7.2 (3.2, 16.1)

结果分析	评分及解读	重测可靠性	MCID
Oswestry 功能障碍指数(ODI)	Oswestry 功能障碍指数问卷表(ODI)是由 10 个问题组成,包括疼痛的强度、生活自理、提物、步行、坐位、站立、干扰睡眠、性生活、社会生活、旅游等 10 个方面的情况。每题 0~5 分,最后总分为 10 题的总和再加倍,范围 0~100 分,得分越高代表功能障碍越严重	ICC=0.91[41] ●	11[42]
Oswestry 功能障碍指数改良版(改良 ODI)	如上,但用就业/家务问题取代了性生活问题	ICC=0.90[43] ●	6[43]
Roland-Morris 残疾调查问卷(RMDQ)	由 23 个或 24 个关于背痛和相关功能障碍问题组成(依据版本不同)。RMDQ 得分为患者答题分数总和,得分越高代表功能障碍越严重	ICC=0.91[44] ●	5[42]
恐惧–逃避信念问卷(FABQ)	为自评问卷,患者选择自身对活动、工作状态的信念和背痛之间的关系等级。每个选项从 0(完全不同意)~6(完全同意)分 7 个等级;有 2 个亚量表:由 7 项组成的工作量表(FABQW)和 4 项组成的体力活动亚量表 (FABQPA)。FABQ 最后得分是通过每项分值的叠加,得分高表示恐惧–回避信念的水平高	FABQW:ICC=0.82 FABQPA:ICC=0.66[45] ●	未报道
数字疼痛分级法(NPRS)	患者将他们疼痛等级分为数字 0~10 共 11 个等级,数字越高代表越痛。通常询问当前疼痛、最小和最大疼痛以及在过去 24 小时内平均疼痛情况	ICC=0.72[46] ●	2[47,48]

MCID,最小临床重要差异值。

骶髂关节可靠性研究认可度(QAREL)

	Flynn 2002[1]	Dreyfuss 1996[2]	Maigne 1996[6]	Ridcle 2002[9]	Toussaint 1999[10]	Van Kessel-Cobelens 2008[13]	O'Haire 2000[14]	Holmgren 2008[15]	Torg 2006[16]	Robinson 2007[18]
1. 研究样本是否代表作者计划将试验应用的目标人群?	Y	Y	Y	Y	Y	Y	Y	Y	Y	Y
2. 研究评估者是否能代表作者想要将该试验应用的对象?	Y	Y	Y	Y	Y	Y	Y	Y	Y	Y
3. 研究中,研究者之间对研究结果是盲的吗?	Y	Y	U	Y	Y	Y	Y	Y	Y	Y
4. 研究者在评估过程中，对其前期研究结果是盲的吗?	N/A	N/A	N/A	N/A	N/A	N/A	Y	N/A	N/A	N/A
5. 研究者对所评估的目标疾病(或变量)的参考标准是盲的吗?	N/A	N/A	U	N/A	N/A	N/A	N/A	N/A	N/A	N/A
6. 研究者对不想作为试验过程或研究设计目的的临床信息是盲的吗?	U	U	U	U	U	Y	U	U	U	Y
7. 研究者对于非本试验的相关因素是盲的吗?	U	U	U	U	U	Y	U	Y	U	U
8. 检查顺序可变吗?	U	N	U	Y	U	Y	Y	Y	U	Y
9. 重复试验的时间间隔中，所测量的目标变量是稳定的吗？或者理论上是稳定的吗?	U	Y	Y	Y	U	Y	Y	Y	U	Y
10. 该试验是否应用正确或者被合理解释?	Y	Y	Y	Y	Y	Y	Y	Y	Y	Y
11. 统计学方法的应用是否合理?	Y	Y	Y	Y	Y	Y	Y	Y	Y	Y
质量总结分级	●	●	●	◆	●	◆	◆	◆	●	◆

Y=是,N=否,U=不确定,N/A=不适用。◆高质量(Y-N=9~11)●一般质量(Y-N=6~8)■低质量(Y-N≤5)

骶髂关节可靠性研究认可度(QAREL)(续)

	Arab 2009[19]	Ozgocmen 2008[20]	Kokmeyer 2002[21]	Laslett 1994[23]	Carmichael 1987[30]	Meijne 1999[31]	Hungerford 2007[32]	Vincent-Smith 1999[35]	Toussaint 1999(2)[36]	Lauridsen 2006[41]
1. 研究样本是否代表作者计划将试验应用的目标人群?	Y	Y	Y	Y	Y	Y	Y	Y	Y	Y
2. 研究评估者是否能代表作者想要将该试验应用的对象?	Y	Y	Y	Y	Y	Y	Y	Y	Y	Y
3. 研究中,研究者之间对研究结果是盲的吗?	Y	Y	Y	Y	Y	Y	U	Y	Y	N/A
4. 研究者在评估过程中,对其前期研究结果是盲的吗?	U	N/A	N/A	N/A	U	U	N/A	U	N/A	N
5. 研究者对所评估的目标疾病(或变量)的参考标准是盲的吗?	N/A	N/A	N/A	N/A	N/A	N/A	N/A	N/A	N/A	N/A
6. 研究者对不想作为试验过程或研究设计目的的临床信息是盲的吗?	Y	Y	Y	Y	Y	Y	U	Y	U	U
7. 研究者对于非本试验的相关因素是盲的吗?	U	U	U	U	U	U	U	Y	U	U
8. 检查顺序可变吗?	Y	U	Y	Y	N	N	Y	Y	U	U
9. 重复试验的时间间隔中,所测量的目标变量是稳定的吗?或者理论上是稳定的吗?	Y	Y	Y	Y	Y	Y	Y	Y	U	Y
10. 该试验是否应用正确或者被合理解释?	Y	Y	Y	Y	Y	Y	Y	Y	Y	Y
11. 统计学方法的应用是否合理?	Y	Y	Y	Y	Y	Y	Y	Y	Y	Y
质量总结分级	◆	◆	◆	◆	●	●	●	◆	●	●

Y=是,N=否,U=不确定,N/A=不适用。◆高质量(Y-N=9~11)●一般质量(Y-N=6~8)■低质量(Y-N≤5)

骶髂关节可靠性研究认可度(QAREL)(续)

	Fritz 2001[43]	Brouwer 2004[44]	Grotle 2006[45]	Li 2007[46]	Cook 2007[37]					
1. 研究样本是否代表作者计划将试验应用的目标人群?	Y	Y	Y	Y	Y					
2. 研究评估者是否能代表作者想要将该试验应用的对象?	Y	Y	Y	Y	Y					
3. 研究中,研究者之间对研究结果是盲的吗?	N/A	N/A	N/A	N/A	Y					
4. 研究者在评估过程中, 对其前期研究结果是盲的吗?	N	N	N	N	N/A					
5. 研究者对所评估的目标疾病(或变量)的参考标准是盲的吗?	N/A	N/A	N/A	N/A	N/A					
6. 研究者对不想作为试验过程或研究设计目的的临床信息是盲的吗?	U	U	U	U	Y					
7. 研究者对于非本试验的相关因素是盲的吗?	U	U	U	U	U					
8. 检查顺序可变吗?	U	U	U	U	U					
9. 重复试验的时间间隔中, 所测量的目标变量是稳定的吗? 或者理论上是稳定的吗?	Y	Y	Y	Y	Y					
10. 该试验是否应用正确或者被合理解释?	Y	Y	Y	Y	Y					
11. 统计学方法的应用是否合理?	Y	Y	Y	Y	Y					
质量总结分级	●	●	●	●	◆					

Y=是,N=否,U=不确定,N/A=不适用。◆高质量(Y–N=9~11)●一般质量(Y–N=6~8)■低质量(Y–N≤5)

骶髂关节的诊断学质量评估(QUADAS)

	Russel 1981[27]	Blower 1984[28]	Dreyfuss 1996[2]	Broadhurst 1998[22]	Levangie 1999[34]	Laslett 2003[5]	Laslett 2005[4]	van der Wurff 2006[24]	Jung 2007[11]	Ozgocmen 2008[20]	Flynn 2002[1]	Fritz 2005[40]
1. 患者是否具有代表性?	U	Y	Y	Y	Y	Y	Y	Y	N	Y	Y	Y
2. 选择标准是否表述准确?	N	N	N	Y	Y	Y	Y	Y	Y	Y	Y	Y
3. 参考标准能否正确分类目标情况?	Y	Y	Y	Y	Y	Y	Y	Y	U	Y	Y	Y
4. 参考标准试验和诊断性试验间隔时间是否足够短以致在两次测试间隔时间里疾病病情不会发生改变?	U	U	U	Y	U	Y	Y	Y	U	Y	Y	Y
5. 全样本或随机抽取的样本经过诊断参考标准的检验吗?	Y	U	Y	Y	Y	Y	Y	Y	Y	Y	Y	Y
6. 是否所有病例无论诊断性试验的结果如何,都接受了相同的参考标准试验?	U	U	Y	N	Y	Y	Y	Y	Y	Y	Y	Y
7. 参考标准试验独立于诊断性试验吗?(即诊断试验不包含在参考标准中)?	Y	Y	Y	Y	Y	Y	Y	Y	Y	Y	Y	Y
8. 施行诊断性试验的描述是否足够详细到可重复该试验?	Y	N	Y	Y	Y	Y	Y	Y	N	Y	Y	Y
9. 施行参考标准试验的描述是否足够详细到可重复该试验?	N	U	Y	Y	Y	Y	Y	Y	Y	Y	Y	Y
10. 对诊断性试验结果的解释是否是在不知晓参考标准试验结果的情况下进行的?	U	N	Y	Y	N	Y	Y	Y	U	Y	Y	Y
11. 参考标准试验结果的解释是否是在不知晓诊断性试验结果的情况下进行的?	U	U	U	N	Y	Y	Y	Y	U	U	Y	U
12. 当该试验被解释为可行,并用于临床实践,是否能够得到相同的结果?	U	Y	U	N	N	Y	Y	N	U	N	Y	Y
13. 是否对难以解释或介于中间状态的结果是否进行了报道?	N	U	Y	Y	Y	Y	Y	Y	N	Y	Y	Y
14. 对于退出研究是否做出了解释?	U	Y	Y	Y	Y	Y	Y	Y	Y	Y	Y	U
质量总结分级	■	■	●	●	●	◆	◆	◆	■	◆	◆	◆

Y=是,N=否,U=不确定。◆高质量(Y-N=10~14)●一般质量(Y-N=5~9)■低质量(Y-N≤4)

骶髂关节的诊断学质量评估(QUADAS)(续)

	Gutke 2009[26]	Young 2003[38]	Werner 2013[29]									
1. 患者是否具有代表性?	Y	Y	Y									
2. 选择标准是否表述准确?	Y	N	Y									
3. 参考标准能否正确分类目标情况?	U	Y	Y									
4. 参考标准试验和诊断性试验间隔时间是否足够短以致在两次测试间隔时间里疾病病情不会发生改变?	Y	U	U									
5. 全样本或随机抽取的样本经过诊断参考标准的检验吗?	N	N	N									
6. 是否所有病例无论诊断性试验的结果如何，都接受了相同的参考标准试验?	N	N	Y									
7. 参考标准试验独立于诊断性试验吗?(即诊断试验不包含在参考标准中)?	Y	Y	Y									
8. 施行诊断性试验的描述是否足够详细到可重复该试验?	Y	Y	Y									
9. 施行参考标准试验的描述是否足够详细到可重复该试验?	Y	Y	Y									
10. 对诊断性试验结果的解释是否是在不知晓参考标准试验结果的情况下进行的?	U	Y	Y									
11. 参考标准试验结果的解释是否是在不知晓诊断性试验结果的情况下进行的?	U	Y	U									
12. 当该试验被解释为可行，并用于临床实践，是否能够得到相同的结果?	U	U	U									
13. 是否对难以解释或介于中间状态的结果是否进行了报道?	Y	N	N									
14. 对于退出研究是否做出了解释?	Y	U	Y									
质量总结分级	●	●	●									

Y=是,N=否,U=不确定。◆高质量(Y–N=10~14)●一般质量(Y–N=5~9)■低质量(Y–N≤4)

1. Flynn T, Fritz J, Whitman J, et al. A clinical prediction rule for classifying patients with low back pain who demonstrate short-term improvement with spinal manipulation. *Spine*. 2002;27:2835-2843.
2. Dreyfuss P, Michaelsen M, Pauza K, et al. The value of medical history and physical examination in diagnosing sacroiliac joint pain. *Spine*. 1996;21: 2594-2602.
3. Laslett M. Pain provocation tests for diagnosis of sacroiliac joint pain. *Aust J Physiother*. 2006;52:229.
4. Laslett M, Aprill CN, McDonald B, Young SB. Diagnosis of sacroiliac joint pain: validity of individual provocation tests and composites of tests. *Man Ther*. 2005;10:207-218.
5. Laslett M, Young SB, Aprill CN, McDonald B. Diagnosing painful sacroiliac joints: a validity study of a McKenzie evaluation and sacroiliac provocation tests. *Aust J Physiother*. 2003;49:89-97.
6. Maigne JY, Aivaliklis A, Pfefer F. Results of sacroiliac joint double block and value of sacroiliac pain provocation tests in 54 patients with low back pain. *Spine*. 1996;21:1889-1892.
7. Schwarzer AC, Aprill CN, Bogduk N. The sacroiliac joint in chronic low back pain. *Spine*. 1995;20: 31-37.
8. Cibulka MT, Delitto A, Koldehoff RM. Changes in innominate tilt after manipulation of the sacroiliac joint in patients with low back pain. An experimental study. *Phys Ther*. 1988;68:1359-1363.
9. Riddle DL, Freburger JK. Evaluation of the presence of sacroiliac joint region dysfunction using a combination of tests: a multicenter intertester reliability study. *Phys Ther*. 2002;82:772-781.
10. Toussaint R, Gawlik CS, Rehder U, Ruther W. Sacroiliac dysfunction in construction workers. *J Manipulative Physiol Ther*. 1999;22:134-138.
11. Jung JH, Kim HI, Shin DA, et al. Usefulness of pain distribution pattern assessment in decision-making for the patients with lumbar zygapophyseal and sacroiliac joint arthropathy. *J Korean Med Sci*. 2007;22: 1048-1054.
12. van der Wurff P, Buijs EJ, Groen GJ. Intensity mapping of pain referral areas in sacroiliac joint pain patients. *J Manipulative Physiol Ther*. 2006;29: 190-195.
13. van Kessel-Cobelens AM, Verhagen AP, Mens JM, et al. Pregnancy-related pelvic girdle pain: intertester reliability of 3 tests to determine asymmetric mobility of the sacroiliac joints. *J Manipulative Physiol Ther*. 2008;31:130-136.
14. O'Haire C, Gibbons P. Interexaminer and intraexaminer agreement for assessing sacroiliac anatomical landmarks using palpation and observation: pilot study. *Man Ther*. 2000;5:13-20.
15. Holmgren U, Waling K. Inter-examiner reliability of four static palpation tests used for assessing pelvic dysfunction. *Man Ther*. 2008;13:50-56.
16. Tong HC, Heyman OG, Lado DA, Isser MM. Interexaminer reliability of three methods of combining test results to determine side of sacral restriction, sacral base position, and innominate bone position. *J Am Osteopath Assoc*. 2006;106:464-468.
17. Potter NA, Rothstein JM. Intertester reliability for selected clinical tests of the sacroiliac joint. *Phys Ther*. 1985;65:1671-1675.
18. Robinson HS, Brox JI, Robinson R, et al. The reliability of selected motion and pain provocation tests for the sacroiliac joint. *Man Ther*. 2007;12: 72-79.
19. Arab AM, Abdollahi I, Joghataei MT, et al. Inter- and intra-examiner reliability of single and composites of selected motion palpation and pain provocation tests for sacroiliac joint. *Man Ther*. 2009;14:213-221.
20. Ozgocmen S, Bozgeyik Z, Kalcik M, Yildirim A. The value of sacroiliac pain provocation tests in early active sacroiliitis. *Clin Rheumatol*. 2008;10: 1275-1282.
21. Kokmeyer DJ, van der Wurff P, Aufdemkampe G, Fickenscher TC. The reliability of multitest regimens with sacroiliac pain provocation tests. *J Manipulative Physiol Ther*. 2002;25:42-48.
22. Broadhurst NA, Bond MJ. Pain provocation tests for the assessment of sacroiliac joint dysfunction. *J Spinal Disord*. 1998;11:341-345.
23. Laslett M, Williams M. The reliability of selected pain provocation tests for sacroiliac joint pathology. *Spine*. 1994;19:1243-1249.
24. van der Wurff P, Buijs EJ, Groen GJ. A multitest regimen of pain provocation tests as an aid to reduce unnecessary minimally invasive sacroiliac joint procedures. *Arch Phys Med Rehabil*. 2006;87:10-14.
25. Szadek KM, van der Wurff P, van Tulder MW, et al. Diagnostic validity of criteria for sacroiliac joint pain: a systematic review. *J Pain*. 2009;10(4): 354-368.
26. Gutke A, Hansson ER, Zetherström G, Ostgaard HC. Posterior pelvic pain provocation test is negative in patients with lumbar herniated discs. *Eur Spine J*. 2009;18(7):1008-1012.
27. Russel AS, Maksymowych W, LeClercq S. Clinical examination of the sacroiliac joints: a prospective study. *Arthritis Rheum*. 1981;24:1575-1577.
28. Blower PW, Griffin AJ. Clinical sacroiliac tests in ankylosing spondylitis and other causes of low back pain—2 studies. *Ann Rheum Dis*. 1984;43:192-195.
29. Werner CML, Hoch A, Gautier L, et al. Distraction test of the posterior superior iliac spine (PSIS) in the diagnosis of sacroiliac joint arthropathy. *BMC Surg*. 2013;13:52.
30. Carmichael JP. Inter- and intra-examiner reliabil-

ity of palpation for sacroiliac joint dysfunction. *J Manipulative Physiol Ther.* 1987;10:164-171.
31. Meijne W, van Neerbos K, Aufdemkampe G, van der Wurff P. Intraexaminer and interexaminer reliability of the Gillet test. *J Manipulative Physiol Ther.* 1999; 22:4-9.
32. Hungerford BA, Gilleard W, Moran M, Emmerson C. Evaluation of the ability of physical therapists to palpate intrapelvic motion with the Stork test on the support side. *Phys Ther.* 2007;87:879-887.
33. Herzog W, Read LJ, Conway PJ, et al. Reliability of motion palpation procedures to detect sacroiliac joint fixations. *J Manipulative Physiol Ther.* 1989;12: 86-92.
34. Levangie PK. Four clinical tests of sacroiliac joint dysfunction: the association of test results with innominate torsion among patients with and without low back pain. *Phys Ther.* 1999;79: 1043-1057.
35. Vincent-Smith B, Gibbons P. Inter-examiner and intra-examiner reliability of the standing flexion test. *Man Ther.* 1999;4:87-93.
36. Toussaint R, Gawlik CS, Rehder U, Ruther W. Sacroiliac joint diagnostics in the Hamburg Construction Workers Study. *J Manipulative Physiol Ther.* 1999; 22:139-143.
37. Cook C, Massa L, Harm-Ernandes I, et al. Interrater reliability and diagnostic accuracy of pelvic girdle pain classification. *J Manipulative Physiol Ther.* 2007; 30(4):252-258.
38. Young S, Aprill C, Laslett M. Correlation of clinical examination characteristics with three sources of chronic low back pain. *Spine J.* 2003;3:460-465.
39. Childs JD, Fritz JM, Flynn TW, et al. A clinical prediction rule to identify patients with low back pain most likely to benefit from spinal manipulation: a validation study. *Ann Intern Med.* 2004;141: 920-928.
40. Fritz JM, Childs JD, Flynn TW. Pragmatic application of a clinical prediction rule in primary care to identify patients with low back pain with a good prognosis following a brief spinal manipulation intervention. *BMC Fam Pract.* 2005;6:29.
41. Lauridsen HH, Hartvigsen J, Manniche C, et al. Danish version of the Oswestry Disability Index for patients with low back pain. Part 1: Cross-cultural adaptation, reliability and validity in two different populations. *Eur Spine J.* 2006;15:1705-1716.
42. Lauridsen HH, Hartvigsen J, Manniche C, et al. Responsiveness and minimal clinically important difference for pain and disability instruments in low back pain patients. *BMC Musculoskelet Disord.* 2006; 7:82.
43. Fritz JM, Irrgang JJ. A comparison of a Modified Oswestry Disability Questionnaire and the Quebec Back Pain Disability Scale. *Phys Ther.* 2001;81: 776-788.
44. Brouwer S, Kuijer W, Dijkstra PU, et al. Reliability and stability of the Roland Morris Disability Questionnaire: intra class correlation and limits of agreement. *Disabil Rehabil.* 2004;26:162-165.
45. Grotle M, Brox JI, Vollestad NK. Reliability, validity and responsiveness of the fear-avoidance beliefs questionnaire: methodological aspects of the Norwegian version. *J Rehabil Med.* 2006;38:346-353.
46. Li L, Liu X, Herr K. Postoperative pain intensity assessment: a comparison of four scales in Chinese adults. *Pain Med.* 2007;8:223-234.
47. Farrar JT, Berlin JA, Strom BL. Clinically important changes in acute pain outcome measures: a validation study. *J Pain Symptom Manage.* 2003;25: 406-411.
48. Farrar JT, Portenoy RK, Berlin JA, et al. Defining the clinically important difference in pain outcome measures. *Pain.* 2000;88:287-294.

髋部及骨盆 第6章

临床总结与建议 276

解剖 277

骨 277

关节 278

韧带 279

肌肉 280

神经 284

病史 286

基于病史的初步诊断 286

在诊断关节内疼痛、骨关节炎、髋臼盂唇撕裂时的诊断效用 287

体格检查试验 288

活动度测量 288

肌力评估 295

肌肉长度评估 301

功能运动 305

触诊 308

特殊检查 309

联合试验 315

干预措施 315

结果分析 316

附录 317

参考文献 320

病史	
问题	• 在诊断特异性的髋关节病变时几项不同的主诉都有一定用处。患者主诉“髋关节弹响”与髋臼盂唇撕裂密切相关 • “经常发生下腰部/臀部疼痛”及“单侧腹股沟区疼痛”在诊断髋关节骨关节炎(OA)时有一定帮助
体格检查	
活动度	• 髋关节活动度(ROM)的检查长期以来一直非常可靠。但活动度限于3个平面时在诊断髋关节OA时只能认为一般有用(+LR=4.5~4.7) • 进行ROM检查过程中,评估疼痛对诊断OA及外侧肌腱病变有帮助。被动外展过程中发生髋部外侧疼痛强烈表明外侧肌腱病变(+LR=8.3)。在主动外展及内收髋关节过程中发生的腹股沟区疼痛表明髋关节OA(+LR=5.7)。 • 在婴儿期发现髋关节外展受限在诊断髋关节脱位或不稳时非常有帮助
肌力评估	• 对髋部肌肉肌力的评估被认为可靠性一般。相比阻力测试时发生疼痛(特别是臀小肌和臀中肌),在诊断外侧肌腱病变时帮助不大(+LR=3.27) • 相似的,在深蹲时发生髋后部疼痛对诊断髋关节OA非常有用(+LR~6.1) • 尽管比肌力评估可靠性稍差,但Trendelengburg试验在诊断外侧肌腱病变及臀中肌撕裂时也比较有用(+LR=3.2~3.6)
特殊检查	• 一般来说,髋关节的特殊检查在诊断髋关节特殊病变时并没有显示出非常有帮助。4字试验(FABER试验)、屈曲内旋内收试验(FADIR试验)或冲刷试验都没有表现出较高的诊断效用 • 髌骨-耻骨叩诊试验是一个例外,其在发现和排除髋部骨折时非常有用(+LR=6.7~21.6,-LR=0.07~0.14)
联合发现	• 5项中至少出现4项征象或症状(深蹲导致症状恶化;主动屈髋时外侧疼痛;冲刷试验内收时导致髋部或腹股沟区疼痛;主动伸髋时疼痛;被动内旋小于等于25°)则有很大可能诊断为髋关节OA

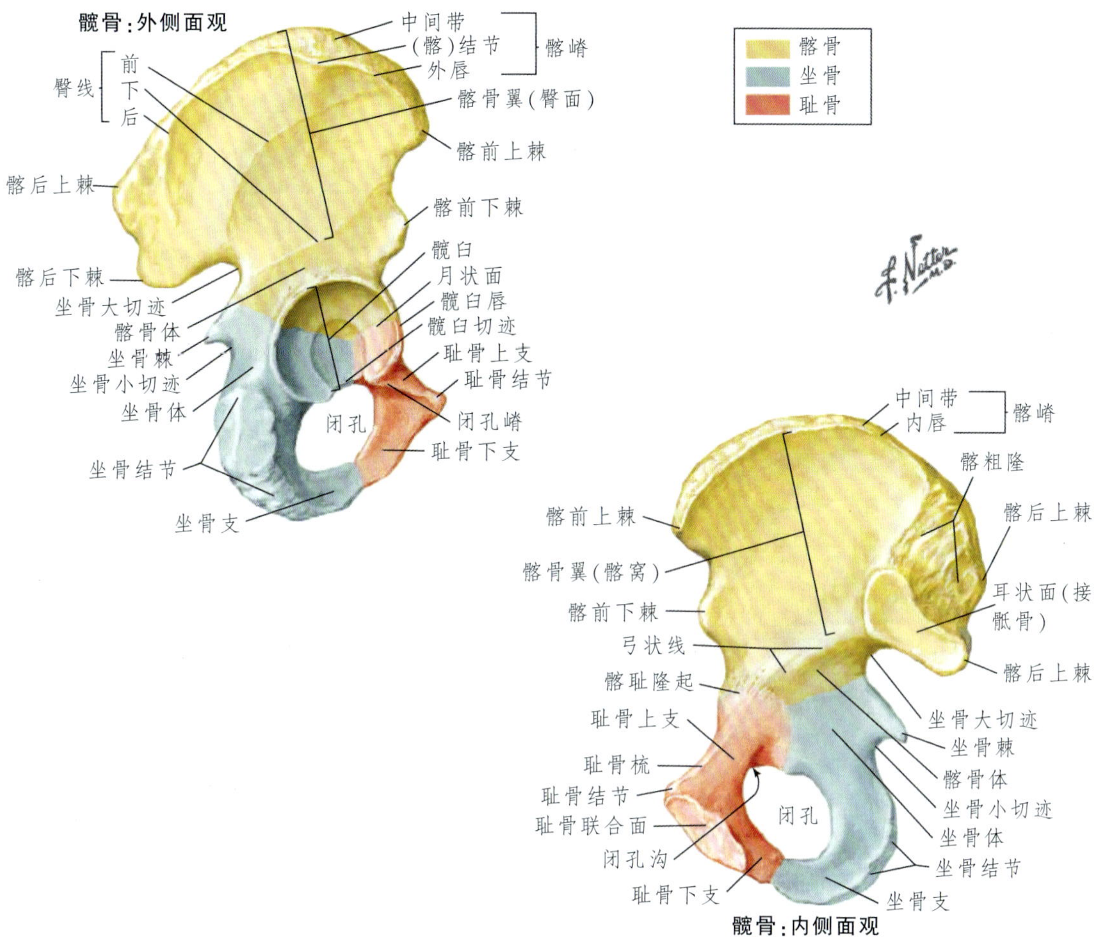
髋骨：外侧面观
中间带
(髂)结节
外唇
髂嵴
臀线
前
下
后
髂骨翼(臀面)
髂前上棘
髂后上棘
髂前下棘
髋臼
月状面
髋臼唇
髋臼切迹
髂后下棘
坐骨大切迹
髂骨体
坐骨棘
坐骨小切迹
坐骨体
耻骨上支
耻骨结节
闭孔
闭孔嵴
耻骨下支
坐骨结节
坐骨支
髂骨
坐骨
耻骨
中间带
内唇
髂嵴
髂粗隆
髂后上棘
髂前上棘
髂骨翼(髂窝)
耳状面(接骶骨)
髂前下棘
弓状线
髂后上棘
髂耻隆起
耻骨上支
坐骨大切迹
坐骨棘
耻骨梳
髂骨体
耻骨结节
坐骨小切迹
耻骨联合面
闭孔
坐骨体
闭孔沟
坐骨结节
耻骨下支
坐骨支
髋骨：内侧面观

图 6–1　髋骨。

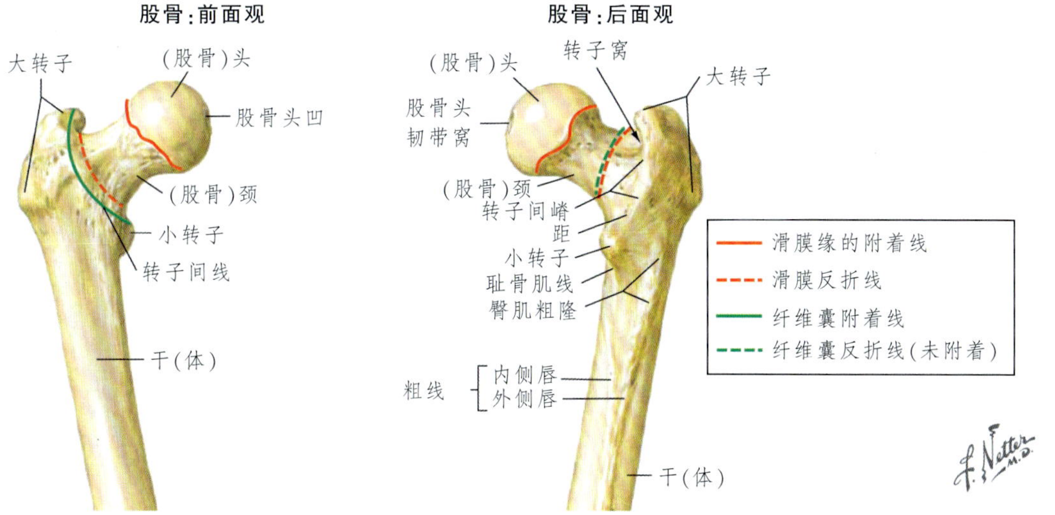
股骨：前面观
大转子
(股骨)头
股骨头凹
(股骨)颈
小转子
转子间线
干(体)
股骨：后面观
(股骨)头
转子窝
大转子
股骨头
韧带窝
(股骨)颈
转子间嵴
距
小转子
耻骨肌线
臀肌粗隆
滑膜缘的附着线
滑膜反折线
纤维囊附着线
纤维囊反折线(未附着)
粗线
内侧唇
外侧唇
干(体)

图 6–2　股骨。

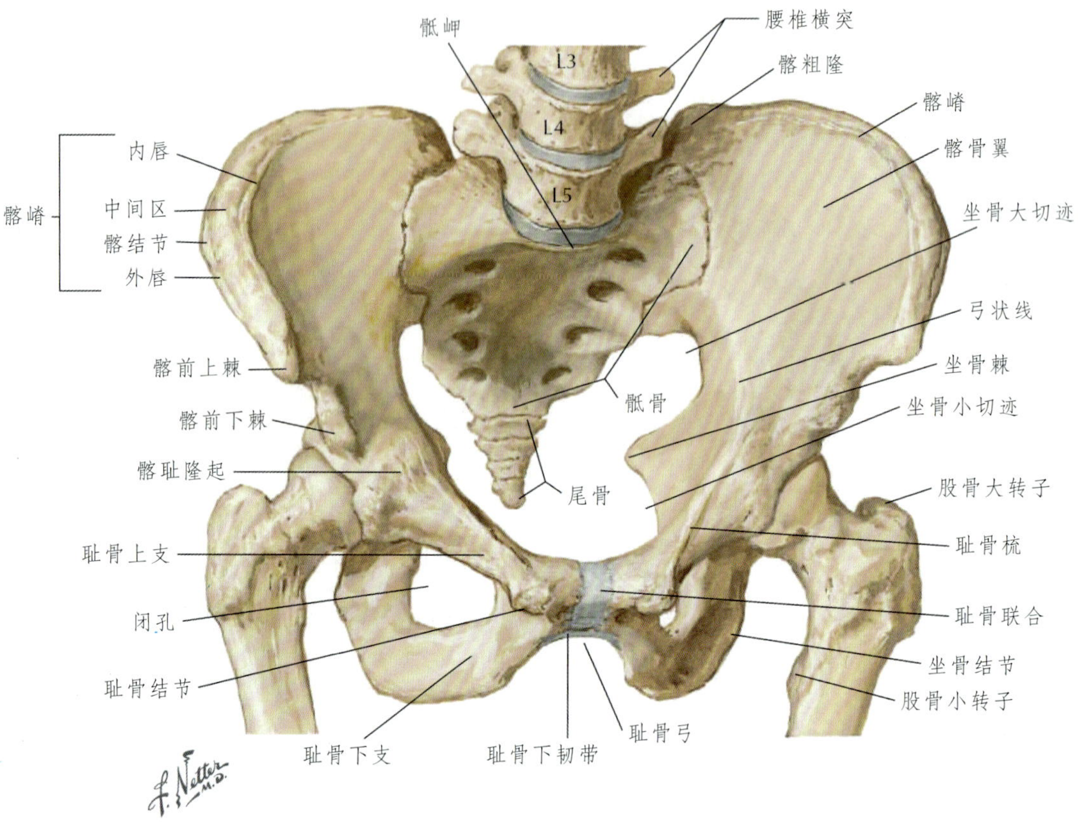

图 6-3 髋部及骨盆关节。

关节	类型和分类	紧张位	关节囊形态
股骨髋臼关节	滑囊关节:球窝关节	完全伸直,部分内旋及外展	内旋及外展>屈曲及伸直
耻骨联合	微动关节	不可用	不可用
骶髂关节	滑囊关节:平面关节	无记录	无记录

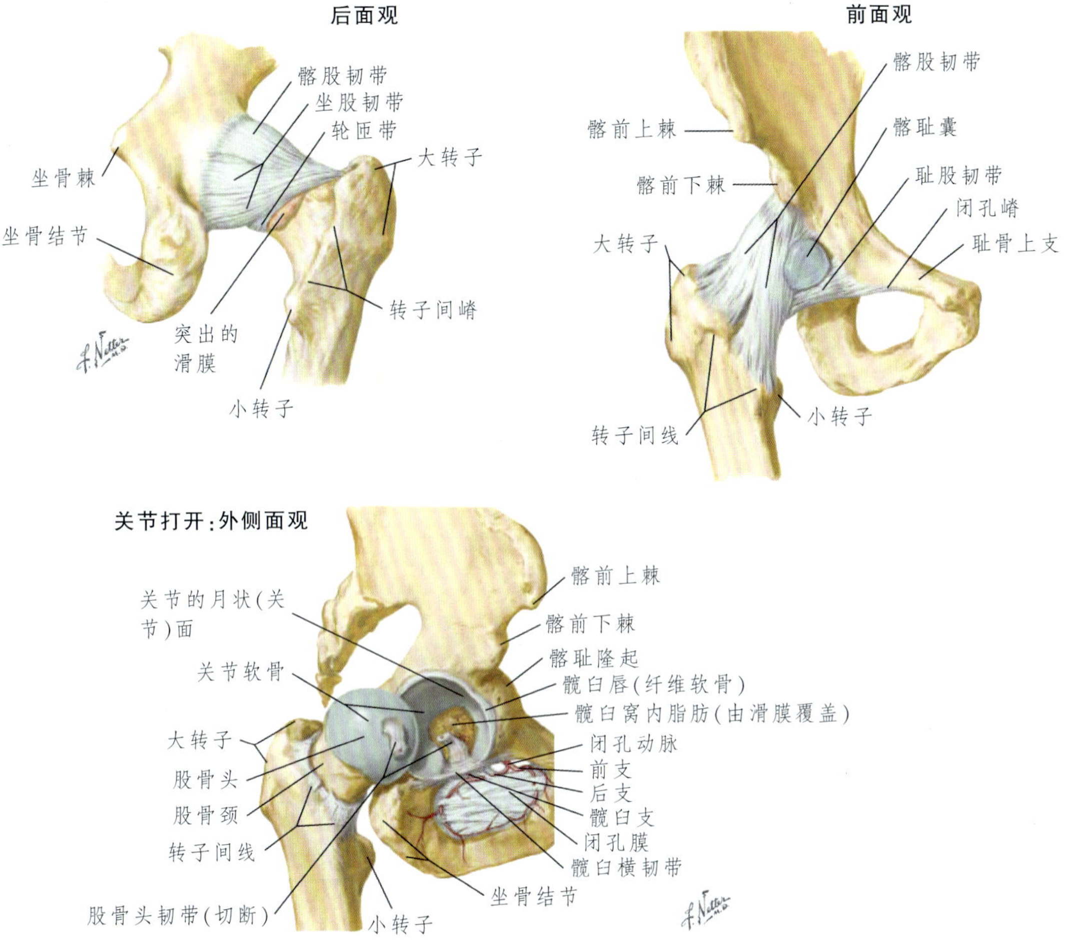

图 6–4 髋部及骨盆的韧带。

髋部韧带	附着点	功能
髂股韧带	髂前下棘到股骨转子间线	限制髋关节过伸
坐股韧带	髋臼后下部到大转子顶点	限制内旋、外旋及过伸
耻股韧带	耻骨闭孔嵴起，与髋关节囊及髂股韧带融合	限制过度外展
股骨头韧带	髋臼切迹边缘及髋臼横韧带到股骨头	为股骨头提供血供
耻骨联合韧带	**附着点**	**功能**
耻骨上韧带	连接左右耻骨结节上方	加固耻骨联合上方
耻骨下韧带	连接左右耻骨结节下方	加固耻骨联合下方
耻骨后韧带	连接左右耻骨结节后方	加固耻骨联合后方

髋及大腿后方肌群

肌肉	近端附着点	远端附着点	神经节段水平	动作
臀大肌	髂骨后缘，骶尾骨腹侧及骶结节韧带	阔筋膜髂胫束及股骨臀肌粗隆	臀下神经(L5，S1，S2)	髋关节伸直，外旋及部分外展
臀中肌	髂骨外上缘及臀肌腱膜	股骨大转子外侧	臀上神经(L5，S1)	髋关节外展及内旋；单足站立时维持骨盆水平
臀小肌	髂骨外侧面及坐骨大切迹边缘	股骨大转子前方		
梨状肌	骶骨前侧及骶结节韧带	股骨大转子上方	S1，S2腹侧支	伸直髋关节的外旋，屈曲髋关节的外展，维持股骨头在髋臼内稳定
上孖肌	坐骨棘	股骨转子窝	支配闭孔内肌神经(L5，S1)	
下孖肌	坐骨结节		支配股四头肌神经(L5，S1)	
闭孔内肌	闭孔膜内面，闭孔边缘		支配闭孔内肌神经(L5，S1)	
股四头肌	坐骨结节外侧缘	股骨方形结节	支配股四头肌神经(L5，S1)	髋关节外侧旋转；维持股骨头在髋臼内稳定
半腱肌	坐骨结节	胫骨上内侧	坐骨神经的胫神经(L5，S1，S2)	髋关节伸直，屈膝，屈膝时的膝关节内侧旋转
半膜肌		胫骨内侧髁外侧		
股二头肌	长头：坐骨结节 短头：粗线及股骨外侧髁上线	腓骨头外侧，胫骨外侧髁	长头：坐骨神经的胫神经(L5，S1，S2) 短头：坐骨神经的腓总神经(L5，S1，S2)	屈膝，伸髋，屈膝时的膝关节外旋

髋及大腿后方肌群

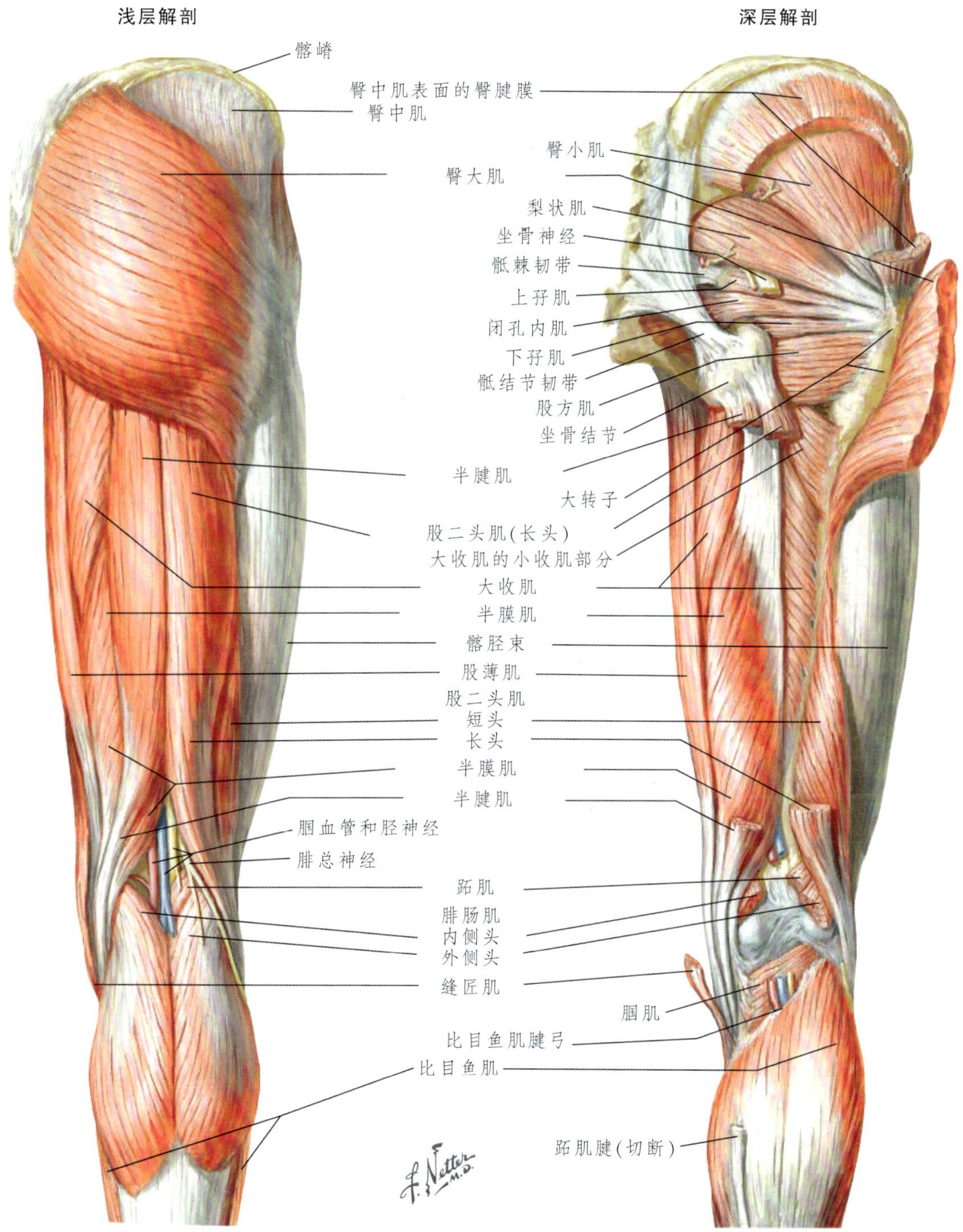

图 6–5 髋及大腿肌：后面观。

髋及大腿前方肌群

肌肉	近端附着点	远端附着点	神经节段水平	支持运动
闭孔外肌	闭孔边缘和闭孔膜	股骨转子窝	闭孔神经(L3,L4)	髋关节外旋;稳定股骨头于髋臼内
屈髋肌肉				
腰大肌	腰椎横突	股骨小转子	L1~L4	屈髋,协助外旋及外展
腰小肌	T12~L1 椎体外侧	髂耻隆起及髂骨弓状线	L1~L2	在腰椎处屈曲骨盆
髂肌	髂窝上方,髂嵴及髂翼	腰大肌外侧肌腱及小转子远端	股神经(L1~L4)	屈髋,协助外旋及外展
阔筋膜张肌	髂前上棘及髂嵴前分	附着于胫骨外侧髁的髂胫束	臀上神经(L4,L5)	髋外展, 内旋及屈曲;协助保持膝关节伸直
股直肌	髂前下棘	髌骨基底部,通过髌韧带到胫骨结节	股神经(L2,L3,L4)	屈髋及伸膝
缝匠肌	髂前上棘及下方的切迹	胫骨内上方	股神经(L2,L3)	屈曲,外展,外旋髋,屈膝
内收肌				
长收肌	耻骨嵴下方	股骨粗线中段 1/3	闭孔神经(L2,L3,L4)	内收髋
短收肌	耻骨支下方	股骨耻骨肌线及粗线近端	闭孔神经(L2,L3,L4)	内收髋及协助伸髋
大收肌	内收部分:耻骨支下方,坐骨支 腘绳肌部分:坐骨结节	内收部分:臀肌粗隆,粗线,内侧髁上线 腘绳肌部分:股骨收肌结节	内收部分:闭孔神经(L2,L3,L4) 腘绳肌部分:坐骨神经的胫神经(L4)	内收髋 内收部分:屈髋 腘绳肌部分:伸髋
股薄肌	耻骨下支	胫骨内上方	闭孔神经(L2,L3)	内收髋,屈髋,协助髋关节内旋
耻骨肌	耻骨上支	股骨耻骨肌线	股神经及闭孔神经(L2,L3,L4)	髋内收及屈曲,协助髋内旋

髋及大腿前方肌群(续)

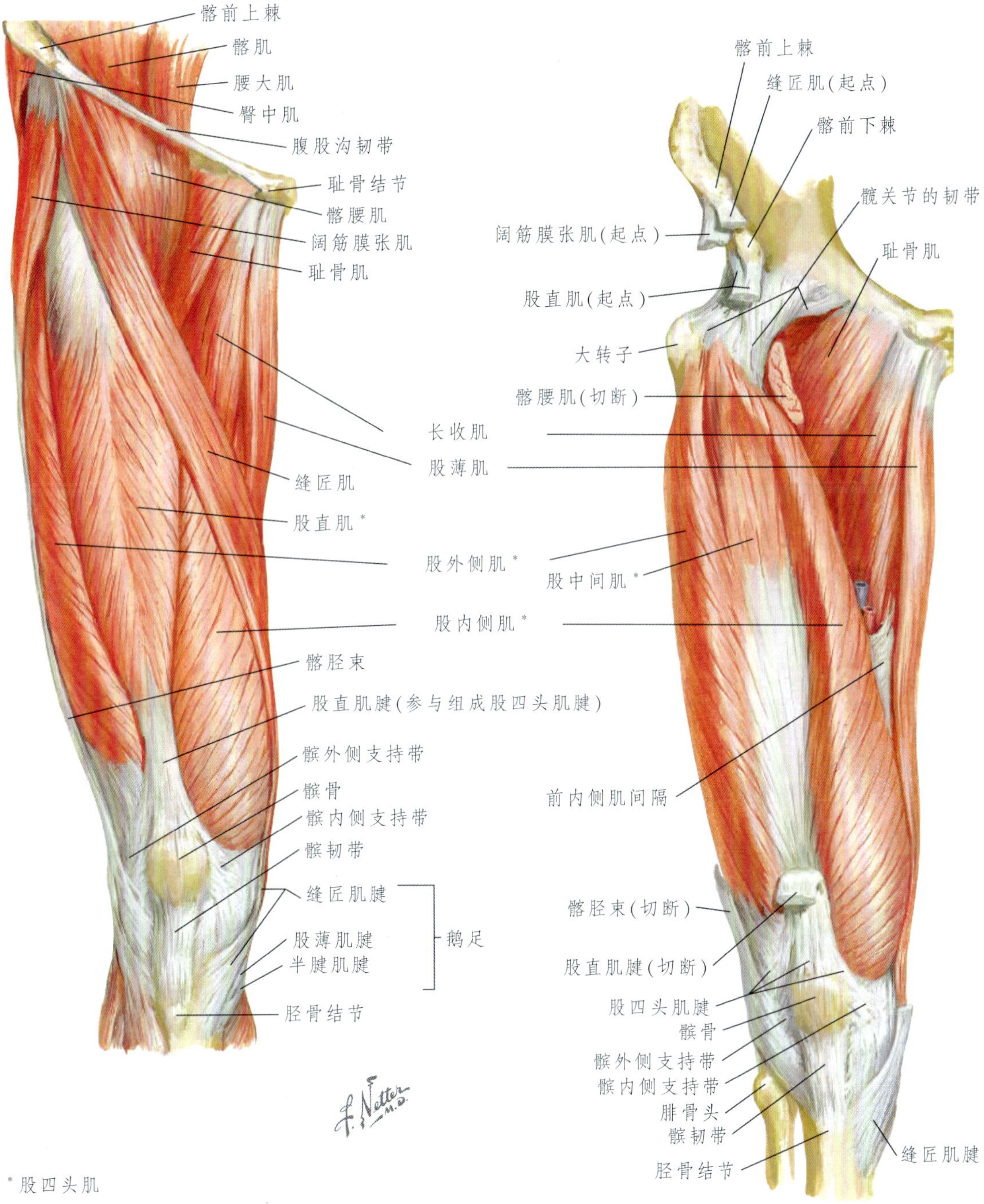

图 6–6 大腿肌:前面观。

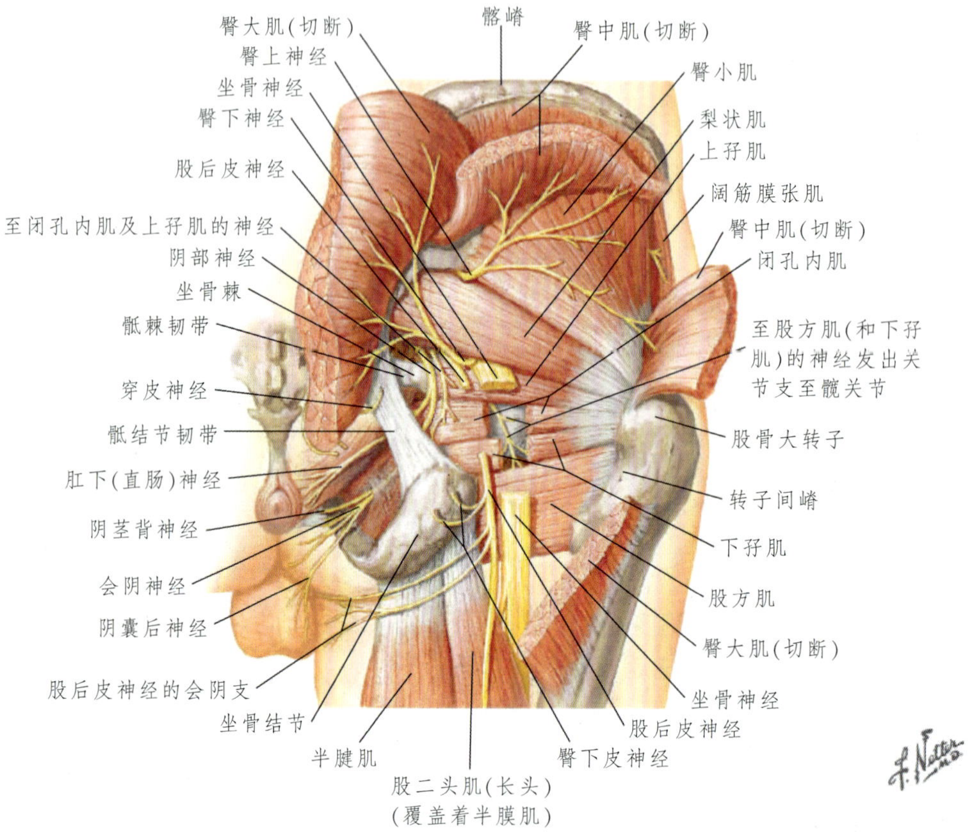

图 6-7 髋和臀部的神经。

神经	支配节段	感觉支配	运动支配
闭孔神经	L2,L3,L4	大腿内侧	长收肌,短收肌,大收肌(内收部分),股薄肌,闭孔内肌
隐神经	股神经	小腿及足内侧	无运动支
股神经	L2,L3,L4	通过皮神经支配大腿	耻骨肌,缝匠肌,股四头肌,膝关节肌,耻骨肌
股外侧皮神经	L2,L3	大腿外侧	无运动支
股后皮神经	S2,S3	大腿下方	无运动支
臀下皮神经	L1,L2,L3 背侧支	臀部	无运动支
坐骨神经	L4,L5,S1,S2,S3	髋关节	屈膝肌肉及小腿及足部肌肉
臀上神经	L4,L5,S1	无感觉支	阔筋膜张肌,臀中肌,臀小肌
臀下神经	L5,S1,S2	无感觉支	臀大肌
至股方肌的神经	L5,S1,S2	无感觉支	股方肌,下孖肌
阴部神经	S2,S3,S4	生殖器	阴部肌肉,外侧输尿管括约肌,外侧肛门括约肌

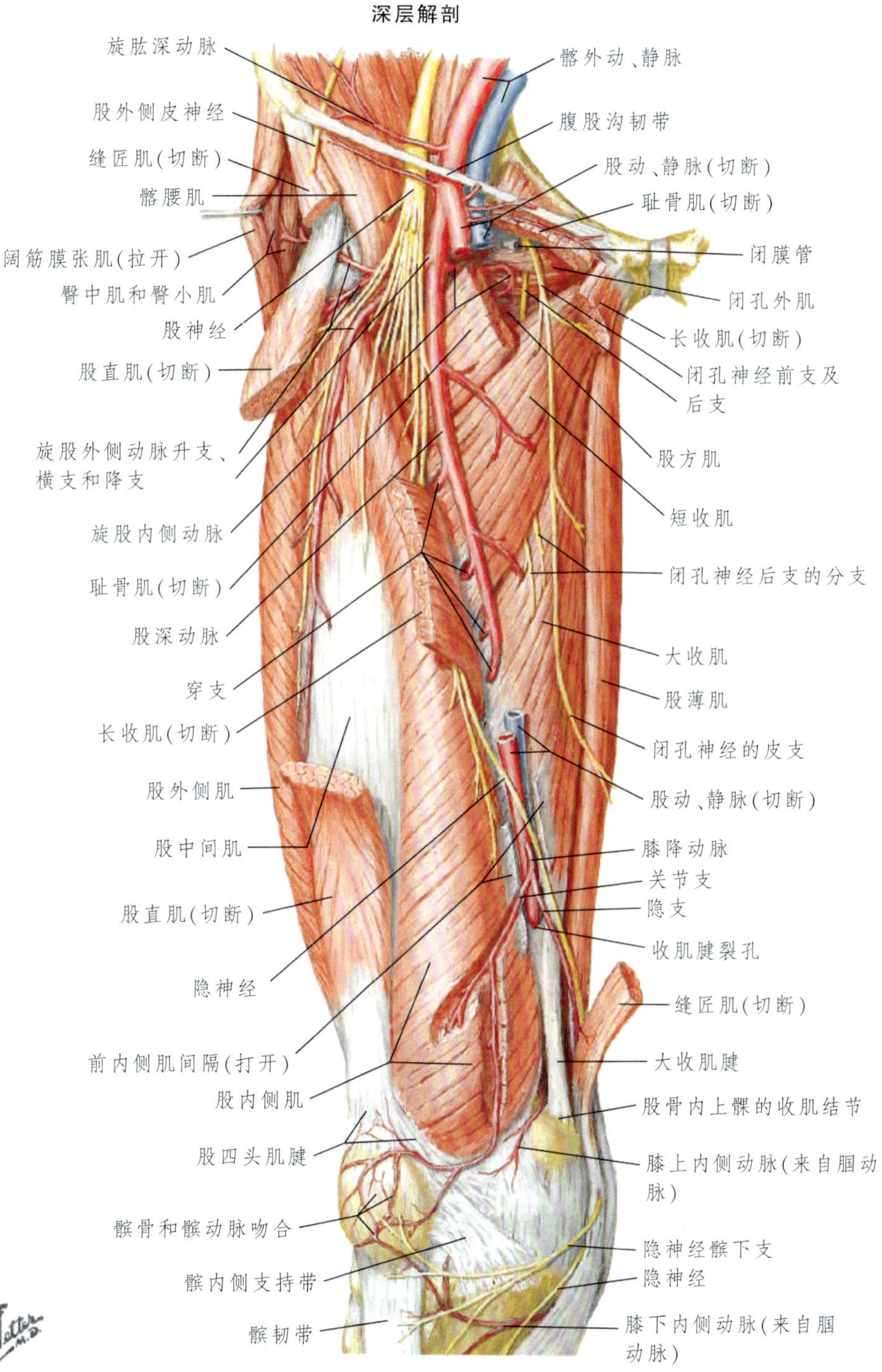

图 6–8　大腿的动脉和神经:前面观。

病史	初步诊断
大腿外侧疼痛。从坐到站时疼痛加剧	大转子滑囊炎[19] 肌肉拉伤[2]
年龄>60。髋关节疼痛及僵硬，可能放射至腹股沟区	OA[3]
髋关节弹响或捕捉。完全屈曲或伸直时疼痛加剧	盂唇撕裂[4]
重复或过度使用造成的损伤	肌肉扭伤/拉伤[2]
髋部或腹股沟深部搏动性疼痛。可能有长期类固醇激素用药史	缺血坏死[4]
腹股沟尖锐疼痛。常被医师误诊	股骨髋臼(前方)撞击[5]
臀部疼痛，偶尔放射至大腿肌小腿后方	梨状肌综合征[6] 腘绳肌拉伤[2,4] 坐骨滑囊炎

患者主诉和研究质量	人群	参考标准	敏感性	特异性	+LR	–LR
腹股沟疼痛[7] ◆	49 例髋部疼痛拟行手术的患者	关节内麻醉–类固醇注射后关节内疼痛减少>50%	0.59(0.41, 0.75)	0.14(0.05, 0.33)	0.67(0.48, 0.98)	3.0(0.95, 9.4)
捕捉[7] ◆			0.63(0.44, 0.78)	0.54(0.35, 0.73)	1.39(.81, 2.4)	0.68(0.36, 1.3)
坐位时压缩痛[7] ◆			0.48(0.31, 0.66)	0.54(0.35, 0.73)	1.1(0.58, 1.9)	0.95(0.56, 1.6)
无大腿外侧疼痛[7] ◆			0.78(0.59, 0.89)	0.36(0.2, 0.57)	1.2(0.84, 1.8)	0.61(0.25, 1.5)
持续性下腰部/臀部疼痛[8] ◆	78 例单侧臀部、腹股沟或大腿前部疼痛患者	Kellgren 及 Lawrence 评分下 X 线所见的髋关节 OA	0.52(0.30, 0.74)	0.92(0.80, 0.97)	6.4(2.4, 17.4)	0.52(0.33, 0.81)
单侧腹股沟疼痛[8] ◆			0.29(0.12, 0.52)	0.92(0.80, 0.97)	3.6(1.2, 11.0)	0.78(0.59, 1.00)
深蹲导致症状恶化[8] ◆			0.76(0.52, 0.91)	0.57(0.42, 0.70)	1.8(1.2, 2.6)	0.42(0.19, 0.93)
髋关节弹响[9] ●	18 例髋部疼痛患者	MRI 诊断的髋臼盂唇撕裂	1.0(0.48, 1.0)	0.85(0.55, 0.98)	6.7	0.00

活动度测量的可靠性

试验与研究质量	器械	人群	检查者间可靠性
 外旋(坐位) 内旋(坐位) 外旋(仰卧位) 内旋(仰卧位) 屈曲 外展 内收 伸直[10] ◆	量角器	6 例髋关节 OA 患者	标准化前/后: ICC=0.55/0.80 ICC=0.95/0.94 ICC=0.87/0.80 ICC=0.87/0.94 ICC=0.91/0.91 ICC=0.91/0.88 ICC=0.72/0.56 ICC=NA/0.66
内旋 外旋 屈曲 外展 伸直(膝关节屈曲) 伸直(膝关节未束缚)[11] ●	量角器(旋转时用倾角计)	22 例髋关节 OA 患者	ICC=0.93(0.83,0.97) ICC=0.96(0.91,0.99) ICC=0.97(0.93,0.99) ICC=0.94(0.86,0.98) ICC=0.86(0.67,0.94) ICC=0.89(0.72,0.95)
屈曲 外展 内收 外旋 内旋 伸直[8] ●	倾角计	78 例单侧臀部、腹股沟或大腿前部疼痛患者	ICC=0.85(0.64~0.93) ICC=0.85(0.68~0.93) ICC=0.54(−0.19~0.81) ICC=0.77(0.53~0.89) ICC=0.88(0.74~0.94) ICC=0.68(0.32~0.85)
被动屈髋[12] ◆	重力倾角计	22 例膝关节 OA 患者及 17 例无症状对象	ICC=0.94(0.89~0.97)
屈曲 伸直 外展 内收 外旋 内璇 髋关节总活动度[13] ●	量角器	25 例影像学证实的髋关节 OA 患者	ICC=0.82 ICC=0.94 ICC=0.86 ICC=0.50 ICC=0.90 ICC=0.90 ICC=0.85
屈曲 内旋 外旋 外展 伸直 内收[14] ●	量角器	167 例患者,影像学诊断其中 50 例无髋关节 OA,77 例有单侧髋关节 OA,40 例有双侧髋关节 OA	ICC=0.92 ICC=0.90 ICC=0.58 ICC=0.78 ICC=0.56 ICC=0.62
屈髋,右侧 屈髋,左侧[15] ●	量角器	106 例风湿专科医生或骨科医生确诊的髋或膝关节 OA 患者	ICC=0.82(0.26,0.95) ICC=0.83(0.33,0.96)
内旋[16] ◆	数字测量器	25 例健康者	ICC=0.93(0.84,0.97)

ICC,内部相关系数。NA,不可用。

活动度测量的可靠性(续)

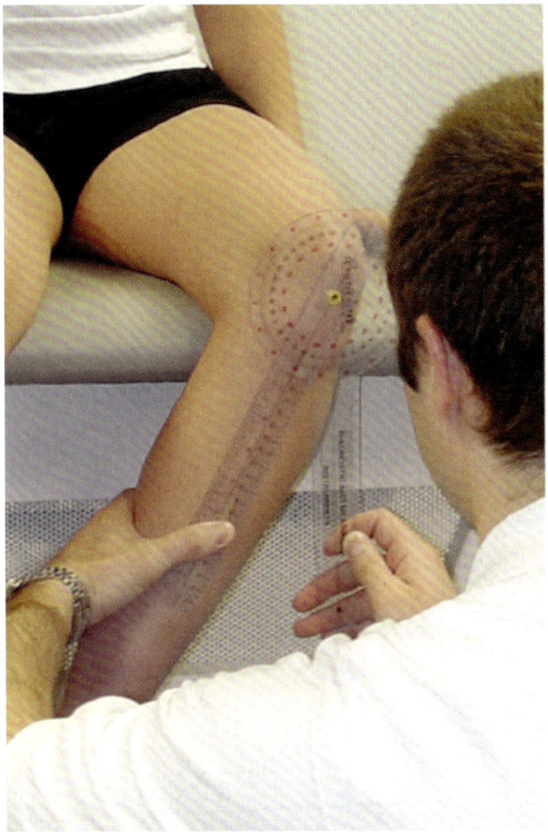

外旋

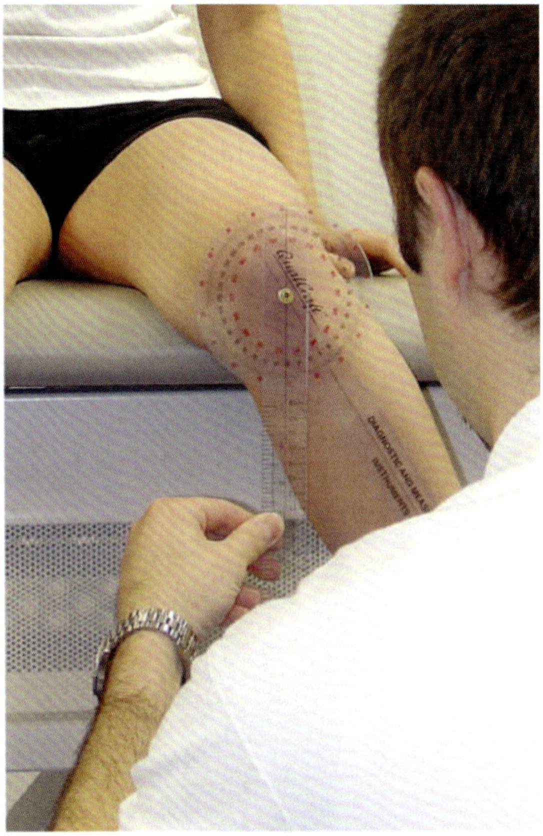

内旋

图 6–9 被动活动度的测量。

确定关节囊性及非关节囊性末端感觉的可靠性

试验与研究质量	描述与阳性结果	人群	检查者间可靠性
屈曲[8]	评估最大被动活动度(PROM)。Cyriax 将末端感觉二分类为"关节囊性"(早期关节囊性、痉挛、骨对骨)及"非关节囊性"(类似软组织、海绵性阻挡、空洞感)	78 例单侧臀部、腹股沟或大腿前部疼痛患者	κ=0.21(−0.22,0.64)
内旋[8]			κ=0.51(0.19,0.83)
冲刷试验[8]			κ=0.52(0.08,0.96)
4 字(FABER)试验[8]			κ=0.47(0.12,0.81)
髋部屈曲试验[8]			κ=0.52(0.09,0.96)

译者注:非关节囊性末端也可解释为弹性末端或囊性末端。

Cyriax 关节囊类型对于骨关节炎的诊断效用

一部分研究对 Cyriax 关节囊类型(对屈曲及内旋的限制大于外展,对内收及外旋限制很少甚至没有)对于诊断髋关节 OA 的诊断效用进行了探讨。Bijl 及同事认为,相比于没有 OA 的髋关节,OA 髋关节在各个平面的活动度均显著下降。然而,活动度的限制与 Cyriax 关节囊类型并不相符。相似的,Klässbo 和同事也没有发现髋关节 OA 和 Cyriax 关节囊类型之间有关。实际上,他们按已经存在的规范对被动活动受限进行分类总共发现有 138 种不同的类型(使用无症状髋关节平均值或 Kaltenborn 发布规范)。

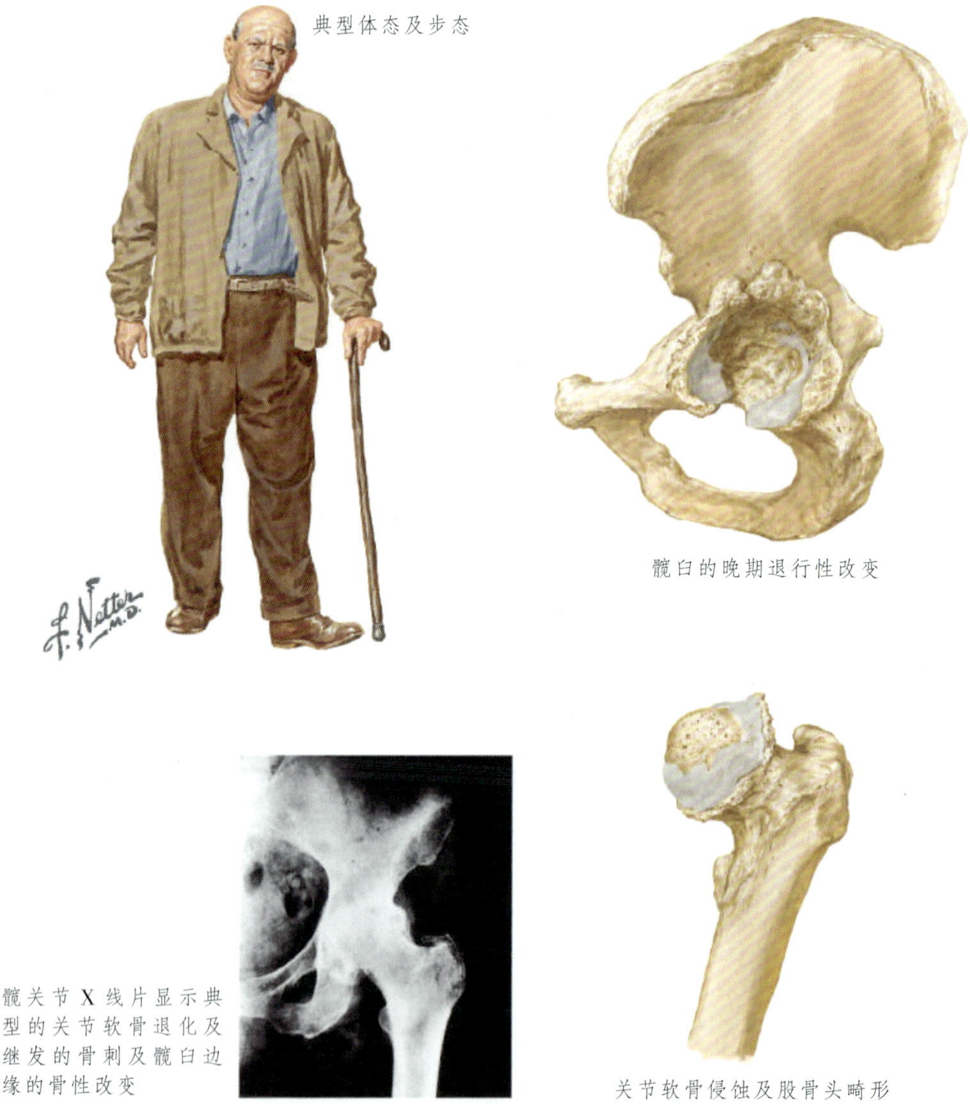

图 6-10 髋关节骨关节炎改变。

疼痛及活动度受限的诊断效用

试验及研究质量		人群	参考标准	敏感性	特异性	+LR	-LR
主动屈髋时外侧疼痛[8] ◆		78 例单侧臀部、腹股沟或大腿前部疼痛患者	Kellgren 及 Lawrence 评分下 X 线片所见的髋关节 OA	0.43(0.23, 0.66)	0.88(0.75, 0.95)	3.6(1.5, 8.7)	0.65(0.44, 0.94)
被动内旋 ≤25°[8] ◆				0.76(0.52, 0.91)	0.61(0.46, 0.74)	1.9(1.3, 3.0)	0.39(0.18, 0.86)
主动伸髋时疼痛[8] ◆				0.52(0.30, 0.74)	0.80(0.66, 0.90)	2.7(1.3, 5.3)	0.59(0.37, 0.94)
主动外展或内收时腹股沟疼痛[8] ◆				0.33(0.15, 0.57)	0.94(0.83, 0.98)	5.7(1.7, 18.6)	0.71(0.52, 0.96)
被动内旋活动度降低[18] ◆		40 例单侧髋外侧疼痛患者	MRI 证实髋部外侧肌腱病变	0.43(0.19, 0.70)	0.86(0.42, 0.99)	3.00(0.44, 20.31)	0.67(0.40, 1.10)
主动内旋时疼痛[18] ◆				0.31(0.10, 0.61)	0.86(0.42, 0.99)	2.15(0.29, 15.75)	0.81(0.54, 1.22)
被动外展髋关节时疼痛[18] ◆				0.59(0.33, 0.82)	0.93(0.49, 1.00)	8.31(0.56, 123.88)	0.44(0.24, 0.81)
被动内旋时疼痛[18] ◆				0.53(0.27, 0.78)	0.86(0.42, 0.99)	3.73(0.57, 24.35)	0.54(0.30, 0.98)
活动受限平面数量[19] ◆	0	195 例首发髋部疼痛的患者	轻到中度 OA 影像学证据	1.0	0.00	1.0	NA
	1			0.86	0.54	1.87	0.26
	2			0.57	0.77	2.48	0.56
	3			0.33	0.93	4.71	0.72
活动受限平面数量[19] ◆	0		重度 OA 影像学证据	1.0	0.00	1.0	NA
	1			1.0	0.42	1.72	NA
	2			0.81	0.69	2.61	0.28
	3			0.54	0.88	4.5	0.52
髋关节被动活动时疼痛[20] ●		21 例诊断为骨盆带疼痛(PGP)的女性患者	PGP 定义为： • 目前或最近有妊娠 • 日常疼痛 • 疼痛区域指向骨盆带关节区 • 6 个试验中 1 个或多个进行中发生疼痛［主动直腿抬高试验(ASLR), Gaenslen 试验，骶髂压迫试验，骶髂牵拉试验，大腿冲击试验］	0.55	1.0	未定义	0.45

疼痛及活动度受限的诊断效用

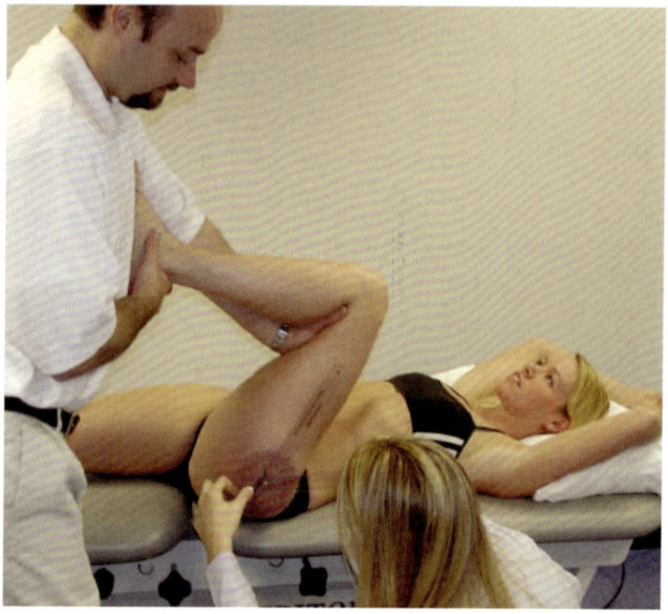

屈髋

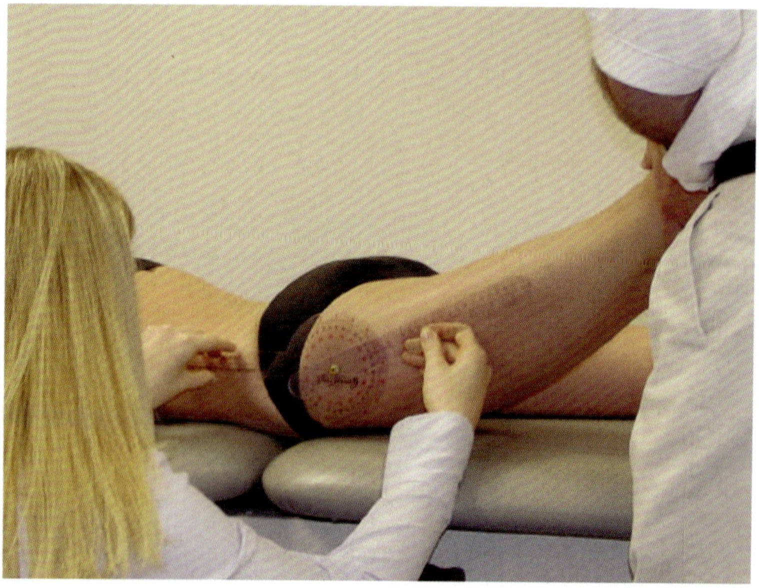

伸髋

图 6-11 被动活动度测量。

活动度受限对于股骨头缺血坏死的诊断效用

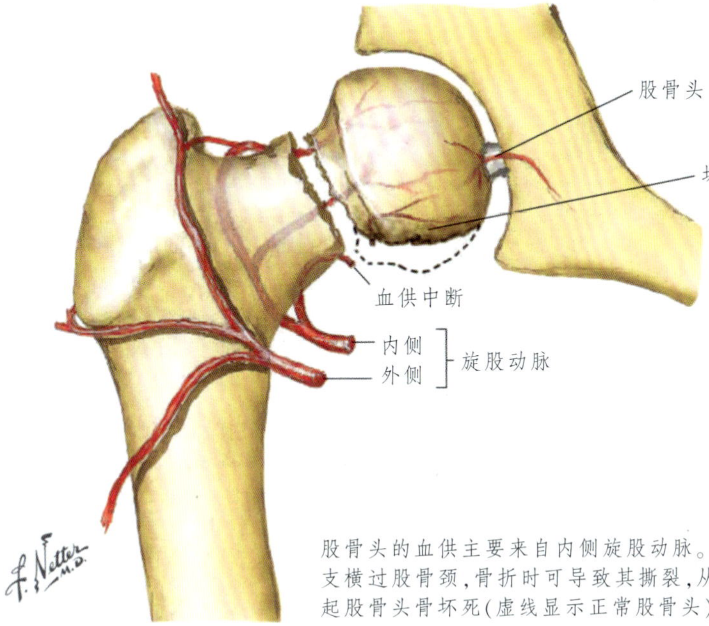

图 6–12 骨坏死。

试验与研究质量	人群	参考标准	敏感性	特异性	+LR	–LR
被动伸直<15°[21] ●	176 例无症状 HIV 感染患者	MRI 证实的股骨头缺血坏死（AVN）。其中 10 人有 AVN	0.19（0.00，0.38）	0.92（0.89，0.95）	2.38	0.88
被动外展<45°[21] ●			0.31（0.09，0.54）	0.85（0.82，0.89）	2.07	0.81
被动内旋<15°[21] ●			0.50（0.26，0.75）	0.67（0.62，0.72）	1.52	0.75
被动外旋<60°[21] ●			0.38（0.14，0.61）	0.73（0.68，0.77）	0.48	0.85
内旋时疼痛[21] ●			0.13（0.00，0.29）	0.86（0.83，0.89）	0.93	1.01

HIV，人类免疫缺陷病毒；MRI：磁共振成像。

髋关节外展受限对于婴儿发育性髋关节脱位的诊断效用

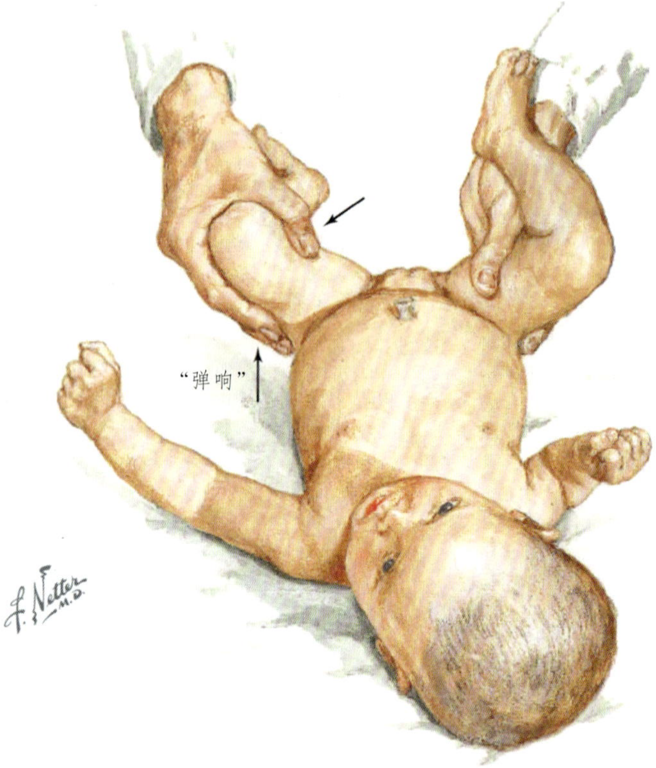

图 6-13 先天性髋关节脱位的识别。

试验与研究质量		描述与阳性结果	人群	参考标准	敏感性	特异性	+LR	-LR
髋外展受限试验[22] ◆	单侧受限	屈髋 90° 时被动外展，一侧比对侧多 20° 时考虑阳性	1107 例婴儿	超声证实的临床髋关节不稳	0.70 (0.60, 0.69)	0.90 (0.88, 0.92)	7.0	0.33
	双侧受限				0.43 (0.50, 0.64)	0.90 (0.88, 0.92)	4.3	0.63
髋关节外展受限[23] ●		同上，①外展<60° 或②两侧外展不对称≥20°时考虑阳性	683 例婴儿	超声发现的髋关节结构异常	0.69	0.54	1.5	0.57

阻力测试中发现疼痛或肌力减弱的可靠性

试验与研究质量	描述和阳性结果	人群	可靠性	
			检查者本身	检查者之间
外展肌力[24] ●	患者仰卧位，手持式测力计置于膝关节近侧，患者施加最大的等长外展肌力	29 例足球运动员	ICC(右/左)=0.81/0.84	ICC(右/左)=0.73/0.58
外展肌力[25] ●	患者坐位，患者以最大的等长屈髋肌力对抗髌骨上方 5cm 处手持的测力器	37 例髋关节 OA 患者	ICC(症状最明显侧)=0.85	未测试
内收肌力[24] ●	患者仰卧位，手持式测力计置于膝关节近侧，患者施加最大的等长外展肌力	29 例足球运动员	ICC=0.81~0.94(根据膝关节角度)	ICC=0.80~0.83(根据膝关节角度)
内收肌力[25] ●	患者坐位，患者以最大的等长屈髋肌力对抗髌骨上方 5cm 处手持的测力器	37 例髋关节 OA 患者	ICC(症状最明显侧)=0.86	未测试
内旋[24] ●	患者仰卧位，被测一侧屈膝 90°，手持式测力计置于外踝近端，患者施加最大的等长内旋肌力	29 例足球运动员	ICC(右/左)=0.67/0.57	ICC(右/左)=0.40/0.54
内旋[25] ●	患者坐位，患者以最大的等长屈髋肌力对抗髌骨上方 5cm 处手持的测力器	37 例髋关节 OA 患者	ICC(症状最明显侧)=0.83	未测试
外旋[24] ●	患者仰卧位，被测一侧屈膝 90°，手持式测力计置于外踝近端，患者施加最大的等长内旋肌力	29 例足球运动员	ICC(右/左)=0.55/0.64	ICC(右/左)=0.60/0.63
外旋[25] ●	患者坐位，患者以最大的等长屈髋肌力对抗髌骨上方 5cm 处手持的测力器	37 例髋关节 OA 患者	ICC(症状最明显侧)=0.78	未测试
外展肌力[10] ◆	患者仰卧位，对抗患者双手外展双侧髋关节。肌力评级 0~2 级	6 例髋关节 OA 患者	检查者间可靠性标准化前/后：κ=0.90/0.86	
内收肌力[10] ◆	患者内收双侧髋关节，其余同上	6 例髋关节 OA 患者	检查者间可靠性标准化前/后：κ=0.87/0.86	

阻力测试中发现疼痛或肌力减弱的可靠性(续)

试验与研究质量	描述和阳性结果	人群	可靠性	
			检查者本身	检查者之间
屈曲肌力（坐位）[10] ◆	患者坐位，对抗检查者的手抬高膝关节。肌力评级 0~2 级	6 例髋关节 OA 患者	检查者间可靠性标准化前/后：κ=0.83/0.95	
屈曲肌力(仰卧位)[10] ◆	患者仰卧位，膝关节弯曲 90°，其余同上	6 例髋关节 OA 患者	检查者间可靠性标准化前/后：κ=NA/0.90	
屈曲肌力（坐位)[25] ●	患者坐位，患者以最大的等长屈髋肌力对抗髌骨上方 5cm 处手持的测力器	37 例髋关节 OA 患者	ICC(症状最明显的肢体)=0.85	
伸直肌力[10] ◆	患者俯卧位膝关节弯曲 90°，对抗检查者的手抬高一侧腿。肌力评级 0~2 级	6 例髋关节 OA 患者	检查者间可靠性标准化前/后：κ=0.85/0.86	

阻力测试中发现疼痛或肌力减弱的可靠性(续)

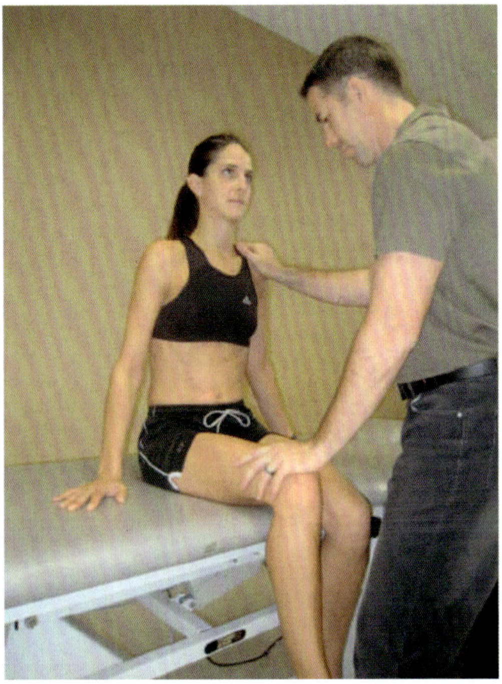

评估屈曲肌力

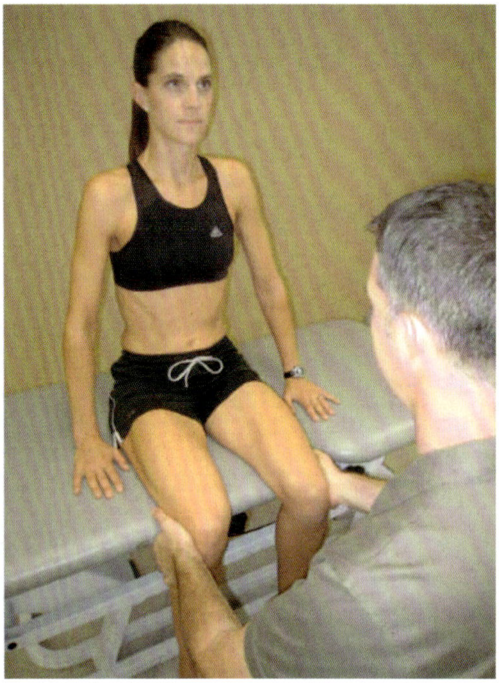

评估外展肌力

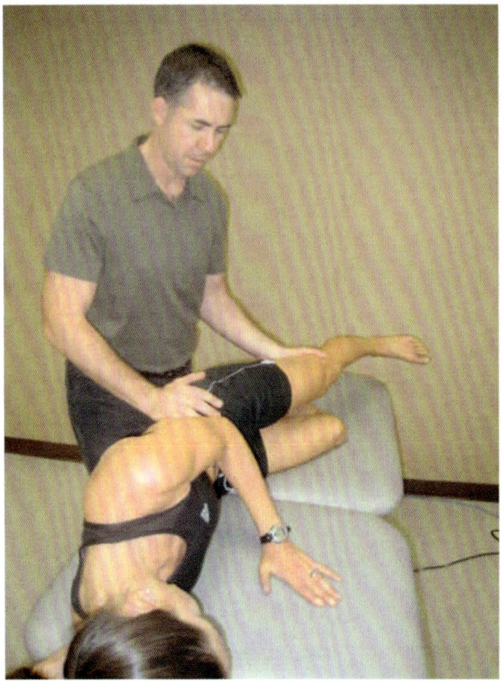

评估伸直肌力

图 6–14 髋部肌力评估。

确认外侧髋部肌腱病理条件时发现疼痛或肌力减弱的可靠性

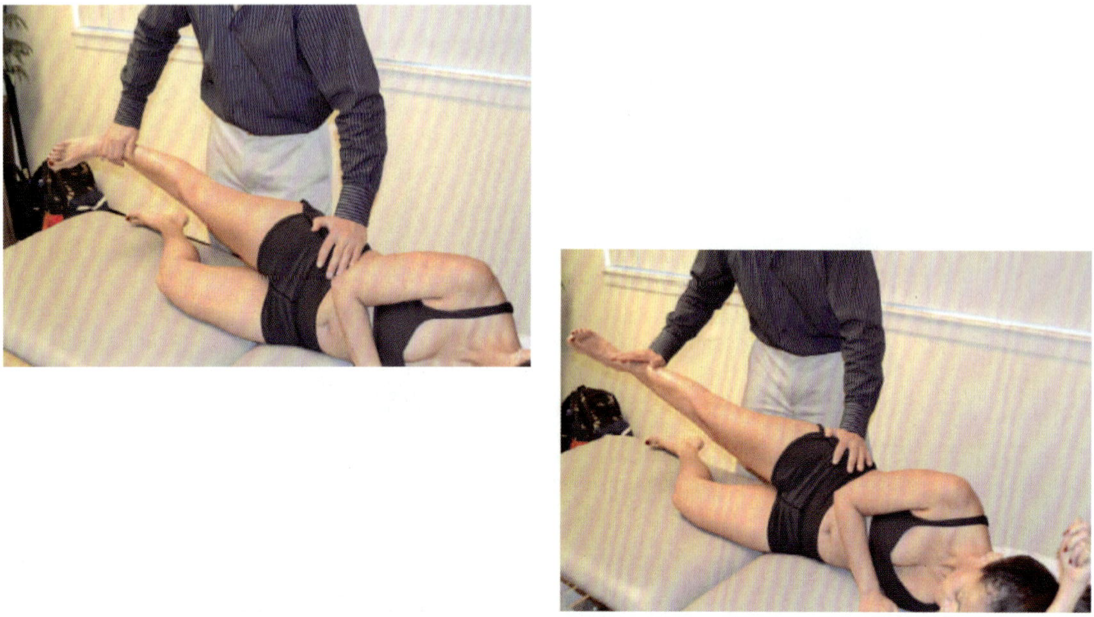

图 6–15 臀小肌和臀中肌肌肉测试。

试验与研究质量	描述与阳性结果	人群	参考标准	敏感性	特异性	+LR	–LR
臀小肌阻力测试时疼痛[18] ◆	按 Kendall 及同事描述的方法进行等长测试，疼痛则为阳性	40 例单侧髋关节外侧疼痛患者	MRI 证实的髋关节外侧韧带病变	0.47 (0.22, 0.73)	0.86 (0.42, 0.99)	3.27 (0.49, 21.70)	0.62 (0.37, 1.05)
臀小肌臀中肌阻力测试时疼痛[18] ◆				0.47 (0.22, 0.73)	0.86 (0.42, 0.99)	3.27 (0.49, 21.70)	0.62 (0.37, 1.05)
臀小肌臀中肌肌力减弱[18] ◆	按 Kendall 及同事描述的方法进行等长测试，小于 5 个症状或体征则为阳性			0.80 (0.51, 0.95)	0.71 (0.30, 0.95)	2.80 (0.85, 9.28)	0.28 (0.09, 0.86)
臀小肌肌力减弱[18] ◆				0.80 (0.51, 0.95)	0.57 (0.20, 0.88)	1.87 (0.76, 4.55)	0.35 (0.10, 1.19)
对抗阻力外展时疼痛[26] ◆	患者仰卧位，屈髋 45°，对抗阻力外展时大转子症状反复出现则为阳性	24 例髋部外侧疼痛及大转子压痛患者	MRI 证实的臀中肌肌腱撕裂	0.73	0.46	1.35	0.59
对抗阻力内旋时疼痛[26] ◆	患者仰卧位，患侧屈髋 45°并最大程度外旋，内旋时大转子症状反复出现则为阳性			0.55	0.69	1.77	0.65

Trendelenburg 试验的可靠性

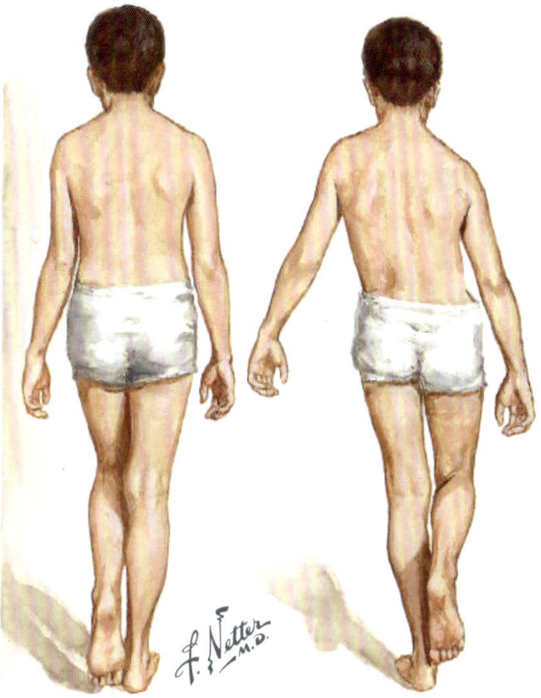

左：患者右侧正常髋关节表现为Trendelenburg 试验阴性。右：左侧髋关节表现为试验阳性。重量集中于患侧时，检测髋部下垂，提示左侧臀中肌肌力减弱。躯干向左移位是由于患者试图减少患侧生物机械应力以维持平衡。

图 6–16 Trendelenburg 试验。

试验与研究质量	描述与阳性结果	人群	检查者间可靠性
Trendelenburg 试验阳性[10] ◆	患者站立，一只脚抬离地面 10cm，检查者观察患者骨盆水平改变。骨盆在未支撑一侧下垂或躯干向站立腿一侧移位则为阳性	6 例髋关节 OA 患者	κ=0.36(标准化前) κ=0.06(标准化后)
Trendelenburg 试验阳性[26] ●	有两种测试方法。患侧单腿站立时测量骨盆偏移。走路时观察骨盆移动。站立及走路时骨盆的不正常移位则为阳性	24 例髋部外侧疼痛及大转子压痛患者	κ=0.67(0.27，1.08)

Trendelenburg 试验对于髋关节外侧韧带病变的诊断效用

试验与研究质量	描述与阳性结果	人群	参考标准	敏感性	特异性	+LR	−LR
Trendelenburg 试验阳性[18] ◆	患者站立时一脚抬离地面一段时间。患者无法将未站立一侧的骨盆抬高并维持 30s 则为阳性	40 例单侧髋部外侧疼痛患者	MRI 证实的髋关节外侧韧带病变	0.23 (0.05, 0.57)	0.94 (0.53, 1.00)	3.64 (0.20, 65.86)	0.82 (0.59, 1.15)
Trendelenburg 试验阳性[26] ◆	有两种测试方法。患侧单腿站立时测量骨盆偏移。走路时观察骨盆移动。站立及走路时骨盆不正常移位则为阳性	24 例髋部外侧疼痛及大转子压痛患者	MRI 证实的臀中肌肌腱撕裂	0.73	0.77	3.17	0.35

髂胫束长度测量的可靠性

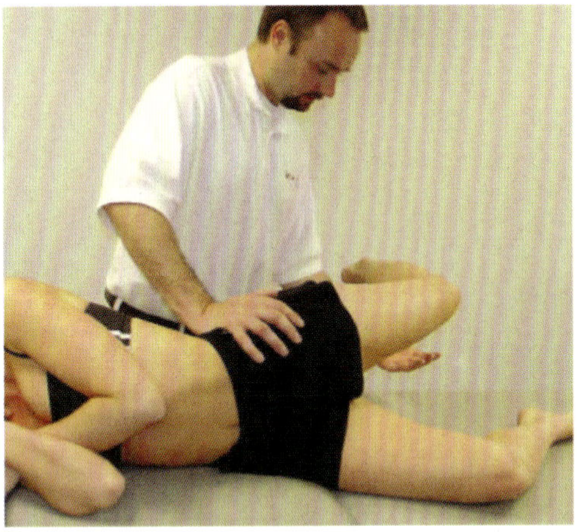

Ober 试验

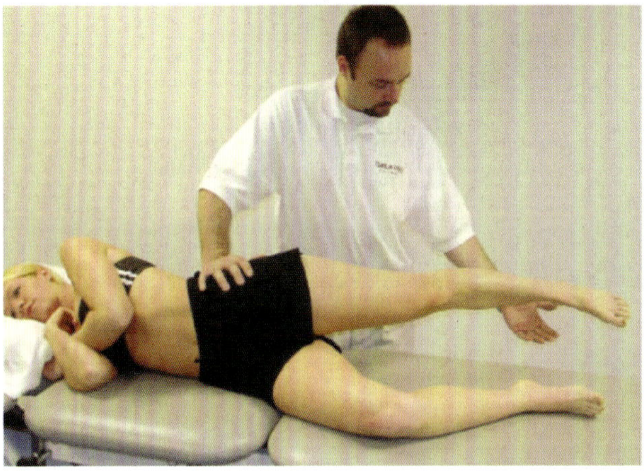

改良 Ober 试验

图 6-17 髂胫束长度测量。

试验与研究质量	描述与阳性结果	人群	检查者间可靠性
Ober 试验[10] ◆	患者侧卧位，被检腿在上，检查者屈膝 90°，外展及伸髋直至髋与躯干在一条线上。检查者让重力尽可能内收髋关节，无法内收至水平位置则为阳性	6 例髋关节 OA 患者	κ=0.38（标准化前） κ=0.80（标准化后）
Ober 试验[27] ●	将倾角仪置于大腿远端外侧测量髋内收角度，其余同上	30 例髌股疼痛综合征患者	检查者间 ICC=0.97（0.93，0.98）
Ober 试验[28] ◆		61 例无症状者	检查者本身 ICC=0.90
改良 Ober 试验[29] ●	被测腿膝关节完全伸直，其余同上	10 例膝关节前方疼痛患者	检查者间 ICC=0.73 检查者本身 ICC=0.94
改良 Ober 试验[29] ●		61 例无症状者	检查者本身 ICC=0.91

Thomas 试验诊断髋部屈肌挛缩的可靠性

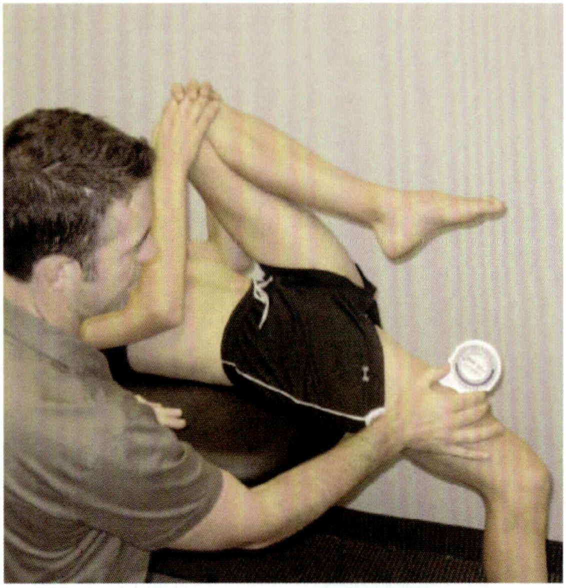

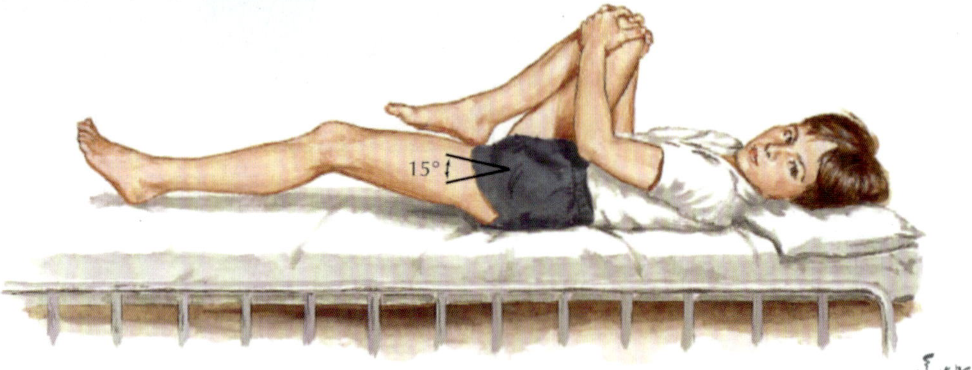

髋部屈肌挛缩在患者仰卧位时进行检查。屈曲健侧髋关节直至腰椎放平紧贴检查床。患侧无法完全伸直，此时记录屈曲角度

图 6–18　Thomas 试验。

试验与研究质量	描述与阳性结果	人群	检查者间可靠性
改良 Thomas 试验[30] ◆	患者尽可能坐在检查床边缘，双手抱住未测一侧大腿，患者向后平卧同时屈曲未测髋关节直至腰椎前凸消失。被测腿自然下垂于伸直位，此时用量角器或倾角仪测量角度	42 例无症状者	ICC=0.92（量角器） ICC=0.89（倾角仪）
Thomas 试验[10] ◆	患者仰卧屈曲双侧髋关节，维持一侧屈曲同时被检侧伸直。伸直的大腿无法碰到检查床则为阳性	6 例髋关节 OA 患者	κ=0.60（标准化前） κ=0.88（标准化后）

肌肉长度评估的可靠性

试验与研究质量	描述和阳性结果	人群	可靠性	
			检查者本身	检查者之间
屈膝掉落试验（内收肌）[24] ●	患者仰卧位，屈膝 90°，保持两脚并拢的情况下膝关节向两侧掉下。测量腓骨头到检查床的距离	29 例足球运动员	ICC(右/左)=0.90/0.89	ICC(右/左)=0.93/0.91
髋外旋肌[24] ●	患者俯卧位屈膝 90°，保持两脚并拢让双脚自由下落。检查者被动屈膝 90°。用倾角仪测量内旋角度		ICC(右/左)=0.97/0.96	ICC(右/左)=0.89/0.93
髋内旋肌[24] ●	患者仰卧，未测一侧屈髋，被测腿悬吊于检查床末端。用倾角仪测量被动外旋		ICC(右/左)=0.82/0.80	ICC(右/左)=0.64/0.77
髋部短伸肌[31] ●	患者仰卧，被动屈髋同时触诊同侧髂后上棘(PSIS)。髂后上棘向后运动时停止屈髋，以倾角仪测量	11 例无症状者	检查者本身 ICC=0.87	
髋部短屈肌[31] ●	患者仰卧，下肢置于底座，双髋屈曲，检查者缓慢放低被检侧，肢体停止运动时，以倾角仪测量		检查者本身 ICC=0.98	
髋外旋肌[31] ●	患者俯卧，检查者被动屈膝 90°同时触诊对侧髂后上棘，被动内旋肢体，骨盆旋转发生时，以倾角仪测量角度		检查者本身 ICC=0.99	
髋内旋肌[31] ●	检查者外旋肢体，其余同上		检查者本身 ICC=0.98	

肌肉长度评估的可靠性(续)

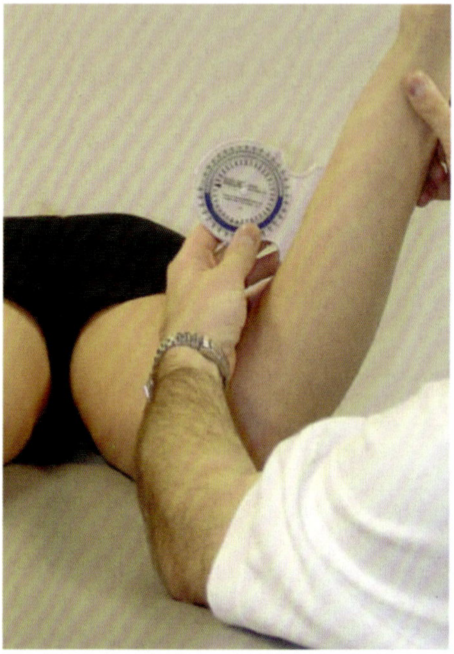

髋部外旋肌肉长度测量

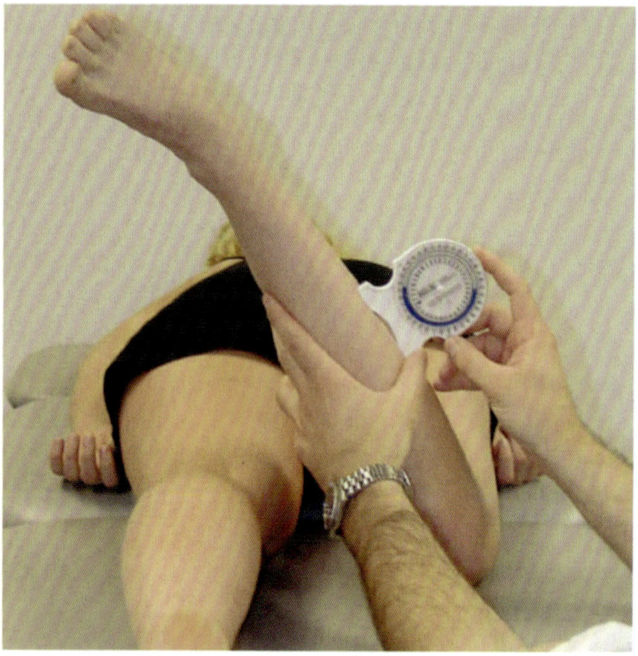

髋部内旋肌肉长度测量

图 6-19 以气泡倾角仪测量肌肉长度。

前方下台阶试验

前方下台阶试验[32]是一种用以评估下肢运动质量的功能试验，涉及负重应力和负重状态下肌肉控制。与良好运动能力的受试者相比，中等运动能力的受试者表现出髋外展肌力明显减弱、髋内收范围减小以及屈膝范围减小。

受试者站立于 20cm 的台阶上，受试侧肢体靠近台阶边缘。非受试侧的下肢在台阶前方，膝关节伸直，踝关节置于最大背伸位。嘱受试者躯干直立、手置于腰部，受试侧膝关节屈曲直至非受试侧的足跟触及地板。嘱受试者不要在非受试侧足跟施加重力，而且一旦非受试侧足跟触及地板，立即再次伸直膝关节，恢复到起始位置。检查者嘱受试者进行 5 个回合上述动作，累积得分 0~1 分被分类为运动质量良好，2~3 分被定义为运动质量中等，4 分以上被定义为运动质量较差。

标准	描述	评分
上臂动作	患者双手从腰部拿开（解释为重新建立平衡的过程）	1 分
躯干运动	患者向任意侧方倾斜躯干（解释为重建平衡的过程）	1 分
骨盆平面	与对侧相比，如果一侧骨盆在轴位旋转或者在冠状位抬高	1 分
膝关节位置（在本分类中仅得一分）	如果受试侧膝关节在冠状面上向内侧移动，胫骨结节虚拟垂线通过第二足趾，则得 1 分	1 分
	如果受试侧膝关节在冠状面上向内侧移动，胫骨结节虚拟垂线通过足内侧，则得 2 分	2 分
单侧步态维持稳定的能力	嘱受试者以非受试侧下肢支撑体重，或者以受试侧足运动	1 分

前方下台阶试验的可靠性

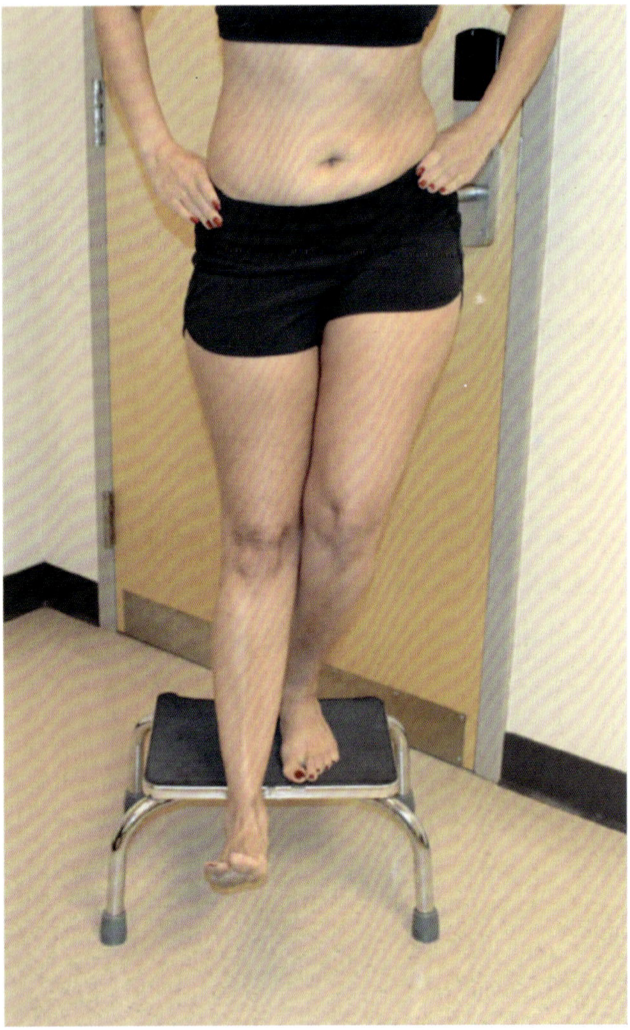

图 6-20 前方下台阶试验。

试验与研究质量	描述与阳性结果	人群	检查者间可靠性
前方下台阶试验[32] ◆	如前页所描述	26 例无症状女性受试者	κ=0.80(0.57, 1.00)

功能活动时疼痛的诊断效用

试验与研究质量	描述与阳性结果	人群	参考标准	敏感性	特异性	+LR	−LR
深蹲时后方疼痛[8] ◆	患者双腿分开20cm，躯干挺直，双手置于臀部，尽可能深蹲	78例单侧臀部、腹股沟或大腿前部疼痛患者	Kellgren 及 Lawrence 评分下X线所见的髋关节OA	0.24（0.09，0.48）	0.96（0.85，0.99）	6.1（1.5，25.6）	0.79（0.62，1.00）
高抬腿[20] ●	未特殊说明	21例骨盆带疼痛女性患者	PGP定义为： • 目前或最近有妊娠	0.29	1.0	未定义	0.71
单腿站立[20] ●			• 日常疼痛	0.35	0.67	1.1	0.97
弓步[20] ●			• 疼痛区域指向骨盆带关节区	0.44	0.83	2.6	0.68
从坐到立[20] ●			• 6个试验中1个或多个进行中发生疼痛[主动直腿抬高试验（ASLR），Gaenslen试验，骶髂压迫试验，骶髂牵拉试验，大腿冲击试验]	0.13	1.0	未定义	0.88
深蹲[20] ●				0.24	1.0	未定义	0.88

触诊时疼痛的可靠性

试验与研究质量	描述与阳性结果	人群	检查者间可靠性
转子压痛[10] ◆	患者仰卧位，对大转子施加足够的压力。发生疼痛则为阳性	6例髋关节OA患者	κ=0.40（标准化前） κ=0.68（标准化后）
转子压痛[33] ◆		70例髋部疼痛患者	κ=0.66（0.48，0.84）

触诊时疼痛对髋关节内疼痛的诊断效用

试验与研究质量	描述与阳性结果	人群	参考标准	敏感性	特异性	+LR	−LR
转子压痛[7] ◆	患者仰卧位，对大转子施加足够的压力。发生疼痛则为阳性	49例髋部疼痛的潜在手术患者	关节内麻醉−类固醇注射后关节内疼痛减少>50%	0.57（0.39，0.74）	0.45（0.27，0.65）	1.1（0.36，3.6）	0.93（0.49，1.8）

4 字试验(FABER 试验)的可靠性

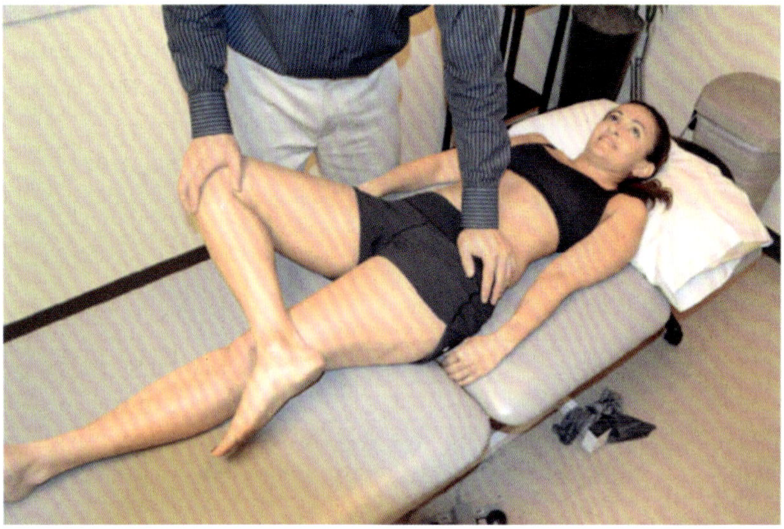

图 6-21 4 字试验。

试验与研究质量	描述与阳性结果	人群	检查者间可靠性
4 字试验[33] ◆	患者仰卧位,检查者屈曲、外展同时外旋患侧髋关节,使踝关节刚好置于对侧膝关节处。稳定住髂前上棘的同时,患侧腿向检查床降低直至最低位。如果产生症状则试验阳性	70 例髋部疼痛患者	检查者本身 κ=0.63 (0.43,0.83)
4 字试验[10] ◆	患者产生腹股沟疼痛则为阳性,其余同上	6 例髋关节 OA 患者	检查者之间 κ=0.78 (标准化前) κ=0.75(标准化后)
4 字试验[8] ●	倾角仪置于屈曲膝关节近端 2.5cm,其余同上	78 例单侧臀部、腹股沟或大腿前部疼痛患者	检查者本身 ICC=0.90(0.78~0.96)

4字试验(FABER试验)的诊断效用

试验与研究质量	描述与阳性结果	人群	参考标准	敏感性	特异性	+LR	-LR
4字试验[7] ◆	患者仰卧位,检查者屈曲,外展同时外旋患侧髋关节,使踝关节刚好置于对侧膝关节处。稳定住髂前上棘的同时,患侧腿向检查床降低直至最低位。如果产生症状则试验阳性	49例髋部疼痛的潜在手术患者	关节内麻醉-类固醇注射后关节内疼痛减少>50%	0.60 (0.41, 0.77)	0.18 (0.07, 0.39)	0.73 (0.50, 1.1)	2.2 (0.80, 6.0)
4字试验<60°[8] ◆	倾角仪置于屈曲膝关节近端2.5cm,其余同上	78例单侧臀部、腹股沟或大腿前部疼痛患者	Kellgren及Lawrence评分下X线片所见的髋关节OA	0.57 (0.34, 0.77)	0.71 (0.56, 0.82)	1.9 (1.1, 3.4)	0.61 (0.36, 1.00)

特殊检查对于诊断关节内病变的可靠性

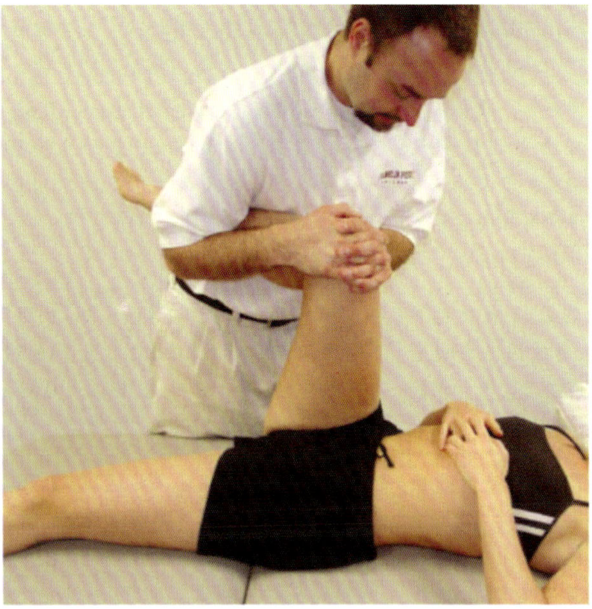

图 6–22 内旋屈曲轴向加压法。

试验与研究质量	描述与阳性结果	人群	检查者间可靠性
屈曲内旋内收撞击试验(FADIR 试验)[33] ◆	患者仰卧,检查者屈曲、内收同时内旋患侧髋关节。产生症状则试验阳性	70 例髋部疼痛患者	κ=0.58(0.29,0.87)
滚木试验[33] ◆	患者仰卧,大转子位于体表最突出位置,检查者双手置于患者大腿中分两侧,被动外旋每侧髋关节。有症状一侧最大外旋程度增加则试验阳性		κ=0.61(0.41,0.81)

特殊检查对于诊断关节内病变的诊断效用

试验与研究质量	描述与阳性结果	人群	参考标准	敏感性	特异性	+LR	-LR
内收时的冲刷试验导致髋部外侧或腹股沟疼痛[8] ◆	患者仰卧位，检查者被动屈曲患侧髋90°，后将膝关节往对侧肩部移动同时向股骨施加轴向负荷应力	78例单侧臀部、腹股沟或大腿前部疼痛患者	Kellgren及Lawrence评分下X线片所见的髋关节OA	0.62（0.39，0.81）	0.75（0.60，0.85）	2.4（1.4，4.3）	0.51（0.29，0.89）
FADIR撞击试验[8] ◆	患者仰卧，检查者屈曲，内收同时内旋患侧髋关节。产生症状则试验阳性	49例髋部疼痛的潜在手术患者	关节内麻醉-类固醇注射后关节内疼痛减少>50%	0.78（0.59，0.89）	0.10（0.03，0.29）	0.86（0.67，1.1）	2.3（0.52，10.4）
内旋屈曲轴向加压法[9] ●	患者仰卧，检查者屈曲并内旋髋关节，沿股骨施加轴向压力。疼痛激惹则考虑试验阳性	18例髋部疼痛患者	MRI证实的髋臼盂唇撕裂	0.75（0.19，0.99）	0.43（0.18，0.72）	1.32	0.58

髌骨–耻骨叩诊试验在诊断髋部骨折时的诊断效用

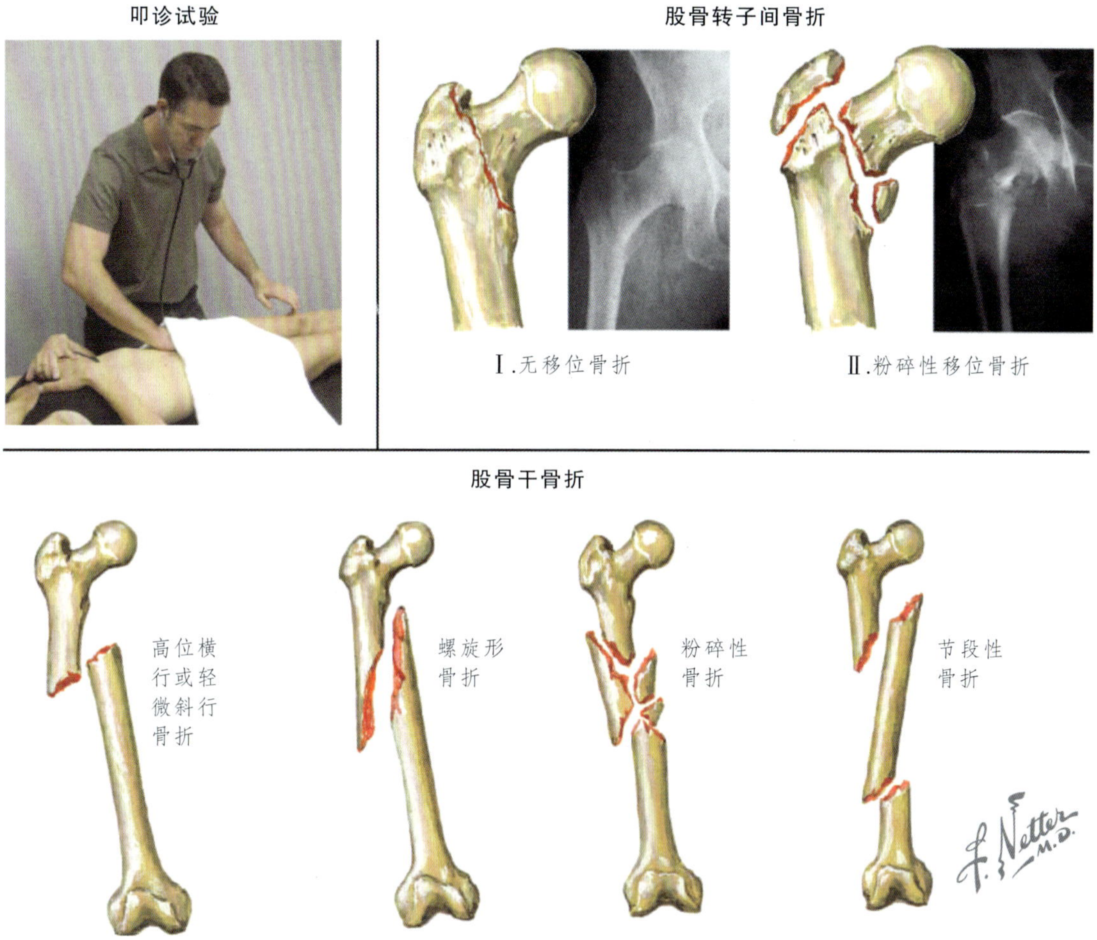

图 6–23　叩诊试验和髋部骨折。

试验与研究质量	描述与阳性结果	人群	参考标准	敏感性	特异性	+LR	–LR
髌骨–耻骨叩诊试验[34] ●	患者仰卧，检查者听诊耻骨联合的同时叩诊一侧髌骨。患侧声音传导减弱则试验阳性	290 例影像学怀疑的隐性髋部骨折	重复 X 线片、骨显像、MRI 或 CT 发现的髋部骨折	0.96 (0.87, 0.99)	0.86 (0.49, 0.98)	6.73	0.14
髌骨–耻骨叩诊试验[35] ●		41 例急诊室髋部外伤为主诉的患者	影像学发现的髋部骨折	0.94	0.96	21.6	0.07

平衡试验的可靠性

试验与研究质量	描述与阳性结果	人群	可靠性	
			检查者本身	检查者之间
四方走步试验[36] ◆	四根助步杖互为直角置于地板上，手柄朝外，这样形成四方形，受试者从角1开始，面向角2，其余试验以此类推。受试者双足移动以尽可能快的速度到达角2，然后移向角3，然后到角4，最后回到角1。再反向顺序回到初始点。时间记录到0.1秒	30例髋部关节炎的患者	ICC=0.83 (0.57,0.93)	ICC=0.86 (0.72,0.93)
台阶试验[36] ◆	15cm高的踏蹬，在其边上地板放置5cm宽的卡片，用以确定一个标准的起始位置。试验开始，受试者一腿直立，另一腿在踏凳和地板之间反复运动(例如，受试者将足部平放在踏凳上，然后放回地板)。在15秒内尽可能做最多的次数，而不移动站立腿。记录每侧肢体15秒内动作的总次数。如果受试者中间失去平衡，则试验得出结论，记录完成的次数和所用的时间		ICC=0.81 (0.42,0.93)	ICC=0.85 (0.71,0.93)
单腿站立时间[36] ◆	受试者手放在髋部，单腿站立，时间尽可能长，直至30秒。非站立侧髋关节置于中立位屈膝，这样足置于后侧，但不要触及站立腿。鼓励参加者注视前方1~3米处的固定目标。受试者移动或者手离开髋部、触及非站立侧的腿，或者用非站立的腿触及站立侧的腿。记录最长时间，直至30秒		ICC=0.82 (0.64,0.91)	ICC=0.89 (0.78,0.95)
前探试验[36] ◆	受试者从正常的放松步态开始，优势侧的上肢外侧朝上，但是不要碰到墙上，水平放置的尺在肩峰水平置于墙上。受试者以主力手握拳抬高至肩关节水平。尺子的第三个节点标记为初始位置。受试者对侧上肢置于侧方，双足站立于地板上，前伸上肢达到最大伸展3秒，但不失去平衡。沿着尺子触及的第三个节点为最终位置。经过三次试验，测量起始点和最终点的平均值，记录精确到毫米		ICC=0.68 (0.42,0.84)	ICC=0.68 (0.29,0.85)

检查的组合在诊断骨关节炎时的诊断效用

试验与研究质量	阳性试验数量	人群	参考标准	敏感性	特异性	+LR	−LR
深蹲加重症状 + 主动屈髋时髋关节外侧疼痛 + 内收时的冲刷试验导致髋部外侧或股沟疼痛 + 主动伸髋时疼痛 + 被动内旋≤25°[8] ◆	5/5	78 例单侧臀部、腹股沟或大腿前部疼痛患者	Kellgren 及 Lawrence 评分下 X 线所见的髋关节 OA	0.14 (0.04, 0.37)	0.98 (0.88, 1.0)	7.3 (1.1, 49.1)	0.87 (0.73, 1.1)
	≥4/5			0.48 (0.26, 0.70)	0.98 (0.88, 1.0)	24.3 (4.4, 142.1)	0.53 (0.35, 0.80)
	≥3/5			0.71 (0.48, 0.88)	0.86 (0.73, 0.94)	5.2 (2.6, 10.9)	0.33 (0.17, 0.66)
	≥2/5			0.81 (0.57, 0.94)	0.61 (0.46, 0.74)	2.1 (1.4, 3.1)	0.31 (0.13, 0.78)
	≥1/5			0.95 (0.74, 1.0)	0.18 (0.09, 0.31)	1.2 (0.99, 1.4)	0.27 (0.04, 2.0)

干预措施

对于原发性髋关节骨关节炎的临床预测原则可能会从物理治疗干预中获益

Wright 和同事[37]开发了一种临床预测原则来确认原发髋关节骨关节炎的患者能否从物理治疗干预中获益。他们的研究显示，如果 5 项中的 2 项试验为阳性(单侧髋关节疼痛，年龄≤58 岁，疼痛数字量化评分≥6/10，40 米自主行走评分≤25.9 秒，症状持续时间≤1 年)，则似然比(+LR)为 3.99(95% CI 2.66，4.48)，获得成功结果的可能性从 22%提高到 65%。

结果分析	评分及解读	重测可靠性	MCID
下肢功能量表(LEFS)	患者以李克特式五点量表法对20种日常功能活动进行评估,0分表示极度困难或无法完成活动,4分表示无困难。各项分数相加得出总分。总分为0~80,分数越低表示功能障碍程度越高	ICC=0.92[32] ●	9[33]
西安大略及McMaster大学骨关节炎指数(WOMAC)	WOMAC包括3个亚量表:疼痛(5项)、关节坚硬(2项)和运动功能(17项)。患者以数字分级对24项进行打分,0为无症状,10为严重症状。 或以李克特式五点量表法0~4分来打分。分数相加得出总分,分数越高则表示疼痛,关节僵硬及功能障碍程度越高	ICC=0.90[32] ●	6.7%有改进,12.9%更严重
数字疼痛分级(NPRS)	患者以11点量表(从0到10)评估疼痛程度,分数越高疼痛越重。经常以询问患者"现在的疼痛水平"及24小时内的"最小""最严重"以及"平均"疼痛水平进行评估	ICC=0.72[35] ●	2[36,37]

MCID,最小临床重要差异值。

髋及骨盆的可靠性研究认可度(QAREL)

	Martin 2008(2)[33]	Sutlive 2008[8]	Cibere 2008[10]	Pua 2008[11]	Cliborne 2004[12]	Holm 2000[13]	Klässbo 2003[14]	Lin 2001[15]	Malliaras 2009[24]	Bird 2001[26]
1. 研究样本是否代表作者计划将试验应用的目标人群?	Y	Y	Y	Y	Y	Y	Y	Y	Y	Y
2. 研究评估者是否能代表作者想要将该试验应用的对象?	Y	Y	Y	Y	Y	Y	Y	Y	Y	U
3. 研究中,研究者之间对研究结果是盲的吗?	Y	Y	Y	N/A	N/A	N/A	N/A	N/A	Y	N/A
4. 研究者在评估过程中,对其前期研究结果是盲的吗?	N/A	N/A	N/A	U	Y	U	U	U	U	Y
5. 研究者对所评估的目标疾病(或变量)的参考标准是盲的吗?	N/A	Y	N/A	N/A	N/A	N/A	Y	N/A	N/A	U
6. 研究者对不想作为试验过程或研究设计目的的临床信息是盲的吗?	Y	U	U	U	U	U	U	U	U	Y
7. 研究者对于非本试验的相关因素是盲的吗?	U	U	U	U	U	U	U	U	U	U
8. 检查顺序可变吗?	N	U	Y	U	Y	Y	U	U	Y	U
9. 重复试验的时间间隔中,所测量的目标变量是稳定的吗?或者理论上是稳定的吗?	Y	Y	Y	Y	Y	U	Y	Y	Y	N
10. 该试验是否应用正确或者被合理解释?	Y	Y	Y	Y	Y	Y	Y	Y	Y	Y
11. 统计学方法的应用是否合理?	Y	Y	Y	Y	Y	Y	Y	Y	Y	Y
质量总结分级	◆	●	◆	●	◆	●	●	●	●	●

Y=是,N=否,U=不确定,N/A=不适用。◆高质量(Y−N=9~11)●一般质量(Y−N=6~8)■低质量(Y−N≤5)

髋及骨盆的可靠性研究认可度(QAREL)(续)

	Piva 2006[27]	Reese 2003[28]	Melchione 1993[29]	Clapis 2008[30]	Bullock-Saxton 1994[31]	Pua 2009[38]	Li 2007[41]	Bieler 2014[25]	Krause 2014[16]	Choi 2014[36]	Park 2013[32]
1. 研究样本是否代表作者计划将试验应用的目标人群?	Y	Y	Y	Y	Y	Y	Y	Y	Y	Y	Y
2. 研究评估者是否能代表作者想要将该试验应用的对象?	Y	Y	Y	Y	Y	Y	Y	Y	Y	Y	Y
3. 研究中,研究者之间对研究结果是盲的吗?	Y	N/A	Y	Y	N/A	N/A	N/A	N/A	Y	Y	Y
4. 研究者在评估过程中，对其前期研究结果是盲的吗?	N/A	Y	Y	N/A	U	Y	N	Y	Y	Y	N/A
5. 研究者对所评估的目标疾病(或变量)的参考标准是盲的吗?	N/A	N/A	N/A	N/A	N/A	N/A	N/A	N/A	N/A	N/A	N/A
6. 研究者对不想作为试验过程或研究设计目的的临床信息是盲的吗?	U	U	U	U	U	U	U	U	U	U	U
7. 研究者对于非本试验的相关因素是盲的吗?	U	U	U	U	U	U	U	U	U	U	U
8. 检查顺序可变吗?	N	Y	U	Y	N	U	U	N	Y	Y	N/A
9. 重复试验的时间间隔中，所测量的目标变量是稳定的吗? 或者理论上是稳定的吗?	Y	Y	Y	Y	Y	Y	Y	Y	Y	Y	Y
10. 该试验是否应用正确或者被合理解释?	Y	Y	Y	Y	Y	Y	Y	Y	Y	Y	Y
11. 统计学方法的应用是否合理?	Y	Y	Y	Y	Y	Y	Y	Y	Y	Y	Y
质量总结分级	●	◆	●	◆	●	●	●	●	◆	◆	◆

Y=是,N=否,U=不确定,N/A=不适用。◆高质量(Y-N=9~11)●一般质量(Y-N=6~8)■低质量(Y-N≤5)

髋及骨盆的诊断学质量评估(QUADAS)

	Altman 1991[3]	Adams 1997[35]	Birrell 2001[19]	Bird 2001[26]	Castelein 2001[23]	Joe 2002[21]	Jari 2002[22]	Fishman 2002[6]	Tiru 2002[34]	Narvani 2003[9]	Cook 2007[20]	Martin 2008[7]	Sutlive 2008[8]	Woodley 2008[18]
1. 病例谱是否包含了各种病例及易混淆的疾病病例?	U	U	Y	Y	Y	N	Y	U	Y	Y	Y	Y	Y	Y
2. 研究对象的选择标准是否明确?	N	N	Y	Y	Y	N	Y	U	Y	U	Y	Y	Y	Y
3. 参考标准是否能准确区分有病无病状态?	U	Y	Y	Y	Y	Y	Y	U	Y	Y	Y	Y	Y	Y
4. 参考标准和待评价试验检测的间隔时间是否足够短,以避免出现疾病病情的变化?	U	U	Y	U	U	U	U	Y	U	N	U	U	Y	Y
5. 是否所有的样本或随机选择的样本均接受了参考标准试验?	Y	Y	Y	Y	Y	Y	Y	Y	Y	Y	Y	Y	Y	Y
6. 是否所有病例无论待评价试验的结果如何,都接受了相同的参考标准试验?	Y	Y	Y	Y	Y	Y	Y	Y	Y	Y	Y	Y	Y	Y
7. 参考标准试验是否独立于待评价试验(即待评价试验不包含在参考标准中)?	U	Y	Y	Y	Y	Y	Y	U	Y	Y	N	Y	Y	Y
8. 待评价试验的操作是否描述得足够清楚且可进行重复?	N	Y	Y	Y	N	U	Y	Y	Y	U	N	Y	Y	N
9. 参考标准试验的操作是否描述得足够清楚且可进行重复?	N	U	Y	Y	Y	Y	Y	Y	U	Y	Y	Y	Y	Y
10. 待评价试验的结果判读是否是在不知晓参考标准试验结果的情况下进行的?	U	Y	Y	Y	U	Y	U	U	U	U	U	U	Y	Y
11. 参考标准试验的结果判读是否是在不知晓待评价试验结果的情况下进行的?	Y	U	U	Y	U	U	U	U	U	U	U	U	Y	Y
12. 当解释试验结果时可获得的临床资料是否与实际应用中可获得的临床资料一致?	U	U	Y	Y	Y	Y	U	Y	U	U	U	U	Y	Y
13. 是否报告了难以解释或中间状态的试验结果?	Y	U	U	Y	U	Y	Y	U	Y	Y	Y	Y	Y	Y
14. 对退出研究的病例是否进行解释?	Y	U	U	Y	Y	Y	Y	U	Y	Y	Y	Y	Y	Y
质量总结分级	●	●	◆	◆	●	●	◆	●	●	●	●	◆	◆	◆

Y=是,N=否,U=不确定。◆高质量(Y-N=10~14)●一般质量(Y-N=5~9)■低质量(Y-N≤4)

1. Hertling D, Kessler RM. *Management of Common Musculoskeletal Disorders: Physical Therapy Principles and Methods*. 3rd ed. Philadelphia: Lippincott; 1996.
2. Pecina MM, Bojanic I. *Overuse Injuries of the Musculoskeletal System*. Boca Raton, Florida: CRC Press; 1993.
3. Altman R, Alarcon G, Appelrouth D, et al. The American College of Rheumatology criteria for the classification and reporting of osteoarthritis of the hip. *Arthritis Rheum*. 1991;34:505-514.
4. Hartley A. *Practical Joint Assessment*. St Louis: Mosby; 1995.
5. Clohisy JC, Knaus ER, Hunt DM, et al. Clinical presentation of patients with symptomatic anterior hip impingement. *Clin Orthop Relat Res*. 2009;467: 638-644.
6. Fishman LM, Dombi GW, Michaelsen C, et al. Piriformis syndrome: diagnosis, treatment, and outcome—a 10-year study. *Arch Phys Med Rehabil*. 2002;83: 295-301.
7. Martin RL, Irrgang JJ, Sekiya JK. The diagnostic accuracy of a clinical examination in determining intra-articular hip pain for potential hip arthroscopy candidates. *Arthroscopy*. 2008;24:1013-1018.
8. Sutlive TG, Lopez HP, Schnitker DE, et al. Development of a clinical prediction rule for diagnosing hip osteoarthritis in individuals with unilateral hip pain. *J Orthop Sports Phys Ther*. 2008;38:542-550.
9. Narvani AA, Tsiridis E, Kendall S, et al. A preliminary report on prevalence of acetabular labrum tears in sports patients with groin pain. *Knee Surg Sports Traumatol Arthrosc*. 2003;11:403-408.
10. Cibere J, Thorne A, Bellamy N, et al. Reliability of the hip examination in osteoarthritis: effect of standardization. *Arthritis Rheum*. 2008;59:373-381.
11. Pua YH, Wrigley TV, Cowan SM, Bennell KL. Intrarater test-retest reliability of hip range of motion and hip muscle strength measurements in persons with hip osteoarthritis. *Arch Phys Med Rehabil*. 2008;89:1146-1154.
12. Cliborne AV, Wainner RS, Rhon DI, et al. Clinical hip tests and a functional squat test in patients with knee osteoarthritis: reliability, prevalence of positive test findings, and short-term response to hip mobilization. *J Orthop Sports Phys Ther*. 2004;34: 676-685.
13. Holm I, Bolstad B, Lutken T, et al. Reliability of goniometric measurements and visual estimates of hip ROM in patients with osteoarthrosis. *Physiother Res Int*. 2000;5:241-248.
14. Klässbo M, Harms-Ringdahl K, Larsson G. Examination of passive ROM and capsular patterns in the hip. *Physiother Res Int*. 2003;8:1-12.
15. Lin YC, Davey RC, Cochrane T. Tests for physical function of the elderly with knee and hip osteoarthritis. *Scand J Med Sci Sports*. 2001;11:280-286.
16. Krause DA, Hollman JH, Krych AJ, et al. Reliability of hip internal rotation range of motion measurement using a digital inclinometer. *Knee Surg Sports Traumatol Arthrosc*. 2014;[Epub ahead of print].
17. Bijl D, Dekker J, van Baar ME, et al. Validity of Cyriax's concept capsular pattern for the diagnosis of osteoarthritis of hip and/or knee. *Scand J Rheumatol*. 1998;27:347-351.
18. Woodley SJ, Nicholson HD, Livingstone V, et al. Lateral hip pain: findings from magnetic resonance imaging and clinical examination. *J Orthop Sports Phys Ther*. 2008;38:313-328.
19. Birrell F, Croft P, Cooper C, et al. Predicting radiographic hip osteoarthritis from range of movement. *Rheumatology (Oxford)*. 2001;40:506-512.
20. Cook C, Massa L, Harm-Ernandes I, et al. Interrater reliability and diagnostic accuracy of pelvic girdle pain classification. *J Manipulative Physiol Ther*. 2007; 30:252-258.
21. Joe G, Kovacs J, Miller K, et al. Diagnosis of avascular necrosis of the hip in asymptomatic HIV-infected patients: clinical correlation of physical examination with magnetic resonance imaging. *J Back Musculoskeletal Rehabil*. 2002;16:135-139.
22. Jari S, Paton RW, Srinivasan MS. Unilateral limitation of abduction of the hip. A valuable clinical sign for DDH? *J Bone Joint Surg Br*. 2002;84: 104-107.
23. Castelein RM, Korte J. Limited hip abduction in the infant. *J Pediatr Orthop*. 2001;21:668-670.
24. Malliaras P, Hogan A, Nawrocki A, et al. Hip flexibility and strength measures: reliability and association with athletic groin pain. *Br J Sports Med*. 2009; 43(10):739-744.
25. Bieler T, Magnusson SP, Kjaer M, Beyer N. Intra-rater reliability and agreement of muscle strength, power and functional performance measures in patients with hip osteoarthritis. *J Rehabil Med*. 2014; 46(10):997-1005.
26. Bird PA, Oakley SP, Shnier R, Kirkham BW. Prospective evaluation of magnetic resonance imaging and physical examination findings in patients with greater trochanteric pain syndrome. *Arthritis Rheum*. 2001;44:2138-2145.
27. Piva SR, Fitzgerald K, Irrgang JJ, et al. Reliability of measures of impairments associated with patellofemoral pain syndrome. *BMC Musculoskelet Disord*. 2006;7:33.
28. Reese NB, Bandy WD. Use of an inclinometer to measure flexibility of the iliotibial band using the Ober test and the modified Ober test: differences in magnitude and reliability of measurements. *J Orthop Sports Phys Ther*. 2003;33:326-330.
29. Melchione WE, Sullivan MS. Reliability of measurements obtained by use of an instrument designed to indirectly measure iliotibial band length. *J Orthop Sports Phys Ther*. 1993;18:511-515.

30. Clapis PA, Davis SM, Davis RO. Reliability of inclinometer and goniometric measurements of hip extension flexibility using the modified Thomas test. *Physiother Theory Pract.* 2008;24:135-141.
31. Bullock-Saxton JE, Bullock MI. Repeatability of muscle length measures around the hip. *Physiother Can.* 1994;46:105-109.
32. Park K-M, Cynn H-S, Choung S-D. Musculoskeletal predictors of movement quality for the forward step-down test in asymptomatic women. *J Orthop Sports Phys Ther.* 2013;43(7):504-510.
33. Martin RL, Sekiya JK. The interrater reliability of 4 clinical tests used to assess individuals with musculoskeletal hip pain. *J Orthop Sports Phys Ther.* 2008;38(2):71-77.
34. Tiru M, Goh SH, Low BY. Use of percussion as a screening tool in the diagnosis of occult hip fractures. *Singapore Med J.* 2002;43:467-469.
35. Adams SL, Yarnold PR. Clinical use of the patellar-pubic percussion sign in hip trauma. *Am J Emerg Med.* 1997;15:173-175.
36. Choi YM, Dobson F, Martin J, et al. Interrater and intrarater reliability of common clinical standing balance tests for people with hip osteoarthritis. *Phys Ther.* 2014;94(5):696-704.
37. Wright AA, Cook CE, Flynn TW, et al. Predictors of response to physical therapy intervention in patients with primary hip osteoarthritis. *Phys Ther.* 2011; 91(4):510-524.
38. Pua YH, Cowan SM, Wrigley TV, Bennell KL. The Lower Extremity Functional Scale could be an alternative to the Western Ontario and McMaster Universities Osteoarthritis Index physical function scale. *J Clin Epidemiol.* 2009;62(10): 1103-1111.
39. Binkley JM, Stratford PW, Lott SA, Riddle DL. The Lower Extremity Functional Scale (LEFS): scale development, measurement properties, and clinical application. North American Orthopaedic Rehabilitation Research Network. *Phys Ther.* 1999;79: 371-383.
40. Angst F, Aeschlimann A, Stucki G. Smallest detectable and minimal clinically important differences of rehabilitation intervention with their implications for required sample sizes using WOMAC and SF-36 quality of life measurement instruments in patients with osteoarthritis of the lower extremities. *Arthritis Rheum.* 2001;45:384-391.
41. Li L, Liu X, Herr K. Postoperative pain intensity assessment: a comparison of four scales in Chinese adults. *Pain Med.* 2007;8:223-234.
42. Farrar JT, Berlin JA, Strom BL. Clinically important changes in acute pain outcome measures: a validation study. *J Pain Symptom Manage.* 2003;25: 406-411.
43. Farrar JT, Portenoy RK, Berlin JA, et al. Defining the clinically important difference in pain outcome measures. *Pain.* 2000;88:287-294.

膝关节 第7章

临床总结与建议	324
解剖	325
骨	325
关节	326
韧带	327
肌肉	330
神经	333
病史	336
基于病史的初步诊断	336
对膝关节骨关节炎患者评估主观问题的可靠性	337
症状对诊断半月板撕裂的可靠性	338
症状对半月板撕裂的诊断效用	339
病史对渗出、半月板及内侧副韧带撕裂的诊断效用	340
体格检查试验	341
筛查	341
活动度	346
肌力评估	350
肌肉长度评估	351
骨性力线评估	352
触诊	360
特殊检查	362
联合试验	376
干预措施	380
结果分析	384
附录	385
参考文献	393

病史	
问题	• 膝关节疼痛的主观主诉的效能目前知之甚少。没有自我感觉的膝关节肿胀在排除膝关节渗出时有帮助。同样,没有“受伤时处于负重状态”的情况可以协助排除半月板撕裂(两者–LR=0.40)
体格检查	
筛查	• 渥太华膝关节准则对成人及儿童的筛查都有很高的敏感性。患者小于55岁,能负重且能屈膝90°,髌骨或腓骨头无压痛时,医生可以很自信地排除膝关节骨折(–LR=0.05~0.07)
活动度及肌力评估	• 膝关节活动度(ROM)的测量非常可靠,但是目前诊断效用不明。然而,活动度检查时的“末端感觉”非常不可靠,特别是不同检查者之间 • 手动肌力测试(MMT)进行肌力评估时能准确地发现一侧到另一侧的膝关节伸直肌力下降,至少能在急性康复医院的患者身上准确发现
特殊检查	• 多篇包括Meta分析的系统综述对膝关节特殊检查进行了评估 • 在诊断及排除半月板撕裂时,“关节缝压痛”及回旋挤压试验有很稳定的诊断效用。近来,Thessaly试验在诊断及排除半月板撕裂时非常有用。(+LR=1.79~39.3,–LR=0.08~0.73) • 前抽屉试验和轴移试验能够很好地鉴别前交叉韧带(ACL)撕裂(+LR=1.5~36.5),Lachman试验是排除ACL撕裂的最佳方式(–LR=0.10~0.24) • 内翻和外翻测试虽然不是特别可靠,但在排除内侧副韧带(MCL)撕裂时较为有用(–LR=0.20~0.30) • “髌骨移动恐惧试验”在诊断和排除髌骨不稳时都有很好的诊断效用(+LR=8.3,–LR=0)
联合发现	• 总的来说,临床检查和(或)不同的发现在诊断和排除不同的膝关节病变时都很有用,包括半月板撕裂、前交叉韧带撕裂及有症状的皱襞 • 出现关节线疼痛和Mc Murray试验阳性,对于诊断和排除半月板撕裂都显示出较好的诊断效用(+LR=10.1~75,–LR=0.10~0.25) • 出现关节线疼痛和Thessaly试验阳性对于诊断和排除半月板撕裂都显示出较好的诊断效用(+LR=11.6~78,–LR=0.08~0.22)
干预措施	• 对于髌股关节疼痛综合征患者来说,组合因素[年龄>25岁,身高<65英寸(1英寸=2.54cm),疼痛视觉模拟量表评分<53mm,负重和非负重状态下中足的宽度变化>11mm)能预测足部矫形器的良好反应(4个因素出现3个,+LR=8.8) • 同样,一些因素可预测那些膝关节骨关节炎(OA)患者能从髋关节运动疗法获益

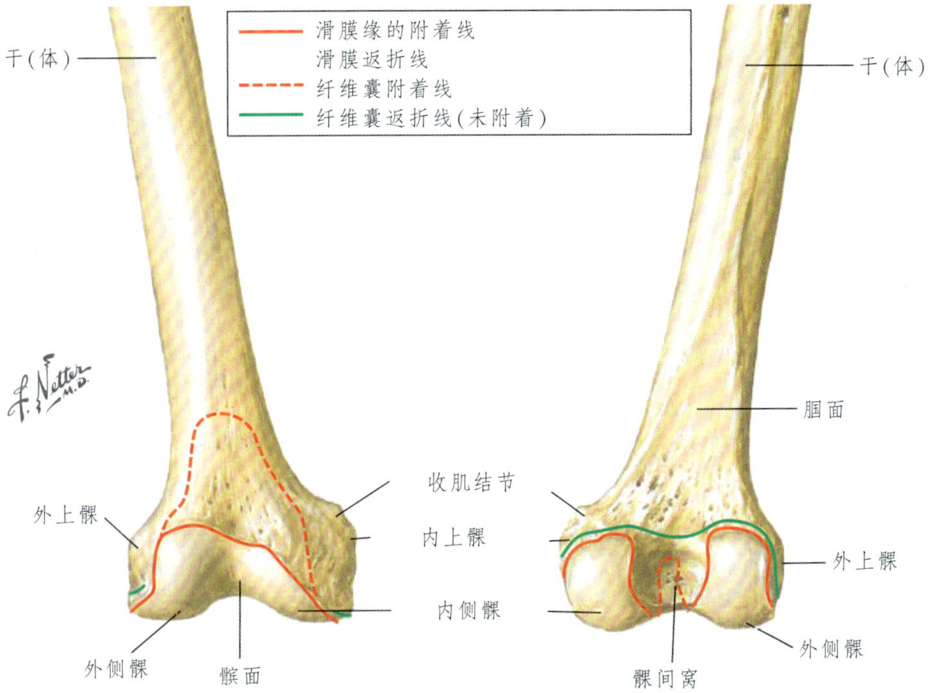

图 7-1 股骨。

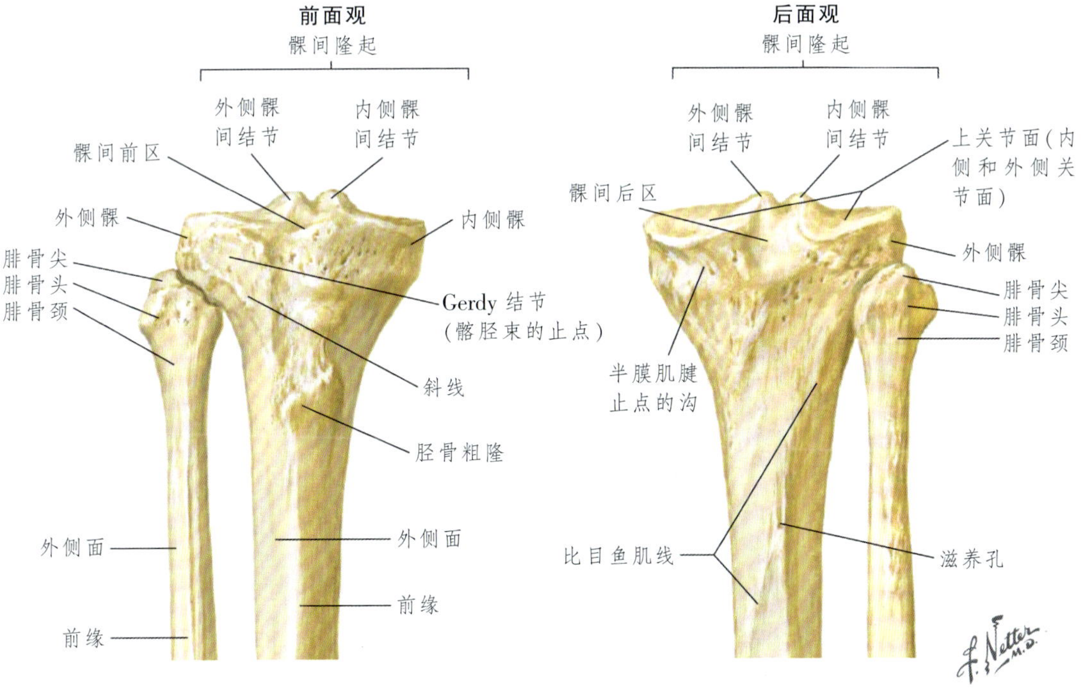

图 7-2 胫腓骨。

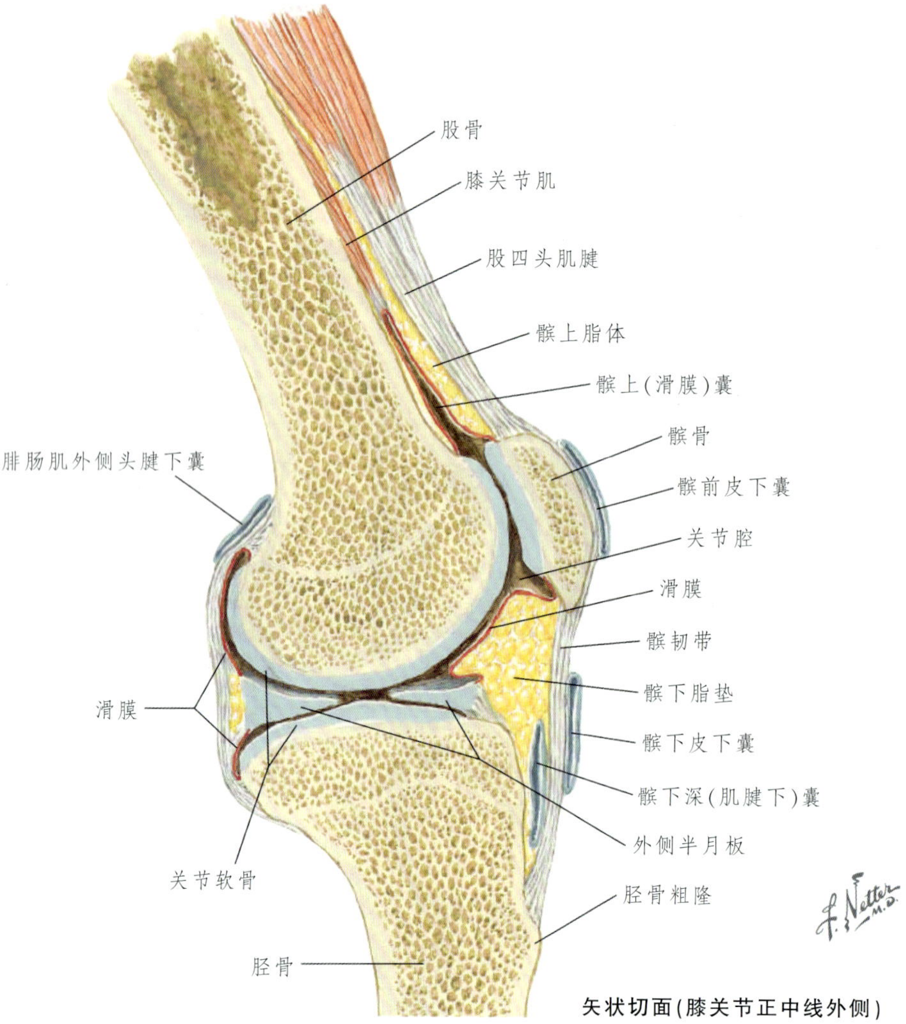

图 7-3 膝关节矢状面观。

关节	类型和分类	紧张位	关节囊形态
胫股关节	双椭球关节	完全伸直	屈曲时限制大于伸直
上胫腓关节	滑膜关节:平面关节	未报道	未报道
髌股关节	滑膜关节:平面关节	完全屈曲	未报道

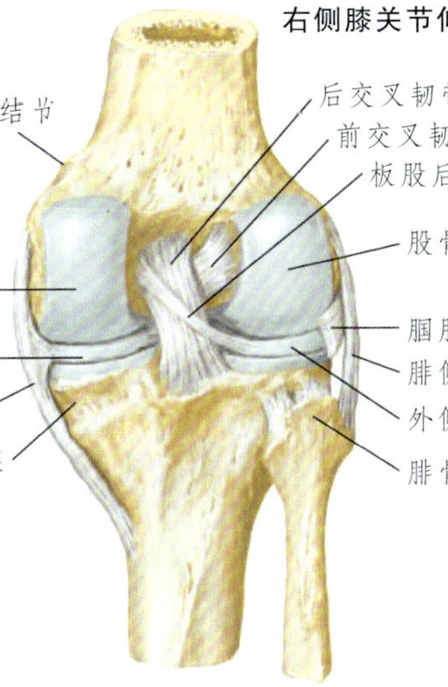

图 7-4 膝关节后方韧带。

韧带	附着点	功能
板股后韧带	外侧半月板到后交叉韧带(PCL)及股骨内侧髁	加固外侧半月板后方附着
腘斜韧带	胫骨内侧髁后方到纤维囊后方	加固关节囊后部
腘弓状韧带	腓骨头后方跨过腘肌腱到后方关节囊	加固关节囊后部
腓骨头后韧带	腓骨头后方到胫骨外侧髁下方	加固后关节囊
前交叉韧带	胫骨平台髁间前方到股骨外侧髁后内侧	防止股骨相对胫骨的后方移动及胫骨相对股骨的前方移动
后交叉韧带	胫骨平台髁间后方到股骨内侧髁前外侧	防止股骨相对胫骨的前方移动及胫骨相对股骨的后方移动
腓侧副韧带	股骨外上髁到腓骨头外侧	使膝关节免受内翻应力
胫侧副韧带	股骨内上髁到胫骨内侧髁	使膝关节免受外翻应力
膝横韧带	半月板前缘	允许半月板在膝关节活动时能同步运动

右侧膝关节:后面观

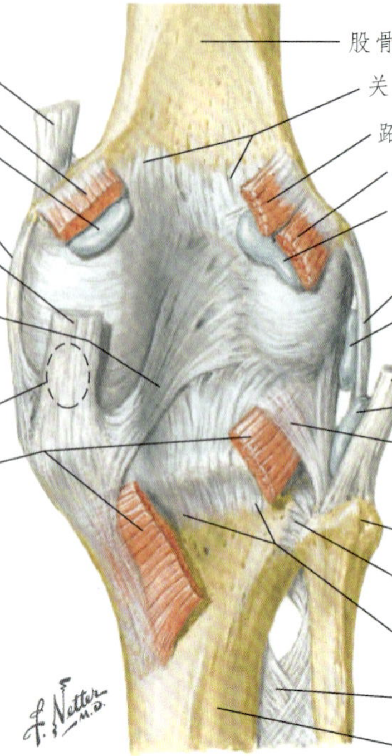

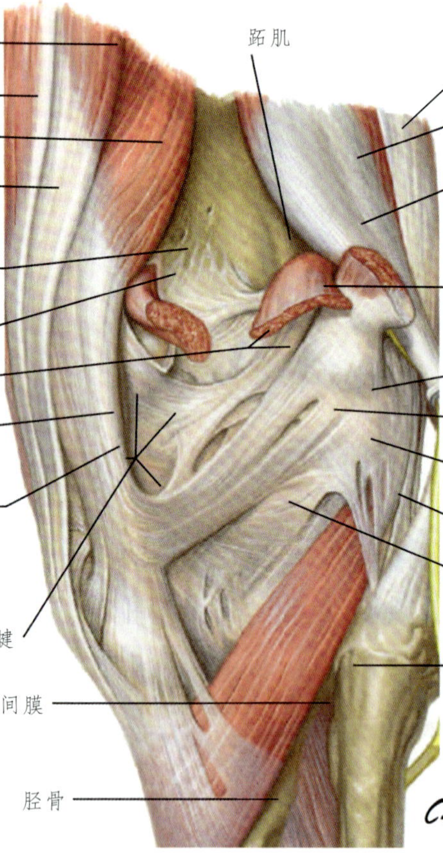

图 7–5 膝关节后方韧带。

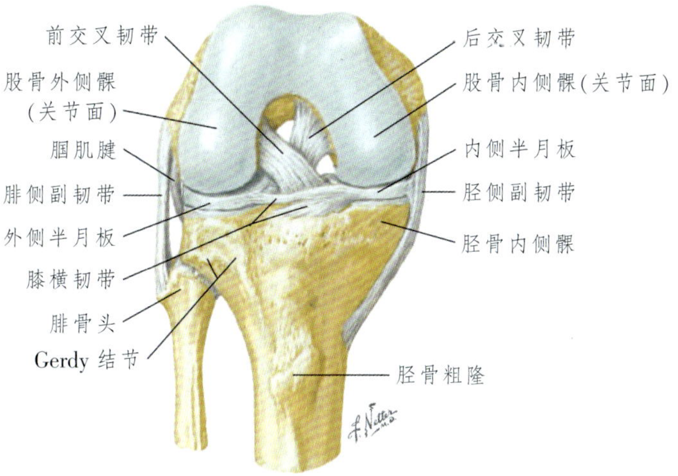

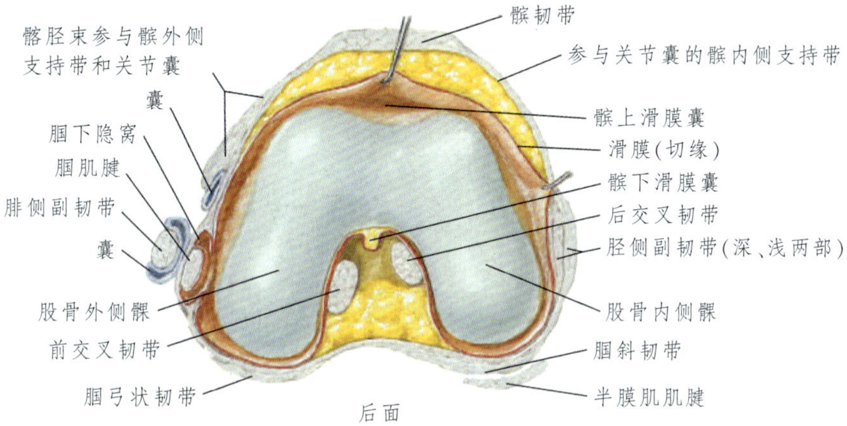

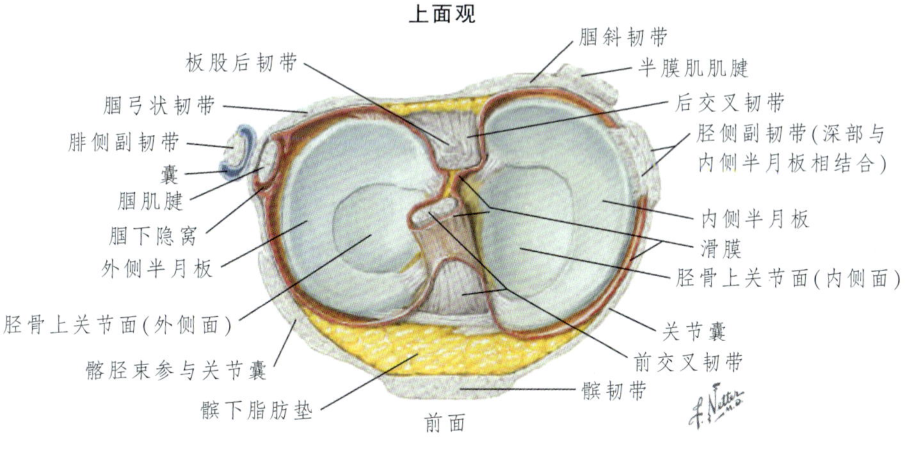

图 7-6　膝关节下方、前方及上方韧带。

肌肉	近端附着点	远端附着点	神经节段水平	动作
股四头肌 股直肌	髂前下棘和髋臼上方	髌骨基底，通过髌韧带联接胫骨结节	股神经(L2,L3,L4)	伸膝；腹直肌同时能屈髋和稳定股骨头
股外侧肌	股骨大转子与粗线			
股内侧肌	股骨粗隆间线和粗线			
股中间肌	股骨前外侧			
膝关节肌	股骨前下方	膝关节的滑膜	股神经(L3,L4)	膝关节伸直过程中，滑膜牵拉位于膝上方防止膜受压
腘绳肌 半膜肌	坐骨结节	胫骨近端内侧面	坐骨神经胫支(L4,L5,S1,S2)	屈曲、内旋膝关节，伸展、内旋髋部
半腱肌	坐骨结节	胫骨内侧髁的下方		
股二头肌 短头	粗线和股骨髁上线近2/3端外侧	腓骨头外侧和胫骨外侧髁	坐骨神经腓支(L5,S1,S2)	屈曲、外旋膝关节
长头	坐骨结节		坐骨神经胫支(L5,S1~S3)	屈曲、外旋膝关节，伸展、外旋髋部
股薄肌	耻骨体和耻骨下支	胫骨近端内侧面	闭孔神经(L2,L3)	内收髋部，屈曲、内旋膝关节
缝匠肌	髂前上棘和髂嵴前部	胫骨上内侧面	股神经(L2,L3)	屈曲、外展和外旋髋部，屈曲膝关节
腓肠肌 外侧头 内侧头	股骨外侧髁 股骨内侧髁的上方	跟骨后部	胫神经(S1,S2)	屈踝关节，屈膝
腘肌	股骨外侧髁和外侧半月板	胫骨后部，比目鱼肌上方	胫神经(L4,L5,S1)	轻微屈膝，解锁膝关节
跖肌	股骨外侧髁上线和腘斜韧带	跟骨后部	胫神经(S1,S2)	轻微屈膝，屈踝关节

右侧膝关节展位

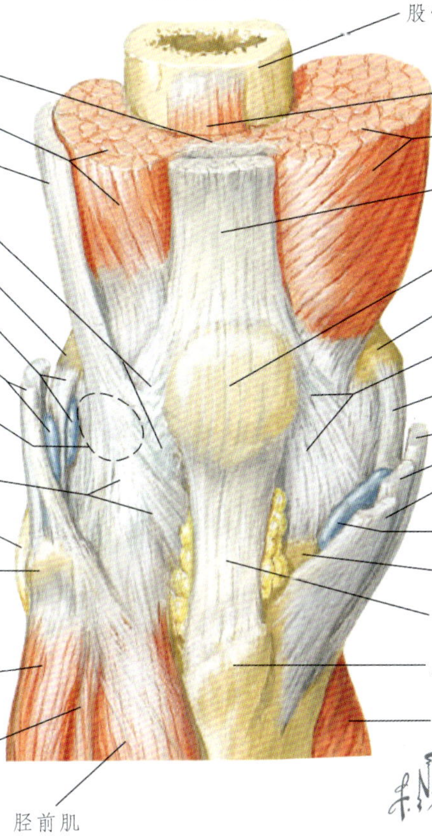

右腿

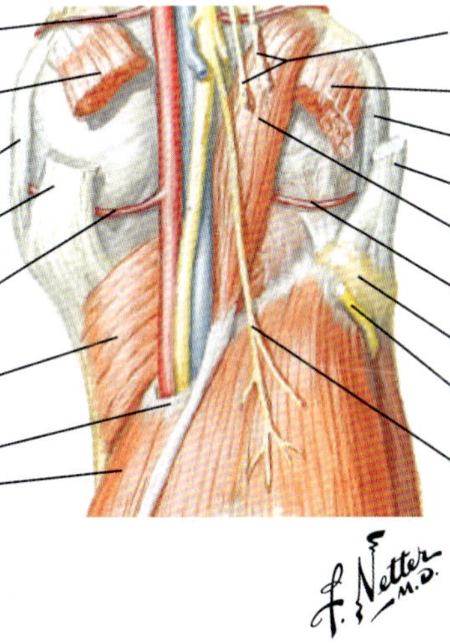

图 7–7　膝前部和后部肌肉。

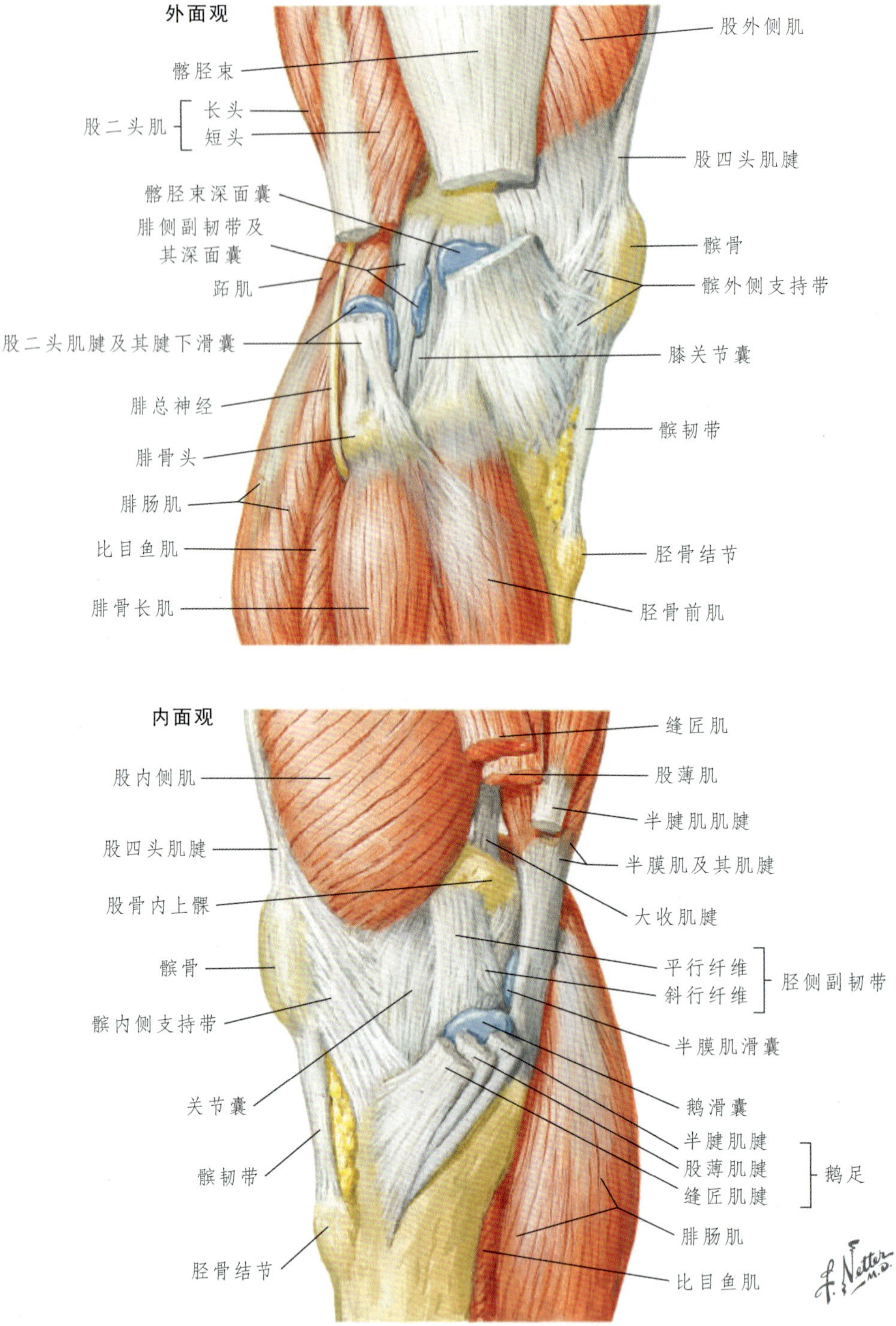

图 7-8 膝内侧肌和外侧肌。

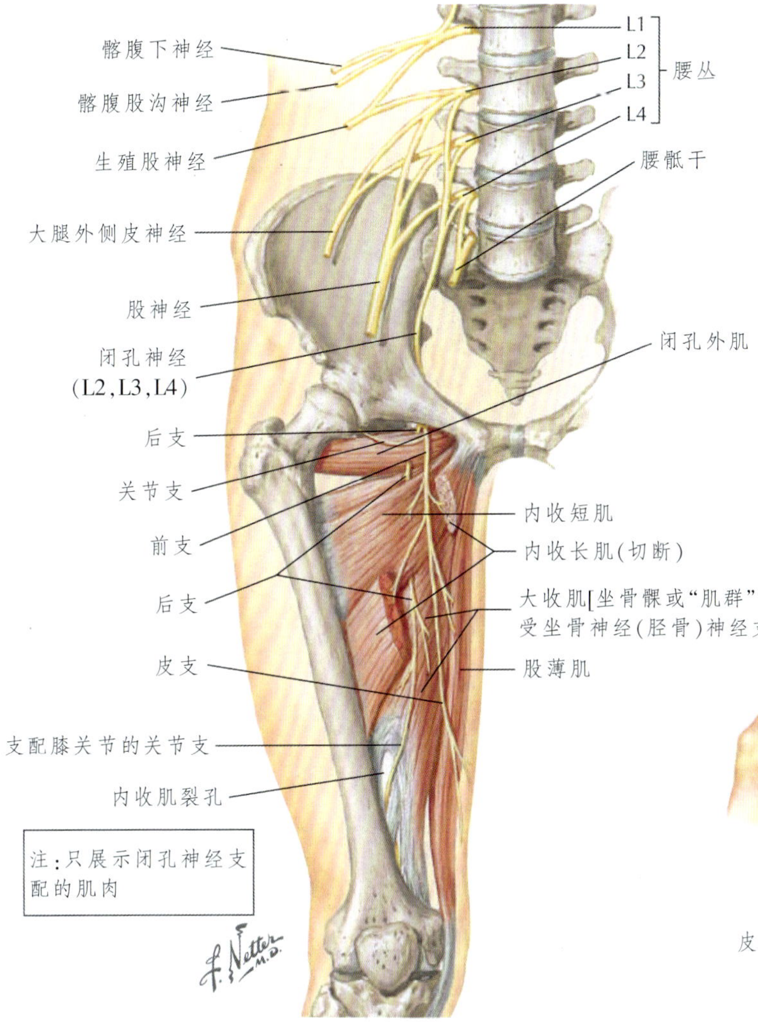

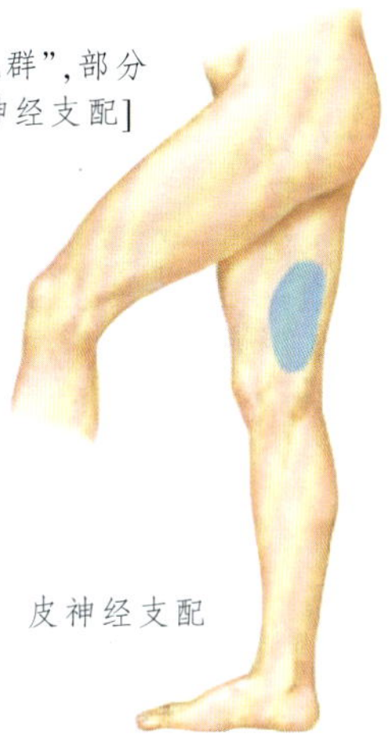

图 7–9 闭孔神经。

神经	支配节段	感觉支配	运动支配
股神经	L2,L3,L4	皮支支配大腿	髂肌、缝匠肌、股四头肌、膝关节肌、耻骨肌
闭孔神经	L2,L3,L4	大腿内侧	内收长肌、内收短肌、大收肌(内收肌部分)、股薄肌、闭孔外肌
隐神经	L2,L3,L4	小腿内侧和足内侧	无运动
胫神经	L4,L5,S1,S2,S3	足后跟和足跖面	半腱肌、半膜肌、股二头肌、大收肌、腓肠肌、比目鱼肌、跖肌、踇长屈肌、趾长屈肌、胫骨后肌
腓总神经	L4,L5,S1,S2	小腿后外侧	股二头肌

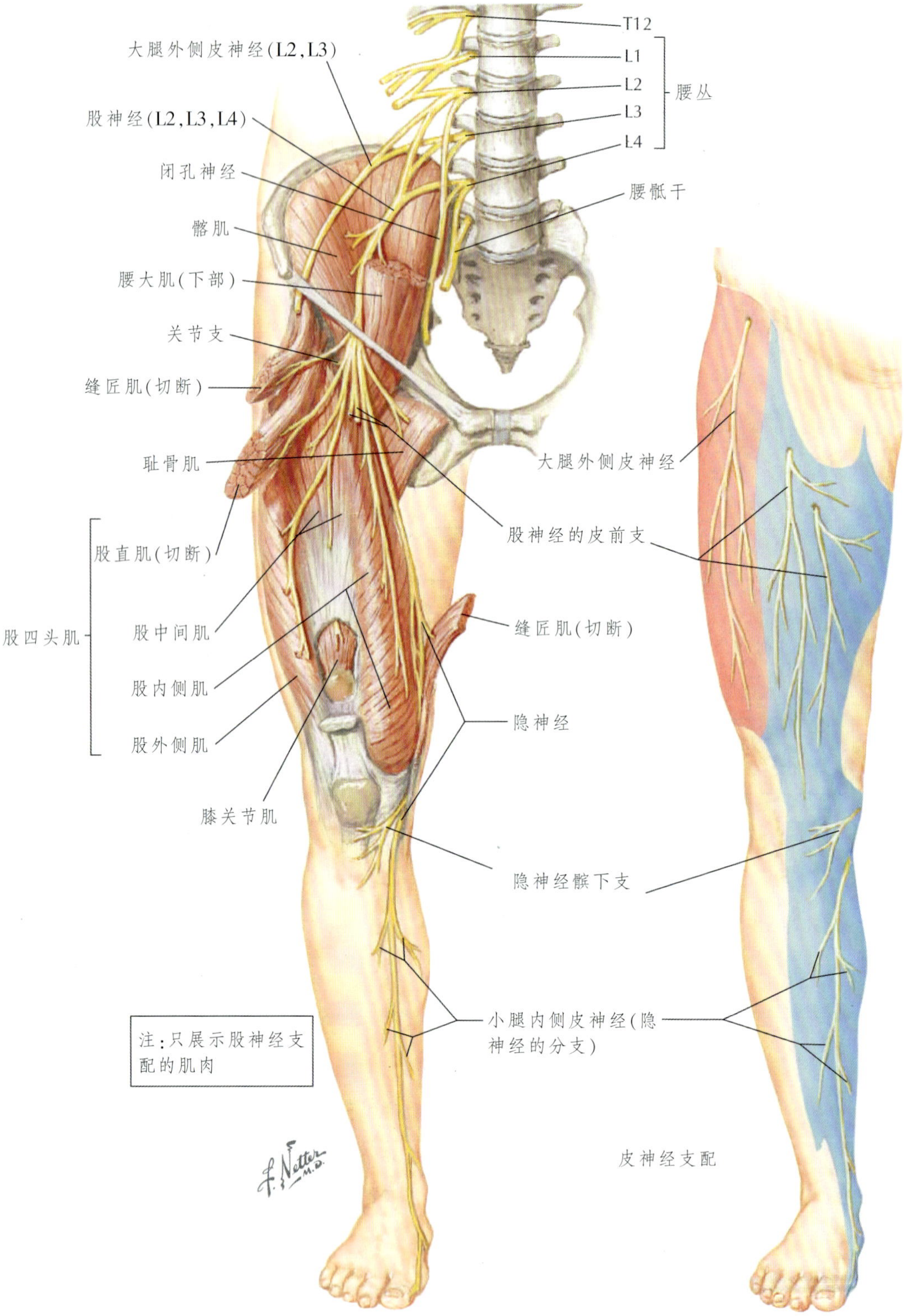

图 7-10　股神经和股外侧皮神经。

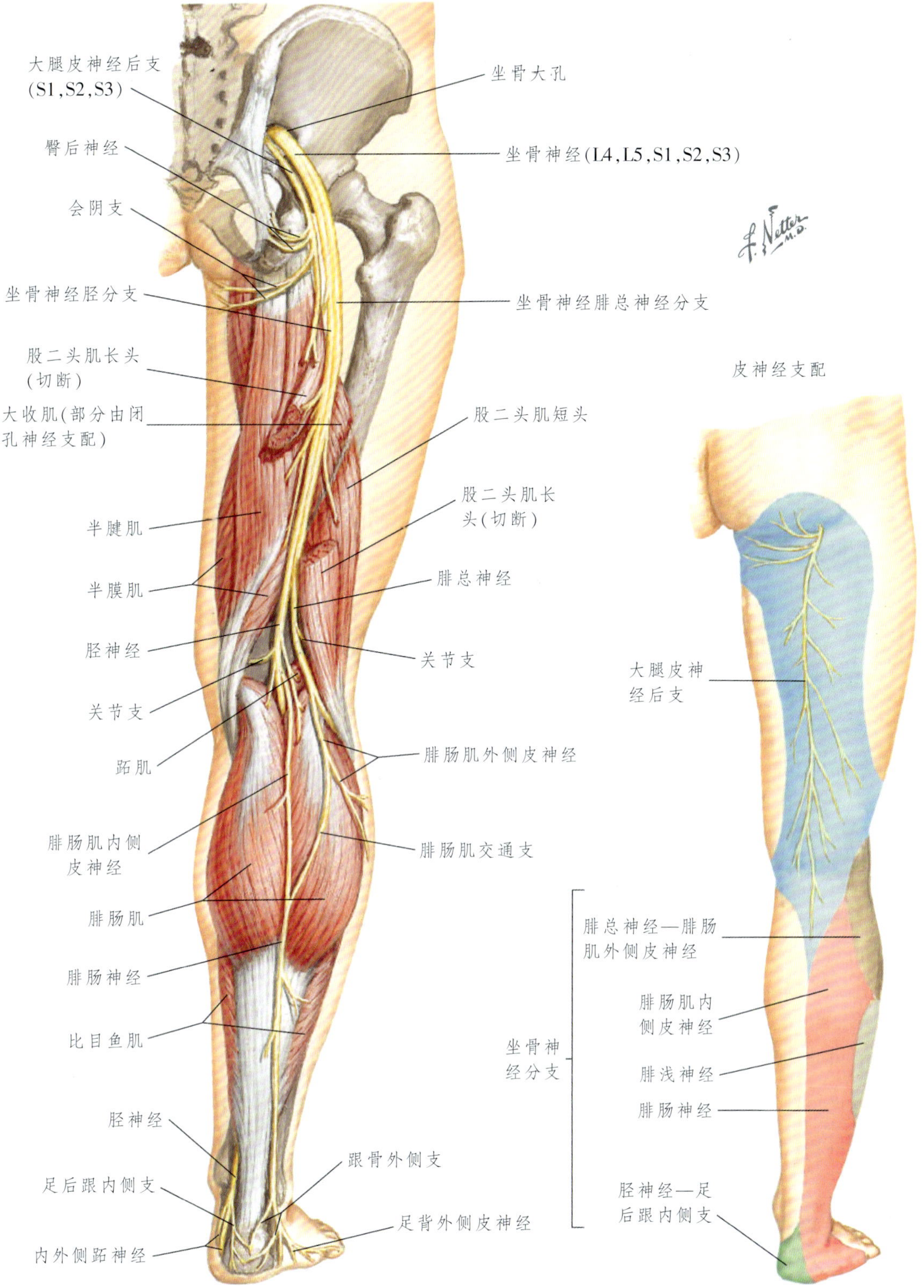

图 7-11 坐骨神经和股后皮神经。

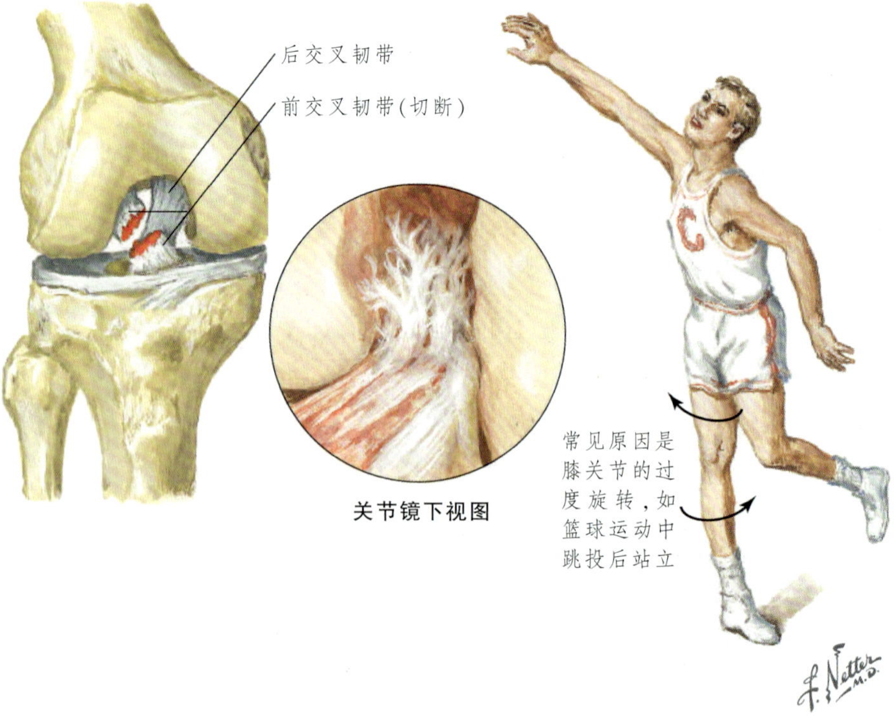

图 7-12 前交叉韧带断裂。

患者主诉	初步假设
患者自述膝关节疼痛来自于外伤,多为跳跃过程中发生扭转或改变了脚的方向	可能韧带损伤(ACL)[1,2] 可能髌骨半脱位[2] 可能股四头肌断裂 可能半月板撕裂
患者自述外伤因膝关节屈曲时胫骨受到向后的力导致	可能 PCL 损伤[3]
患者自述外伤为膝关节受到内翻或外翻的力	可能副韧带损伤[外侧副韧带(LCL)或 MCL][3]
患者自述跳跃和全膝屈曲出现膝前疼痛	可能髌肌腱炎[24] 可能髌股关节疼痛综合征[5,6]
患者自述膝关节肿胀,伴机会性卡锁	可能半月板撕裂[7] 可能膝关节内有游离体
患者自述长时间屈膝伴发疼痛,如深蹲、上下楼梯时	可能髌股关节疼痛综合征[5,6]
患者自述疼痛、晨僵,活动后症状消失	可能 OA[8,9]

关节病变进展期

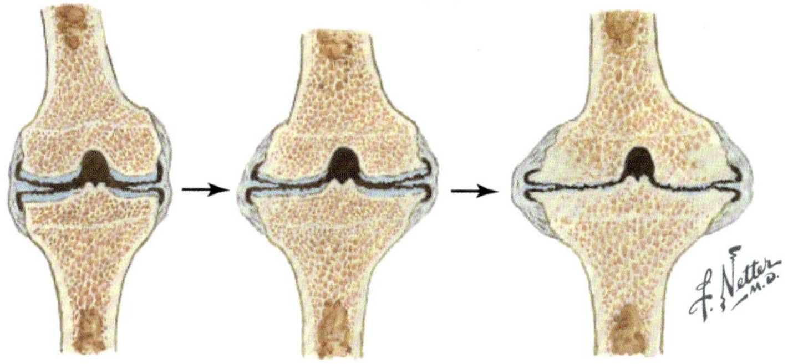

早期退变表现为关节软骨表面的磨损

软骨侵蚀、凹陷、裂隙形成，骨的关节边缘增生性改变

软骨几乎完全被毁，关节间隙变窄。软骨下骨不规则硬化，边缘骨刺形成，关节囊纤维化

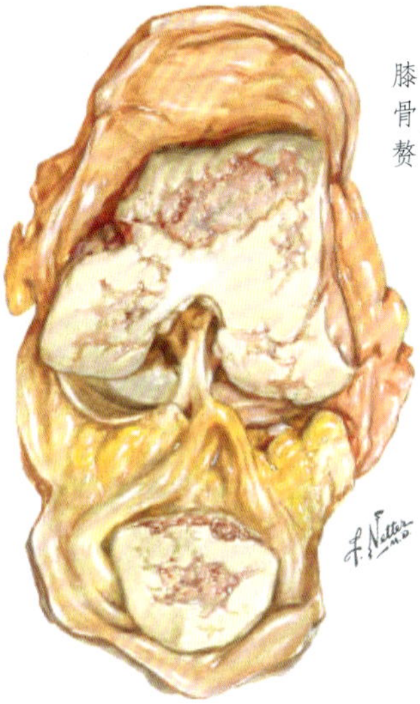

膝关节向前开放提示股骨关节软骨大部分侵蚀和髌骨软骨髁间窝赘生物形成

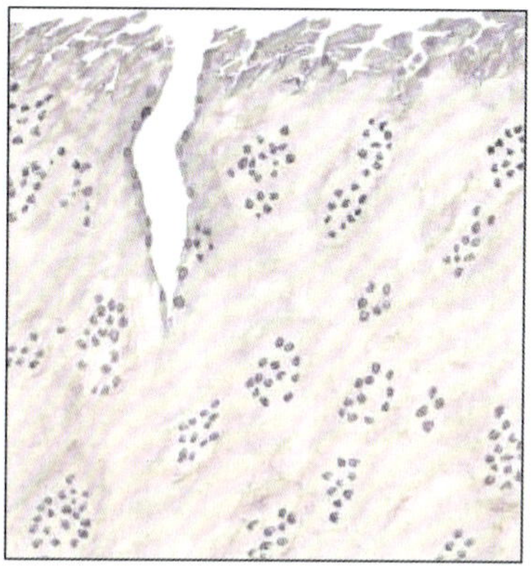

关节软骨切片显示表面磨损和深部裂隙。透明软骨周围有异常软骨细胞聚集

图 7–13 膝关节骨关节炎。

试验与研究质量	人群	检查者间可靠性
急性损伤[10]	152 例膝关节 OA 患者	κ=0.21(0.03,0.39)
肿胀[10]		κ=0.33(0.17,0.49)
打软腿[10]		κ=0.12(−0.04,0.28)
绞索[10]		κ=0.44(0.26,0.62)
广泛疼痛[10]		κ=−0.03(0.15,0.21)
静息痛[10]		κ=0.16(0,32)
椅子上起立痛[10]		κ=0.25(0.05,0.45)
爬楼梯痛[10]		κ=0.21(0.06,0.48)

试验与研究质量	人群	检查者间可靠性
弹响:"当运动膝关节时，你感觉到弹响或者听到弹响杂音了吗?"[11]	30例半月板损伤的患者	κ=0.80(0.58,1.0)
绞索:"你常常感觉到膝关节内瞬间被卡住了,限制运动了吗?"[11]		κ=0.65(0.37,0.93)
打软腿:"你常常感觉到你的膝关节无力而无法支撑你的体重吗？"[11]		κ=0.80(0.58,1.0)
局部疼痛:"你能将膝关节痛点的中心用手指指出来吗?"[11]		κ=0.84(0.63,1.0)

试验与研究质量	人群	参考标准	敏感性	特异性	+LR	−LR
弹响："当运动膝关节时，你感觉到弹响或者听到弹响杂音了吗？"[11]	300 例膝关节疼痛的患者	医生的印象诊断，通过磁共振成像(MRI)表现验证	0.65 (0.56, 0.73)	0.50 (0.43, 0.58)	1.3	7.0
绞索："你常常感觉到膝关节内瞬间被卡住了，限制运动了吗？"[11]			0.59 (0.50, 0.67)	0.75 (0.68, 0.80)	2.4	5.5
打软腿："你常常感觉到膝关节无力而无法支撑你的体重吗？"[11]			0.69 (0.60, 0.77)	0.53 (0.45, 0.60)	1.5	5.9
局部疼痛："你能将膝关节痛点的中心用手指指出来吗？"[11]			0.74 (0.65, 0.81)	0.49 (0.31, 0.56)	1.5	5.3

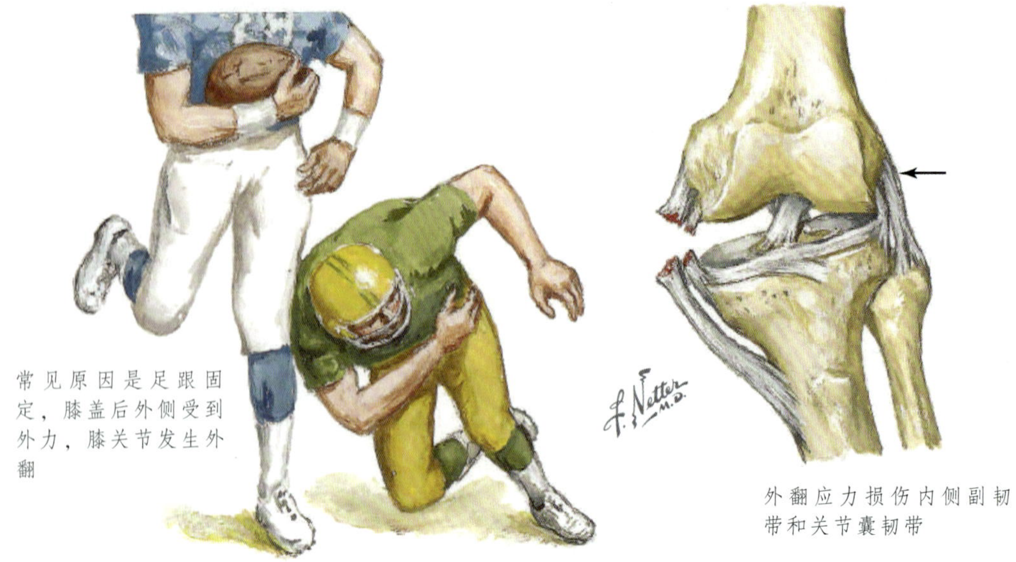

图 7–14 内侧副韧带撕裂。

试验与研究质量	人群	参考标准	敏感性	特异性	+LR	–LR
自己发现肿胀[12] ◆	134 例膝关节外伤患者	MRI 示膝关节有积液	0.80(0.68,0.92)	0.45(0.35,0.39)	1.5(1.1,1.9)	0.40(0.20,0.90)
腿因外力受到创伤[13] ◆		MRI 示 MCL 撕裂	0.21(0.07,0.35)	0.89(0.83,0.96)	2.0(0.80,4.8)	0.90(0.70,1.1)
旋转创伤[13] ◆			0.62(0.41,0.83)	0.63(0.51,0.74)	1.7(1.1,2.6)	0.60(0.30,1.1)
年龄 >40 岁[14] ◆		MRI 示半月板撕裂	0.70(0.57,0.83)	0.64(0.54,0.74)	2.0(1.4,2.8)	0.50(0.30,0.70)
活动的连续性受限[1] ◆			0.64(0.49,0.78)	0.55(0.45,0.66)	1.4(1.0,2.0)	0.70(0.40,1.0)
创伤中负重[14] ◆			0.85(0.75,0.96)	0.35(0.24,0.46)	1.3(1.1,1.6)	0.40(0.20,0.90)

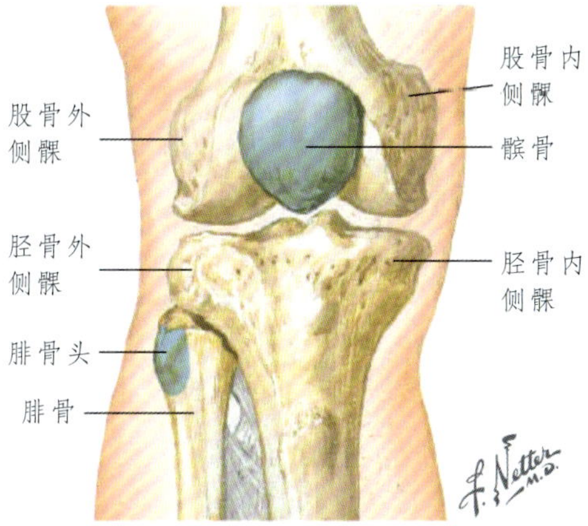

Stiell 及其同事[60,61]确定了膝关节外伤中的临床预测原则来决定是否需要X线检查。如果5个变量中任何一个变量满足,就需要X线检查。这5个变量包括年龄≥55岁、单独髌骨压痛、腓骨头胀痛、屈膝<90°、伤后即刻不能承受身体重量(不论是否采取跛行,都不能将重量转移至下肢)。此原则已在成年人[14,61-63]和儿童[64,65]进行大量的研究中得到验证。临床医生对临床变量预测的检查者间可靠性显示kappa值为0.77,95%置信区间为0.65~0.89[61]

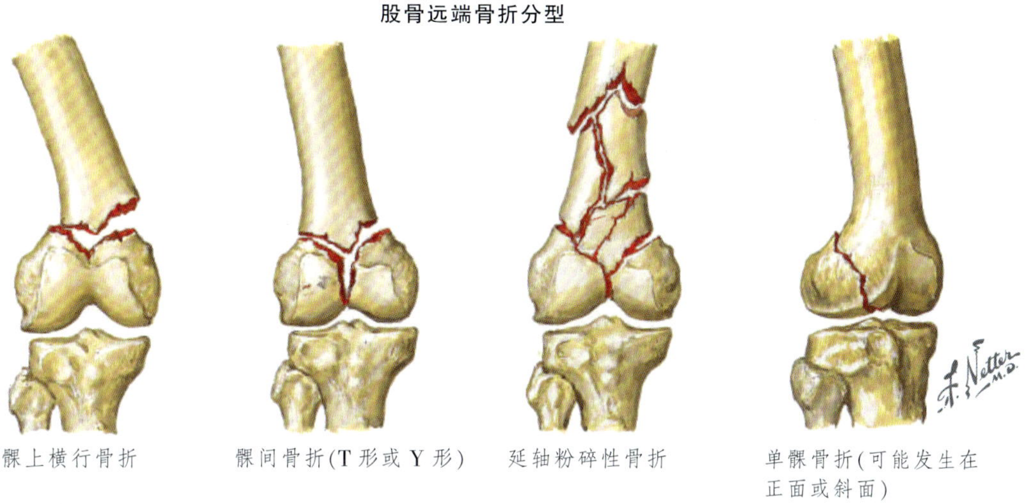

图 7-15　急性膝关节外伤是否需要影像学的鉴别。

渥太华膝关节准则的可靠性

试验与研究质量	描述与阳性结果	人群	检查者间可靠性
成人渥太华膝关节准则[15] ◆	如果5个变量中任何一个变量满足,就需要X线检查: (1)年龄≥55岁 (2)单独髌骨压痛 (3)腓骨头胀痛 (4)屈膝<90° (5)伤后即刻不能承受身体重量	90例18~79岁的患者,因过去7天内的膝关节外伤而到综合性医院急诊科就诊	κ=0.51(0.32,0.71)

渥太华膝关节准则的诊断效用

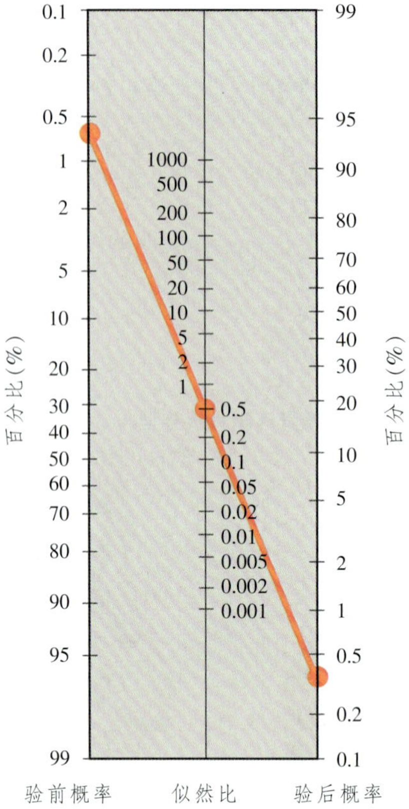

图 7–16 列线图。假设骨折发生率为 7%(资料来源于 Bachmann 及其同事[14]),1 例来自急诊科伴有急性损伤的成年患者,其渥太华膝关节准则判断为阴性,按照该原则,膝关节发生骨折的概率为 0.37%(95%CI:0.15%~1.48%)。(Adapted from Fagan TJ. Letter: Nomogram for Bayes theorem. *N Engl J Med*. 1975;293:257. Copyright 2005, Massachusetts Medical Society. See also Bachmann LM, Haberzeth S, Steurer J, ter Riet G. The accuracy of the Ottawa Knee Rule to rule out knee fractures: a systematic review. *Ann Intern Med*. 2004;140:121–124.)

试验与研究质量	描述与阳性结果	人群	参考标准	敏感性	特异性	+LR	–LR
成人渥太华膝关节准则[16] ◆ 2004 Meta 分析	如上所述	资料统计来源于 6 项高质量的研究,共纳入 4249 例成年人	X 线检查	0.99 (0.93, 1.0)	0.49 (0.43, 0.51)	1.9	0.05 (0.02, 0.23)
儿童渥太华膝关节准则[17] ◆ 2009 Meta 分析		资料统计来源于 3 项高质量的研究,共纳入 1130 例儿童		0.99 (0.94, 1.0)	0.46 (0.43, 0.49)	1.9 (1.6, 2.4)	0.07 (0.02, 0.29)
成人渥太华膝关节准则[15] ◆		90 例 18~79 岁的患者,因过去 7 天内的膝关节外伤而到综合性医院急诊科就诊		0.86 (0.57, 0.96)	0.27 (0.21, 0.35)	1.18	0.52

匹兹堡影像诊断标准的可靠性

试验与研究质量	描述与阳性结果	人群	检查者间可靠性
匹兹堡影像诊断标准[15] ◆	当患者表现为二者之一时,需要行膝关节 X 线检查: (1)跌倒或钝性损伤机制 (2)年龄>12 岁或<50 岁 或者 (1)跌倒或钝性损伤机制 (2)年龄为 12~50 岁 (3)在急诊室,全负重情况下不能行走 4 步	90 例 18~79 岁的患者,因过去 7 天内的膝关节外伤而到综合性医院急诊科就诊	κ=0.71(0.57,0.86)

匹兹堡影像诊断标准的诊断效用

试验与研究质量	描述与阳性结果	人群	参考标准	敏感性	特异性	+LR	-LR
匹兹堡影像诊断标准[15] ◆	如上所述	如上所述	X 线检查	0.86(0.57,0.96)	0.51(0.44,0.59)	1.76	0.28

炎症检查的可靠性

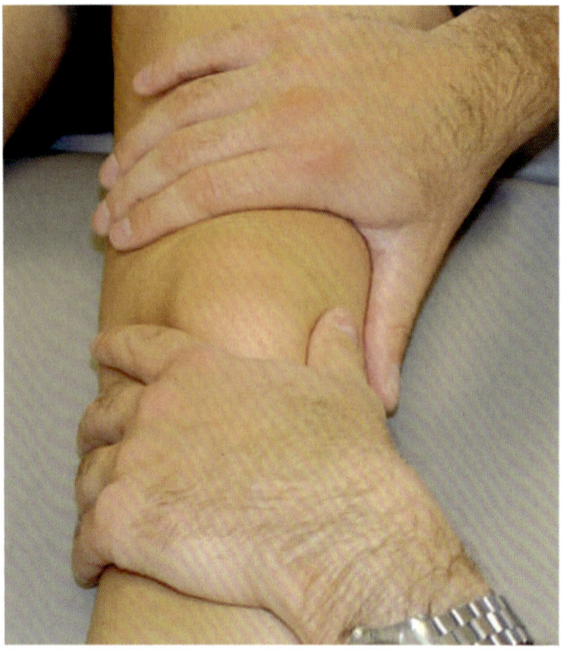

图 7-17 浮髌试验。

试验与研究质量	描述与阳性结果	人群	检查者间可靠性
肿胀[18] ●	无	53 例膝关节疼痛患者	κ=-0.02~0.65
触诊皮温升高[18] ●			κ=-0.18
触诊肿胀[18] ●			κ=-0.11~0.11
浮髌试验[19] ●	患者仰卧，检查者一手挤压髌上囊，使关节液积聚于髌骨后方，另一手食指轻压髌骨，如有浮动感觉，即能感到髌骨碰撞股骨髁的碰击声；松压髌骨又浮起，则为阳性	152 例单侧膝关节功能紊乱患者	κ=0.37
髌骨轻敲试验[19] ●	患者仰卧，检查者挤压髌上囊，然后轻敲髌骨。髌骨保持与股骨接触，无红肿存在		κ=0.21
触诊皮温高[19] ●	检查者触诊膝关节前面，并与健侧膝关节对比		κ=0.66
肉眼观察是否红肿[19] ●	检查者目测膝盖是否红肿，并与健侧对比		κ=0.21

关节液冲击试验确认膝关节积液的可靠性

试验与研究质量	描述与阳性结果	人群	检查者间可靠性
关节液冲击试验[19] ●	患者仰卧位，膝关节伸直，检查者从内侧胫股关节的关节线向髌骨上方敲击2~3次，使肿胀的髌上囊移动，然后检查者在大腿外侧，从髌上囊外侧向远端关节线外侧敲击；观察到膝关节内侧的液体波动即为阳性，并用5分计分法计数	75例患者因膝关节功能障碍到门诊进行物理治疗，治疗师认为患者应做积液的检查	κ=0.64(0.54,0.81)

关节液冲击试验评分法[20]

分级	检查结果
0	在向下冲击过程中没有波动出现
弱阳性	向下冲击可以看见内侧轻微波动
1+	向下冲击可见内侧明显膨隆
2+	向上冲击后可见积液自动回到内侧(不需要向下冲击)
3+	积液太多，以至于不能将其从膝关节内侧挤出

冲击试验对于膝关节积液的诊断效用

试验与研究质量	描述与阳性结果	人群	参考标准	敏感性	特异性	+LR	-LR
冲击试验[12] ◆	检查者用2个或3个手指迅速按压患者髌骨后方。如果髌骨反弹，对滑车有明显的影响，则为阳性	134例主诉膝关节创伤的患者	MRI示膝关节积液	0.83 (0.71, 0.94)	0.49 (0.39, 0.59)	1.6 (1.3, 2.1)	0.30 (0.20, 0.70)
肿胀自我检查+冲击试验[12] ◆	两个结果			0.67 (0.52, 0.81)	0.82 (0.73, 0.90)	3.6 (2.2, 5.9)	0.40 (0.30, 0.60)

活动度测量的可靠性

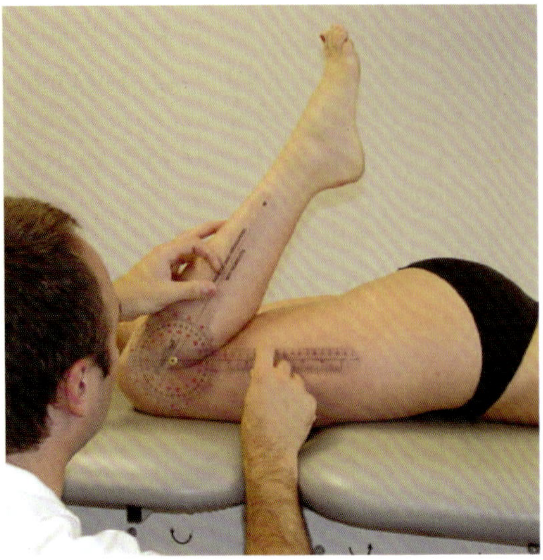

图 7-18 主动屈膝活动度的测量。

<table>
<tr><th>试验与研究质量</th><th>器械</th><th>人群</th><th colspan="4">可靠性</th></tr>
<tr><td>坐位主动屈膝[21] ◆</td><td rowspan="6">标准测角仪</td><td rowspan="6">30 例行全膝置换术后 3 天的患者</td><td colspan="4">检查者间 ICC=0.86(0.64,0.94)</td></tr>
<tr><td>坐位被动屈膝[21] ◆</td><td colspan="4">检查者间 ICC=0.88(0.69,0.95)</td></tr>
<tr><td>仰卧位主动屈膝[21] ◆</td><td colspan="4">检查者间 ICC=0.89(0.78,0.95)</td></tr>
<tr><td>仰卧位被动屈膝[21] ◆</td><td colspan="4">检查者间 ICC=0.88(0.77,0.94)</td></tr>
<tr><td>主动伸膝[21] ◆</td><td colspan="4">检查者间 ICC=0.64(0.38,0.81)</td></tr>
<tr><td>被动伸膝[21] ◆</td><td colspan="4">检查者间 ICC=0.62(0.28,0.80)</td></tr>
<tr><td>被动屈膝[18] ●</td><td>标准测角仪</td><td>53 例膝关节疼痛患者</td><td colspan="4">检查者内 ICC=0.82
检查者内 ICC=0.68</td></tr>
<tr><td>被动屈膝
被动伸膝[22] ◆</td><td>标准测角仪</td><td>25 例膝关节 OA 患者</td><td colspan="4">检查者间 ICC=0.87(0.73,0.94)
检查者间 ICC=0.69(0.41,0.85)</td></tr>
<tr><td rowspan="5">被动屈膝和被动伸膝[23] ◆</td><td rowspan="5">3 个标准测角仪（大、中、小）</td><td rowspan="5">24 例行膝关节物理治疗的患者</td><td colspan="4">检查者内 ICC</td></tr>
<tr><td></td><td>屈</td><td colspan="2">伸</td></tr>
<tr><td>中</td><td>0.97</td><td colspan="2">0.96</td></tr>
<tr><td>大</td><td>0.99</td><td colspan="2">0.91</td></tr>
<tr><td>小</td><td>0.99</td><td colspan="2">0.97</td></tr>
<tr><td>被动屈膝[24] ●</td><td>标准测角仪</td><td>30 例无症状测试者</td><td colspan="4">检查者间 ICC=0.99</td></tr>
<tr><td rowspan="3">被动屈膝
被动伸膝[25] ◆</td><td rowspan="3">标准测角仪</td><td rowspan="4">43 例接受物理治疗的患者（膝关节被动活动度测量检查正常）</td><td colspan="2">检查者内 ICC</td><td colspan="2">检查者间 ICC</td></tr>
<tr><td>屈</td><td>0.99</td><td>屈</td><td>0.90</td></tr>
<tr><td>伸</td><td>0.98</td><td>伸</td><td>0.86</td></tr>
<tr><td>被动屈膝
被动伸膝[25] ◆</td><td>目测</td><td colspan="4">检查者间 ICC=0.83
检查者间 ICC=0.82</td></tr>
</table>

活动度测量的可靠性(续)

<table>
<tr><th>试验与研究质量</th><th>器械</th><th>人群</th><th colspan="4">可靠性</th></tr>
<tr><td>被动屈膝
被动伸膝[26]</td><td>标准测角仪</td><td>20 例无症状测试者</td><td colspan="4">检查者内 ICC=0.95
检查者内 ICC=0.85</td></tr>
<tr><td>主动屈膝[27]</td><td>通用测角仪</td><td>60 例身体健康的大学生</td><td colspan="4">检查者内 ICC=0.86~0.97
检查者间 ICC=0.62~1.0</td></tr>
<tr><td>被动屈膝
被动伸膝[28]</td><td>通用测角仪</td><td>79 例膝关节 OA 患者</td><td colspan="4">检查者内 ICC=0.95~0.96
检查者内 ICC=0.71~0.86</td></tr>
<tr><td rowspan="4">被动屈膝
被动伸膝[19]</td><td rowspan="4">通用测角仪</td><td rowspan="4">152 例单侧膝关节功能紊乱患者</td><td colspan="4">检查者间 ICC</td></tr>
<tr><td colspan="2">患肢</td><td colspan="2">健肢</td></tr>
<tr><td>屈</td><td>0.97</td><td>屈</td><td>0.80</td></tr>
<tr><td>伸</td><td>0.94</td><td>伸</td><td>0.72</td></tr>
</table>

ICC,内部相关系数。

检测膝关节末端囊性和非囊性感觉的可靠性

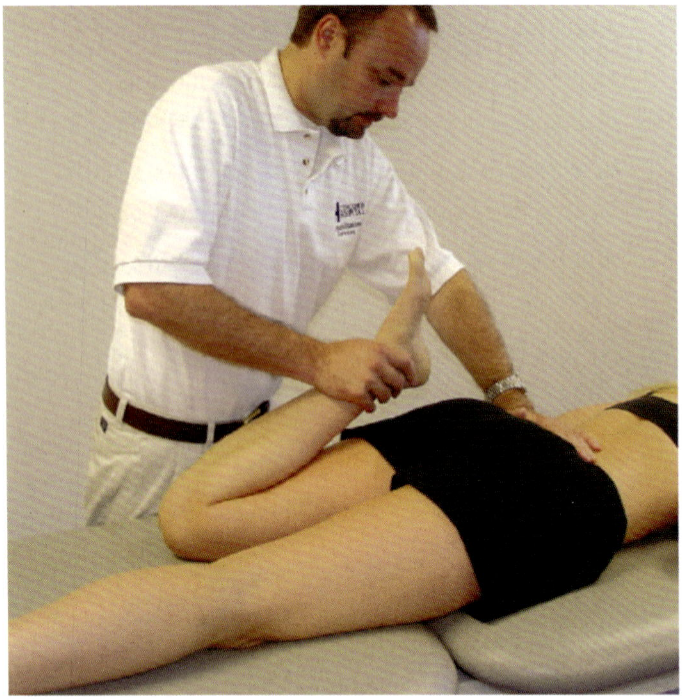

图 7-19 屈膝后，膝关节末端感觉的评估。

试验与研究质量	描述与阳性结果	人群	可靠性
屈膝末端感觉 伸膝末端感觉[22] ◆	被动活动度末端感觉评估，分为"正常""空的""硬"或"松弛"	25例膝关节OA患者	检查者间 ICC=0.31(-0.53,1.15) 检查者间 ICC=0.25(-0.18,0.68)
屈膝末端感觉 伸膝末端感觉[28] ●	被动活动度末端感觉评估，分为"囊性""近似组织""有弹性""骨性""痉挛""空的"	79例膝关节OA患者	检查者内 κ=0.48 检查者内 κ=0.17
屈膝末端感觉 伸膝末端感觉[29] ◆	被动活动度末端感觉评估，总分为11分的评分分级，内容包括"正常运动范围内表现为囊性"、"运动初期为囊性""囊性""近似组织""有弹性""骨性""痉挛""空的"	40例单侧膝关节疼痛患者	检查者内 κ=0.76(0.55,0.97) 检查者间 κ=-0.01(-0.36,0.35) 检查者内 κ=1.0(1.0,1.0) 检查者间 κ=0.43(-0.06,0.92)
拉赫曼试验中末端感觉评估[30] ◆	检查者在拉赫曼试验过程中被要求对试验进行分级。末端感觉分级为"硬"或"软"	35例接受膝关节物理治疗的患者	检查者内 κ=0.33
内收膝关节末端感觉[31] ◆	检查者置膝于0°和30°，对膝关节施加一个外翻的力。末端感觉分级为"松动"或"牢固"	50例骨科门诊患者（膝外翻压力测试正常）	检查者间 0°屈膝 κ=0 30°屈膝 κ=0.33

运动过程中疼痛评估的可靠性

试验与研究质量	描述与阳性结果	人群	可靠性
疼痛顺序： 被动屈膝被动伸膝[28] ●	膝关节被动活动度疼痛顺序评估。分4个等级："不痛""感觉到阻力后发生疼痛""感觉到阻力的同时发生疼痛"或"感觉到阻力前发生疼痛"	79例膝关节OA患者	检查者内 κ=0.34 检查者内 κ=0.36
疼痛顺序：被动屈膝[29] ◆		40例单侧膝关节疼痛患者	检查者内 κ=0.78(0.68,0.87) 检查者间 κ=0.51
疼痛顺序：被动伸膝[29] ◆			检查者内 κ=0.85(0.75,0.95) 检查者间 κ=0.42
疼痛顺序：被动屈膝[19] ●	检查者被动屈膝。以基线为标准，受试者在疼痛超过基线时进行报告。检查者在被动活动度受限"前""中""后"进行报告	152例单侧膝关节功能紊乱患者	检查者间 κ=0.28
内收膝关节产生疼痛[31] ◆	检查者置膝于0°和30°，对膝关节施加一个外翻的力。有疼痛则记录下来	50例骨科门诊患者（膝外翻压力测试正常）	检查者间 0°屈膝 κ=0.40 30°屈膝 κ=0.33

肌力评估的可靠性

试验与研究质量	描述与阳性结果	人群	可靠性
膝关节伸展过程中最大阻力对抗测试[32] ●	患者坐位，伸膝，从100°到0°。施加阻力，直到不能完成该运动。最大阻力定义为一次可对抗的最大力量	27例无症状成年人	同一天的不同时刻(同一检查者)ICC=0.90 检查者间ICC=0.96
等长伸肌肌力[18] ●	袖带血压计	53例膝关节疼痛患者	检查者内ICC=0.85 检查者间ICC=0.83
等长屈肌肌力[18] ●			检查者内ICC=0.89 检查者间ICC=0.70

徒手肌力测试的诊断效用

试验与研究质量	描述与阳性结果	人群	参考标准	敏感性	特异性	+LR	−LR
徒手测量伸膝肌力[33] ◆	患者尽可能伸膝触摸检查者的手。肌力强度以0~5分记	107例经过康复训练的患者	手持测力计测量两侧差异： 15%	0.63	0.89	5.7	0.42
			20%	0.68	0.88	5.7	0.36
			25%	0.72	0.83	4.2	0.34
			30%	0.72	0.77	3.1	0.36

肌肉长度评估可靠性

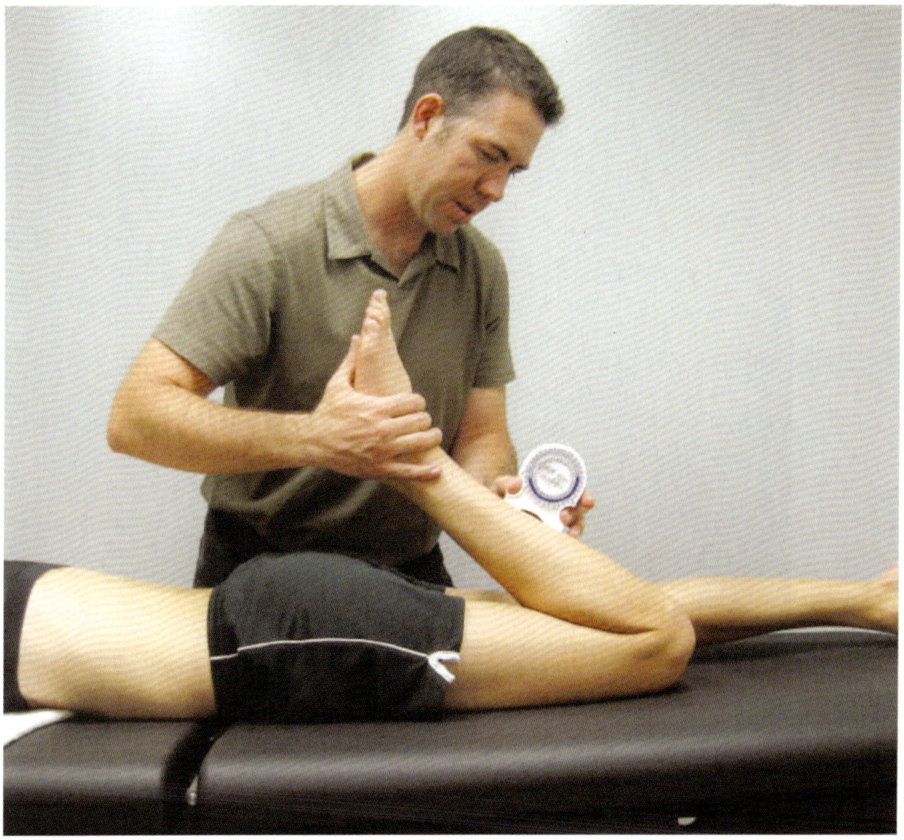

图 7–20 股四头肌长度。

试验与研究质量	描述与阳性结果	人群	检查者间可靠性
股四头肌长度[22] ◆	托马斯试验评估	25 例膝关节 OA 患者	结果：κ=0.18(–0.17,0.53) 疼痛：κ=0.39(0.14,0.64)
股四头肌长度[34] ◆	被动屈曲膝关节测斜仪测量	14 例无症状参与者	检查者内 ICC=0.73~0.90 检查者间 ICC=0.81~0.95
腘绳肌长度[34] ◆	被动伸展膝关节测斜仪测量	14 例无症状参与者	检查者内 ICC=0.88~0.97 检查者间 ICC=0.88~0.97
腘绳肌长度[35] ●	主动伸展膝关节试验+测角器测量	16 例无症状参与者	ICC=0.81(0.41,0.94)
腘绳肌长度[36] ●	直腿抬高试验+测斜仪	30 例髌股疼痛综合征患者	ICC=0.92(0.82,0.96)
髂胫束/阔筋膜张肌复合体长度[36] ●	髂胫束挛缩试验+测斜仪		ICC=0.97(0.93,0.98)
股四头肌长度[36] ●	测斜仪测量股四头肌倾角		ICC=0.91(0.80,0.96)
腓肠肌长度[36] ●	伸膝的同时背屈+测斜仪		ICC=0.92(0.83,0.96)
比目鱼肌长度[36] ●	屈膝 90°的同时背屈+测斜仪		ICC=0.86(0.71,0.94)

髌骨内外侧倾斜度评估的可靠性

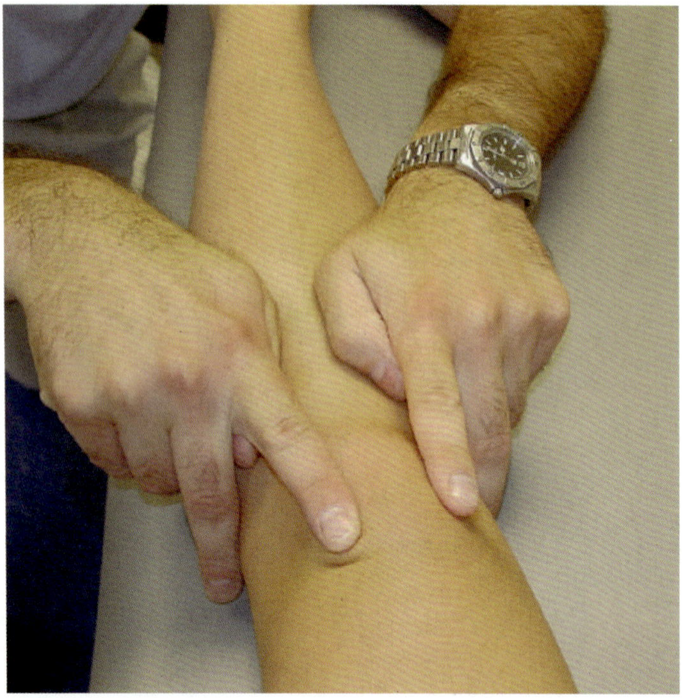

图 7–21　髌骨内外侧倾斜度的检查。

试验与研究质量	过程	描述与阳性结果	人群	可靠性
内外侧倾斜[37] ◆	检查者触诊髌骨内外侧面，评估髌骨关节对位情况	可应用分值来评估，髌骨定位，分值变化范围为 –2~2，–2 分代表向外偏移，0 分代表无偏移，2 分代表向内偏移	27 例无症状测试者	检查者内 κ=0.57 检查者间 κ=0.18
内外侧倾斜[38] ●	检查者用大拇指及示指触诊髌骨内外侧	如果指尖触诊发现内缘比外缘高，考虑髌骨向外偏移；如果指尖触诊发现外缘比髌骨高，考虑髌骨向内偏移	66 例接受物理治疗的患者（髌股关节对位评估正常）	检查者间 κ=0.21
内外侧倾斜[39] ●	检查者尽可能触诊髌骨内外缘的后面	评分分值为 0 分、1 分、2分。0 分代表检查者可以同时触诊到内外缘后面；1 分代表大于 50% 的外缘可以触诊到，但后面不能触诊；2 分代表小于 50% 的外缘可以触诊到	56 例测试者，其中 25 例有膝关节症状	检查者内 κ=0.28~0.33 检查者间 κ=0.19
髌骨倾斜测试[39] ●	检查者从股骨外上髁方向推髌骨外缘	分级为相对于水平面的正倾、中性或负倾	99 例测试者，其中 26 例有膝关节症状	检查者内 κ=0.44~0.50 检查者间 κ=0.20~0.35

髌骨定位评估的可靠性

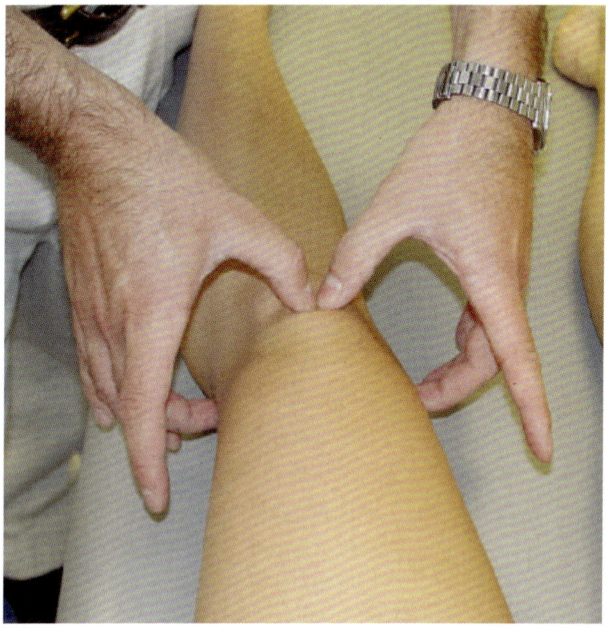

图 7–22　内外侧髌骨定位检查。

试验与研究质量	过程	描述与阳性结果	人群	可靠性
内外侧位置[37] ◆	检查者示指触诊外上髁，拇指触诊髌骨中线，同时目测估计髌骨对位情况	可应和分值评估髌骨定位，分值变化范围为−2~2，−2 分代表向外偏移，0 分代表无偏移，2 分代表向内偏移	27 例无症状测试者	检查者内 κ=0.40 检查者间 κ=0.03
内外侧定位[40] ●	患者屈膝 20°，检查者辨别股骨内上髁、股骨外上髁及髌骨中线，并用胶带进行标记	股骨内侧髁和外侧髁到髌骨中线的距离	20 例健康的应用过物理治疗的学生	检查者间 内侧：ICC=0.91 外侧：ICC=0.94
内外侧定位[41] ●	如上所述	如上所述	15 例无症状测试者	检查者间 ICC=0.60~0.75

髌骨定位评估的可靠性(续)

试验与研究质量	过程	描述与阳性结果	人群	可靠性
内外侧移位[38] ●	检查者示指触诊股骨内上髁和外上髁，同时拇指触诊髌骨中线	拇指到两侧示指的距离应该是一样的。当外上髁到髌骨中线距离缩短时，则表明髌骨外移；当内上髁到髌骨中线距离缩短时，则表明髌骨内移	66 例接受物理治疗的患者（髌股关节对位评估正常）	检查者间 κ=0.10
内外侧滑移[39] ●	检查者用卷尺测量并记录股骨内侧髁和外侧髁到髌骨中线的距离	评分为 0 分或 1 分。0 分代表内上髁到髌骨中线的距离与外上髁到髌骨中线的距离相同；1 分代表内上髁到髌骨中线的距离比外上髁到髌骨中线距离大 0.5cm	56 例测试者，其中 25 例有膝关节症状	检查者内 κ=0.11~0.35 检查者间 κ=0.02

髌骨上下倾斜度评估的可靠性

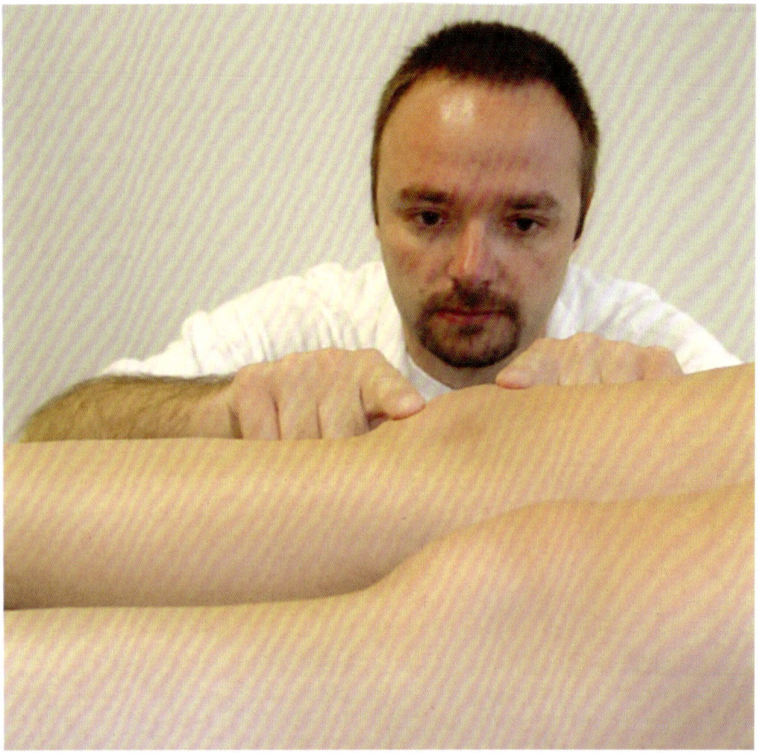

图 7-23 髌骨前后倾斜度的检查。

试验与研究质量	过程	描述与阳性结果	人群	可靠性
上下倾斜度[37] ◆	检查者触诊髌骨上下端，目测估计髌骨对位情况	可用评分评估髌骨定位，分值为-2~2。-2 分代表髌骨下端卧位时低于上端；2 分代表卧位时下端高于上端	27 例无症状测试者	检查者内 κ=0.50 检查者间 κ=0.30
向前倾斜度[38] ●	检查者触诊髌骨下端	如果检查者很容易摸到髌骨下端，则无前倾角存在。如果触诊下端需要上端向下的压力，则认为存在前倾角	66 例接受物理治疗的患者（髌股关节对位评估正常）	检查者间 κ=0.24
前后倾斜度[39] ●	检查者触诊髌骨上下端	评分为 0 分、1 分、2 分。0 分代表髌骨下端和上端一样容易触及；1 分代表髌骨下端不如髌骨上端那样容易触及；2 分代表髌骨下端不能触及	56 例测试者，其中 25 例有膝关节症状	检查者内 κ=0.03~0.23 检查者间 κ=0.04

髌骨旋转评估的可靠性

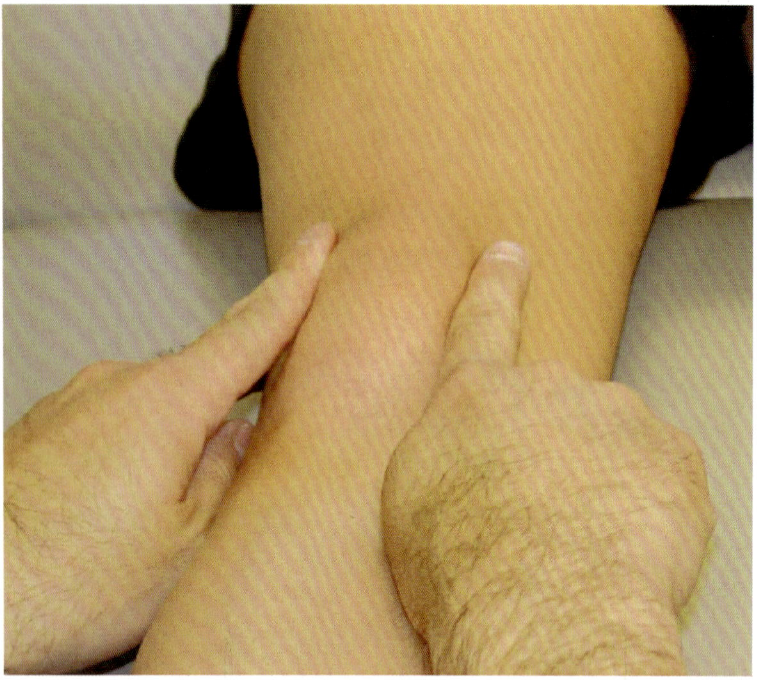

图 7–24　髌骨旋转的检查。

试验与研究质量	过程	描述与阳性结果	人群	可靠性
旋转[37] ◆	检查者将双手示指置于髌骨长轴两侧，评估形成的锐角	评分采用通用评分标准，范围为 –2~2 分，–2 分代表髌骨纵轴在股骨纵轴外侧，2 分代表髌骨纵轴在股骨纵轴内侧	27 例无症状测试者	检查者内 κ=0.41 检查者间 κ=–0.03
髌骨旋转[38] ●	检查者判定髌骨纵轴和股骨纵轴的关系	髌骨的纵向轴线应与髂前上棘线保持一致。如果髌骨的远端向内，被认为是内旋。如果远端向外，被认为是外旋	66 例接受物理治疗的患者（髌股关节对位评估正常）	检查者间 κ=0.36
髌骨旋转[39] ●		评分分值为 –1 分、0 分、1 分。0 分代表髌骨纵轴与股骨纵轴平行；1 分代表髌骨下端在股骨纵轴外侧，定义为髌骨外旋；–1 分代表髌骨下端在股骨纵轴内侧，定义为髌骨内旋	56 例测试者，其中 25 例有膝关节症状	检查者内 κ=–0.06~0 检查者间 κ=–0.03

髌骨移动检查对于髌股关节疼痛综合征评估的可靠性

试验与研究质量	过程	描述与阳性结果	人群	可靠性
上下方移动[42]	检查者向下方移动髌骨	评估髌骨运动等级，包括减小或者没有减小	82例膝关节前侧疼痛患者，病史至少4周	检查者间 κ=0.55(-0.37,0.69)
内外侧移动[42]	检查者向外侧移动髌骨			检查者间 κ=0.59(0.42,0.72)
下端倾斜[42]	检查者从髌骨上端用示指向后方施加应力，观察髌骨下端的倾斜			检查者间 κ=0.48(-0.28,0.61)
髌韧带移动[42]	检查者以一只手稳定髌骨，另一只手向内移动髌骨			检查者间 κ=0.45(-0.27,0.56)

髌骨移动检查对于髌股关节疼痛综合征评估的诊断效用

试验与研究质量	描述与阳性结果	人群	参考标准*	敏感性	特异性	+LR	-LR
上下方移动[42]	检查者向下方移动髌骨。评估髌骨运动等级，包括减小或者没有减小	82例膝关节前侧疼痛患者，病史至少4周	医生诊断为髌股关节疼痛综合征	0.63 (0.56, 0.69)	0.56 (0.39, 0.72)	1.4 (0.90, 2.5)	0.70 (0.40, 1.1)
内外侧移动[42]	检查者向外侧移动髌骨。评估髌骨运动等级，包括减小或者没有减小			0.54 (0.47, 0.59)	0.69 (0.52, .83)	1.8 (0.90, 3.6)	0.70 (0.50, 1.0)
下端倾斜[42]	检查者从髌骨上端用示指向后方施加应力，观察髌骨下端的倾斜。评估髌骨运动等级，包括减小或者没有减小			0.19 (0.13, 0.22)	0.83 (0.68, 0.93)	1.1 (0.40, 3.0)	0.90 (0.80, 1.3)
髌韧带移动[42]	检查者以一只手稳定髌骨，另一只手向内移动髌骨。评估髌骨运动等级，包括减小或者没有减小			0.49 (0.43, 0.53)	0.83 (0.66, 0.93)	2.8 (1.3, 7.3)	0.60 (0.50, 0.90)

* 注：目前，髌股关节疼痛综合征的诊断尚无明确的参考标准。这种疾病往往是在排除其他潜在疾病时所做出的临床诊断。

股四头肌倾斜度测量评估的可靠性

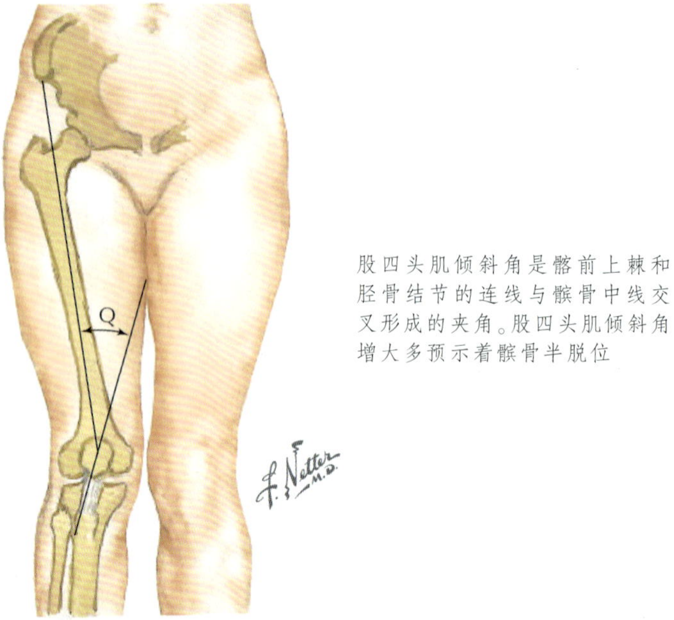

图 7–25　股四头肌倾斜角。

试验与研究质量	过程	人群	可靠性
股四头肌倾斜角[36] ●	测角仪近端应与髂前上棘对齐，远端与胫骨结节对齐，髌骨中线为其支点	30例髌股关节疼痛综合征患者	检查者间 ICC=0.70(0.46,0.85)
股四头肌倾斜角[37] ◆		27例无症状测试者	检查者内 ICC=0.63 检查者间 ICC=0.23
股四头肌倾斜角[43] ●	同上。测量时膝关节完全伸直或屈曲 20°	50例膝关节无症状测试者	检查者间(完全伸膝) 右 ICC=0.14~0.21　左 ICC=0.08~0.11 检查者间(屈膝 20°) 右 ICC=0.04~0.08　左 ICC=0.13~0.16
股四头肌倾斜角[44] ●	测角仪的近端与髂前上棘对齐，远端与胫骨结节对齐，髌骨中线为其支点	52例无症状测试者	检查者内 ICC=0.88(0.81,0.92)
股四头肌倾斜角[45] ◆	同上。测量时膝关节屈曲 10°	18例无症状测试者	短臂测角仪 检查者内 ICC=0.78(0.67,0.86)　检查者间 ICC=0.56(0.28,0.75) 长臂测角仪 检查者内 ICC=0.92(0.88,0.95)　检查者间 ICC=0.88(0.77,0.93)

髌骨的纵轴和髌韧带之间夹角(A角)评估的可靠性

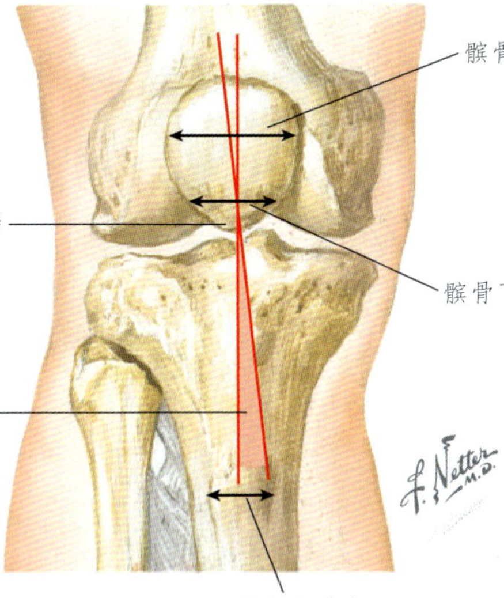

图 7-26 A角。

试验与研究质量	描述与阳性结果	人群	可靠性
A角[37] ◆	测斜仪近端和远端都与髌骨上端和胫骨粗隆对齐。支点为髌骨下端中线	27例无症状测试者	检查者内 ICC=0.61 检查者间 ICC=0.49
A角[46] ●	确定髌骨上端、髌骨上部宽度、髌骨下部宽度、髌骨下端和胫骨粗隆。然后用测角仪测量A角	36例无症状测试者	检查者内 ICC=0.20~0.32 检查者间 ICC=−0.01

横向拉力试验评估髌骨对线的可靠性

试验与研究质量	描述与阳性结果	人群	可靠性
横向拉力试验[47] ●	患者仰卧，伸膝，检查者要求患者做股四头肌等长收缩。收缩过程中，检查者观察髌骨运动轨迹。如果髌骨向外运动比向上运动明显，则为阳性；如果髌骨向外移动和向上移动相当，则为阴性	99例测试者，其中25例有膝关节症状	检查者内 κ=0.39~0.47 检查者间 κ=0.31

触诊时疼痛的可靠性

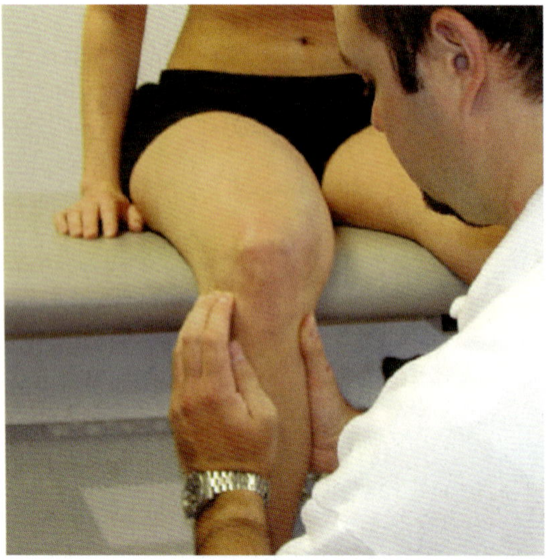

关节外线触诊

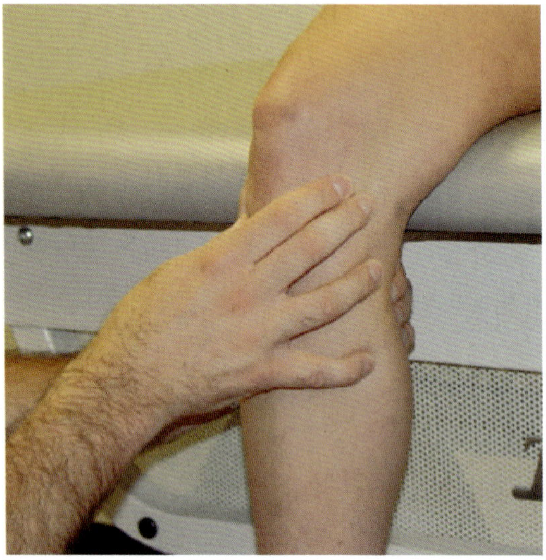

关节内线触诊

图 7-27 关节线触诊。

试验与研究质量	人群	可靠性
压痛触诊[18] ●	53 例膝关节疼痛患者	检查者间 κ=0.10~0.30
关节线后部压痛[48] ◆	71 例膝关节疼痛患者	检查者间 κ=0.48
关节内线压痛[10] ●	152 例膝关节 OA 患者	检查者间 κ=0.21(0.01,0.41)
关节外线压痛[10] ●		检查者间 κ=0.25(0.07,0.43)

关节线压痛的诊断效用

试验与研究质量	描述与阳性结果	人群	参考标准	敏感性	特异性	+LR	–LR
关节线压痛[49] ◆ 2010Meta 分析	根据不同研究情况而定，一般来讲，在膝关节屈曲 90°时，检查者触探关节线，诱发出疼痛即为阳性	13 项研究中的患者*	经关节镜、关节切开术或者 MRI 诊断为半月板撕裂	0.64 (0.62, 0.66)	0.61 (0.59, 0.63)	1.6 (1.5, 1.8)	0.59 (0.54, 0.65)
关节线压痛[50] ◆ 2008Meta 分析		8 项研究中进行生存质量评估的患者*	经关节镜或关节切开术诊断为半月板撕裂	0.76 (0.73, 0.80)	0.77 (0.64, 0.87)	3.3	0.31
关节线压痛[51] ◆ 2007Meta 分析		14 项研究中的患者*	经关节镜、关节切开术、MRI 诊断为半月板撕裂	0.63 (0.61, 0.66)	0.77 (0.76, 0.79)	2.7	0.48
关节线压痛[52] ◆	同上	109 例提示有半月板撕裂病史或者症状的患者	经内镜诊断为半月板撕裂	内侧半月板			
				0.83 (0.71, 0.90)	0.76 (0.55, 0.89)	3.50	0.22
				外侧半月板			
				0.68 (0.46, 0.85)	0.97 (0.89, 0.99)	22.7	0.33

* 一些纳入的研究并不满足 QUADAS 评价标准。

关节线肿胀的诊断价值

试验与研究质量	描述与阳性结果	人群	参考标准	敏感性	特异性	+LR	–LR
关节线肿胀[53] ◆	患者仰卧位，检查者沿着关节线触诊确认关节肿胀的位置，并与对侧正常膝关节对比。膝关节外侧间室的检查在膝关节屈曲 30°~45°时进行以放松髂胫束和内侧间室；在屈曲 70°~90°时进行以放松内侧副韧带。任何关节线的肿胀导致正常关节线压力的增高都是阳性表现结果	100 例患者的膝关节接受常规关节镜检查(18 例为外侧间室病理改变，70 例为内侧间室病理改变，12 例为不明原因的膝关节内病理改变)	关节镜下诊断半月板撕裂	0.70	0.82	3.89	0.37

拉赫曼试验的可靠性

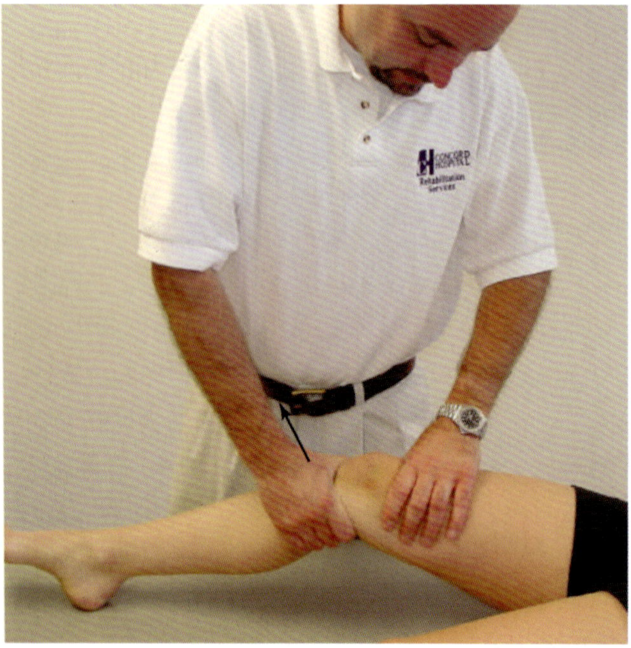

图 7-28　拉赫曼试验(图 7-29 为俯卧位拉赫曼试验)。

试验与研究质量	过程	描述与阳性结果	人群	可靠性
拉赫曼试验[30] ◆	检查者按要求完成拉赫曼试验	结果定义为"阳性"或"阴性"，同时检查者也会分级，如 0、1+、2+、3+。0 分代表双膝（健肢和患肢）胫骨移动性无差异	在膝关节康复过程中接受理疗的 35 例患者	阳性或阴性结果 检查者内 κ=0.51 检查者间 κ=0.19 胫骨移动性分级 检查者内 κ=0.44~0.60 检查者间 κ=0.02~0.61

拉赫曼试验的可靠性(续)

试验与研究质量	过程	描述与阳性结果	人群	可靠性
拉赫曼试验[10] ●	无特殊	无特殊	152例膝关节OA患者	检查者间 κ=-0.08(-0.12,0.04)
俯卧位拉赫曼试验[54] ◆	患者俯卧位,下肢尽可能放松,患侧大腿远端放置一个小的毛巾卷。检查者将远侧的手放在胫前近端,示指和中指分别置于髌韧带两侧,位于关节线水平。检查者的大腿置于患者小腿后方,使患者膝关节屈曲10°~30°,检查者近侧的手掌置于胫骨近端后侧,手指轻轻置于腓肠肌内侧,从胫骨后侧向前施加一个向前的力,而远侧的手指轻轻施加一个向后的力,同时探查胫骨前部相对于股骨向后移位的程度	如果检查过程中缺少确切的终末感觉;或者患侧与健侧相比,检查到大于3mm的前向移位,则为阳性	52例从急诊转至骨外科会诊的患者,以进一步评估膝关节疼痛	检查者间 κ=0.60

拉赫曼试验在前交叉韧带撕裂中的诊断效用

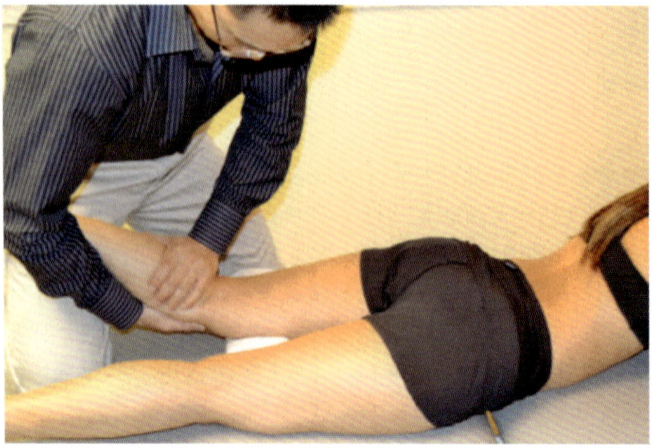

图 7–29　俯卧位拉赫曼试验。

<table>
<tr><th>试验与研究质量</th><th>描述与阳性结果</th><th>人群</th><th>参考标准</th><th>敏感性</th><th>特异性</th><th>+LR</th><th>–LR</th></tr>
<tr><td>拉赫曼试验（非麻醉）[55] ◆
2013 Meta 分析</td><td rowspan="4">根据不同研究情况而定，但是一般来说，患者仰卧位，膝关节屈曲 10°~20°，检查者用一只手稳定股骨，另一只手将胫骨前移。如果胫骨缺乏固定的运动末端或者半脱位，则为阳性</td><td>对 17 项研究收集的 1579 例患者信息进行研究*</td><td rowspan="4">经关节镜、关节切开术、MRI 诊断为前交叉韧带撕裂</td><td>0.81</td><td>0.81</td><td>4.26</td><td>0.24</td></tr>
<tr><td>拉赫曼试验（麻醉）[55] ◆
2013 Meta 分析</td><td>对 12 项研究收集的 1189 例患者信息进行研究*</td><td>0.91</td><td>0.78</td><td>4.14</td><td>0.12</td></tr>
<tr><td>拉赫曼试验（非麻醉）[56] ◆
2006 Meta 分析</td><td>对 21 项研究收集的 2276 例患者信息进行研究*</td><td>0.85（0.83，0.87）</td><td>0.94（0.92，0.95）</td><td>1.2（4.6，22.7）</td><td>0.20（0.10，0.30）</td></tr>
<tr><td>拉赫曼试验（麻醉）[56] ◆
2006 Meta 分析</td><td>对 15 项研究收集的 1174 例患者信息进行研究*</td><td>0.97（0.96，0.98）</td><td>0.93（0.89，0.96）</td><td>12.9（1.5，108.5）</td><td>0.10（0，0.30）</td></tr>
<tr><td>俯卧位拉赫曼试验[54] ◆</td><td>与前述俯卧位拉赫曼试验相同</td><td>52 例从急诊转至骨外科会诊的患者，以进一步评估膝关节疼痛</td><td>经关节镜或 MRI 诊断为前交叉韧带撕裂</td><td>0.70（0.40，0.89）</td><td>0.80（0.38，0.96）</td><td>3.5（5.8，21.2）</td><td>0.57（0.32，0.69）</td></tr>
</table>

* 一些纳入的研究并不满足 QUADAS 评价标准。

前抽屉试验的可靠性

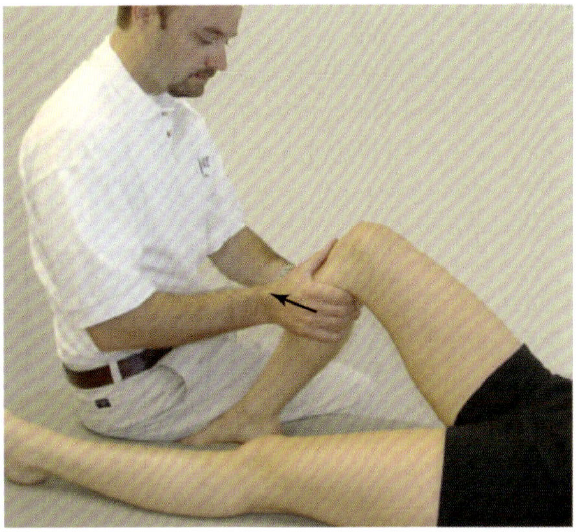

图 7–30　前抽屉试验。

试验与研究质量	描述与阳性结果	人群	检查者间可靠性
前抽屉试验[16] ●	无特殊	53 例膝关节疼痛患者	κ=0.34

前抽屉试验在前交叉韧带撕裂中的诊断效用

试验与研究质量	描述与阳性结果	人群	参考标准	敏感性	特异性	+LR	–LR
前抽屉试验（非麻醉）[55] ◆ 2013 Meta 分析	根据不同研究情况而定，一般认为，患者屈膝 60°~90°，脚固定在检查台上，检查者前移胫骨。如果前移超过 5mm，则认为是阳性	对 13 项研究收集的 934 例患者信息进行研究*	经关节镜、关节腔切开术、MRI 诊断为前交叉韧带撕裂	0.38	0.81	2	0.77
前抽屉试验（非麻醉）[55] ◆ 2013 Meta 分析		对 10 项研究收集的 826 例患者信息进行研究*		0.63	0.91	7	0.41
前抽屉试验（非麻醉）[56] ◆ 2006 Meta 分析		对 20 项研究收集的 1809 例患者信息进行研究*		0.55 (0.52, 0.58)	0.92 (0.90, 0.94)	7.3 (3.5, 15.2)	0.50 (0.40, 0.60)
前抽屉试验（麻醉）[56] ◆ 2006 Meta 分析		对 15 项研究收集的 1306 例患者信息进行研究*		0.77 (0.82, 0.91)	0.87 (0.82, 0.91)	5.9 (0.90, 38.2)	0.40 (0.20, 0.80)

前抽屉试验在前交叉韧带撕裂中的诊断效用(续)

试验与研究质量	描述与阳性结果	人群	参考标准	敏感性	特异性	+LR	-LR
前抽屉试验(非麻醉)[57] ◆	患者仰卧位,髋关节屈曲45°,膝关节屈曲90°。足固定于检查床上,腘绳肌放松,轻轻在胫骨上前后方向施力,测量胫骨屈曲状态下前后方向的移位。与弹性末端的正常侧相比,移位如果大于6mm,则为阳性	428例可疑ACL撕裂患者	经关节镜诊断为ACL撕裂	0.94	未测试	未测试	未测试
前抽屉试验(麻醉)[57] ◆				0.96	未测试	未测试	未测试

* 一些纳入的研究并不满足QUADAS评价标准。

轴移试验鉴别前交叉韧带撕裂的诊断效用

患者仰卧位，肌肉放松。检查者一手抬起患者足踝，屈髋45°的同时保持其关节伸直状态；另一只手抓住膝关节（大拇指置于腓骨头下）。抬高腓骨近端的同时，检查者施加强大的力到膝关节和踝关节，使得胫腓骨内旋，此时屈膝20°，检查者两手配合作用于膝关节，产生一个外翻的力

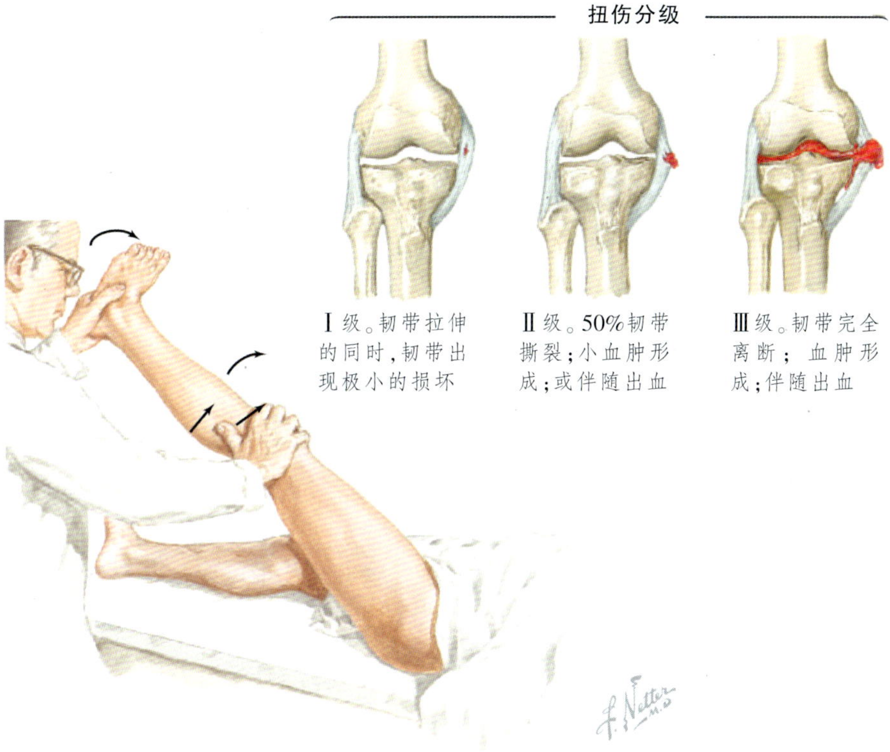

图 7-31 轴移试验。

试验与研究质量	描述与阳性结果	人群	参考标准	敏感性	特异性	+LR	-LR
轴移试验（非麻醉）[55] ◆ 2013 Meta 分析	根据不同研究情况而定，一般认为，患者屈膝10°~20°之间，检查者对膝关节施加外翻力的同时使胫骨内旋。如果外侧胫骨平台向前移位，则为阳性	对12项研究收集的1192例患者信息进行研究*	经关节镜、关节切开术、MRI诊断为前交叉韧带撕裂	0.28	0.81	1.47	0.89
轴移试验（麻醉）[55] ◆ 2013 Meta 分析		对10项研究收集的1094例患者信息进行研究*		0.73	0.98	36.5	0.28
轴移试验（非麻醉）[56] ◆ 2006 Meta 分析		对15项研究收集的1431例患者信息进行研究*		0.24 (0.21, 0.27)	0.98 (0.96, 0.99)	8.5 (4.7, 15.5)	0.90 (0.80, 1.0)
轴移试验（麻醉）[56] ◆ 2006 Meta 分析		对13项研究收集的1077例患者信息进行研究*		0.74 (0.71, 0.77)	0.99 (0.96, 1.0)	2.9 (2.8, 156.2)	0.30 (0.10, 0.70)

* 一些纳入的研究并不满足QUADAS评价标准。

伸展受限试验鉴别前交叉韧带撕裂的诊断效用

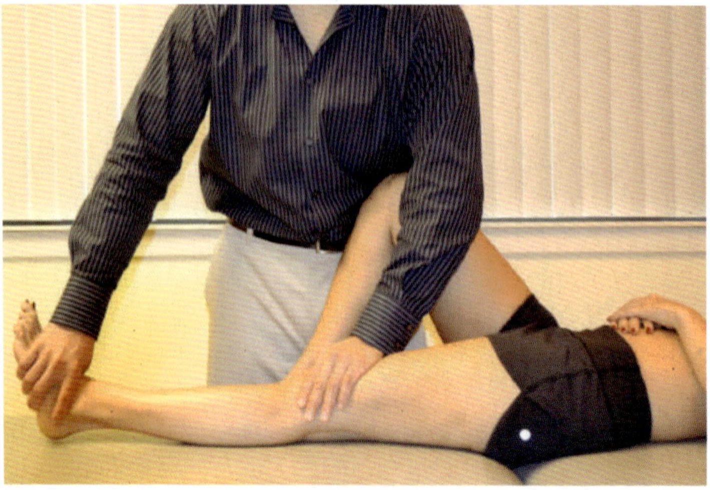

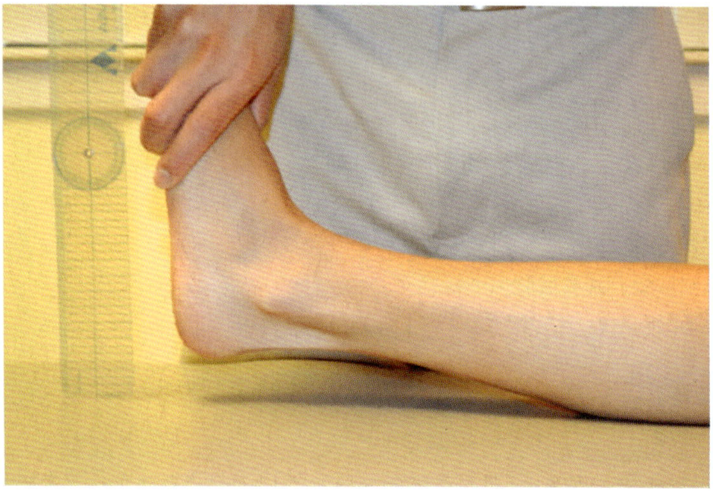

图 7-32 伸展受限试验。

试验与研究质量	描述与阳性结果	人群	参考标准	敏感性	特异性	+LR	-LR
伸展受限试验[58] ◆	检查者以一手固定患者患侧大腿，髌骨向前，另一手辅助膝关节做最大伸展。另一检查者测量患者足跟距床的距离。如果患侧膝关节的伸展程度小于健侧膝关节，则试验结果为阳性	196例单侧膝关节病变患者	经MRI或手术诊断为前交叉韧带撕裂	0.78	0.95	15.6	0.23

内翻和外翻应力测试的可靠性

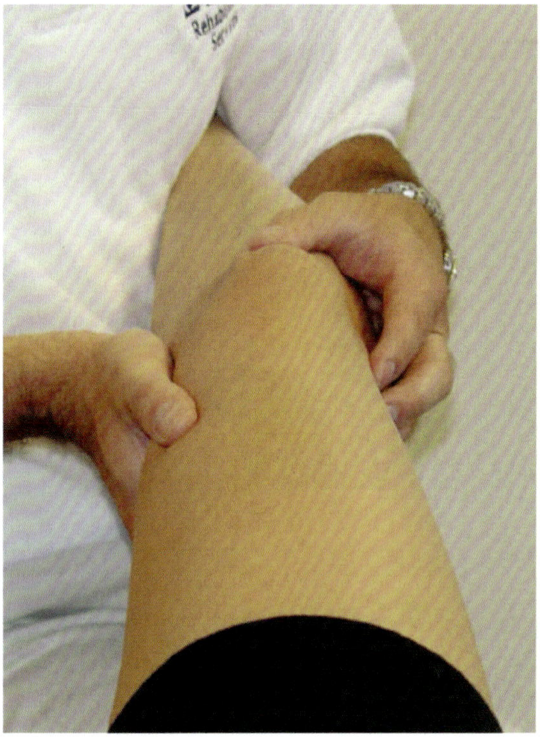

内翻应力测试

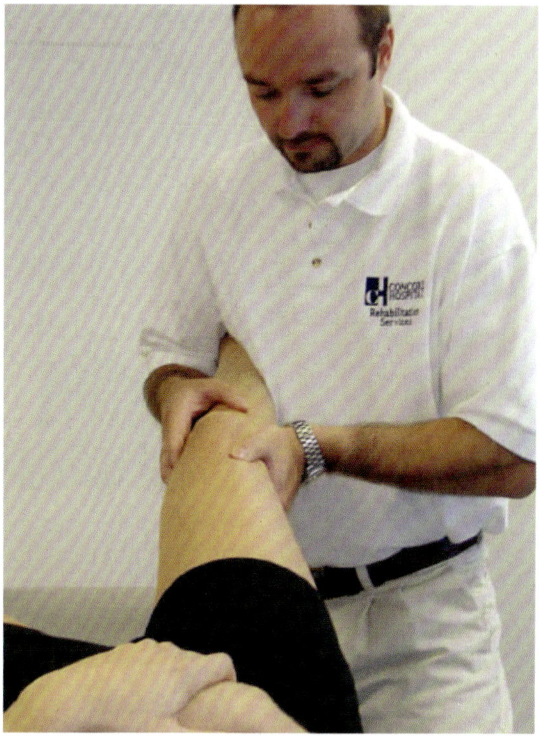

外翻应力测试

图 7–33 内翻和外翻应力测试。

试验与研究质量	描述与阳性结果	人群	检查者间可靠性
内翻应力测试[18] ●	无特殊	53 例膝关节疼痛患者	(松动)κ=0.24 (疼痛)κ=0.18
外翻应力测试[18] ●			(松动)κ=0.48 (疼痛)κ=0.37
内翻应力测试[10] ●		152 例膝关节 OA 患者	κ=0(−0.18,0.18)
外翻应力测试[10] ●			κ=0.05(−0.13,2.3)

外翻应力测试对鉴别内侧副韧带撕裂的诊断效用

试验与研究质量	描述与阳性结果	人群	参考标准	敏感性	特异性	+LR	−LR
外翻应力测试(膝关节屈曲 30°)出现疼痛[13] ◆	无特殊	134 例膝关节创伤患者	MRI 显示内侧副韧带撕裂	0.78 (0.64, 0.92)	0.67 (0.57, 0.76)	2.3 (1.7, 3.3)	0.30 (0.20, 0.60)
外翻应力测试(膝关节屈曲 30°)出现松动[13] ◆				0.91 (0.81, 1.0)	0.49 (0.39, 0.59)	1.8 (1.4, 2.2)	0.20 (0.10, 0.60)

McMurray 试验的可靠性

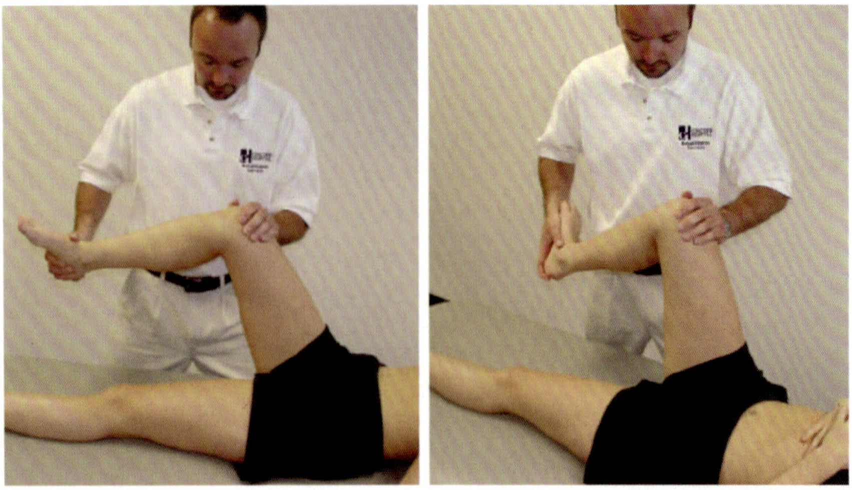

胫骨内旋　　　　胫骨外旋

图 7-34　McMurray 试验。

试验与研究质量	描述与阳性结果	人群	可靠性
McMurray 试验[10] ●	膝关节屈曲，做外旋和轴向加压的同时伸展膝关节，重复以上做内旋运动。若听到咔嗒声或旋转过程出现明显的疼痛则为阳性	152 例膝关节骨关节炎患者	检查者间 κ=0.16 (−0.01,0.33)

McMurray 试验的诊断效用

试验与研究质量	描述与阳性结果	人群	参考标准	敏感性	特异性	+LR	−LR
McMurray 试验[49] ◆ 2010 Meta 分析	根据不同的研究情况而定，一般来说，与上面描述相同	13 项研究中的患者*	关节镜、关节切开术或者 MRI	0.51 (0.48, 0.53)	0.78 (0.77, 0.80)	2.3 (2.1, 2.6)	0.63 (0.59, 0.68)
McMurray 试验[50] ◆ 2008 Meta 分析		8 项研究中进行生活质量评估的患者*	关节镜、关节切开术	0.55 (0.50, 0.60)	0.77 (0.62, 0.87)	2.4	0.58
McMurray 试验[51] ◆ 2007 Meta 分析		14 项研究中的患者*	关节镜、关节切开术、MRI	0.71 (0.67, 0.73)	0.71 (0.69, 0.73)	2.5	0.41
McMurray 试验[52] ◆	同上	109 例提示有半月板撕裂病史或症状的患者	经关节镜诊断为半月板撕裂	内侧半月板			
				0.50 (0.38, 0.62)	0.77 (0.57, 0.90)	2.17	0.65
				外侧半月板			
				0.21 (0.09, 0.43)	0.94 (0.85, 0.98)	3.5	0.84

Apley 试验的诊断效用

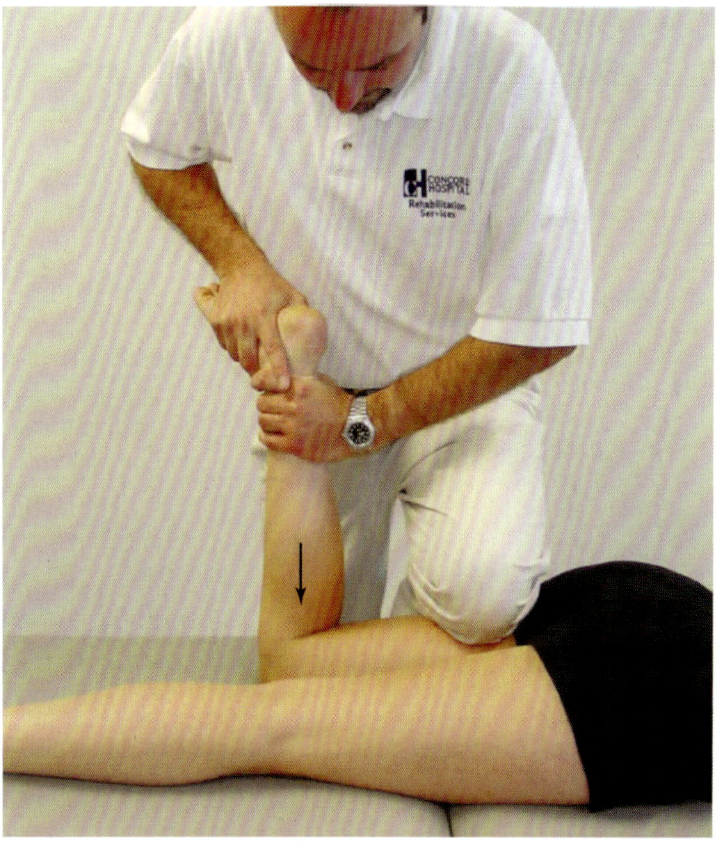

图 7–35　Apley 研磨试验。

试验与研究质量	描述与阳性结果	人群	参考标准	敏感性	特异性	+LR	–LR
Apley 试验[49] ◆ 2010 Meta 分析	根据不同的研究情况而定，一般而言，患者取俯卧位，屈膝 90°，检查者双手握患足，沿小腿纵轴向下加压并旋转小腿，做内旋和外旋活动	7 项研究中的患者*	关节镜	0.38 (0.36，0.41)	0.84 (0.82，0.86)	2.4 (2.0，3.0)	0.73 (0.68，0.78)
Apley 试验[50] ◆ 2008 Meta 分析		3 项研究中进行过生活质量评估的患者*	关节镜、关节切开术	0.22 (0.17，0.28)	0.88 (0.72，0.96)	1.8	0.89
Apley 试验[51] ◆ 2007 Meta 分析		7 项研究中的患者*	关节镜、关节切开术、MRI	0.61 (0.56，0.66)	0.70 (0.68，0.72)	2.0	0.56

* 一些纳入的研究并不满足 QUADAS 评价标准。

其他试验对鉴别半月板撕裂的诊断效用

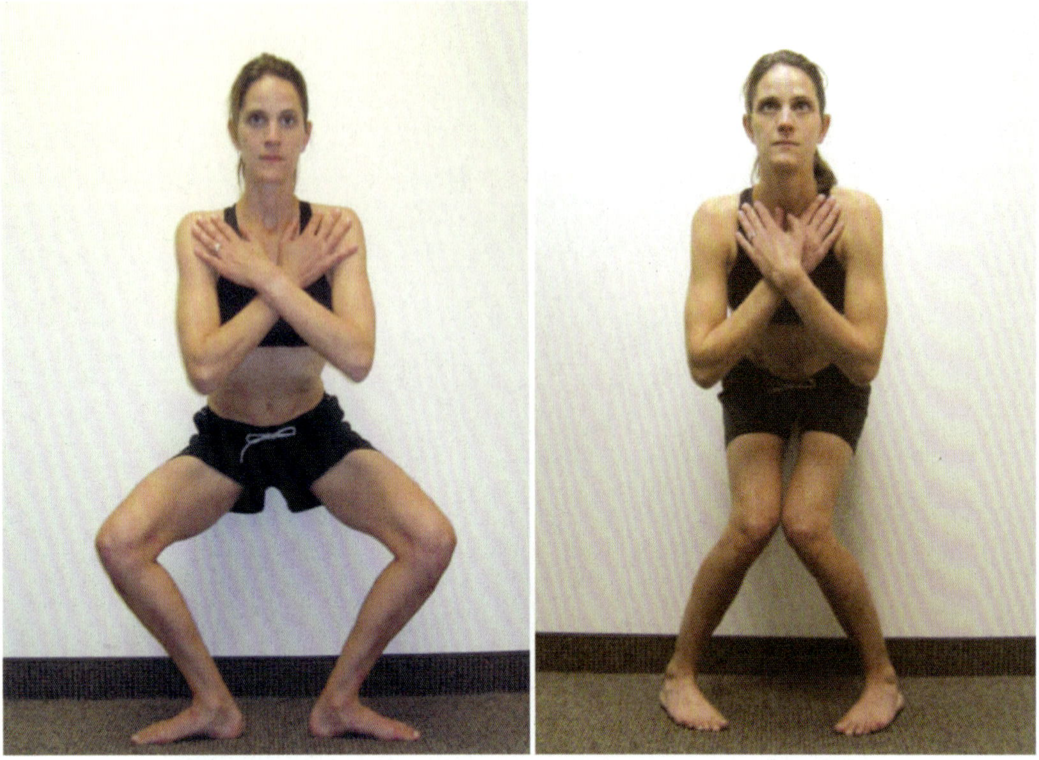

图 7-36 Ege 试验。

试验与研究质量	描述与阳性结果	人群	参考标准	敏感性	特异性	+LR	−LR
被动屈膝时疼痛[14] ◆	未描述	134 例膝关节创伤患者	MRI 证实半月板撕裂	0.77 (0.64, 0.89)	0.41 (0.31, 0.52)	1.3 (1.0, 1.7	0.60 (0.30, 1.0)
Ege 试验[59] ●	患者站立位，两脚分开 30~40cm。检查内侧半月板撕裂，患者双腿完全外旋时进行深蹲；检查外侧半月板撕裂，患者双腿完全内旋时进行深蹲。如果患者感到疼痛和(或)关节线处有咔嗒声，则为阳性	150 例因膝关节内病变引起膝关节症状的患者	膝关节镜	内侧半月板			
				0.67	0.81	3.5	0.41
				外侧半月板			
				0.64	0.90	6.4	0.40

Thessaly 试验对鉴别半月板撕裂的诊断效用

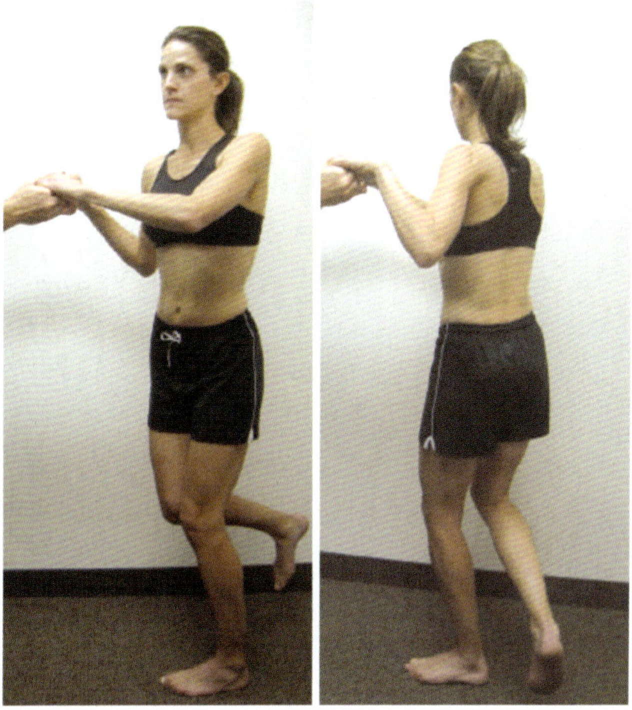

图 7-37 Thessaly 试验。

试验与研究质量	描述与阳性结果	人群	参考标准	敏感性	特异性	+LR	-LR
Thessaly 试验[60] ◆	患者抓住检查者的手，用有症状的腿站立。然后在屈膝5°和20°时内旋及外旋躯干及腿。患者感觉疼痛和（或）关节线处有咔嗒声，则为阳性	213 例膝关节创伤患者及 197 位无症状测试者	MRI 证实半月板撕裂	屈膝 5°			
				0.66 MMT	0.96 MMT	16.5 MMT	0.35 MMT
				0.81 LMT	0.91 LMT	9.0 LMT	0.21 LMT
				屈膝 20°			
				0.89 MMT	0.97 MMT	29.7 MMT	0.11 MMT
				0.92 LMT	0.96 LMT	23.0 LMT	0.08 LMT

Thessaly 试验对鉴别半月板撕裂的诊断效用(续)

试验与研究质量	描述与阳性结果	人群	参考标准	敏感性	特异性	+LR	-LR
Thessaly 试验[61] ●	除外屈膝 20°,其余同上	116 例因半月板病变行膝关节镜手术的患者	经膝关节镜诊断为半月板撕裂	0.90	0.98	39.3	0.09
Thessaly 试验[52] ◆	屈膝 20°,其余同上	109 例提示有半月板撕裂病史或症状的患者	经关节镜诊断为半月板撕裂	内侧半月板			
				0.59 (0.47, 0.71)	0.67 (0.45, 0.83)	1.79	0.61
				外侧半月板			
				0.31 (0.15, 0.54)	0.95 (0.87, 0.98)	6.2	0.73

LMT,外侧半月板撕裂;MMT,内侧半月板撕裂。

髌骨外推恐惧试验对鉴别髌骨关节不稳定的诊断效用

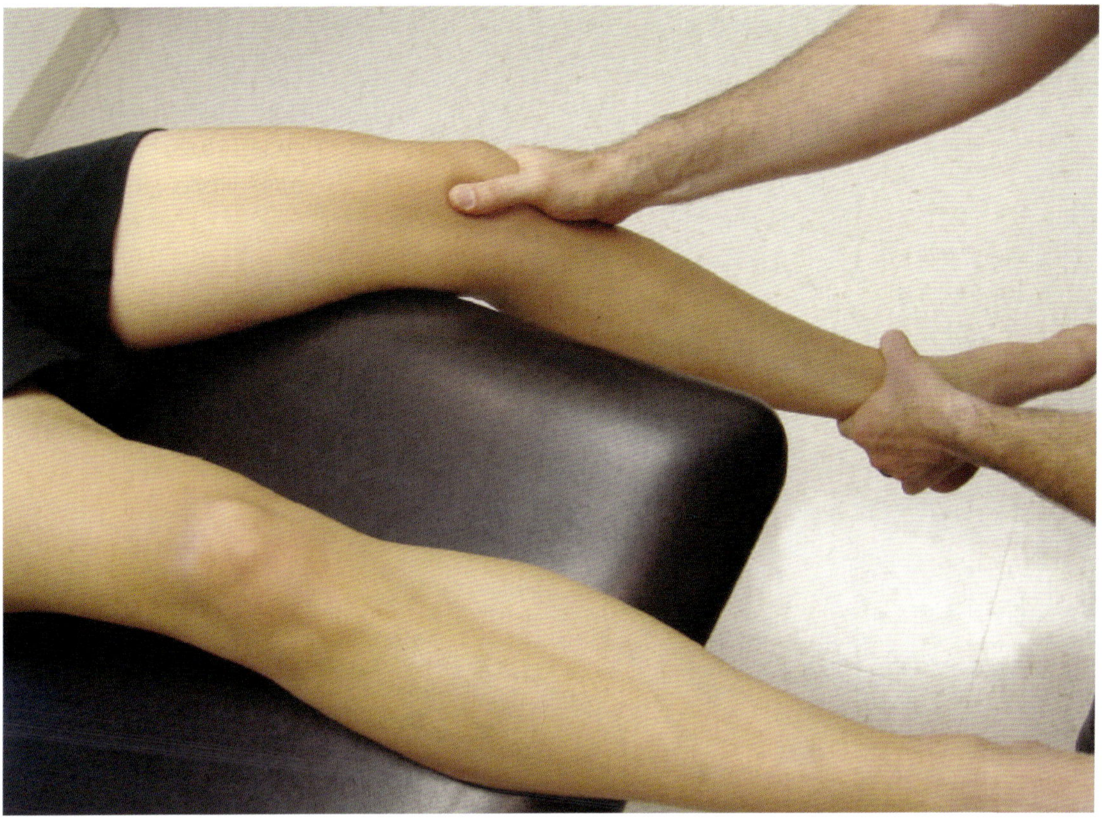

图 7-38 髌骨外推恐惧试验。

试验与研究质量	描述与阳性结果	人群	参考标准	敏感性	特异性	+LR	-LR
髌骨外推恐惧试验[62] ●	患者取仰卧位，踝关节置于检查床之外，膝关节完全伸直。检查者将髌骨向外平移时屈曲膝关节至90°后恢复完全伸直。患者产生恐惧和（或）向外滑动时股四头肌收缩且向外滑动时无恐惧则为阳性	51例已行膝关节手术且怀疑髌骨关节不稳定的患者	麻醉下检查时能使髌骨脱位	1.0	0.88	8.3	0

联合试验对诊断半月板撕裂的诊断效用

试验与研究质量	描述与阳性结果	人群	参考标准	敏感性	特异性	+LR	-LR
屈曲 30°施加外翻应力时产生疼痛及松动 + 外翻应力引起的创伤或旋转创伤[13] ◆	自述创伤及外翻应力下相应体格检查	134 例主诉膝关节创伤的患者	MRI	0.56（0.33, 0.79）	0.91（0.85, 0.98）	6.4（2.7, 15.2）	0.50（0.30, 0.80）
年龄>40 岁 + 无法持续活动 + 负重情况下发生的创伤 + 被动屈膝时疼痛[14] ◆	4 个因素都为阳性	134 例主诉膝关节创伤的患者	MRI	0.15（0.05, 0.25）	0.97（0.94, 1.0）	5.8（1.3, 26.8）	0.90（0.80, 1.0）
关节线触诊时压痛 + Bohler 试验 + Steinmann 试验 + Apley 研磨试验 + Payr 试验 + McMurray 试验[7] ◆	如果 2 项试验为阳性，则考虑患者有半月板损伤	36 例拟行膝关节镜手术的患者	关节镜	0.97	0.87	7.5	0.03

联合试验对诊断半月板撕裂的诊断效用(续)

试验与研究质量	描述与阳性结果	人群	参考标准	敏感性	特异性	+LR	–LR
结合病史及体格检查[63] ●	体格检查包括关节肿胀的评估、关节线压痛、McMurray试验，过屈试验及深蹲试验。每一项试验的具体步骤未说明	100例已行膝关节镜手术的患者	关节镜	0.86	0.83	5.06	0.17
病史 + 关节线压痛 + McMurray试验 + Steinmann试验 + 改良的Apley试验[64] ●	检查者的总结	50例临床诊断半月板撕裂和(或)前交叉韧带断裂的患者	膝关节镜	内侧			
				0.87	0.68	2.7	0.19
				外侧			
				0.75	0.95	15.0	0.26
关节线压痛 + McMurray试验[52] ◆	两个试验都为阳性	109例提示有半月板撕裂病史和症状的患者	经关节镜诊断为半月板撕裂	内侧半月板			
				0.91	0.91	10.1	0.10
				外侧半月板			
				0.75	0.99	75	0.25
关节线压痛 + Thessaly试验（屈膝20°）[52] ◆				内侧半月板			
				0.93	0.92	11.6	0.08
				外侧半月板			
				0.78	0.99	78	0.22

联合试验对诊断半月板撕裂的诊断效用(续)

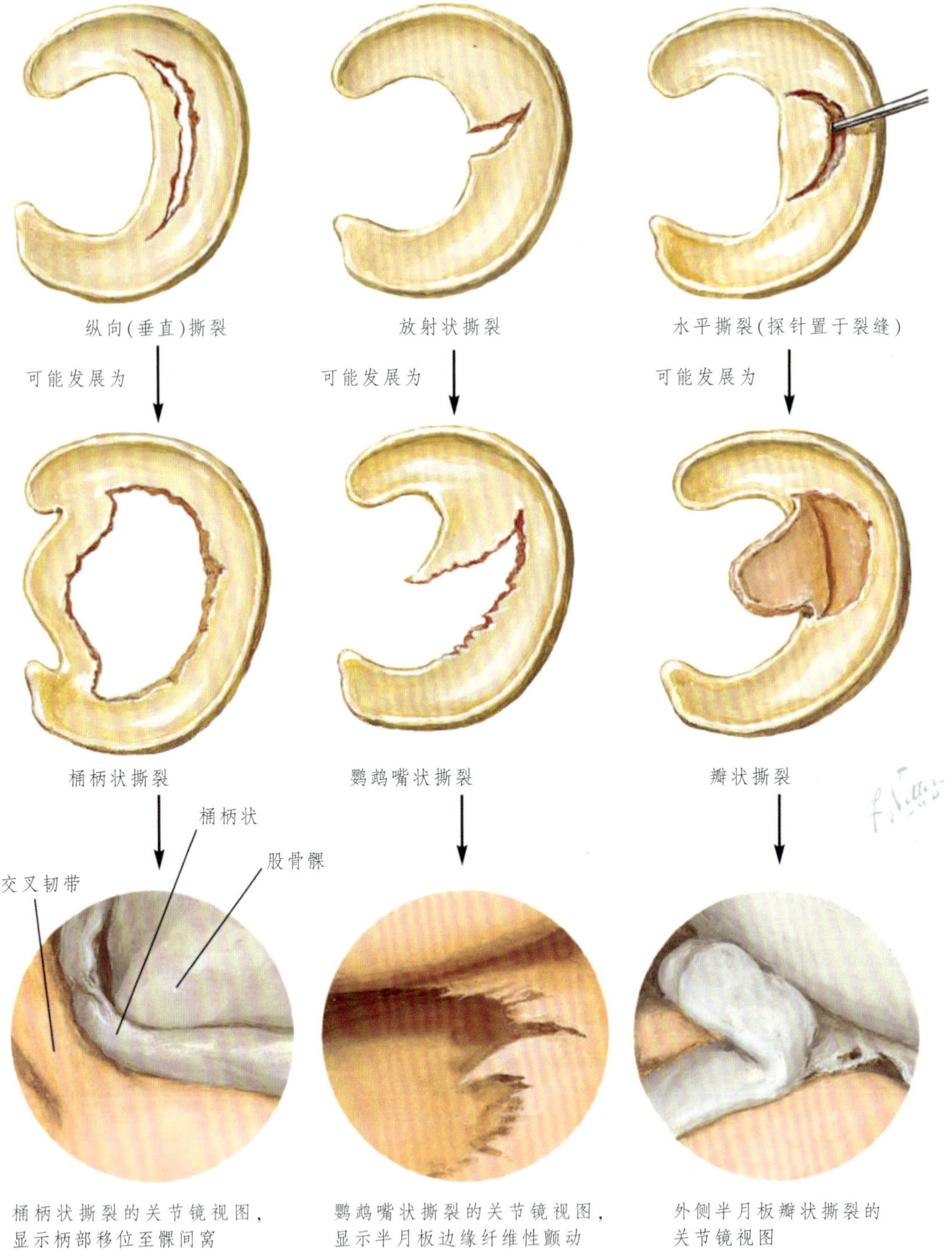

图 7-39　半月板撕裂的类型。

联合试验对诊断其他膝关节病变的诊断效用

试验与研究质量	描述与阳性结果	人群	参考标准	敏感性	特异性	+LR	−LR
临床检查[65]	对临床检查及临床诊断的回顾性研究	698 例已行膝关节镜手术的患者	经关节镜诊断为内侧半月板撕裂	0.92	0.79	4.4	0.10
			经关节镜诊断为骨关节炎	0.75	0.97	25.0	0.26
			经关节镜诊断为前交叉韧带撕裂	0.86	0.98	43.0	0.14
			经关节镜诊断为外侧半月板撕裂	0.54	0.96	13.5	0.48
			诊断关节镜发现的关节鼠	0.94	0.98	47.0	0.06
			经关节镜诊断为外侧支持带紧张	1.0	1.0	UD	0
			经关节镜诊断为滑膜炎	0.57	1.0	UD	0.43
			经关节镜诊断为外侧半月板囊肿	1.0	0.99	100.0	0
病史 + 前抽屉试验 + 拉赫曼试验 + 轴移试验[64]	检查者的总结	50 例临床诊断为半月板撕裂和(或)前交叉韧带断裂的患者	经关节镜诊断为前交叉韧带断裂	1.0	1.0	UD	0
膝关节前内侧疼痛病史 + 主要集中在股骨内侧髁的疼痛 + 可见或可触及的皱襞 + 排除其他原因引起的膝关节前内侧疼痛[66]	满足所有条件	48 例临床怀疑因病理性内侧皱襞引起膝关节前内侧疼痛的患者	经关节镜证实的病理性内侧皱襞	1.0 (0.92, 1.0)	0	1.0	UD

UD,未定义。

病史及体格检查发现对预测足部矫形器及活动矫正良好反应的诊断效用

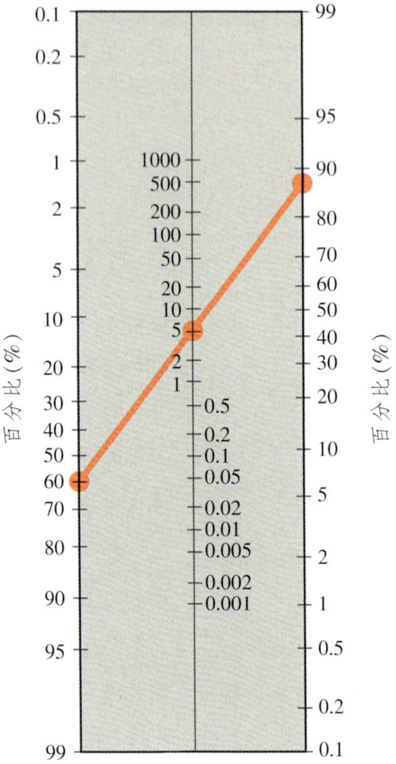

图 7-40 列线图。假设验前概率为 60%(由 Sutlive 等[51]研究决定),2°或以上的前足外翻或 78°或以下的踇趾伸直的验后概率即为 85%。这意味着,如果一位患者有上述两者之一的病变,则其使用现成的矫形器及活动矫正能得到成功结果的概率为 86%。(Adapted from Fagan TJ. Letter: Nomogram for Bayes theorem. *N Engl J Med.* 1975;293:257. Copyright 2005, Massachusetts Medical Society. See also Sutlive TG, Mitchell SD, Maxfield SN, et al. Identification of individuals with patellofemoral pain whose symptoms improved after a combined program of foot orthosis use and modified activity: a preliminary investigation. *Phys Ther.* 2004;84:49-61.)。

Sutlive 及同事[67]开发了一种临床预测规则，可以发现潜在的髌股关节疼痛且症状能通过已上市的足部矫形器及康复训练改善的患者。该研究发现了一系列预测因素。

试验与研究质量	人群	参考标准	敏感性	特异性	+LR	-LR
2°及以上的前足外翻[67] ◆	50 例髌股疼痛综合征患者	穿戴现成的足部矫形器及活动矫正 3 周后疼痛减轻≥50%	0.13 (0.04, 0.24)	0.97 (0.90, 1.0)	4.0 (0.70, 21.9)	0.90
78°或以下的踇趾伸直[67] ◆			0.13 (0.04, 0.24)	0.97 (0.90, 1.0)	4.0 (0.70, 21.9)	0.90
3mm 或以下的足舟骨掉落[67] ◆			0.47 (0.32, 0.61)	0.80 (0.67, 0.93)	2.4 (1.3, 4.3)	0.66
5°或以下的外翻及放松跟骨站立位时的内翻[67] ◆			0.36 (0.17, 0.55)	0.81 (0.71, 0.92)	1.9 (1.0, 3.6)	0.79
90/90 直腿抬高试验时发现腘绳肌紧张[67] ◆			0.68 (0.55, 0.80)	0.56 (0.37, 0.75)	1.5 (1.0, 2.3)	0.57
行走困难[67] ◆			0.71 (0.55, 0.86)	0.48 (0.33, 0.62)	1.4 (1.0, 1.8)	0.60

病史及体格检查发现对预测髋关节活动短期良好反应的诊断效用

试验与研究质量	人群	参考标准	敏感性	特异性	+LR	–LR
单侧大腿前部疼痛[22] ◆	60例膝关节OA患者	髋关节活动2天后疼痛减弱超过30%或疾病改善的总体评分为"中度改善"	0.27 (0.13, 0.40)	0.95 (0.85, 1.05)	5.1 (0.71, 36.7)	0.77 (0.62, 0.96)
间断性髋部或腹股沟疼痛[22] ◆			0.15 (0.05, 0.26)	0.98 (0.91, 1.04)	6.2 (0.40, 104.7)	0.87 (0.75, 1.00)
力量训练加重膝关节疼痛[22] ◆			0.20 (0.04, 0.37)	0.96 (0.85, 1.07)	4.9 (0.30, 83.7)	0.83 (0.65, 1.06)
双侧局限性髋部或腹股沟疼痛[22] ◆			0.18 (0.06, 0.29)	0.98 (0.91, 1.04)	7.1 (0.40, 119.0)	0.84 (0.72, 0.99)
髋关节内旋活动度两侧有差别[22] ◆			0.98 (0.93, 1.02)	0.11 (–0.03, 0.24)	1.1 (0.90, 1.3)	0.23 (0.02, 2.40)
单侧髋关节屈曲活动时末端空虚感[22] ◆			0.13 (0.03, 0.23)	0.98 (0.91, 1.04)	5.2 (0.30, 9.2)	0.89 (0.78, 1.02)
单侧髋关节牵拉时疼痛[22] ◆			0.13 (0.03, 0.23)	0.98 (0.91, 1.04)	5.2 (0.30, 9.2)	0.89 (0.78, 1.02)
单侧髋关节伸直活动时膝关节疼痛[22] ◆			0.11 (0.01, 0.20)	0.98 (0.91, 1.04)	4.3 (0.20, 75.8)	0.92 (0.81, 1.04)
单侧膝关节屈曲活动度<122°[22] ◆			0.32 (0.17, 0.46)	0.95 (0.85, 1.05)	6.0 (0.90, 42.8)	0.72 (0.57, 0.91)
单侧髋关节内旋被动活动度<17°[22] ◆			0.32 (0.17, 0.45)	0.95 (0.85, 1.05)	6.0 (0.90, 42.8)	0.72 (0.57, 0.91)
单侧髋部或腹股沟疼痛或感觉异常[22] ◆			0.20 (0.08, 0.32)	0.98 (0.91, 1.04)	8.1 (0.50, 133.4)	0.82 (0.69, 0.97)

病史及体格检查发现对预测髋关节活动短期良好反应的诊断效用(续)

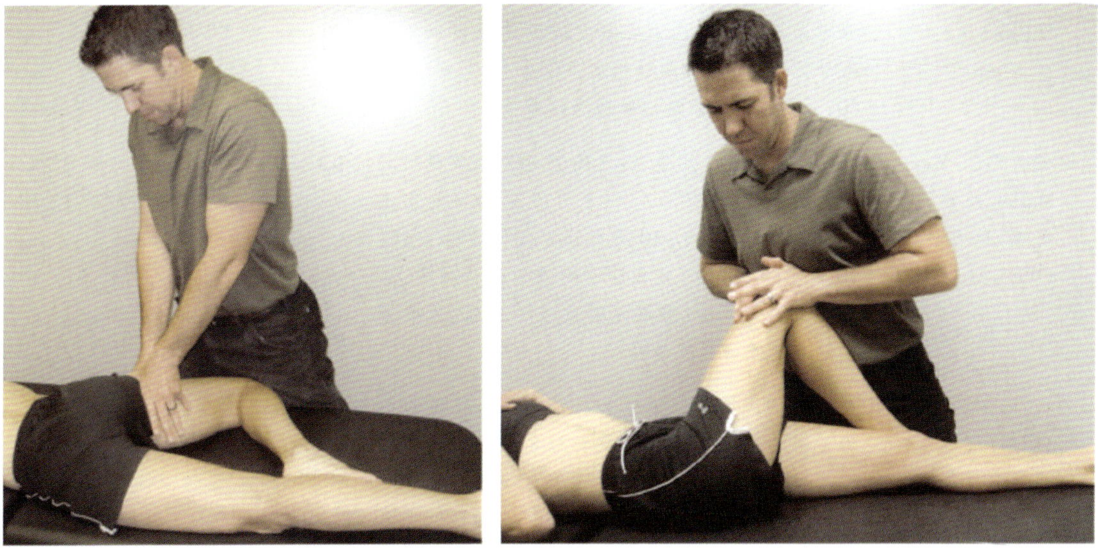

图 7-41 髋关节活动技术在治疗膝关节 OA 患者时的应用。患者每一疗程的治疗包括 4 种不同的髋关节活动:①屈曲、外展及外旋时后前滑动(图左);②尾端滑动;③前后滑动(图右);④后前滑动。

临床预测原则可确认髌股关节疼痛患者可能从足部支具获益的可能性

Vicenzino 及同事[68]开发了一种临床预测原则,可以确认患者合并髌股关节疼痛的情况下,可能从足部支具获益的可能性。他们的研究显示,如果 4 项内容中的 3 项出现阳性[年龄>25 岁,身高<65 英寸,最低的疼痛视觉模拟评分(VAS)<53mm,中足的宽度从非负重到负重状态下的变化<11mm)],那么+LR 为 8.8(95% CI:1.2~66.9),而且出现成功结果的可能性从 40%提高到 86%。

结果分析	评分及解读	重测可靠性	MCID
下肢功能量表(LEFS)	应用李克特量表对20种日常功能活动进行评估,0分表示极度困难或无法完成活动,4分表示完成活动无困难。各项分数相加得出总分。总分为0~80,分数越低表示功能障碍程度越高	ICC =0.92 [69] ●	9[70]
西安大略及McMaster大学骨关节炎指数(WOMAC)	WOMAC包括3个亚量表:疼痛(5项)、关节坚硬(2项)、运动功能(17项)。使用者回答24项特定情况下的问题并以0~10进行分级,0表示无症状,10表示严重症状。或以李克特量表进行打分,分数相加得出总分,分数越高则表示疼痛、关节僵硬及功能障碍程度越高	ICC =0.90 [69] ●	症状改善:6.7% 症状加重:12.9%
膝关节功能调查(KOS)及日常生活自理能力量表(ADLS)	KOS及ADLS包括针对症状及针对功能障碍的两部分。使用者以李克特量表对8种症状打分,5分表示无此症状,0分表示不能从事所有日常活动。同样的,对应功能性来说,5分表示活动完全不困难,0分表示不能活动。得分相加总和除以80得出百分比。分数越高表示症状越少,功能越好	ICC =0.93 [72] ●	7.1%[73]
数字疼痛分级(NPRS)	使用者以11点量表(从0~10)评估疼痛程度,分数越高疼痛越重。经常以询问患者"现在的疼痛水平"及24小时内的"最小"、"最严重"以及"平均"疼痛水平进行评估	ICC =0.72 [74] ●	2[75,76]

MCID,最小临床重要差异值。

膝关节的可靠性研究认可度(QAREL)

	Dervin 2001[10]	Jones 1992[9]	Wood 2006[18]	Fritz 1998[19]	Lenssen 2007[21]	Currier 2007[22]	Rothstein 1983[23]	Gogia 1987[24]	Watkins 1991[25]	Clapper 1988[26]
1. 研究样本是否代表作者计划将试验应用的目标人群?	Y	Y	Y	Y	Y	Y	Y	Y	Y	Y
2. 研究评估者是否能代表作者想要将该试验应用的对象?	Y	Y	Y	Y	Y	Y	Y	Y	Y	Y
3. 研究中,研究者之间对研究结果是盲的吗?	U	U	Y	Y	Y	Y	Y	Y	Y	N/A
4. 研究者在评估过程中,对其前期研究结果是盲的吗?	N/A	U	U	N/A	N/A	N/A	Y	N/A	Y	N
5. 研究者对所评估的目标疾病(或变量)的参考标准是盲的吗?	U	N/A	N/A	N/A	N/A	N/A	N/A	U	N/A	N/A
6. 研究者对不想作为试验过程或研究设计目的的临床信息是盲的吗?	U	U	Y	U	U	U	U	U	U	U
7. 研究者对于非本试验的相关因素是盲的吗?	U	U	U	U	U	U	U	U	U	U
8. 检查顺序可变吗?	U	U	Y	U	Y	Y	Y	U	Y	Y
9. 重复试验的时间间隔中,所测量的目标变量是稳定的吗?或者理论上是稳定的吗?	Y	Y	Y	Y	Y	Y	Y	Y	Y	Y
10. 该试验是否应用正确或者被合理解释?	Y	U	U	Y	Y	Y	Y	Y	Y	Y
11. 统计学方法的应用是否合理?	Y	Y	Y	Y	Y	Y	Y	Y	Y	Y
质量总结分级	●	■	●	●	◆	◆	◆	●	◆	●

Y=是,N=否,U=不确定,N/A=不适用。◆高质量(Y-N=9~11)●一般质量(Y-N=6~8)■低质量(Y-N≤5)

膝关节的可靠性研究认可度(QAREL)(续)

	Brosseau 1997[27]	Hayes 1994[28]	Hayes 2001[29]	Cooperman 1990[30]	McClure 1989[31]	Tagesson 2007[32]	Piva 2006[36]	Tomsich 1996[37]	Fitzgerald 1995[38]	Watson 1999[39]
1. 研究样本是否代表作者计划将试验应用的目标人群?	Y	Y	Y	Y	Y	Y	Y	Y	Y	Y
2. 研究评估者是否能代表作者想要将该试验应用的对象?	Y	Y	Y	Y	Y	Y	Y	Y	Y	Y
3. 研究中,研究者之间对研究结果是盲的吗?	Y	N/A	Y	Y	Y	Y	Y	Y	Y	Y
4. 研究者在评估过程中，对其前期研究结果是盲的吗?	Y	U	U	Y	N/A	U	N/A	Y	N/A	U
5. 研究者对所评估的目标疾病(或变量)的参考标准是盲的吗?	U	N/A	N/A	N/A	N/A	N/A	N/A	N/A	N/A	N/A
6. 研究者对不想作为试验过程或研究设计目的的临床信息是盲的吗?	U	U	Y	Y	Y	U	U	Y	U	U
7. 研究者对于非本试验的相关因素是盲的吗?	U	U	U	Y	U	U	U	Y	U	U
8. 检查顺序可变吗?	N	N	Y	Y	Y	Y	N	Y	N	N
9. 重复试验的时间间隔中，所测量的目标变量是稳定的吗？或者理论上是稳定的吗?	Y	N	Y	Y	Y	Y	Y	Y	Y	U
10. 该试验是否应用正确或者被合理解释?	Y	Y	Y	Y	Y	Y	Y	Y	Y	Y
11. 统计学方法的应用是否合理?	Y	Y	Y	Y	Y	Y	Y	Y	Y	Y
质量总结分级	●	●	◆	◆	◆	●	●	◆	●	●

Y=是,N=否,U=不确定,N/A=不适用。◆高质量(Y-N=9~11)●一般质量(Y-N=6~8)■低质量(Y-N≤5)

膝关节的可靠性研究认可度(QAREL)(续)

	Herrington 2002[40]	Greene 2001[43]	Ehrat 1994[46]	Watson 2001[47]	Wadey 2007[48]	Pua 2009[69]	Marx 2001[72]	Li 2007[74]	Mulligan 2011[54]	Sturgill 2009[20]
1. 研究样本是否代表作者计划将试验应用的目标人群?	U	Y	Y	Y	Y	Y	Y	Y	Y	Y
2. 研究评估者是否能代表作者想要将该试验应用的对象?	Y	Y	Y	Y	Y	Y	Y	Y	Y	Y
3. 研究中,研究者之间对研究结果是盲的吗?	Y	Y	Y	Y	Y	N/A	N/A	N/A	Y	Y
4. 研究者在评估过程中, 对其前期研究结果是盲的吗?	N/A	N/A	Y	U	N/A	Y	N	N	N/A	N/A
5. 研究者对所评估的目标疾病(或变量)的参考标准是盲的吗?	U	N/A	N/A	N/A	N/A	N/A	N/A	N/A	Y	N/A
6. 研究者对不想作为试验过程或研究设计目的的临床信息是盲的吗?	U	U	U	U	Y	U	U	U	Y	U
7. 研究者对于非本试验的相关因素是盲的吗?	U	U	U	U	U	U	U	U	U	U
8. 检查顺序可变吗?	U	N	U	Y	U	U	U	U	Y	N
9. 重复试验的时间间隔中, 所测量的目标变量是稳定的吗? 或者理论上是稳定的吗?	Y	Y	Y	Y	Y	Y	Y	Y	Y	Y
10. 该试验是否应用正确或者被合理解释?	Y	Y	Y	Y	Y	Y	Y	Y	Y	U
11. 统计学方法的应用是否合理?	Y	Y	Y	Y	Y	Y	Y	Y	Y	Y
质量总结分级	●	●	●	●	◆	●	●	●	◆	●

Y=是,N=否,U=不确定,N/A=不适用。◆高质量(Y–N=9~11)●一般质量(Y–N=6~8)■低质量(Y–N≤5)

膝关节的可靠性研究认可度(QAREL)(续)

	Sacco 2010[41]	Hamid 2013[35]	Weiss 2013[44]	Draper 2011[45]	Gnat 2010[34]	Sweitzer 2010[42]	Cheung 2013[15]	Niu 2011[11]		
1. 研究样本是否代表作者计划将试验应用的目标人群?	Y	Y	Y	Y	Y	Y	Y	Y		
2. 研究评估者是否能代表作者想要将该试验应用的对象?	Y	Y	U	Y	Y	Y	Y	U		
3. 研究中,研究者之间对研究结果是盲的吗?	Y	Y	N/A	Y	Y	Y	Y	Y		
4. 研究者在评估过程中,对其前期研究结果是盲的吗?	Y	U	N	N	Y	N/A	N/A	N/A		
5. 研究者对所评估的目标疾病(或变量)的参考标准是盲的吗?	N/A	N/A	N/A	U	N/A	N/A	Y	Y		
6. 研究者对不想作为试验过程或研究设计目的的临床信息是盲的吗?	U	U	U	Y	U	U	U	U		
7. 研究者对于非本试验的相关因素是盲的吗?	U	U	U	Y	U	U	U	U		
8. 检查顺序可变吗?	U	N	U	Y	Y	U	Y	Y		
9. 重复试验的时间间隔中,所测量的目标变量是稳定的吗? 或者理论上是稳定的吗?	U	Y	Y	Y	Y	Y	Y	Y		
10. 该试验是否应用正确或者被合理解释?	Y	Y	Y	Y	Y	Y	Y	Y		
11. 统计学方法的应用是否合理?	Y	Y	Y	Y	Y	Y	Y	Y		
质量总结分级	●	●	●	◆	◆	●	◆	●		

Y=是,N=否,U=不确定,N/A=不适用。◆高质量(Y-N=9~11)●一般质量(Y-N=6~8)■低质量(Y-N≤5)

膝关节的诊断学质量评估(QUADAS)

	Braunstein 1982[82]	Katz 1986[83]	Bonamo 1988[63]	Lee 1988[84]	Cooperman 1990[30]	Boeree 1991[85]	Evans 1993[86]	Rubinstein 1994[87]	Shelbourne 1995[88]	Stiell 1995[77]	Stiell 1997[78]	Muellner 1997[7]	Khine 2001[81]	Emparanza 2001[79]	Ketelslegers 2002[80]
1. 病例谱是否包含了各种病例及易混淆的疾病病例?	N	U	U	N	Y	Y	N	Y	Y	Y	Y	Y	Y	Y	Y
2. 研究对象的选择标准是否明确?	N	N	N	N	Y	N	N	N	N	Y	Y	Y	Y	Y	Y
3. 参考标准是否能准确区分有病无病状态?	Y	Y	Y	Y	Y	Y	Y	Y	Y	Y	Y	Y	Y	Y	Y
4. 参考标准和待评价试验检测的间隔时间是否足够短,以避免出现疾病病情的变化?	U	U	U	Y	U	U	U	U	U	Y	Y	U	Y	U	Y
5. 是否所有的样本或随机选择的样本均接受了参考标准试验?	Y	Y	Y	Y	N	Y	N	N	Y	N	Y	Y	Y	Y	Y
6. 是否所有病例无论待评价试验的结果如何,都接受了相同的参考标准试验?	Y	U	U	Y	N	U	Y	N	Y	N	N	Y	Y	Y	N
7. 参考标准试验是否独立于待评价试验 (即待评价试验不包含在参考标准中)?	Y	Y	Y	Y	Y	Y	Y	Y	Y	Y	Y	Y	Y	Y	Y
8. 待评价试验的操作是否描述得足够清楚且可进行重复?	Y	Y	U	Y	Y	N	N	Y	Y	Y	Y	Y	Y	Y	Y
9. 参考标准试验的操作是否描述得足够清楚且可进行重复?	N	Y	Y	Y	N	Y	Y	N	Y	Y	Y	Y	Y	Y	Y
10. 待评价试验的结果判读是否是在不知晓参考标准试验结果的情况下进行的?	U	U	U	Y	U	U	U	Y	Y	Y	Y	Y	Y	Y	Y
11. 参考标准试验的结果判读是否是在不知晓待评价试验结果的情况下进行的?	U	U	U	U	U	U	U	U	U	Y	N	Y	Y	Y	U
12. 当解释试验结果时可获得的临床资料是否与实际应用中可获得的临床资料一致?	U	U	Y	U	U	U	U	N	U	Y	U	U	Y	Y	U
13. 是否报告了难以解释或中间状态的试验结果?	Y	U	Y	Y	U	U	Y	Y	Y	Y	U	Y	Y	Y	Y
14. 对退出研究的病例是否进行解释?	U	Y	Y	U	Y	Y	Y	Y	Y	Y	U	Y	Y	Y	Y
质量总结分级	●	●	●	●	●	●	●	●	◆	◆	●	◆	◆	◆	◆

Y=是,N=否,U=不确定,N/A=不适用。◆高质量(Y-N=9~11)●一般质量(Y-N=6~8)■低质量(Y-N≤5)

膝关节的诊断学质量评估(QUADAS)(续)

	Bulloch 2003[90]	Eren 2003[89]	Sutlive 2004[67]	Akseki 2004[59]	Kocabey 2004[64]	Bohannon 2005[33]	Karachalios 2005[60]	Haim 2006[91]	Shetty 2007[66]	Currier 2007[22]	Doberstein 2008[92]	Wagemakers 2008[14]	Kastelein 2008[13]	Kastelein 2009[12]	Ahmad 2009[62]	Nickinson 2010[65]	Harrison 2009[61]
1. 病例谱是否包含了各种病例及易混淆的疾病病例?	Y	Y	Y	U	U	Y	Y	U	Y	Y	N	Y	Y	Y	Y	Y	U
2. 研究对象的选择标准是否明确?	Y	Y	Y	N	N	Y	Y	Y	U	Y	N	Y	Y	Y	U	N	N
3. 参考标准是否能准确区分有病无病状态?	Y	Y	Y	Y	Y	Y	U	N	Y	Y	Y	U	Y	Y	Y	Y	Y
4. 参考标准和待评价试验检测的间隔时间是否足够短,以避免出现疾病病情的变化?	Y	U	Y	U	U	U	U	U	U	Y	U	Y	Y	Y	U	U	U
5. 是否所有的样本或随机选择的样本均接受了参考标准试验?	Y	Y	Y	Y	Y	Y	Y	U	Y	Y	Y	Y	Y	Y	Y	Y	Y
6. 是否所有病例无论待评价试验的结果如何,都接受了相同的参考标准试验?	N	Y	Y	Y	Y	Y	Y	Y	Y	Y	Y	Y	Y	Y	U	Y	Y
7. 参考标准试验是否独立于待评价试验(即待评价试验不包含在参考标准中)?	Y	Y	Y	Y	Y	Y	Y	Y	Y	Y	Y	Y	Y	Y	Y	Y	Y
8. 待评价试验的操作是否描述得足够清楚且可进行重复?	Y	Y	Y	Y	U	Y	Y	Y	N	Y	Y	Y	Y	Y	Y	N	Y
9. 参考标准试验的操作是否描述得足够清楚且可进行重复?	Y	U	Y	U	U	Y	Y	U	Y	Y	N	Y	Y	Y	N	N	U
10. 待评价试验的结果判读是否是在不知晓参考标准试验结果的情况下进行的?	Y	Y	Y	Y	Y	U	Y	N	U	Y	U	Y	Y	Y	U	Y	Y
11. 参考标准试验的结果判读是否是在不知晓待评价试验结果的情况下进行的?	Y	U	Y	U	U	U	Y	N	U	Y	U	Y	Y	Y	U	U	U

膝关节的诊断学质量评估(QUADAS)(续)

	Bulloch 2003[90]	Eren 2003[89]	Sutlive 2004[67]	Akseki 2004[59]	Kocabey 2004[64]	Bohannon 2005[33]	Karachalios 2005[60]	Haim 2006[91]	Shetty 2007[66]	Currier 2007[22]	Doberstein 2008[92]	Wagemakers 2008[14]	Kastelein 2008[13]	Kastelein 2009[12]	Ahmad 2009[62]	Nickinson 2010[65]	Harrison 2009[61]
12. 当解释试验结果时可获得的临床资料是否与实际应用中可获得的临床资料一致?	Y	Y	Y	Y	Y	U	Y	Y	Y	Y	U	Y	Y	Y	Y	Y	U
13. 是否报告了难以解释或中间状态的间试验结果?	Y	Y	Y	U	Y	Y	Y	Y	Y	Y	Y	Y	Y	Y	Y	U	U
14. 对退出研究的病例是否进行解释?	Y	Y	Y	U	U	Y	Y	Y	Y	Y	Y	Y	Y	Y	Y	Y	U
质量总结分级	◆	◆	◆	●	●	◆	◆	●	●	◆	●	◆	◆	◆	●	●	●

Y=是,N=否,U=不确定,N/A=不适用。◆高质量(Y-N=10~14)●一般质量(Y-N=5~9)■低质量(Y-N≤4)

膝关节的诊断学质量评估(QUADAS)(续)

	Mulligan 2011[54]	Sweitzer 2010[42]	Salvi 2013[58]	Cheung 2013[15]	Niu 2011[11]	Couture 2012[53]	Konan 2009[52]	Makhmalbaf 2013[57]
1. 病例谱是否包含了各种病例及易混淆的疾病病例?	Y	Y	Y	Y	Y	Y	Y	Y
2. 研究对象的选择标准是否明确?	Y	Y	Y	Y	Y	Y	Y	Y
3. 参考标准是否能准确区分有病无病状态?	Y	U	Y	Y	U	Y	Y	Y
4. 参考标准和待评价试验检测的间隔时间是否足够短，以避免出现疾病病情的变化?	Y	Y	U	Y	U	Y	Y	Y
5. 是否所有的样本或随机选择的样本均接受了参考标准试验?	Y	Y	Y	Y	N	Y	Y	Y
6. 是否所有病例无论待评价试验的结果如何，都接受了相同的参考标准试验?	N	Y	Y	Y	N	Y	Y	Y
7. 参考标准试验是否独立于待评价试验（即待评价试验不包含在参考标准中)?	U	U	Y	Y	Y	Y	Y	U
8. 待评价试验的操作是否描述得足够清楚且可进行重复?	Y	N	Y	Y	Y	Y	N	Y
9. 参考标准试验的操作是否描述得足够清楚且可进行重复?	N	U	N	Y	N	Y	Y	Y
10. 待评价试验的结果判读是否是在不知晓参考标准试验结果的情况下进行的?	Y	U	Y	Y	Y	Y	Y	Y
11. 参考标准试验的结果判读是否是在不知晓待评价试验结果的情况下进行的?	Y	U	U	U	Y	U	U	Y
12. 当解释试验结果时可获得的临床资料是否与实际应用中可获得的临床资料一致?	U	Y	Y	Y	U	U	U	U
13. 是否报告了难以解释或中间状态的试验结果?	Y	N	N	Y	Y	Y	U	N
14. 对退出研究的病例是否进行解释?	Y	N	Y	Y	Y	Y	Y	Y
质量总结分级	◆	●	◆	◆	●	◆	◆	◆

Y=是，N=否，U=不确定，N/A=不适用。◆高质量(Y−N=10~14)●一般质量(Y−N=5~9)■低质量(Y−N≤4)

1. Greenfield B, Tovin BJ. Knee. In: *Current Concepts of Orthopedic Physical Therapy (11.2.11)*. La Crosse, Wisconsin: Orthopaedic Section, American Physical Therapy Association; 2001.
2. Hartley A. *Practical Joint Assessment*. St Louis: Mosby; 1995.
3. DeHaven KE. Diagnosis of acute knee injuries with hemarthrosis. *Am J Sports Med*. 1980;8:9-14.
4. Cook JL, Khan KM, Kiss ZS, et al. Reproducibility and clinical utility of tendon palpation to detect patellar tendinopathy in young basketball players. Victorian Institute of Sport tendon study group. *Br J Sports Med*. 2001;35:65-69.
5. Cleland JA, McRae M. Patellofemoral pain syndrome: a critical analysis of current concepts. *Phys Ther Rev*. 2002;7:153-161.
6. Grelsamer RP, McConnell J. *The Patella: A Team Approach*. Gaithersburg, Maryland: Aspen Publishers; 1998.
7. Muellner T, Weinstabl R, Schabus R, et al. The diagnosis of meniscal tears in athletes. A comparison of clinical and magnetic resonance imaging investigations. *Am J Sports Med*. 1997;25:7-12.
8. Cibere J, Bellamy N, Thorne A, et al. Reliability of the knee examination in osteoarthritis: effect of standardization. *Arthritis Rheum*. 2004;50:458-468.
9. Jones A, Hopkinson N, Pattrick M, et al. Evaluation of a method for clinically assessing osteoarthritis of the knee. *Ann Rheum Dis*. 1992;51:243-245.
10. Dervin GF, Stiell IG, Wells GA, et al. Physicians' accuracy and interrator reliability for the diagnosis of unstable meniscal tears in patients having osteoarthritis of the knee. *Can J Surg*. 2001;44:267-274.
11. Niu NN, Losina E, Martin SD, et al. Development and preliminary validation of a meniscal symptom index. *Arthritis Care Res (Hoboken)*. 2011;63(2):208-215.
12. Kastelein M, Luijsterburg PA, Wagemakers HP, et al. Diagnostic value of history taking and physical examination to assess effusion of the knee in traumatic knee patients in general practice. *Arch Phys Med Rehabil*. 2009;90:82-86.
13. Kastelein M, Wagemakers HP, Luijsterburg PA, et al. Assessing medial collateral ligament knee lesions in general practice. *Am J Med*. 2008;121:982-988.
14. Wagemakers HP, Heintjes EM, Boks SS, et al. Diagnostic value of history-taking and physical examination for assessing meniscal tears of the knee in general practice. *Clin J Sport Med*. 2008;18:24-30.
15. Cheung TC, Tank Y, Breederveld RS, et al. Diagnostic accuracy and reproducibility of the Ottawa Knee Rule vs the Pittsburgh Decision Rule. *Am J Emerg Med*. 2013;31(4):641-645.
16. Bachmann LM, Haberzeth S, Steurer J, ter Riet G. The accuracy of the Ottawa Knee Rule to rule out knee fractures: a systematic review. *Ann Intern Med*. 2004;140:121-124.
17. Vijayasankar D, Boyle AA, Atkinson P. Can the Ottawa Knee Rule be applied to children? A systematic review and meta-analysis of observational studies. *Emerg Med J*. 2009;26:250-253.
18. Wood L, Peat G, Wilkie R, et al. A study of the noninstrumented physical examination of the knee found high observer variability. *J Clin Epidemiol*. 2006;59:512-520.
19. Fritz JM, Delitto A, Erhard RE, Roman M. An examination of the selective tissue tension scheme, with evidence for the concept of a capsular pattern of the knee. *Phys Ther*. 1998;78:1046-1056, discussion 1057-1061.
20. Sturgill LP, Snyder-Mackler L, Manal TJ, Axe MJ. Interrater reliability of a clinical scale to assess knee joint effusion. *J Orthop Sports Phys Ther*. 2009;39(12):845-849.
21. Lenssen AF, van Dam EM, Crijns YH, et al. Reproducibility of goniometric measurement of the knee in the in-hospital phase following total knee arthroplasty. *BMC Musculoskelet Disord*. 2007;8:83.
22. Currier LL, Froehlich PJ, Carow SD, et al. Development of a clinical prediction rule to identify patients with knee pain and clinical evidence of knee osteoarthritis who demonstrate a favorable short-term response to hip mobilization. *Phys Ther*. 2007;87:1106-1119.
23. Rothstein JM, Miller PJ, Roettger RF. Goniometric reliability in a clinical setting. Elbow and knee measurements. *Phys Ther*. 1983;63:1611-1615.
24. Gogia PP, Braatz JH, Rose SJ, Norton BJ. Reliability and validity of goniometric measurements at the knee. *Phys Ther*. 1987;67:192-195.
25. Watkins MA, Riddle DL, Lamb RL, Personius WJ. Reliability of goniometric measurements and visual estimates of knee range of motion obtained in a clinical setting. *Phys Ther*. 1991;71:90-97.
26. Clapper MP, Wolf SL. Comparison of the reliability of the Orthoranger and the standard goniometer for assessing active lower extremity range of motion. *Phys Ther*. 1988;68:214-218.
27. Brosseau L, Tousignant M, Budd J, et al. Intratester and intertester reliability and criterion validity of the parallelogram and universal goniometers for active knee flexion in healthy subjects. *Physiother Res Int*. 1997;2:150-166.
28. Hayes KW, Petersen C, Falconer J. An examination of Cyriax's passive motion tests with patients having osteoarthritis of the knee. *Phys Ther*. 1994;74:697-709.
29. Hayes KW, Petersen CM. Reliability of assessing endfeel and pain and resistance sequence in subjects with painful shoulders and knees. *J Orthop Sports Phys Ther*. 2001;31:432-445.
30. Cooperman JM, Riddle DL, Rothstein JM. Reliability and validity of judgments of the integrity of the anterior cruciate ligament of the knee using the

Lachman's test. *Phys Ther*. 1990;70:225-233.
31. McClure PW, Rothstein JM, Riddle DL. Intertester reliability of clinical judgments of medial knee ligament integrity. *Phys Ther*. 1989;69:268-275.
32. Tagesson SK, Kvist J. Intra- and interrater reliability of the establishment of one repetition maximum on squat and seated knee extension. *J Strength Cond Res*. 2007;21:801-807.
33. Bohannon RW. Manual muscle testing: does it meet the standards of an adequate screening test? *Clin Rehabil*. 2005;19:662-667.
34. Gnat R, Kuszewski M, Koczar R, Dziewońska A. Reliability of the passive knee flexion and extension tests in healthy subjects. *J Manipulative Physiol Ther*. 2010;33(9):659-665.
35. Hamid MS, Ali MR, Yusof A. Interrater and intrarater reliability of the active knee extension (AKE) test among healthy adults. *J Phys Ther Sci*. 2013;25:957-961.
36. Piva SR, Fitzgerald K, Irrgang JJ, et al. Reliability of measures of impairments associated with patellofemoral pain syndrome. *BMC Musculoskelet Disord*. 2006;7:33.
37. Tomsich DA, Nitz AJ, Threlkeld AJ, Shapiro R. Patellofemoral alignment: reliability. *J Orthop Sports Phys Ther*. 1996;23:200-208.
38. Fitzgerald GK, McClure PW. Reliability of measurements obtained with four tests for patellofemoral alignment. *Phys Ther*. 1995;75:84-92.
39. Watson CJ, Propps M, Galt W, et al. Reliability of McConnell's classification of patellar orientation in symptomatic and asymptomatic subjects. *J Orthop Sports Phys Ther*. 1999;29:378-393.
40. Herrington LC. The inter-tester reliability of a clinical measurement used to determine the medial-lateral orientation of the patella. *Man Ther*. 2002;7:163-167.
41. Sacco ICN, Onodera AN, Butugan MK, et al. Inter- and intra-tester reliability of clinical measurement to determine medio-lateral patellar position using a pachymeter or visual assessment. *Knee*. 2010;17(1):92-95.
42. Sweitzer BA, Cook C, Steadman JR, et al. The inter-rater reliability and diagnostic accuracy of patellar mobility tests in patients with anterior knee pain. *Phys Sportsmed*. 2010;38(3):90-96.
43. Greene CC, Edwards TB, Wade MR, Carson EW. Reliability of the quadriceps angle measurement. *Am J Knee Surg*. 2001;14:97-103.
44. Weiss L, DeForest B, Hammond K, et al. Reliability of goniometry-based Q-angle. *PM R*. 2013;5(9):763-768.
45. Draper CE, Chew KTL, Wang R, et al. Comparison of quadriceps angle measurements using short-arm and long-arm goniometers: correlation with MRI. *PM R*. 2011;3(2):111-116.
46. Ehrat M, Edwards J, Hastings D, Worrell T. Reliability of assessing patellar alignment: the A angle. *J Orthop Sports Phys Ther*. 1994;19:22-27.
47. Watson CJ, Leddy HM, Dynjan TD, Parham JL. Reliability of the lateral pull test and tilt test to assess patellar alignment in subjects with symptomatic knees: student raters. *J Orthop Sports Phys Ther*. 2001;31:368-374.
48. Wadey VM, Mohtadi NG, Bray RC, Frank CB. Positive predictive value of maximal posterior joint-line tenderness in diagnosing meniscal pathology: a pilot study. *Can J Surg*. 2007;50:96-100.
49. Ockert B, Haasters F, Polzer H, et al. [Value of the clinical examination in suspected meniscal injuries. A meta-analysis]. *Unfallchirurg*. 2010;113(4):293-299.
50. Meserve BB, Cleland JA, Boucher TR. A meta-analysis examining clinical test utilities for assessing meniscal injury. *Clin Rehabil*. 2008;22:143-161.
51. Hegedus EJ, Cook C, Hasselblad V, et al. Physical examination tests for assessing a torn meniscus in the knee: a systematic review with meta-analysis. *J Orthop Sports Phys Ther*. 2007;37:541-550.
52. Konan S, Rayan F, Haddad FS. Do physical diagnostic tests accurately detect meniscal tears? *Knee Surg Sports Traumatol Arthrosc*. 2009;17(7):806-811.
53. Couture J-F, Al-Juhani W, Forsythe ME, et al. Joint line fullness and meniscal pathology. *Sports Health*. 2012;4(1):47-50.
54. Mulligan EP, Harwell JL, Robertson WJ. Reliability and diagnostic accuracy of the Lachman test performed in a prone position. *J Orthop Sports Phys Ther*. 2011;41(10):749-757.
55. Van Eck CF, van den Bekerom MPJ, Fu FH, et al. Methods to diagnose acute anterior cruciate ligament rupture: a meta-analysis of physical examinations with and without anaesthesia. *Knee Surg Sports Traumatol Arthrosc*. 2013;21(8):1895-1903.
56. Benjaminse A, Gokeler A, van der Schans CP. Clinical diagnosis of an anterior cruciate ligament rupture: a meta-analysis. *J Orthop Sports Phys Ther*. 2006;36:267-288.
57. Makhmalbaf H, Moradi A, Ganji S, Omidi-Kashani F. Accuracy of Lachman and anterior drawer tests for anterior cruciate ligament injuries. *Arch Bone Jt Surg*. 2013;1(2):94-97.
58. Salvi M, Caputo F, Piu G, et al. The loss of extension test (LOE test): a new clinical sign for the anterior cruciate ligament insufficient knee. *J Orthop Traumatol*. 2013;14(3):185-191.
59. Akseki D, Ozcan O, Boya H, Pinar H. A new weight-bearing meniscal test and a comparison with McMurray's test and joint line tenderness. *Arthroscopy*. 2004;20:951-958.
60. Karachalios T, Hantes M, Zibis AH, et al. Diagnostic accuracy of a new clinical test (the Thessaly test) for early detection of meniscal tears. *J Bone Joint Surg Am*. 2005;87:955-962.
61. Harrison BK, Abell BE, Gibson TW. The Thessaly test

for detection of meniscal tears: validation of a new physical examination technique for primary care medicine. *Clin J Sport Med*. 2009;19:9-12.

62. Ahmad CS, McCarthy M, Gomez JA, et al. The moving patellar apprehension test for lateral patellar instability. *Am J Sports Med*. 2009;37:791-796.
63. Bonamo JJ, Shulman G. Double contrast arthrography of the knee. A comparison to clinical diagnosis and arthroscopic findings. *Orthopedics*. 1988;11:1041-1046.
64. Kocabey Y, Tetik O, Isbell WM, et al. The value of clinical examination versus magnetic resonance imaging in the diagnosis of meniscal tears and anterior cruciate ligament rupture. *Arthroscopy*. 2004;20:696-700.
65. Nickinson R, Darrah C, Donell S. Accuracy of clinical diagnosis in patients undergoing knee arthroscopy. *Int Orthop*. 2010;34(1):39-44.
66. Shetty VD, Vowler SL, Krishnamurthy S, Halliday AE. Clinical diagnosis of medial plica syndrome of the knee: a prospective study. *J Knee Surg*. 2007;20:277-280.
67. Sutlive TG, Mitchell SD, Maxfield SN, et al. Identification of individuals with patellofemoral pain whose symptoms improved after a combined program of foot orthosis use and modified activity: a preliminary investigation. *Phys Ther*. 2004;84:49-61.
68. Vicenzino B, Collins N, Cleland J, McPoil T. A clinical prediction rule for identifying patients with patellofemoral pain who are likely to benefit from foot orthoses: a preliminary determination. *Br J Sports Med*. 2010;44(12):862-866.
69. Pua YH, Cowan SM, Wrigley TV, Bennell KL. The Lower Extremity Functional Scale could be an alternative to the Western Ontario and McMaster Universities Osteoarthritis Index physical function scale. *J Clin Epidemiol*. 2009;62(10):1103-1111.
70. Binkley JM, Stratford PW, Lott SA, Riddle DL. The Lower Extremity Functional Scale (LEFS): scale development, measurement properties, and clinical application. North American Orthopaedic Rehabilitation Research Network. *Phys Ther*. 1999;79:371-383.
71. Angst F, Aeschlimann A, Stucki G. Smallest detectable and minimal clinically important differences of rehabilitation intervention with their implications for required sample sizes using WOMAC and SF-36 quality of life measurement instruments in patients with osteoarthritis of the lower extremities. *Arthritis Rheum*. 2001;45:384-391.
72. Marx RG, Jones EC, Allen AA, et al. Reliability, validity, and responsiveness of four knee outcome scales for athletic patients. *J Bone Joint Surg Am*. 2001;83A:1459-1469.
73. Piva SR, Gil AB, Moore CG, Fitzgerald GK. Responsiveness of the activities of daily living scale of the knee outcome survey and numeric pain rating scale in patients with patellofemoral pain. *J Rehabil Med*. 2009;41:129-135.
74. Li L, Liu X, Herr K. Postoperative pain intensity assessment: a comparison of four scales in Chinese adults. *Pain Med*. 2007;8:223-234.
75. Farrar JT, Berlin JA, Strom BL. Clinically important changes in acute pain outcome measures: a validation study. *J Pain Symptom Manage*. 2003;25:406-411.
76. Farrar JT, Portenoy RK, Berlin JA, et al. Defining the clinically important difference in pain outcome measures. *Pain*. 2000;88:287-294.
77. Stiell IG, Greenberg GH, Wells GA, et al. Derivation of a decision rule for the use of radiography in acute knee injuries. *Ann Emerg Med*. 1995;26:405-413.
78. Stiell IG, Wells GA, Hoag RH, et al. Implementation of the Ottawa Knee Rule for the use of radiography in acute knee injuries. *JAMA*. 1997;278:2075-2079.
79. Emparanza JI, Aginaga JR. Validation of the Ottawa Knee Rules. *Ann Emerg Med*. 2001;38:364-368.
80. Ketelslegers E, Collard X, Vande Berg B, et al. Validation of the Ottawa Knee Rules in an emergency teaching centre. *Eur Radiol*. 2002;12:1218-1220.
81. Khine H, Dorfman DH, Avner JR. Applicability of Ottawa Knee Rule for knee injury in children. *Pediatr Emerg Care*. 2001;17:401-404.
82. Braunstein EM. Anterior cruciate ligament injuries: a comparison of arthrographic and physical diagnosis. *AJR Am J Roentgenol*. 1982;138:423-425.
83. Katz JW, Fingeroth RJ. The diagnostic accuracy of ruptures of the anterior cruciate ligament comparing the Lachman test, the anterior drawer sign, and the pivot shift test in acute and chronic knee injuries. *Am J Sports Med*. 1986;14:88-91.
84. Lee JK, Yao L, Phelps CT, et al. Anterior cruciate ligament tears: MR imaging compared with arthroscopy and clinical tests. *Radiology*. 1988;166:861-864.
85. Boeree NR, Ackroyd CE. Assessment of the menisci and cruciate ligaments: an audit of clinical practice. *Injury*. 1991;22:291-294.
86. Evans PJ, Bell GD, Frank C. Prospective evaluation of the McMurray test. *Am J Sports Med*. 1993;21:604-608.
87. Rubinstein RAJ, Shelbourne KD, McCarroll JR, et al. The accuracy of the clinical examination in the setting of posterior cruciate ligament injuries. *Am J Sports Med*. 1994;22:550-557.
88. Shelbourne KD, Martini DJ, McCarroll JR, VanMeter CD. Correlation of joint line tenderness and meniscal lesions in patients with acute anterior cruciate ligament tears. *Am J Sports Med*. 1995;23:166-169.
89. Eren OT. The accuracy of joint line tenderness by physical examination in the diagnosis of meniscal tears. *Arthroscopy*. 2003;19:850-854.
90. Bulloch B, Neto G, Plint A, et al. Validation of the

Ottawa Knee Rule in children: a multicenter study. *Ann Emerg Med*. 2003;42:48-55.

91. Haim A, Yaniv M, Dekel S, Amir H. Patellofemoral pain syndrome: validity of clinical and radiological features. *Clin Orthop Relat Res*. 2006;451:223-228.
92. Doberstein ST, Romeyn RL, Reineke DM. The diagnostic value of the Clarke sign in assessing chondromalacia patella. *J Athl Train*. 2008;43:190-196.

足和踝 第8章

临床总结与建议	398
解剖	399
骨	399
关节	401
韧带	402
肌肉	407
神经	416
病史	418
基于病史的初步诊断	418
体格检查试验	419
筛查	419
活动度	422
肌力评估	424
骨性力线评估	425
平衡及动态表现评估	428
走路时足运动评估	430
肿胀评估	431
感觉评估	432
特殊检查	433
结果分析	441
附录	442
参考文献	447

病史	
问题	• 目前还没有可接受的研究对足及踝有问题患者病史的可靠性或诊断效用进行评估
体格检查	
筛查	• 渥太华踝关节准则对于判断成人及儿童踝及足中段骨折的敏感性非常高。患者能负重，内外踝、舟骨或第五跖骨无压痛时，医生能很自信地排除足及踝部骨折(–LR=0.10)。增加音叉试验能增加该准则的特异性，特别是当音叉置于腓骨远端时
活动度及肌力评估	• 当同一检查者进行踝关节活动度(ROM)检查时，可靠性非常高。但不同检查者进行检查时则可靠性明显下降 • 重复抬小腿能可靠地评估小腿肌力。夹纸试验是一个很简单但很准确的测试足趾跖屈肌力的方法
其他评估	• 对足静态力线、感觉、水肿、本体感觉、动态表现的评估有足够的可靠性，但其诊断效用不明。走路时对后足运动的动态评估非常不可靠，基本没有临床价值
特殊检查	• 汤普森试验对诊断和排除跟腱的深筋膜下断裂有很好的诊断效用(+LR=13.47，–LR=0.04) • "撞击征"对诊断及排除踝前外侧撞击有很好的诊断效用(+LR=7.9，–LR=0.06) • 三重加压试验对排除跗管综合征方面有很好的诊断效用(–LR=0.14) • 平足牵拉试验对确认跖腱膜炎有很好的可靠性，但是诊断效用不明

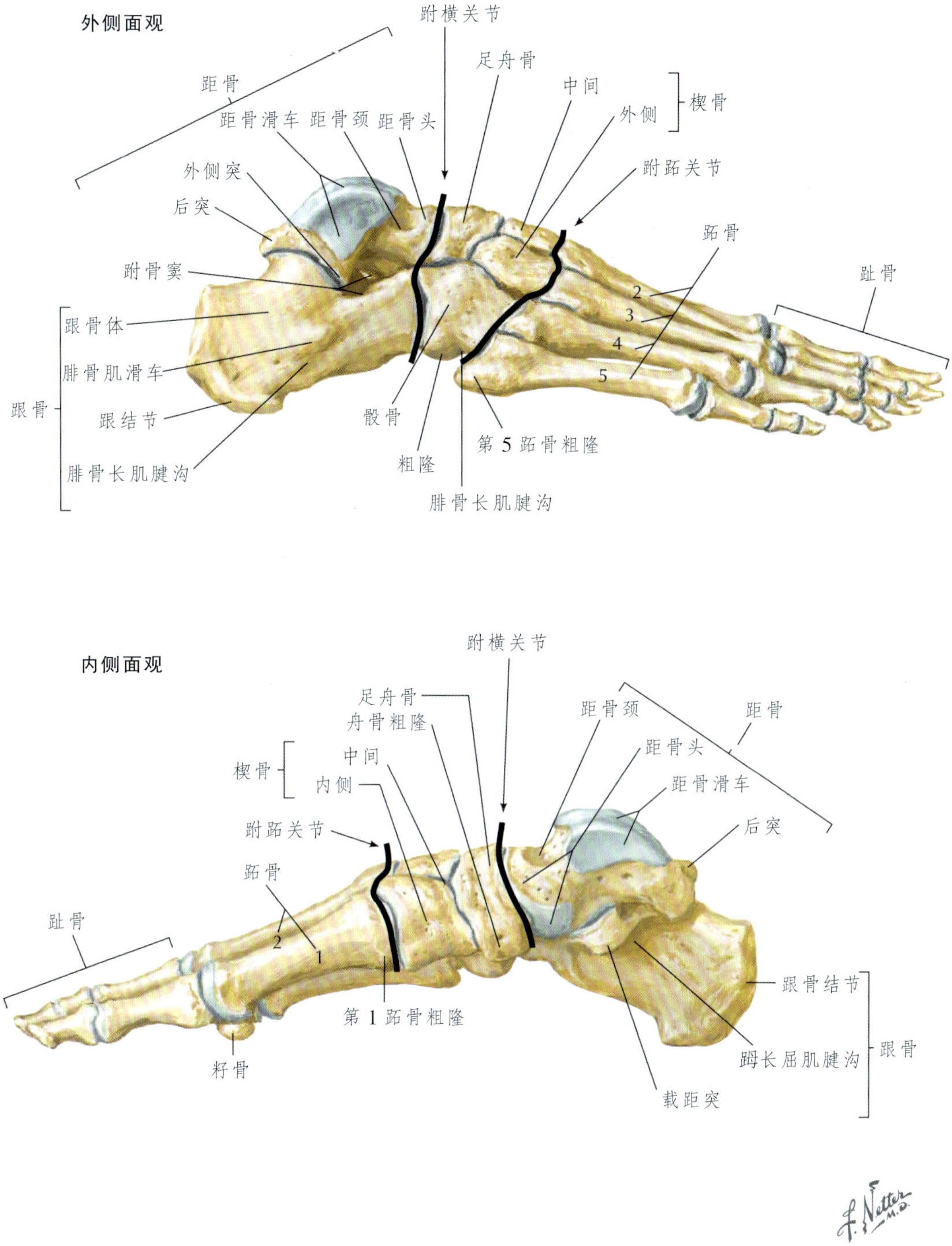
外侧面观
跗横关节
足舟骨
中间
外侧
楔骨
距骨
距骨滑车
距骨颈
距骨头
外侧突
后突
跗跖关节
跖骨
趾骨
跗骨窦
跟骨体
腓骨肌滑车
跟骨
跟结节
腓骨长肌腱沟
骰骨
粗隆
第5跖骨粗隆
腓骨长肌腱沟
2
3
4
5
内侧面观
跗横关节
足舟骨
舟骨粗隆
距骨颈
距骨
距骨头
距骨滑车
楔骨
中间
内侧
跗跖关节
后突
跖骨
趾骨
2
1
跟骨结节
跟骨
第1跖骨粗隆
籽骨
姆长屈肌腱沟
载距突

图 8-1　足骨。

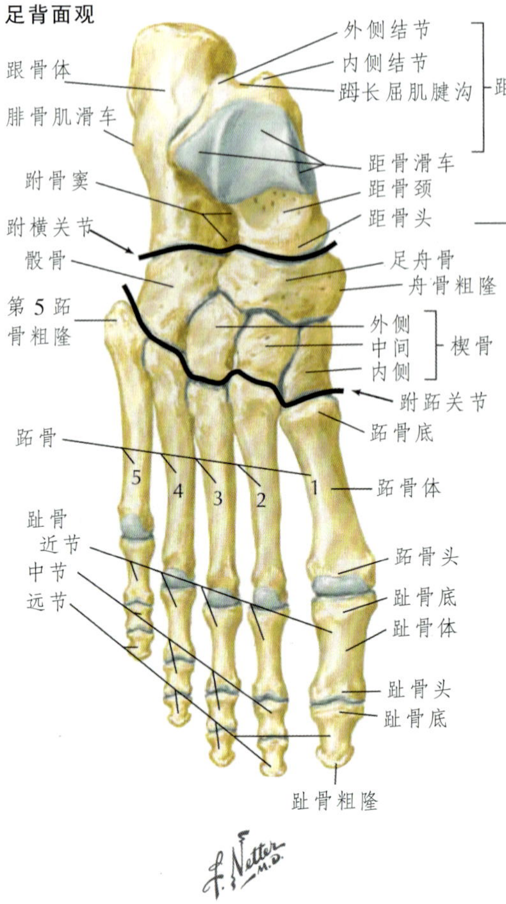
足背面观
外侧结节
内侧结节
踇长屈肌腱沟
距骨后突
距骨
跟骨体
腓骨肌滑车
距骨滑车
跗骨窦
距骨颈
距骨头
跗横关节
骰骨
足舟骨
舟骨粗隆
第5跖骨粗隆
外侧
中间
内侧
楔骨
跗跖关节
跖骨底
跖骨
5
4
3
2
1
跖骨体
趾骨
近节
中节
远节
跖骨头
趾骨底
趾骨体
趾骨头
趾骨底
趾骨粗隆

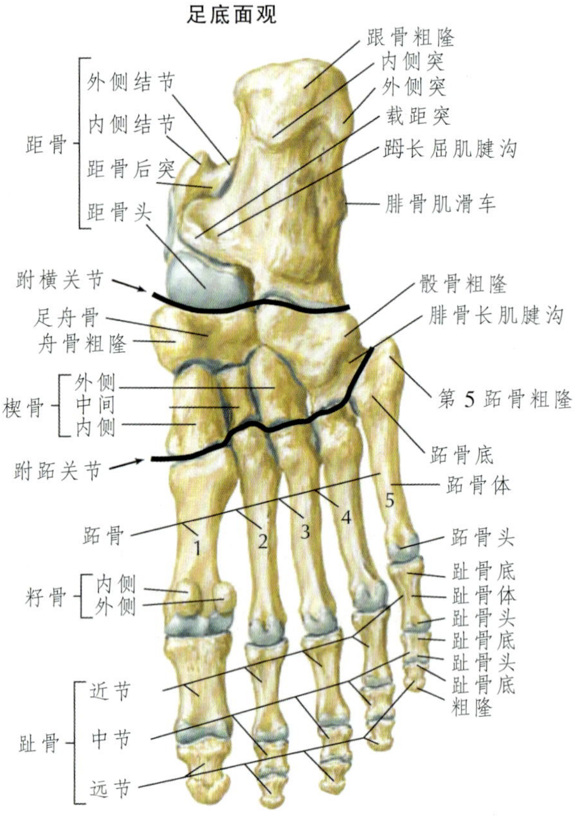
足底面观
跟骨粗隆
内侧突
外侧突
外侧结节
载距突
内侧结节
距骨
踇长屈肌腱沟
距骨后突
腓骨肌滑车
距骨头
跗横关节
骰骨粗隆
足舟骨
腓骨长肌腱沟
舟骨粗隆
外侧
楔骨
中间
第5跖骨粗隆
内侧
跖骨底
跗跖关节
跖骨体
5
4
跖骨
1
2
3
跖骨头
趾骨底
籽骨
内侧
外侧
趾骨体
趾骨头
趾骨底
趾骨头
趾骨底
粗隆
近节
趾骨
中节
远节

图 8-2 足骨。

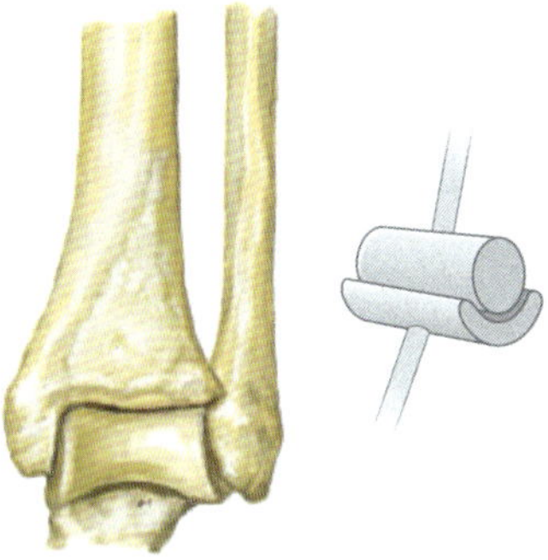

距下关节(屈戌关节)

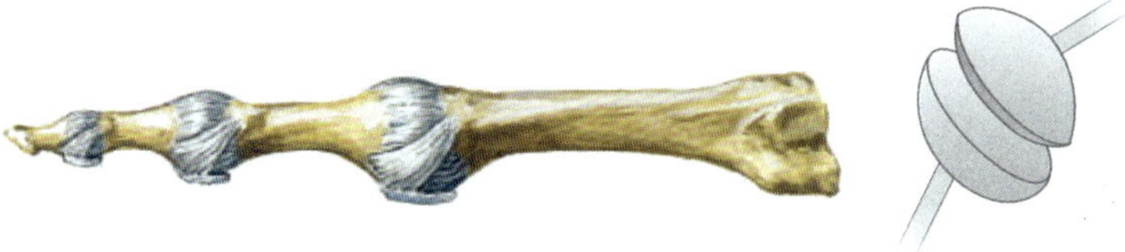

跖趾(椭球)关节

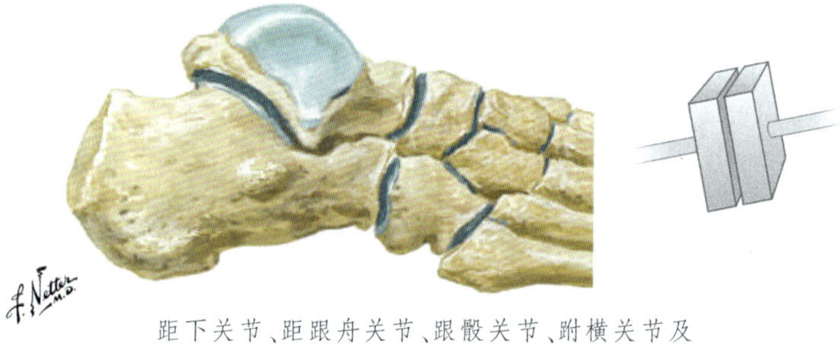

距下关节、距跟舟关节、跟骰关节、跗横关节及
跗跖关节(平面关节)

图 8-3 踝(屈戌)关节。

关节	类型和分类	紧张位	关节囊形态
踝关节	滑膜关节:屈戌关节	背屈	跖屈比背屈稍受限
下胫腓关节	韧带联合	不可用	不可用
距下关节	滑膜关节:平面关节	旋后	内翻非常受限;外翻不受限
距跟舟关节	滑膜关节:平面关节	旋后	旋后比旋前受限
跟骰关节	滑膜关节:平面关节	旋后	
跗横关节	滑膜关节:平面关节	旋后	
跗跖关节	滑膜关节:平面关节	旋后	不可用
跖趾关节(MTP)	滑膜关节:椭球关节	伸直	拇指:伸直比屈曲受限; 2~5跖趾关节:多变
趾间关节(IP)	滑膜关节:屈戌关节	伸直	伸直比屈曲受限

踝部后侧韧带

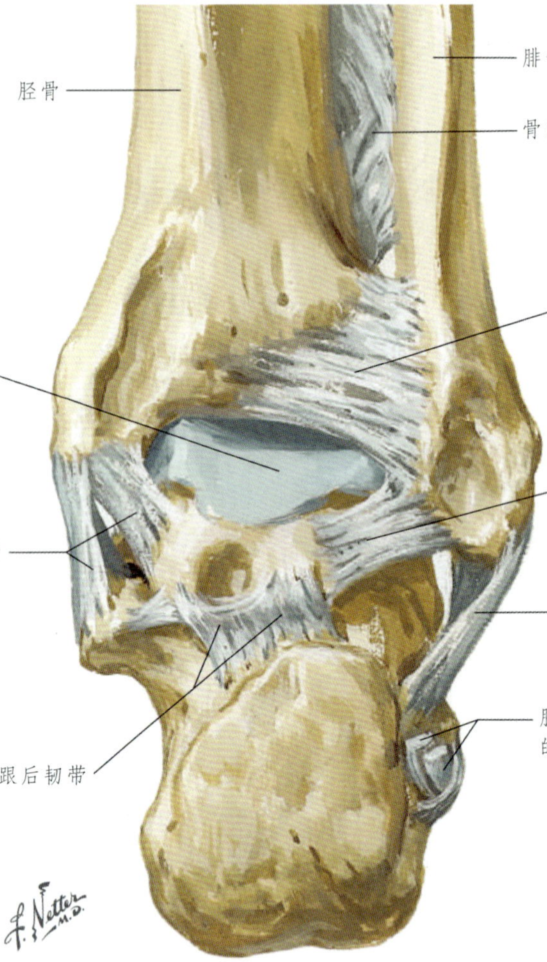

图 8–4　跟骨：附有韧带的后面观。

韧带	附着点	功能
距跟后韧带	上跟骨体到距骨后突	限制距骨从跟骨后方分离
胫腓后韧带	胫骨远端后侧到腓骨远端后侧	维持下胫腓关节
距腓后韧带	距骨后方到外踝后方	限制腓骨从距骨分离
骨间膜	胫腓骨之间	加固胫腓骨之间的位置关系

踝部外侧韧带

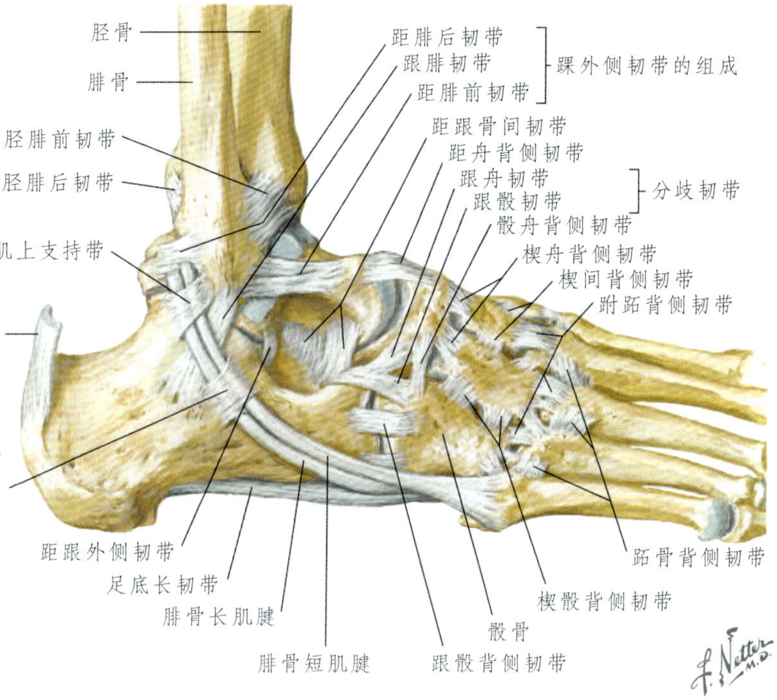

图 8–5 踝部韧带：右足内侧面观。

韧带	附着点	功能
胫腓前韧带	外踝前方到胫骨内侧下缘	加固胫腓关节前方
外侧副韧带 距腓后韧带 跟腓韧带 距腓前韧带	 外踝到距骨外侧 外踝到跟骨外侧 外踝到距骨	 限制踝内翻
距跟骨间韧带	距骨下方到跟骨上方	限制距骨从跟骨分离
距舟背侧韧带	距骨背侧到足舟骨背侧	限制足舟骨从距骨分离
分歧韧带 跟舟韧带 跟骰韧带	 跟骨远端到足舟骨近端 跟骨远端到骰骨近端	 限制足舟骨和骰骨从跟骨分离
骰舟背侧韧带	骰骨外侧到足舟骨背侧	限制足舟骨从骰骨分离
楔舟背侧韧带	足舟骨到 3 块楔骨	限制楔骨从足舟骨分离
楔间背侧韧带	连接 3 块楔骨	限制楔骨之间分离
跗跖背侧韧带	跖骨背侧到相应趾骨	加固跖趾关节

踝部内侧韧带

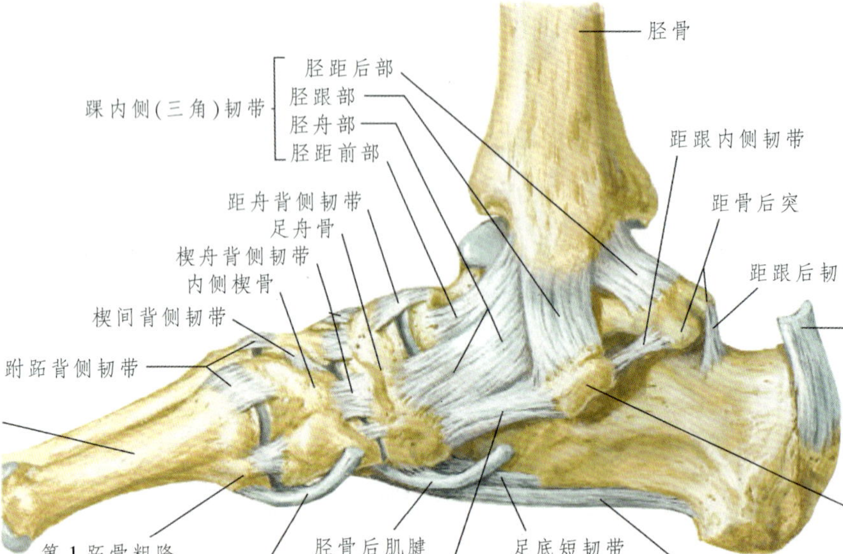

图 8–6 踝部韧带：右足内侧面观。

韧带	附着点	功能
踝内侧(三角)韧带		
胫距后部韧带	内踝到距骨内侧	限制踝外翻
胫跟韧带	内踝远端前侧到载距突	
胫舟韧带	内踝到足舟骨近端	
胫距前部韧带	内踝到距骨	
距跟内侧韧带	载距突到距骨	限制距骨从跟骨向后分离
跟舟足底(跳跃)韧带	载距突到足舟骨后下方	维持足纵弓

足底韧带

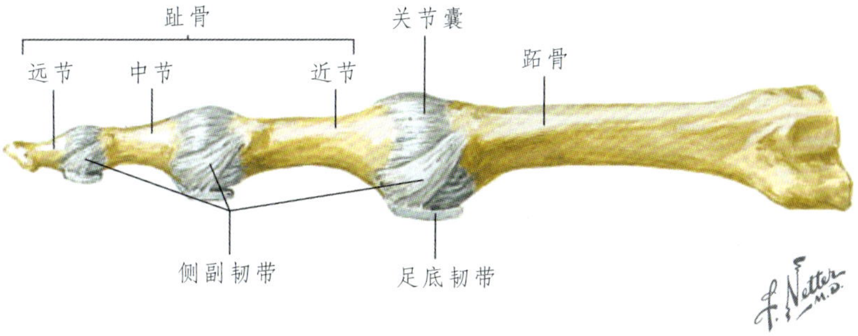

图 8–7 跖趾关节和趾间关节的关节囊和韧带：外侧面观。

韧带	附着点	功能
足底长韧带	跟骨足底到骰骨足底面	维持足弓
跟骰足底韧带(足底短韧带)	跟骨前下侧到骰骨下方	维持足弓
跟舟足底韧带(跳跃韧带)	载距突到距骨前下方	维持足纵弓
骰舟足底韧带	足舟骨下方到骰骨下内侧	限制骰骨从足舟骨分离并支撑足弓
跗跖足底韧带	在足底连接 1~5 跖骨于相应的跗骨	限制跖骨从相应跗骨分离
侧副韧带	近节趾骨远端到远节趾骨近端	加固趾间关节囊
跖板	关节囊足底部的增厚	加固趾间关节囊足底面
跖骨深横韧带	跖趾关节足底面	限制跖趾关节分离

足底韧带(续)

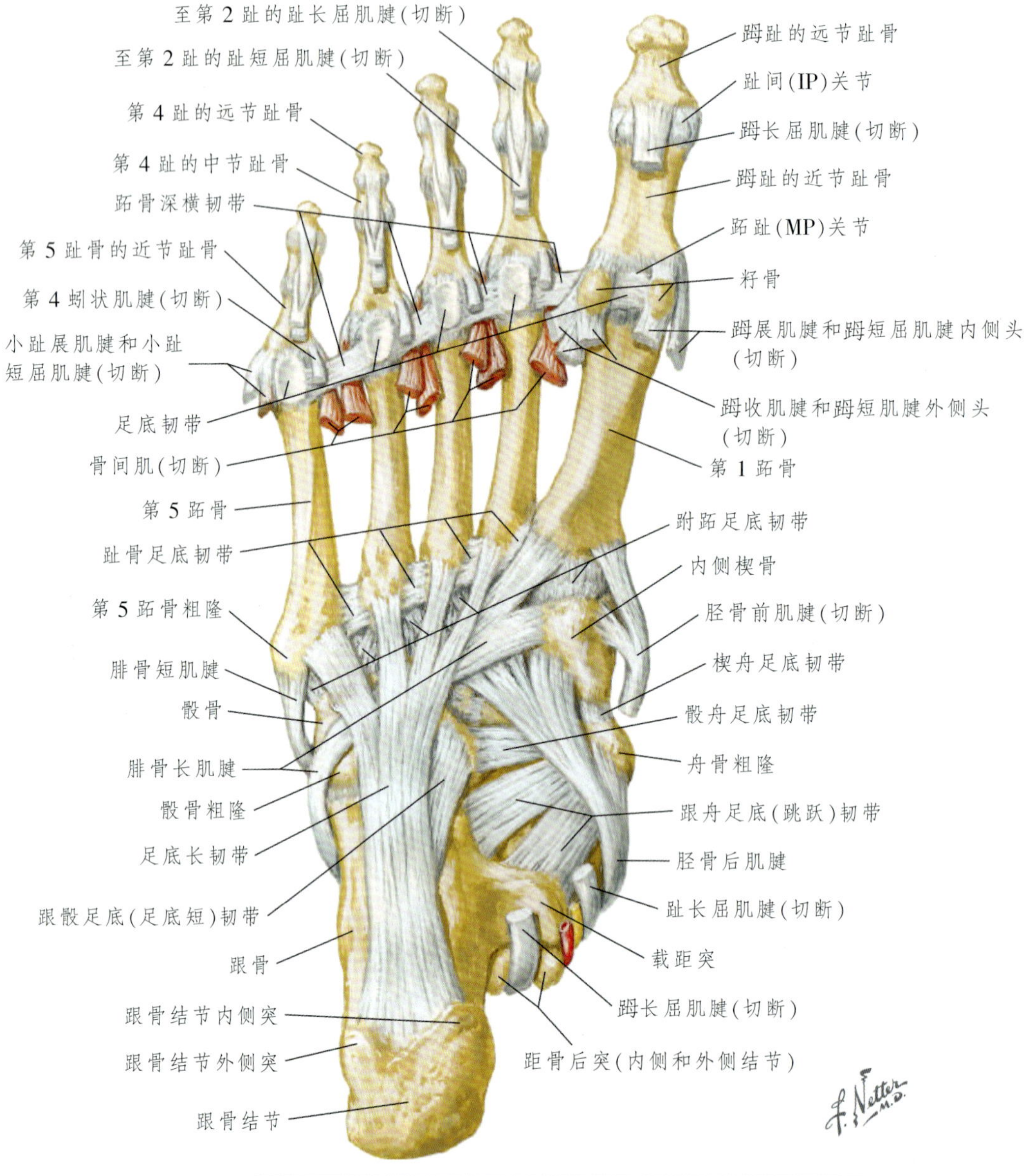

图 8-8 足部肌腱和韧带:足底面观。

小腿外侧肌

肌肉	近端附着点	远端附着点	神经及支配节段	功能
腓肠肌	外侧头：股骨外侧髁 内侧头：股骨腘面	跟骨后方	胫神经(S1,S2)	跖屈踝及屈膝
比目鱼肌	腓骨头后方、腓骨比目鱼肌线及胫骨内侧	跟骨后方	胫神经(S1,S2)	跖屈踝
腓骨长肌	腓骨上外侧面	第1跖骨基底部及内侧楔骨	腓浅神经(L5,S1,S2)	外翻足及协助跖屈
腓骨短肌	腓骨远端	第5跖骨基底部粗隆	腓浅神经(L5,S1,S2)	外翻足及协助跖屈
第3腓骨肌	腓骨前下方及骨间膜	第5跖骨基底部	腓深神经(L5,S1)	背屈踝及外翻足
趾长伸肌	胫骨外侧髁、腓骨内侧面	2~5中节及远节趾骨	腓深神经(L5,S1)	伸直2~5趾及协助背屈踝
踇长伸肌	腓骨前方及骨间膜	踇趾远节趾骨背侧基底部	腓深神经(L5,S1)	伸直踇趾及协助背屈踝
趾短伸肌	跟骨上外侧、伸肌支持带	2~5中节趾骨背侧基底部	腓深神经(L5,S1)	于跖趾关节处伸直2~4趾
胫骨前肌	胫骨外侧髁及前面	内侧楔骨下内侧及第1跖骨基底部	腓深神经(L4,L5)	背屈踝及内翻足

小腿外侧肌

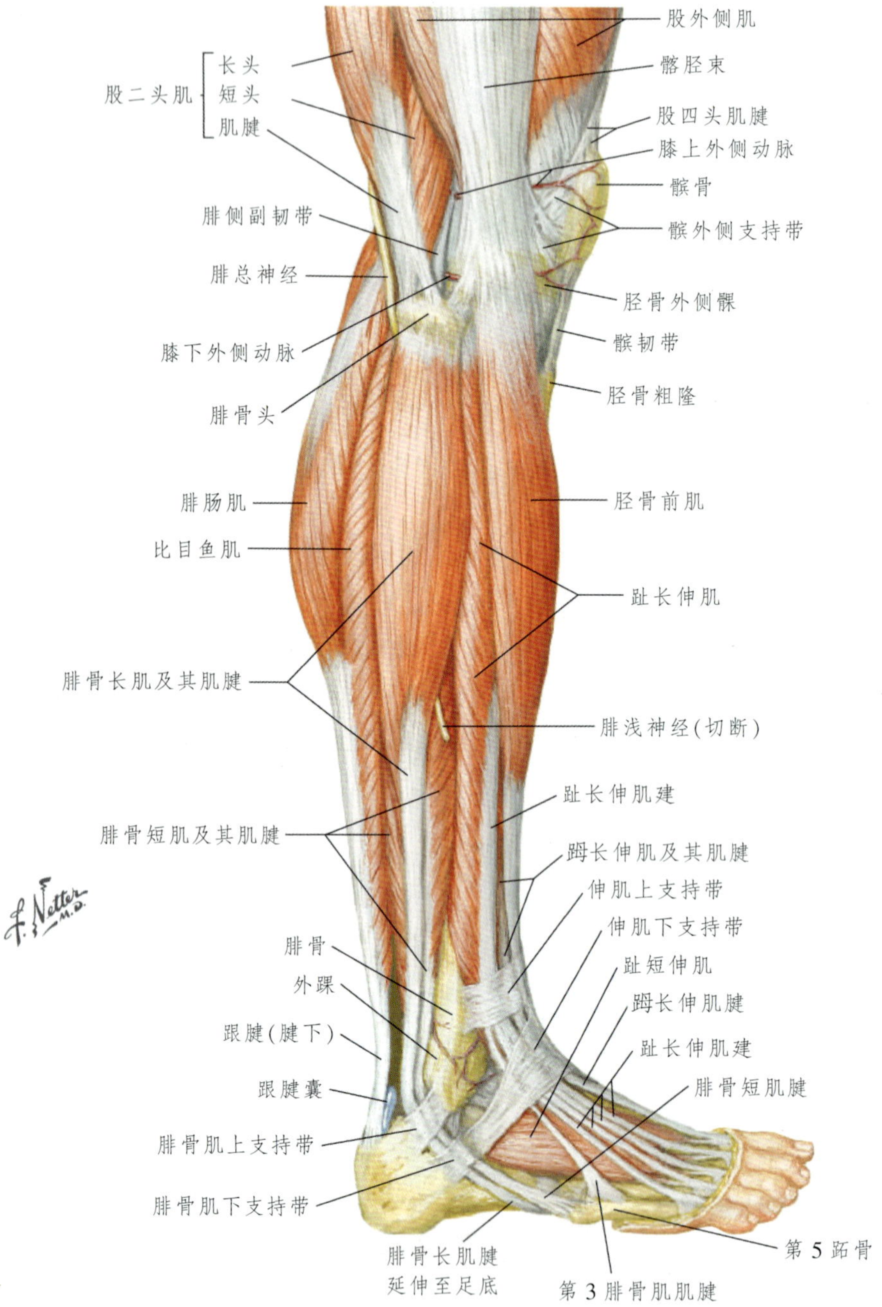

图 8-9　足及踝部肌肉:外侧面观。

小腿后方肌

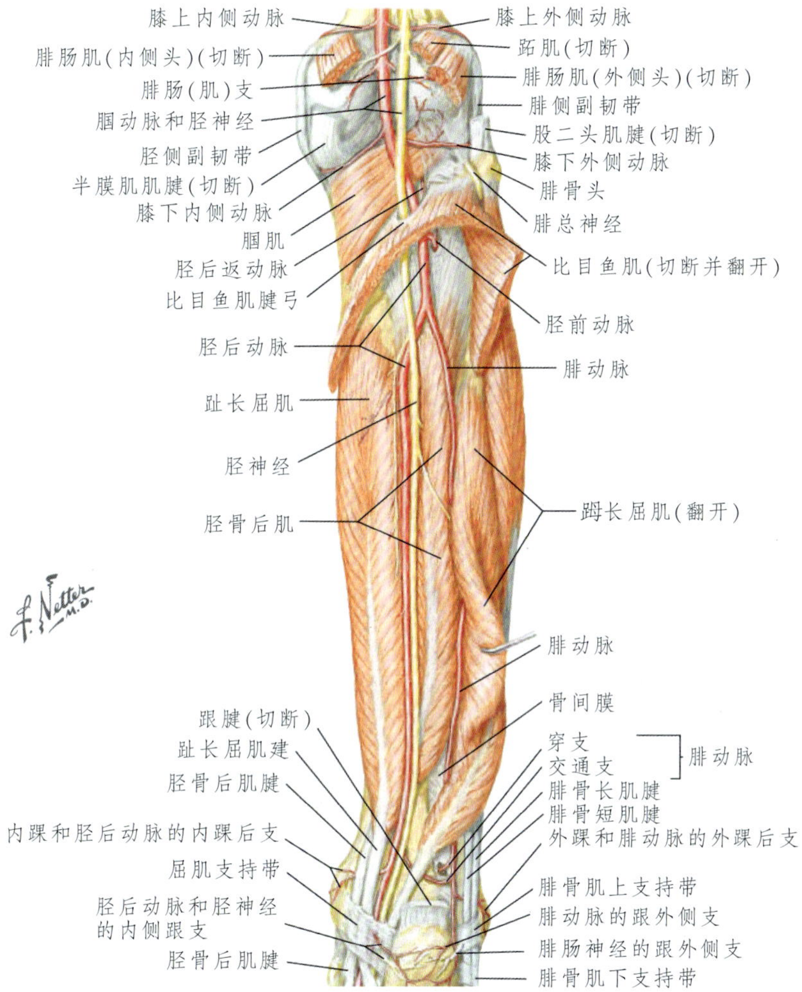

图 8–10　小腿肌:后面观。

肌肉	近端附着点	远端附着点	神经及支配节段	功能
胫骨后肌	骨间膜、胫骨后下方及腓骨后方	舟骨粗隆、楔骨、骰骨及 2~4 跖骨基底部	胫神经(L4,L5)	跖屈踝及内翻足
跗长屈肌	腓骨后下方及骨间膜	跗趾远节趾骨基底部	胫神经(S2,S3)	屈曲跗趾及协助跖屈踝
趾长屈肌	胫骨后下方	2~5 远节趾骨基底部	胫神经(S2,S3)	屈曲外侧 4 趾、跖屈踝、支持足纵弓

足背肌

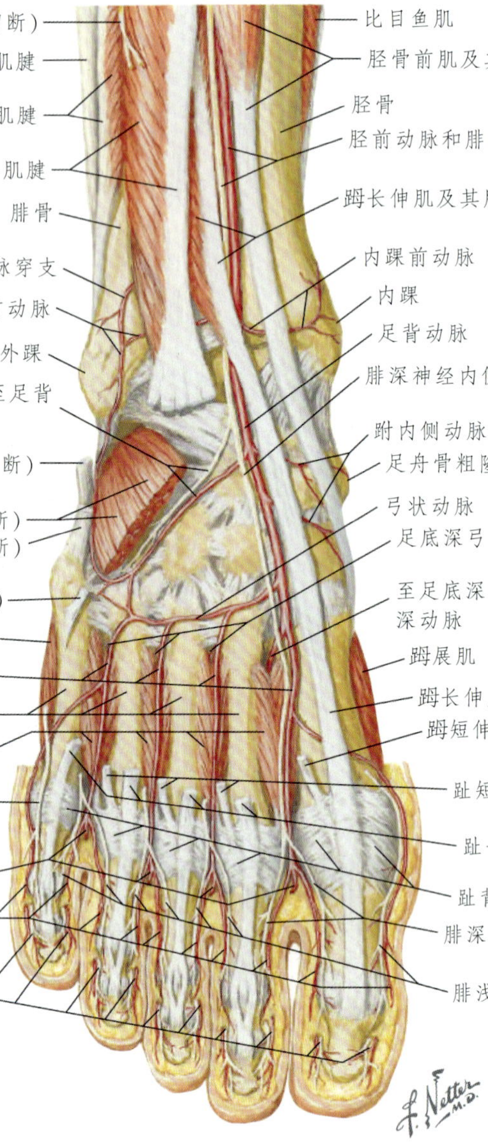

图 8-11 踝前侧及足背肌肉、动脉及神经:深层解剖。

足背肌(续)

肌肉	近端附着点	远端附着点	神经及支配节段	功能
趾短伸肌	跟骨前外侧及伸肌支持带	2~5 中节趾骨背侧基底部	腓深神经(L5,S1)	在跖趾关节处伸 2~4 趾
踇短伸肌	跟骨前外侧及伸肌支持带	踇趾近节趾骨背侧基底部	腓深神经(L5,S1)	在跖趾关节处伸踇趾
骨间背侧肌	1~5 跖骨侧面	第 1:第 2 近节趾骨内侧 第 2~4:2~4 趾骨外侧	足底外侧神经(S2,S3)	外展 2~4 趾及屈曲跖趾关节

足底肌：第 1 层

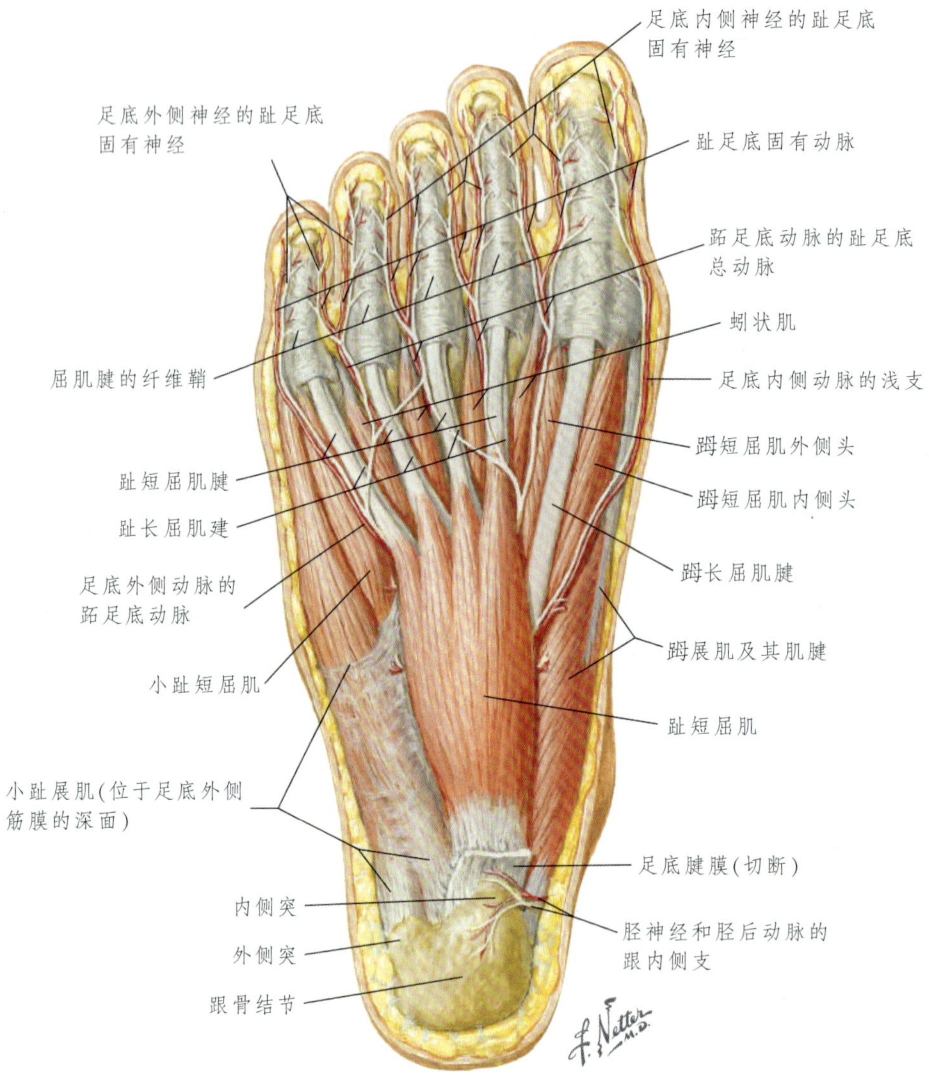

图 8–12　足底肌：第 1 层。

肌肉	近端附着点	远端附着点	神经及支配节段	功能
踇长展肌	跟骨结节内侧突、屈肌支持带及足底腱膜	第 1 近节趾骨基底部	足底内侧神经(S2,S3)	外展及屈曲踇趾
趾短屈肌	跟骨结节内侧突及足底腱膜	第 2~5 中节趾骨侧方	足底内侧神经(S2,S3)	屈曲 2~5 趾
小趾展肌	跟骨结节内侧突及外侧突	第 5 近节趾骨基底部外侧	足底外侧神经(S2,S3)	外展及屈曲第 5 趾

足底肌:第 2 层

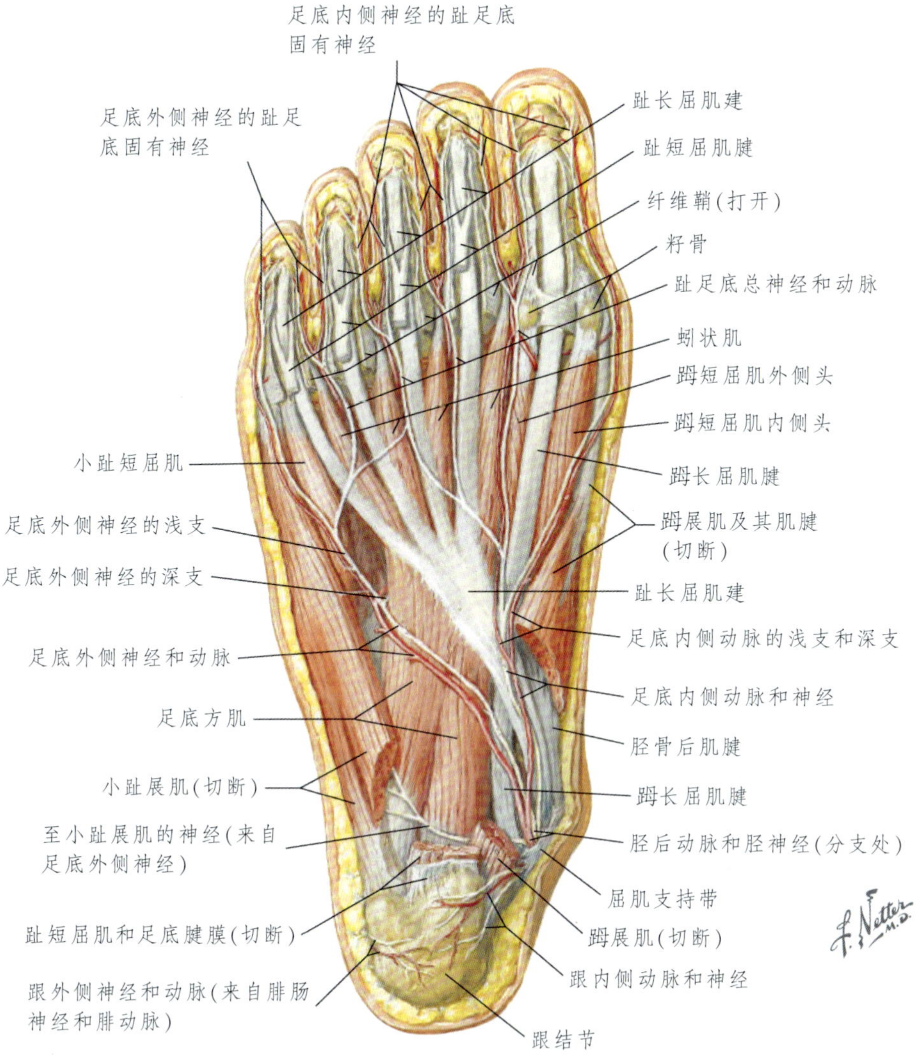

图 8-13 足底肌:第 2 层。

肌肉	近端附着点	远端附着点	神经及支配节段	功能
蚓状肌	趾长屈肌肌腱	延伸至外侧 4 趾的内侧	外侧 3 条:足底外侧神经(S2,S3) 内侧 1 条:足底内侧神经(S2,S3)	屈曲 2~5 趾近节趾骨及伸直中节及远节趾骨
足底方肌	跟骨内侧及足底面	趾长屈肌建后外侧	足底外侧神经(S2,S3)	协助屈曲 2~5 趾

足底肌：第 3 层

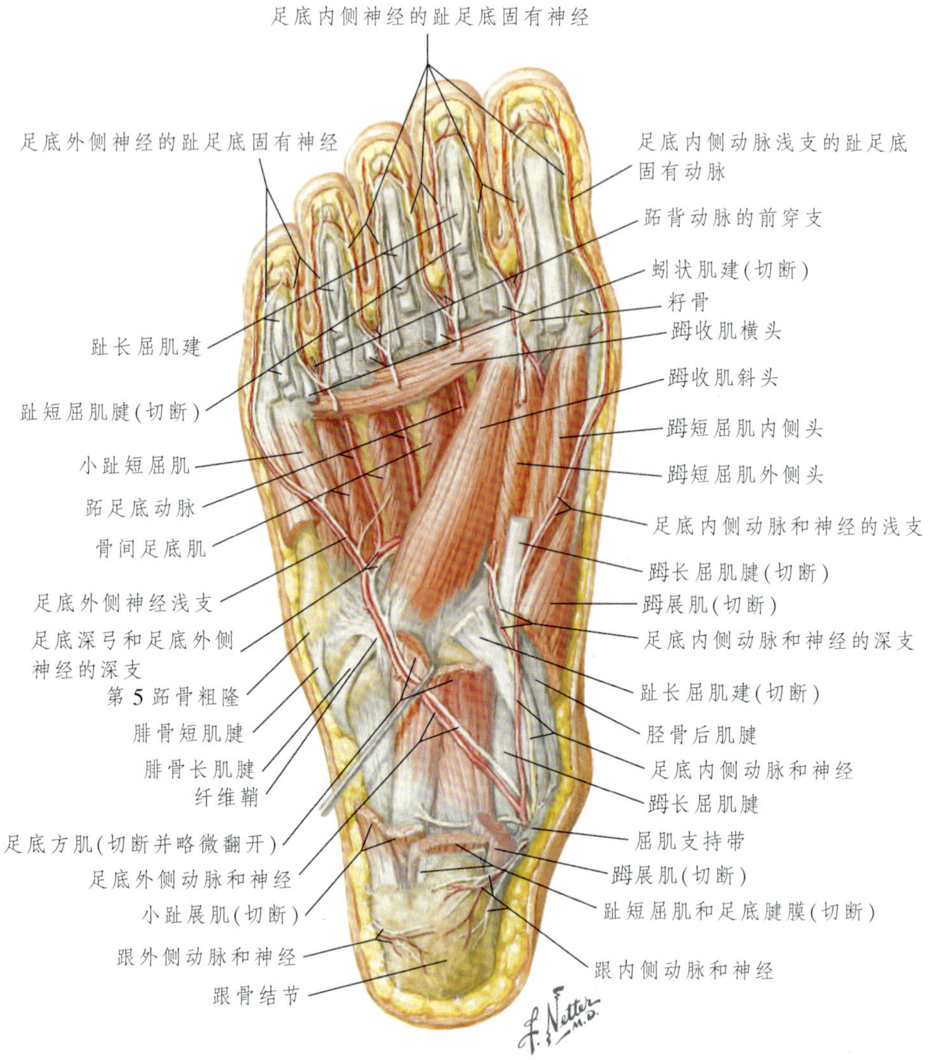

图 8–14　足底肌：第 3 层。

肌肉	近端附着点	远端附着点	神经及支配节段	功能
趾短屈肌	第 5 跖骨基底部	第 5 近节趾骨基底部	足底外侧神经浅支	屈曲第 5 近节趾骨
踇展肌(横头)	跖趾关节足底韧带	踇趾近节趾骨外侧基底部	足底外侧神经深支(S2,S3)	内收踇趾
踇展肌(斜头)	2~4 跖骨基底部			
踇短屈肌	骰骨及外侧楔骨足底面	踇趾近节趾骨侧面	足底内侧神经(S2,S3)	屈曲踇趾近节趾骨

深层骨间肌：足底

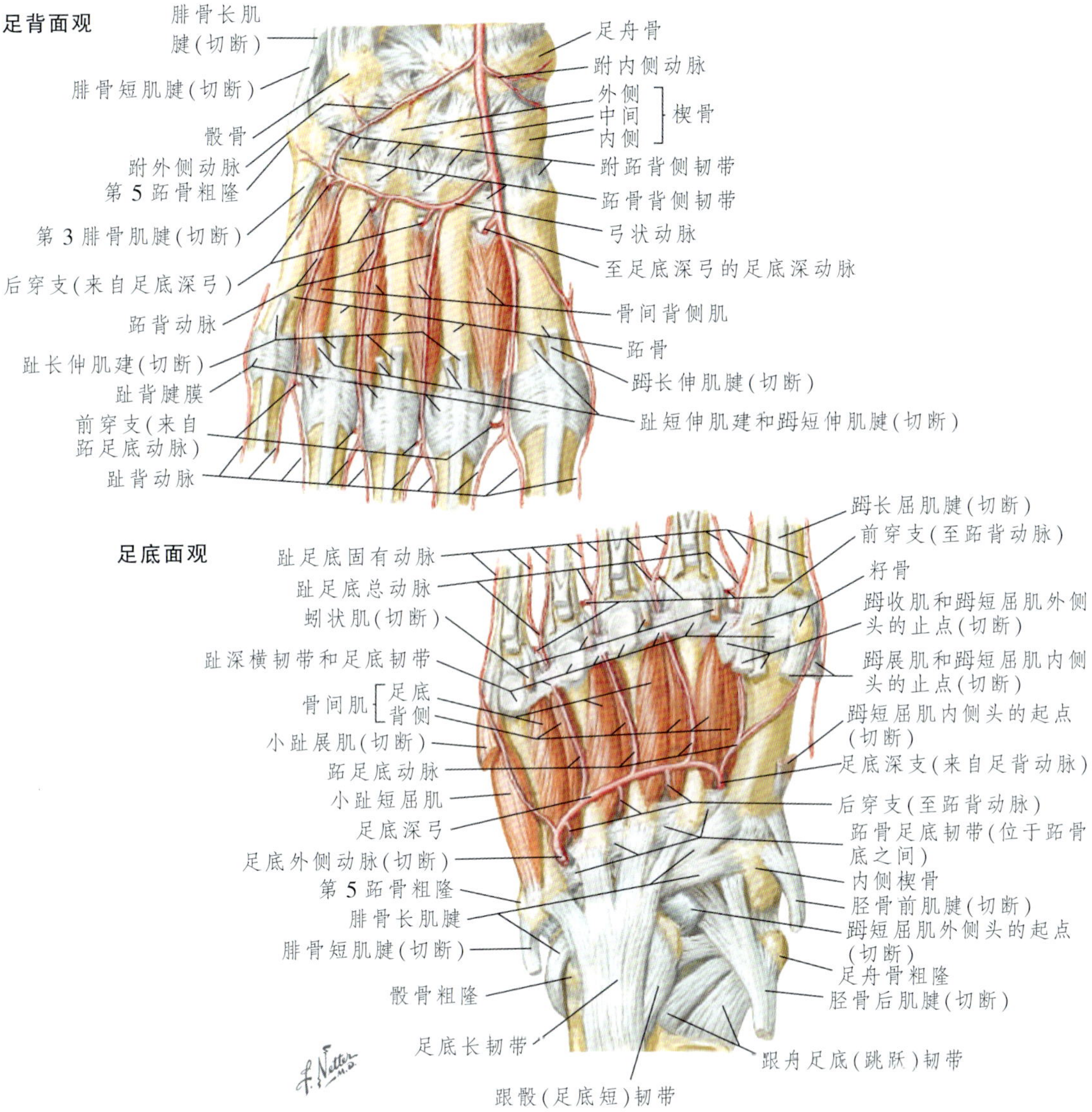

图 8–15　深层骨间肌：足底。

肌肉	近端附着点	远端附着点	神经及支配节段	功能
足底骨间肌	3~5 跖骨基底部	3~5 近节趾骨内侧基底部	足底外侧神经(S2,S3)	内收 2~4 趾及屈曲跖趾关节
背侧骨间肌	1~5 跖骨侧方	第 1:第 2 近节趾骨内侧 第 2~4:2~4 趾外侧	足底外侧神经(S2,S3)	外展 2~4 趾及屈曲跖趾关节

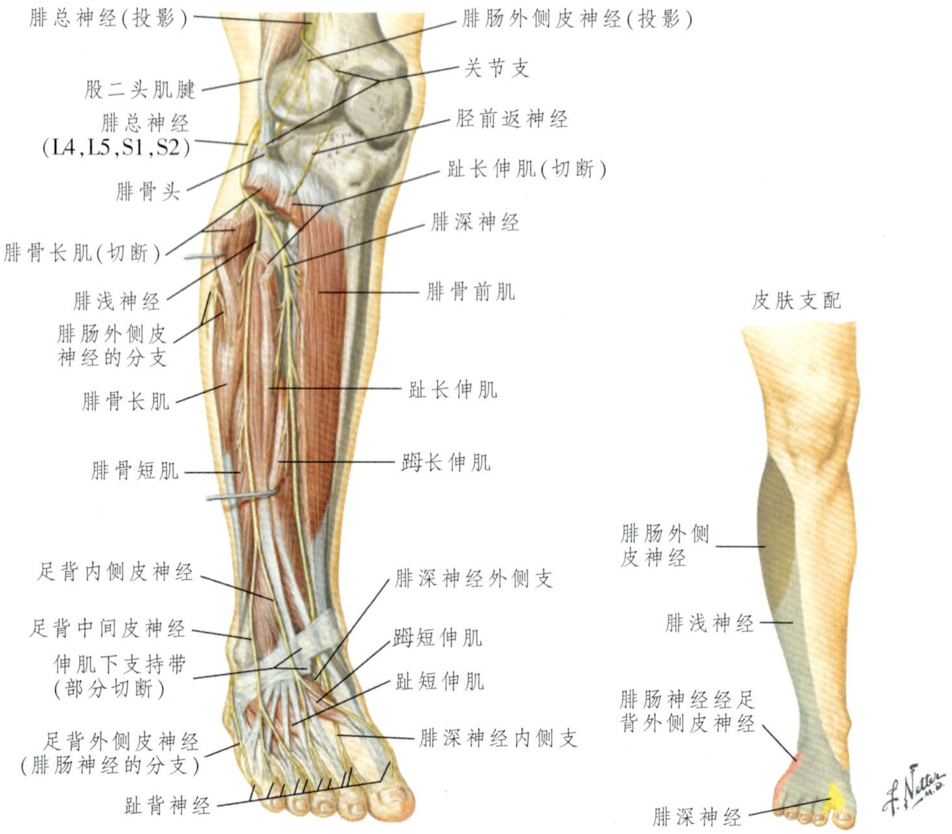

图 8-16 胫骨及腓骨神经:前面观。

神经	支配节段	感觉支配	运动支配
腓肠神经	S1,S2	小腿后方、小腿外侧及足外侧	无
胫神经	L4,L5,S1,S2,S3	足跟后侧及足底	半腱肌、半膜肌、股二头肌、大收肌、腓肠肌、比目鱼肌、跖肌、踇长屈肌、趾长屈肌、胫骨后肌
足底内侧神经	S2,S3	内侧 $3^1/_2$ 趾	踇短屈肌、踇展肌、趾短屈肌、蚓状肌
足底外侧神经	S2,S3	外侧 $1^1/_2$ 趾	踇收肌、小趾展肌、足底方肌、蚓状肌、小趾短屈肌腱、骨间肌
隐神经	L2,L3,L4	小腿及足内侧	无
腓深神经	L4,L5,S1	第 1 趾间隙	胫骨前肌、趾长伸肌、踇长伸肌、第 3 腓骨肌、趾短伸肌、踇短伸肌
腓浅神经	L5,S1,S2	小腿远端前侧及足背	腓骨长肌、腓骨短肌

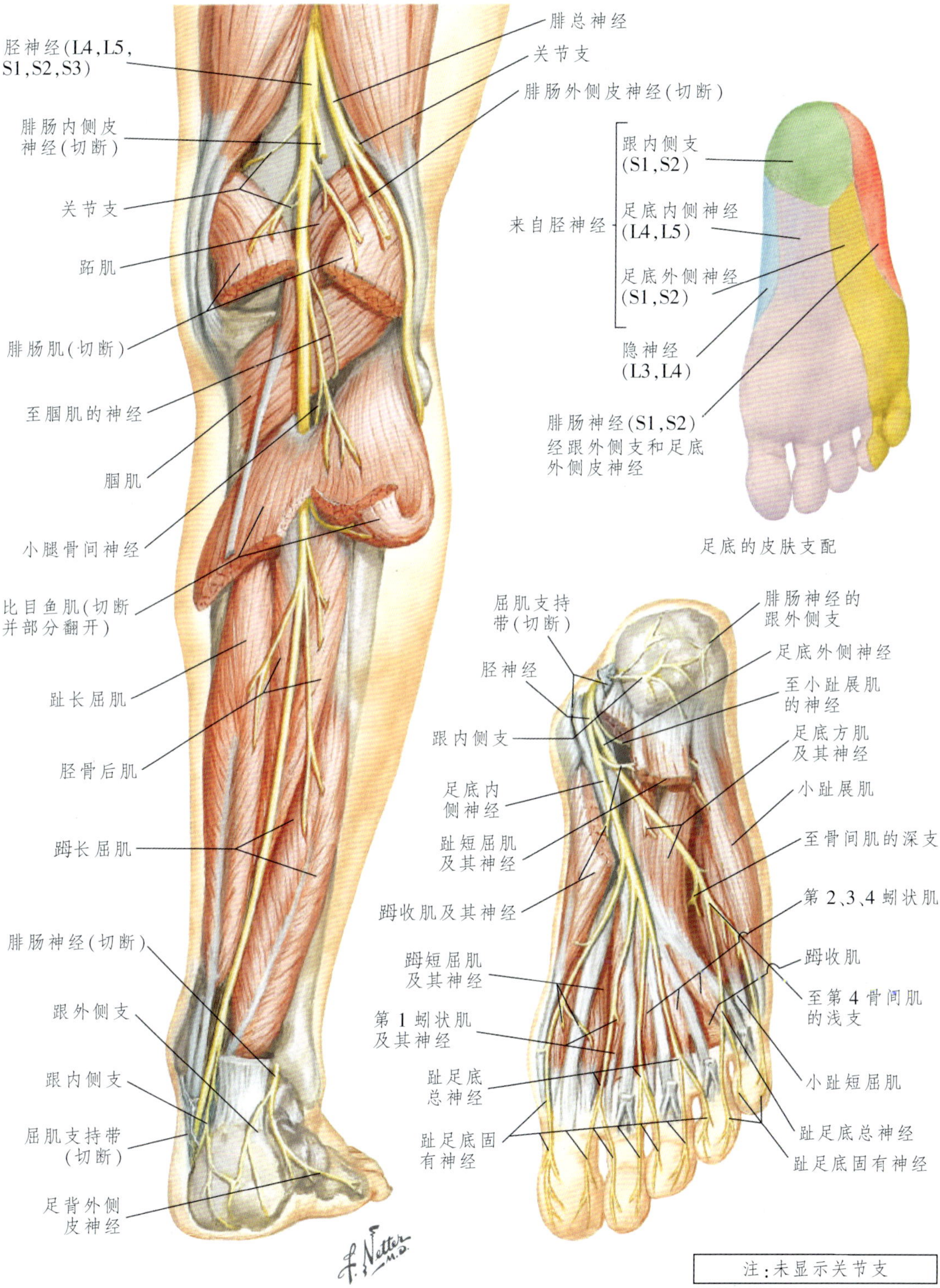

图 8-17　胫骨及腓骨神经:前面观。

患者主诉	初步假设
患者主诉的导致内翻或外翻的创伤事件	可疑踝扭伤[1,2] 可疑骨折 可疑腓肠神经损伤(如果损伤机制是内翻)[3–5]
患者主诉足跖屈位胫骨内外旋导致的踝部损伤	可能出现症状性踝扭伤[1]
患者胫前压痛,可能表现有过度旋前。重复的负重动作可能导致症状加重	可疑胫骨内侧压力征候群[6]
外伤导致踝无法跖屈	可疑跟腱断裂
拉伸小腿肌肉及走路时出现疼痛(脚趾蹬地时)	可疑跟腱炎[7] 可疑跟骨结节软骨病[1]
长时间行走休息后,再起床头几步路脚跟疼痛	可疑足底筋膜炎
足底疼痛或麻木	可疑跗管综合征[1] 可疑坐骨神经痛 可疑腰椎神经根病变
第3及第4跖骨之间区域足底面疼痛。可能穿鞋走路时比光脚走路时更痛	可疑 Morton 神经瘤[7] 可疑跖骨痛

急性踝创伤的评估

试验与研究质量	描述与阳性结果	人群	检查者间可靠性
负重能力[8]	判断有无压痛主要是看有无疼痛发生。肿胀及活动度受限下又再分类为"无–轻度"或"中度–显著"	100 例急性踝关节创伤患者	κ=0.83
第 5 跖骨基底部压痛[8]			κ=0.78
外踝下缘压痛[8]			κ=0.75
内踝尖端压痛[8]			κ=0.66
腓骨近端压痛[8]			κ=–0.01
不同部位压痛的组合[8]			κ=0.76
软组织压痛[8]			κ=0.41
胫腓前韧带区域肿胀程度[8]			κ=0.18
瘀斑[8]			κ=0.39
活动度受限[8]			κ=0.33
触诊[1]	检查者对胫腓前韧带区域进行触诊。产生疼痛则为阳性	53 例因踝关节损伤正在治疗的患者	κ=0.36
外旋试验[1]	患者坐于检查床边缘，对足和踝施加被动外旋力。于韧带联合处产生疼痛则为阳性		κ=0.75
挤压试验[1]	患者坐于检查床边缘，检查者用手在小腿中点挤压胫腓骨。于韧带联合处产生疼痛则为阳性		κ=0.50
背屈压迫试验[1]	患者站立位，承重的同时主动背屈踝关节。检查者在踝关节周围施加压力。若踝关节背屈明显增加或压迫时疼痛减轻，则为阳性		κ=0.36

踝关节 X 线检查应用渥太华踝关节准则的诊断效用

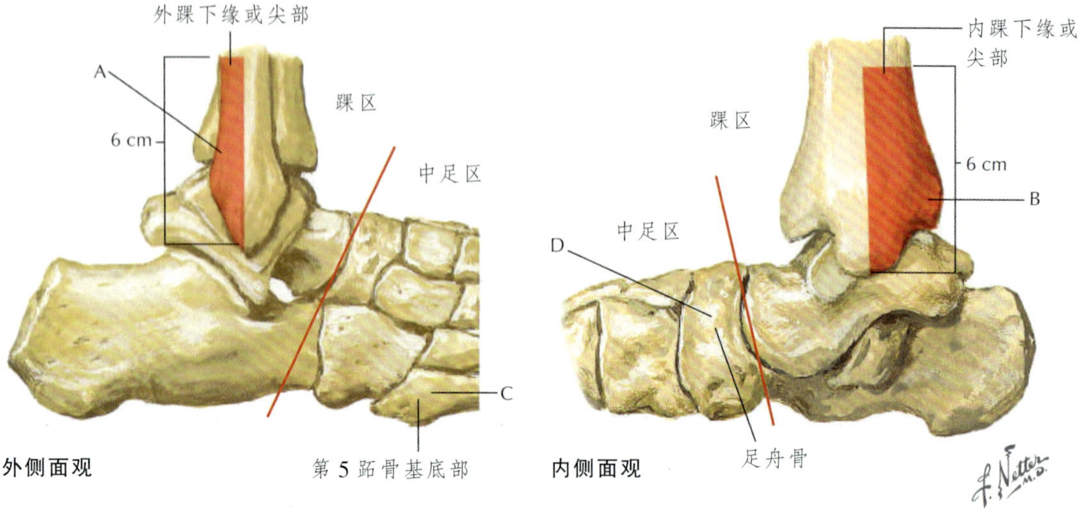

图 8–18 渥太华踝关节准则。

试验与研究质量	描述与阳性结果	人群	参考标准	敏感性	特异性	+LR	–LR
踝关节 X 线检查的渥太华踝诊断规则[3] ◆ 2003 Meta 分析	如果患者在 A、B、C 或 D 处（图 8–20）有压痛或者患者在伤后或检查过程中无法负重行走（少于 4 步或跛行），则应行踝关节 X 线检查	27 项高质量研究数据，包括 15 581 例成人及儿童患者	X 线检查证实的踝或中足骨折	0.98 (0.97, 0.99)	0.20	1.23 (0.06, 0.16)	0.10
Bernese 准则[9] ◆	下列情况出现疼痛则应行踝关节 X 线检查： (1)通过在踝近端压迫胫骨和腓骨对腓骨施加间接压力 (2)检查者以拇指对内踝施加压力 (3)对中足及后足同时施加压力	354 例低能量、旋后型踝或足损伤后于急诊室就诊的患者		1.0	0.91	11.11	0
渥太华踝关节准则联合音叉试验[10] ◆	在外踝放置震动音叉的基底部。引起疼痛或不适则为阳性	49 例内翻型踝损伤后于急诊室就诊的患者		1.0	0.61	2.59	0
	音叉置于腓骨干远端，其余同上			1.0	0.95	22.00	0

踝关节 X 线检查应用渥太华踝关节准则的诊断效用(续)

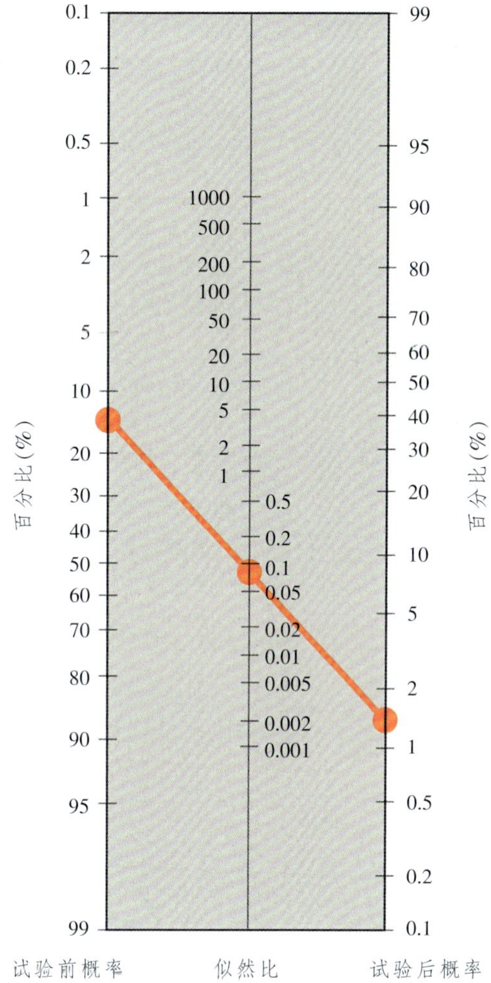

图 8-19　列线图。假设骨折发病率为 15%(从 Bachmann 等的[10]研究得出),急性损伤于急诊室就诊的成人患者，经渥太华踝关节准则判断为阴性，则其有 1.4%(95% CI,0.15%~1.48%) 的概率有踝或中足骨折。(From Fagan TJ. Nomogram for Bayes' theorem. *N Engl J Med.* 1975;293-257. Copyright 2005, Massachusetts Medical Society. See also Bachmann LM, Kolb E, Koller MT, et al. Accuracy of Ottawa ankle rules to exclude fractures of the ankle and mid-foot: systematic review. *BMJ.* 2003;326:417.)

活动度测量的可靠性

试验与研究质量	描述与阳性结果	人群	可靠性	
			检查者本身	检查者之间
主动活动度(坐位) 距下关节内翻 距下关节外翻[11] ◆	塑料测角仪	31 例无症状对象	ICC=0.91~0.96 ICC=0.82~0.93	ICC=0.73(0.61, 0.82) ICC=0.62(0.49, 0.74)
主动活动度(俯卧位) 距下关节内翻 距下关节外翻[11] ◆	塑料测角仪	31 例无症状对象	ICC=0.94(0.91, 0.96) ICC=0.83~0.94	ICC=0.54(0.33, 0.70) ICC=0.41(0.25, 0.56)
主动活动度 踝背屈 踝跖屈[12] ◆	塑料测角仪	38 例有踝关节或膝关节疾病的患者	ICC=0.89 ICC=0.91	ICC=0.28 ICC=0.25
被动活动度 距下关节中立位 距下关节内翻 距下关节外翻 跖屈 背屈[13] ◆	塑料测角仪	43 例骨科或神经科患者，就诊时需要行足及踝检查	ICC=0.77 ICC=0.62 ICC=0.59 ICC=0.86 ICC=0.90	ICC=0.25 ICC=0.15 ICC=0.12 ICC=0.72 ICC=0.50
被动活动度 旋前 旋后 踝背屈 第 1 趾跖屈 第 1 趾背屈[14] ●	倾角仪	30 例健康对象	ICC=0.89~0.97 ICC=0.90~0.95 ICC=0.86~0.97 ICC=0.72~0.97 ICC=0.90~0.98	ICC=0.46~0.49 ICC=0.28~0.40 ICC=0.26~0.31 ICC=0.21~0.91 ICC=0.14~0.16
第 1 趾活动度[7] ●	手动测量，分为活动低下、正常或活动亢进	30 例无症状对象	未测量	κ=0.08~0.20
小腿拉伸位置的背屈[15] ◆	用电子倾角仪测量胫骨垂直位置与小腿伸直位置之间的角度	30 例健康对象	ICC=0.77~0.91	ICC=0.92~0.95
改良弓步试验中的背屈[16] ●	弓步时，用倾角仪测量腓骨头及外踝的角度	31 例 76~87 岁从人群招募的对象	ICC=0.87(0.74, 0.94)	未测量
开放动力链： 距下关节休息位 距下关节中立位[17] ●	倾角仪	30 例无症状对象	ICC=0.85 ICC=0.85	ICC=0.68 ICC=0.79
被动背屈[18] ●	标准测角仪	63 例健康的海军预备军官	ICC=0.74	ICC=0.65

活动度测量的可靠性(续)

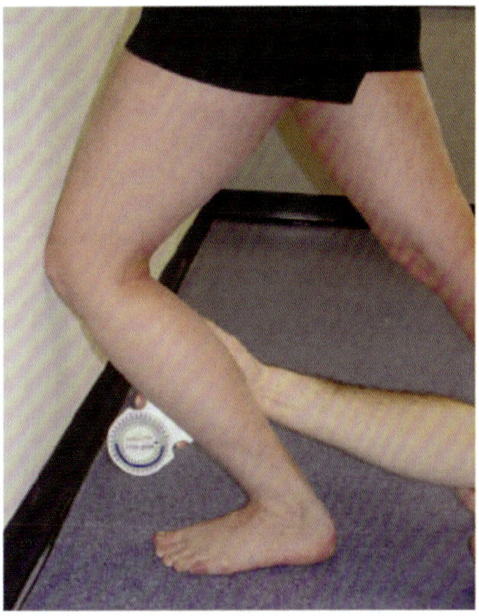

负重时行弓步试验测量踝背屈

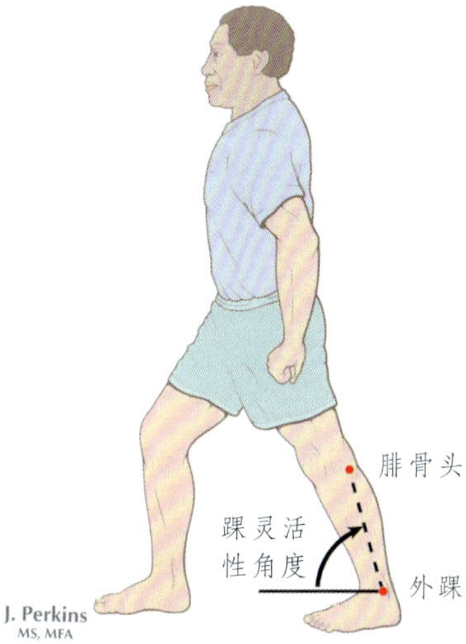

应用改良弓步试验测量踝背屈

图 8-20　弓步试验。

跟骨活动度测量的可靠性

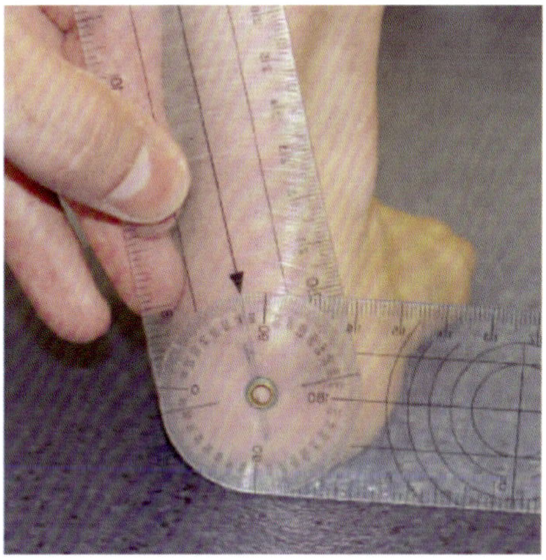

图 8-21　跟骨放松站立位的测量。

试验与研究质量	描述与阳性结果	人群	可靠性	
			检查者本身	检查者之间
跟骨放松站立位[19]	标准测角仪	212 例健康对象;88 例成人,124 例儿童	ICC=0.61~0.90	未测量
跟骨放松站立位 跟骨中立站立位[14]	重力测角仪	30 例健康对象	ICC=0.95~0.97 ICC=0.87~0.93	ICC=0.61~0.62 ICC=0.21~0.31
后足角度[18]	标准测角仪	63 例健康海军预备军官	ICC=0.88	ICC=0.86

肌力评估的可靠性

试验与研究质量	描述	人群	检查者间可靠性
踝跖屈肌力及耐力[10] ●	要求儿童做单腿抬脚跟的动作，以2秒1次的频率尽可能多做。检查者计数	95例7~9岁的儿童	ICC=0.99

夹纸试验对诊断脚趾跖屈肌力不足的诊断效用

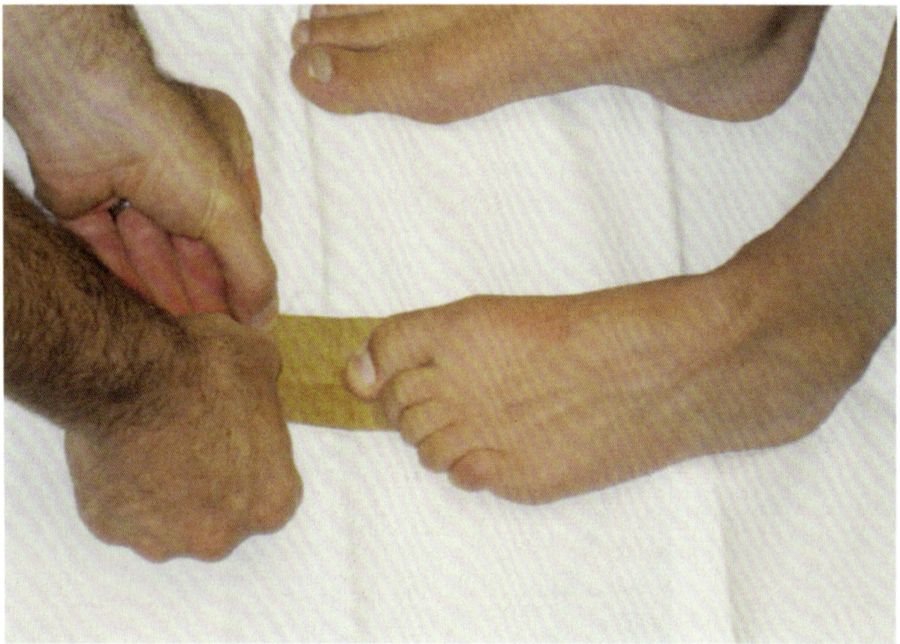

图 8-22 夹纸试验。

试验与研究质量	描述与阳性结果	人群	参考标准	敏感性	特异性	+LR	-LR
夹纸试验[21] ◆	患者坐位，髋、膝、踝均保持90°，脚趾置于一片硬纸上。检查者稳定患者脚，同时试图将纸片抽出。患者无法保持纸片位置则为阳性	80例无症状成人	力板系统测量的脚趾跖屈肌力	0.80	0.79	3.8	0.25

测量足舟骨高度

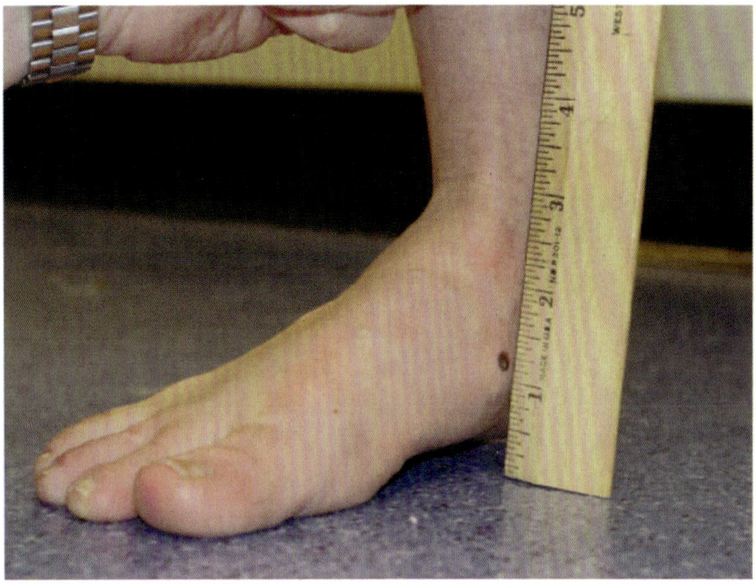

图 8-23 测量足舟骨高度。

试验与研究质量	描述	人群	可靠性	
			检查者本身	检查者之间
足舟骨高度[16] ●	患者负重时标记足舟骨粗隆位置。测量地面到足舟骨粗隆的距离	31 例 76~87 岁从人群招募的对象	ICC=0.64(0.38, 0.81)	未测量
舟骨掉落测试[22] ●	标记足舟骨粗隆。检查者测量足舟骨粗隆的高度 (1)受试者患侧足部轻轻置于地面，以对侧肢体承重，检查者维持距下关节中立位 (2)受试者双侧足分别在不同站立期和放松期测量。即一侧站立完全负重，另一侧完全放松	30 例髌股疼痛综合征患者	未测量	ICC=0.93(0.84, 0.97)
足舟骨高度技术[17] ●		30 例无症状对象	ICC=0.83	ICC=0.73
足舟骨高度[23] ●	用数显卡尺测量足舟骨粗隆高度	到骨科足及踝门诊就诊的 100 例患者	ICC=0.90	ICC=0.74

评估足弓内侧高度

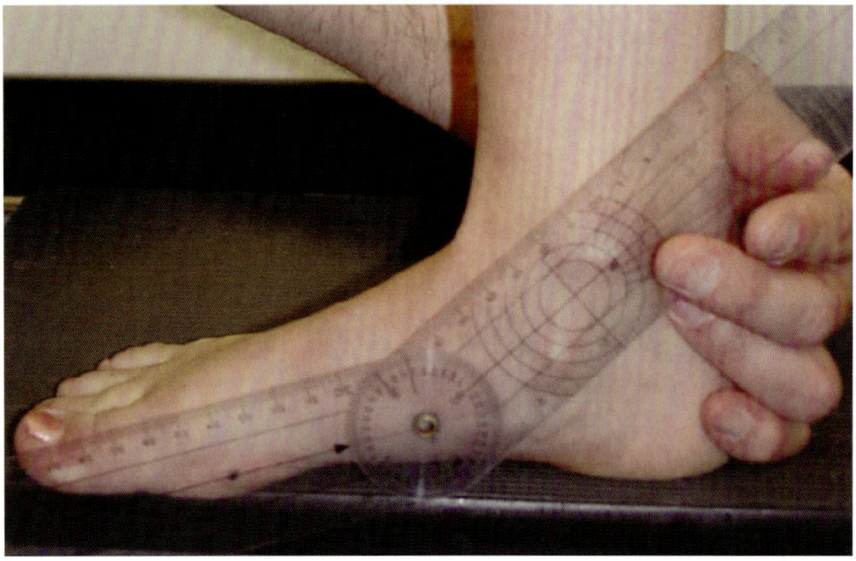

图 8-24 测量足弓角度。

试验与研究质量	描述	人群	可靠性	
			检查者本身	检查者之间
足弓角度[18]	患者负重站立，检查者用标准测角仪测量由内踝及舟骨粗隆连线和舟骨粗隆及第 1 跖骨头连线构成的夹角	63 例健康海军预备军官	ICC=0.90	ICC=0.81
足弓高度测量[23]	应用数显卡尺测量内侧足纵弓软组织最高点离地面高度	到骨科足及踝门诊就诊的 100 例患者	ICC=0.91	ICC=0.76

测量前足位置

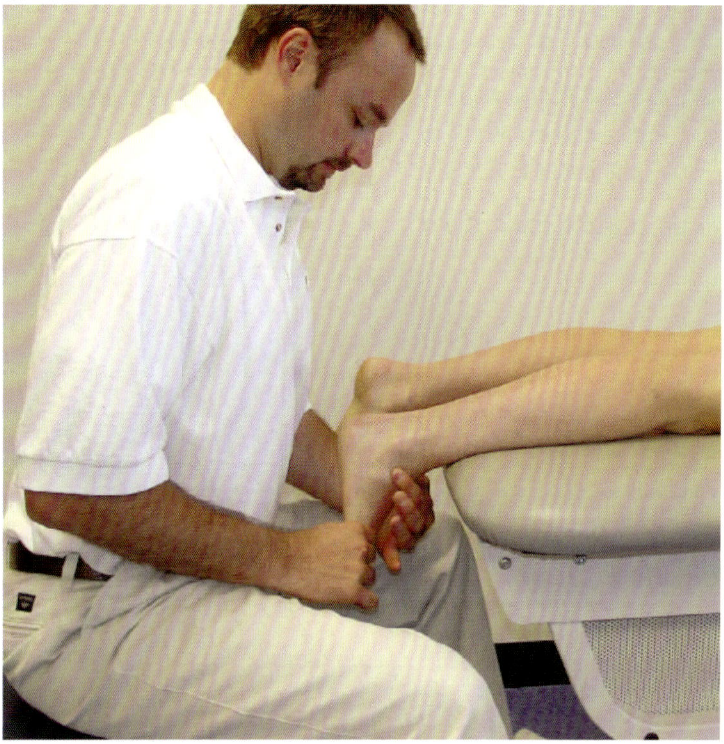

图 8-25　前足内翻或外翻的判断。

试验与研究质量	描述	人群	可靠性	
			检查者本身	检查者之间
前足内翻[14]	患者俯卧位，双足置于检查床边缘外，检查者触诊距骨头内外侧，后握住第 4、5 跖骨，收紧跗间关节。若两侧触诊距骨头相同则距下关节处于中立位[24]	30 例健康对象	ICC=0.95~0.99	ICC=0.61

平衡及本体感觉评估的可靠性

试验与研究质量	描述	人群	可信度
单腿站立平衡试验[25] ●	患者脱鞋单脚站立于胶垫上，闭上双眼，另一腿屈曲1分钟。检查者计数错误(另一脚碰到胶垫或站立脚移动)的数量	24例男性功能性踝关节不稳的业余运动员	重测 ICC=0.94
单腿站立平衡试验[26] ◆	患者脱鞋单脚站立，另一侧腿屈曲并不与被检腿接触。患者不能保持平衡或有不平衡的感觉则为阳性	240例健康运动员	检查者间 κ=0.90
被动运动认知阈值[27] ●	检查者用电位计记录结果	24例健康成人	重测 ICC=0.95
主动式关节位置再现[27] ●			重测 ICC=0.83
运动速度再现[27] ●			重测 ICC=0.79
扭矩再现[27] ●			重测 ICC= (背屈)0.86 (跖屈)0.72

动态表现评估的可靠性

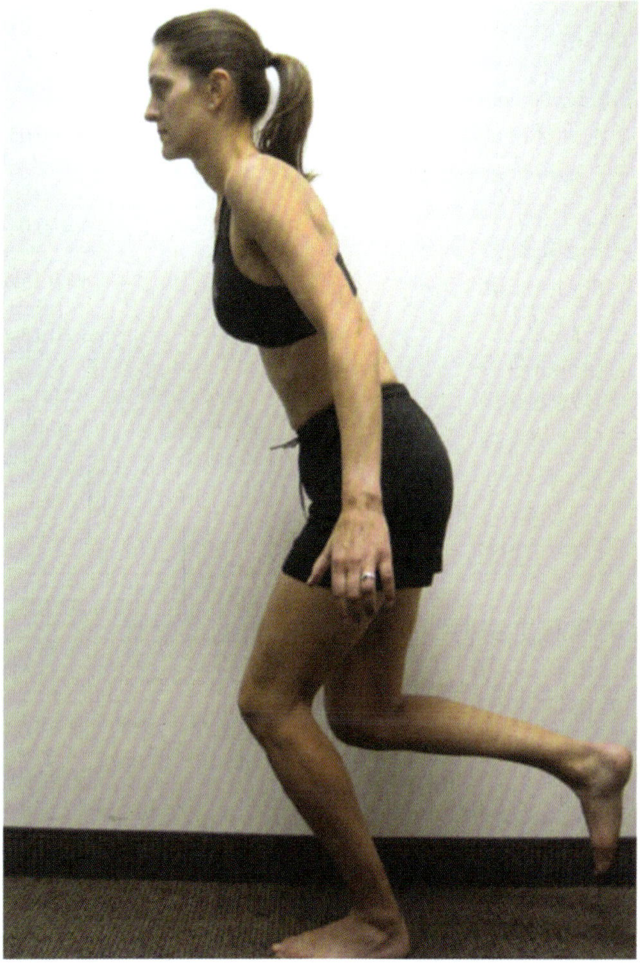

图 8–26 单腿跳试验。

试验与研究质量	描述	人群	可靠性
单腿跳跑道[25] ●	跑道由 8 个方格构成，部分前倾，部分后倾，部分侧倾。患者单腿尽可能快地跳上方格。表现由完成任务所需时间表示	24 位男性功能性踝关节不稳的业余运动员	重测 ICC=0.97
单腿跳距离[25] ●	患者尽可能单腿跳 1 次或 3 次到最远距离。表现由跳跃距离表示		重测 ICC=0.97
三连跳距离[25] ●			重测 ICC=0.98
跳 6m 所需时间[25] ●	患者沿直线跳跃或左右交叉跳跃，跳 6m，要求尽快完成。表现由完成任务所需时间表示		重测 ICC=0.95
交叉跳 6m 所需时间[25] ●			重测 ICC=0.94

走路时后足运动评估的可靠性

试验与研究质量	描述	人群	检查者间可靠性	
			五点量表	两点量表
后足运动持续时间[28] ●	患者在跑步机上赤足行走时对后足运动每个方面进行五点量表式或两点量表式评分 五点量表： (1)小于正常 (2)正常 (3)轻微异常 (4)中度异常 (5)严重异常 两点量表： (1)正常或小于正常 (2)大于正常	24 例健康参与者	κ=−0.03~0.01	κ=0.14~0.24
后足运动速率[28] ●			κ=−0.04~0.01	κ=0.02~0.20
后足运动时机[28] ●			κ=0.15~0.20	κ=0.19~0.20
后足运动最大角度[28] ●			κ=0.13~0.18	κ=0.27~0.48
后足活动度[28] ●			κ=0.06~0.19	κ=0.15~0.28

踇趾功能外翻试验对预测走路时跗骨间运动异常的准确性

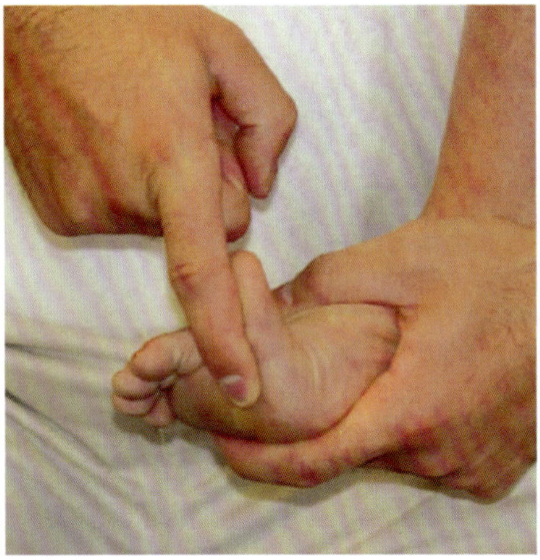

图 8–27 踇趾功能外翻试验。

试验与研究质量	描述与阳性结果	人群	参考标准	敏感性	特异性	+LR	−LR
踇趾功能外翻试验[29] ●	患者不负重，检查者一手固定距下关节，使其在第 1 趾背屈时能始终处于中立位。另一手背屈踇趾近节趾骨。背屈近节趾骨的同时发现第 1 跖骨跖屈则考虑试验阳性	46 例无明显骨科或脚部结构畸形的无症状学生（共 86 只脚）	异常跗骨运动：观察到舟骨在脚跟刚离地时向足底运动或内收	0.72	0.66	2.1	0.42

踝关节肿胀测量的可靠性

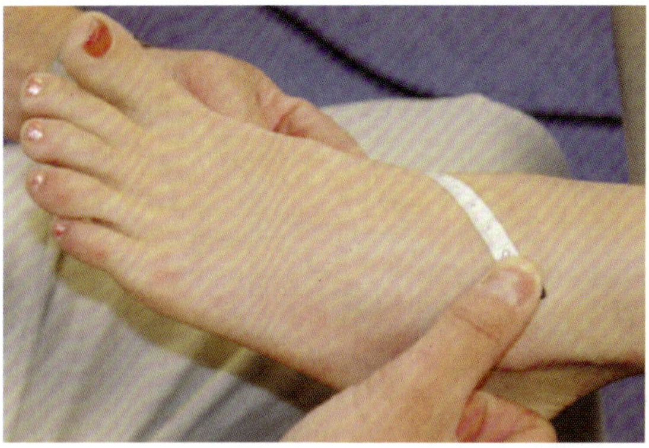

开始 8 字测量

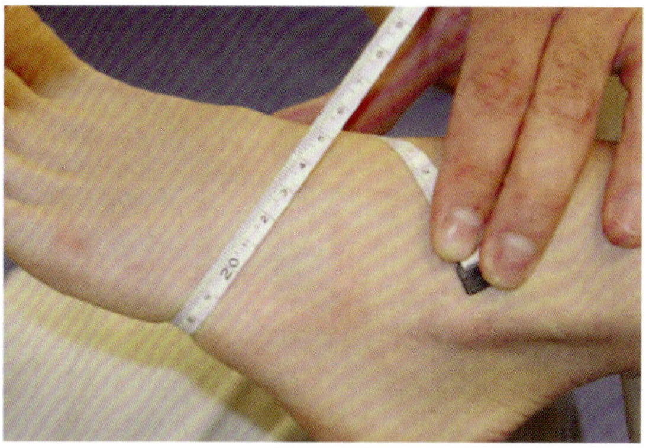

继续 8 字测量

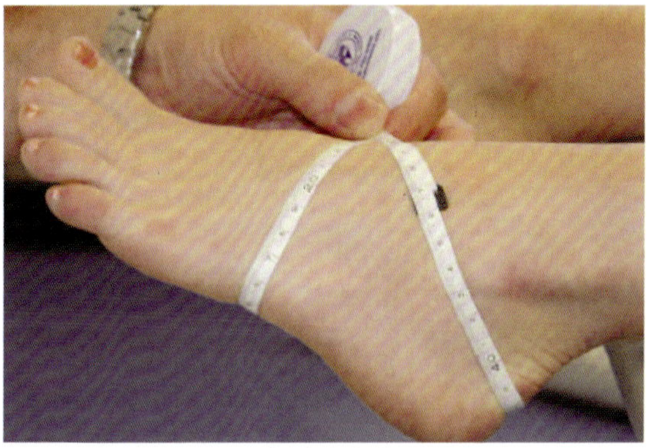

8 字测量完成

图 8–28　8 字测量。

试验与研究质量	描述	人群	可靠性	
			检查者本身	检查者之间
8 字测量[30]	在可活动的情况下，检查者将软尺置于胫骨前肌腱和外踝之间中点，软尺向内侧经舟骨粗隆远端后，将软尺绕过足弓至第 5 跖骨基底近端，然后经胫前肌腱环绕踝关节至内踝远端，最后绕过跟腱止于外踝远端，并与软尺起点相交	30 例术后有踝关节水肿的患者	ICC=0.99~1.0	ICC=0.99~1.0
8 字测量[30]		50 例健康对象	ICC=0.99	ICC=0.99
8 字测量[30]		29 例踝关节水肿患者	ICC=0.98	ICC=0.98
水位容积测量法[32]	患者足部置于容积测量器中，测量容积变化，测量时足趾尖端要触及容器内壁		ICC=0.99	ICC=0.99

保护性感觉评估的可靠性

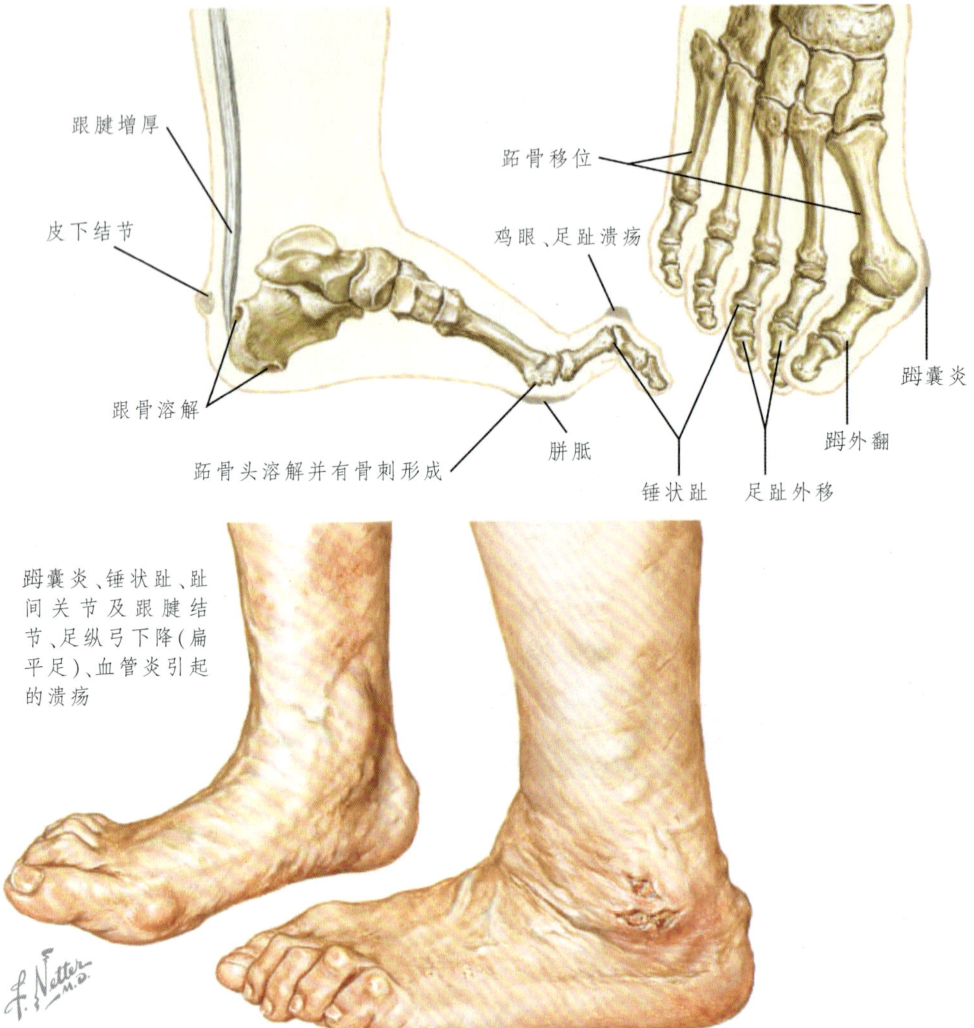

图 8-29　类风湿性关节炎的足部表现。

试验与研究质量	描述	人群	可靠性
感觉测试[33] ■	使用 3g 及 10g Semmes-Weinstein 单丝纤维来测试保护性感觉。将单丝纤维垂直置于皮肤 1.5 秒，测试 6 个部位(拇趾足底面及第 1~5 跖趾关节)，患者闭眼，感觉到压力时汇报	51 例类风湿性关节炎患者及 20 例对照	(3g)重测 κ=0.73 (0.64,0.83) (10g)重测 κ=0.75 (0.65,0.85)

跟腱皮下撕裂的检测

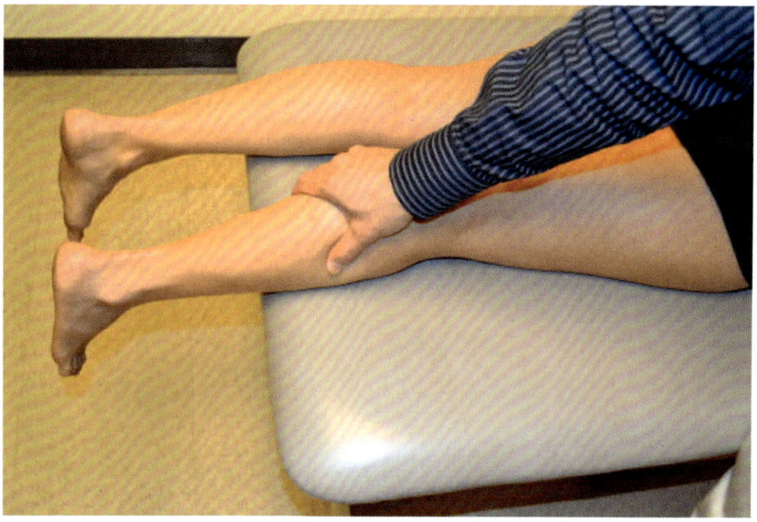

图 8-30 汤普森试验。

试验与研究质量	试验方法	阳性发现	人群	参考标准	敏感性	特异性	+LR	-LR
汤普森试验[34] ◆	患者俯卧位，检查者以手轻捏患者小腿肌肉	如果跟腱是完整的，踝关节跖屈。如果跟腱断裂，踝关节不动或者仅仅轻微跖屈	174 例可疑跟腱损伤转诊到骨科门诊的患者	确切诊断均在术中确定，通常应用MRI和超声排除疾病	0.96 (0.91, 0.99)	0.93 (0.75, 0.99)	13.47 (3.54, 51.25)	0.04 (0.02, 0.10)
跟腱触诊[34] ◆	患者俯卧位，检查者以手触诊跟腱走行区域	探查是否出现缝隙或空虚			0.73 (0.64, 0.80)	0.89 (0.71, 0.97)	6.81 (2.32, 19.93)	0.30 (0.23, 0.40)

联合损伤的检测

试验与研究质量	描述	阳性结果	人群	参考标准	敏感性	特异性	+LR	–LR
外旋试验[35] ◆	固定患肢，踝关节处于中立位，医生将患者足部外旋	踝关节前外侧疼痛	56例因踝关节外侧扭伤就诊于骨科门诊的患者	MRI	0.20 (0.04, 0.56)	0.85 (0.71, 0.93)	1.31 (0.32, 5.41)	0.94 (0.69, 1.30)
背屈外旋试验[36] ◆	膝关节屈曲90°固定下肢，踝关节最大背伸，对受伤足部和踝关节施以最大的外旋应力	胫腓联合区域前外侧诱发疼痛	87例急性踝关节损伤的患者	MRI	0.71 (0.55, 0.83)	0.63 (0.49, 0.75)	1.93 (1.28, 2.94)	0.46 (0.27, 0.79)
弓步背屈挤压试验[36] ◆	患者以患肢尽量向前弓步。弓步过程中检查者反复用力通过踝部向胫腓联合施加压力	用力压的过程中，踝关节的活动度增加或者疼痛减轻			0.69 (0.53, 0.82)	0.41 (0.28, 0.56)	1.18 (0.86, 1.64)	0.74 (0.41, 1.35)
胫腓联合挤压试验[35] ◆	医生对小腿中远端1/3施加从外向内的应力	胫腓联合处远端疼痛	56例因踝关节外侧扭伤就诊于骨科门诊的患者	MRI	0.30 (0.08, 0.65)	0.93 (0.81, 0.98)	4.60 (1.08, 19.55)	0.75 (0.50, 1.13)
胫腓联合挤压试验[36] ◆	患者坐于床边，检查者在小腿中部用一手或两手挤压腓骨的中部	踝关节联合部位疼痛	87例急性踝关节损伤的患者	MRI	0.26 (0.15, 0.42)	0.88 (0.76, 0.94)	2.15 (0.86, 5.39)	0.84 (0.68, 1.04)
胫腓联合韧带触诊[36] ◆	触诊胫腓前韧带和后下韧带。触诊的位置在胫骨和腓骨之间	触压韧带或者膜部诱发疼痛		MRI	0.92 (0.79, 0.97)	0.29 (0.18, 0.42)	1.29 (1.06, 1.58)	0.28 (0.09, 0.89)

联合损伤的检测(续)

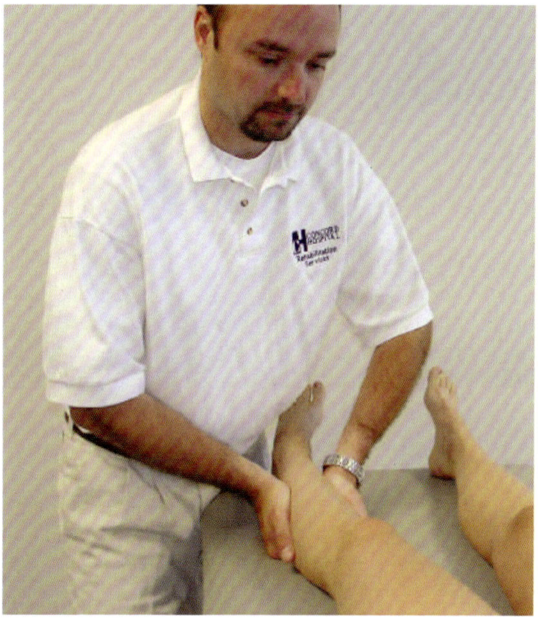

图 8-31 挤压试验。

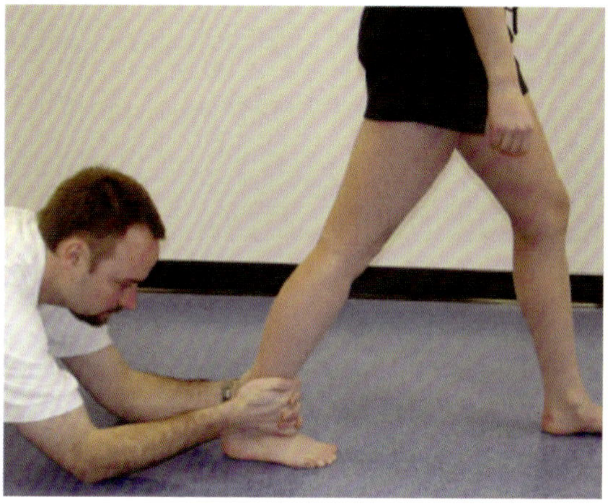

图 8-32 背屈挤压试验。

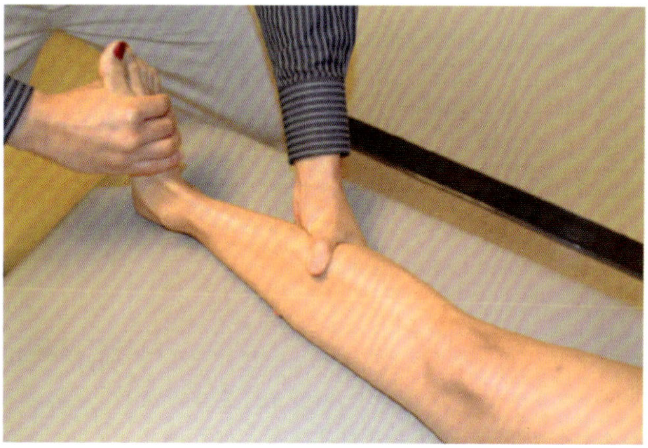

图 8-33 外旋试验。

踝关节前外侧撞击征的检测

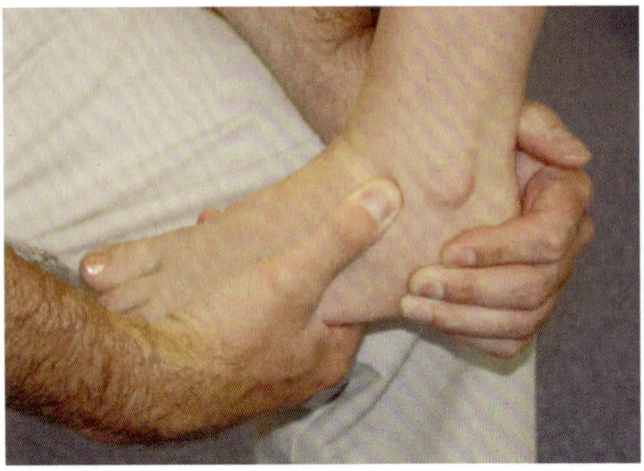

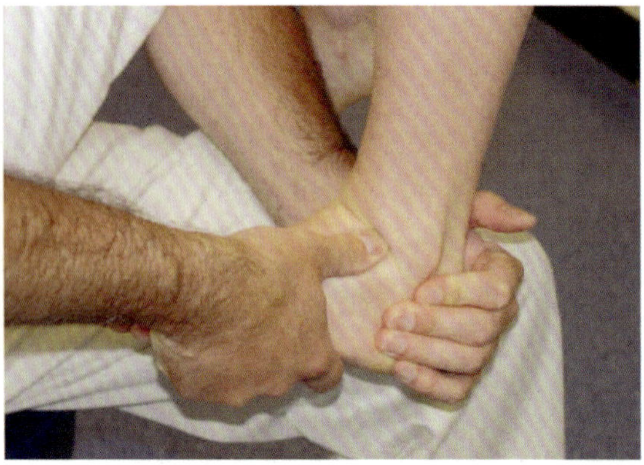

图 8-34 撞击征。

试验与研究质量	描述	阳性结果	人群	参考标准	敏感性	特异性	+LR	-LR
撞击征[37] ●	患者坐位，检查者一手握住跟骨，另一手握住前足，置于跖屈。此时以拇指对踝关节前外侧施加压力。保持压力，同时将踝关节从跖屈转为背屈	检查者背屈时拇指按压引起的疼痛程度大于跖屈时拇指按压引起的疼痛程度，则为阳性	73 例踝关节疼痛患者	关节镜证实	0.95	0.88	7.91	0.06
病史及体格检查[38] ●	检查者记录症状加重因素及活动度降低。体格检查包括对水肿视诊，被动背屈外翻踝关节，主动活动度及单腿、双腿深蹲	若 5 项及以上表现阳性，则为阳性 (1)踝关节前外侧压痛 (2)踝关节前外侧肿胀 (3)被动背屈外翻时疼痛 (4)单腿深蹲时疼痛 (5)活动时疼痛 (6)踝关节不稳	22 例慢性踝关节疼痛拟行关节镜手术的患者	关节镜证实	0.94	0.75	3.76	0.08

踝关节外侧扭伤后踝关节不稳定性的检测

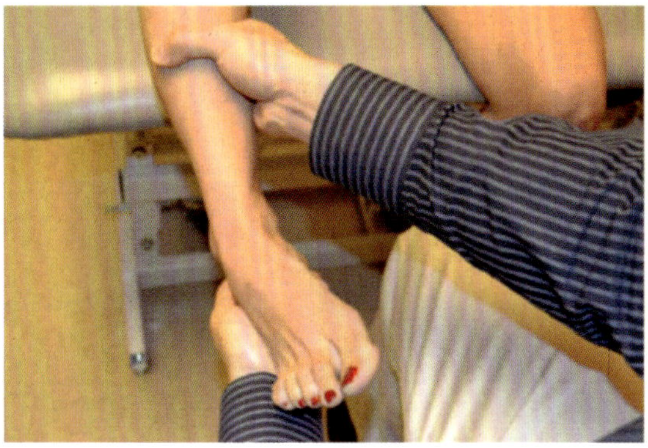

图 8–35　距骨两侧倾斜应力试验。

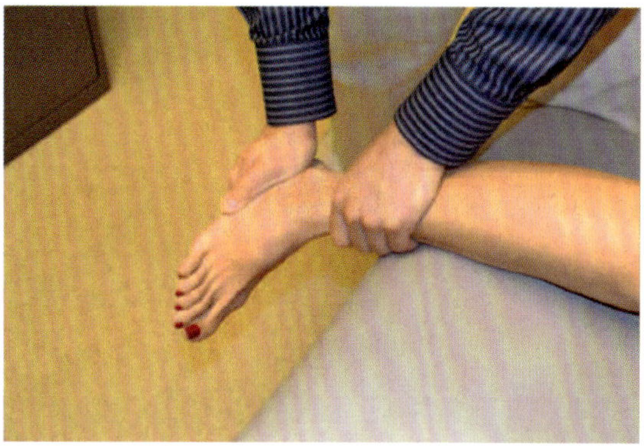

图 8–36　内侧距下关节滑移试验。

试验与研究质量	描述	阳性结果	人群	参考标准	敏感性	特异性	+LR	–LR
前抽屉试验[12] ◆	患者坐于椅子上，踝关节跖屈 10°~20°。医生固定患者腿的远端，握持跟骨，施加一个向前的应力推移距骨	临床评估 3 级以上，松弛度评分 4 分以上	66 例有踝关节外侧扭伤病史的患者，20 例健康对照组	超声	0.33 (0.18, 0.53)	0.73 (0.59, 0.85)	1.27 (0.59, 2.72)	0.90 (0.64, 1.26)
前抽屉试验[39] ●	手法检查距骨在踝穴中前移情况	距骨在踝穴中前移松弛度评分为 4 分	12 例有踝关节外侧扭伤病史的患者，8 例健康对照组	应力位摄片	0.58 (0.29, 0.84)	1.00 (0.60, 1.00)	未定义	0.42 (0.21, 0.81)
距骨内侧倾斜应力试验[39] ●	手法检查距骨在踝穴内过度内翻的情况	距骨在踝穴中内翻松弛度评分为 4 分			0.50 (0.22, 0.78)	0.88 (0.47, 0.99)	4.00 (0.59, 27.25)	0.57 (0.31, 1.04)
内侧距下关节滑移试验[39] ●	检查者一只手握持距骨，使距下关节固定在中立位，另一只手将跟骨向内侧推移	检查者评估滑移的终末端感觉松弛度评分为 4 分			0.58 (0.29, 0.84)	0.88 (0.47, 0.99)	4.67 (0.70, 31.04)	0.48 (0.24, 0.96)

踝关节外侧扭伤后踝关节不稳定性的检测(续)

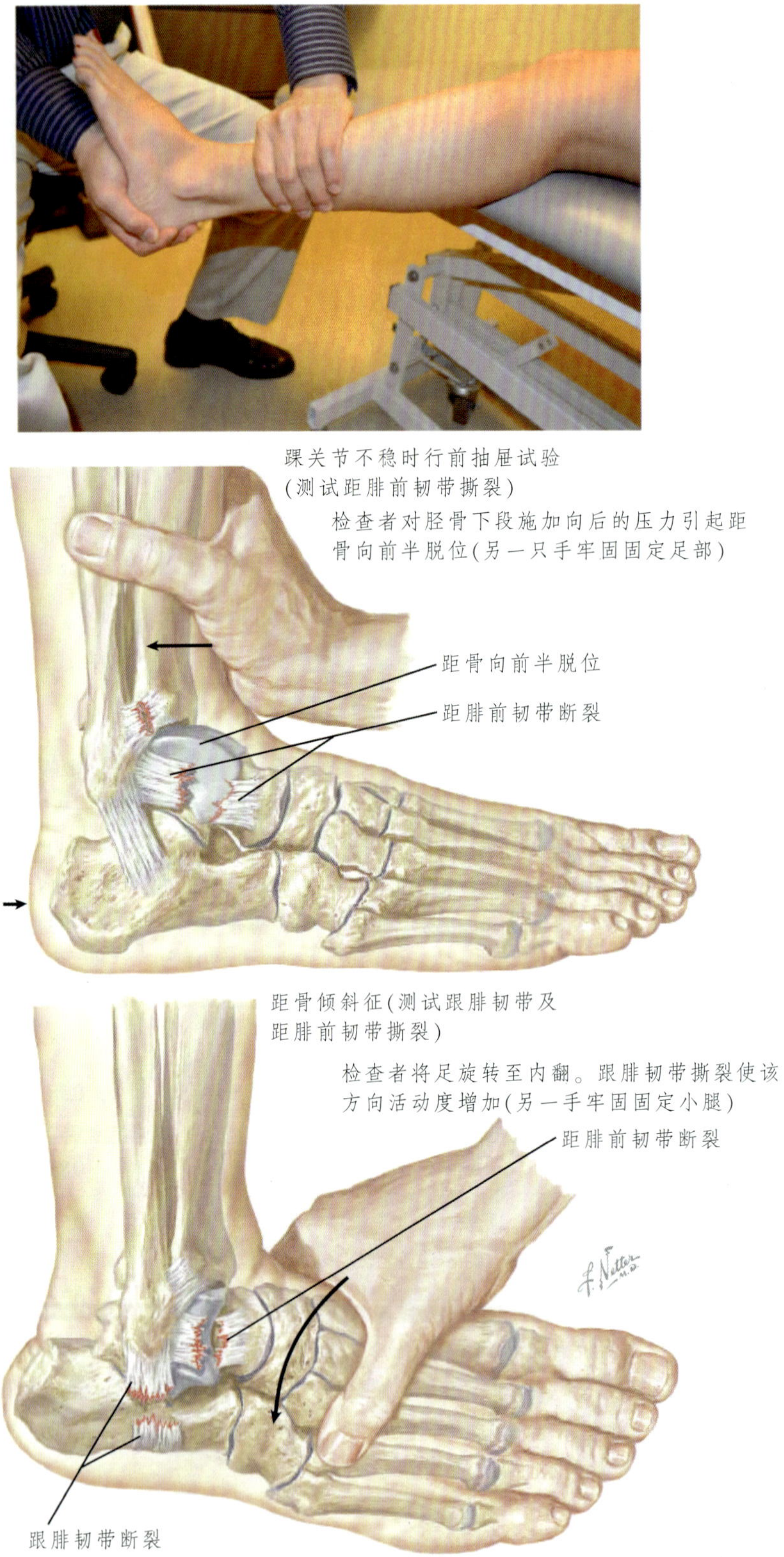

图 8–37　前抽屉试验。

跗管综合征的检测

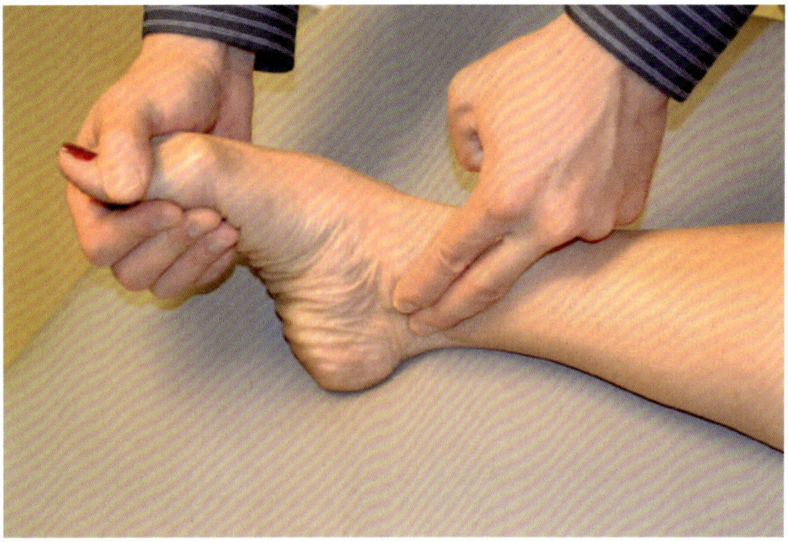

图 8–38 三重压迫应力试验。

试验与研究质量	描述	阳性结果	人群	参考标准	敏感性	特异性	+LR	–LR
三重压迫应力试验[40] ◆	医生将患者的踝关节置于最大跖屈位并内翻，同时以手指在内踝后方压迫胫神经 30 秒	诱导出跗管综合征症状或者使该症状加重	50 例怀疑跗管综合征的患者和 40 例健康对照组	胫神经的基本运动传导	0.86 (0.76, 0.92)	1.00 (0.93, 1.00)	未定义	0.14 (0.08, 0.24)

平足牵拉试验的信度

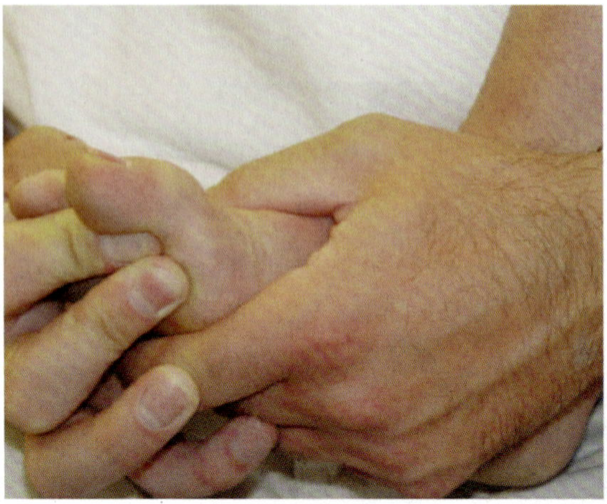

非负重

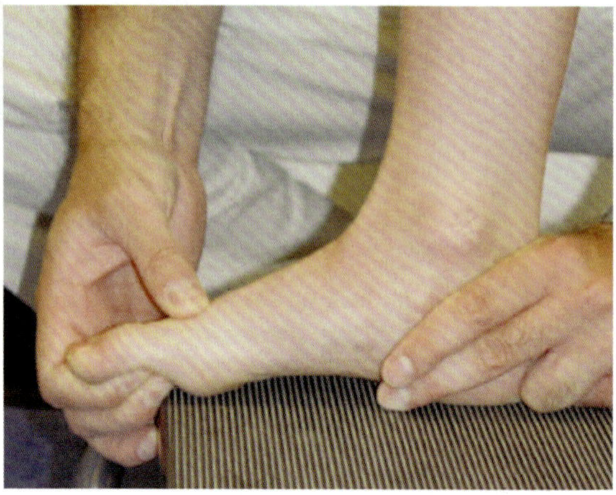

负重

图 8-39 平足牵拉试验。

试验与研究质量	描述	人群	可靠性	
			检查者本身	检查者之间
平足牵拉试验[41] ■	有两种方法进行平足牵拉试验。第一种方法，屈膝 90°非负重位，检查者固定踝关节并伸 MTP 关节、屈曲 IP 关节(IP)，由于踇长伸肌的缩短而限制了运动。第二种方法，患者站立于脚凳上，大踇趾置于脚凳边缘，然后伸展 MTP 关节，再屈曲 IP 关节	22 例跖腱膜炎患者，23 例其他足痛患者，30 例对照组	ICC=0.99	ICC=0.96

<table>
<tr><th colspan="2">结果分析</th><th>评分及解读</th><th>重测可靠性</th><th>MCID</th></tr>
<tr><td colspan="2">下肢功能量表(LEFS)</td><td>患者以李克特量表法对 20 种日常功能活动进行评估,0 分表示极度困难或无法完成活动,4 分表示无困难。各项分数相加得出总分。总分为 0~80 分,分数越低表示功能障碍程度越高</td><td>ICC=0.92[26]</td><td>9[6]</td></tr>
<tr><td colspan="2">足功能指数(FFI)</td><td>一份包含 23 项主题,分为疼痛、功能障碍及活动限制的自我问卷。通过将直观模拟量表分为 10 部分得出 0~100 的总分。 得分越高功能障碍越严重</td><td>ICC=0.85[4]</td><td>未知</td></tr>
<tr><td rowspan="4">美国足踝外科协会(AOFAS)量表</td><td>踝与后足</td><td rowspan="4">每一量表均由医生完成, 包括主观及客观标准,主要有活动度、步态异常、稳定性、力线及胼胝评估。分数为 0~100 分,分越低功能障碍越严重</td><td>未知</td><td>9[43]</td></tr>
<tr><td>中足</td><td>未知</td><td>12[43]</td></tr>
<tr><td>蹋趾</td><td>ICC=0.95[4]</td><td>25[43]</td></tr>
<tr><td>跖趾-趾间关节</td><td>ICC=0.80[4]</td><td>11[43]</td></tr>
<tr><td colspan="2">数字疼痛分级量表(NPRS)</td><td>患者以 11 点量表(0~10 分)评估疼痛程度,分数越高,疼痛越重。经常以询问患者“现在的疼痛水平”及 24 小时内的“最小”、“最严重”以及“平均”疼痛水平进行评估</td><td>ICC=0.72[44]</td><td>2[45,46]</td></tr>
</table>

ICC,内部相关系数;MCID,最小临床重要差异值。

足及踝的可靠性研究认可度(QAREL)

	Elveru 1988[13]	Stiell 1992[8]	Youdas 1993[47]	Sell 1994[17]	Saltzman 1995[23]	Tatro-Adams 1995[31]	Jonson 1997[18]	Alonso 1998[1]	Sobel 1999[19]	Petersen 1999[32]
1. 研究样本是否代表作者计划将试验应用的目标人群?	Y	Y	Y	Y	Y	Y	Y	Y	Y	Y
2. 研究评估者是否能代表作者想要将该试验应用的对象?	Y	Y	Y	Y	U	Y	Y	Y	U	Y
3. 研究中,研究者之间对研究结果是盲的吗?	Y	Y	Y	U	Y	Y	U	Y	Y	Y
4. 研究者在评估过程中,对其前期研究结果是盲的吗?	N/A	N/A	Y	U	U	U	U	N/A	Y	N
5. 研究者对所评估的目标疾病(或变量)的参考标准是盲的吗?	N/A	Y	N/A	N/A	U	N/A	N/A	N/A	N/A	N/A
6. 研究者对不想作为试验过程或研究设计目的的临床信息是盲的吗?	U	U	U	U	Y	U	U	U	U	U
7. 研究者对于非本试验的相关因素是盲的吗?	U	U	U	Y	Y	U	U	U	U	U
8. 检查顺序可变吗?	Y	U	Y	Y	U	Y	U	N	Y	Y
9. 重复试验的时间间隔中,所测量的目标变量是稳定的吗? 或者理论上是稳定的吗?	Y	Y	Y	Y	Y	Y	Y	Y	Y	Y
10. 该试验是否应用正确或者被合理解释?	Y	Y	Y	Y	Y	Y	Y	Y	Y	Y
11. 统计学方法的应用是否合理?	Y	Y	Y	Y	Y	Y	Y	Y	Y	Y
质量总结分级	◆	●	◆	●	●	●	●	●	●	●

Y=是,N=否,U=不确定,N/A=不适用。◆高质量(Y-N=9~11)●一般质量(Y-N=6~8)■低质量(Y-N≤5)

足及踝的可靠性研究认可度(QAREL)(续)

	Van Gheluwe 2002[14]	De Garceau 2003[41]	Deshpande 2003[27]	Menz 2003[16]	Cornwall 2004[7]	Piva 2006[22]	Wilson 2006[33]	Menadue 2006[11]	Trojian 2006[26]
1. 研究样本是否代表作者计划将试验应用的目标人群?	Y	Y	Y	Y	Y	Y	Y	Y	Y
2. 研究评估者是否能代表作者想要将该试验应用的对象?	Y	U	Y	N	Y	Y	Y	Y	Y
3. 研究中,研究者之间对研究结果是盲的吗?	U	U	U	U	Y	Y	N/A	Y	Y
4. 研究者在评估过程中,对其前期研究结果是盲的吗?	N	U	N/A	U	N/A	N/A	N/A	Y	N/A
5. 研究者对所评估的目标疾病(或变量)的参考标准是盲的吗?	N/A	U	N/A	N/A	N/A	N/A	N/A	Y	N/A
6. 研究者对不想作为试验过程或研究设计目的的临床信息是盲的吗?	U	U	U	Y	U	U	U	U	Y
7. 研究者对于非本试验的相关因素是盲的吗?	U	U	U	U	U	U	U	U	Y
8. 检查顺序可变吗?	U	U	U	U	U	N	N/A	Y	U
9. 重复试验的时间间隔中,所测量的目标变量是稳定的吗? 或者理论上是稳定的吗?	Y	U	Y	Y	Y	Y	Y	Y	Y
10. 该试验是否应用正确或者被合理解释?	Y	Y	Y	Y	Y	Y	Y	Y	Y
11. 统计学方法的应用是否合理?	Y	Y	Y	Y	Y	Y	Y	Y	Y
质量总结分级	●	■	●	●	●	●	◆	◆	◆

Y=是,N=否,U=不确定,N/A=不适用。◆高质量(Y–N=9~11)●一般质量(Y–N=6~8)■低质量(Y–N≤5)

足及踝的可靠性研究认可度(QAREL)(续)

	Baumhauer 2006[4]	Li 2007[44]	Rohner-Spengler 2007[30]	Keenan 2006[28]	Maurer 2007[20]	Sekir 2008[25]	Munteanu 2009[15]	Pua 2009[42]
1. 研究样本是否代表作者计划将试验应用的目标人群?	Y	Y	Y	Y	Y	Y	Y	Y
2. 研究评估者是否能代表作者想要将该试验应用的对象?	U	Y	Y	Y	U	Y	Y	Y
3. 研究中,研究者之间对研究结果是盲的吗?	N/A	N/A	Y	Y	U	N/A	Y	U
4. 研究者在评估过程中,对其前期研究结果是盲的吗?	U	N	U	U	N/A	U	Y	U
5. 研究者对所评估的目标疾病(或变量)的参考标准是盲的吗?	N/A	N/A	N/A	N/A	N/A	N/A	N/A	N/A
6. 研究者对不想作为试验过程或研究设计目的的临床信息是盲的吗?	U	U	U	U	U	U	U	U
7. 研究者对于非本试验的相关因素是盲的吗?	U	U	U	U	Y	U	U	U
8. 检查顺序可变吗?	U	U	Y	Y	N/A	U	Y	Y
9. 重复试验的时间间隔中,所测量的目标变量是稳定的吗?或者理论上是稳定的吗?	Y	Y	Y	Y	Y	Y	Y	Y
10. 该试验是否应用正确或者被合理解释?	Y	Y	Y	Y	Y	Y	Y	Y
11. 统计学方法的应用是否合理?	Y	Y	Y	Y	Y	Y	Y	Y
质量总结分级	●	●	◆	●	●	●	◆	●

Y=是,N=否,U=不确定,N/A=不适用。◆高质量(Y-N=10~14)●一般质量(Y-N=5~9)■低质量(Y-N≤4)

足及踝的诊断学质量评估(QUADAS)

	Liu 1997[38]	Maffulli 1998[34]	Hertel 1999[39]	Payne 2002[29]	De Garceau 2003[41]	Molloy 2003[37]	Eggli 2005[9]	Dissmann 2006[10]
1. 病例谱是否包含了各种病例及易混淆的疾病病例?	Y	Y	N	N	U	Y	Y	Y
2. 研究对象的选择标准是否明确?	N	Y	Y	Y	N	N	Y	Y
3. 参考标准是否能准确区分有病无病状态?	Y	Y	U	U	U	Y	Y	Y
4. 参考标准和待评价试验检测的间隔时间是否足够短,以避免出现疾病病情的变化?	U	Y	U	U	U	U	Y	U
5. 是否所有的样本或随机选择的样本均接受了参考标准试验?	Y	Y	U	Y	Y	Y	Y	Y
6. 是否所有病例无论待评价试验的结果如何,都接受了相同的参考标准试验?	Y	N	Y	Y	U	Y	Y	Y
7. 参考标准试验是否独立于待评价试验(即待评价试验不包含在参考标准中)?	Y	Y	Y	Y	U	Y	Y	Y
8. 待评价试验的操作是否描述得足够清楚且可进行重复?	Y	Y	N	Y	Y	Y	U	Y
9. 参考标准试验的操作是否描述得足够清楚且可进行重复?	Y	Y	Y	N	N	Y	Y	U
10. 待评价试验的结果判读是否是在不知晓参考标准试验结果的情况下进行的?	Y	U	Y	Y	U	Y	Y	U
11. 参考标准试验的结果判读是否是在不知晓待评价试验结果的情况下进行的?	U	U	Y	U	U	U	U	U
12. 当解释试验结果时可获得的临床资料是否与实际应用中可获得的临床资料一致?	Y	U	Y	U	U	U	U	U
13. 是否报告了难以解释或中间状态的试验结果?	U	Y	N	U	U	U	U	U
14. 对退出研究的病例是否进行解释?	U	Y	N	Y	U	U	Y	U
质量总结分级	●	◆	●	●	■	●	◆	●

Y=是,N=否,U=不确定,N/A=不适用。◆高质量(Y–N=10~14)●一般质量(Y–N=5~9)■低质量(Y–N≤4)

足及踝的诊断学质量评估(QUADAS)(续)

	Menz 2006[21]	Wilson 2006[33]	de César 2011[35]	Abouelela 2012[40]	Croy 2013[12]	Sman 2015[36]
1. 病例谱是否包含了各种病例及易混淆的疾病病例?	Y	Y	Y	Y	U	U
2. 研究对象的选择标准是否明确?	Y	U	Y	Y	Y	Y
3. 参考标准是否能准确区分有病无病状态?	Y	U	Y	U	U	Y
4. 参考标准和待评价试验检测的间隔时间是否足够短,以避免出现疾病病情的变化?	Y	U	Y	Y	Y	Y
5. 是否所有的样本或随机选择的样本均接受了参考标准试验?	Y	Y	Y	Y	Y	Y
6. 是否所有病例无论待评价试验的结果如何,都接受了相同的参考标准试验?	Y	Y	Y	Y	Y	N
7. 参考标准试验是否独立于待评价试验(即待评价试验不包含在参考标准中)?	Y	U	Y	Y	Y	Y
8. 待评价试验的操作是否描述得足够清楚且可进行重复?	Y	Y	Y	Y	Y	Y
9. 参考标准试验的操作是否描述得足够清楚且可进行重复?	Y	N	Y	Y	Y	Y
10. 待评价试验的结果判读是否是在不知晓参考标准试验结果的情况下进行的?	U	U	Y	U	Y	Y
11. 参考标准试验的结果判读是否是在不知晓待评价试验结果的情况下进行的?	U	U	Y	U	N	Y
12. 当解释试验结果时可获得的临床资料是否与实际应用中可获得的临床资料一致?	U	Y	U	Y	Y	Y
13. 是否报告了难以解释或中间状态的试验结果?	U	U	Y	Y	Y	U
14. 对退出研究的病例是否进行解释?	Y	U	Y	Y	Y	Y
质量总结分级	◆	■	◆	◆	◆	◆

Y=是,N=否,U=不确定,N/A=不适用。◆高质量(Y−N=10~14)●一般质量(Y−N=5~9)■低质量(Y−N≤4)

1. Alonso A, Khoury L, Adams R. Clinical tests for ankle syndesmosis injury: reliability and prediction of return to function. *J Orthop Sports Phys Ther.* 1998;27:276-284.
2. Reischl SF, Noceti-DeWit LM. Foot and Ankle. In: *Current Concepts of Orthopedic Physical Therapy*. La Crosse, Wisconsin: Orthopaedic Section, American Physical Therapy Association; 2001.
3. Bachmann LM, Kolb E, Koller MT, et al. Accuracy of Ottawa ankle rules to exclude fractures of the ankle and mid-foot: systematic review. *BMJ*. 2003;326:417.
4. Baumhauer JF, Nawoczenski DA, DiGiovanni BF, Wilding GE. Reliability and validity of the American Orthopaedic Foot and Ankle Society Clinical Rating Scale: a pilot study for the hallux and lesser toes. *Foot Ankle Int.* 2006;27:1014-1019.
5. Bennett JE, Reinking MF, Pluemer B, et al. Factors contributing to the development of medial tibial stress syndrome in high school runners. *J Orthop Sports Phys Ther.* 2001;31:504-510.
6. Binkley JM, Stratford PW, Lott SA, Riddle DL. The Lower Extremity Functional Scale (LEFS): scale development, measurement properties, and clinical application. North American Orthopaedic Rehabilitation Research Network. *Phys Ther.* 1999;79: 371-383.
7. Cornwall MW, Fishco WD, McPoil TG, et al. Reliability and validity of clinically assessing first-ray mobility of the foot. *J Am Podiatr Med Assoc.* 2004; 94:470-476.
8. Stiell IG, McKnight RD, Greenberg GH, et al. Interobserver agreement in the examination of acute ankle injury patients. *Am J Emerg Med.* 1992; 10:14-17.
9. Eggli S, Sclabas GM, Eggli S, et al. The Bernese ankle rules: a fast, reliable test after low-energy, supination-type malleolar and midfoot trauma. *J Trauma.* 2005; 59:1268-1271.
10. Dissmann PD, Han KH. The tuning fork test–a useful tool for improving specificity in "Ottawa positive" patients after ankle inversion injury. *Emerg Med J.* 2006;23:788-790.
11. Menadue C, Raymond J, Kilbreath SL, et al. Reliability of two goniometric methods of measuring active inversion and eversion range of motion at the ankle. *BMC Musculoskelet Disord.* 2006;7:60.
12. Croy T, Koppenhaver S, Saliba S, Hertel J. Anterior talocrural joint laxity: diagnostic accuracy of the anterior drawer test of the ankle. *J Orthop Sports Phys Ther.* 2013;43(12):911-919.
13. Elveru RA, Rothstein JM, Lamb RL. Goniometric reliability in a clinical setting. Subtalar and ankle joint measurements. *Phys Ther.* 1988;68:672-677.
14. Van Gheluwe B, Kirby KA, Roosen P, Phillips RD. Reliability and accuracy of biomechanical measurements of the lower extremities. *J Am Podiatr Med Assoc.* 2002;92:317-326.
15. Munteanu SE, Strawhorn AB, Landorf KB, et al. A weightbearing technique for the measurement of ankle joint dorsiflexion with the knee extended is reliable. *J Sci Med Sport.* 2009;12:54-59.
16. Menz HB, Tiedemann A, Kwan MM, et al. Reliability of clinical tests of foot and ankle characteristics in older people. *J Am Podiatr Med Assoc.* 2003;93: 380-387.
17. Sell KE, Verity TM, Worrell TW, et al. Two measurement techniques for assessing subtalar joint position: a reliability study. *J Orthop Sports Phys Ther.* 1994;19:162-167.
18. Jonson SR, Gross MT. Intraexaminer reliability, interexaminer reliability, and mean values for nine lower extremity skeletal measures in healthy naval midshipmen. *J Orthop Sports Phys Ther.* 1997;25: 253-263.
19. Sobel E, Levitz SJ, Caselli MA, et al. Reevaluation of the relaxed calcaneal stance position. Reliability and normal values in children and adults. *J Am Podiatr Med Assoc.* 1999;89:258-264.
20. Maurer C, Finley A, Martel J, et al. Ankle plantarflexor strength and endurance in 7-9 year old children as measured by the standing single leg heel-rise test. *Phys Occup Ther Pediatr.* 2007;27: 37-54.
21. Menz HB, Zammit GV, Munteanu SE, Scott G. Plantarflexion strength of the toes: age and gender differences and evaluation of a clinical screening test. *Foot Ankle Int.* 2006;27:1103-1108.
22. Piva SR, Fitzgerald K, Irrgang JJ, et al. Reliability of measures of impairments associated with patellofemoral pain syndrome. *BMC Musculoskelet Disord.* 2006;7:33.
23. Saltzman CL, Nawoczenski DA, Talbot KD. Measurement of the medial longitudinal arch. *Arch Phys Med Rehabil.* 1995;76:45-49.
24. Root ML, Orien WP, Weed JH. *Biomechanical examination of the foot.* Los Angeles: Clinical Biomechanics Corp; 1971.
25. Sekir U, Yildiz Y, Hazneci B, et al. Reliability of a functional test battery evaluating functionality, proprioception, and strength in recreational athletes with functional ankle instability. *Eur J Phys Rehabil Med.* 2008;44:407-415.
26. Trojian TH, McKeag DB. Single leg balance test to identify risk of ankle sprains. *Br J Sports Med.* 2006; 40:610-613, discussion 613.
27. Deshpande N, Connelly DM, Culham EG, Costigan PA. Reliability and validity of ankle proprioceptive measures. *Arch Phys Med Rehabil.* 2003;84:883-889.
28. Keenan AM, Bach TM. Clinicians' assessment of the hindfoot: a study of reliability. *Foot Ankle Int.* 2006; 27:451-460.
29. Payne C, Chuter V, Miller K. Sensitivity and specificity of the functional hallux limitus test to predict

foot function. *J Am Podiatr Med Assoc.* 2002;92: 269-271.
30. Rohner-Spengler M, Mannion AF, Babst R. Reliability and minimal detectable change for the figure-of-eight-20 method of, measurement of ankle edema. *J Orthop Sports Phys Ther.* 2007;37:199-205.
31. Tatro-Adams D, McGann SF, Carbone W. Reliability of the figure-of-eight method of ankle measurement. *J Orthop Sports Phys Ther.* 1995;22:161-163.
32. Petersen EJ, Irish SM, Lyons CL, et al. Reliability of water volumetry and the figure of eight method on subjects with ankle joint swelling. *J Orthop Sports Phys Ther.* 1999;29:609-615.
33. Wilson O, Kirwan JR. Measuring sensation in the feet of patients with rheumatoid arthritis. *Musculoskeletal Care.* 2006;4:12-23.
34. Maffulli N. The clinical diagnosis of subcutaneous tear of the Achilles tendon. A prospective study in 174 patients. *Am J Sports Med.* 1998;26(2):266-270.
35. De César PC, Avila EM, de Abreu MR. Comparison of magnetic resonance imaging to physical examination for syndesmotic injury after lateral ankle sprain. *Foot Ankle Int.* 2011;32(12):1110-1114.
36. Sman AD, Hiller CE, Rae K, et al. Diagnostic accuracy of clinical tests for ankle syndesmosis injury. *Br J Sports Med.* 2015;49(5):323-329.
37. Molloy S, Solan MC, Bendall SP. Synovial impingement in the ankle: a new physical sign. *J Bone Joint Surg B.* 2003;85:330-333.
38. Liu SH, Nuccion SL, Finerman G. Diagnosis of anterolateral ankle impingement. Comparison between magnetic resonance imaging and clinical examination. *Am J Sports Med.* 1997;25:389-393.
39. Hertel J, Denegar CR, Monroe MM, Stokes WL. Talocrural and subtalar joint instability after lateral ankle sprain. *Med Sci Sports Exerc.* 1999;31(11): 1501-1508.
40. Abouelela AA, Zohiery AK. The triple compression stress test for diagnosis of tarsal tunnel syndrome. *Foot (Edinb).* 2012;22(3):146-149.
41. De Garceau D, Dean D, Requejo SM, Thordarson DB. The association between diagnosis of plantar fasciitis and Windlass test results. *Foot Ankle Int.* 2003; 24:251-255.
42. Pua YH, Cowan SM, Wrigley TV, Bennell KL. The Lower Extremity Functional Scale could be an alternative to the Western Ontario and McMaster Universities Osteoarthritis Index physical function scale. *J Clin Epidemiol.* 2009;62(10):1103-1111.
43. Dawson J, Doll H, Coffey J, Jenkinson C. Responsiveness and minimally important change for the Manchester-Oxford foot questionnaire (MOXFQ) compared with AOFAS and SF-36 assessments following surgery for hallux valgus. *Osteoarthritis Cartilage.* 2007;15:918-931.
44. Li L, Liu X, Herr K. Postoperative pain intensity assessment: a comparison of four scales in Chinese adults. *Pain Med.* 2007;8:223-234.
45. Farrar JT, Berlin JA, Strom BL. Clinically important changes in acute pain outcome measures: a validation study. *J Pain Symptom Manage.* 2003;25: 406-411.
46. Farrar JT, Portenoy RK, Berlin JA, et al. Defining the clinically important difference in pain outcome measures. *Pain.* 2000;88:287-294.
47. Youdas JW, Bogard CL, Suman VJ. Reliability of goniometric measurements and visual estimates of ankle joint active range of motion obtained in a clinical setting. *Arch Phys Med Rehabil.* 1993;74: 1113-1118.

第9章 肩关节

临床总结与建议 450

解剖 451

骨 451

关节 452

肩肱节律 453

韧带 454

肌肉 456

神经 459

病史 461

基于病史的初步诊断 461

体格检查试验 463

活动度 463

肌力及本体感觉评估 465

肌肉长度评估 466

触诊 468

力线评估 470

肩部损伤的分类 472

特殊检查—不稳定性 473

特殊检查—盂唇撕裂 477

特殊检查—肩峰下撞击综合征 490

特殊检查—肩袖撕裂 500

特殊检查—臂丛神经损伤 509

特殊检查—肩锁关节损伤 510

特殊检查—粘连性关节囊炎 511

联合试验 512

结果分析 515

附录 516

参考文献 523

病史	
问题	• 现在对主观的肩部疼痛的诊断效用知之甚少。尽管外伤病史对临床价值不大，但关节爆音、弹响或绞索对诊断盂唇撕裂有一定价值（+LR=2.0）
体格检查	
活动度、肌力及肌肉长度评估	• 长期以来，对肩关节活动度的检查显示出良好的可靠性，但是其诊断效用仍不明确。活动度的视诊及功能检查有很多不确定性，但在很多情况下是足够可靠的 • 以徒手肌力测试评估肌力是可靠的。外展和（或）外旋无力能可以识别肩峰下撞击综合征和（或）全层肩袖撕裂。内旋无力对于诊断肩胛下肌撕裂非常有帮助（+LR=7.5~20.0） • 评估肩关节肌群紧张度可靠性一般。一项针对相关检查诊断效用的研究[1]发现，所有90例参与者，无论其是否存在肩部问题，其胸小肌都处于紧张状态（100%敏感性，0%特异性）
特殊检查	• 恐惧试验在诊断肩关节不稳定时是最有用的，特别是当患者呈现出“恐惧”的阳性反应时（+LR=7.1~20.2，-LR=0~0.29）。相对于“疼痛”反应（+LR=1.1~3.1，-LR=0.69~0.90），其诊断效用更高。在一定程度上，它对诊断盂唇撕裂也有一定帮助 • 不同的针对盂唇撕裂检查的诊断效用的研究结果差异非常大。尽管大多数单独的检查诊断价值都不大，但一项研究发现单独的Kim试验及急拉试验对确定盂唇撕裂很有用（+LR分别为13.3及36.5，）。同样的，作者也发现在确定上盂唇从前到后撕裂伤（SLAP损伤）时，肱二头肌负荷试验Ⅰ和Ⅱ非常有效（+LR同为30） • 2012年的一项Meta分析发现，抬举-下落试验对确定肩峰下撞击综合征非常有效（+LR=14） • 2012年的同一Meta分析发现，Hawkins-Kennedy试验和Neer试验对确认和排除肩峰下撞击综合征帮助很小。在抬肩过程中出现疼痛弧对确认肩峰下撞击综合征帮助也很小（+LR=2.3，-LR=0.62） • 除了以上提到的肩袖肌群肌力减弱，外旋、内旋的延迟征象也分别有助于发现冈下肌及肩胛下肌撕裂。其他一些检查（包括抱胸试验、压腹试验及拿破仑试验）对于诊断肩胛下肌撕裂也非常有帮助 • 尽管很多征象及症状对诊断臂丛神经根撕脱伤都很有帮助，但最有用的检查是肩前伸试验（+LR=4.8，-LR=0.05） • 一项研究[2]显示，喙突疼痛对于诊断粘连性关节囊炎的效用一般（+LR=7.4）
联合发现	• 尽管联合检查要比单一检查好，但联合检查对诊断盂唇撕裂来说效用一般。目前认为最有效的检查组合是前向恐惧试验及Jobe再复位试验（+LR=5.4） • 一项研究[3]显示，结合爆音、弹响或绞索的病史，再联合前滑移试验阳性对诊断Ⅱ~Ⅳ型的SLAP损伤的效用一般（+LR=6.0） • 另一项研究[4]报道，使用一些特定的联合检查能达到更好的诊断效用。选择两项高敏感性的试验（压缩旋转试验、前向恐惧试验及O'brien试验）及一项高特异性的试验（Yergason试验、肱二头肌负荷试验Ⅱ、Speed试验），检查者应该能相当自信地诊断及排除SLAP损伤

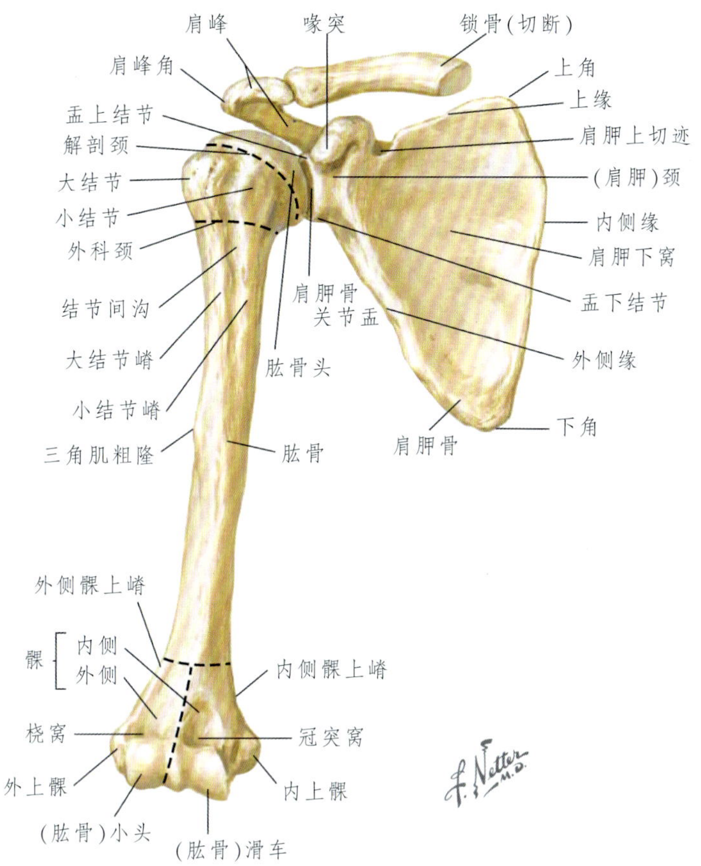

图 9-1 肱骨和肩胛骨:前面观。

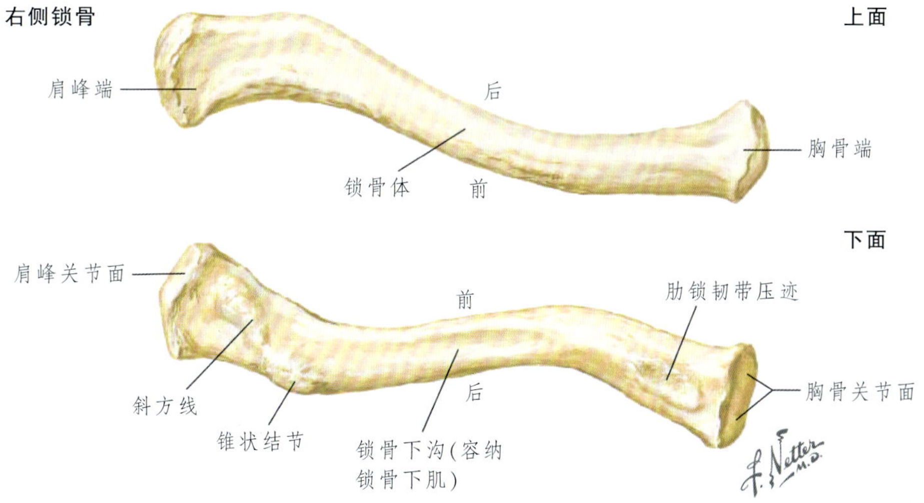

图 9-2 锁骨:上下面观。

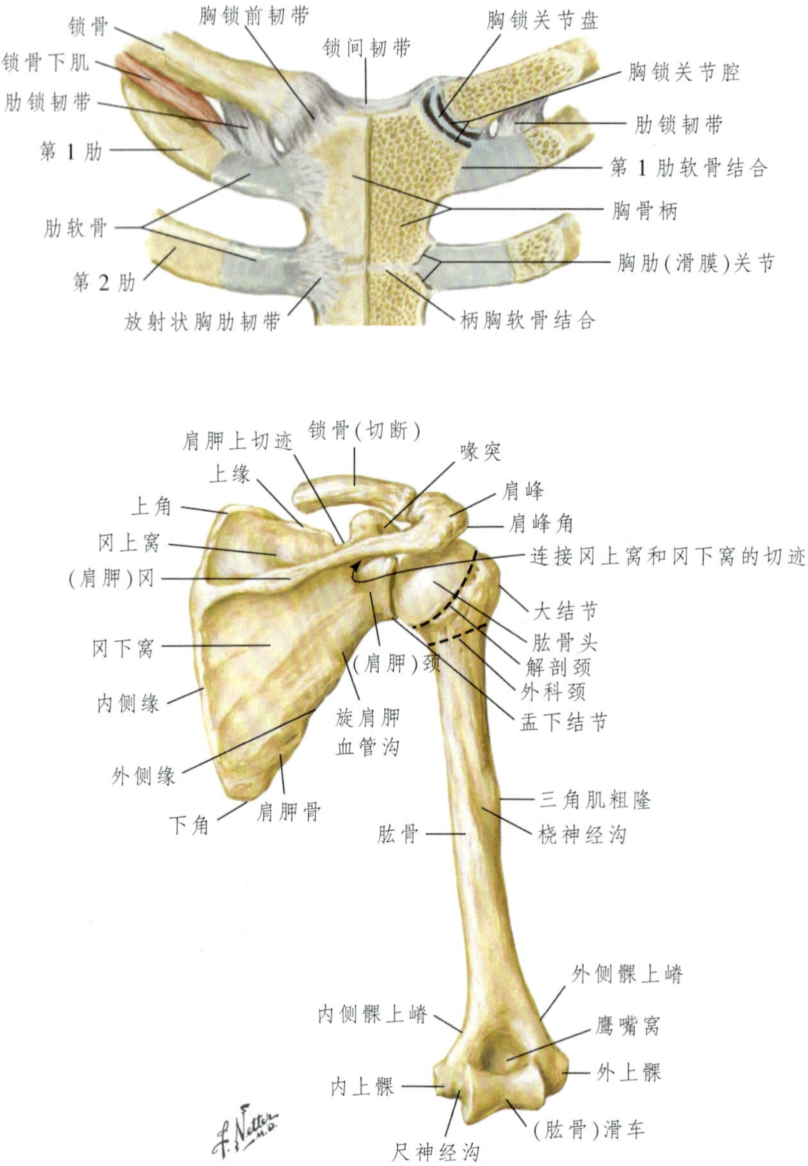

图 9-3 胸锁关节。

关节	类型和分类	紧张位	关节囊形态
盂肱关节	球窝关节	完全外展和外旋	外旋比外展受限,比内旋和屈曲受限
胸锁关节	鞍形关节	前臂外展 90°	无报道
肩锁关节	扁平滑囊关节	前臂外展 90°	
肩胛胸廓关节	不是真性关节	不可用	不可用

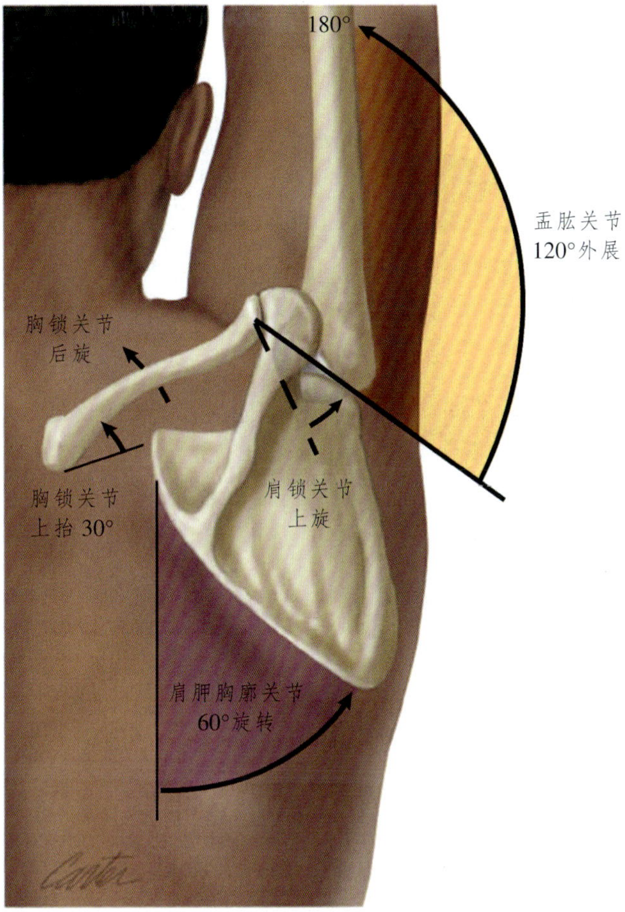

图 9–4　肩肱节律。

肩肱节律由盂肱关节、肩胛胸廓关节、肩锁关节以及胸锁关节的整合运动构成。它的发生是按一定顺序进行的，从而使肩关节复合体能达到完整的功能活动度。肩肱节律有 3 个功能，分别是：能使整个肩关节的活动度更大；能使肱骨头与关节盂保持最佳的接触；能帮助维持盂肱肌群的最佳长度–张力关系[5]。要完成 180°外展，盂肱关节和肩胛胸廓关节、肩锁关节及胸锁关节的总体活动度之比为 2:1。

Inman 及其同事[6]首先阐述了肩肱节律，并将其描述为肩关节复合体完成外展过程中的 2 个阶段。第一个阶段(0°~90°)包括肩胛骨固定于胸廓上提供初始稳定性以保证肱骨外展至 30°[5,6]。从 30°外展至 90°，盂肱关节提供了额外的 30°活动度，同时肩胛骨向上旋转 30°。肩胛骨向上旋转 30°是通过胸锁关节及肩锁关节使锁骨上抬实现的。第二阶段(90°~180°)包括 60°盂肱关节外展及 30°肩胛骨上旋。肩胛骨上旋伴随着胸锁关节 5°的上抬及 25°的肩锁关节旋转[6,7]。

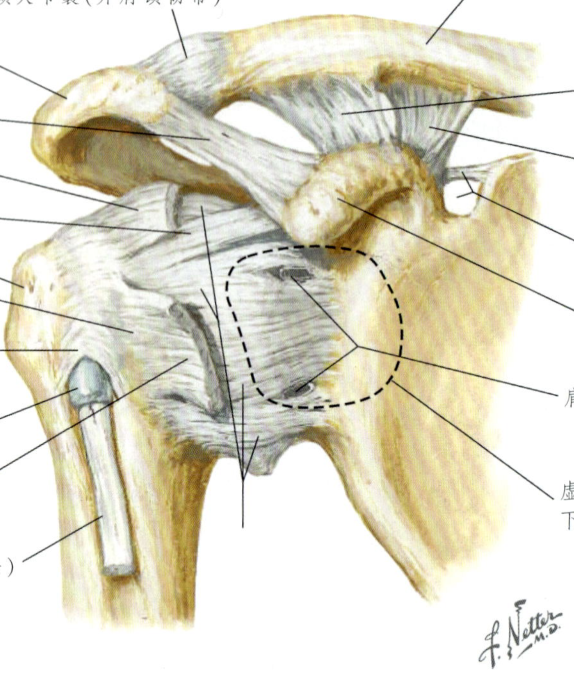

图 9–5 肩韧带:前面观。

韧带	附着点	功能
盂肱韧带	盂唇到肱骨颈	加固盂肱关节前关节囊
喙肱韧带	喙突到肱骨大结节	加固盂肱关节上关节囊
喙锁韧带(斜方韧带)	喙突上方到锁骨下方	将锁骨锚定于喙突
喙锁韧带(锥状韧带)	喙突到锁骨下方锥状结节	
肩锁韧带	肩峰到锁骨	从上方加固肩锁关节
喙肩韧带	喙突到肩峰	防止肱骨头上脱位
胸锁韧带	从前方和后方分别于胸骨锁骨切迹到锁骨内侧基底部	分别从前后方加固胸锁关节
锁骨间韧带	锁骨内侧端到另一侧锁骨内侧端	加固胸锁关节上关节囊
肋锁韧带	第 1 肋软骨上缘到锁骨内侧下缘	将锁骨内侧端锚定于第 1 肋

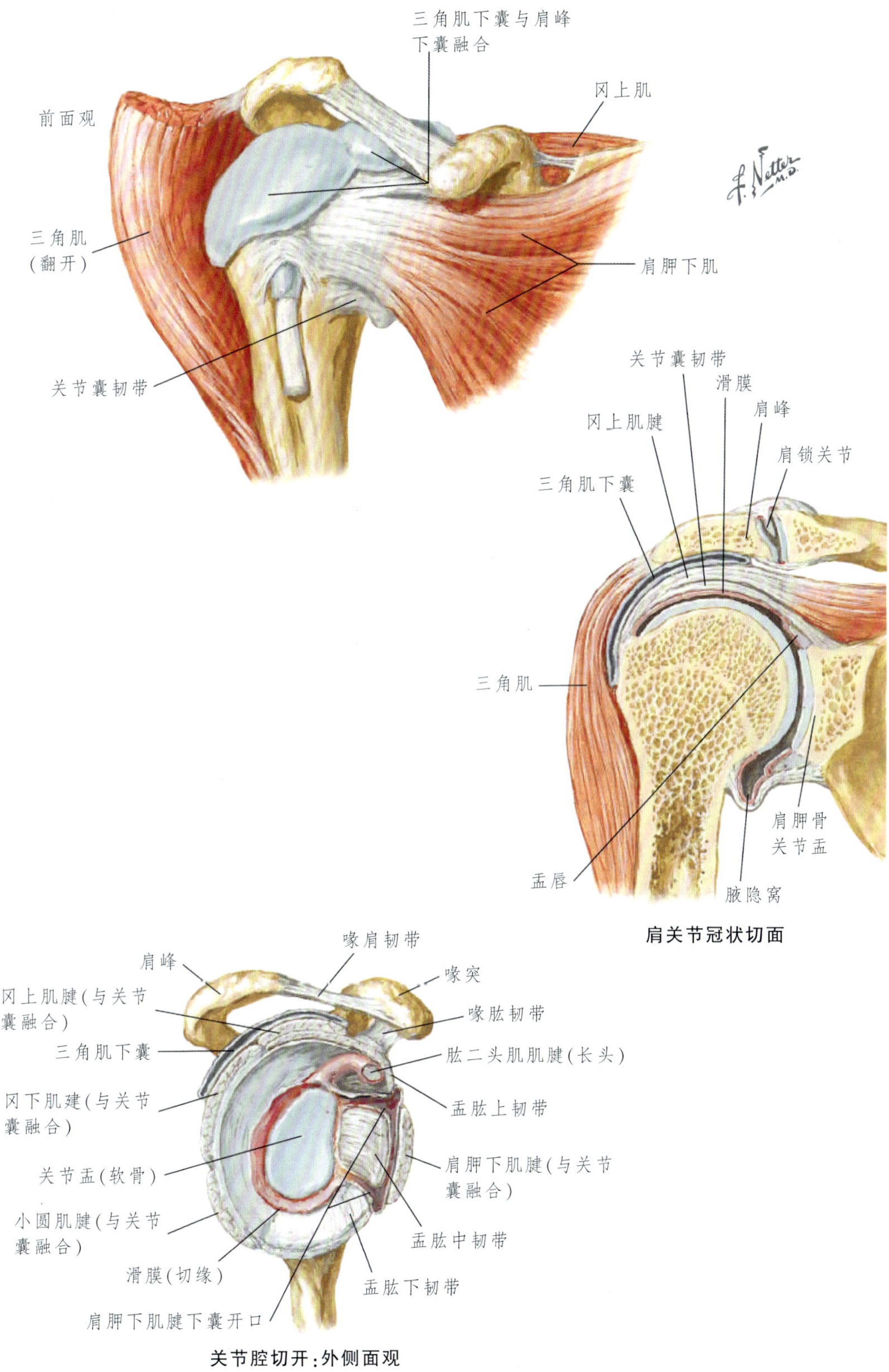
三角肌下囊与肩峰
下囊融合
冈上肌
前面观
三角肌
(翻开)
肩胛下肌
关节囊韧带
关节囊韧带
滑膜
肩峰
冈上肌腱
肩锁关节
三角肌下囊
三角肌
肩胛骨
关节盂
盂唇
腋隐窝
肩关节冠状切面
喙肩韧带
肩峰
喙突
冈上肌腱(与关节
囊融合)
喙肱韧带
三角肌下囊
肱二头肌肌腱(长头)
冈下肌建(与关节
囊融合)
盂肱上韧带
关节盂(软骨)
肩胛下肌腱(与关节
囊融合)
小圆肌腱(与关节
囊融合)
盂肱中韧带
滑膜(切缘)
盂肱下韧带
肩胛下肌腱下囊开口
关节腔切开:外侧面观

图 9–6 肩(盂肱)关节。

肩关节后方肌群

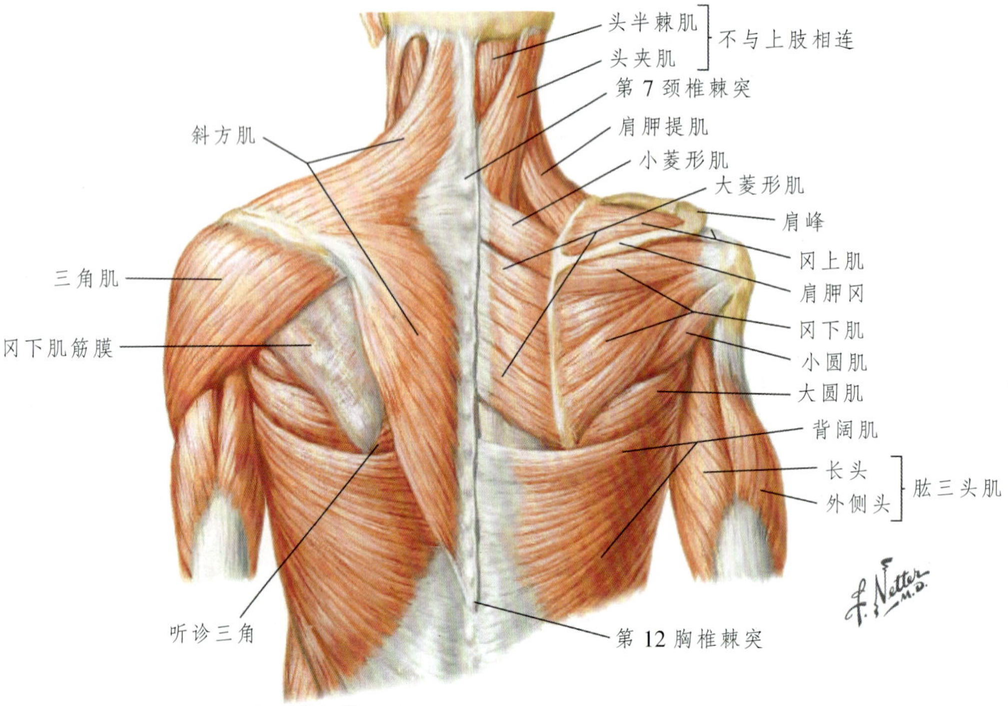

图 9–7 肩关节肌肉：后面观。

肌肉	近端附着点	远端附着点	神经及支配节段	功能
上斜方肌	枕骨粗隆、项线、项韧带	锁骨外侧及肩峰	第Ⅺ对颅神经（C2~C4）	向上旋转关节盂，抬高肩胛
中斜方肌	第 1~5 胸椎棘突	肩峰及肩胛冈	第Ⅺ对颅神经（C2~C4）	收缩肩胛
下斜方肌	第 6~12 胸椎棘突	肩胛冈顶点	第 Ⅺ 对颅神经（C2~C4）	向上旋转关节盂，压低肩胛
肩胛提肌	第 1~4 颈椎横突	肩胛骨上内侧	肩胛背神经（C3~C5）	抬高及外展肩胛
菱形肌	项韧带及第 7 颈椎到第 5 胸椎棘突	肩胛骨内侧缘	肩胛背神经（C4~C5）	收缩肩胛
背阔肌	下胸椎、胸腰筋膜、髂嵴及第 3~4 肋下缘	肱骨结节间沟	胸背神经 C6~C8）	内旋、内收及前伸肱骨
前锯肌	第 1~8 肋	肩胛骨前内侧	胸长神经（C5~C8）	伸展及向上旋转肩胛

肩关节前方肌群

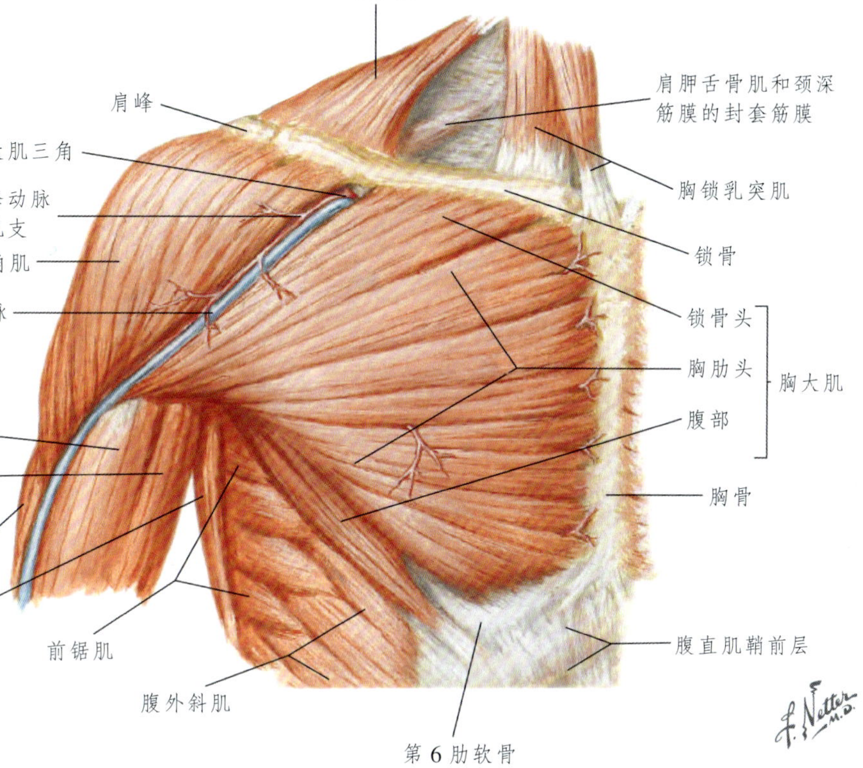

图 9–8 肩关节肌肉：前面观。

肌肉	近端附着点	远端附着点	神经及支配节段	功能
三角肌	锁骨、肩峰、肩胛冈	肱骨三角肌粗隆	腋神经(C5~C6)	外展上臂
胸大肌(锁骨头)	锁骨前内侧	肱骨结节间沟	外侧及内侧胸神经(C5，C6，C7，C8，T1)	外展及内旋肱骨
胸大肌(胸肋头)	胸骨外侧缘、上6肋软骨及外斜肌筋膜			
胸小肌	第3~5肋软骨外侧缘	喙突	内侧胸神经(C8，T1)	稳定肩胛骨

肩袖肌群

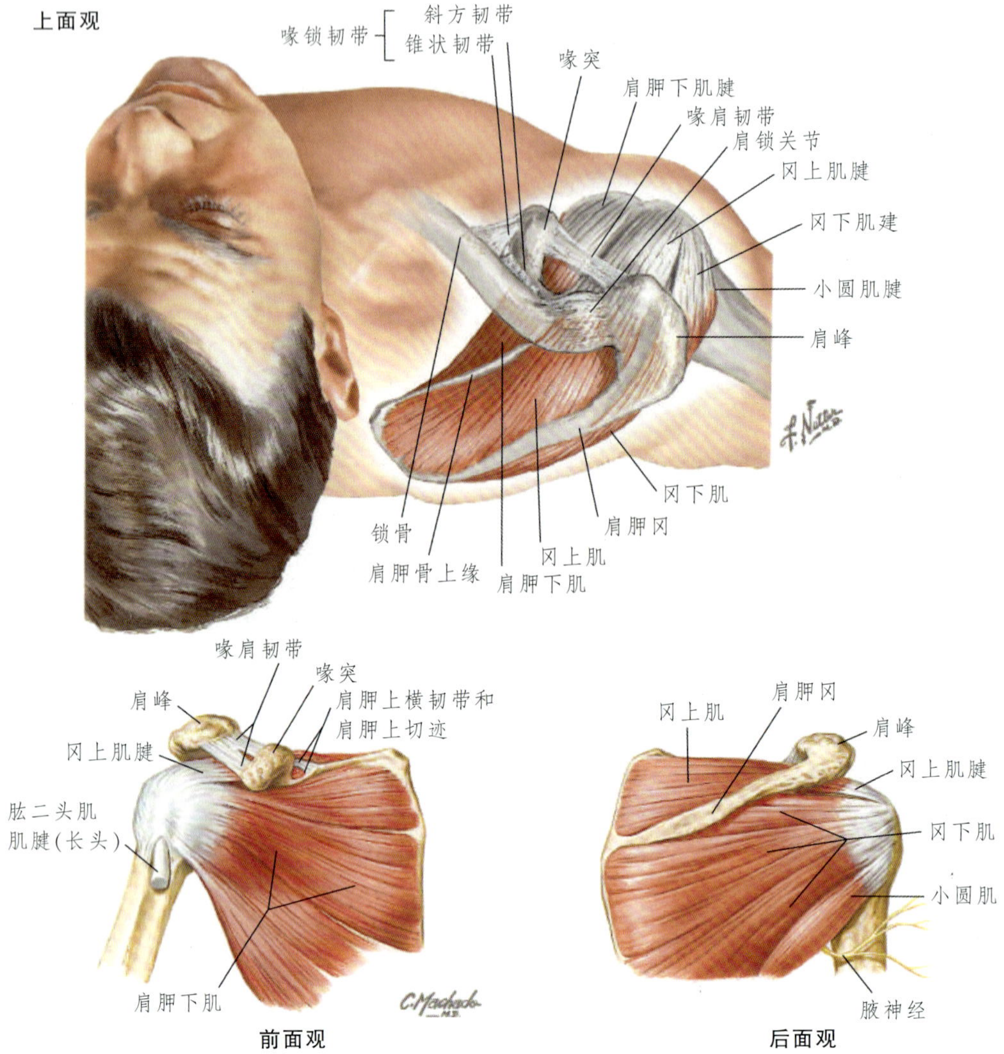

图 9–9 肩关节肌肉:肩袖。

肌肉	近端附着点	远端附着点	神经及支配节段	功能
冈上肌	冈上窝	肱骨大结节	肩胛上神经(C4~C6)	帮助三角肌外展肱骨
冈下肌	冈下窝	肱骨大结节	肩胛上神经(C5~C6)	外旋肱骨
小圆肌	肩胛骨外侧缘	肱骨大结节	腋神经(C5~C6)	外旋肱骨
肩胛下肌	肩胛下窝	肱骨小结节	肩胛下神经上下支(C5~C6)	内旋肱骨
大圆肌	肩胛下角	肱骨结节间沟	肩胛下神经下支(C5~C6)	内旋及内收肱骨

神经	支配节段	感觉支配	运动支配
桡神经	C5,C6,C7,C8,T1	前臂后方	肱三头肌、肘肌、肱桡肌、前臂伸肌群
尺神经	C7,C8,T1	手内侧,包括环指内侧一半	尺侧腕屈肌、指深屈肌内侧半及大部分手部小肌群
肌皮神经	C5,C6,C7	成为前臂外侧皮神经	喙肱肌、肱二头肌、肱肌
腋神经	C5,C6	肩外侧	小圆肌、三角肌
肩胛上神经	C4,C5,C6	无感觉支	冈上肌、冈下肌
肩胛背神经	C4,C5 腹侧支	无感觉支	菱形肌、肩胛提肌
胸外侧神经	C5,C6,C7	无感觉支	胸大肌、胸小肌
胸内侧神经	C8,T1	无感觉支	胸小肌
胸长神经	C5,C6,C7 腹侧支	无感觉支	前锯肌
肩胛下神经上支	C5,C6	无感觉支	肩胛下肌
肩胛下神经下支	C5,C6	无感觉支	大圆肌、肩胛下肌
上臂内侧皮神经	C8,T1	上臂内侧	无运动支

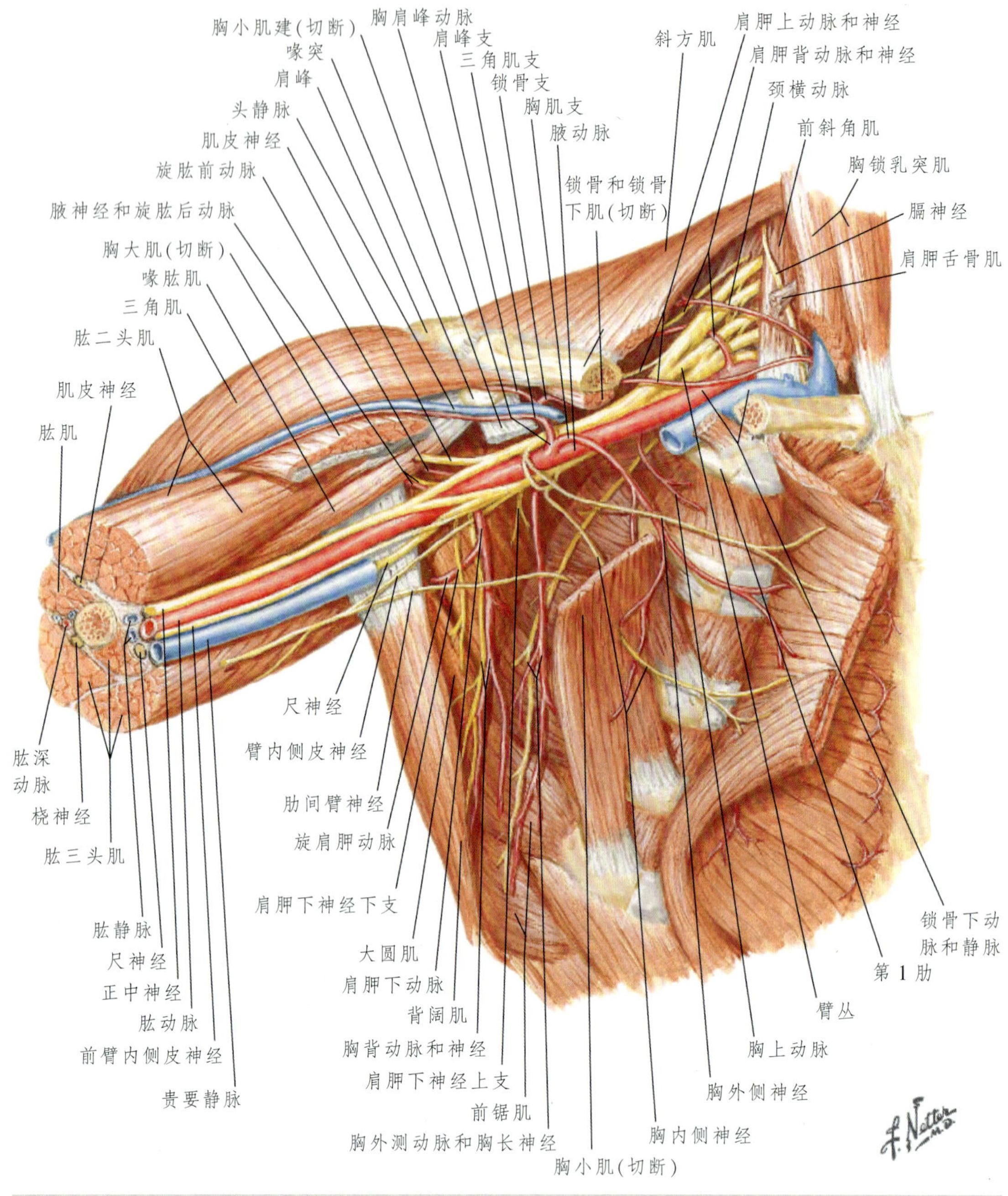
胸小肌建(切断)
胸肩峰动脉
肩峰支
三角肌支
锁骨支
胸肌支
腋动脉
喙突
肩峰
头静脉
肌皮神经
旋肱前动脉
腋神经和旋肱后动脉
胸大肌(切断)
喙肱肌
三角肌
肱二头肌
肌皮神经
肱肌
斜方肌
锁骨和锁骨下肌(切断)
肩胛上动脉和神经
肩胛背动脉和神经
颈横动脉
前斜角肌
胸锁乳突肌
膈神经
肩胛舌骨肌
肱深动脉
桡神经
肱三头肌
肱静脉
尺神经
正中神经
肱动脉
前臂内侧皮神经
贵要静脉
尺神经
臂内侧皮神经
肋间臂神经
旋肩胛动脉
肩胛下神经下支
大圆肌
肩胛下动脉
背阔肌
胸背动脉和神经
肩胛下神经上支
前锯肌
胸外测动脉和胸长神经
胸小肌(切断)
胸内侧神经
胸外侧神经
胸上动脉
臂丛
第 1 肋
锁骨下动脉和静脉
F. Netter M.D.

图 9-10 腋窝：前面观。

病史	初步诊断
患者在进行上臂上举过头活动时产生肩部外侧或前侧疼痛或表现为痛弧	可疑肩峰下撞击综合征[8,9] 可疑肌腱炎[10] 可疑滑囊炎[10]
患者主诉活动时产生不稳、恐惧或疼痛，特别是肩关节外展外旋时	肩关节不稳[8] 有弹响时可疑盂唇撕裂[11,12]
活动度降低及对抗阻力时产生疼痛	可疑肩袖或肱二头肌长头肌腱炎[13]
患者主诉肌肉负荷时产生疼痛及无力感，夜间疼痛。年龄>60 岁	可疑肩袖撕裂[13]
患者主诉无法明确肩关节疼痛的位置，有时放射至肘关节。疼痛通常在活动时加重，休息后缓解。年龄>45 岁。女性多见	可疑粘连性关节囊炎[14]
患者主诉摔伤肩部后肩锁关节疼痛	可疑肩锁关节扭伤[8]
患者主诉患侧长时间保持同一姿势或朝患侧睡觉时出现上肢沉重感及麻木	可疑胸廓出口综合征[15,16] 可疑神经根型颈椎病[17]

患者主诉和研究质量	人群	参考标准	敏感性	特异性	+LR	–LR
外伤病史[18] ◆	55例肩关节疼痛拟行关节镜的患者	关节镜下观察到盂唇撕裂	0.50(0.35，0.65)	0.36(0.08，0.65)	0.79(0.46，1.34)	1.38(0.60，3.17)
爆音、弹响、绞索病史[18] ◆			0.55(0.40，0.69)	0.73(0.46，0.99)	2.0(0.73，5.45)	0.63(0.38，1.02)
外伤病史[13] ◆	448例肩关节疼痛拟行关节镜的患者	关节镜下观察到肩袖撕裂	0.36	0.73	1.33	0.88
夜间疼痛[13] ◆			0.88	0.20	1.10	0.60

活动度测量的可靠性

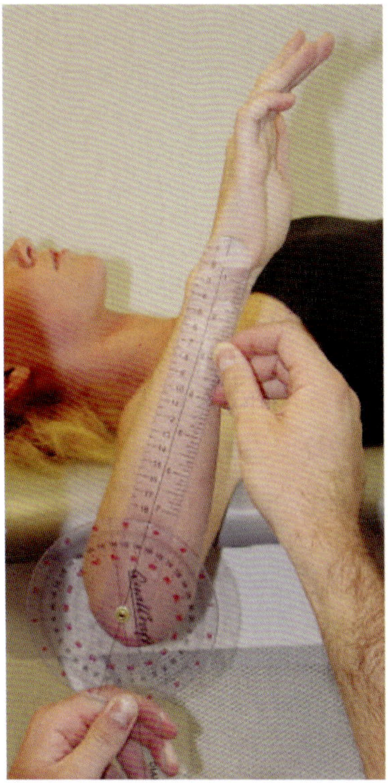

外展 90°时测量内旋

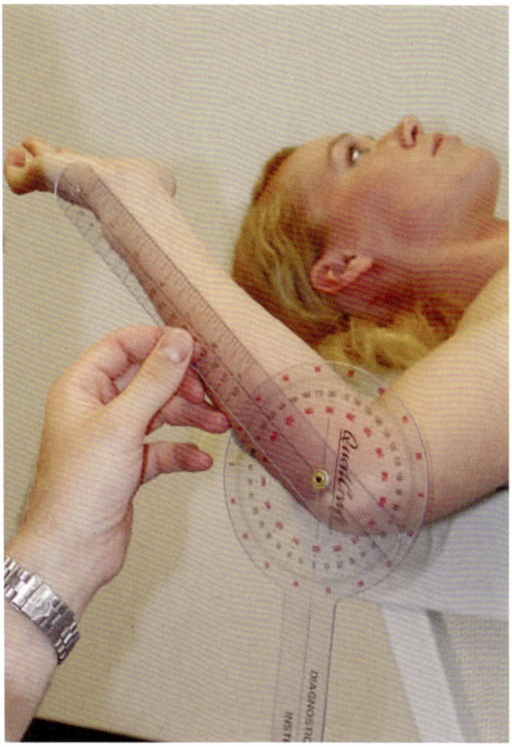

外展 90°时测量外旋

图 9-11 活动度测量。

试验与研究质量	器械	人群	可靠性
被动屈曲[19] ◆	通用测角仪	100 例因肩部撞击综合征拟行物理治疗的患者	检查者本身:ICC=0.98 检查者之间:ICC=0.89
被动伸直[19] ◆			检查者本身:ICC=0.94 检查者之间:ICC=0.27
被动外展[19] ◆			检查者本身:ICC=0.98 检查者之间:ICC=0.87
主动上举[20] ◆	目测活动度	201 例肩关节疼痛患者	患侧:ICC=0.88(0.84,0.91)* 健侧:ICC=0.76(0.67,0.82)*
被动上举[20] ◆			患侧:ICC=0.87(0.83,0.90)* 健侧:ICC=0.73(0.66,0.79)*
被动外旋[20] ◆			患侧:ICC=0.73(0.22,0.88)* 健侧:ICC=0.34(0,0.65)*
被动水平内收[20] ◆			患侧:ICC=0.36(0.22,0.48)* 健侧:ICC=0.18(0.04,0.32)*
肩胛骨的主动测量(肩胛骨平面的主动抬起)[21] ●	测角仪	30 例无症状测试者	检查者本身:ICC=0.87(0.74,0.94) 检查者之间:ICC=0.92(0.83,0.96)
	数字倾角仪		检查者本身:ICC=0.88(0.75,0.94) 检查者之间:ICC=0.89(0.77,0.95)

* 只有检查者之间。

ICC,内部相关系数。

功能活动度测试的可靠性

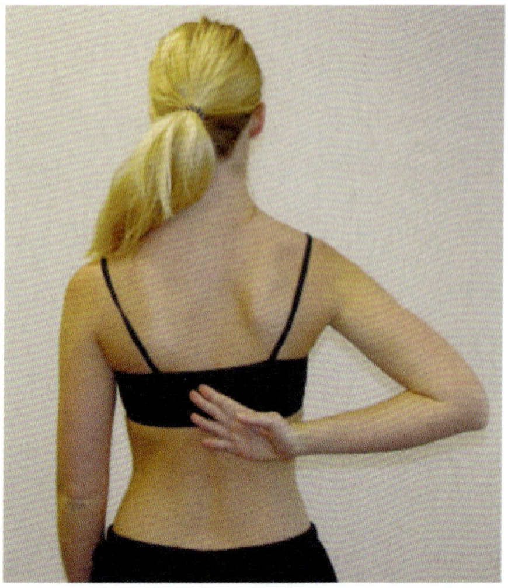

图 9–12　手置于背后(功能性肩关节内旋测试)。

试验与研究质量	描述	人群	可靠性
手到颈部[22] ●	目测活动度，分级为 0~3 分或 4 分	46 例肩关节疼痛患者	检查者本身:ICC=0.80(0.63,0.93) 检查者之间:ICC=0.90(0.69,0.96)
手到肩胛[22] ●			检查者本身:ICC=0.90(0.72,0.92) 检查者之间:ICC=0.90(0.69,0.94)
手到对侧肩胛[22] ●			检查者本身:ICC=0.86(0.65,0.90) 检查者之间:ICC=0.83(0.75,0.96)
主动外展[23] ◆	目测至最接近 5°的活动度。疼痛评估为“不痛”、“轻微疼痛”、“较痛”及“难以忍受的疼痛”	91 例肩关节疼痛患者	活动度:ICC=0.96 疼痛:κ=0.65
被动外展[23] ◆			活动度:ICC=0.96 疼痛:κ=0.69
主动外展时产生痛弧[23] ◆			存在:κ=0.46 起始活动度:ICC=0.72 结束活动度:ICC=0.57
被动外展时产生痛弧[23] ◆			存在:κ=0.52 起始活动度:ICC=0.54 结束活动度:ICC=0.72
被动外旋[23] ◆			活动度:ICC=0.70 疼痛:κ=0.50
手置于背后[23] ◆	同上，活动度分级为 0~7 分		活动度:κ=0.73 疼痛:κ=0.35
手置于颈部[23] ◆			活动度:κ=0.52 疼痛:κ=0.52
第 1 肋弹性测试[23] ◆	检查者以第二掌指关节对患者第 1 肋施加压力，此时评估活动度(正常或受限)、疼痛(有或无)以及关节僵硬(有或无)		活动度:κ=0.26 关节僵硬:κ=0.09 疼痛:κ=0.66

肌力评估的可靠性

试验与研究质量	描述	人群	重测可靠性	
			同一天之内	不同日期
前锯肌肌力[24] ●	患者仰卧位，肩关节屈曲90°，水平外展105°，负重情况下上肢向天花板运动	30例无症状学生	检查者之间ICC==0.90~0.93	ICC=0.83~0.89
前锯肌耐力[24] ●	同上，患者负重15%体重的重物		检查者之间ICC==0.71~0.76	ICC=0.44~0.62
下斜方肌肌力[25] ●	患者俯卧位，于肩胛冈使用手握式测力器，测量肩胛骨内收及下沉时肌力	40例肩关节疼痛患者	ICC=0.93(0.89, 0.96)	ICC=0.89(0.68, 0.95)
前锯肌肌力[25] ●	患者仰卧位，肩关节及肘关节屈曲90°，手握式测力计置于肘关节，测量肩胛骨前伸时肌力		ICC=0.93(0.88, 0.96)	ICC=0.94(0.88, 0.97)
中斜方肌肌力[25] ●	患者俯卧位，手握式测力计置于肩胛冈，测量肩胛骨内收时肋力		ICC=0.94(0.90, 0.97)	ICC=0.94(0.82, 0.97)
上斜方肌肌力[25] ●	患者坐位，手握式测力计置于肩胛上部，测量肩胛骨上举时肌力		ICC=0.95(0.92, 0.97)	ICC=0.96(0.91, 0.98)

本体感觉评估的可靠性

试验与研究质量	描述	人群	重测可靠性
关节位置觉[26] ●	患者站立位，检查者用倾角仪测量肩关节完全外旋及内旋的角度。目标角度定义为90%内旋角及90%外旋角。此时患者闭眼，检查者引导患者上臂置于目标角度并维持3秒，之后患者上臂恢复中立位。此时请患者将上臂放回之前的目标角度。检查者此时再用倾角仪测量角度	31例无症状测试者	检查者本身ICC=0.98 检查者之间ICC=0.98

胸小肌长度测量的可靠性

试验与研究质量		描述	人群	重测可靠性
肩关节后部紧张度[27] ●	侧卧位水平内收	肱骨被动置于水平内收位。肩关节后部屈曲受限认为是肩胛骨开始活动或肱骨旋出中立位。检查者让助手用矩尺测量底座顶端至内上髁的距离	37例肩关节撞击综合征患者及22例对照组测试者(检测时间间隔8~12周)	患者:ICC=0.40(0.09,0.64) 对照组:ICC=0.63(0.29,0.83)
	仰卧位水平内收	旋转角度指可触及的从底座开始的肩胛骨运动		患者:ICC=0.79(0.63,0.89) 对照组:ICC=0.74(0.47,0.88)
	仰卧位内旋	助手辅助防止肩胛骨运动，记录至被动活动止点的旋转角度		患者:ICC=0.67(0.45,0.82) 对照组:ICC=0.79(0.55,0.91)
胸小肌长度[1] ●		患者仰卧位,双手置于腹部,检查者以直角测量从检查床至肩峰后角的距离	45例肩关节疼痛患者及45例无症状测试者	单次检测:ICC=0.90~0.93 3次检测均值:ICC=0.92~0.97
胸小肌长度[28] ◆		患者仰卧位,上肢置于体侧,肘关节伸直,双掌面向检查床。以游标卡尺在患者呼气相测量喙突内下方至第4肋骨在肋胸关节间隙尾侧缘的距离	25例合并肩关节撞击综合征的患者,以及25例无症状对照组测试者	患者组: 检查者本身ICC=0.87~0.93 检查者之间ICC=0.65~0.72 对照组: 检查者本身ICC=0.76~0.87 检查者之间ICC=0.64~0.67
背阔肌长度[29] ●		受试者仰卧位,髋、膝关节屈曲,足平放于检查床床面，使骨盆后倾位，检查者被动屈曲受试者肩关节直到触及刚性屈曲末端，或者直到肱骨开始内旋。以测角仪的一个臂与肱骨成一线，另一个臂与检查床平行。测角仪的轴置于盂肱关节的中心	30例无症状测试者	检查者本身:ICC=0.19

胸小肌紧张对诊断肩关节疼痛的诊断效用

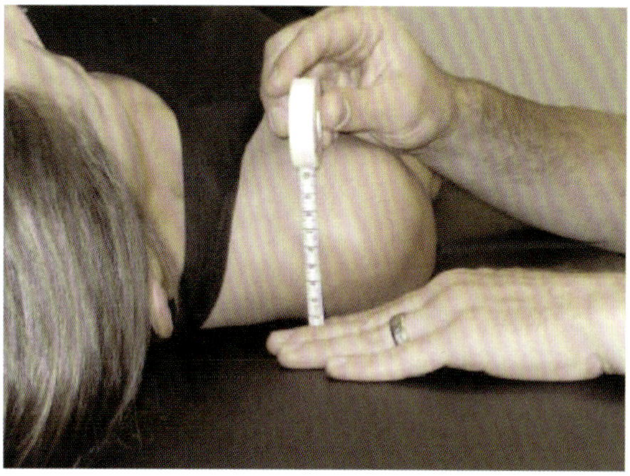

图 9-13　测量胸小肌长度。

试验与研究质量	描述与阳性结果	人群	参考标准	敏感性	特异性	+LR	–LR
胸小肌紧张[1]	方法同上，阳性指测量值<2.6cm（1英寸）	45例肩关节疼痛患者及45例无症状测试者	主诉肩关节疼痛和（或）肩关节活动受限	1.0*	0*	1.0	不明确

触诊肩峰下间隙的可靠性

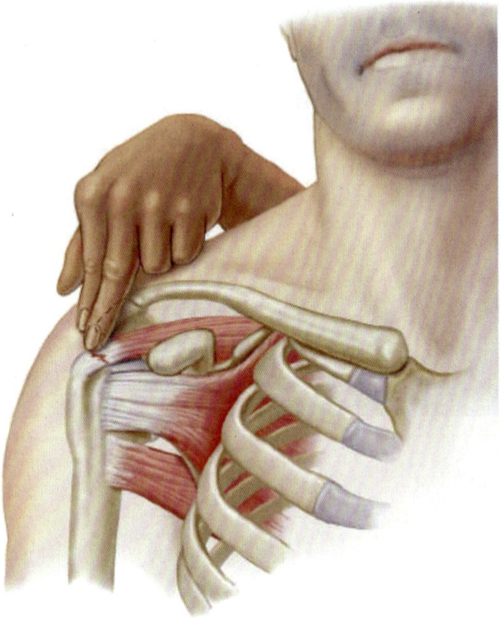

图 9–14 触诊肩峰下间隙。

试验与研究质量	描述	人群	可靠性
触诊肩峰下间隙[30] ●	检查者触诊肩峰下间隙，评估其宽度为 1/4、1/2、3/4，或整个手指宽度	36 例肩关节半脱位患者	检查者本身 ICC=0.90~0.94 检查者之间 ICC=0.77~0.89

触诊对确定肩峰下撞击综合征的诊断效用

试验与研究质量	描述与阳性结果	人群	参考标准	敏感性	特异性	+LR	-LR
冈上肌触诊试验[31] ◆	检查者在肩关节部位用力深触肌腱部位。若触诊部位疼痛，则为阳性	69例肩关节疼痛患者	超声检查明确肩峰下撞击综合征证据	0.92(0.78, 0.95)	0.41(0.18, 0.64)	1.6	0.20
冈下肌腱触诊试验[31] ◆				0.33(0.06, 0.79)	0.66(0.54, 0.76)	0.97	1.0
肩胛下肌腱触诊试验[31] ◆				0.60(0.23, 0.88)	0(0, 0.13)	0.60	未确定
肱二头肌肌腱触诊试验[31] ◆				0.85(0.67, 0.94)	0.48(0.33, 0.62)	1.63	0.31

触诊对确定盂唇撕裂的诊断效用

试验与研究质量	描述与阳性结果	人群	参考标准	敏感性	特异性	+LR	-LR
肱二头肌沟压痛[4] ◆	检查者在患者肩关节内收10°时轻压肱二头肌沟，疼痛则为阳性	68例Ⅱ型SLAP损伤患者及78例年龄匹配的进行过肩关节镜手术的对照组测试者	肩关节镜下确认的Ⅱ型SLAP损伤	0.27	0.66	0.80	1.11
肱二头肌触诊[32] ◆	肱二头肌沟内肩峰前下方3~6cm处点压痛	847例进行过诊断性肩关节镜手术的患者	肩关节镜下确认的肱二头肌肌腱部分撕裂	0.53	0.54	1.2	0.87
肱二头肌沟压痛[33] ●	未报道	62例拟行肩关节镜手术的肩部	肩关节镜下确认的SLAP损伤	0.44	0.40	0.73	1.40
肱二头肌沟压痛[34] ●	未描述	54例有肩关节疼痛的投掷性运动员		0.25	0.80	1.3	0.94

静态和动态下评估肩胛骨不对称的可靠性

试验与研究质量		描述与阳性结果	人群	重测可靠性：检查者本身	重测可靠性：检查者之间
外侧肩胛滑动试验[35] ◆	位置 1	患者站立位，检查者在以下 3 个位置分别记录肩胛下角及对应水平的胸椎棘突位置 位置 1：盂肱关节中立位 位置 2：肩关节外展内旋 45° 位置 3：上肢外展 90°，完全内旋 两侧位置相差 >1cm 则视为肩胛不对称	29 例肩关节疼痛患者	未报道	ICC=0.82（左） ICC=0.96（右）
	位置 2			未报道	ICC=0.85（左） ICC=0.95（右）
	位置 3			未报道	ICC=0.70（左） ICC=0.85（右）
外侧肩胛滑动试验[36] ◆	位置 1		46 例肩关节功能障碍患者及 26 例无肩关节功能障碍的测试者	功能障碍 ICC=0.52（0.10，0.74） 无功能障碍 ICC=0.75（0.56，0.85）	功能障碍 ICC=0.79（0.46，0.91） 无功能障碍 ICC=0.67（0.25，0.85）
	位置 2			功能障碍 ICC=0.66（0.36，0.82） 无功能障碍 ICC=0.58（0.60，0.86）	功能障碍 ICC=0.45（−0.38，0.78） 无功能障碍 ICC=0.43（−0.29，0.75）
	位置 3			功能障碍 ICC=0.62（0.27，0.79） 无功能障碍 ICC=0.80（0.65，0.88）	功能障碍 ICC=0.57（−0.23，0.85） 无功能障碍 ICC=0.74（0.41，0.88）
后侧肩峰位置[35] ◆		患者仰卧位，测量肩峰后侧缘至检查床距离	29 例肩关节疼痛患者	未报道	ICC=0.88~0.94
肩胛内侧缘位置[35] ◆		测量肩胛内侧缘至第 4 胸椎棘突距离		未报道	ICC=0.50~0.80
外展时的上举运动[37] ●		检查者将肩关节外展时的肩胛运动分类为 1~4 型 1 型：与对侧相比，肩胛下角向背侧翘起 2 型：与对侧相比，肩胛内侧缘向背侧翘起 3 型：耸肩引起肩胛活动 4 型：两侧肩胛骨活动对称	20 例肩关节损伤患者及 6 例无症状测试者	κ=0.42	未报道

静态和动态下评估肩胛骨不对称的可靠性(续)

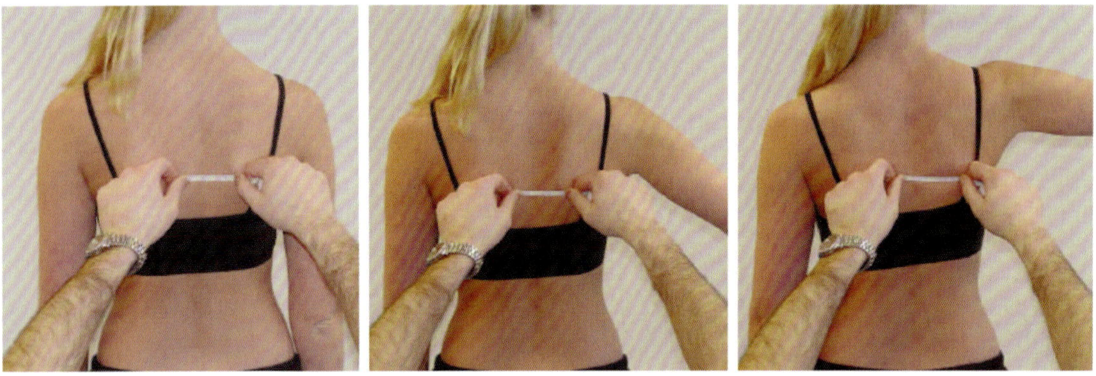

外侧肩胛滑动试验位置 1　　外侧肩胛滑动试验位置 2　　外侧肩胛滑动试验位置 3

图 9–15　测量肩胛不对称性。

评估锁骨倾斜角的可靠性

试验与研究质量	描述	人群	可靠性	
锁骨倾斜角[38] ◆	患者站立，测角仪的固定臂垂直放置与颈静脉切迹和剑突连线，移动臂置于锁骨长轴线上，测角仪的轴心置于垂线和锁骨长轴的交点上	18 例健康测试者	检查者之间 ICC=0.85 (0.72,0.92)	检查者本身 ICC=0.80 (0.64,0.89)

评估胸椎后凸的可靠性

试验与研究质量	描述	人群	可靠性	
胸椎后凸[39] ●	患者站立，第一个测斜仪置于 T1~T2 水平，第二个测斜仪置于 T12 到 L1 水平。胸椎后凸角度通过测量所得的两个角度得出	45 例有肩关节症状的患者和 45 例对照组测试者	患者组： 检查者本身 ICC =0.92~0.97	对照组： 检查者本身 ICC =0.94~0.97

肩部损伤分类的可靠性

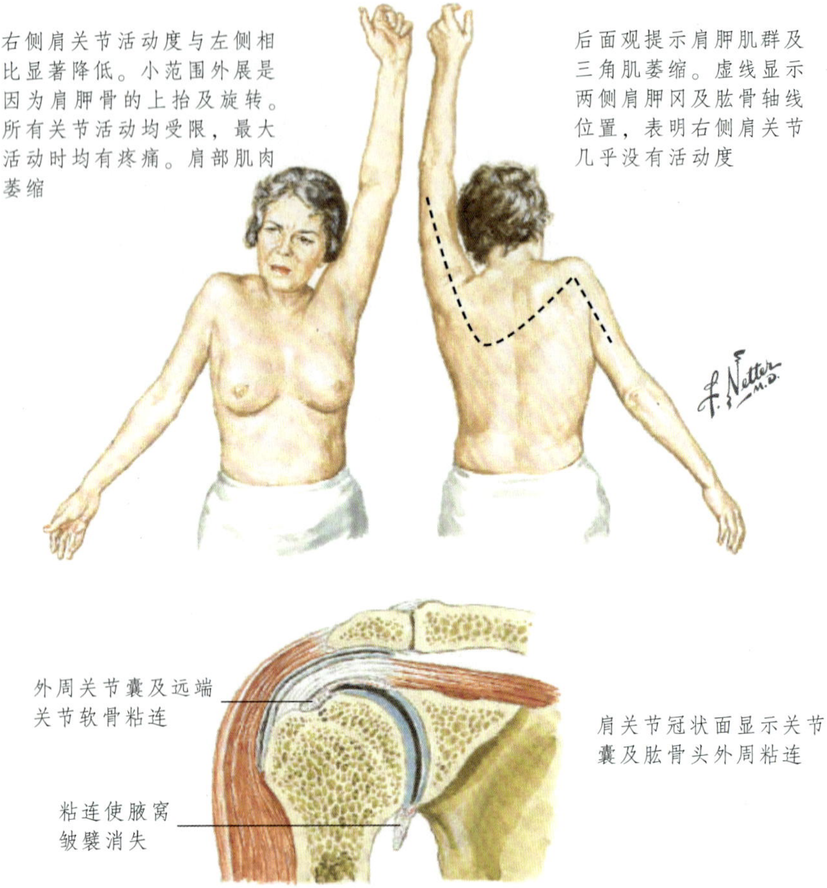

图 9-16 肩部粘连性关节囊炎。

试验与研究质量	描述	人群	检查者间可靠性
滑囊炎[40] ◆	检查者通过病史，联合主动运动、被动运动时的“选择性组织张力”检查 及等长肌力检查得出诊断	56 例肩关节疼痛的患者	κ=0.35~0.58
关节囊炎[40] ◆			κ=0.63~0.82
肩袖损伤[40] ◆			κ=0.71~0.79
其他诊断[40] ◆			κ=0.69~0.78
关节囊综合征[41] ◆	检查者采集病史。体格检查包括主动、被动、抗阻力活动。活动度、是否存在痛弧或关节囊形态、肌力减弱程度都将纳入考量	201 例肩关节疼痛的患者	κ=0.63(0.50,0.76)
急性滑囊炎[41] ◆			κ=0.50(−0.10,1.0)
肩锁关节综合征[41] ◆			κ=0.24(−0.06,0.53)
肩峰下综合征[41] ◆			κ=0.56(0.45,0.68)
其他诊断组(不符合以上任何一个分类)[41] ◆			κ=0.39(0.24,0.54)
混合诊断组(患者有以上 2 个或多个分类)[41] ◆			κ=0.14(−0.03,0.30)

肩关节不稳检查的可靠性

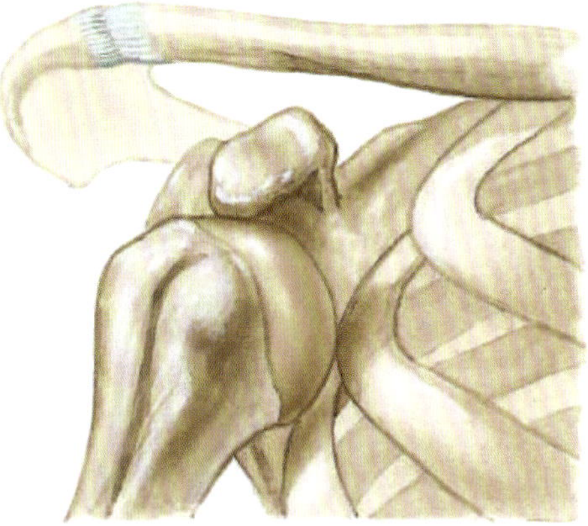

肩峰下脱位(最常见)

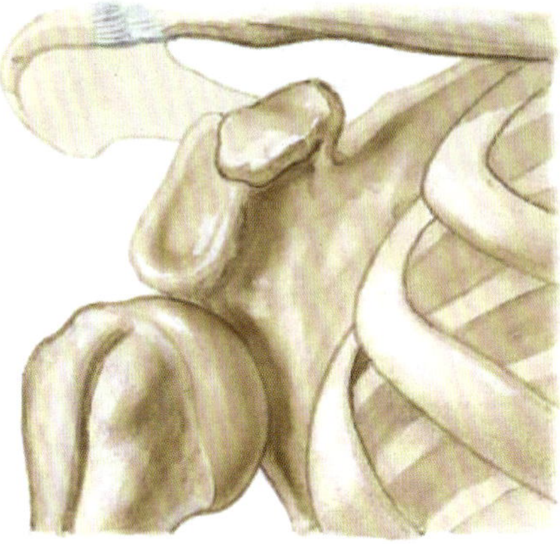

关节盂下脱位

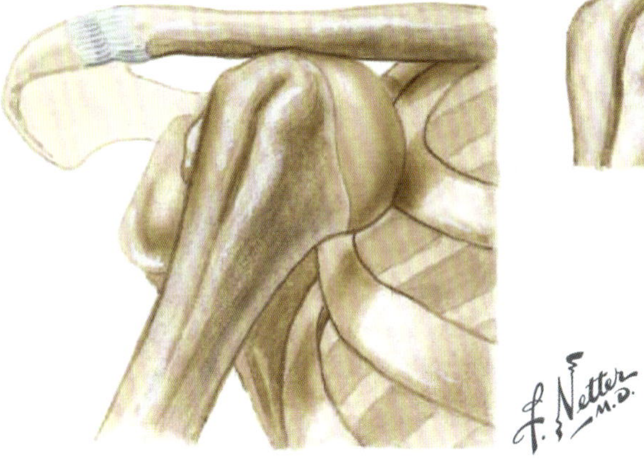

锁骨下脱位(不常见)。极少数情况下，肱骨头穿透肋骨形成胸廓内脱位

图 9-17　肩关节不稳。

试验与研究质量	描述与阳性结果	人群	可靠性	
凹陷征[42] ●	患者仰卧位，检查者对肩关节进行向下牵引。松弛度分级为 0~3+分。0 分表示无松弛；3+分表示最大松弛度	43 例健康的大学运动员	检查者之间 κ=0.03~0.06	检查者本身 κ=0.01~0.20

恐惧试验对于肩关节不稳的诊断效用

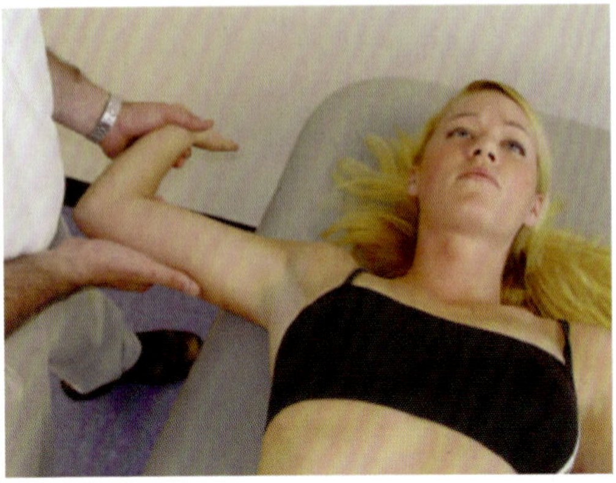

图 9–18 恐惧试验。

试验与研究质量	描述与阳性结果	人群	参考标准	敏感性	特异性	+LR	–LR
骨性恐惧试验[43] ◆	患者站立位，检查者将患者上臂置于≤45°外展及≤45°外旋位置。若患者有恐惧感则为阳性	29 例有肩关节不稳症状拟行肩部手术的患者	关节镜下发现显著的骨性病变引起肩关节不稳	1.0	0.86	7.1	0
前向恐惧试验[4] ◆	患者仰卧位，检查者被动外展及外旋肱骨。若患者主诉疼痛或不稳则为阳性	68 例Ⅱ型 SLAP 损伤患者及 78 例年龄匹配拟行肩关节镜手术的对照组	关节镜下发现Ⅱ型 SLAP 损伤	0.62	0.42	1.1	0.90
前向恐惧试验[33] ●	同上，若外旋时患者有疼痛感则为阳性	62 例拟行关节镜手术的肩部	关节镜下发现盂唇撕裂	0.40	0.87	3.08	0.69
恐惧试验(疼痛)[44] ●	患者站立位，检查者将两侧上臂置于外展 90°及外旋 90°位置。若患者有恐惧和(或)疼痛则为阳性	363 例行肩关节手术的患者	外伤后影像学证实的肩关节前脱位、Hill–Sachs 损伤、Bankart 损伤，或关节镜手术时发现的盂肱韧带撕裂	0.50	0.56	1.1	0.90
恐惧试验(恐惧)[44] ●				0.72	0.96	20.2	0.29

恐惧和复位试验对于肩关节不稳的诊断效用

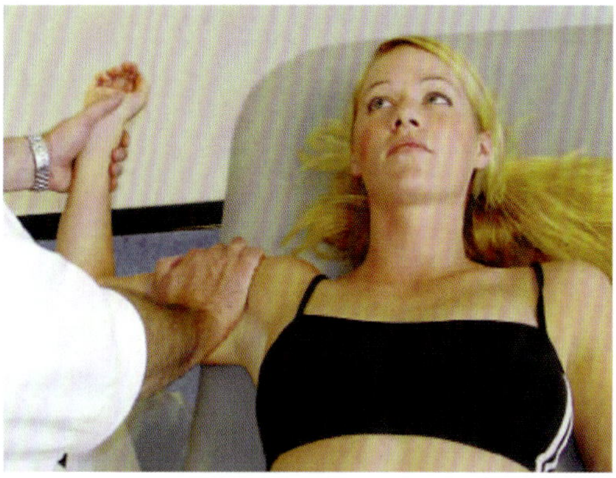

图 9-19　复位试验。

试验与研究质量	描述与阳性结果	人群	参考标准	敏感性	特异性	+LR	-LR
复位试验[4] ◆	患者仰卧位，盂肱关节置于检查床边缘，检查者将患者上臂置于90°外展位置、完全外旋位置、肘关节90°屈曲位置。之后向肱骨头施加向后的压力 患者的疼痛感或恐惧随着压力的施加而消失则为阳性	68例Ⅱ型SLAP损伤患者及78例年龄匹配拟行肩关节镜手术的对照组	关节镜下发现的Ⅱ型SLAP损伤	0.44	0.54	1.0	1.04
复位试验（疼痛）[44] ●		363例行肩关节手术的患者	外伤后影像学证实的肩关节前脱位、Hill-Sachs损伤、Bankart损伤、或关节镜手术时发现的盂肱韧带撕裂	0.30	0.90	3.0	0.77
复位试验（恐惧）[44] ●				0.81	0.92	10.4	0.20
Jobe复位试验（疼痛）[33] ●		62例拟行关节镜手术的患者	关节镜下证实	0.44	0.87	3.38	0.64
复位试验（疼痛）[45] ●	复位试验方法同前。复位试验后，检查者向肱骨近端施加指向前方的压力	100例行肩关节手术的患者	术中观察	0.30	0.58	0.71	1.21
复位试验（恐惧）[45] ●				0.57	1.0	未定义	0.43
前复位试验（疼痛）[45] ●				0.54	0.44	0.96	1.05
前复位试验（恐惧）[45] ●				0.68	1.0	未定义	0.32

前抽屉试验对肩关节不稳的诊断效用

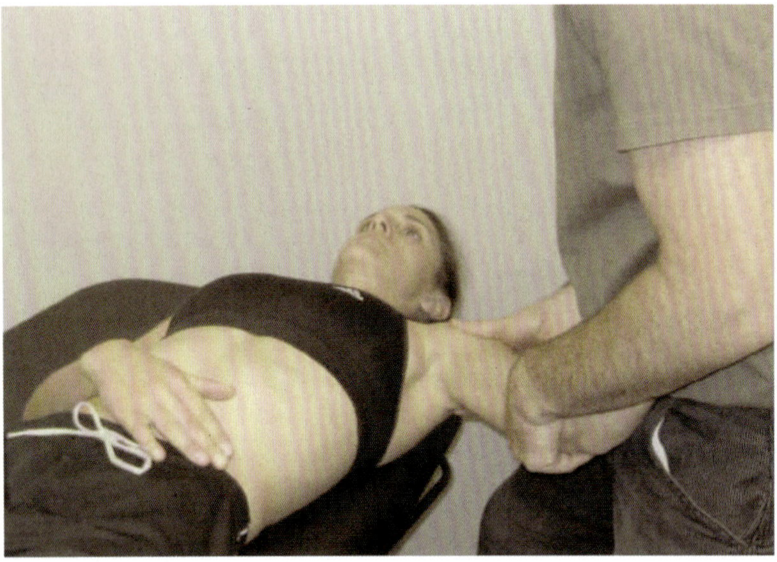

图 9-20 前抽屉试验。

试验与研究质量	描述与阳性结果	人群	参考标准	敏感性	特异性	+LR	-LR
前抽屉试验(疼痛)[44] ●	患者仰卧位，盂肱关节置于检查床边缘，检查者将上臂外展60°~80°并于中立位旋转，之后向前平移肱骨头。若患者主诉疼痛或再发不稳症状则为阳性	363例拟行肩关节手术的患者	外伤后影像学证实的肩关节前脱位、Hill-Sachs损伤、Bankart损伤，或关节镜手术时发现的盂肱韧带撕裂	0.28	0.71	1.0	1.01
前抽屉试验(不稳症状)[44] ●				0.53	0.85	3.6	0.56

摇转试验的可靠性

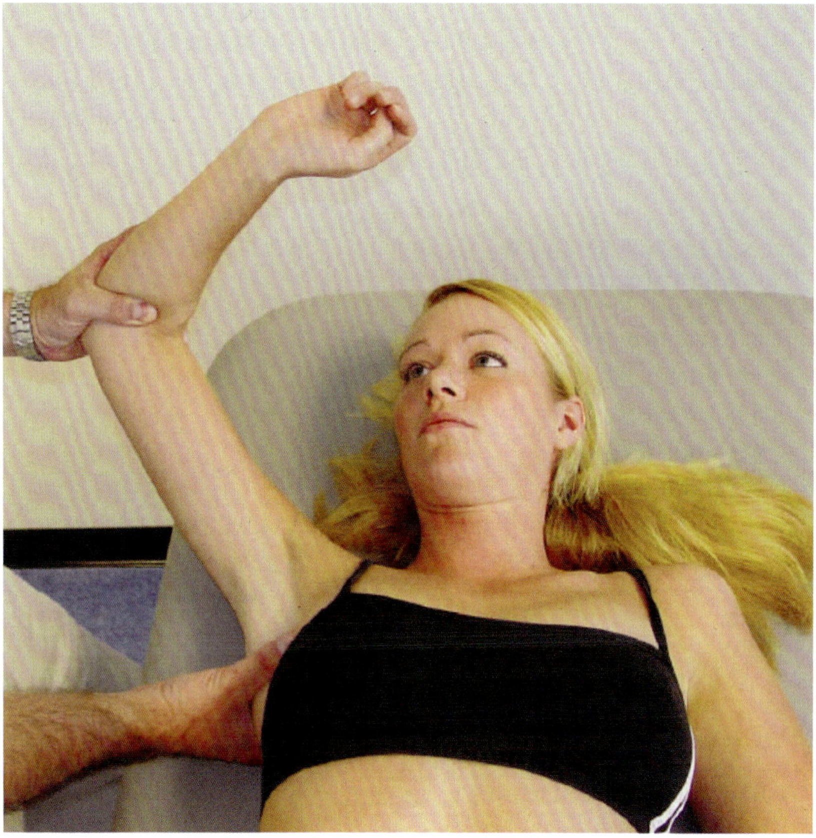

图 9–21 摇转试验。

试验与研究质量	描述与阳性结果	人群	检查者间可靠性
摇转试验[46] ◆	患者仰卧位，肩关节外展 160°，曲肘 90°，检查者在反复内外旋肩关节的过程中给予肱骨压力。若检查过程中出现弹响则为阳性	40 例肩关节疼痛测试者	κ=0.36(−0.07,0.59)
摇转试验[18] ◆	同上	55 例肩关节疼痛拟行关节镜手术的患者	κ=0.20(−0.05,0.46)

摇转试验对于盂唇撕裂的诊断效用

试验与研究质量	描述与阳性结果	人群	参考标准	敏感性	特异性	+LR	-LR
摇转试验[47] ◆2012 Meta 分析	未描述	综合 4 项研究的资料（n=282）	关节镜下发现盂唇撕裂	0.34 (0.19, 0.53)	0.75 (0.65, 0.83)	1.4 (0.84, 2.2)	0.88 (0.69, 1.1)
摇转试验[32] ◆		847 例行诊断性肩关节镜手术的患者	关节镜下发现肱二头肌肌腱部分撕裂	0.34	0.77	1.5	0.86
摇转试验[18] ◆	患者仰卧位，检查者将患者肱骨于肩胛平面上抬 160°。肩关节内旋及外旋时对肱骨施加轴向压力。若引起疼痛则为阳性	55 例肩关节疼痛拟行肩关节镜手术的患者	关节镜下发现盂唇撕裂	0.61 (0.47, 0.76)	0.55 (0.25, 0.84)	1.35 (0.68, 2.69)	0.71 (0.37, 1.36)
摇转试验[48] ◆		132 例拟行肩关节镜手术的患者		0.13	0.83	0.80	1.05
摇转试验[49] ◆		40 例肩关节疼痛的运动员		0.35	0.70	1.2	0.93
摇转试验[34] ●	未描述	54 肩关节疼痛的投掷运动员		0.58	0.72	2.1	0.58
摇转试验[50] ●	患者仰卧位，检查者将患者肱骨于肩胛平面上抬 160°。肩关节内旋及外旋时对肱骨施加轴向压力。若引起疼痛则为阳性	65 例有肩关节疼痛症状的患者		0.46	0.56	1.1	0.96
摇转试验[12] ●	患者仰卧位，检查者将患者肱骨于肩胛平面上抬 160°。肩关节内旋及外旋时对肱骨施加轴向压力。若引起疼痛则为阳性	62 例拟行肩关节镜手术的患者		0.91	0.93	13.0	0.10
摇转试验[33] ●	患者仰卧位，检查者完全外展患者肱骨并内旋及外旋上臂，同时通过盂肱关节施加轴向应力。若引起疼痛或出现弹响则为阳性	62 例行肩关节镜手术的肩部		0.40	0.73	1.5	0.82

压力旋转试验对于盂唇撕裂的诊断效用

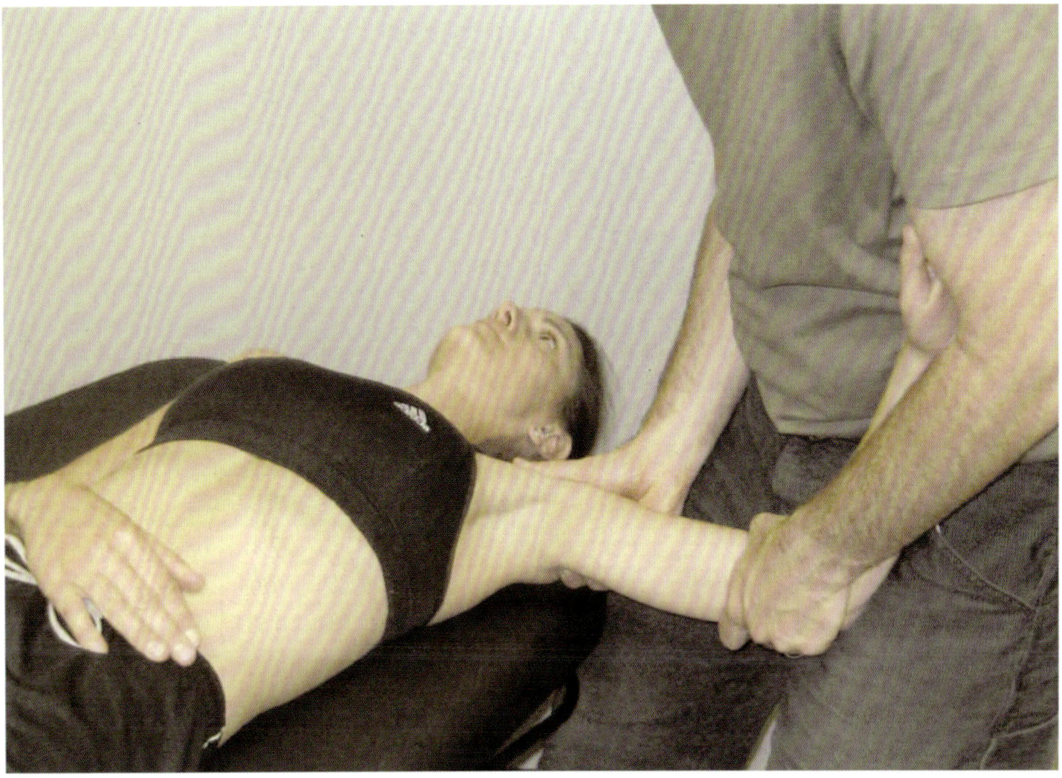

图 9–22 压力旋转试验。

试验与研究质量	描述与阳性结果	人群	参考标准	敏感性	特异性	+LR	–LR
压力旋转试验[4] ◆	患者仰卧位，上臂外展 90°，肘关节屈曲 90°，检查者对肱骨施加轴向压力。肱骨做环形运动及旋转。若引起疼痛或出现弹响则为阳性	68 例 Ⅱ 型 SLAP 损伤患者及 78 例年龄匹配拟行肩关节镜手术的对照组	关节镜下发现的 Ⅱ 型 SLAP 损伤	0.61	0.54	1.3	0.72
压力旋转试验[51] ◆		426 例已行肩关节镜的患者	关节镜下发现的盂唇撕裂	0.24	0.76	1.0	1.0
压力旋转试验[34] ●	未描述	54 例肩关节疼痛的投掷运动员		0.25	1.0	未定义	0.75

Speed 试验对于 SLAP 损伤的诊断效用

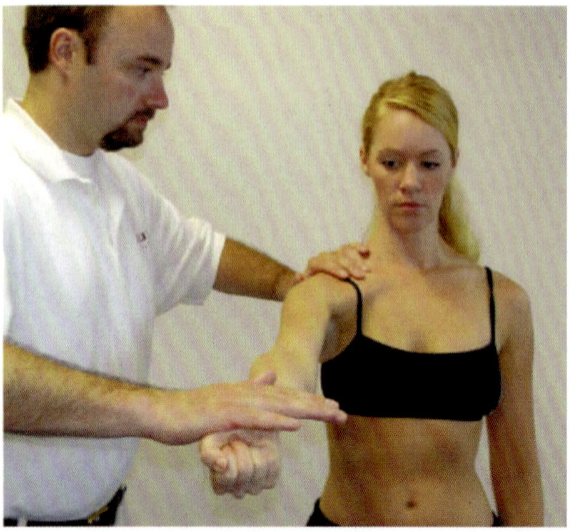

图 9-23 Speed 试验。

试验与研究质量	描述与阳性结果	人群	参考标准	敏感性	特异性	+LR	-LR
Speed 试验[47] ◆2012 Meta 分析	未描述	4 项研究中的患者(*n*=327)	关节镜诊断 SLAP 损伤	0.20 (0.05, 0.53)	0.78 (0.58, 0.90)	0.90 (0.43, 1.9)	1.0 (0.86, 1.2)
Speed 试验[52] ◆2008 Meta 分析	患者上抬肱骨至 90°,肘关节屈曲,前臂旋后。患者保持此姿势,同时检查者对抗上抬。若引起肱二头肌沟区疼痛则为阳性	4 项高质量研究中的患者	肩关节镜下发现的 SLAP 损伤	0.32 (0.24, 0.42)	0.61 (0.54, 0.68)	0.80	1.11
Speed 试验[53] ◆		133 例已行诊断性肩关节镜的患者		0.60	0.38	1.0	1.05
Speed 试验[4] ◆		68 例Ⅱ型 SLAP 损伤的患者及 78 例年龄匹配拟行肩关节镜手术的对照组		0.32	0.66	0.90	1.03
Speed 试验[32] ◆		847 例已行诊断性肩关节镜的患者	肩关节镜下发现的肱二头肌肌腱部分撕裂	0.50	0.67	1.5	0.75
Speed 试验[54] ◆	患者坐位,肘关节伸直,前臂最大外旋,从 0° 曲肘到 60°,临床医生给与对抗。若肩关节和肱二头肌沟区疼痛加重,则为阳性	87 例有不同肩关节病理情况的个体	关节镜诊断 SLAP 损伤	0.50 (0.21, 0.79)	0.54 (0.49, 0.58)	1.1 (0.41, 1.8)	0.93 (0.40, 1.6)

主动加压或 O'Brien 试验的可靠性

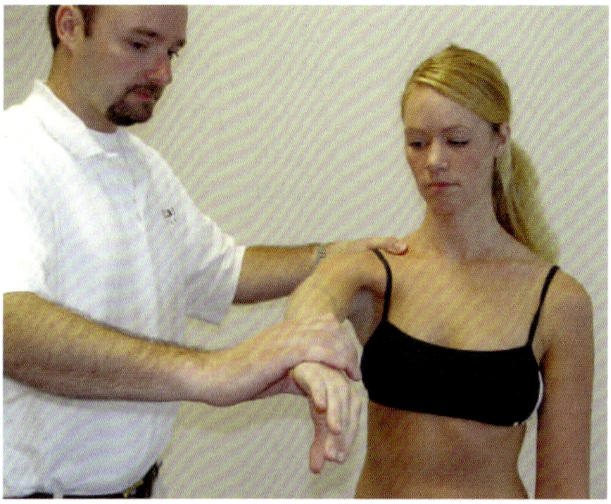

内旋时的主动加压试验

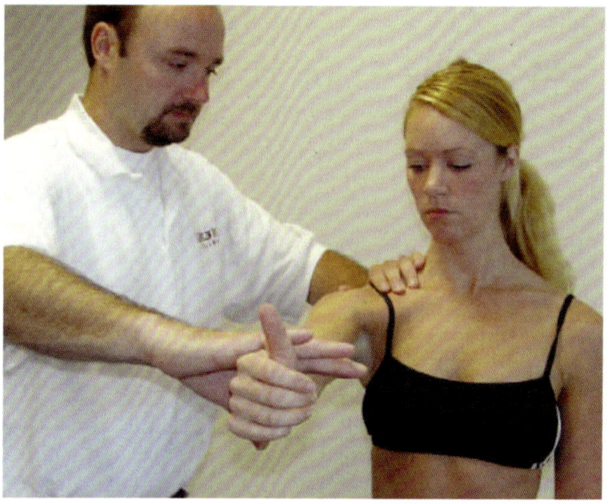

外旋时的主动加压试验

图 9-24 主动加压试验。

试验与研究质量	描述与阳性结果	人群	检查者间可靠性
主动加压试验[46] ◆	患者站立位，患侧肩关节屈曲 90°，水平外展 10°，最大程度内旋，肘关节最大伸展，患者抵抗检查者施加于腕关节的一个向下的应力；在肩关节最大程度的外旋位进行同样的检查。若肩关节疼痛在内旋位加重且在外旋位缓解，则为阳性	40 例肩关节疼痛患者	肩锁关节：κ=0.22(−0.24,0.68) 肩盂病变：κ=0.38(0.10,0.65)
主动加压试验[18] ◆	见下表	55 例肩关节疼痛拟行关节镜手术的患者	κ=0.24(−0.02,0.50)

主动加压或 O'Brien 试验的诊断效用

试验与研究质量	描述与阳性结果	人群	参考标准	敏感性	特异性	+LR	−LR
主动加压试验[47]◆ 2012 Meta 分析	未描述	6 项研究中的患者（*n*=782）	关节镜诊断盂唇撕裂	0.67（0.51，0.80）	0.37（0.22，0.54）	1.1（0.90，1.3）	0.89（0.67，1.2）
主动加压试验[18]◆	患者站立位，屈曲上臂至 90°，同时肘关节完全伸直。之后内收上臂 10°并旋转肱骨。检查者向上臂施加向下的压力同时患者对抗。之后患者完全旋后前臂并重复以上步骤。若第一步疼痛且第二步疼痛缓解，则为阳性	55 例肩痛拟行关节镜手术的患者	关节镜下证实的盂唇撕裂	0.55（0.40，0.69）	0.18（−0.05，0.41）	0.67（0.45，0.98）	2.5（0.68，9.13）
O'Brien 试验[53]◆		133 例已行诊断性肩关节镜手术的患者	关节镜下证实的 SLAP 损伤	0.94	0.28	1.3	0.21
O'Brien 试验[4]◆		68 例 SLAP 损伤患者及 78 例年龄匹配的对照组		0.63	0.53	1.3	0.70
主动加压试验[48]◆		132 例拟行肩关节镜手术的患者		0.63	0.50	1.3	0.74
主动加压试验[49]◆		40 例肩关节疼痛的运动员		0.78	0.11	0.10	2.00
主动加压试验[51]◆		426 例已行肩关节镜的患者		0.47	0.55	1.0	0.96
主动加压试验（掌面向下）[32]◆	同上，若检查位置引起疼痛，则为阳性	847 例已行诊断性肩关节镜的患者	关节镜下证实的二头肌肌腱部分撕裂	0.68	0.46	1.3	0.70
主动加压试验（掌面向上）[32]◆				0.40	0.57	0.90	1.1
O'Brien 试验[50]●	同上，患者此时取坐位	65 例肩关节疼痛的患者		0.54	0.31	0.78	1.48
O'Brien 试验[33]●		62 例行肩关节镜的患者		0.63	0.73	2.3	0.51
O'Brien 试验[34]●	未描述	54 例肩关节疼痛的投掷运动员		0.54	0.60	1.4	0.77

主动加压或 O'Brien 试验的诊断效用(续)

试验与研究质量	描述与阳性结果	人群	参考标准	敏感性	特异性	+LR	-LR
主动加压试验[54] ◆	患者站立位,患侧肩关节屈曲 90°,水平外展 10°,最大限度内旋,肘关节最大伸展。检查者于腕关节施加一个向下的应力,患者抵抗该向下的应力,并且对出现的任何疼痛感进行报告,如肩关节最高处(肩锁关节)出现疼痛或者肩关节内出现疼痛(SLAP 损伤)。然后检查者将患者的肩关节移至最大限度的外旋位,施加同样向下的应力。若内旋时疼痛或者疼痛伴有弹响,而外旋时没有疼痛或者疼痛减轻,则为阳性	87 例有不同肩关节病变的患者	关节镜诊断 SLAP 损伤	0.85 (0.61, 0.97)	0.10 (0.05, 0.12)	0.94 (0.65, 1.1)	1.5 (0.22, 6.8)

Yergason 试验对于盂唇撕裂的诊断效用

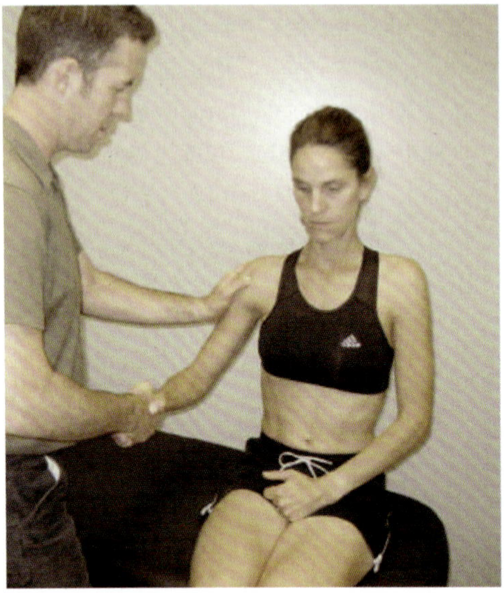

图 9-25 Yergason 试验。

试验与研究质量	描述与阳性结果	人群	参考标准	敏感性	特异性	+LR	-LR
Yergason 试验[47] ◆ 2012 Meta 分析	未描述	4 项研究中的患者（n=246）	关节镜诊断盂唇撕裂	0.12	0.95	2.5	0.91
Yergason 试验[4] ◆	患者站立位或坐位，屈肘 90°，患者前臂旋后对抗检查者阻力。过程中检查者触诊肱二头肌长头肌腱。若肌腱疼痛，则为阳性	68 例Ⅱ型 SLAP 损伤患者及 78 例年龄匹配拟行肩关节镜手术的对照组	肩关节镜证实的 SLAP 损伤	0.12	0.87	0.90	1.01
Yergason 试验[48] ◆		132 例拟行肩关节镜手术的患者		0.13	0.94	2.2	0.93
Yergason 试验[33] ●		62 例拟行肩关节镜的患者		0.09	0.93	1.29	0.98
Yergason 试验[34] ●		54 例肩关节疼痛的投掷运动员		0.13	1.0	未定义	0.87
Yergason 试验[55] ●		152 例拟行肩关节镜的肩关节疼痛患者	肩关节镜证实的肱二头肌肌腱和（或）盂唇撕裂	0.43	0.79	2.05	0.72

前方滑动试验或 Kibler 试验的可靠性

试验与研究质量	描述	人群	检查者间可靠性
前方滑动试验[18] ◆	见下表	55 例肩关节疼痛拟行关节镜手术患者	κ=0.21(–0.05,0.46)

前方滑动试验或 Kibler 试验对于盂唇撕裂的诊断效用

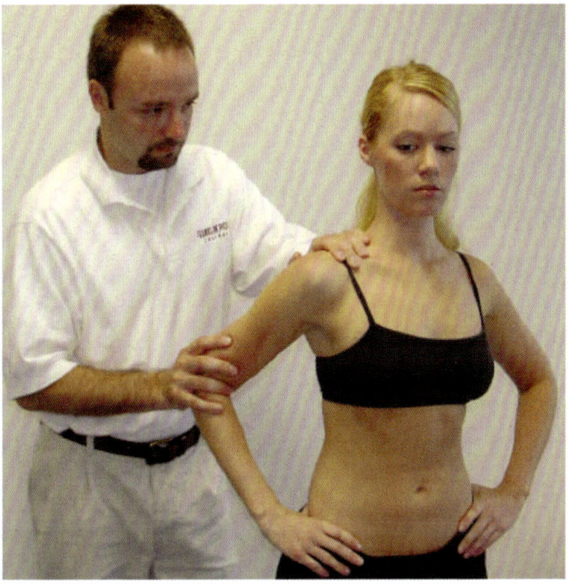

图 9–26 前方滑动试验或 Kibler 试验。

试验与研究质量	描述与阳性结果	人群	参考标准	敏感性	特异性	+LR	–LR
前方滑动试验[47] ◆2012 Meta 分析	未描述	4 项研究中的患者(*n*=831)	关节镜下诊断盂唇撕裂	0.17 (0.03, 0.55)	0.86 (0.81, 0.89)	1.2 (0.22, 6.5)	0.97 (0.96, 1.4)
前方滑动试验[18] ◆	患者站立位或坐位，手放在髋部，拇指指向后方。检查者一只手稳定肩胛骨，另一只手置于肘关节向前向上通过肱骨施加应力，患者往后对抗。若在肩前部发生疼痛或出现弹响，则为阳性	55 例肩关节疼痛拟行关节镜手术的患者	关节镜下证实的盂唇撕裂	0.43 (0.29, 0.58)	0.82 (0.59, 1.05)	2.38 (0.65, 8.7)	0.69 (0.48, 1.01)
前方滑动试验(Kibler 试验)[4] ◆		68 例 Ⅱ 型 SLAP 损伤患者及 78 例年龄匹配拟行肩关节镜手术的对照组	关节镜下证实的 Ⅱ 型 SLAP 损伤	0.21	0.70	0.70	1.13
前方滑动试验(Kibler 试验)[32] ◆		847 例已行诊断性肩关节镜的患者	关节镜下证实的肱二头肌肌腱部分撕裂	0.23	0.84	1.4	0.92
前方滑动试验[51] ◆		426 例已行肩关节镜的患者	关节镜下证实的 SLAP 损伤	0.08	0.84	0.56	1.1

不同检查对诊断盂唇撕裂的可靠性

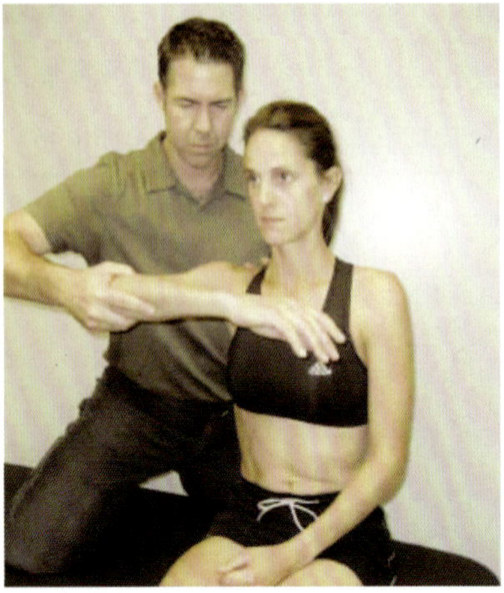

图 9-27 急拉试验。

试验与研究质量	描述与阳性结果	人群	可靠性
被动加压试验[56] ◆	患者侧卧位，患侧肩关节在上，检查者站在患者身后。检查者以一只手持握肩锁关节来固定患者患侧肩关节，另一手持握患者肘关节。检查者外旋患者肩关节30°，外展肩关节，然后，推手臂至近端同时伸展手臂。如果盂肱关节产生疼痛或者出现痛性弹响，则为阳性	61 例因肩关节疼痛行关节镜的患者	检查者之间 κ=0.77
Kim 试验[57] ◆	患者坐位，上臂外展90°，检查者握住肘关节及上臂近端外侧，施加一个强力的轴向负荷。然后，检查者上抬手臂135°，施加一个后下方向的应力。如果诱发突然的肩关节后方疼痛，则为阳性	172 例肩关节疼痛患者	检查者之间 κ=0.91
Kim 试验[46] ◆	患者坐位，后背支撑，上臂外展90°位，检查者持握患者肘部和肱骨中部，检查者抬高患者上臂至135°，同时向肱骨施加一个后下方和轴向的滑动应力。若患者肩关节后方产生疼痛，则为阳性	40 例肩关节疼痛患者	κ=-0.04 (-0.12,0.03)

Kim 试验对于盂唇撕裂的诊断效用

试验与研究质量	描述与阳性结果	人群	参考标准	敏感性	特异性	+LR	-LR
Kim 试验[57] ◆	患者坐位，上臂外展90°，检查者握住肘关节及上臂近端外侧，同时施加很强的轴向负荷应力。然后，检查者将上臂上抬至135°同时施加一个后下方向的应力。如果诱发突然的肩关节后方疼痛，则为阳性	172 例疼痛的肩部	关节镜下证实的盂唇撕裂	0.80	0.94	13.3	0.21

肱二头肌负荷试验对于盂唇撕裂的诊断效用

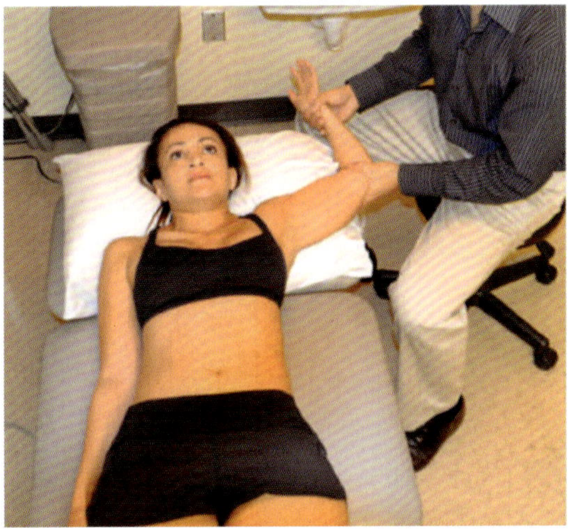

图 9–28　肱二头肌负荷试验Ⅱ。

试验与研究质量	描述与阳性结果	人群	参考标准	敏感性	特异性	+LR	–LR
肱二头肌负荷试验Ⅱ[4] ◆	患者仰卧位，检查者握住患者腕关节和肘关节。上臂抬高 120°并完全外旋，肘关节屈曲 90°，前臂旋后。患者屈曲肘关节同时检查者对抗。如果抵抗肘关节屈曲引起疼痛，则为阳性	68 例Ⅱ型 SLAP 损伤以及 78 例年龄匹配的进行了肩关节镜检查的对照组	关节镜证实的Ⅱ型 SLAP 损伤	0.30	0.78	1.4	0.90
肱二头肌负荷试验Ⅱ[58] ●		127 例有肩关节疼痛病史计划进行关节镜手术的患者		0.90	0.97	30	0.10
肱二头肌负荷试验Ⅱ[54] ◆	患者仰卧位，检查者使患者肩关节外展 120°，肘关节 90°屈曲，前臂旋后。检查者活动患者肩关节至最大外旋位，然后让患者屈曲肘关节，同时检查者对抗。如果抵抗肘关节屈曲引起疼痛，则为阳性	87 例有不同肩关节病变情况的患者	关节镜诊断 SLAP 损伤	0.55 (0.46, 0.64)	0.53 (0.38, 0.68)	1.2 (0.73, 2.0)	0.85 (0.53, 1.4)
肱二头肌负荷试验[59] ●	患者仰卧位，检查者持握患者腕关节和肘关节，上臂外展 90°，肘关节屈曲 90°，前臂旋后。检查者外旋上臂，直到患者出现恐惧感停止外旋。患者屈曲肘关节对抗检查者的阻力。如果患者出现恐惧感持续或者产生疼痛，则为阳性	75 例单侧复发性肩关节前脱位的患者	关节镜诊断 SLAP 损伤	0.90	0.97	30	0.10

不同检查对于盂唇撕裂的诊断效用

试验与研究质量	描述与阳性结果	人群	参考标准	敏感性	特异性	+LR	−LR
被动加压试验[56] ◆	患者侧卧位，患侧向上，检查者一手置于肩锁关节稳定肩部，另一手置于肘部。检查者在30°外展时外旋肩关节，在给予轴向应力时伸直上臂。若产生疼痛，则为阳性	61例因肩关节疼痛行关节镜手术的患者	关节镜下证实的SLAP损伤	0.82	0.86	5.90	0.21
急拉试验[57] ◆	患者坐位，检查者一手稳定肩胛，另一手内旋外展上臂至90°。检查者此时水平内收上臂同时施加轴向负荷应力。若产生尖锐疼痛，则提示阳性	172例肩关节疼痛的患者	关节镜下证实的盂唇撕裂	0.73	0.98	36.5	0.28
仰卧屈曲阻力试验[53] ◆	患者仰卧位，上臂完全屈曲，掌面向上。检查者在肘关节远端握住患者前臂，请患者抬起上肢就像扔东西一样。若肩关节深部感到疼痛，则为阳性	133例已行诊断性肩关节镜的患者	关节镜下证实的SLAP损伤	0.80	0.69	2.6	0.29
旋后外旋对抗试验[49] ◆	患者仰卧位，上臂外展90°，肘关节屈曲70°，检查者通过肘关节稳定上肢。检查者对抗旋后同时轻柔地最大限度外旋肩关节。若发生爆音、弹响、绞索，则为阳性	40例有肩关节疼痛的运动员		0.83	0.82	4.6	0.21
Whipple试验[4] ◆	上臂屈曲90°并内收直至手置于对侧肩部。患者对抗检查者向下施加的应力。若产生疼痛，则为阳性	68例Ⅱ型SLAP损伤患者及78例年龄匹配拟行肩关节镜手术的对照组	关节镜下证实的Ⅱ型SLAP损伤	0.65	0.42	1.1	0.83
后方急拉试验[34] ●	未描述	54例有肩关节疼痛的投掷运动员		0.25	0.80	1.3	0.72

不同检查对于盂唇撕裂的诊断效用(续)

试验与研究质量	描述与阳性结果	人群	参考标准	敏感性	特异性	+LR	-LR
动态盂唇剪切试验(O'Driscoll 试验)[54] ◆	患者坐位，上肢置于体侧，肘关节屈曲 90°。检查者外旋患者上臂 90°，同时外展 90°。肘关节保持屈曲状态，然后将上臂外展从 90°增加到 120°。如果在 90°到 120°的外展过程中出现疼痛，则为阳性	87 例有不同肩关节病理情况的患者	关节镜诊断 SLAP 损伤	0.89 (0.81, 0.95)	0.30 (0.17, 0.41)	1.3 (0.98, 1.6)	0.40 (0.10, 1.1)
盂唇张力试验[54] ◆	患者仰卧位，上肢外展 120°，前臂旋前中立位。然后肩关节最大外旋。在最大旋转位，检查者握住患者手部，嘱患者从中立位开始抵抗阻力及旋后前臂，如果患者主诉在抵抗阻力旋后的过程中疼痛增加，则为阳性			0.28 (0.20, 0.36)	0.76 (0.61, 0.88)	1.2 (0.50, 2.9)	0.94 (0.73, 1.3)

Hawkins-Kennedy 试验的可靠性

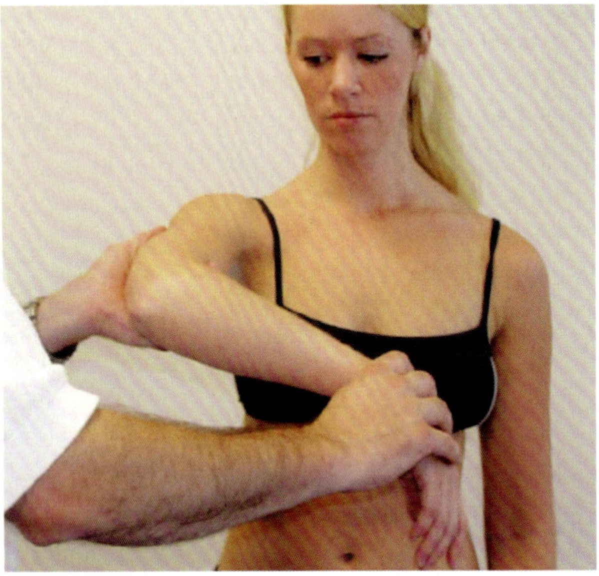

图 9-29 Hawkins-Kennedy 试验。

试验与研究质量	描述与阳性结果	人群	可靠性
Hawkins-Kennedy 试验[60] ●	检查者将受检者的肩关节和肘关节分别屈曲90°，然后，最大程度内旋肩关节并尽量施加压力。如果肩关节上部诱发疼痛，则为阳性	55 例肩关节疼痛患者	检查者之间 κ=0.39 (0.12，0.65)
Hawkins-Kennedy 试验[46] ◆		40 例肩关节疼痛患者	κ=0.38(0.10，0.63)
Hawkins-Kennedy 试验[61] ◆		33 例肩关节疼痛患者	重测 κ=1.0 检查者之间 κ=0.91

Hawkins-Kennedy 试验对于肩峰下撞击综合征的诊断效用

试验与研究质量	描述与阳性结果	人群	参考标准	敏感性	特异性	+LR	−LR
Hawkins-Kennedy 试验[62] ◆ 2012 Meta 分析	检查者将患者的上臂前屈 90°，然后轻轻内旋，当患者感觉疼痛，或者检查者感觉或观察到肩胛骨旋转时，停止内旋。如果在动作过程中患者感觉疼痛，则为阳性	6 项研究中的患者（n=1029）	关节镜诊断为肩峰下撞击综合征	0.74（0.57，0.85）	0.57（0.46，0.67）	1.7	0.46
Hawkins-Kennedy 试验[47] ◆ 2012 Meta 分析	未描述	9 项研究中的患者（n=944）	关节镜、MRI 或超声诊断为肩峰下撞击综合征	0.80（0.72，0.86）	0.56（0.45，0.67）	1.8（1.5，2.3）	0.35（0.27，0.46）
Hawkins-Kennedy 试验[6] ◆ 2008 Meta 分析	患者站立位，患侧上肢前屈 90°后强行向内旋转。如果患者感觉疼痛，则为阳性	4 项高质量研究中的患者	通过肩峰下注射或手术诊断为肩峰下撞击综合征	0.79（0.75，0.82）	0.59（0.53，0.64）	1.9	0.36
Hawkins-Kennedy 试验[63] ◆		30 例新发肩关节疼痛的患者	MRI 确诊的肩峰下撞击综合征	0.74	0.40	1.2（0.70，2.3）	0.65
Hawkins-Kennedy 试验[63] ◆			MRI 确诊的肩峰下滑囊炎	0.80	0.43	1.4（0.80，2.4）	0.47
Hawkins-Kennedy 试验[32] ◆		847 例已行诊断性肩关节镜的患者	关节镜下确诊的肱二头肌肌腱部分撕裂	0.55	0.38	0.90	1.18
Hawkins-Kennedy 试验[60] ◆	检查者将受检者的肩关节和肘关节分别屈曲 90°。然后，最大程度内旋肩关节并尽量施加压力，如果肩关节上部产生疼痛，则为阳性	55 例肩关节疼痛患者	关节镜诊断为肩峰下撞击综合征	0.63（0.39，0.86）	0.62（0.46，0.77）	1.6（0.94，2.8）	0.61（0.31，1.2）
Hawkins-Kennedy 试验[31] ◆	检查者将患者的上肢前屈 90°，然后使之内旋。如果患者感觉疼痛，则为阳性	69 例肩关节疼痛患者	通过超声检查证实为肩峰下撞击综合征	0.67（0.53，0.78）	0.47（0.26，0.69）	1.3	0.70

Neer 试验的可靠性

试验与研究质量	描述与阳性结果	人群	可靠性
Neer 试验[60] ●	检查者以向下的应力固定肩胛，同时完全屈曲肱骨，抬上肢过头顶。如果肩关节上方感觉疼痛，则为阳性	55 例肩关节疼痛患者	检查者之间 κ=0.40 (0.13,0.67)
Neer 试验[61] ◆	检查者以向下的应力固定肩关节，同时完全屈曲肱骨，抬上肢过头顶。如果肩关节上方感觉疼痛，则为阳性	33 例肩关节疼痛患者	重测 κ=1.0 检查者之间 κ=1.0

Neer 试验对于肩峰下撞击综合征的诊断效用

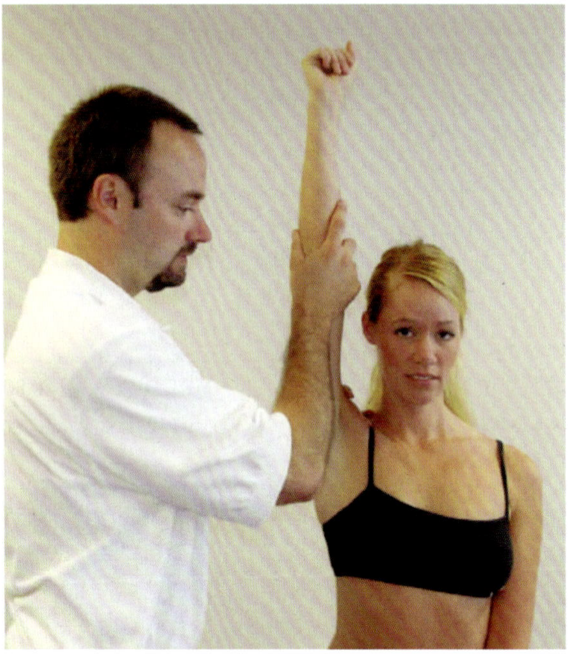

图 9-30　Neer 试验。

Neer 试验对于肩峰下撞击综合征的诊断效用(续)

试验与研究质量	描述与阳性结果	人群	参考标准	敏感性	特异性	+LR	-LR
Neer 试验[62] ◆ 2012 Meta 分析	检查者固定肩关节，嘱患者前屈上肢，直到患者主诉疼痛或者上肢已完全抬高。如果患者感觉疼痛,则为阳性	5 项研究中的患者 (n = 1127)	关节镜诊断为肩峰下撞击综合征	0.78 (0.68, 0.87)	0.58 (0.47, 0.68)	1.9	0.38
Neer 试验[47] ◆ 2012 Mela 分析	未描述	7 项研究中的患者 (n = 946)	关节镜、MRI 或超声诊断为肩峰下撞击综合征	0.72 (0.60, 0.81)	0.60 (0.40, 0.77)	1.8 (1.2, 2.6)	0.47 (0.39, 0.56)
Neer 试验[52] ◆ 2008 Meta 分析	检查者迫使患者内旋的上肢最大限度上举。如果患者感觉疼痛，则为阳性	4 项高质量研究中的患者	通过肩峰下注射或手术诊断为肩峰下撞击综合征	0.79 (0.75, 0.82)	0.53 (0.48, 0.58)	1.7	0.40
Neer 试验[63] ◆		30 例新发肩关节疼痛的患者	MRI 确诊为肩峰下撞击综合征	0.68	0.30	1.0 (0.60, 1.6)	1.07
			MRI 确诊为肩峰下滑囊炎	0.80	0.43	1.4 (0.80, 2.4)	0.47
Neer 试验[32] ◆		847 例已行诊断性肩关节镜的患者	关节镜下证实为肱二头肌肌腱部分撕裂	0.64	0.41	1.1	0.88
Neer 试验[60] ◆	检查者以向下的应力固定肩胛，同时完全屈曲肱骨,抬上肢过头顶。如果肩关节上方感觉疼痛，则为阳性	55 例肩关节疼痛患者	关节镜诊断为肩峰下撞击综合征	0.81 (0.62, 1.0)	0.54 (0.38, 0.69)	1.8 (1.2, 2.7)	0.35 (0.12, 0.97)
Neer 试验[31] ◆	检查者固定肩胛骨，在肩胛骨平面最大限度地外展患者的上肢，同时内旋上肢。如果患者感觉疼痛,则为阳性	69 例肩关节疼痛患者	超声检查诊断为肩峰下撞击综合征	0.80 (0.67, 0.89)	0.52 (0.30, 0.73)	1.7	0.39

痛弧试验确定肩峰下撞击综合征的可靠性

试验与研究质量	描述与阳性结果	人群	可靠性
痛弧试验[60] ●	嘱患者主动外展肩关节，并报告其在外展肩关节过程中是否出现疼痛。如果在60°~120°之间出现肩关节上方疼痛，则检查结果为阳性	55例肩关节疼痛患者	检查者之间 κ=0.45（0.18，0.72）

痛弧试验对于肩峰下撞击综合征的诊断效用

试验与研究质量	描述与阳性结果	人群	参考标准	敏感性	特异性	+LR	–LR
痛弧试验[47] ◆ 2012 Meta分析	未描述	4项研究中的患者（n=756）	关节镜或者超声诊断的肩峰下撞击综合征	0.53（0.31，0.74）	0.76（0.68，0.84）	2.3（1.2，4.1）	0.62（0.37，1.0）
痛弧征[64] ◆	患者主动于肩胛平面抬高上肢至最大范围。如果在60°~120°之间有疼痛感，则为阳性	552例肩关节疼痛患者	关节镜下证实				
			• 肩峰下撞击综合征	0.74	0.81	3.9	0.32
			• 粘连性关节囊炎	0.71	0.47	1.3	0.62
			• 肩袖部分撕裂	0.67	0.47	1.3	0.70
			• 肩袖全层撕裂	0.76	0.72	2.7	0.33
痛弧试验[65] ●	嘱患者在冠状面上进行上肢伸直的最大程度的外展，如果在60°~100°的外展过程中出现疼痛，则为阳性	125例肩关节疼痛患者	通过肩峰下注射诊断的肩峰下撞击综合征	0.33	0.81	1.74	0.83
痛弧试验[60] ◆	嘱患者主动外展肩关节，并报告其在外展肩关节过程中是否出现疼痛。如果在60°~120°之间出现肩关节上方疼痛，则检查结果为阳性	55例肩关节疼痛患者	关节镜诊断的肩峰下撞击综合征	0.75（0.54，0.96）	0.67（0.52，0.81）	2.3（1.3，3.8）	0.38（0.16，0.90）

垂臂试验确定肩峰下撞击综合征的可靠性

试验与研究质量	描述与阳性结果	人群	可靠性
垂臂试验[46] ◆	检查者被动外展患者上肢至90°。检查者放开患者上肢并让患者维持该动作。如果患者无法维持上肢在外展90°的位置或者突然下垂，则为阳性	40例肩关节疼痛患者	κ=0.57（–0.14，0.57）

垂臂试验对于肩峰下撞击综合征的诊断效用

试验与研究质量	描述与阳性结果	人群	参考标准	敏感性	特异性	+LR	-LR
垂臂试验[62] ◆ 2012 Meta 分析	患者最大限度地上抬上肢，然后轻轻沿着反方向轻轻落下。如果上肢突然落下，或者患者出现严重的疼痛，则认为检查结果为阳性	5 项研究中的患者（$n=1213$）	关节镜诊断的肩峰下撞击综合征	0.21 (0.14, 0.30)	0.92 (0.86, 0.96)	2.6	0.86
垂臂试验[65] ●	嘱患者外展肩关节至90°，然后轻轻放下至中立位。如果患者因为疼痛而无法完成该动作，则为阳性	125 例肩关节疼痛患者	通过肩峰下注射诊断的肩峰下撞击综合征	0.08	0.97	2.67	0.95

空罐试验确定肩峰下撞击综合征的可靠性

试验与研究质量	描述与阳性结果	人群	可靠性
空罐试验（Jobe 试验）[60] ●	检查者将患者的上肢在肩胛骨平面上抬90°，然后内旋其肩关节使其大拇指朝向地面。然后检查者在腕部施加一个向下的力，并让患者加以抵抗。如果查及患侧肩关节的抵抗力较对侧为弱，则为阳性	55 例肩关节疼痛患者	检查者之间 κ=0.47 (0.22, 0.72)

空罐试验对于肩峰下撞击综合征的诊断效用

试验与研究质量	描述与阳性结果	人群	参考标准	敏感性	特异性	+LR	−LR
空罐试验[62] ◆ 2012 Meta 分析	检查者嘱患者在肩胛骨平面上抬并内旋患侧上肢,使拇指朝向地板。注意肘关节完全伸展。在这一位置上,检查者在上肢表面施加向下的应力。如果患肢上抬肌力减弱,则为阳性	6 项研究中的患者 ($n=695$)	关节镜诊断为肩峰下撞击综合征	0.69 (0.54, 0.81)	0.62 (0.38, 0.81)	1.8	0.50
空罐试验 (Jobe 试验)[60] ◆	检查者将患者的上肢在肩胛骨平面上抬 90°,然后内旋肩关节使其大拇指朝向地面。然后检查者在腕部施加一个向下的力,并让患者加以抵抗。如果查及患侧肩关节的抵抗力较对侧为弱,则为阳性	55 例肩关节疼痛患者	关节镜诊断为肩峰下撞击综合征	0.50 (0.26, 0.75)	0.87 (0.77, 0.98)	3.9 (1.5, 10.1)	0.57 (0.35, 0.95)

抬举下落试验对于肩峰下撞击综合征的诊断效用

试验与研究质量	描述与阳性结果	人群	参考标准	敏感性	特异性	+LR	–LR
抬举下落试验[62] ◆ 2012 Meta 分析	患肢内旋肩关节，手置于同侧臀部，然后嘱患者在阻力下将手抬离臀部。如果查及患者的动作力量减弱，则为阳性	4 项研究中的患者(n=267)	关节镜诊断的肩峰下撞击综合征	0.42 (0.19, 0.69)	0.97 (0.79, 1.0)	14	0.60
抬举下落试验（Gerber 试验）[63] ◆	患者用力将患肢抬离臀部，阳性结果为患者无法将手抬离臀部	30 例新发的肩关节疼痛患者	MRI 确诊的肩峰下撞击综合征	0.68	0.50	1.4 (0.70, 2.7)	0.64
			MRI 确诊的肩峰下滑囊炎	0.93	0.71	3.3 (1.4, 7.6)	0.10
抬举下落试验（Gerber 试验）[32] ◆		847 例接受诊断性肩关节镜检查的患者	关节镜证实的部分肱二头肌肌腱撕裂	0.28	0.89	2.5	0.81

不同检查确定肩峰下撞击综合征的可靠性

试验与研究质量	描述与阳性结果	人群	可靠性
外旋抵抗试验[60] ●	患者上肢置于体侧，曲肘 90°。在前臂远端施加向内的应力对抗肩关节外旋的应力。两侧对比，如果患肩的力量较对侧弱，则为阳性	55 例肩关节疼痛患者	检查者之间 κ=0.67 (0.40, 0.94)

不同检查对于肩峰下撞击综合征的诊断效用

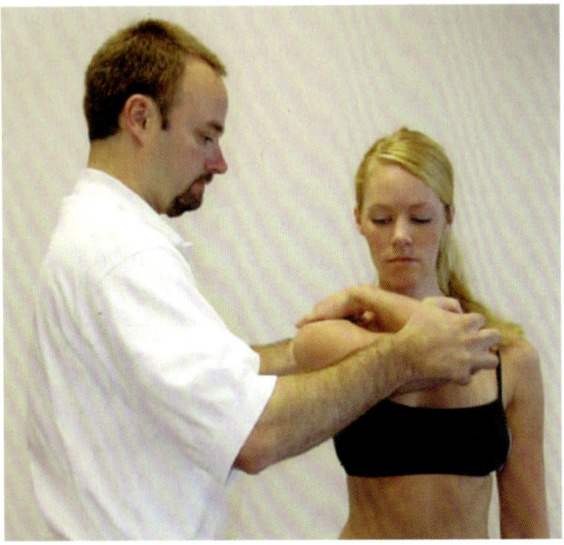

图 9–31 水平内收试验。

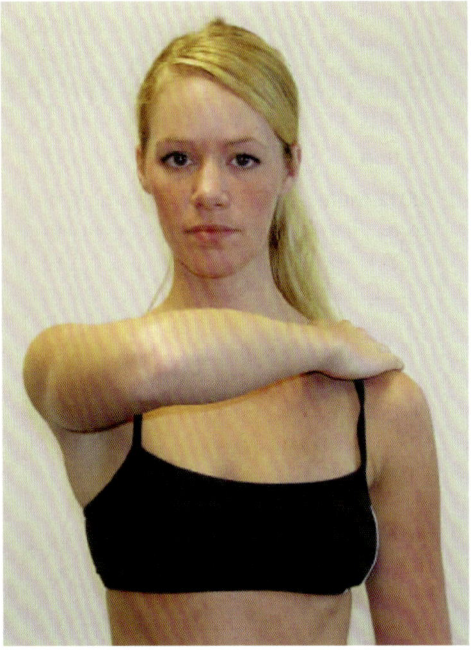

图 9–32 Yocum 试验。

试验与研究质量	描述与阳性结果	人群	参考标准	敏感性	特异性	+LR	–LR
跨身内收试验[64] ◆	上臂屈曲 90°，检查者将患者手臂内收并跨过其身体。如果患者产生肩痛，则为阳性	552 例肩关节疼痛患者	关节镜下证实				
			• 撞击综合征	0.23	0.82	1.3	0.94
			• 滑囊炎	0.25	0.80	1.3	0.94
			• 肩袖部分撕裂	0.17	0.79	0.80	1.05
			• 肩袖全层撕裂	0.23	0.81	1.2	0.95
Yocum 试验[63] ◆	患者坐位或站位，将患侧手置于对侧肩部，抬肘。如果患者产生疼痛，则为阳性	30 例新发肩关节疼痛患者	MRI 确诊的肩峰下撞击综合征	0.79	0.40	1.3 (0.80, 2.3)	0.53
			MRI 确诊的肩峰下滑囊炎	0.80	0.36	1.2 (0.08, 2.0)	0.56
水平内收试验[65] ●	患者肘关节屈曲，检查者迫使患者上臂内收。如果患者产生疼痛，则为阳性	125 例疼痛的肩关节	通过肩峰下注射证实的肩峰下撞击综合征	0.82	0.28	1.14	0.64
外旋抵抗试验[60] ◆	患者上肢置于体侧，曲肘 90°，在前臂远端施加向内的应力对抗肩关节外旋的应力。两侧对比，如果患肩的力量较对侧弱，则为阳性	55 例肩关节疼痛患者	关节镜诊断的肩峰下撞击综合征	0.56 (0.32, 0.81)	0.87 (0.77, 0.98)	4.4 (1.7, 11.1)	0.50 (0.28, 0.89)

内旋阻力试验对于鉴别肩峰下撞击综合征和关节内病变的诊断效用

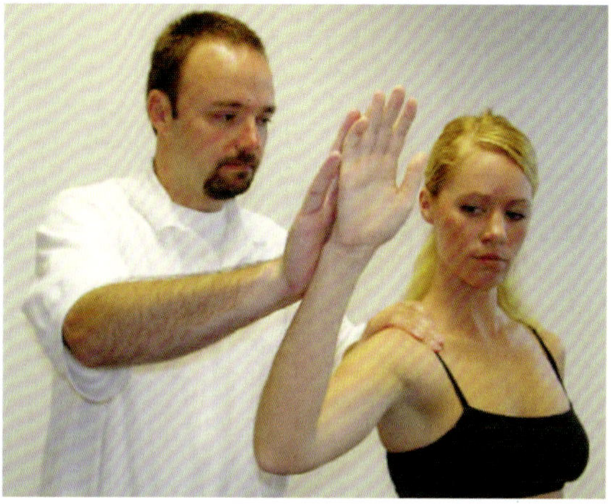

对抗外旋阻力

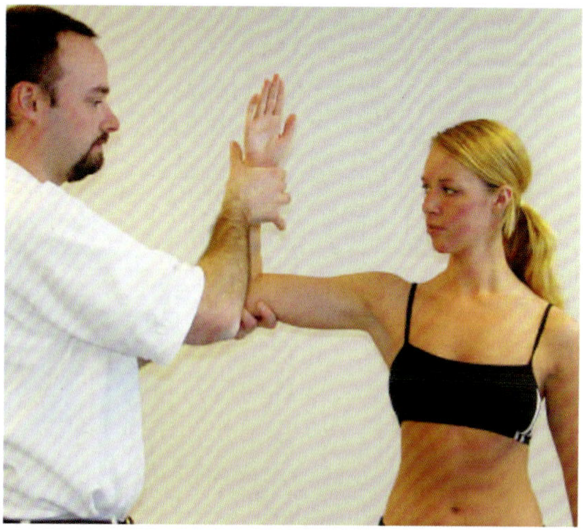

对抗内旋阻力

图 9-33 内旋阻力试验。

Zaslav[66]在一项包含 115 例行肩关节镜手术患者的研究中描述了内旋阻力试验(IRRS)对于分辨关节内病变和撞击综合征的作用。进行 IRRS 试验时患者取站立位,检查者将患者上臂置于 90°外展及 80°外旋位。检查者在同一位置对患者施加外旋和内旋的阻力。如患者抵抗内旋的力相比内旋小很多时则认为存在关节内病变,反之则认为撞击综合征为阳性。IRRS 试验敏感性为 0.88,特异性为 0.96,+LR 为 22.0,-LR 为 0.13。

特殊检查诊断冈上和(或)冈下肌肌腱撕裂的可靠性

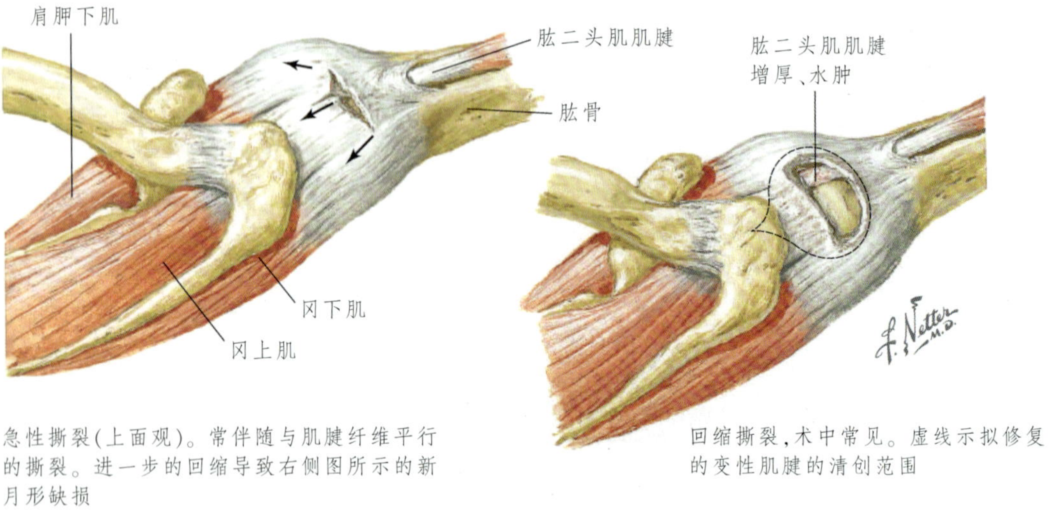

图 9–34 肩袖上方撕裂。

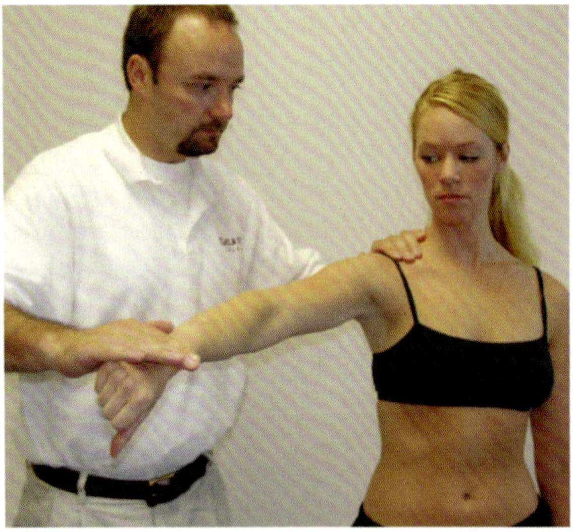

图 9–35 冈上肌试验(空罐试验)。

试验与研究质量	描述与阳性结果	人群	可靠性
冈上肌试验(空罐试验)[61] ◆	肩和肘保持 90°同时上臂内旋。检查者对抗内旋。如果患者不能对抗,则为阳性	33 例肩关节疼痛患者	重测 κ=1.0 检查者之间 κ=0.94
Patte 手法[61] ◆			重测 κ=1.0 检查者之间 κ=1.0

特殊检查对于冈上和(或)冈下肌肌腱撕裂的诊断效用

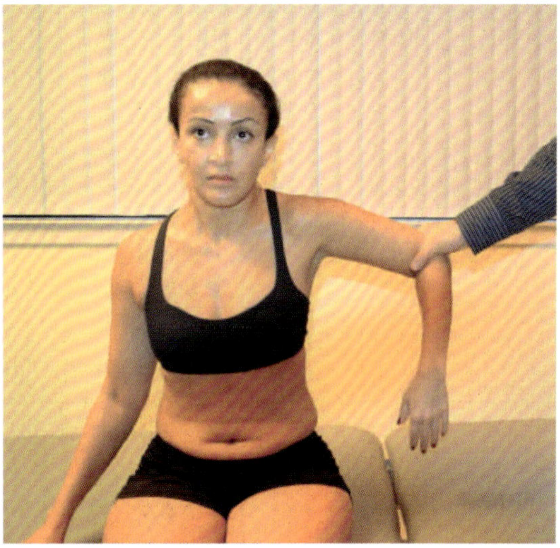

图 9–36 外侧 Jobe 试验。

试验与研究质量	描述与阳性结果	人群	参考标准	敏感性	特异性	+LR	−LR
外侧 Jobe 试验[67] ◆	在冠状位上，患者肩关节外展 90°，内旋，同时肘关节屈曲 90°，手指指向下方，拇指指向内侧。如果患者感觉疼痛或者抵抗向下方的力量减弱，或者不能做该试验的动作，侧为阳性	175 例行肩关节镜的患者	关节镜下确诊的部分或完全性肩袖撕裂	0.81	0.89	7.36	0.21
上举无力(空罐试验)[13] ◆	患者站立位，上臂在肩胛骨水平抬高至肩部，拇指指向下。患者对抗检查者施加的向下压力。如果肌肉无力，则为阳性	448 例行肩关节镜的患者		0.64	0.65	1.83	0.55
上举无力(空罐试验)[63] ◆		30 例新发肩关节疼痛的患者	MRI 确诊的 • 肩峰下撞击综合征 • 肩峰下滑囊炎	0.74 0.73	0.30 0.29	1.1 1.0	0.87 0.93

特殊检查对于冈上和(或)冈下肌肌腱撕裂的诊断效用(续)

试验与研究质量	描述与阳性结果	人群	参考标准	敏感性	特异性	+LR	-LR
冈上肌试验[63] ◆	患者上肢屈曲 90°,处于中立位或内旋,检查者抵抗患者上肢外展。如果患者无法对抗,则为阳性	30 例新发肩关节疼痛的患者	MRI 证实的 • 肩峰下撞击综合征 • 肩峰下滑囊炎	0.58 0.73	0.20 0.43	0.70 1.3	2.10 0.63
冈上肌试验[64] ◆		552 例肩关节疼痛患者	关节镜下证实的 • 撞击综合征 • 滑囊炎 • 肩袖部分撕裂 • 肩袖全层撕裂	0.44 0.25 0.32 0.53	0.90 0.67 0.68 0.82	4.4 0.80 1.0 2.9	0.62 1.12 1.00 0.57
上肢下落试验[64] ◆	患者将上肢最大限度上举之后缓慢放下。如果上肢突然掉下或出现剧烈疼痛,则为阳性	552 例肩关节疼痛患者	关节镜下证实的 • 撞击综合征 • 滑囊炎 • 肩袖部分撕裂 • 肩袖全层撕裂	0.27 0.14 0.14 0.35	0.88 0.77 0.78 0.88	2.3 0.60 0.60 2.9	0.83 1.12 1.10 0.74
冈下肌试验(Patte 试验)[63] ◆	肘关节屈曲 90°,上臂自然内收于躯干旁。检查者对抗患者内旋。如果患者无法对抗,则为阳性	30 例新发肩关节疼痛的患者	MRI 证实的 • 肩峰下撞击综合征 • 肩峰下滑囊炎	0.58 0.73	0.60 0.71	1.5 2.5	0.70 0.38
冈下肌试验[64] ◆		552 例肩关节疼痛患者	关节镜下证实的 • 撞击综合征 • 滑囊炎 • 肩袖部分撕裂 • 肩袖全层撕裂	0.42 0.25 0.19 0.51	0.90 0.69 0.69 0.84	4.2 0.80 0.60 3.2	0.64 1.09 1.17 0.58

特殊检查对于冈上和(或)冈下肌肌腱撕裂的诊断效用(续)

试验与研究质量	描述与阳性结果	人群	参考标准	敏感性	特异性	+LR	−LR
外旋减弱征[68] ◆	患者坐位,检查者将患者上肢抬高,与肩关节之间的角度为20°(肩胛平面),距离完全外旋的角度相差5°,同时肘关节伸展90°。患者保持此姿势同时检查者放开患者上臂。如果患者不能保持该动作,则为阳性	37例肩关节疼痛患者	超声证实的冈上肌或冈下肌撕裂	0.46	0.94	7.2 (1.7, 31.0)	0.60 (0.40, 0.90)
下落试验[68] ◆	患者坐位,检查者使患者上肢外展90°且完全外旋。检查者放开患者上臂同时要求患者保持此姿势。如果患者无法保持该动作,则为阳性			0.73	0.77	3.2 (1.5, 6.7)	0.30 (0.20, 0.80)
冈上肌试验[69] ● 肌腱炎或者部分层厚的撕裂*	患者站立位,肩关节在肩胛骨平面外展90°,用力使肱骨内旋,检查者应用同等的力量对抗。病变侧与非病变侧对比,如果力量减弱或者产生疼痛,则为阳性	50例肩关节疼痛计划进行手术治疗的患者	关节镜下证实的冈上肌腱撕裂	0.62 (0.49, 0.75)	0.54 (0.40, 0.68)	1.35	0.70
全层撕裂†				0.41 (0.27, 0.55)	0.70 (0.57, 0.83)	1.37	0.84
大的或巨大的全层撕裂†				0.88 (0.79, 0.97)	0.70 (0.58, 0.82)	2.93	0.17

* 肌腱炎定义为冈上肌腱的炎性反应或者磨损。部分层厚的定义是冈上肌腱部分撕裂。

†全层撕裂的分类为小的、中等的、大的、或者巨大的撕裂。“小的”意味着撕裂<1cm;“中等”意味着撕裂为1~3cm,包括冈下肌肌肉;“大的”意味着撕裂为3~5cm,包括冈下肌和小圆肌;“巨大的”意味着撕裂>5cm,包括冈下肌、小圆肌及肩胛下肌。

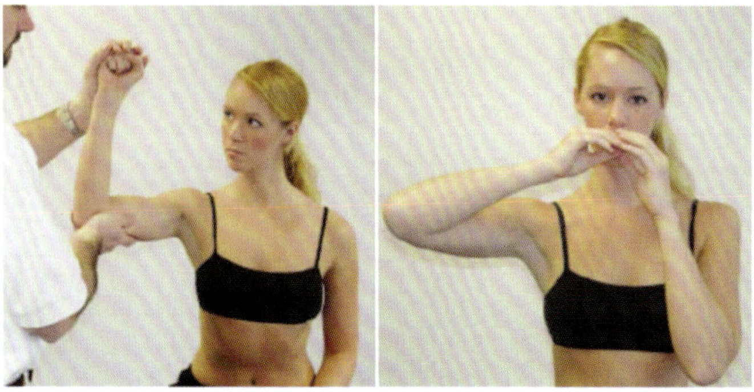

患者 Hornblower 征阳性时,通常很难在不外展肩关节的情况下抬手至嘴

图 9-37 Hornblower 征。

特殊检查对于冈上和(或)冈下肌肌腱撕裂的诊断效用(续)

试验与研究质量	描述与阳性结果	人群	参考标准	敏感性	特异性	+LR	-LR
被动上举<170°[13] ◆	患者仰卧位,检查者最大限度上举患者肩关节	448例行关节镜的患者	关节镜证实的完全或部分肩袖撕裂	0.30	0.78	1.36	0.90
被动外旋<70°[13] ◆	患者仰卧位,上肢置于身侧,检查者外旋患者上肢			0.19	0.84	1.19	0.96
痛弧征[13] ◆	患者站立位,检查者被动外展患者上肢至170°,患者之后缓慢将上臂放下至身侧。如果患者于120°至70°之间产生疼痛,则为阳性			0.98	0.10	1.09	0.20
冈上肌萎缩[13] ◆	检查者通过视诊判断萎缩			0.56	0.73	2.07	0.60
冈下肌萎缩[13] ◆				0.56	0.73	2.07	0.60
Hornblower征(小圆肌)[70] ●	患者坐位,检查者将患者上肢置于肩胛平面90°上举,患者对抗阻力外旋。如果患者无法外旋,则为阳性	54例行肩袖修复术的患者	CT诊断的冈下肌脂肪变性	1.0	0.93	14.29	0
下落试验(冈下肌)[70] ●	患者坐位,检查者将患者肩关节置于0°外展、45°外旋位,同时肘关节屈曲90°。检查者放开前臂同时要求患者保持此姿势。如果患者无法保持且上臂回到0°外旋,则为阳性			1.0	1.0	未定义	0

特殊检查诊断肩胛下肌撕裂的可靠性

试验与研究质量	描述与阳性结果	人群	可靠性
压腹试验[46] ◆	曲肘90°，手置于腹部，患者用力压向腹部的测压表，如果与对侧相比用力有所减弱，或者患者用伸肘或者伸肩来代偿完成推压动作，则为阳性。用手持的力量测量器显示患侧较健侧力量减弱大于30%，则为阳性	40例肩关节疼痛患者	κ=0.65(0.33，0.96)

特殊检查对于肩胛下肌撕裂的诊断效用

试验与研究质量	描述与阳性结果	人群	参考标准	敏感性	特异性	+LR	-LR
内旋迟滞试验[68] ◆	患者坐位，检查者将患者上肢于腰部同时完全内旋，患者保持此姿势同时检查者放开上肢。如果患者不能保持该动作，则为阳性	37例肩关节疼痛患者	超声证实的肩胛下肌撕裂	1.0	0.84	6.2（1.9，12.0）	0（0，2.50）
内旋迟滞试验[71] ◆	检查者将患者患侧的上肢置于中腰部后侧；检查者将其维持在最大内旋位。手背部被动地抬离身体，直到至最大内旋位。然后嘱咐患者主动维持该动作。如果患者不能维持此动作并且手落回到腰部，则为阳性	55例肩峰下和(或)肱盂关节撞击综合征计划行关节镜检查的患者	关节镜诊断为肩胛下肌撕裂	0.71	0.60	1.8	0.48
内旋迟滞试验[72] ◆	患侧上肢置于腰中部后侧，手背被动地从腰部抬起，直至最大内旋位。然后嘱患者主动维持该动作，如果患者无力维持而下滑，则为阳性	312例计划进行肩关节镜手术的患者	关节镜诊断为肩胛下肌撕裂	0.20	0.97	6.7	0.83

特殊检查对于肩胛下肌撕裂的诊断效用(续)

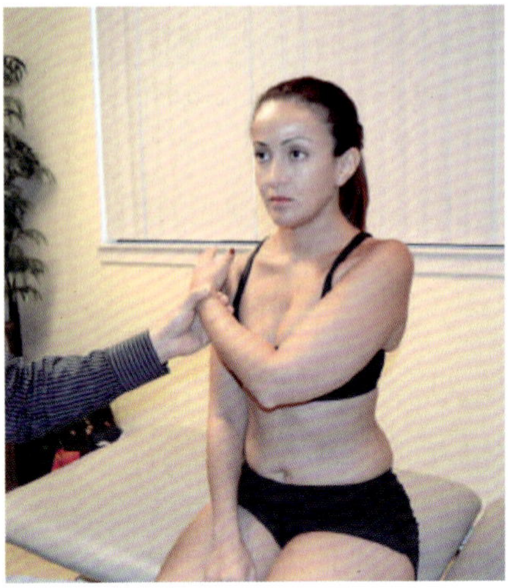

图 9-38 抱胸试验。

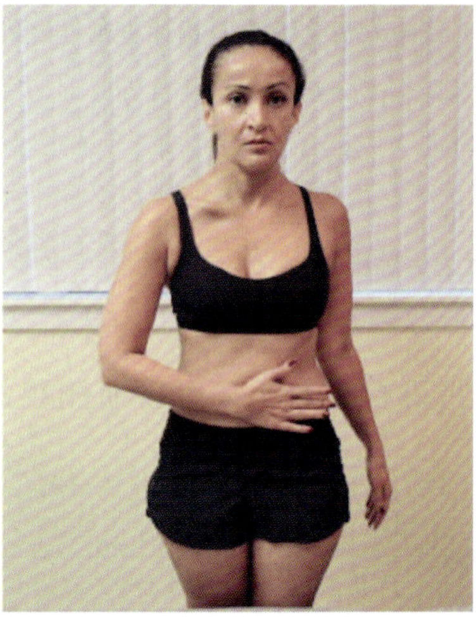

图 9-39 压腹试验。

试验与研究质量	描述与阳性结果	人群	参考标准	敏感性	特异性	+LR	-LR
抱胸试验[72] ◆	患者患侧手掌置于对侧肩关节，手指伸展，肘关节置于体前方。检查者用垂直于患者前臂的外旋力将患者的手部从肩部拉开，而患者用力维持原位置。如果患者无法抵抗检查者的外旋拉力，并且患侧肩关节的力量较对侧弱，则为阳性	165 例计划行肩关节镜检查的患者	关节镜诊断为肩胛下肌撕裂	0.19	0.99	19	0.82
抱胸试验[73] ●	患者将患侧手掌置于对侧肩部，手指伸直。检查者试图将患者手部拉开并外旋其肩部，患者对抗。如果患者无法将手保持在肩部，或与健侧对比超过 20°，则为阳性	68 例拟行肩关节镜术的患者	关节镜诊断为肩胛下肌撕裂	0.60	0.92	7.5	0.43
压腹试验[73] ●	屈肘 90°，同时手置于腹部，患者压向腹部的张力计。如果小于对侧或患者用肘或肩伸直来按压，则为阳性			0.40	0.98	20.0	0.61

特殊检查对于肩胛下肌撕裂的诊断效用(续)

试验与研究质量	描述与阳性结果	人群	参考标准	敏感性	特异性	+LR	−LR
压腹试验[72] ◆	患者上肢置于体侧，曲肘。嘱患者内旋肩关节以手掌压腹。如果患者用屈腕的方式完成压腹动作,尽管有相反的指示,该结果仍被认为是阳性的	312例计划进行肩关节镜手术的患者	关节镜诊断肩胛下肌撕裂	0.28	0.99	28	0.73
改良压腹试验[71] ◆	手部平放于腹部,肘关节贴近体侧,嘱患者维持腕部伸直并使肘关节向前,然后用测角仪测量腕关节最后的屈曲位置或者称为腕关节的压腹角。如果测量的双侧压腹角差异≥10°,则为阳性	55例肩峰下或者肱盂关节撞击综合征计划行关节镜检查的患者	关节镜诊断为肩胛下肌撕裂	0.80	0.88	6.7	0.23
腹部抬离试验[71] ◆	上肢被动屈曲并最大限度内旋,曲肘90°。检查者一只手支撑患肘,另一只手使上肢最大内旋,将患者的手掌置于其腹部,然后嘱患者手腕伸直,在检查者放松患者手腕后,患者主动维持内旋位。若患者无法维持该位置,或者腕部屈曲或下垂,或者手部抬离腹部,则为阳性			0.86	0.91	9.6	0.15
背后抬举试验[71] ◆	检查者将患者患侧手置于背部(腰椎中部),之后内旋上肢,试图将手掌从背部向后方抬起。若不能抬起,则为阳性			0.40	0.79	1.9	0.76

特殊检查对于肩胛下肌撕裂的诊断效用(续)

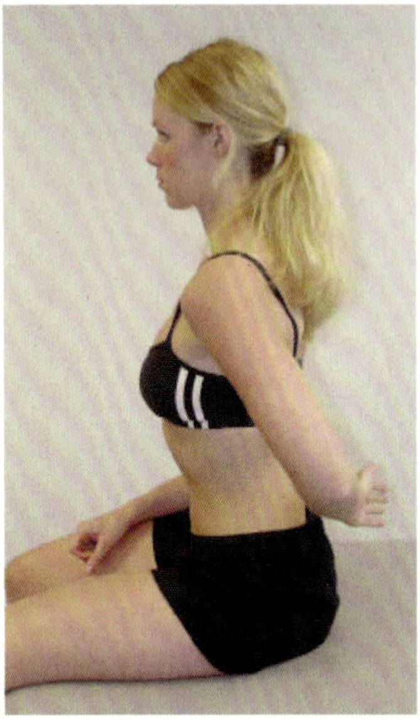

阴性

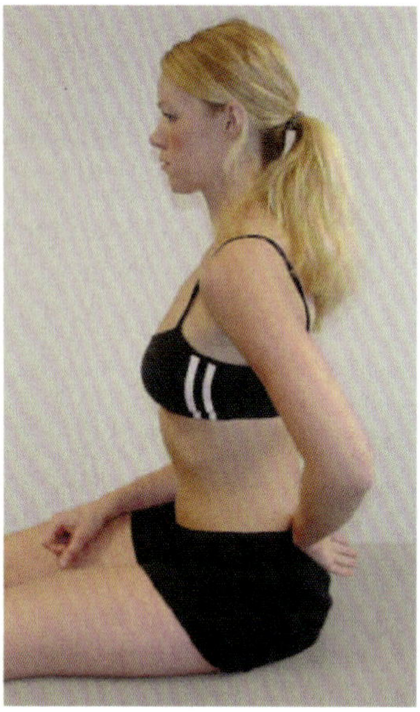

阳性

图 9-40 背后举起试验。

试验与研究质量	描述与阳性结果	人群	参考标准	敏感性	特异性	+LR	-LR
背后抬举试验[72] ◆	检查者将患者患侧手置于背部(腰椎中部),之后内旋上肢试图将手掌从背部向后方抬起。如果患者不能抬起或者用伸肘或肩部帮助抬起,则为阳性	312例计划进行肩关节镜手术的患者	关节镜诊断为肩胛下肌撕裂	0.12	1.0	未定义	0.88
背后抬举试验[73] ●	检查者将患者患侧手置于背部(腰椎中部),之后内旋上肢试图将手掌从背部向后方抬起。如果患者不能抬起或者用伸肘或肩部帮助抬起,则为阳性	68例拟行肩关节镜手术的患者	关节镜诊断为肩胛下肌撕裂	0.18	1.0	未定义	0.82
拿破仑试验[73] ●	与压腹试验一致,除了不用张力计。如果患者为了完成压腹,腕关节屈曲的角度>30°,则为阳性			0.25	0.98	12.5	0.77

特殊检查对于臂丛神经损伤患者中神经根撕脱伤的诊断效用

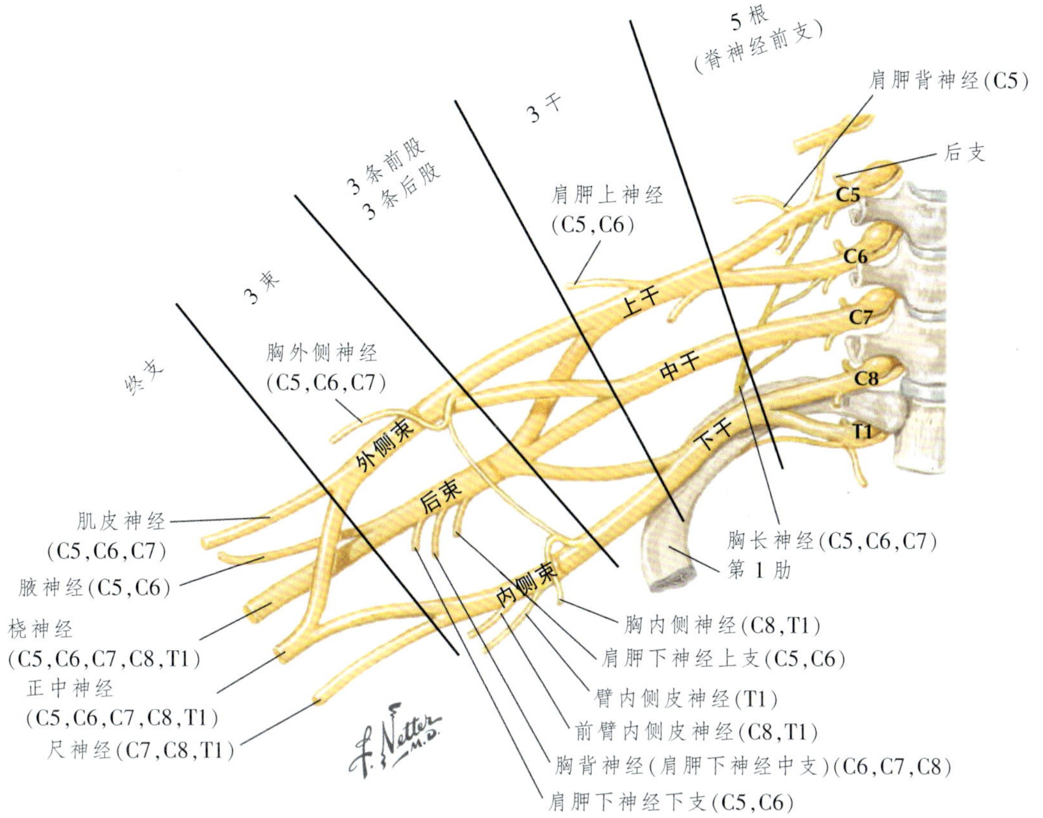

图 9–41 臂丛:示意图。

试验与研究质量	描述与阳性结果	人群	参考标准	敏感性	特异性	+LR	–LR
Tinel 征 C5[74]	锁骨上区轻叩诊。若疼痛等感觉异常放射至前臂,则为阳性	32 例完全臂丛神经损伤患者	CT 脊髓造影及手术发现	0.85	0.67	2.6	0.22
Tinel 征 C6[74]	同前。若疼痛等感觉异常放射至手部,则为阳性			0.50	0.81	2.6	0.62
肩前伸试验[74]	患者仰卧位,检查者将手置于患者前肩部,同时患者伸展肩关节对抗检查者施加的应力。如果与对侧肩关节相比,力量较弱,则为阳性			0.96	0.80	4.8	0.05
手部疼痛[74]	如果患者主诉手部有严重的烧灼感或压缩痛,则为阳性			0.86	0.75	3.4	0.19

特殊检查对于肩锁关节损伤的诊断效用

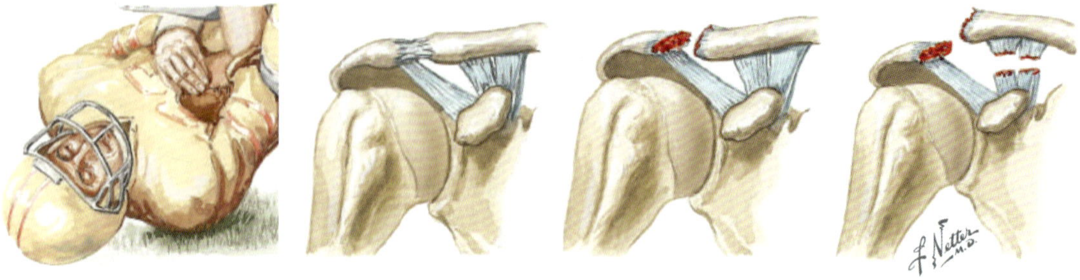

肩锁关节损伤。通常由肩关节尖部落地的摔倒引起，压迫肩峰导致肩关节分离

Ⅰ级损伤。肩锁韧带牵拉但并未撕裂；喙锁韧带完好

Ⅱ级损伤，肩锁韧带撕裂，关节分离；喙锁韧带完好

Ⅲ级损伤，喙锁及肩锁韧带均撕裂，关节显著分离

图 9-42 肩锁韧带撕裂的常见机制。

试验与研究质量	描述与阳性结果	人群	参考标准	敏感性	特异性	+LR	-LR
O'Brien 征[75] ◆	患者站立位，检查者让患者90°屈曲上肢同时完全伸直肘关节，同时10°内收上肢并内旋肱骨。患者对抗检查者对上肢施加的向下的压力。然后，患者完全旋后前臂，重复之前试验。如果肩锁关节发生局限性疼痛，则为阳性	1013 例锁骨及三角肌间区域疼痛的患者	肩锁关节渗透试验：患者于肩锁关节注射利多卡因。10 分钟内症状减轻超过50%的患者被认为存在肩锁关节病变	0.16	0.90	1.6	0.93
Paxinos 征[75] ◆	患者坐位，上肢置于身侧，检查者一手拇指置于肩峰后外侧，示指置于锁骨中段，检查者此时施加压力。如果肩锁关节区域发生疼痛，则为阳性			0.79	0.50	1.58	0.42
肩锁关节触诊[75] ◆	未报道			0.96	0.10	1.07	0.40

特殊检查对于粘连性关节囊炎的诊断效用

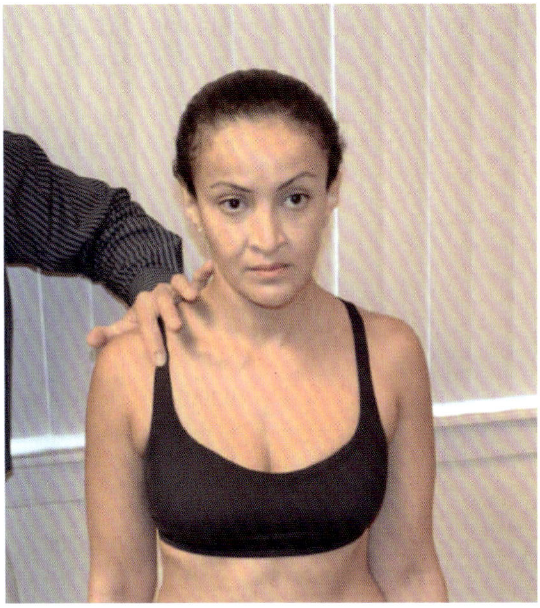

图 9-43 喙突压痛试验。

试验与研究质量	描述与阳性结果	人群	参考标准	敏感性	特异性	+LR	-LR
喙突压痛试验[2]	以手指压迫喙突区域、肩锁关节、肩峰下前外侧区域。如果在以上区域出现视觉模拟评分(VAS)3分以上的疼痛,而且在喙突区的疼痛重于其他两个部位,则试验结果为阳性	830例患者(85例患者有粘连性关节囊炎,595例患者有其他肩关节疼痛,150例患者没有症状)	Codman标准、肩关节僵硬、MRI及X线片	0.96 (0.90, 0.99)	0.87 (0.76, 0.96)	7.4	0.05

联合试验对于盂唇撕裂的诊断效用

试验*与研究质量	人群	参考标准	敏感性	特异性	+LR	-LR
关节突起试验 + 摇转试验[18]◆	55例肩关节疼痛拟行肩关节镜手术的患者	关节镜下证实的盂唇撕裂	0.27 (0.14,0.40)	0.91 (0.74,1.08)	3.0 (0.44,20.67)	0.80 (0.62,1.04)
关节突起试验 + 前方滑动试验[18]◆			0.16 (0.05,0.27)	1.0 (1.0,1.0)	未定义	0.84 (0.74,0.96)
主动加压试验 + 前方滑动试验[18]◆			0.25 (0.12,0.38)	0.91 (0.74,1.08)	2.75 (0.40,19.09)	0.83 (0.64,1.06)
前方滑动试验 + 摇转试验[18]◆			0.34 (0.20,0.48)	0.91 (0.74,1.08)	3.75 (0.55,25.41)	0.73 (0.55,0.96)
摇转试验 + 恐惧试验 + 复位试验 + 加载移位试验 + 下方沟回征[12]●	54例肩关节疼痛患者	关节镜下证实	0.90	0.85	6.0	0.12
Jobe复位试验 + O'Brien试验[33]●	62例拟行关节镜的肩部	同上	0.41	0.91	4.56	0.65
Jobe复位试验 + 前向恐惧试验[33]●			0.38	0.93	5.43	0.67
O'Brien试验 + 前向恐惧试验[33]●			0.38	0.82	2.11	0.76
Jobe试验 + O'Brien试验 + 恐惧试验[33]●			0.34	0.91	3.78	0.73

*请在单个试验部分参考具体实施方法。

联合试验对于 SLAP 损伤的诊断效用

Oh 及其同事[4]研究了两项特殊检查的组合或三项特殊检查的组合对于Ⅱ型 SLAP 损伤的诊断效用。尽管任意两项检查的组合并不能显著增加总的诊断效用，但三项检查的几种不同组合可以增加诊断效用。当选择两项敏感性相对较高的检查及一项特异性相对较高的检查时，三项检查"或"组合的敏感性约为 75%，三项检查"和"组合的特异性约为 90%。

高敏感性(选择其二)	高特异性(选择其一)
加压旋转试验 + 前向恐惧实验 + O'Brien 试验	Yergason 试验 + 肱二头肌负荷试验Ⅱ + Speed 试验

联合试验对于Ⅱ~Ⅳ型 SLAP 损伤的诊断效用

试验与研究质量	描述与阳性结果	人群	参考标准	敏感性	特异性	+LR	−LR
有爆音、弹响或绞索病史 + 前方滑动试验[3] ◆	病史及试验阳性结果	55 例肩关节疼痛患者	关节镜下证实	0.40 (0.10, 0.70)	0.93 (0.86, 1.0)	6.0 (1.6, 22.7)	0.64 (0.39, 1.1)

联合试验对于肩峰下撞击综合征的诊断效用

试验与研究质量	联合试验	人群	参考标准	敏感性	特异性	+LR	−LR
Hawkins-Kennedy 撞击试验 + 痛弧征 + 冈下肌试验[64] ◆	3 项试验均阳性	552 例肩关节疼痛患者	关节镜下证实 • 任何撞击综合征 • 肩袖全层撕裂	 0.26 0.33	 0.98 0.98	 10.6 15.9	 0.75 0.69
	3 项试验中有 2 项阳性		关节镜下证实 • 任何撞击综合征 • 肩袖全层撕裂	 0.26 0.35	 0.98 0.90	 10.6 3.6	 0.75 0.72
Neer 试验 + Hawkins 试验 + 水平内收试验 + 痛弧试验 + 上肢下落试验 + Yergason 试验 + Speed 试验[65] ●	7 项试验均阳性	125 例疼痛的肩关节	肩峰下注射试验证实的撞击综合征	0.04	0.97	1.33	0.99
	至少 6 项阳性			0.30	0.89	2.73	0.79
	至少 5 项阳性			0.38	0.86	2.71	0.72
	至少 4 项阳性			0.70	0.67	2.12	0.45
	至少 3 项阳性			0.84	0.44	1.95	0.28
Hawkins 试验 + Jobe 试验 + Patte 试验 + Gerber 试验 + Speed 试验[76] ◆	以 0~2 分(0=没有,1=中等,2=严重)的疼痛评分对每项试验进行评分,如果评分总和>4 分,则为阳性	203 例肩关节疼痛患者	超声诊断的肩峰下撞击综合征	0.37 (0.29, 0.44)	0.98 (0.87, 1.0)	11	0.70

结果分析	评分及解读	重测可靠性	MCID
上肢功能指数	患者以李克特量表对 20 种功能活动进行评估，0 分表示极度困难或无法完成活动，4 分表示无困难。各项分数相加得出总分。总分为 0~80 分，分数越低表示功能障碍程度越高	ICC=0.95[77] ●	未知（MDC=9.1）[77]
手臂、肩关节、手部功能障碍评分（DASH 评分）	患者以李克特量表对 30 种功能活动进行评分。21 项为运动功能，5 项为疼痛症状，4 项为情绪及社会功能。各项分数相加得出总分，满分 100 分，分数越高表示功能障碍程度越高	ICC=0.90[78] ◆	10.2[78]
简化的手臂、肩关节、手部功能障碍评分（简易 DASH 评分）	患者对 11 项描述症状及运功的条目进行评分，满分 100 分，分数越高表示功能障碍程度越高	ICC=0.90[79] ●	8.0[79]
肩关节疼痛和功能障碍指数(SPADI)	患者以 VAS 对 13 项描述肩关节疼痛及功能障碍的条目进行评分，0 分表示无疼痛或活动障碍，100 分表示无法想象的疼痛或功能障碍严重需要帮助。8 项与运动功能相关，5 项与疼痛相关。总分 100 分，分数越高表示功能障碍程度越高	ICC=0.89[78] ◆	13.1[78]
Penn 肩关节评分	嘱受试者按照三个亚分类评估其疼痛程度、满意度及功能。疼痛的亚分类是基于 10 分的数字评分法，范围从“无痛”到“非常疼痛”。满意度的亚分类也是基于 10 分的数字评分法，范围从“不满意”到“非常满意”。功能的亚分类是基于 4 分的李克特量表法，回答要点包括“根本不能做”、“很困难”、“有困难”、“没困难”。最高分为 100 分，意味着疼痛轻微、高满意度及良好的功能状态	ICC=0.94[80] ●	11.4[80]
美国肩肘外科医师(ASES)评分	患者以 VAS 对肩关节疼痛进行 1 项评分，以李克特量表（0~4 分）对功能障碍进行 10 项评分。疼痛及功能以相同的权重得出总分。满分 100 分，分数越低表示疼痛及功能障碍程度越高	ICC=0.91[78] ◆	6.4[78]
数字疼痛分级(NPRS)	患者以 11 点量表(从 0~10)评估疼痛程度，分数越高疼痛越重。经常以询问患者“现在的疼痛水平”及 24 小时内的“最小”、“最严重”和“平均”疼痛水平进行评估	ICC=0.72[81] ●	2[82,83]

ICC，内部相关系数；MDC，最小可测改变；MCID，最小临床重要差异值。

肩关节的可靠性研究认可度(QAREL)

	Riddle 1987[19]	Terwee 2005[20]	Yang 2006[22]	Nomden 2009[23]	Wang 2006[24]	Michener 2005[25]	Dover 2003[26]	Borstad 2007[27]	Lewis 2007[1]	Boyd 1992[30]
1. 研究样本是否代表作者计划将试验应用的目标人群?	Y	Y	Y	Y	Y	Y	Y	Y	Y	Y
2. 研究评估者是否能代表作者想要将该试验应用的对象?	Y	Y	Y	Y	U	Y	U	Y	Y	Y
3. 研究中,研究者之间对研究结果是盲的吗?	Y	Y	Y	Y	U	N/A	U	N/A	N/A	Y
4. 研究者在评估过程中，对其前期研究结果是盲的吗?	Y	N/A	U	N/A	N/A	N	U	U	N	U
5. 研究者对所评估的目标疾病(或变量)的参考标准是盲的吗?	N/A	N/A	N/A	N/A	N/A	N/A	N/A	N/A	N/A	N/A
6. 研究者对不想作为试验过程或研究设计目的的临床信息是盲的吗?	Y	Y	U	Y	U	U	U	U	U	U
7. 研究者对于非本试验的相关因素是盲的吗?	U	U	U	U	U	U	U	U	U	U
8. 检查顺序可变吗?	Y	Y	Y	Y	Y	N	Y	U	Y	U
9. 重复试验的时间间隔中，所测量的目标变量是稳定的吗？或者理论上是稳定的吗?	Y	Y	Y	Y	Y	Y	Y	U	Y	Y
10. 该试验是否应用正确或者被合理解释?	Y	Y	Y	Y	Y	Y	Y	Y	Y	Y
11. 统计学方法的应用是否合理?	Y	Y	Y	Y	Y	Y	Y	Y	Y	Y
质量总结分级	◆	◆	●	◆	●	●	●	●	●	●

Y=是,N=否,U=不确定,N/A=不适用。◆高质量(Y-N=9~11)●一般质量(Y-N=6~8)■低质量(Y-N≤5)

肩关节的可靠性研究认可度(QAREL)(续)

	Nijs 2005[35]	Odom 2001[36]	Kibler 2002[37]	Hanchard 2005[40]	De Winter 1999[41]	Levy 1999[42]	Walsworth 2008[18]	Kim 2007[56]	Kim 2005[57]	Johansson 2009[61]
1. 研究样本是否代表作者计划将试验应用的目标人群?	Y	Y	Y	Y	Y	Y	Y	Y	Y	Y
2. 研究评估者是否能代表作者想要将该试验应用的对象?	Y	Y	Y	Y	Y	Y	Y	Y	Y	Y
3. 研究中,研究者之间对研究结果是盲的吗?	Y	Y	Y	Y	Y	Y	Y	Y	Y	Y
4. 研究者在评估过程中,对其前期研究结果是盲的吗?	N/A	Y	N	N/A	N/A	U	N/A	N/A	N/A	U
5. 研究者对所评估的目标疾病(或变量)的参考标准是盲的吗?	N/A	N/A	N/A	N/A	N/A	N/A	Y	Y	Y	N/A
6. 研究者对不想作为试验过程或研究设计目的的临床信息是盲的吗?	Y	U	Y	Y	Y	U	Y	Y	Y	Y
7. 研究者对于非本试验的相关因素是盲的吗?	Y	Y	U	U	U	U	U	U	U	U
8. 检查顺序可变吗?	N	N	U	Y	Y	U	U	U	U	Y
9. 重复试验的时间间隔中,所测量的目标变量是稳定的吗?或者理论上是稳定的吗?	Y	Y	Y	Y	Y	U	Y	Y	Y	Y
10. 该试验是否应用正确或者被合理解释?	Y	Y	Y	Y	Y	Y	Y	Y	Y	Y
11. 统计学方法的应用是否合理?	Y	Y	Y	Y	Y	Y	Y	Y	Y	Y
质量总结分级	◆	◆	●	◆	◆	●	◆	◆	◆	◆

Y=是,N=否,U=不确定,N/A=不适用。◆高质量(Y–N=9~11)●一般质量(Y–N=6~8)■低质量(Y–N≤5)

肩关节的可靠性研究认可度(QAREL)(续)

	Stratford 2001[77]	Mintken 2009[79]	Li 2007[81]	Ha 2013[38]	Kolber 2012[21]	Borstad 2010[29]	Michener 2009[60]	Struyf 2014[28]	Lewis 2010[39]	Cadogan 2011[46]
1. 研究样本是否代表作者计划将试验应用的目标人群?	Y	Y	Y	Y	Y	Y	Y	Y	Y	Y
2. 研究评估者是否能代表作者想要将该试验应用的对象?	U	Y	Y	Y	Y	Y	Y	Y	Y	Y
3. 研究中,研究者之间对研究结果是盲的吗?	N/A	N/A	N/A	Y	Y	N/A	Y	Y	N/A	Y
4. 研究者在评估过程中，对其前期研究结果是盲的吗?	N/A	N/A	N	U	Y	Y	N/A	Y	N/A	N/A
5. 研究者对所评估的目标疾病(或变量)的参考标准是盲的吗?	N/A	N/A	N/A	Y	N/A	N/A	Y	N/A	N/A	N/A
6. 研究者对不想作为试验过程或研究设计目的的临床信息是盲的吗?	U	U	U	Y	U	U	U	Y	U	U
7. 研究者对于非本试验的相关因素是盲的吗?	U	U	U	U	U	U	U	U	U	U
8. 检查顺序可变吗?	U	U	U	Y	U	N	U	Y	U	Y
9. 重复试验的时间间隔中，所测量的目标变量是稳定的吗? 或者理论上是稳定的吗?	Y	Y	Y	Y	Y	U	U	Y	Y	Y
10. 该试验是否应用正确或者被合理解释?	Y	Y	Y	Y	Y	Y	Y	Y	Y	Y
11. 统计学方法的应用是否合理?	Y	Y	Y	Y	Y	Y	Y	Y	Y	Y
质量总结分级	●	●	●	◆	●	●	●	◆	●	◆

Y=是,N=否,U=不确定,N/A=不适用。◆高质量(Y-N=9~11)●一般质量(Y-N=6~8)■低质量(Y-N≤5)

肩关节的诊断学质量评估(QUADAS)

	Speer 1994[45]	Liu 1996[12]	Walch 1998[70]	Kim 1999[59]	Calis 2000[65]	Litaker 2000[13]	Kim 2001[58]
1. 病例谱是否包含了各种病例及易混淆的疾病病例?	U	Y	U	U	Y	Y	U
2. 研究对象的选择标准是否明确?	N	N	Y	N	Y	Y	U
3. 参考标准是否能准确区分有病无病状态?	Y	Y	U	Y	Y	Y	Y
4. 参考标准和待评价试验检测的间隔时间是否足够短,以避免出现疾病病情的变化?	Y	U	U	U	U	U	U
5. 是否所有的样本或随机选择的样本均接受了参考标准试验?	Y	Y	Y	Y	Y	Y	Y
6. 是否所有病例无论待评价试验的结果如何,都接受了相同的参考标准试验?	Y	Y	Y	Y	U	Y	Y
7. 参考标准试验是否独立于待评价试验(即待评价试验不包含在参考标准中)?	Y	Y	Y	Y	Y	Y	Y
8. 待评价试验的操作是否描述得足够清楚且可进行重复?	Y	Y	Y	Y	Y	Y	Y
9. 参考标准试验的操作是否描述得足够清楚且可进行重复?	U	N	U	N	Y	U	N
10. 待评价试验的结果判读是否是在不知晓参考标准试验结果的情况下进行的?	U	U	U	Y	U	Y	Y
11. 参考标准试验的结果判读是否是在不知晓待评价试验结果的情况下进行的?	U	U	U	Y	U	U	Y
12. 当解释试验结果时可获得的临床资料是否与实际应用中可获得的临床资料一致?	U	Y	U	U	U	Y	N
13. 是否报告了难以解释或中间状态的试验结果?	U	U	U	U	U	Y	U
14. 对退出研究的病例是否进行解释?	U	U	U	U	U	Y	U
质量总结分级	●	●	●	●	●	◆	●

Y=是,N=否,U=不确定,N/A=不适用。◆高质量(Y-N=9~11) ●一般质量(Y-N=6~8) ■低质量(Y-N≤5)

肩关节的诊断学质量评估(QUADAS)(续)

	Zaslav 2001[66]	McFarland 2002[51]	Stetson 2002[50]	Guanche 2003[33]	Holtby 2004[55]	Holtby 2004[69]	Walton 2004[75]	Kim 2005[57]	Park 2005[64]	Myers 2005[49]	Nakagawa 2005[34]
1. 病例谱是否包含了各种病例及易混淆的疾病病例?	U	U	U	U	Y	Y	Y	Y	Y	Y	Y
2. 研究对象的选择标准是否明确?	N	U	N	U	Y	Y	Y	Y	Y	U	Y
3. 参考标准是否能准确区分有病无病状态?	Y	Y	Y	Y	Y	Y	Y	Y	Y	Y	Y
4. 参考标准和待评价试验检测的间隔时间是否足够短,以避免出现疾病病情的变化?	U	Y	U	Y	U	U	U	U	Y	U	U
5. 是否所有的样本或随机选择的样本均接受了参考标准试验?	Y	Y	Y	Y	U	Y	Y	Y	Y	Y	Y
6. 是否所有病例无论待评价试验的结果如何,都接受了相同的参考标准试验?	Y	Y	Y	Y	U	Y	Y	Y	Y	Y	Y
7. 参考标准试验是否独立于待评价试验(即待评价试验不包含在参考标准中)?	Y	Y	Y	Y	U	Y	Y	Y	Y	Y	Y
8. 待评价试验的操作是否描述得足够清楚且可进行重复?	Y	Y	Y	N	N	N	Y	Y	Y	Y	N
9. 参考标准试验的操作是否描述得足够清楚且可进行重复?	Y	Y	Y	Y	Y	Y	Y	Y	Y	Y	N
10. 待评价试验的结果判读是否是在不知晓参考标准试验结果的情况下进行的?	Y	Y	Y	U	Y	Y	Y	Y	Y	Y	Y
11. 参考标准试验的结果判读是否是在不知晓待评价试验结果的情况下进行的?	U	U	U	U	U	Y	Y	Y	U	Y	Y
12. 当解释试验结果时可获得的临床资料是否与实际应用中可获得的临床资料一致?	Y	Y	Y	Y	Y	U	Y	U	Y	Y	U
13. 是否报告了难以解释或中间状态的试验结果?	U	U	U	U	U	U	U	U	Y	U	U
14. 对退出研究的病例是否进行解释?	U	Y	U	Y	U	U	Y	U	Y	Y	U
质量总结分级	●	◆	●	●	●	●	◆	◆	◆	◆	●

Y=是,N=否,U=不确定,N/A=不适用。◆高质量(Y-N=9~11)●一般质量(Y-N=6~8)■低质量(Y-N≤5)

肩关节的诊断学质量评估(QUADAS)(续)

	Barth 2006[73]	Bertelli 2006[74]	Parentis 2006[48]	Farber 2006[44]	Gill 2007[32]	Kim 2007[56]	Miller 2008[68]	Bushnell 2008[43]	Oh 2008[4]	Silva 2008[63]	Ebinger 2008[53]	Walsworth 2008[18]
1. 病例谱是否包含了各种病例及易混淆的疾病病例?	Y	U	Y	Y	U	Y	Y	Y	Y	Y	Y	Y
2. 研究对象的选择标准是否明确?	U	U	Y	N	Y	Y	Y	Y	Y	Y	U	U
3. 参考标准是否能准确区分有病无病状态?	Y	Y	Y	Y	Y	Y	Y	Y	Y	U	Y	Y
4. 参考标准和待评价试验检测的间隔时间是否足够短,以避免出现疾病病情的变化?	U	U	U	U	U	U	Y	U	Y	Y	Y	U
5. 是否所有的样本或随机选择的样本均接受了参考标准试验?	Y	Y	Y	Y	Y	Y	Y	Y	Y	Y	Y	Y
6. 是否所有病例无论待评价试验的结果如何,都接受了相同的参考标准试验?	Y	Y	Y	Y	Y	Y	Y	Y	Y	Y	Y	Y
7. 参考标准试验是否独立于待评价试验(即待评价试验不包含在参考标准中)?	Y	Y	Y	Y	Y	Y	Y	Y	Y	Y	Y	Y
8. 待评价试验的操作是否描述得足够清楚且可进行重复?	Y	Y	Y	Y	Y	Y	Y	Y	Y	Y	Y	Y
9. 参考标准试验的操作是否描述得足够清楚且可进行重复?	Y	Y	U	Y	Y	Y	Y	Y	Y	Y	Y	Y
10. 待评价试验的结果判读是否是在不知晓参考标准试验结果的情况下进行的?	Y	Y	Y	Y	Y	Y	Y	Y	Y	Y	Y	Y
11. 参考标准试验的结果判读是否是在不知晓待评价试验结果的情况下进行的?	U	U	U	U	U	U	Y	U	U	Y	U	Y
12. 当解释试验结果时可获得的临床资料是否与实际应用中可获得的临床资料一致?	U	U	Y	Y	Y	N	Y	Y	Y	Y	Y	Y
13. 是否报告了难以解释或中间状态的试验结果?	U	U	Y	U	Y	Y	U	U	U	U	U	Y
14. 对退出研究的病例是否进行解释?	U	U	U	U	Y	Y	Y	U	Y	Y	Y	Y
质量总结分级	●	●	◆	●	◆	◆	◆	◆	◆	◆	◆	◆

Y=是,N=否,U=不确定,N/A=不适用。◆高质量(Y-N=9~11)●一般质量(Y-N=6~8)■低质量(Y-N≤5)

肩关节的诊断学质量评估(QUADAS)(续)

	Michener 2009[60]	Carbone 2010[2]	Gillooly 2010[67]	Cook 2012[54]	Michener 2011[3]	Toprak 2013[31]	Salaffi 2010[76]	Bartsch 2010[71]	Yoon 2013[72]
1. 病例谱是否包含了各种病例及易混淆的疾病病例?	Y	Y	Y	Y	Y	Y	Y	Y	Y
2. 研究对象的选择标准是否明确?	Y	Y	Y	Y	Y	Y	Y	Y	Y
3. 参考标准是否能准确区分有病无病状态?	Y	Y	Y	Y	Y	U	Y	Y	Y
4. 参考标准和待评价试验检测的间隔时间是否足够短，以避免出现疾病病情的变化?	U	U	Y	Y	Y	Y	U	Y	Y
5. 是否所有的样本或随机选择的样本均接受了参考标准试验?	Y	Y	Y	Y	Y	Y	Y	Y	Y
6. 是否所有病例无论待评价试验的结果如何，都接受了相同的参考标准试验?	Y	N	Y	U	Y	Y	Y	Y	Y
7. 参考标准试验是否独立于待评价试验（即待评价试验不包含在参考标准中)?	Y	U	Y	Y	Y	Y	Y	Y	U
8. 待评价试验的操作是否描述得足够清楚且可进行重复?	Y	Y	Y	Y	Y	Y	Y	Y	Y
9. 参考标准试验的操作是否描述得足够清楚且可进行重复?	Y	Y	Y	Y	Y	Y	Y	Y	Y
10. 待评价试验的结果判读是否是在不知晓参考标准试验结果的情况下进行的?	Y	U	Y	Y	Y	Y	Y	Y	Y
11. 参考标准试验的结果判读是否是在不知晓待评价试验结果的情况下进行的?	Y	U	U	N	Y	Y	Y	U	U
12. 当解释试验结果时可获得的临床资料是否与实际应用中可获得的临床资料一致?	U	Y	Y	Y	Y	Y	Y	U	Y
13. 是否报告了难以解释或中间状态的试验结果?	Y	Y	Y	Y	Y	Y	N	Y	Y
14. 对退出研究的病例是否进行解释?	Y	Y	Y	Y	Y	Y	N	Y	Y
质量总结分级	◆	●	◆	◆	◆	◆	◆	◆	◆

Y=是，N=否，U=不确定，N/A=不适用。◆高质量(Y−N=9~11)●一般质量(Y−N=6~8)■低质量(Y−N≤5)

1. Lewis JS, Valentine RE. The pectoralis minor length test: a study of the intra-rater reliability and diagnostic accuracy in subjects with and without shoulder symptoms. *BMC Musculoskelet Disord*. 2007;8:64.
2. Carbone S, Gumina S, Vestri AR, Postacchini R. Coracoid pain test: a new clinical sign of shoulder adhesive capsulitis. *Int Orthop*. 2010;34(3):385-388.
3. Michener LA, Doukas WC, Murphy KP, Walsworth MK. Diagnostic accuracy of history and physical examination of superior labrum anterior-posterior lesions. *J Athl Train*. 2011;46(4):343-348.
4. Oh JH, Kim JY, Kim WS, et al. The evaluation of various physical examinations for the diagnosis of type II superior labrum anterior and posterior lesion. *Am J Sports Med*. 2008;36:353-359.
5. Norkin CC, Levangie PK. The shoulder complex. In: Joint Structure and Function: A Comprehensive Analysis. 2nd ed. Philadelphia: FA Davis; 1992: 240-261.
6. Inman VT, Saunders SJB, Abbott LC. Observations on the function of the shoulder joint. 1944. *Clin Orthop*. 1996;330:3-12.
7. Neumann DA. Shoulder complex. In: Kinesiology of Musculoskeletal System: Foundations for Physical Rehabilitation. St. Louis: Mosby; 2002:189-248.
8. Brody LT. Shoulder. In: Current Concepts of Orthopaedic Physical Therapy (11.2.6). La Crosse, Wisconsin: Orthopaedic Section, American Physical Therapy Association; 2001.
9. Michener LA, Walsworth MK, Burnet EN. Effectiveness of rehabilitation for patients with subacromial impingement syndrome: a systematic review. *J Hand Ther*. 2004;17:152-164.
10. Hartley A. Practical Joint Assessment. St Louis: Mosby; 1995.
11. Berg EE, Ciullo JV. A clinical test for superior glenoid labral or "SLAP" lesions. *Clin J Sport Med*. 1998;8: 121-123.
12. Liu SH, Henry MH, Nuccion SL. A prospective evaluation of a new physical examination in predicting glenoid labral tears. *Am J Sports Med*. 1996;24: 721-725.
13. Litaker D, Pioro M, El Bilbeisi H, et al. Returning to the bedside: using the history and physical examination to identify rotator cuff tears. *J Am Geriatr Soc*. 2000;48:1633-1637.
14. Cleland J, Durall CJ. Physical therapy for adhesive capsulitis. *Physiotherapy*. 2002;88:450-457.
15. Rayan GM, Jensen C. Thoracic outlet syndrome: provocative examination maneuvers in a typical population. *J Shoulder Elbow Surg*. 1995;4:113-117.
16. Winsor T, Brow R. Costoclavicular syndrome: its diagnosis and treatment. *JAMA*. 2004;196:109-111.
17. Wainner RS, Gill H. Diagnosis and nonoperative management of cervical radiculopathy. *J Orthop Sports Phys Ther*. 2000;30:728-744.
18. Walsworth MK, Doukas WC, Murphy KP, et al. Reliability and diagnostic accuracy of history and physical examination for diagnosing glenoid labral tears. *Am J Sports Med*. 2008;36:162-168.
19. Riddle DL, Rothstein JM, Lamb RL. Goniometric reliability in a clinical setting. Shoulder measurements. *Phys Ther*. 1987;67:668-673.
20. Terwee CB, de Winter AF, Scholten RJ, et al. Interobserver reproducibility of the visual estimation of range of motion of the shoulder. *Arch Phys Med Rehabil*. 2005;86:1356-1361.
21. Kolber MJ, Fuller C, Marshall J, et al. The reliability and concurrent validity of scapular plane shoulder elevation measurements using a digital inclinometer and goniometer. *Physiother Theory Pract*. 2012;28(2): 161-168.
22. Yang JL, Lin JJ. Reliability of function-related tests in patients with shoulder pathologies. *J Orthop Sports Phys Ther*. 2006;36:572-576.
23. Nomden JG, Slagers AJ, Bergman GJ, et al. Interobserver reliability of physical examination of shoulder girdle. *Man Ther*. 2009;14:152-159.
24. Wang SS, Normile SO, Lawshe BT. Reliability and smallest detectable change determination for serratus anterior muscle strength and endurance tests. *Physiother Theory Pract*. 2006;22:33-42.
25. Michener LA, Boardman ND, Pidcoe PE, Frith AM. Scapular muscle tests in subjects with shoulder pain and functional loss: reliability and construct validity. *Phys Ther*. 2005;85:1128-1138.
26. Dover G, Powers ME. Reliability of joint position sense and force-reproduction measures during internal and external rotation of the shoulder. *J Athl Train*. 2003;38:304-310.
27. Borstad JD, Mathiowetz KM, Minday LE, et al. Clinical measurement of posterior shoulder flexibility. *Man Ther*. 2007;12:386-389.
28. Struyf F, Meeus M, Fransen E, et al. Interrater and intrarater reliability of the pectoralis minor muscle length measurement in subjects with and without shoulder impingement symptoms. *Man Ther*. 2014; 19(4):294-298.
29. Borstad JD, Briggs MS. Reproducibility of a measurement for latissimus dorsi muscle length. *Physiother Theory Pract*. 2010;26(3):195-203.
30. Boyd EA, Torrance GM. Clinical measures of shoulder subluxation: their reliability. *Can J Public Health*. 1992;83(suppl 2):S24-S28.
31. Toprak U, Ustuner E, Ozer D, et al. Palpation tests versus impingement tests in Neer stage I and II subacromial impingement syndrome. *Knee Surg Sports Traumatol Arthrosc*. 2013;21(2):424-429.
32. Gill HS, El Rassi G, Bahk MS, et al. Physical examination for partial tears of the biceps tendon. *Am J Sports Med*. 2007;35:1334-1340.
33. Guanche CA, Jones DC. Clinical testing for tears of

the glenoid labrum. *Arthroscopy*. 2003;19:517-523.
34. Nakagawa S, Yoneda M, Hayashida K, et al. Forced shoulder abduction and elbow flexion test: a new simple clinical test to detect superior labral injury in the throwing shoulder. *Arthroscopy*. 2005;21: 1290-1295A.
35. Nijs J, Roussel N, Vermeulen K, et al. Scapular positioning in patients with shoulder pain: a study examining the reliability and clinical importance of 3 clinical tests. *Arch Phys Med Rehabil*. 2005;86: 1349-1355.
36. Odom CJ, Taylor AB, Hurd CE, et al. Measurement of scapular asymmetry and assessment of shoulder dysfunction using the Lateral Scapular Slide Test: a reliability and validity study. *Phys Ther*. 2001;81: 799-809.
37. Kibler WB, Uhl TL, Maddux JW, et al. Qualitative clinical evaluation of scapular dysfunction: a reliability study. *J Shoulder Elbow Surg*. 2002;11: 550-556.
38. Ha S, Kwon O, Weon J, et al. Reliability and validity of goniometric and photographic measurements of clavicular tilt angle. *Man Ther*. 2013;18(5):367-371.
39. Lewis JS, Valentine RE. Clinical measurement of the thoracic kyphosis. A study of the intra-rater reliability in subjects with and without shoulder pain. *BMC Musculoskelet Disord*. 2010;11:39.
40. Hanchard NC, Howe TE, Gilbert MM. Diagnosis of shoulder pain by history and selective tissue tension: agreement between assessors. *J Orthop Sports Phys Ther*. 2005;35:147-153.
41. de Winter AF, Jans MP, Scholten RJ, et al. Diagnostic classification of shoulder disorders: interobserver agreement and determinants of disagreement. *Ann Rheum Dis*. 1999;58:272-277.
42. Levy AS, Lintner S, Kenter K, et al. Intra- and interobserver reproducibility of the shoulder laxity examination. *Am J Sports Med*. 1999;27:460-463.
43. Bushnell BD, Creighton RA, Herring MM. The bony apprehension test for instability of the shoulder: a prospective pilot analysis. *Arthroscopy*. 2008;24: 974-982.
44. Farber AJ, Castillo R, Clough M, et al. Clinical assessment of three common tests for traumatic anterior shoulder instability. *J Bone Joint Surg Am*. 2006;88: 1467-1474.
45. Speer KP, Hannafin JA, Altchek DW, Warren RF. An evaluation of the shoulder relocation test. *Am J Sports Med*. 1994;22:177-183.
46. Cadogan A, Laslett M, Hing W, et al. Interexaminer reliability of orthopaedic special tests used in the assessment of shoulder pain. *Man Ther*. 2011;16(2): 131-135.
47. Hegedus EJ, Goode AP, Cook CE, et al. Which physical examination tests provide clinicians with the most value when examining the shoulder? Update of a systematic review with meta-analysis of individual tests. *Br J Sports Med*. 2012;46(14):964-978.
48. Parentis MA, Glousman RE, Mohr KS, et al. An evaluation of the provocative tests for superior labral anterior posterior lesions. *Am J Sports Med*. 2006; 34:265-268.
49. Myers TH, Zemanovic JR, Andrews JR. The resisted supination external rotation test: a new test for the diagnosis of superior labral anterior posterior lesions. *Am J Sports Med*. 2005;33:1315-1320.
50. Stetson WB, Templin K. The crank test, the O'Brien test, and routine magnetic resonance imaging scans in the diagnosis of labral tears. *Am J Sports Med*. 2002;30:806-809.
51. McFarland EG, Kim TK, Savino RM. Clinical assessment of three common tests for superior labral anterior-posterior lesions. *Am J Sports Med*. 2002;30: 810-815.
52. Hegedus EJ, Goode A, Campbell S, et al. Physical examination tests of the shoulder: a systematic review with meta-analysis of individual tests. *Br J Sports Med*. 2008;42:80-92, discussion 92.
53. Ebinger N, Magosch P, Lichtenberg S, Habermeyer P. A new SLAP test: the supine flexion resistance test. *Arthroscopy*. 2008;24:500-505.
54. Cook C, Beaty S, Kissenberth MJ, et al. Diagnostic accuracy of five orthopedic clinical tests for diagnosis of superior labrum anterior posterior (SLAP) lesions. *J Shoulder Elbow Surg*. 2012;21(1):13-22.
55. Holtby R, Razmjou H. Accuracy of the Speed's and Yergason's tests in detecting biceps pathology and SLAP lesions: comparison with arthroscopic findings. *Arthroscopy*. 2004;20:231-236.
56. Kim YS, Kim JM, Ha KY, et al. The passive compression test: a new clinical test for superior labral tears of the shoulder. *Am J Sports Med*. 2007;35: 1489-1494.
57. Kim SH, Park JS, Jeong WK, et al. The Kim test: a novel test for posteroinferior labral lesion of the shoulder—a comparison to the jerk test. *Am J Sports Med*. 2005;33:1188-1192.
58. Kim SH, Ha KI, Ahn JH, et al. Biceps load test II: a clinical test for SLAP lesions of the shoulder. *Arthroscopy*. 2001;17:160-164.
59. Kim SH, Ha KI, Han KY. Biceps load test: a clinical test for superior labrum anterior and posterior lesions in shoulders with recurrent anterior dislocations. *Am J Sports Med*. 1999;27:300-303.
60. Michener LA, Walsworth MK, Doukas WC, Murphy KP. Reliability and diagnostic accuracy of 5 physical examination tests and combination of tests for subacromial impingement. *Arch Phys Med Rehabil*. 2009;90(11):1898-1903.
61. Johansson K, Ivarson S. Intra- and interexaminer reliability of four manual shoulder maneuvers used to identify subacromial pain. *Man Ther*. 2009;14: 231-239.
62. Alqunaee M, Galvin R, Fahey T. Diagnostic accuracy

of clinical tests for subacromial impingement syndrome: a systematic review and meta-analysis. *Arch Phys Med Rehabil*. 2012;93(2):229-236.
63. Silva L, Andreu JL, Munoz P, et al. Accuracy of physical examination in subacromial impingement syndrome. *Rheumatology (Oxford)*. 2008;47:679-683.
64. Park HB, Yokota A, Gill HS, et al. Diagnostic accuracy of clinical tests for the different degrees of subacromial impingement syndrome. *J Bone Joint Surg Am*. 2005;87:1446-1455.
65. Calis M, Akgun K, Birtane M, et al. Diagnostic values of clinical diagnostic tests in subacromial impingement syndrome. *Ann Rheum Dis*. 2000;59:44-47.
66. Zaslav KR. Internal rotation resistance strength test: a new diagnostic test to differentiate intra-articular pathology from outlet (Neer) impingement syndrome in the shoulder. *J Shoulder Elbow Surg*. 2001; 10:23-27.
67. Gillooly JJ, Chidambaram R, Mok D. The lateral Jobe test: A more reliable method of diagnosing rotator cuff tears. *Int J Shoulder Surg*. 2010;4(2):41-43.
68. Miller CA, Forrester GA, Lewis JS. The validity of the lag signs in diagnosing full-thickness tears of the rotator cuff: a preliminary investigation. *Arch Phys Med Rehabil*. 2008;89:1162-1168.
69. Holtby R, Razmjou H. Validity of the supraspinatus test as a single clinical test in diagnosing patients with rotator cuff pathology. *J Orthop Sports Phys Ther*. 2004;34:194-200.
70. Walch G, Boulahia A, Calderone S, et al. The "dropping" and "hornblower's" signs in evaluation of rotator-cuff tears. *J Bone Joint Surg Br*. 1998;80: 624-628.
71. Bartsch M, Greiner S, Haas NP, Scheibel M. Diagnostic values of clinical tests for subscapularis lesions. *Knee Surg Sports Traumatol Arthrosc*. 2010;18(12): 1712-1717.
72. Yoon JP, Chung SW, Kim SH, Oh JH. Diagnostic value of four clinical tests for the evaluation of subscapularis integrity. *J Shoulder Elbow Surg*. 2013; 22(9):1186-1192.
73. Barth JR, Burkhart SS, De Beer JF. The bear-hug test: a new and sensitive test for diagnosing a subscapularis tear. *Arthroscopy*. 2006;22:1076-1084.
74. Bertelli JA, Ghizoni MF. Use of clinical signs and computed tomography myelography findings in detecting and excluding nerve root avulsion in complete brachial plexus palsy. *J Neurosurg*. 2006;105: 835-842.
75. Walton J, Mahajan S, Paxinos A, et al. Diagnostic values of tests for acromioclavicular joint pain. *J Bone Joint Surg Am*. 2004;86A:807-812.
76. Salaffi F, Ciapetti A, Carotti M, et al. Clinical value of single versus composite provocative clinical tests in the assessment of painful shoulder. *J Clin Rheumatol*. 2010;16(3):105-108.
77. Stratford PW, Binkley JM, Stratford DM. Development and initial validation of the upper extremity functional index. *Physiotherapy Canada*. 2001;53: 259-263.
78. Roy JS, MacDermid JC, Woodhouse LJ. Measuring shoulder function: a systematic review of four questionnaires. *Arthritis Rheum*. 2009;61:623-632.
79. Mintken PE, Glynn P, Cleland JA. Psychometric properties of the shortened Disabilities of the Arm, Shoulder, and Hand Questionnaire (QuickDASH) and Numeric Pain Rating Scale in patients with shoulder pain. *J Shoulder Elbow Surg*. 2009;18(6): 920-926.
80. Leggin BG, Michener LA, Shaffer MA, et al. The Penn shoulder score: reliability and validity. *J Orthop Sports Phys Ther*. 2006;36(3):138-151.
81. Li L, Liu X, Herr K. Postoperative pain intensity assessment: a comparison of four scales in Chinese adults. *Pain Med*. 2007;8:223-234.
82. Farrar JT, Berlin JA, Strom BL. Clinically important changes in acute pain outcome measures: a validation study. *J Pain Symptom Manage*. 2003;25:406-411.
83. Farrar JT, Portenoy RK, Berlin JA, et al. Defining the clinically important difference in pain outcome measures. *Pain*. 2000;88:287-294.

肘关节和前臂 第10章

临床总结与建议 528

解剖 529

骨 529

关节 530

韧带 531

肌肉 533

神经 536

病史 537

基于病史的初步诊断 537

体格检查试验 538

活动度 538

感觉末梢分类 540

肌力评估 540

特殊检查 541

干预措施 548

结果分析 549

附录 550

参考文献 552

病史	
问题	• 关于肘部疼痛的主诉知之甚少
体格检查	
活动度	• 肘关节屈曲、伸展、外旋和内旋活动度良好具有较高的可靠性
肌力评估	• 对于肱骨外上髁疼痛的患者作握力测试具有很高的检查者间可靠性
特殊检查	• 一般来说,很少有肘部的特殊检查被证实具有诊断效用 • 肘关节伸展试验具有较好的诊断效用,可用来排除骨或关节损伤(敏感性为 0.91~0.97,-LR=0.04~0.13) • 压力激发试验、屈曲试验、肩关节内旋试验和肘部 Tinel 征可用来确定是否存在肘管综合征 • 对于确定内侧副韧带撕裂,移动外翻应力试验比单纯外翻应力试验具有更高的诊断准确性 • 迄今为止,还没有研究证实内翻应力试验能用来确定是否存在外侧副韧带撕裂 • 当拉钩试验、前臂被动旋后试验、肱二头肌褶皱距离测量的结果均为阳性时,其对鉴别肱二头肌远端肌腱断裂具有 100%的敏感性和特异性

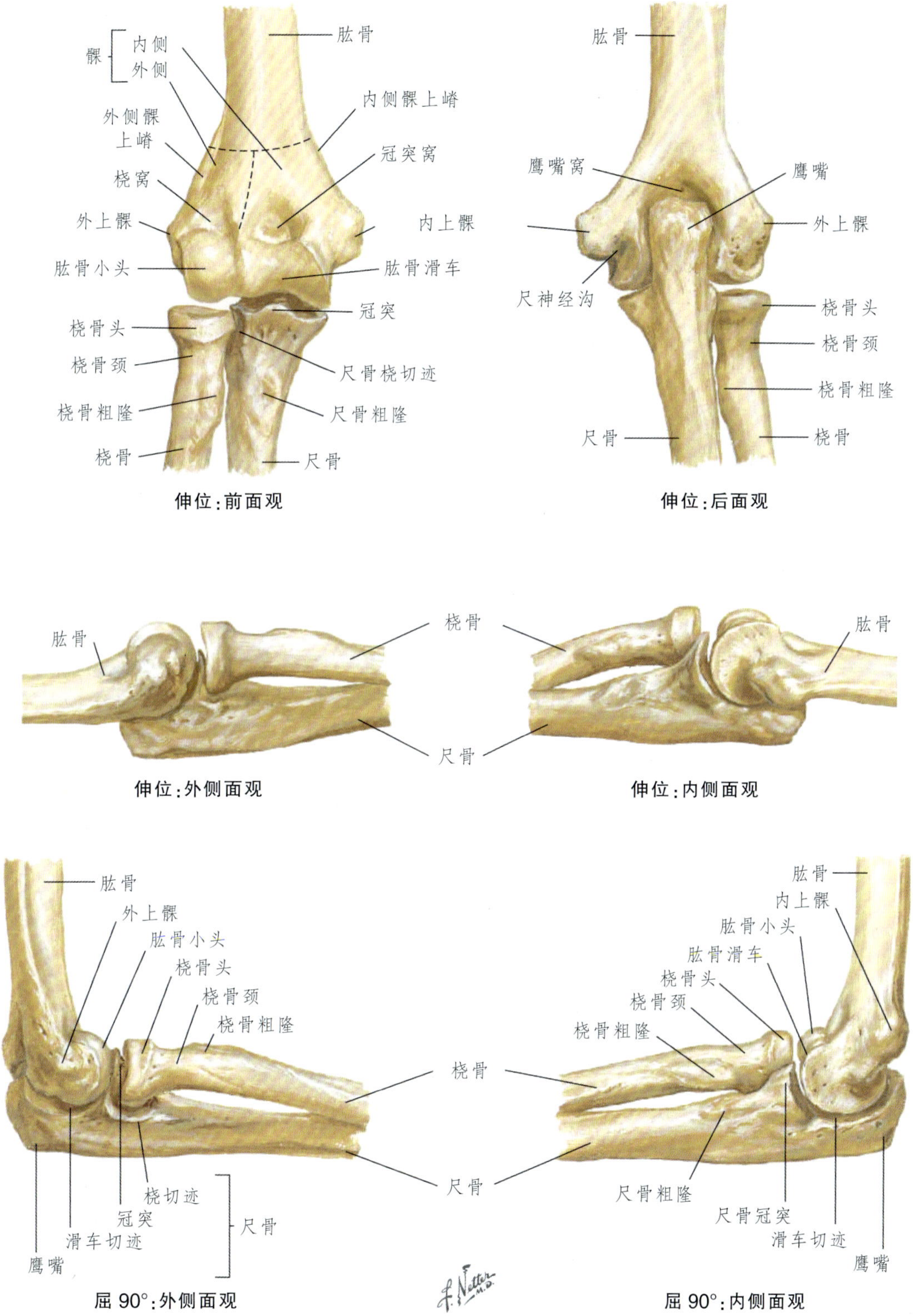

肱骨
髁
内侧
外侧
内侧髁上嵴
外侧髁
上嵴
冠突窝
桡窝
外上髁
内上髁
肱骨小头
肱骨滑车
冠突
桡骨头
桡骨颈
尺骨桡切迹
桡骨粗隆
尺骨粗隆
桡骨
尺骨
伸位：前面观
肱骨
鹰嘴窝
鹰嘴
外上髁
尺神经沟
桡骨头
桡骨颈
桡骨粗隆
尺骨
桡骨
伸位：后面观
肱骨
桡骨
肱骨
尺骨
伸位：外侧面观
伸位：内侧面观
肱骨
外上髁
肱骨小头
桡骨头
桡骨颈
桡骨粗隆
桡切迹
冠突
滑车切迹
鹰嘴
尺骨
桡骨
尺骨
肱骨
内上髁
肱骨小头
肱骨滑车
桡骨头
桡骨颈
桡骨粗隆
尺骨粗隆
尺骨冠突
滑车切迹
鹰嘴
屈 90°：外侧面观
屈 90°：内侧面观

图 10–1 肘部骨。

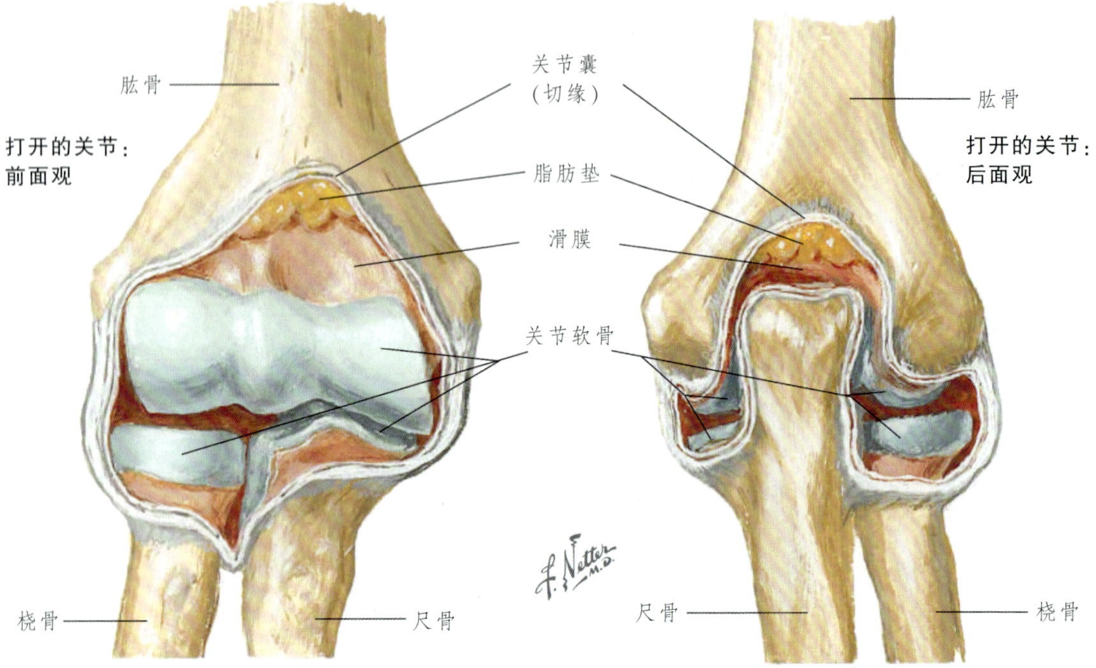

图 10-2 打开的肘关节前面观和后面观。

关节	类型和分类	紧张位	关节囊形态
肱尺关节	滑膜关节：屈戌关节	伸肘	屈曲受限多于伸展
肱桡关节	滑膜关节：髁状关节	0°屈曲，5°旋后	屈曲受限多于伸展
近端尺桡关节	滑膜关节：滑车关节	5°旋后	旋前=旋后
远端尺桡关节	滑膜关节：滑车关节	5°旋后	旋前=旋后

肘部

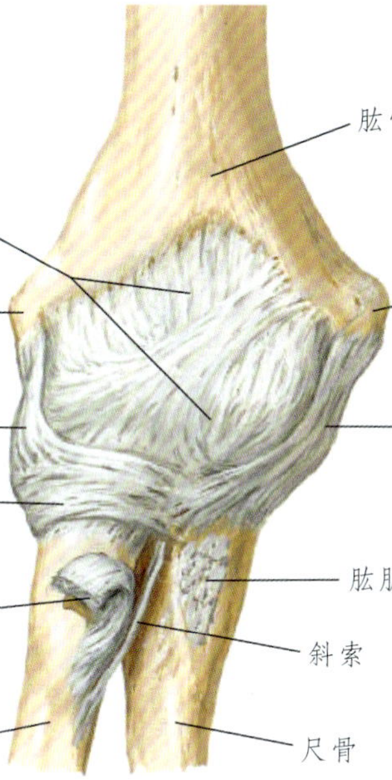

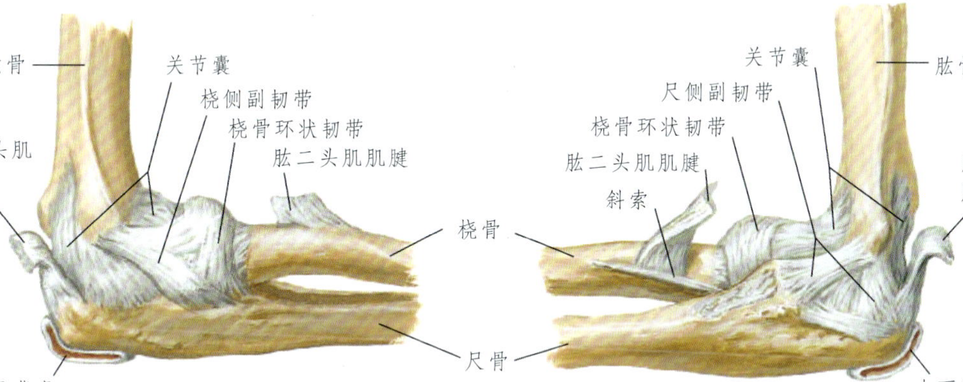

图 10–3 肘部韧带。

韧带	附着点	功能
桡侧副韧带	连接肱骨外上髁与桡骨环状韧带	抵抗内翻应力
桡骨环状韧带	尺骨冠突，围绕桡骨头至尺骨桡切迹外侧缘	将桡骨头固定于尺骨桡切迹并允许前臂外旋和内旋
尺侧副韧带	连接肱骨内上髁和尺骨冠突及尺骨鹰嘴	抵抗外翻应力

前臂

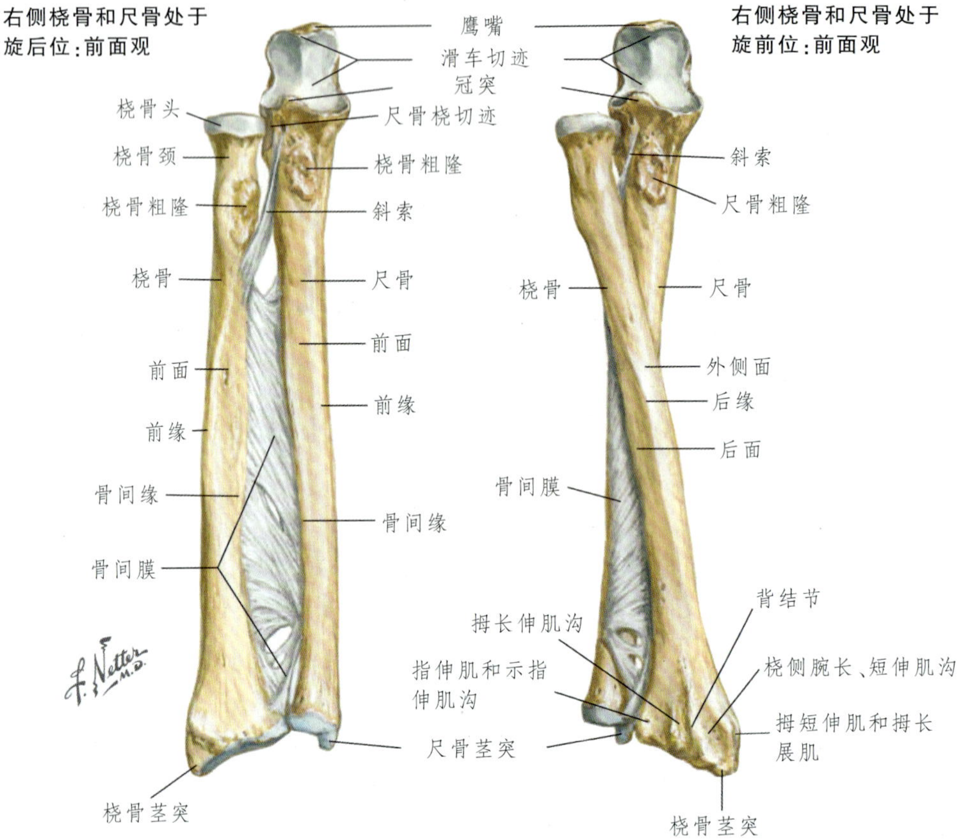

图 10-4 前臂韧带。

韧带	附着点	功能
斜索	起于尺骨粗隆，止于远端桡骨粗隆	将桡骨的力转移到尺骨，增强尺骨近端到桡骨的力量
骨间膜	连接尺骨外侧缘和桡骨内侧缘	将桡骨的力转移到尺骨，增强尺骨近端到桡骨的力量

前臂肌肉前面观和后面观

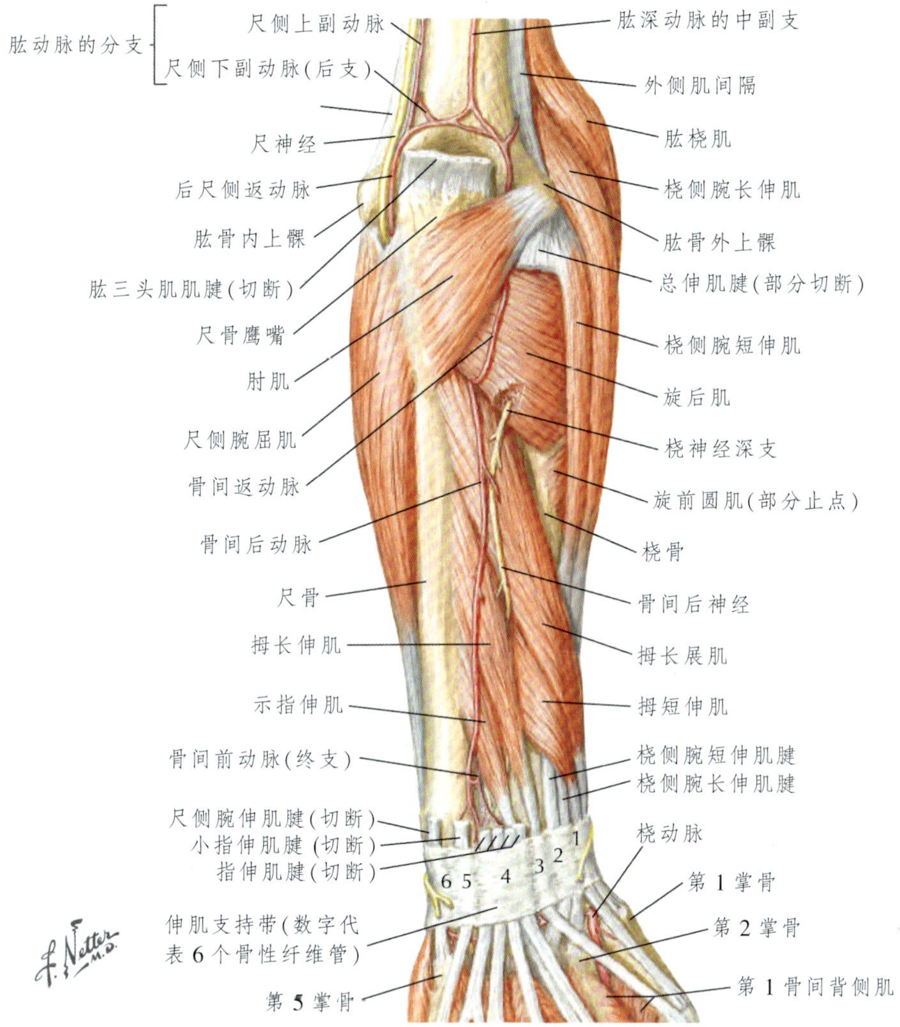

图 10–5　前臂肌肉:后面观。

肌肉	近端附着点	远端附着点	神经及支配节段	功能
肱三头肌(长头)	肩胛骨的盂下结节	尺骨鹰嘴	桡神经(C6,C7,C8)	伸肘
肱三头肌(外侧头)	肱骨后桡神经沟上方的骨面			
肱三头肌(内侧头)	肱骨后桡神经沟下方的骨面			
肘肌	肱骨外上髁	尺骨后上面	桡神经(C7,C8,T1)	辅助伸肘, 维持肘关节稳定性

前臂肌肉前面观和后面观

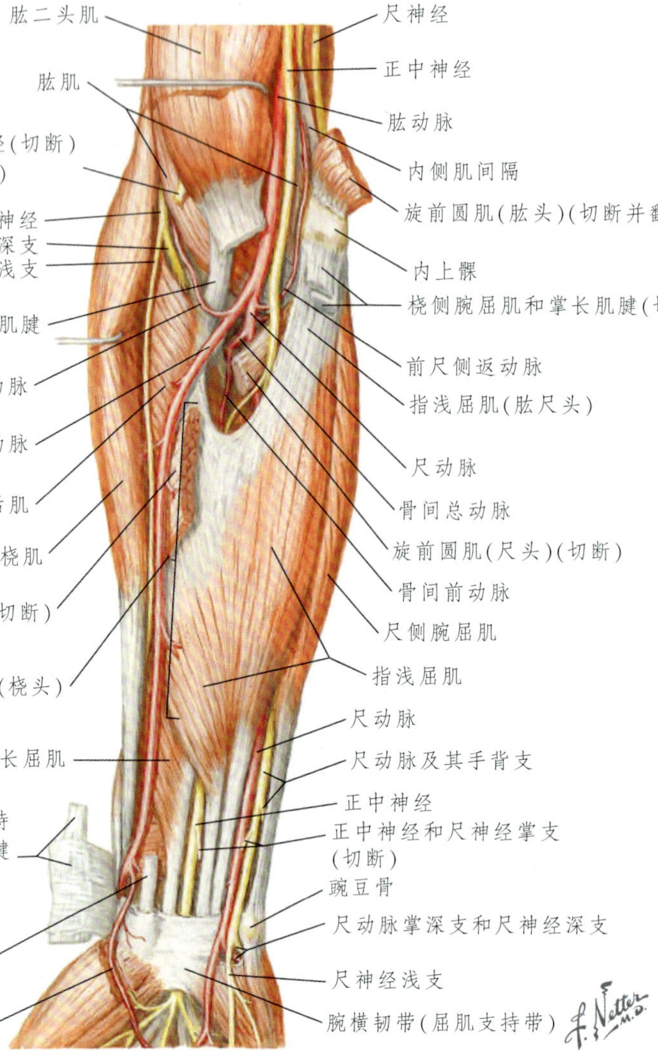

图 10-6 前臂肌肉:前面观。

肌肉	近端附着点	远端附着点	神经及支配节段	功能
肱二头肌(短头)	肩胛骨喙突	桡骨粗隆和前臂筋膜	肌皮神经(C5,C6)	前臂旋前和屈肘
肱二头肌(长头)	肩胛骨盂上结节			屈曲和外展肩关节、前臂旋后、屈肘
肱肌	肱骨远端	尺骨冠突和尺骨粗隆	肌皮神经(C5,C6)	屈肘

前臂的旋前和旋后

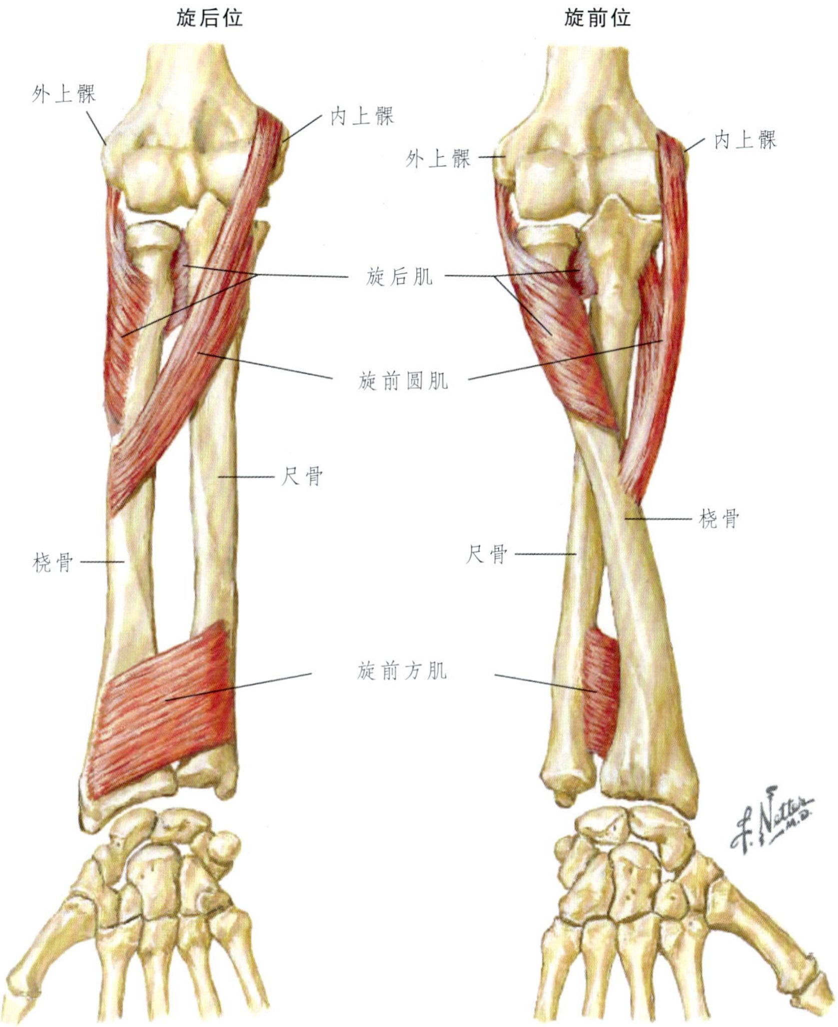

图 10-7 前臂肌肉:旋转的桡骨。

肌肉	近端附着点	远端附着点	神经及支配节段	功能
旋后肌	肱骨外上髁、旋后窝、尺骨嵴	桡骨近端	桡神经深支(C5,C6)	前臂旋后
旋前圆肌	肱骨内上髁和尺骨冠突	桡骨外侧而	正中神经(C6,C7)	前臂旋前和屈肘
旋前方肌	尺骨远端前面	桡骨远端前面	骨间前神经(C8,T1)	前臂旋前

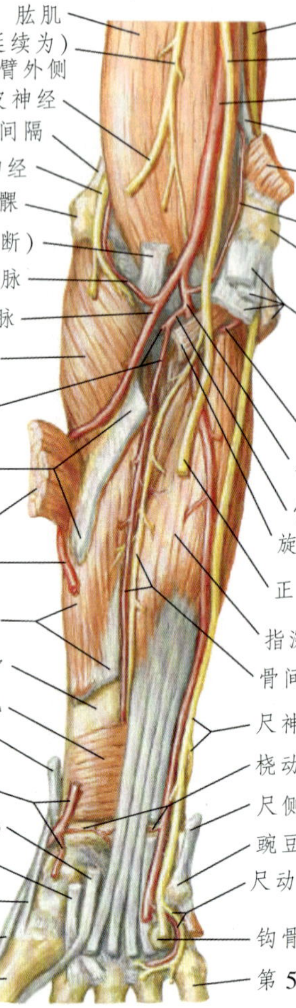

图 10-8 前臂神经:前面观。

神经	支配节段	感觉支配	运动支配
肌皮神经	C5,C6,C7	前臂外侧皮神经	喙肱肌、肱二头肌、肱肌
前臂外侧皮神经	C5,C6,C7	前臂外侧	无
正中神经	C6,C7,C8,T1	拇指、示指、中指和无名指桡侧半掌面皮肤,示指、中指和无名指桡侧中、末节指骨背面的皮肤	桡侧腕屈肌、指浅屈肌、指深屈肌、拇长屈肌外侧1/2、旋前方肌、旋前圆肌、大部分鱼际肌、蚓状肌外侧
前骨间神经	C6,C7,C8,T1	无	指深屈肌、拇长屈肌、旋前方肌
尺神经	C7,C8,T1	内侧手掌,包括第4指内侧1/2	尺侧腕屈肌、指深屈肌内侧1/2、大多数手掌内的小肌肉
桡神经	C5,C6,C7,C8,T1	前臂后方	肱三头肌、肘肌、肱桡肌、前臂伸肌
后骨间神经	C5,C6,C7,C8,T1	无	拇长展肌、拇短伸肌和拇长伸肌、指总伸肌、示指伸肌、小指伸肌

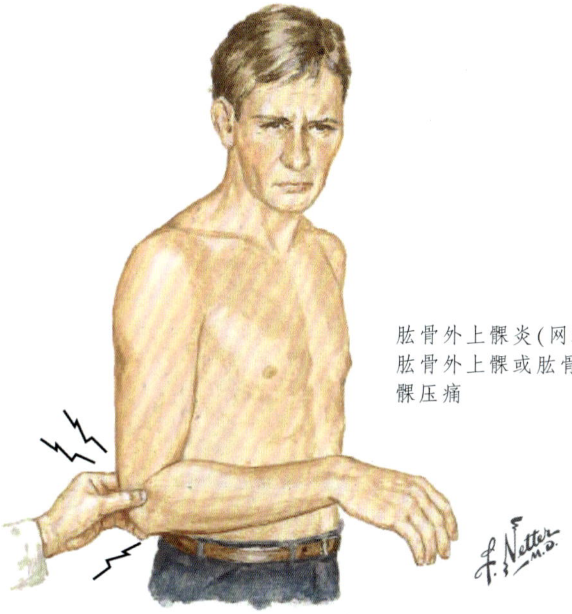

图 10-9 触诊肱骨外上髁。

病史	初步诊断
握持东西时肘外侧感觉疼痛	可能是外上髁炎[1-4] 可能是桡管综合征[5-7]
手腕屈曲和内旋时肘内侧疼痛	可能是内上髁炎[8,9]
尺神经远端分布区域至肘部的麻木、刺痛	可能是肘管综合征[9,10]
肘部和前臂前面疼痛并且在手腕屈曲、肘屈曲、前臂旋前时加重	可能是旋前肌综合征[11]
在主动拿取东西时感到疼痛或拿取不稳	可能是旋转不稳定[11]
肘部过伸时肘前部疼痛	可能是外翻过伸综合征[11]

屈肘和伸肘测量的可靠性

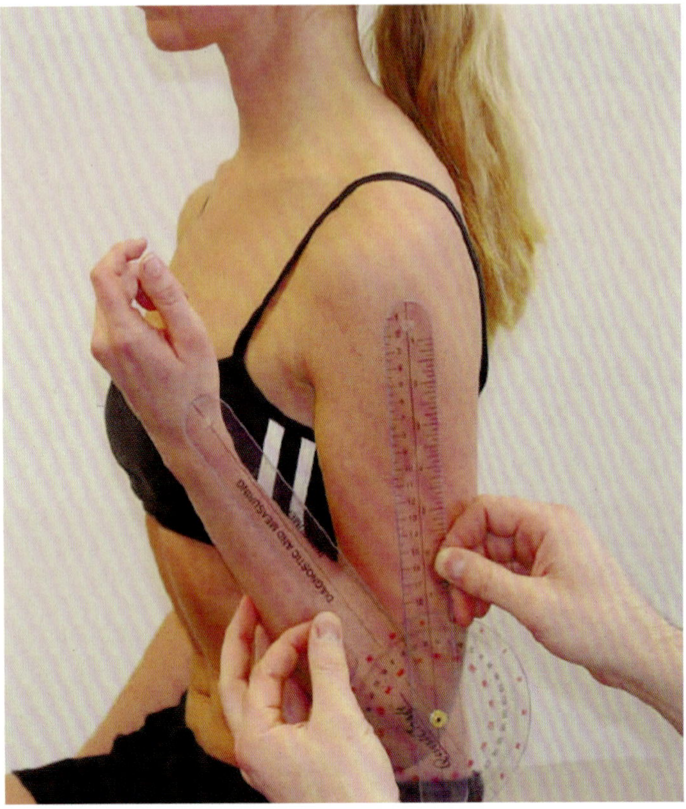

图 10–10　屈肘测量。

试验与研究质量	器械	人群	ICC 可靠性	
			检查者本身	检查者之间
屈肘主动活动度(AROM)[12] ◆	12 英寸金属测角仪	24 例接受物理治疗适于进行肘关节活动度测量的患者	0.94	0.89
	10 英寸塑料测角仪		0.97	0.96
	6 英寸塑料测角仪		0.96	0.90
伸肘 AROM[12] ◆	12 英寸金属测角仪		0.86	0.96
	10 英寸塑料测角仪		0.96	0.94
	6 英寸塑料测角仪		0.99	0.93
屈肘 AROM[13] ●	通用标准测角仪	38 例肘部、前臂、腕部因外伤接受过手术治疗的患者	0.55~0.98	0.58~0.62
伸肘 AROM[13] ●			0.45~0.98	0.58~0.87
屈肘 AROM[14] ◆	通用塑料测角仪	30 例健康测试者	未报道	0.53
	液体式泡沫测斜仪		未报道	0.92

前臂旋前和旋后测量的可靠性

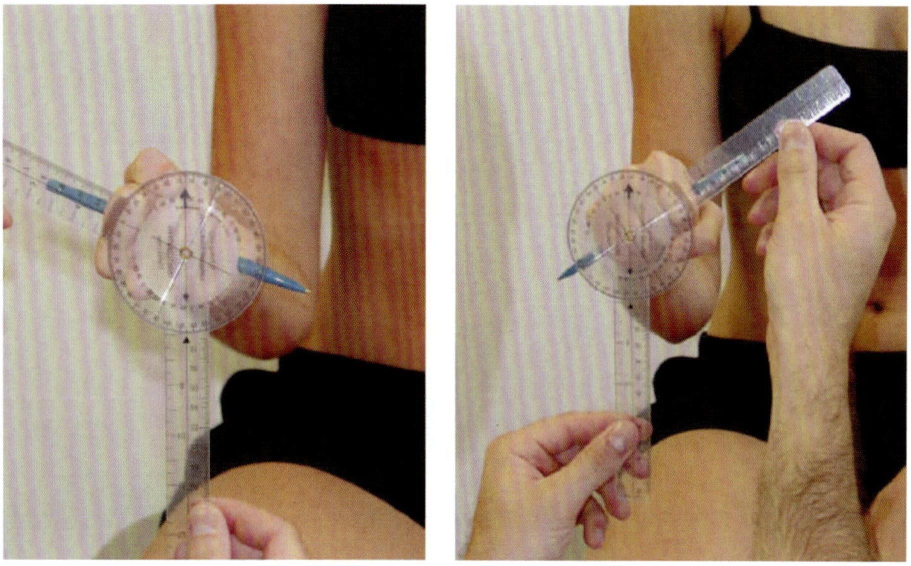

前臂旋后测量　　　　前臂旋前测量

图 10-11　前臂旋前和旋后的测量。

试验与研究质量		器械	人群		ICC 可靠性	
					检查者本身	检查者之间
主动活动度 (AROM)[13] ●	旋后	通用标准测角仪	38 例肘部、前臂、腕部伤后行外科手术治疗的患者		0.96~0.99	0.90~0.93
	旋前				0.96~0.99	0.83~0.86
主动活动度 (AROM)[15] ●	旋后	14.5cm 塑料测角仪	40 例受试者，包含 20 例受伤患者和 20 例未受伤受试者	受伤	0.98	0.96
				未受伤	0.96	0.94
	旋前			受伤	0.95~0.97	0.95
				未受伤	0.86~0.98	0.92
	旋后	铅垂线测角仪：14.5cm 单臂塑料测角仪和到它 360° 中心的铅垂线，该铅垂线可用作测量的第二臂		受伤	0.98	0.96
				未受伤	0.94~0.98	0.96
	旋前			受伤	0.96~0.98	0.92
				未受伤	0.95~0.97	0.91
旋前、旋后 AROM[16] ●		8 英寸钢式测角仪	31 例无症状受试者		0.81~0.97	未报道
被动活动度 (PROM)[17] ◆	旋后	铅垂线测角仪	30 例行手部手术的患者		0.95	未报道
	旋前				0.87	未报道
	旋后	标准测角仪			0.95	未报道
	旋前				0.79	未报道

肘关节屈曲和伸展时终末感觉分类的可靠性

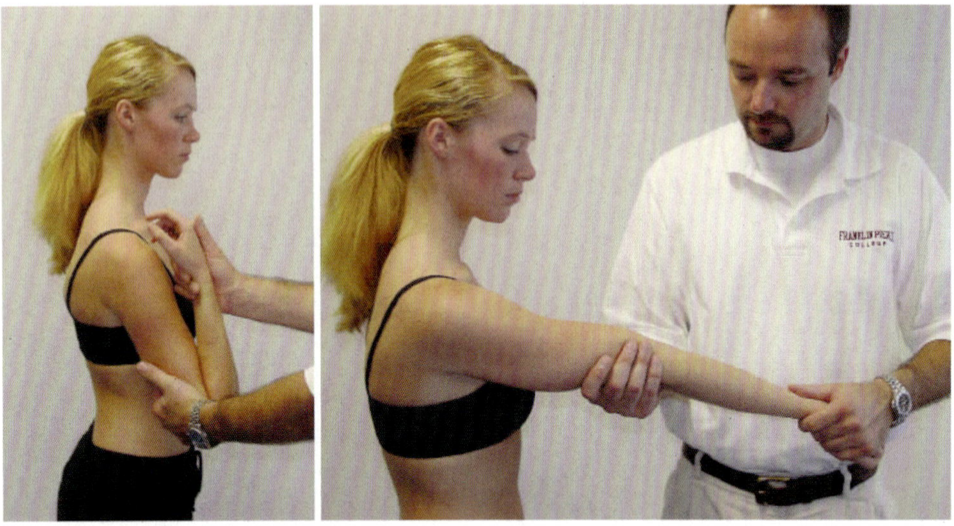

屈肘终末感觉评估　　伸肘终末感觉评估

图 10–12　肘关节屈曲和伸展时终末感觉的评估。

试验与研究质量	描述与阳性结果	人群	检查者间可靠性
屈曲/伸展[18] ◆	患者取站立位，检查者一手固定肱骨，另一手维持前臂于中立位，检查者屈曲或伸展肘关节并评估末端感觉。末端感觉分为"近似软组织"、"肌肉"、"软骨"、"关节囊"或"韧带"	20例无症状受试者	屈曲 κ=0.40 伸展 κ=0.73

肌力评估

外上髁痛患者行握力试验的可靠性

试验与研究质量	描述	人群	检查者间可靠性
无痛握力试验[19] ●	患者取站立位，肘关节伸直，前臂于中立位，患者挤压测力计直至感觉不适	50例临床检查诊断为一侧外上髁痛的患者	ICC=0.97
最大握力试验[19] ●	姿势同上，但患者需尽力挤压测力计		ICC=0.98

骨或关节损伤的指征

试验与研究质量	描述	阳性结果	人群	参考标准	敏感性(95%CI)	特异性(95%CI)	+LR	–LR
伸肘试验[20] ◆	患者坐位，手臂旋后，肩关节屈曲 90°，然后伸展双侧肘关节	如果参与测试的肘关节比对侧延展性差，则为阳性	2127 例到急诊科就诊的成人和儿童患者	影像学评估和(或) 7~10 天的电话随访	96.8 (95.0, 98.2)	48.5 (45.6, 51.4)	1.88 (1.78, 1.99)	0.06 (0.04, 0.10)
伸肘试验[21] ●	患者仰卧位，完全伸展肘关节	如果患者不能将肘关节完全伸展，则为阳性	114 例患有急性肘关节损伤的患者	影像学评估	0.97	0.69	3.13	0.04
伸肘试验[22] ●	患者站立位，动作同上	同上	100 例因肘关节损伤到急诊科就诊的患者	同上	0.91 (0.81, 1.0)	0.70 (0.61, 0.78)	3.03	0.13
伸肘试验[23] ◆	患者仰卧位或者坐位，主动伸展肘关节至最大位置(关节自锁)	如果患者无法完全伸展肘关节，则为阳性	113 例因肘关节损伤到急诊科就诊的患者	影像学评估	1.0 (0.93, 1.0)	1.0 (0.94, 1.0)	未定义	0
屈肘试验[23] ◆	患者仰卧位或者坐位，主动屈曲肘关节至少 90°				0.64 (0.50, 0.69)	1.0 (0.94, 1.0)	未定义	0.36
肘关节旋前试验[23] ◆	患者仰卧位或者坐位，主动从解剖位置旋前肘关节至最大位置				0.34 (0.22, 0.48)	1.0 (0.94, 1.0)	未定义	0.66
肘关节旋后试验[23] ◆	患者仰卧位或者坐位，主动从解剖位置旋后肘关节至最大位置				0.43 (0.30, 0.58)	0.97 (0.89, 1.0)	14.3	0.59

肘管综合征检测

试验与研究质量	描述	阳性结果	人群	参考标准	敏感性	特异性	+LR	-LR
肩关节内旋试验[24] ●	患者肩关节外展90°，最大内旋，前屈10°；肘关节屈曲90°；前臂和腕关节位于中立位；手指伸展，维持该姿势10秒	如果在尺神经分布区域患者出现症状，则为阳性	93例受试者，其中25例肘管综合征患者，14例排除肘管综合征外的颈椎或者上肢其他神经病变患者，54例无症状受试者	电反应诊断为肘管综合征	0.80	1.00	未定义	0.20
屈曲试验[25] ●	患者肩关节置于自然解剖位置；肘关节置于最大屈曲位。前臂完全旋后，腕关节伸直。维持该姿势10秒				0.60	1.00	未定义	0.40
屈曲试验[26] ●	患者肘部维持在最大屈曲位，前臂完全旋后，腕保持在中间位，维持该姿势60秒	如果在尺神经分布区域患者出现症状，则为阳性	55例受试者，32例为肘管综合征，33例为无症状受试者	电反应诊断为肘管综合征	0.75	0.99	75	0.25
加压激发试验[26] ●	患者肘部屈曲20°，前臂旋后，检查者在肘管附近对尺神经施加压力60秒	同上			0.89	0.98	44.5	0.11
加压和屈曲联合激发试验[26] ●	患者的手臂处于最大屈肘位和前臂旋后位。检查者在肘管附近对尺神经施加压力，压力保持60秒	同上			0.98	0.95	19.6	0.02
Tinel征[26] ●	检查者在肘管附近对尺神经轻拍4~6下	如果在尺神经分布区域患者出现刺痛感，则为阳性			0.70	0.98	35	0.31

肘管综合征检测(续)

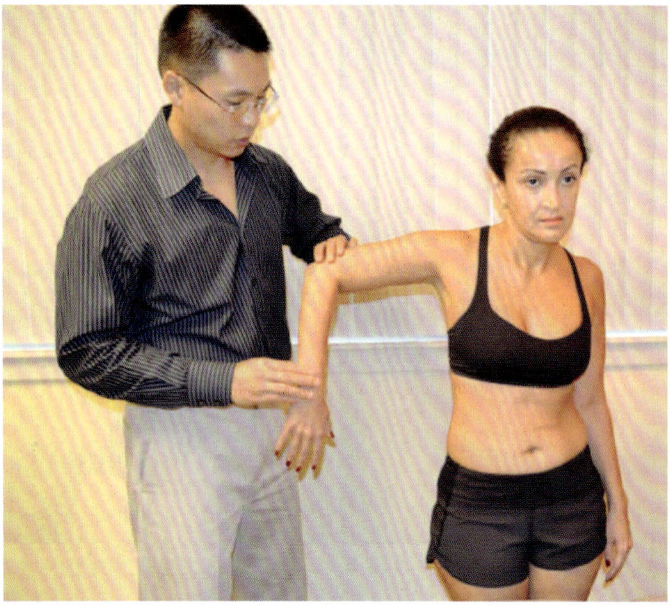

图 10-13 肩关节内旋试验。

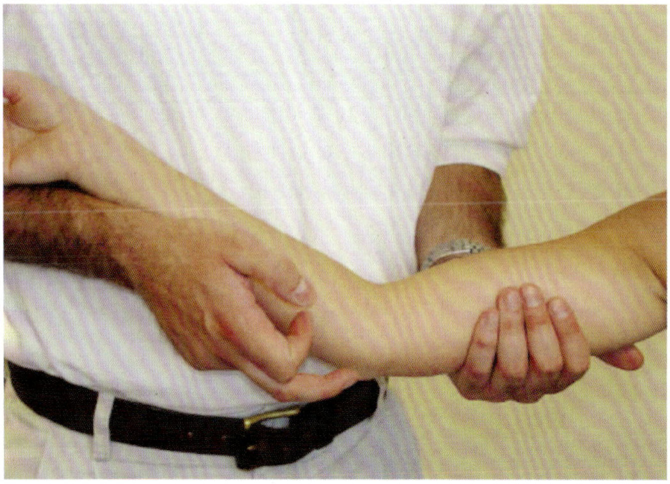

图 10-14 Tinel 征。

内侧副韧带撕裂检测

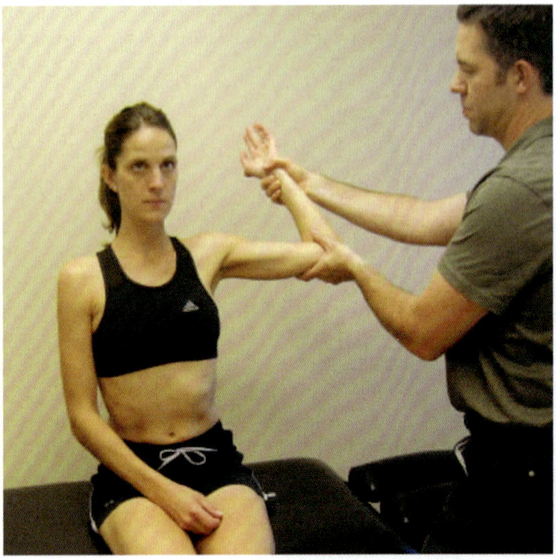
与肩关节成90°角外展全外旋，临床医生最大限度弯曲患者的肘部，同时施加外翻力

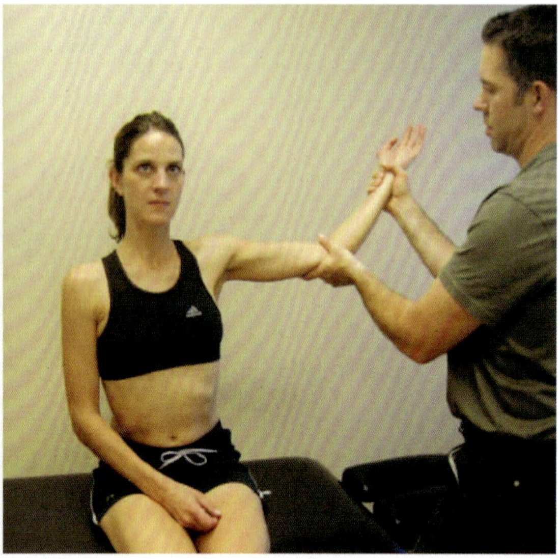
临床医生快速地伸展患者的肘部

图 10-15 移动外翻应力试验。

试验与研究质量	描述	阳性结果	人群	参考标准	敏感性	特异性	+LR	-LR
移动外翻应力试验[27] ◆	患者肩部以最大外旋外展90°，医生最大限度弯曲患者肘部，同时施加外翻压力，然后迅速将手肘展开至30°	若患者在屈肘120°到70°间感到中重度肘部疼痛，考虑试验阳性	21例慢性内侧副韧带损伤患者	手术中所见	1.0 (0.81, 1.0)	0.75 (0.19, 0.99)	4.0 (0.73, 21.8)	0.04 (0, 0.72)
屈肘30°、60°、70°、90°时的外翻应力试验[27] ◆	屈肘30°、60°、70°、90°时对肘部施加外翻应力试验	若医生确定活动松弛或患者自述疼痛，考虑试验阳性	21例慢性内侧副韧带损伤患者	手术中所见	疼痛 0.65 (0.38, 0.86) 松弛 0.19 (0.04, 0.46)	疼痛 0.50 (0.70, 0.93) 松弛 1.0 (0.40, 1.0)	疼痛 1.3 松弛 未定义	疼痛 0.70 松弛 0.81

肱二头肌肌腱远端完全断裂检测

试验与研究质量	描述	阳性结果	人群	参考标准	敏感性	特异性	+LR	–LR
肱二头肌肌腱挤压试验[28] ◆	患者坐位，前臂置于膝盖上，肘关节屈曲 60°~80°，前臂轻轻旋前。检查者以双手用力压迫肱二头肌（一只手围绕肌腹，另一只手置于远端腱腹移行处）	压迫肱二头肌时，前臂不能旋后	25 例可疑肱二头肌肌腱远端损伤的患者	术中所见或者 MRI 诊断	0.96	1.0	未定义	0.04
肱二头肌腱膜屈曲试验[25] ◆	患者握拳，主动屈腕，前臂旋后。维持腕关节和手的屈曲位，嘱患者屈肘 75°。检查者触诊肘窝内侧尖薄的肱二头肌腱膜边缘	肘窝的腱膜内侧无尖薄的腱膜边缘	17 例可疑肱二头肌肌腱远端损伤的患者	术中所见	1.0	0.90	10	0

肱二头肌肌腱远端完全断裂检测(续)

试验与研究质量	描述	阳性结果	人群	参考标准	敏感性	特异性	+LR	-LR
拉钩试验[29] ◆	检查者用示指触诊患者屈曲的肘部,从肘前窝的外侧试图"钩"肱二头肌远端的肌腱	没有弓弦感觉的结构可以供检查者"钩"住手指	48例可疑肱二头肌远端肌腱损伤的患者	术中所见和(或)MRI诊断	0.81	1.0	未定义	0.19
前臂被动旋前试验[29] ◆	检查者被动运动患者前臂,从旋后位移至旋前位	缺少可见和可触及的近端到远端的肱二头肌肌腹的运动			0.09	1.0	未定义	0.91
肱二头肌褶皱距离测量[29] ◆	测量肘窝前方皱褶和肱二头肌肌腹下方隆起部分下极之间的距离	肱二头肌皱褶距离 > 6cm			0.88	0.50	1.76	0.24
拉钩试验 + 前臂被动旋前试验 + 肱二头肌褶皱距离测量[29] ◆	同上面每项试验的描述	同上面每项试验的描述			1.0	1.0	未定义	0

肱二头肌肌腱远端完全断裂检测(续)

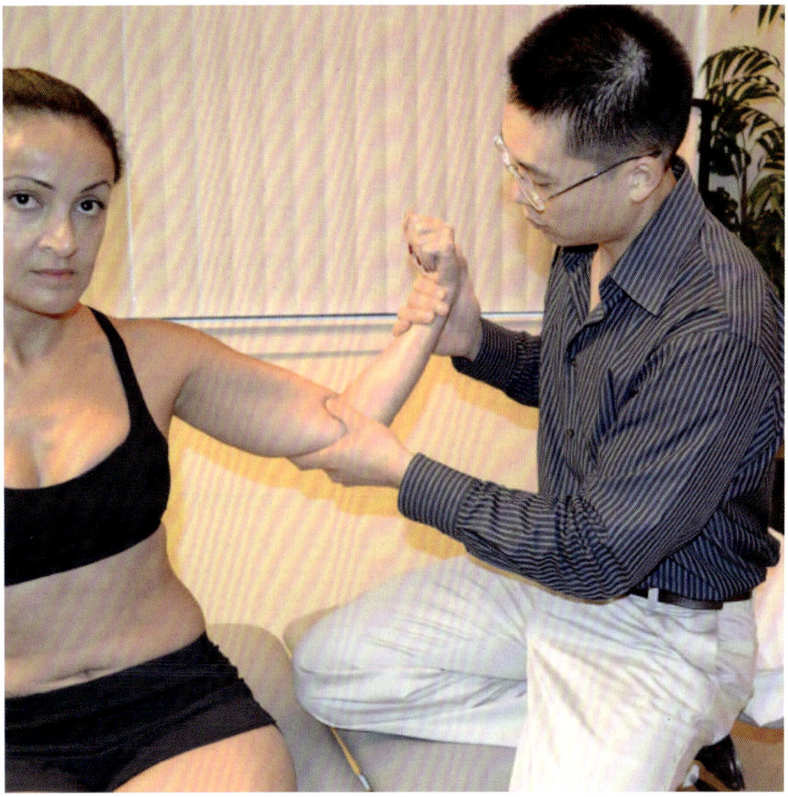

图 10-16　肱二头肌腱膜屈曲试验。

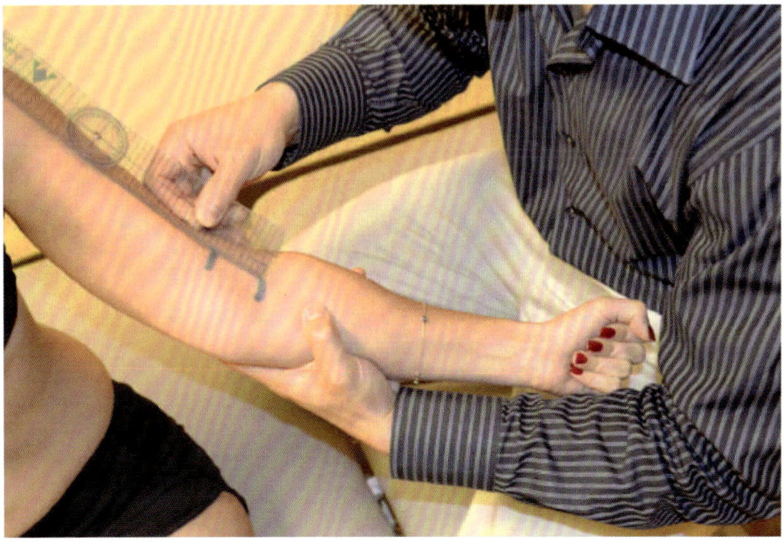

图 10-17　肱二头肌褶皱距离测量。

病史及体格检查结果对于预测患有外上髁痛患者通过运动和锻炼获得良好短期作用的诊断效用

Vicenzino 及其同事[30]发现了一种初步的临床预测准则以鉴别那些有可能从运动和锻炼中获益的外上髁痛患者。

试验与研究质量	人群	参考标准	敏感性	特异性	+LR
年龄<49 岁[30]	62 例患有外上髁痛的患者	患者获得全面改善、大大改善或完全恢复	0.61(0.46,0.74)	0.77(0.46,0.94)	2.6(0.96,7.3)
受影响但无痛的握力>112N[30]			0.53(0.38,0.67)	0.77(0.46,0.93)	2.3(0.82,6.4)
不受影响且无痛的握力<336N[30]			0.49(0.35,0.63)	0.77(0.46,0.94)	2.1(0.76,6.0)
运动幅度大于 25%无痛的握力变化[30]			0.75(0.58,0.87)	0.5(0.78,2.9)	1.5(0.78,2.9)

以下 3 项指标为临床预测准则：

1.<49 岁。

2.受影响但无痛的握力>112N。

3.不受影响且无痛的握力<336N。

临床预测准则的诊断准确性			
编号	敏感性	特异性	+LR
3	0.01(0.03,0.20)	1.0(0.70,1.0)	未定义
2	0.57(0.42,0.71)	0.85(0.54,0.97)	3.7(1.0,13.6)
1	0.98(0.88,0.99)	0.46(0.20,0.74)	1.8(1.1,3.0)

结果分析	评分及解读	重测可靠性	MCID
上肢功能指数	要求参与者评估完成20项功能任务的难度，并使用李克特量表进行评分，0分表示不能或极困难完成指定动作，4分表示完成动作没有困难。总分为80分，将每项得分加起来得到0~80的分数，分数越低表示运动障碍越严重	ICC=0.95[31] ●	未报道；MDC=9.1[31]
患者网球肘的评估	要求参加者用2个评分量表评估他们的疼痛及功能级别。疼痛表包括5项问题，每项评分为0~10分(0=无疼痛，10=极度疼痛)。5项总分则为疼痛评分，最高50分，分数越高表明疼痛级别越高。功能表有10项，每项评分为0~10分 (0=无难度，10=不能完成)，10项总分除以2则为功能评分，最高50分，分数越高表示运动障碍越严重。总分(<100分)为疼痛评分加上功能评分	疼痛 ICC=0.89~0.99[32-34] ● 功能 ICC=0.83~0.99[32-34] ● 总 ICC=0.89~0.99[32-34] ●	未报道
数字疼痛分级(NPRS)	参与者用11个级点(0~10)评估疼痛级别，疼痛越激烈，分数越高。通常可以问“现在的疼痛程度”，过去24小时中“最轻”、“最重”和“平均”的疼痛程度	ICC=0.72[35] ●	2[36,37]

ICC，内部相关系数；MDC，最小可测改变；MCID，最小临床重要差异值。

肘关节和前臂的可靠性研究认可度(QAREL)

	Rothstein 1983[12]	Armstrong 1998[13]	Petherick 1998[14]	Karagiannopoulos 2003[15]	Gajdosik 2001[16]	Flowers 2001[17]	Patla 1993[18]	Smidt 2002[19]	Stratford 2001[31]	Newcomer 2005[33]	Overend 1999[34]	Li 2007[35]	Leung 2004[32]
1. 研究样本是否代表作者计划将试验应用的目标人群?	Y	Y	Y	Y	Y	Y	Y	Y	Y	Y	Y	Y	Y
2. 研究评估者是否能代表作者想要将该试验应用的对象?	Y	Y	Y	Y	Y	Y	Y	Y	Y	Y	Y	Y	Y
3. 研究中,研究者之间对研究结果是盲的吗?	Y	Y	Y	Y	N/A	N/A	Y	Y	U	U	U	N/A	U
4. 研究者在评估过程中,对其前期研究结果是盲的吗?	Y	N	Y	N	Y	Y	Y	N	U	U	U	N	U
5. 研究者对所评估的目标疾病(或变量)的参考标准是盲的吗?	N/A	N/A	N/A	N/A	N/A	N/A	N/A	N/A	N/A	N/A	N/A	N/A	N/A
6. 研究者对不想作为试验过程或研究设计目的的临床信息是盲的吗?	U	U	U	U	U	U	U	U	U	U	U	U	U
7. 研究者对于非本试验的相关因素是盲的吗?	U	U	U	U	U	U	Y	U	U	U	U	U	U
8. 检查顺序可变吗?	Y	Y	Y	Y	U	Y	Y	Y	U	U	U	U	U
9. 重复试验的时间间隔中,所测量的目标变量是稳定的吗?或者理论上是稳定的吗?	Y	Y	Y	Y	Y	Y	Y	Y	Y	Y	Y	Y	Y
10. 该试验是否应用正确或者被合理解释?	Y	Y	Y	Y	Y	Y	Y	Y	Y	Y	Y	Y	Y
11. 统计学方法的应用是否合理?	Y	Y	Y	Y	Y	Y	Y	Y	Y	Y	Y	Y	Y
质量总结分级	◆	●	◆	●	●	◆	◆	●	●	●	●	●	●

Y=是,N=否,U=不确定,N/A=不适用。◆高质量(Y-N=9~11)●一般质量(Y-N=6~8)■低质量(Y-N≤5)

肘关节和前臂的诊断学质量评估(QUADAS)

	Hawksworth 1991[22]	Novak 1994[26]	O'Driscoll 2005[27]	Docherty 2002[21]	Ochi 2011[24]	Darracq 2008[23]	Devereaux 2013[29]	El Maraghy 2013[25]	Ruland 2005[28]	Appelboam 2008[20]
1. 病例谱是否包含了各种病例及易混淆的疾病病例?	Y	U	Y	Y	Y	Y	Y	Y	Y	Y
2. 研究对象的选择标准是否明确?	N	N	Y	Y	Y	Y	Y	Y	Y	Y
3. 参考标准是否能准确区分有病无病状态?	Y	Y	Y	Y	Y	Y	Y	Y	Y	Y
4. 参考标准和待评价试验检测的间隔时间是否足够短，以避免出现疾病病情的变化?	U	U	Y	Y	U	Y	Y	Y	Y	Y
5. 是否所有的样本或随机选择的样本均接受了参考标准试验?	Y	Y	Y	N	N	Y	Y	Y	Y	Y
6. 是否所有病例无论待评价试验的结果如何，都接受了相同的参考标准试验?	U	Y	Y	N	N	Y	N	Y	N	N
7. 参考标准试验是否独立于待评价试验(即待评价试验不包含在参考标准中)?	Y	Y	Y	Y	Y	Y	N	U	Y	Y
8. 待评价试验的操作是否描述得足够清楚且可进行重复?	Y	Y	Y	Y	Y	Y	Y	Y	Y	Y
9. 参考标准试验的操作是否描述得足够清楚且可进行重复?	N	Y	Y	N	Y	Y	Y	Y	Y	N
10. 待评价试验的结果判读是否是在不知晓金标准试验结果的情况下进行的?	Y	U	U	Y	U	Y	Y	U	Y	Y
11. 参考标准试验的结果判读是否是在不知晓待评价试验结果的情况下进行的?	Y	U	U	Y	U	Y	N	U	U	Y
12. 当解释试验结果时可获得的临床资料是否与实际应用中可获得的临床资料一致?	Y	Y	Y	Y	Y	U	U	Y	Y	Y
13. 是否报告了难以解释或中间状态的试验结果?	Y	U	Y	Y	Y	N	Y	Y	Y	Y
14. 对退出研究的病例是否进行解释?	Y	U	Y	Y	Y	Y	Y	Y	Y	Y
质量总结分级	●	●	◆	●	●	◆	◆	◆	◆	◆

Y=是，N=否，U=不确定，N/A=不适用。◆高质量(Y-N=10~14) ●一般质量(Y-N=5~9) ■低质量(Y-N≤4)

1. Baquie P. Tennis elbow. Principles of ongoing management. *Aust Fam Physician*. 1999;28:724-725.
2. Borkholder CD, Hill VA, Fess EE. The efficacy of splinting for lateral epicondylitis: a systematic review. *J Hand Ther*. 2004;17:181-199.
3. Vicenzino B. Lateral epicondylalgia: a musculoskeletal physiotherapy perspective. *Man Ther*. 2003;8:66-79.
4. Vicenzino B, Wright A. Lateral epicondylalgia I: epidemiology, pathophysiology, aetiology and natural history. *Phys Ther Rev*. 1996;1:23-34.
5. Pecina MM, Bojanic I. *Overuse Injuries of the Musculoskeletal System*. Boca Raton, Florida: CRC Press.; 1993.
6. Ellenbecker TS, Mattalino AJ. *The Elbow in Sport*. Champaign, Illinois: Human Kinetics; 1997.
7. Ekstrom R, Holden K. Examination of and intervention for a patient with chronic lateral elbow pain with signs of nerve entrapment. *Phys Ther*. 2002;82:1077-1086.
8. Pienimäki TT, Siira PT, Vanharanta H. Chronic medial and lateral epicondylitis: a comparison of pain, disability, and function. *Arch Phys Med Rehabil*. 2002;83:317-321.
9. Hertling D, Kessler RM. The elbow and forearm. In: *Management of Common Musculoskeletal Disorders: Physical Therapy Principles and Methods*. 3rd ed. Lippincott; 1990:217-242.
10. Kingery WS, Park KS, Wu PB, Date ES. Electromyographic motor Tinel's sign in ulnar mononeuropathies at the elbow. *Am J Phys Med Rehabil*. 1995;74:419-426.
11. Ryan J. Elbow. In: *Current Concepts of Orthopaedic Physical Therapy*, Orthopaedic Section, American Physical Therapy Association. 2001.
12. Rothstein JM, Miller PJ, Roettger RF. Goniometric reliability in a clinical setting. Elbow and knee measurements. *Phys Ther*. 1983;63:1611-1615.
13. Armstrong AD, MacDermid JC, Chinchalkar S, et al. Reliability of range-of-motion measurement in the elbow. *J Elbow Shoulder Surg*. 1998;7:573-580.
14. Petherick M, Rheault W, Kimble S, et al. Concurrent validity and intertester reliability of universal and fluid-based goniometers for active elbow range of motion. *Phys Ther*. 1988;68:966-969.
15. Karagiannopoulos C, Sitler M, Michlovitz S. Reliability of 2 functional goniometric methods for measuring forearm pronation and supination active range of motion. *J Orthop Sports Phys Ther*. 2003;33:523-531.
16. Gajdosik RL. Comparison and reliability of three goniometric methods for measuring forearm supination and pronation. *Percept Mot Skills*. 2001;93:353-355.
17. Flowers KR, Stephens-Chisar J, LaStayo P, Galante BL. Intrarater reliability of a new method and instrumentation for measuring passive supination and pronation. *J Hand Ther*. 2001;14:30-35.
18. Patla C, Paris S. Reliability of interpretation of the Paris classification of normal end feel for elbow flexion and extension. *J Man Manipulative Ther*. 1993;1:60-66.
19. Smidt N, van der Windt DA, Assendelft WJ, et al. Interobserver reproducibility of the assessment of severity of complaints, grip strength, and pain pressure threshold in patients with lateral epicondylitis. *Arch Phys Med Rehabil*. 2002;83:1145-1150.
20. Appelboam A, Reuben AD, Benger JR, et al. Elbow extension test to rule out elbow fracture: multicentre, prospective validation and observational study of diagnostic accuracy in adults and children. *Br Med J*. 2008;337:a2428.
21. Docherty MA, Schwab RA, Ma OJ. Can elbow extension be used as a test of clinically significant injury? *South Med J*. 2002;95:539-541.
22. Hawksworth CR, Freeland P. Inability to fully extend the injured elbow: an indicator of significant injury. *Arch Emerg Med*. 1991;8:253-256.
23. Darracq MA, Vinson DR, Panacek EA. Preservation of active range of motion after acute elbow trauma predicts absence of elbow fracture. *Am J Emerg Med*. 2008;26(7):779-782.
24. Ochi K, Horiuchi Y, Tanabe A, et al. Comparison of shoulder internal rotation test with the elbow flexion test in the diagnosis of cubital tunnel syndrome. *J Hand Surg [Am]*. 2011;36(5):782-787.
25. El Maraghy A, Devereaux M. The "bicipital aponeurosis flex test": evaluating the integrity of the bicipital aponeurosis and its implications for treatment of distal biceps tendon ruptures. *J Shoulder Elbow Surg*. 2013;22(7):908-914.
26. Novak CB, Lee GW, Mackinnon SE, Lay L. Provocative testing for cubital tunnel syndrome. *J Hand Surg [Am]*. 1994;19:817-820.
27. O'Driscoll SW, Lawton RL, Smith AM. The "moving valgus stress test" for medial collateral ligament tears of the elbow. *Am J Sports Med*. 2005;33:231-239.
28. Ruland RT, Dunbar RP, Bowen JD. The biceps squeeze test for diagnosis of distal biceps tendon ruptures. *Clin Orthop Relat Res*. 2005;437:128-131.
29. Devereaux MW, El Maraghy AW. Improving the rapid and reliable diagnosis of complete distal biceps tendon rupture: a nuanced approach to the clinical examination. *Am J Sports Med*. 2013;41(9):1998-2004.
30. Vicenzino B, Smith D, Cleland J, Bisset L. Development of a clinical prediction rule to identify initial responders to mobilisation with movement and exercise for lateral epicondylalgia. *Man Ther*. 2009;14:550-554.
31. Stratford PW, Binkley JM, Stratford DM. Develop-

ment and initial validation of the upper extremity functional index. *Physiotherapy Canada*. 2001;53: 259-267.
32. Leung HB, Yen CH, Tse PY. Reliability of Hong Kong Chinese version of the Patient-rated Forearm Evaluation Questionnaire for lateral epicondylitis. *Hong Kong Med J*. 2004;10:172-177.
33. Newcomer KL, Martinez-Silvestrini JA, Schaefer MP, et al. Sensitivity of the Patient-Rated Forearm Evaluation Questionnaire in lateral epicondylitis. *J Hand Ther*. 2005;18:400-406.
34. Overend TJ, Wuori-Fearn JL, Kramer JF, MacDermid JC. Reliability of a patient-rated forearm evaluation questionnaire for patients with lateral epicondylitis. *J Hand Ther*. 1999;12:31-37.
35. Li L, Liu X, Herr K, et al. Postoperative pain intensity assessment: a comparison of four scales in Chinese adults. *Pain Med*. 2007;8:223-234.
36. Farrar JT, Young JP Jr, LaMoreaux L, et al. Clinical importance of changes in chronic pain intensity measured on an 11-point numerical pain rating scale. *Pain*. 2001;94:149-158.
37. Farrar JT, Portenoy RK, Berlin JA, et al. Defining the clinically important difference in pain outcome measures. *Pain*. 2000;88:287-294.

手 第11章

临床总结与建议	556
解剖	557
骨	557
关节	559
韧带	560
肌肉	563
神经	569
病史	572
基于病史的初步诊断	572
病史对腕管综合征的诊断效用	573
体格检查试验	575
筛查	575
活动度	579
肌力评估	582
腕关节评估	585
肿胀评估	586
感觉评估	587
特殊检查	589
联合试验	603
结果分析	604
附录	605
参考文献	609

病史	
问题	• 患者主诉通常无法立刻诊断为腕管综合征，只有当患者诉“垂腕”和“握手时症状加剧”时可稍微提高腕管综合征的诊断率（+LR=1.7~1.9，-LR=0.34~0.47）
体格检查	
筛查	• 伤后查鼻烟窝触痛、抵抗腕旋后时疼痛、纵向加压时疼痛可有效检出或排除潜在的舟骨骨折（每项试验+LR=50，-LR=0） • 体格检查不能有效查出其他腕部骨折，其中儿童患者最不易查出
活动度、肌力和感觉评估	• 腕关节活动度测量可靠性较高，但诊断效用不明。即使同一检查者，各手指活动度的测量结果可靠性较差 • 肌力评估可靠性较高，但诊断效用不明。拇短展肌肌力试验不能诊断腕管综合征 • 手部感觉检查有低到中度可靠性。只有拇指腹感觉降低可稍提高腕管综合征的诊断率（+LR=2.2，-LR=0.49）
特殊检查	• Tinel 征、Phalen 试验、腕管加压试验是否可作为诊断方式尚有争议。高质量研究显示此 3 种试验方式均不可提高腕管综合征的诊断率。此外，还有研究[1]提出此 3 种试验诊断腱鞘炎的敏感性和特异性比诊断腕管综合征更高 • 尺侧鼻烟窝压痛试验可诊断或排除远端尺桡韧带断裂和尺三角韧带损伤（+LR=7.1，-LR=0.06）
联合发现	• 虽然还未进行验证，但临床预测准则已能有效确诊腕管综合征。5 种参数（手部严重程度量表评分>1.9 分，腕部比率指标>0.67，患者诉握手可缓解症状，拇指腹感觉降低，年龄>45 岁）可影响诊断率（+LR=18.3）

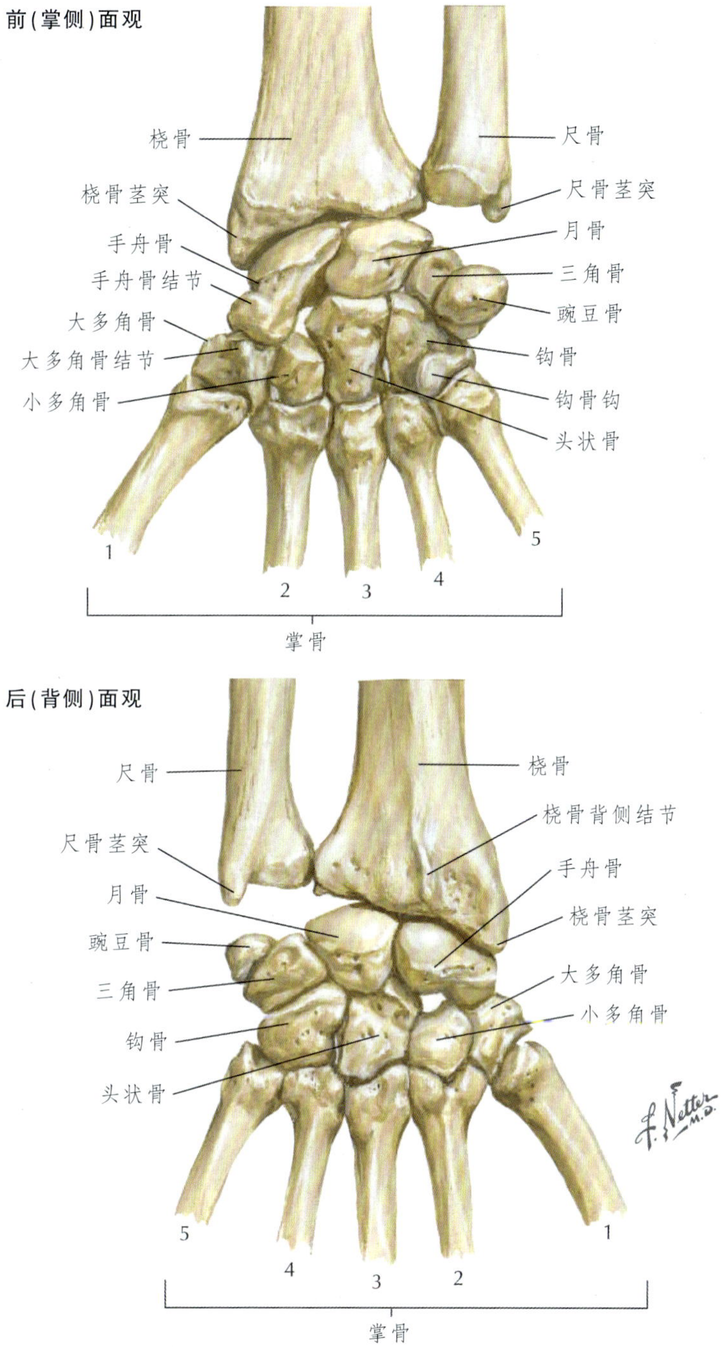
前(掌侧)面观
桡骨
尺骨
桡骨茎突
尺骨茎突
手舟骨
月骨
手舟骨结节
三角骨
豌豆骨
大多角骨
钩骨
大多角骨结节
钩骨钩
小多角骨
头状骨
1
2
3
4
5
掌骨
后(背侧)面观
尺骨
桡骨
桡骨背侧结节
尺骨茎突
手舟骨
月骨
桡骨茎突
豌豆骨
三角骨
大多角骨
小多角骨
钩骨
头状骨
5
4
3
2
1
掌骨

图 11-1　腕骨。

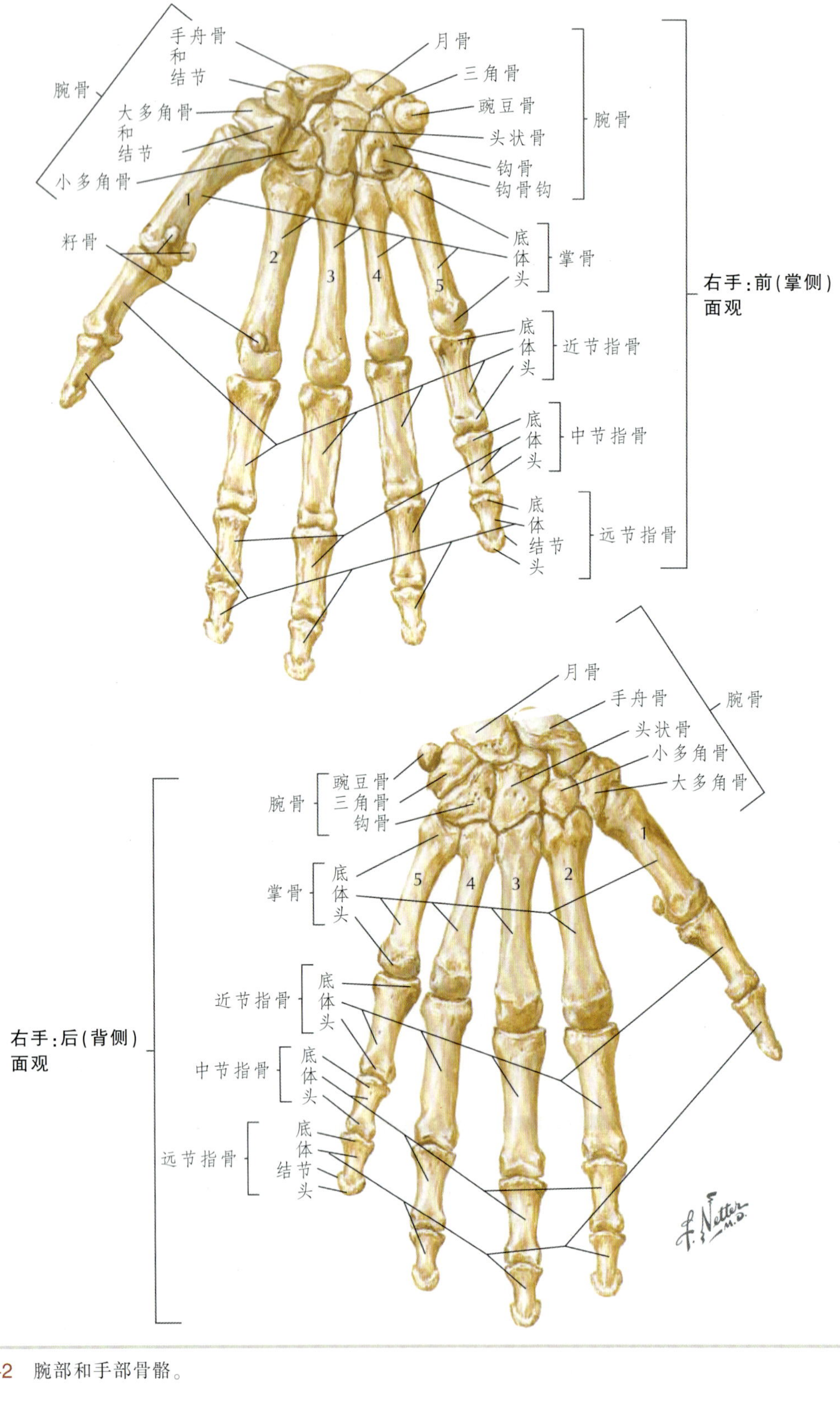

图 11-2　腕部和手部骨骼。

冠状切面：背侧面观

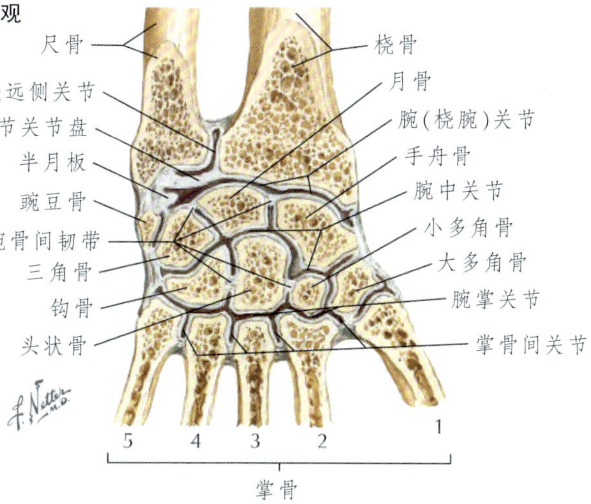

经腕和拇指的矢状切面

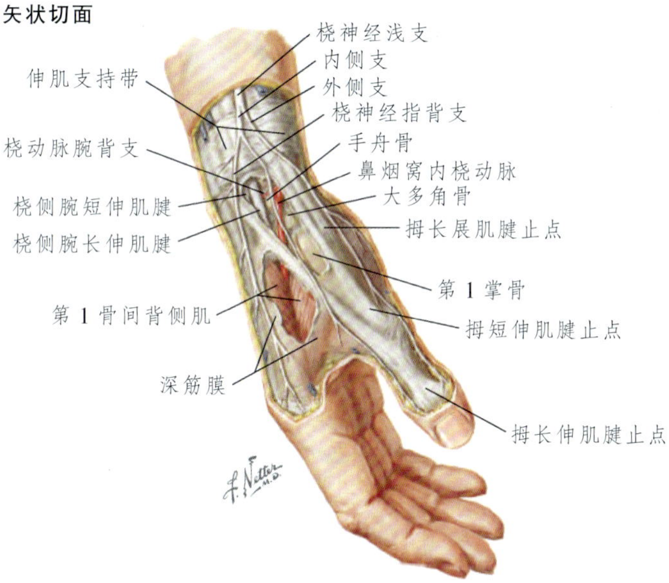

图 11–3 腕关节。

关节	类型和分类	紧张位	关节囊形态
桡腕关节	滑膜关节：髁状关节	全伸展	各方向均匀受限
腕间关节	滑膜关节：平面关节	伸展	各方向均匀受限
腕掌关节(CMC)	滑膜关节：平面关节，第1 CMC为鞍状关节	全屈曲	各方向均匀受限
掌指关节(MCP)	滑膜关节：平面关节	除第1指关节，其余伸展	各方向均匀受限
指间关节(IP)	滑膜关节：屈戌关节	伸展	屈曲大于伸展

腕部掌侧韧带

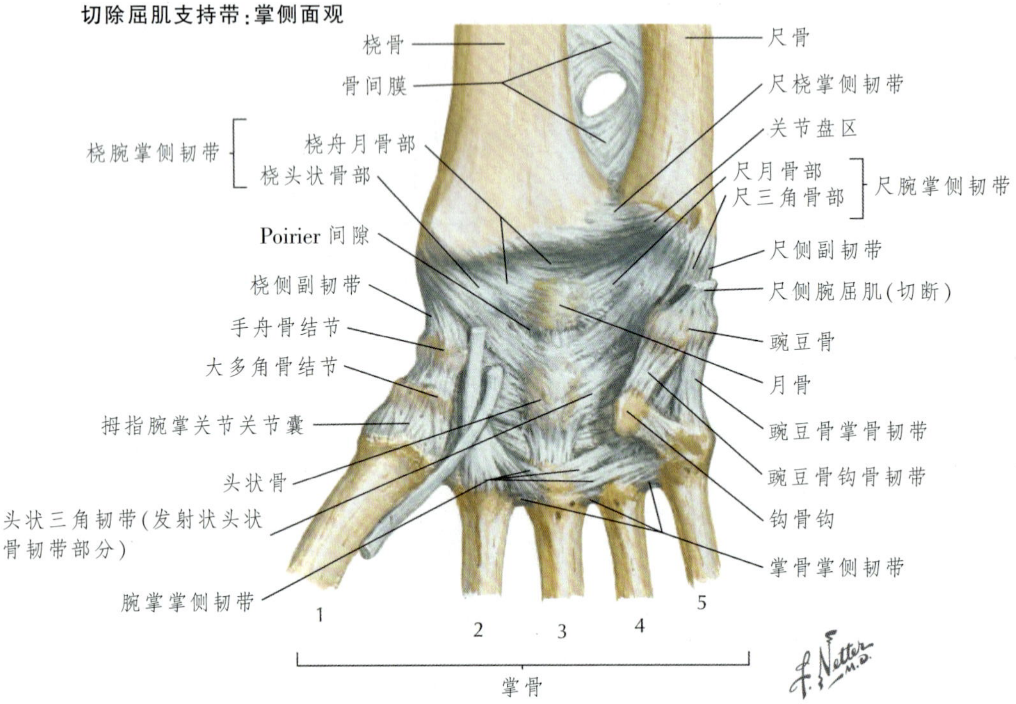

图 11–4 腕部掌侧韧带。

韧带	附着点	功能
腕横韧带	钩骨和豌豆骨中部，手舟骨和大多角骨外侧	保护手指屈肌腱
桡腕掌侧韧带（桡舟月部和桡头状骨部）	桡骨远端和两排腕骨	加强腕部掌侧纤维关节囊
尺腕掌侧韧带（尺月和尺三角部分）	尺骨远端和两排腕骨	加强腕部掌侧纤维关节囊
尺桡掌侧韧带	桡骨远端到尺骨远端	加强尺桡关节掌侧部分
桡侧副韧带	桡骨茎突至舟状骨	加强腕关节外侧纤维关节囊
尺侧副韧带	尺骨茎突至三角骨	加强腕关节内侧纤维关节囊
豌豆骨掌骨间韧带	豌豆骨至第 5 掌骨底部	加强第 5 腕掌关节
豆钩韧带	豌豆骨至钩骨钩	维持豌豆骨和钩骨位置关系
头三角韧带	头状骨至三角骨	维持头状骨和三角骨位置关系
腕掌掌侧韧带	掌骨掌侧至第 2~5 掌骨底部	加强第 2~5 腕掌关节掌侧部分
掌骨掌侧韧带	第 2~5 掌骨底部	维持掌骨间位置关系

腕部后韧带

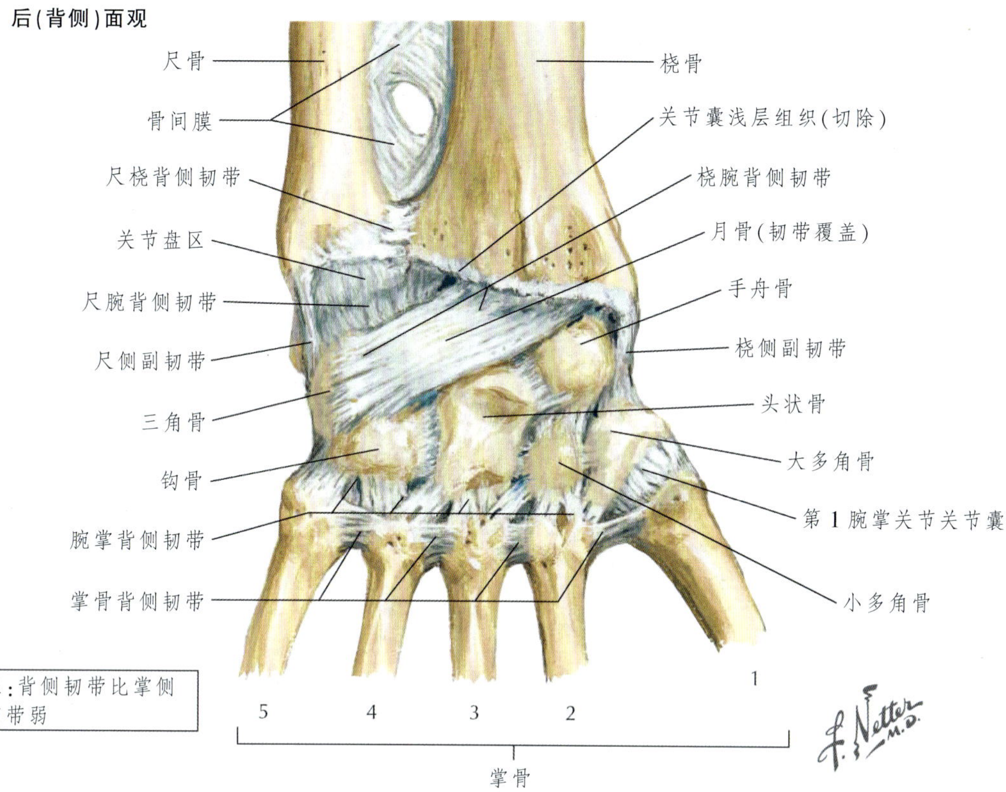

图 11-5 腕部后韧带。

韧带	附着点	功能
尺桡背侧韧带	桡骨远端到尺骨远端	加强尺桡关节远端背侧部
桡腕背侧韧带	桡骨远端到两排腕骨	加强腕关节背侧纤维关节囊
腕掌背侧韧带	腕骨背侧到第 2~5 掌骨基底部	加强第 2~5 腕掌关节背侧部
掌骨背侧韧带	第 2~5 掌骨基底部	维持掌骨间位置关系

掌指关节韧带和指间关节韧带

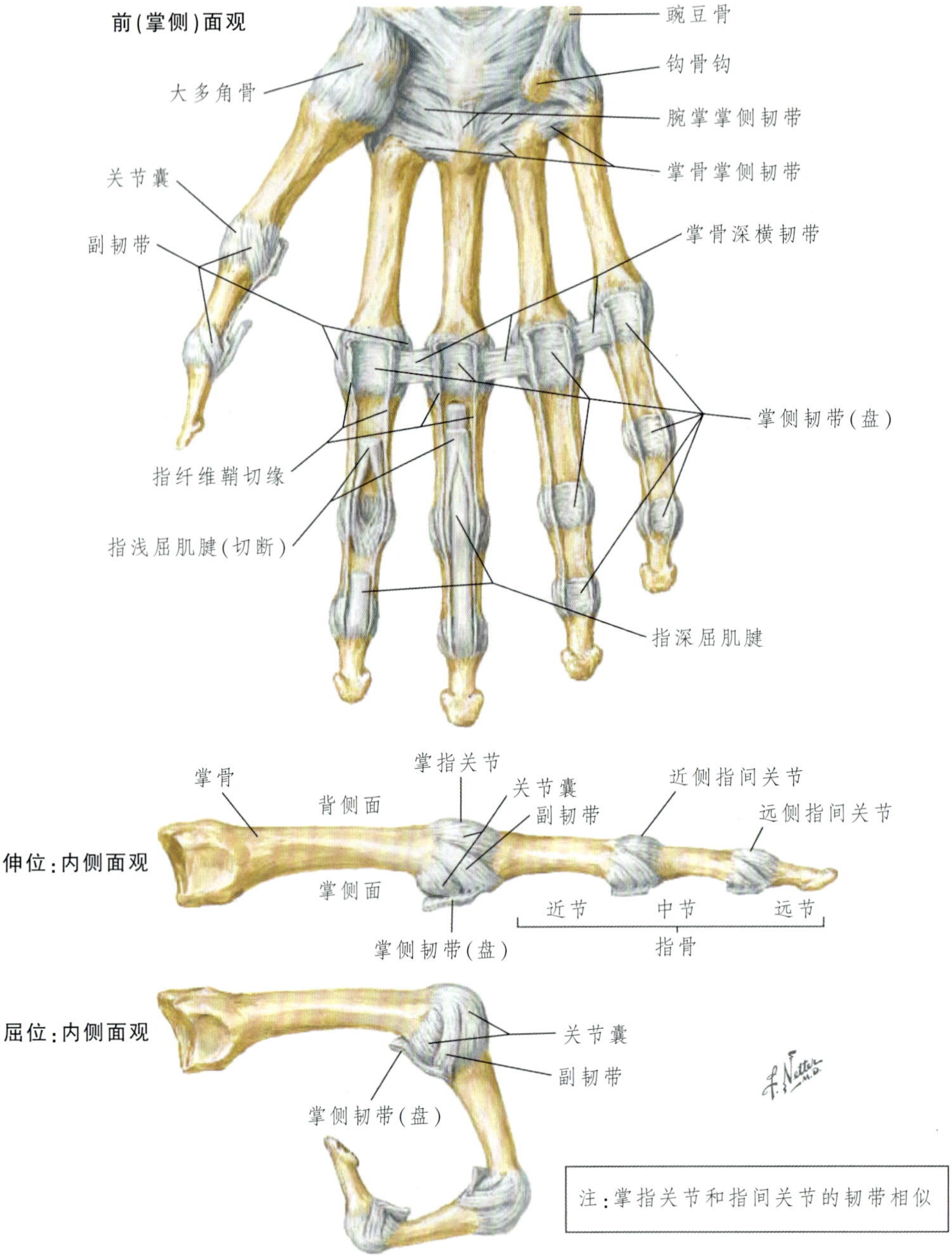

图 11-6 掌指关节韧带和指间关节韧带。

韧带	附着点	功能
指间关节副韧带	近侧指骨远端到远侧指骨近端	加强指间关节内外侧关节囊
掌骨深横韧带	掌指关节间相连	加强掌指关节
掌侧韧带(掌盘)	韧带盘附于各掌指关节和指间关节	加强掌指关节和指间关节掌侧

腕和手指的伸肌

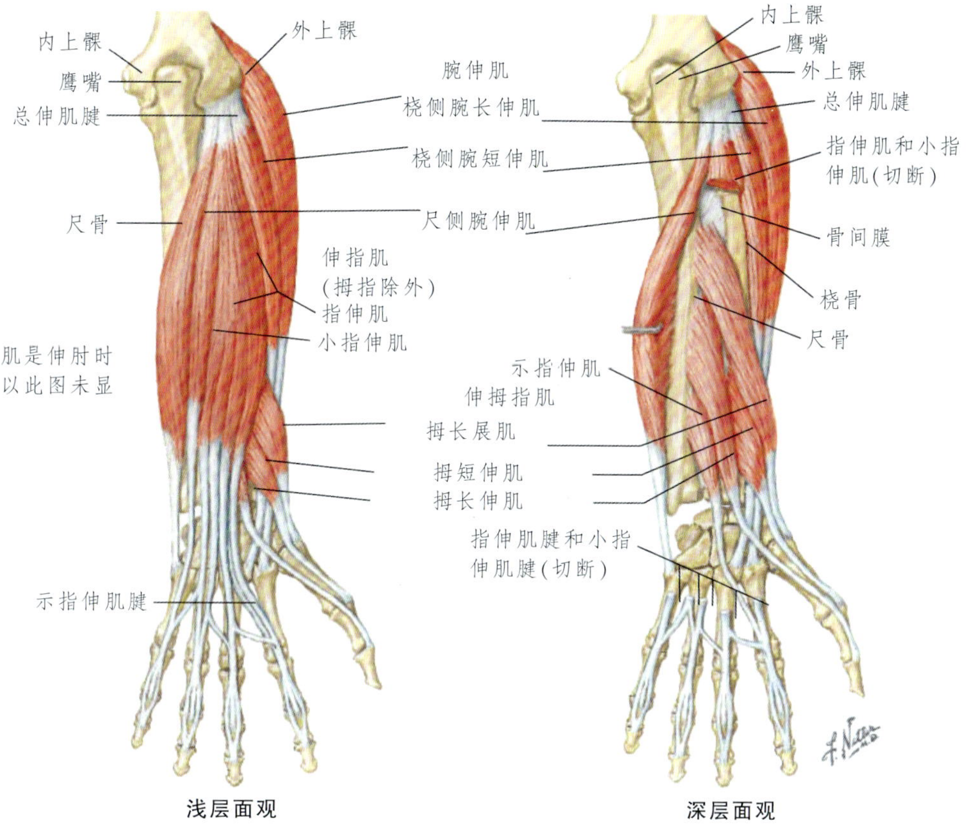

注:因为肘肌是伸肘时的肌肉,所以此图未显示

图 11-7 腕和手指的伸肌。

肌肉	近端附着点	远端附着点	神经及支配节段	功能
桡侧腕长伸肌	肱骨髁上外侧边缘	第 2 掌骨基底部	桡神经(C6,C7)	腕关节伸展和桡偏
桡侧腕短伸肌	肱骨外上髁	第 3 掌骨基底部	桡神经深支(C7,C8)	腕关节伸展和桡偏
尺侧腕伸肌	肱骨外上髁	第 5 掌骨基底部	桡神经(C6,C7,C8)	腕关节伸展和尺偏
指伸肌	肱骨外上髁	第 2~5 指伸指肌腱扩张部	骨间后神经(C7,C8)	伸展第 2~5 掌指关节和指间关节
小指伸肌	肱骨外上髁	第 5 指伸指肌腱扩张部	骨间后神经(C7,C8)	伸展第 5 掌指关节和指间关节

腕和手指的伸肌(续)

肌肉	近端附着点	远端附着点	神经及支配节段	功能
示指伸肌	尺骨和骨间膜后侧	第2指伸指肌腱扩张部	骨间后神经(C7,C8)	伸展示指和腕关节
拇长展肌	尺骨、桡骨和骨间膜后侧	第1掌骨基底部	骨间后神经(C7,C8)	外展和伸展拇指
拇短伸肌	桡骨和骨间膜后侧	拇指近节指骨基底部	骨间后神经(C7,C8)	伸展拇指
拇长伸肌	尺骨和骨间膜后侧	拇指远节指骨基底部	骨间后神经(C7,C8)	在掌指关节和指间关节伸展拇指远节指骨

腕和手指的屈肌

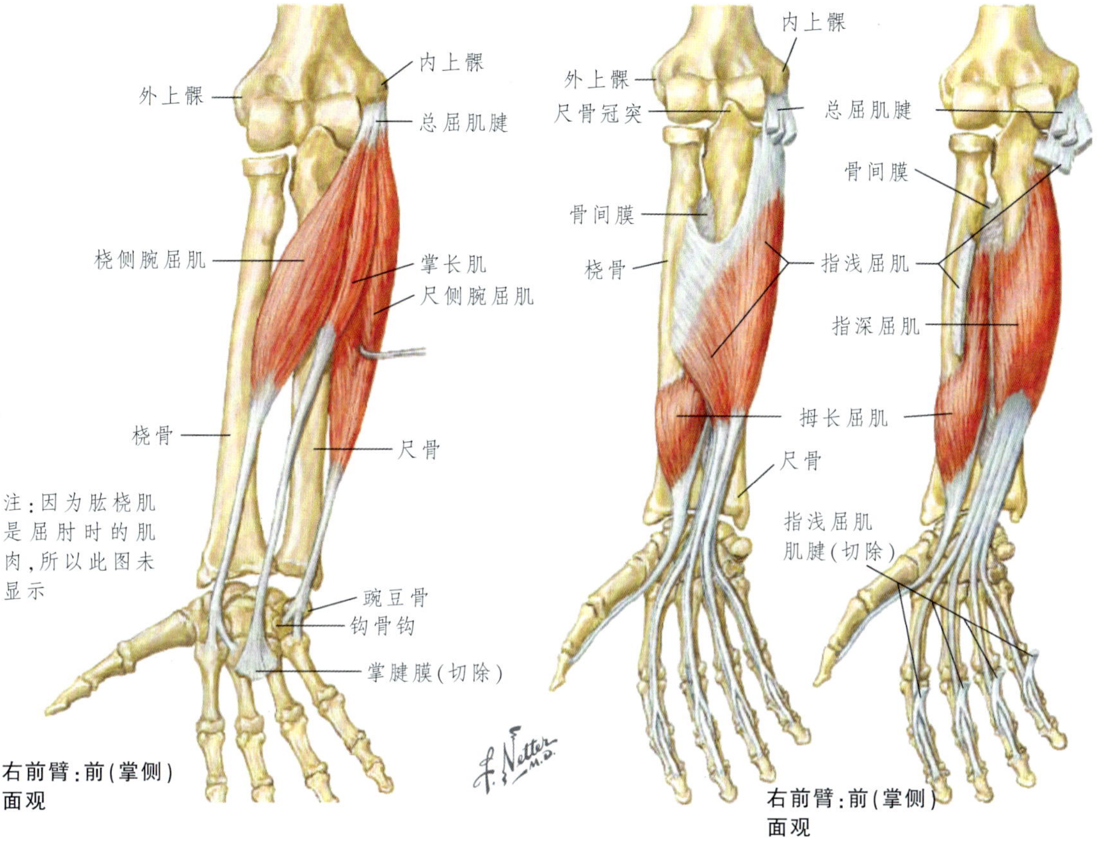

图 11–8 腕及手指屈肌。

肌肉	近端附着点	远端附着点	神经及支配节段	功能
桡侧腕屈肌	肱骨内上髁	第 2 掌骨基底部	正中神经(C6,C7)	手部屈曲和桡偏
尺侧腕屈肌	肱骨内上髁、鹰嘴、尺骨后缘	豌豆骨、钩骨钩、第 5 掌骨	尺神经(C7,C8)	手部屈曲和尺偏
掌长肌	肱骨内上髁	屈肌支持带远端和掌腱膜	正中神经(C7,C8)	手部屈曲和掌腱膜紧缩

腕和手指的屈肌(续)

肌肉	近端附着点	远端附着点	神经及支配节段	功能
指浅屈肌(肱尺头)	肱骨内上髁、尺侧副韧带、尺骨冠突	第2~5指中节指骨体部	正中神经(C7,C8,T1)	第2~5掌指指关节和第2~5近侧指间关节屈指
指浅屈肌(桡骨头)	桡骨前外侧缘			
指深屈肌(内侧部)	尺骨和骨间膜近端前内侧部分	第2~5指远节指骨基底部	尺神经(C8,T1)	第2~5指远侧指间关节屈曲和屈腕
指深屈肌(外侧部)			正中神经(C8,T1)	
拇长屈肌	桡骨和骨间膜前部	拇指远节指骨基底部	骨间前神经(C8,T1)	拇指屈指

手固有肌

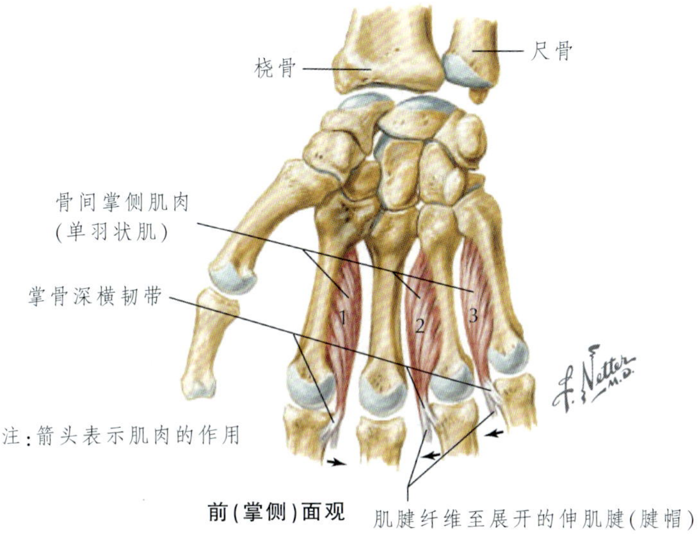

图 11–9　手固有肌。

肌肉	近端附着点	远端附着点	神经及支配节段	功能
对掌拇肌	屈肌支持带、手舟骨、大多角骨	第1掌骨外侧	正中神经(C8,T1)	拇指对掌和内旋
拇短展肌		拇指近节指骨基底部外侧		拇指外展和对掌
拇短屈肌				屈拇指
拇收肌(斜头)	第2、3掌骨基底部和头状骨	拇指近节指骨基底部内侧	尺神经深支(C8,T1)	拇指内收
拇收肌(横头)	第3掌骨前部			
小指展肌	豌豆骨	第5指近节指骨基底部内侧		第5指外展
小指屈肌	钩骨钩和屈肌支持带			第5近节指骨屈曲
对掌小指肌		第5掌骨内侧		牵拉第5掌指关节，伸展指间关节
蚓状肌(外侧)	指深屈肌肌腱	第2~5指伸指肌腱扩张部外侧	正中神经(C8,T1)	掌指关节屈曲和指间关节伸展
蚓状肌(内侧)			尺神经深支(C8,T1)	
骨间背侧肌	两掌骨侧	第2~4指近节指骨基底部和伸指肌腱扩张部	尺神经深支(C8,T1)	指外展，参与蚓状肌动作
骨间掌侧肌	第2、4、5掌骨掌侧	第2、4、5指近节指骨基底部和伸指肌腱扩张部		指内收，参与蚓状肌动作

手固有肌(续)

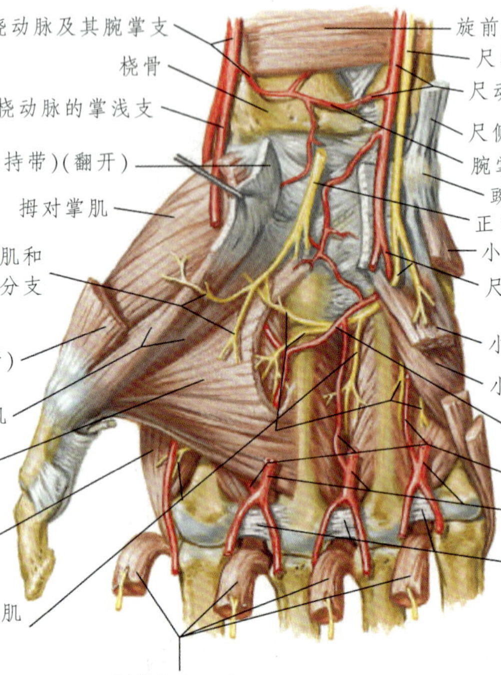

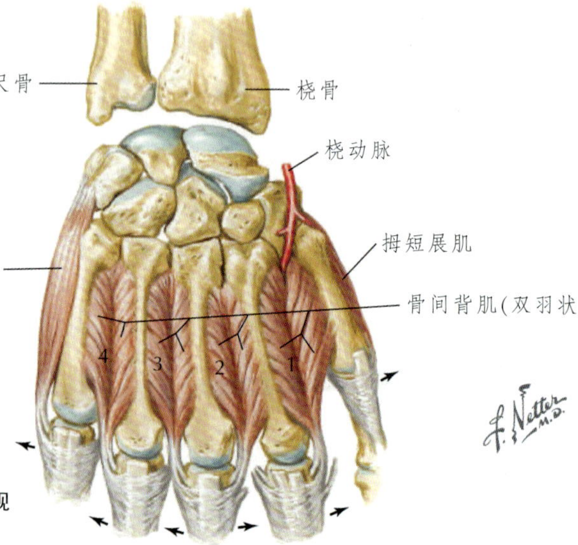

注:箭头表示肌肉的作用

图 11-10　手固有肌(续)。

正中神经

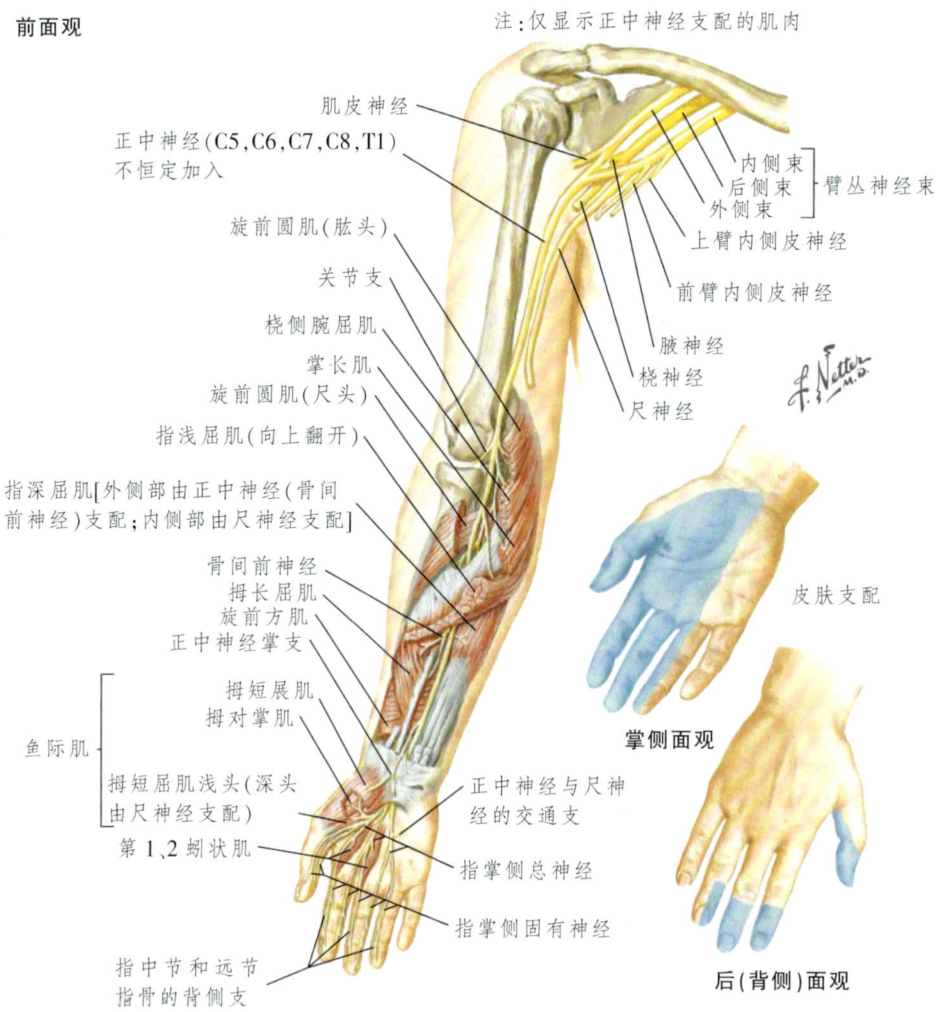

图 11-11 正中神经。

神经	支配节段	感觉支配	运动支配
正中神经	C6,C7,C8,T1	外 $3^{1}/_{2}$ 指远端背侧和掌侧感觉，掌外侧感觉	拇短展肌、拇对掌肌、拇短屈肌、外侧蚓状肌

尺神经

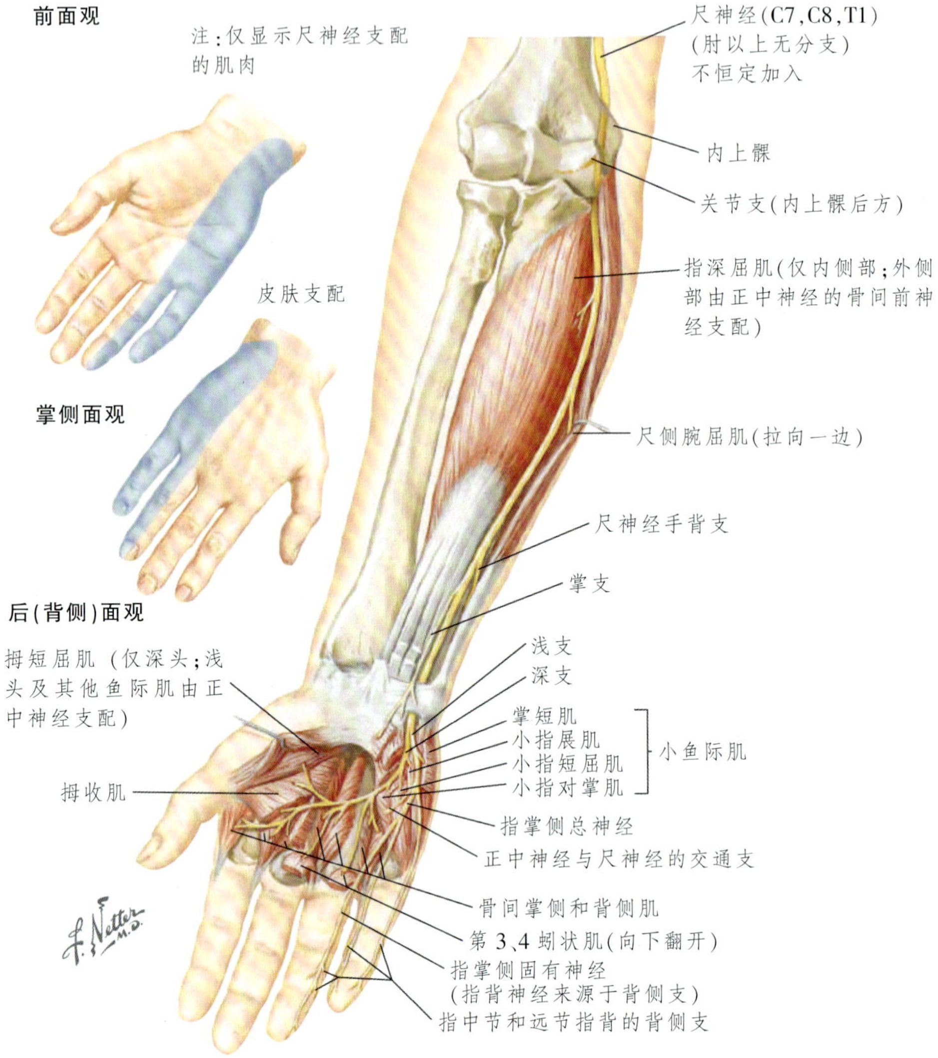

图 11-12　尺神经。

神经	支配节段	感觉支配	运动支配
尺神经	C7,C8,T1	内 $1\frac{1}{2}$ 指远端背侧和掌侧感觉，掌内侧感觉	骨间肌、拇内收肌、拇短屈肌、内蚓状肌、小指展肌、小指短屈肌、小指对掌肌

桡神经

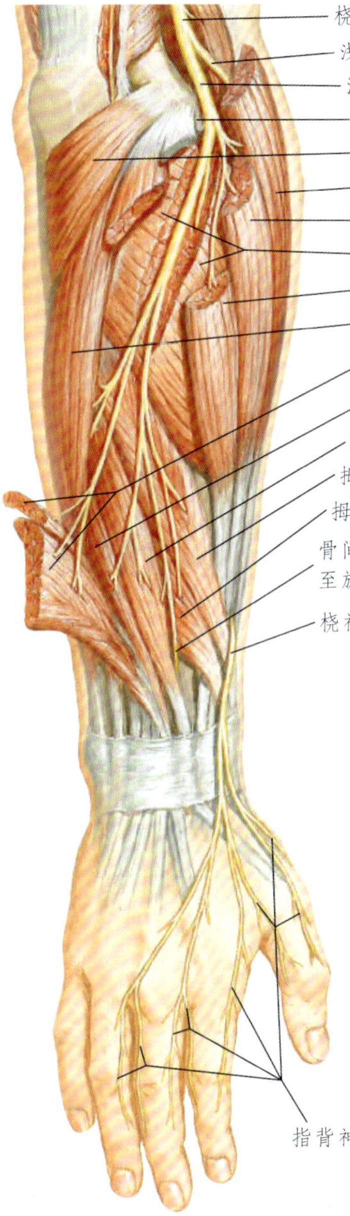

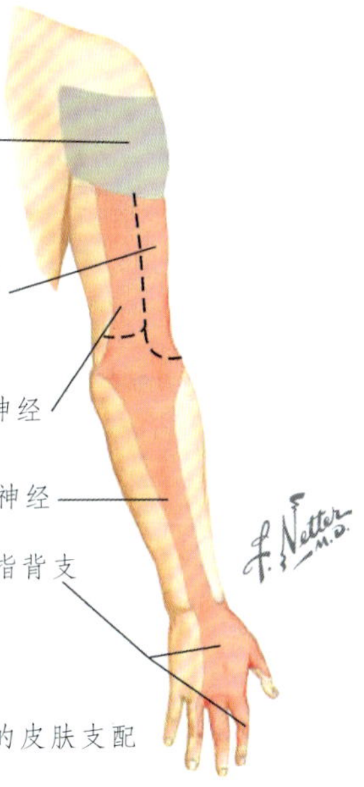

图 11-13 桡神经。

神经	支配节段	感觉支配	运动支配
桡神经	C5,C6,C7,C8,T1	手外侧背侧感觉,不包括手指	无支配的肌肉

既有体格检查的可靠性

病史	初步诊断
完成握手动作时桡骨茎突疼痛	可能 Quervain 综合征[2]
诉前 3 指隐匿的麻木和刺痛；可能夜间疼痛加剧	可能腕管综合征[3-5]
手和第 4、5 指尺侧缘背侧麻木	可能尺神经压迫腕尺管[1,6,7]
指间关节和掌指关节伸展受限	可能掌腱膜挛缩[1] 可能扳机指[8]
因双手着地导致腕过伸；腕关节承重时疼痛	可能手舟骨骨折[9,10] 可能腕骨不稳[8]

试验与研究质量	人群	检查者间可靠性
最明显的症状为疼痛、麻木、刺痛和感觉障碍[1] ◆	82 例基层诊所、骨科诊治或电生理实验室检查可疑有颈神经根病变或腕管综合征的患者	κ=0.74(0.55,0.93)
出现症状的位置[1] ◆		κ=0.82(0.68,0.96)
症状的间隔、影响因素和持续时间[1] ◆		κ=0.57(0.35,0.79)
手部肿胀[1] ◆		κ=0.85(0.68,1.0)
不能持物[1] ◆		κ=0.95(0.85,1.0)
全肢体麻木[1] ◆		κ=0.53(0.26,0.81)
夜间疼痛影响睡眠[1] ◆		κ=0.83(0.60,1.0)
握手加剧疼痛[1] ◆		κ=0.90(0.75,1.0)
抓握动作使症状加剧[1] ◆		κ=0.72(0.49,0.95)

试验与研究质量	人群	参考标准	敏感性	特异性	+LR	-LR
年龄>45 岁[11]◆	82 例基层诊所、骨科诊治或电生理实验室检查可疑有颈椎神经根病变或腕管综合征的患者	肌电图和神经传导试验	0.64（0.47，0.82）	0.59（0.47，0.72）	1.58（0.46，2.4）	0.60（0.35，1.0）
明显的疼痛、麻木、刺痛和感觉障碍[11]◆			0.04（-0.04，0.11）	0.91（0.83，0.98）	0.42（0.05，3.4）	1.1（0.94，1.2）
出现症状的位置[11]◆			0.35（0.16，0.53）	0.40（0.27，0.54）	0.58（0.33，1.0）	1.6（1.1，2.5）
症状的周期、影响因素和持续时间[11]◆			0.23（0.07，0.39）	0.89（0.81，0.97）	2.1（0.74，5.8）	0.87（0.69，1.4）
手部肿胀[11]◆			0.38（0.20，0.57）	0.63（0.50，0.76）	1.0（0.57，1.9）	0.98（0.68，1.4）
不能持物[11]◆			0.73（0.56，0.90）	0.57（0.44，0.71）	1.7（1.2，2.5）	0.47（0.24，0.92）
全肢体麻木[11]◆			0.38（0.20，0.57）	0.80（0.69，0.90）	1.9（0.92，3.9）	0.77（0.55，1.1）
夜间疼痛影响睡眠[11]◆			0.73（0.56，0.90）	0.31（0.19，0.44）	1.1（0.79，1.4）	0.86（0.41，1.8）
握手加剧疼痛[11]◆			0.81（0.66，0.96）	0.57（0.43，0.70）	1.9（1.3，2.7）	0.34（0.15，0.77）
抓握动作使症状加剧[11]◆			0.77（0.61，0.93）	0.37（0.24，0.50）	1.2（0.91，1.6）	0.62（0.28，1.4）
年龄≥40 岁[12]●	110 名患者电生理检查	神经传导试验	0.80	0.42	1.38	0.48
夜间发作[12]●			0.77	0.28	1.07	0.82
双侧症状[12]●			0.61	0.58	1.45	0.67

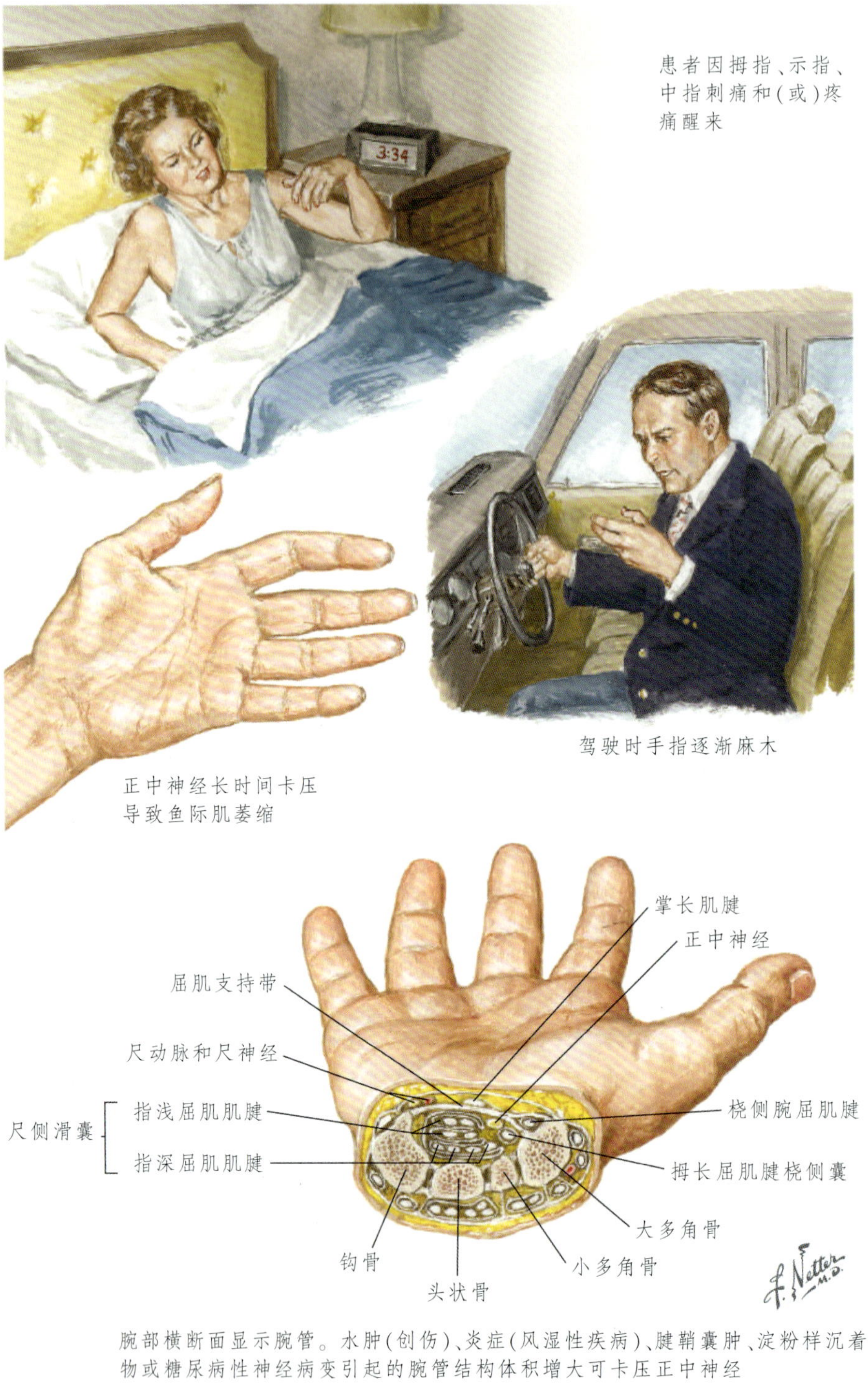

患者因拇指、示指、中指刺痛和(或)疼痛醒来
3:34
驾驶时手指逐渐麻木
正中神经长时间卡压导致鱼际肌萎缩
掌长肌腱
正中神经
屈肌支持带
尺动脉和尺神经
尺侧滑囊
指浅屈肌肌腱
指深屈肌肌腱
桡侧腕屈肌腱
拇长屈肌腱桡侧囊
大多角骨
小多角骨
钩骨
头状骨
F. Netter M.D.
腕部横断面显示腕管。水肿(创伤)、炎症(风湿性疾病)、腱鞘囊肿、淀粉样沉着物或糖尿病性神经病变引起的腕管结构体积增大可卡压正中神经

图 11-14 腕管综合征。

手舟骨骨折检查的诊断效用(图 11-15)

试验与研究质量	描述与阳性结果	人群	参考标准	敏感性	特异性	+LR	-LR
鼻烟窝压痛[13] ◆	检查者触诊鼻烟窝。如果产生疼痛,则为阳性	85 例急诊科收治的疑似手舟骨骨折的患者	影像学证实手舟骨骨折	1.0	0.98	50.0	0
抵抗旋后动作时疼痛[13] ◆	检查者持患侧手形成握手姿势,嘱患者抵抗前臂旋后。如果产生疼痛,则为阳性			1.0	0.98	50.0	0
纵向加压拇指疼痛[13] ◆	检查者持患者拇指,从掌骨到手舟骨施以纵向施力。如果产生疼痛,则为阳性			0.98	0.98	49.0	0.02
鼻烟窝压痛[14] ●	检查者触诊鼻烟窝。如果产生疼痛,则为阳性	221 例疑似手舟骨损伤的患者		1.0	0.29 (0.23, 0.35)	1.41	0
手舟骨结节压痛[14] ●	检查者施力于患者手舟骨结节。如果产生疼痛,则为阳性			0.83 (0.70, 0.96)	0.51 (0.44, 0.58)	1.69	0.33
手舟骨加压压痛[14] ●	检查者持患者拇指,从掌骨到手舟骨纵向施力。如果产生疼痛,则为阳性			1.0	0.80 (0.74, 0.86)	5.0	0

手部症状示意图对于腕管综合征的诊断效用

试验与研究质量	描述与阳性结果	人群	参考标准	敏感性	特异性	+LR	−LR
Katz 评分[15] ◆	受检者在手部画上感觉异常的部位，包括麻木、刺痛、烧灼感或者疼痛。图的部位根据改良 Katz 系统[12]进行评分。评分结果为“典型”或者“可能”被定义为阳性结果	110 例有手部烧灼感、疼痛、刺痛或者麻木的患者	神经传导试验	0.38 (0.28, 0.50)	0.81 (0.73, 0.87)	2.0	0.77
正中神经手指评分[15] ◆	受检者在手部画上感觉异常的部位，包括麻木、刺痛、烧灼感或者疼痛。根据正中神经支配手指的远端阴影面积得出画图的评分。2 分以上的手指评分被定义为阳性结果			0.54 (0.43, 0.65)	0.76 (0.68, 0.83)	2.25	0.61

相关检查对于手舟骨骨折的诊断效用

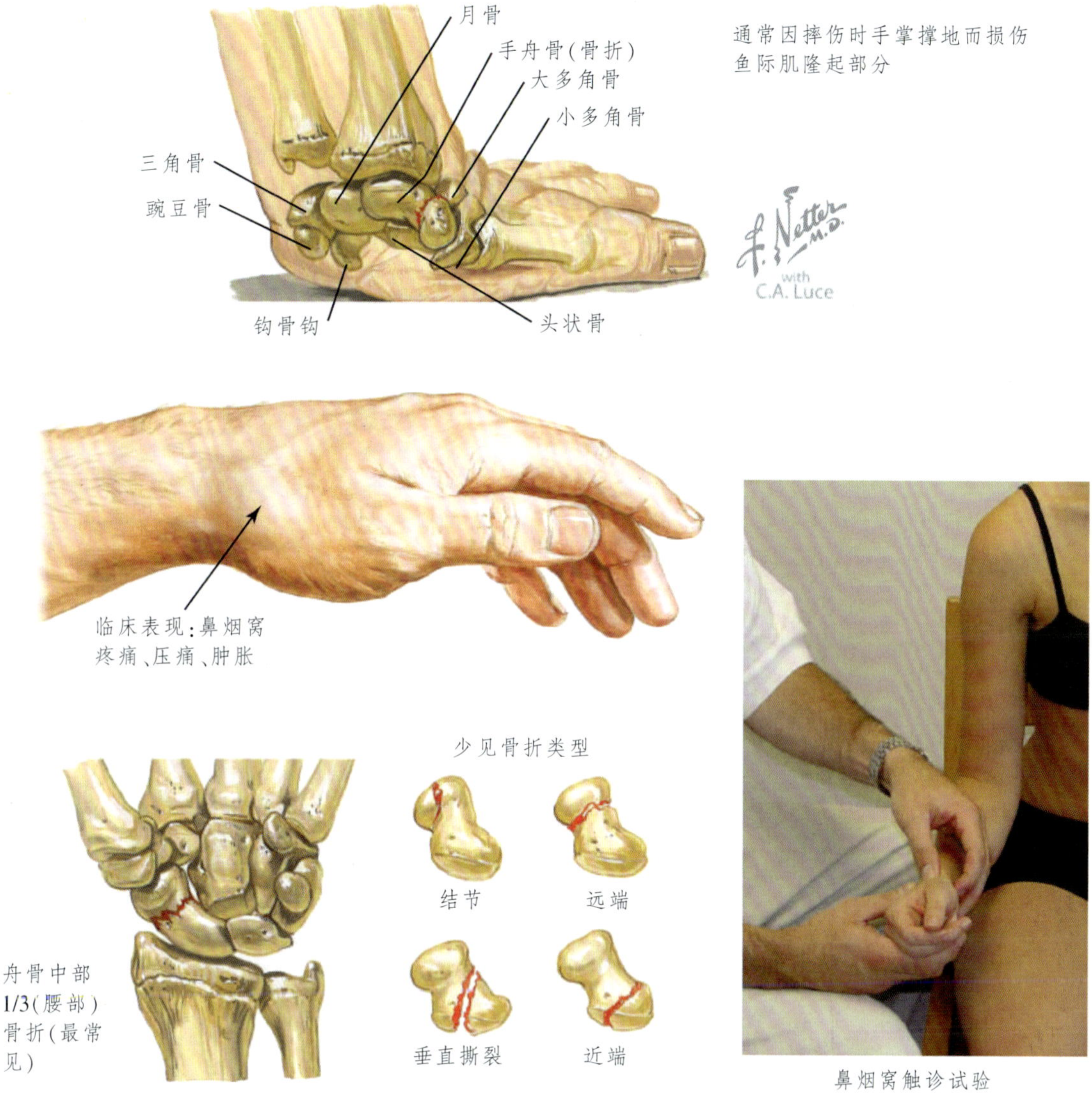

图 11–15　鼻烟窝触诊试验。

试验与研究质量	描述	人群	可靠性	
			检查者本身	检查者之间
Katz 评分[15] ●	受检者在手部画上感觉异常的部位,包括麻木、刺痛、烧灼感或者疼痛	110 例有手部烧灼感、疼痛、刺痛或者麻木的患者	κ=0.86(0.49,0.95)	ICC=0.87(0.84,0.90)
正中神经手指评分[15] ●			κ=0.97(0.49,0.95)	ICC=0.96(0.95,0.97)

小儿急性腕部骨折:临床预测准则

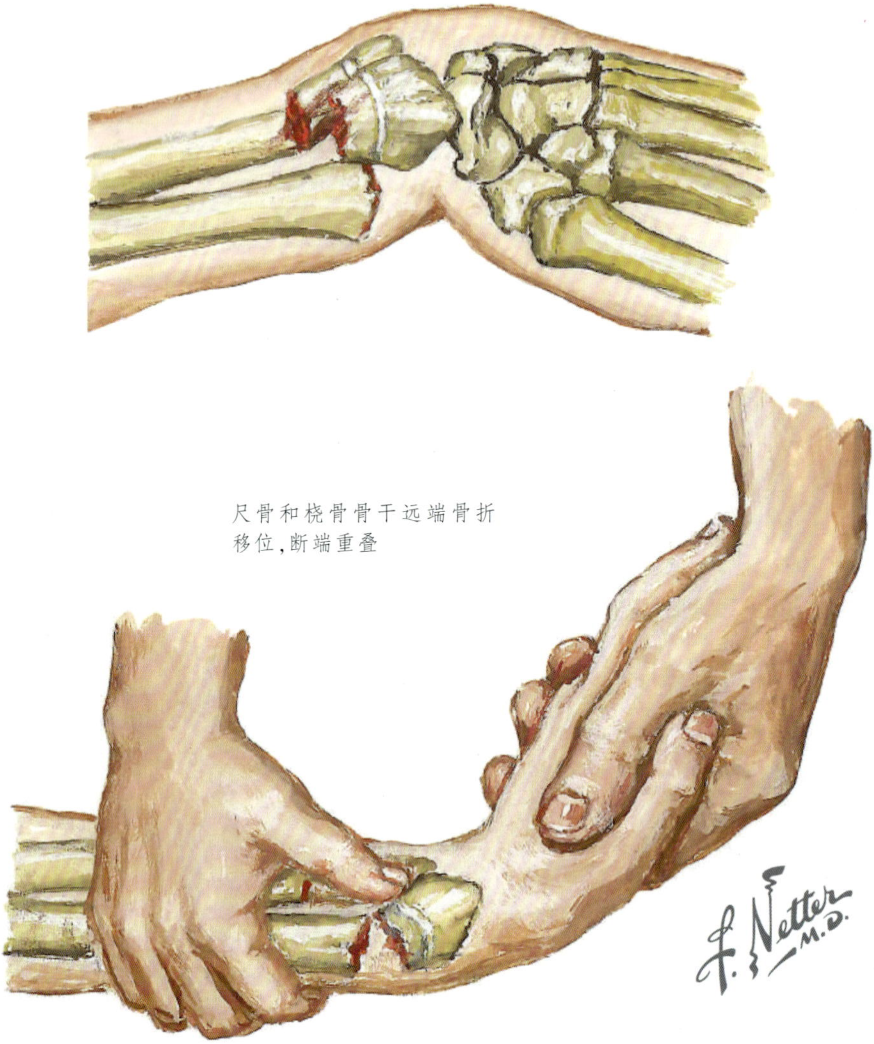

图 11-16 小儿前臂骨折。

Pershad 及其同事[44]应用临床预测准则以确定小儿腕部损伤。预测变量包括同对侧相比握力下降≥20%,以及桡骨远端压痛点。该准则敏感性为 79%,特异性为 63%,+LR=2.14,-LR=0.33。

腕关节活动度测量的可靠性

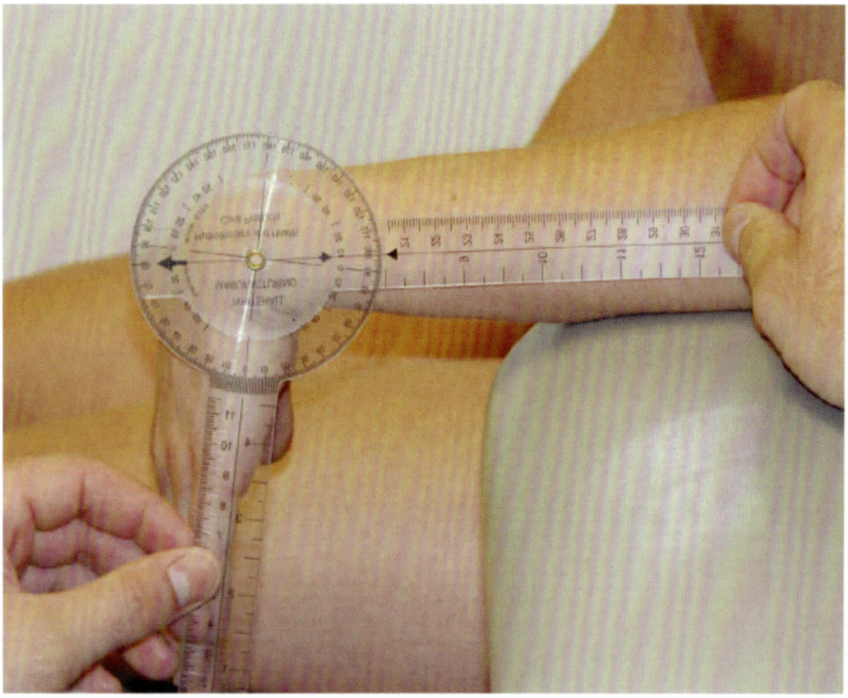

屈腕测量

图 11-17 腕关节动度。

试验与研究质量	器械	人群	可靠性			
			检查者本身	ICC	检查者之间	ICC
主动活动度(AROM)[17] ●	8 英寸塑料测角仪	48 例接受腕关节检查的患者	屈腕	0.96	屈腕	0.90
			伸腕	0.96	伸腕	0.85
			桡偏	0.90	桡偏	0.86
			尺偏	0.92	尺偏	0.78
被动活动度(PROM)[17] ●			屈腕	0.96	屈腕	0.86
			伸腕	0.96	伸腕	0.84
			桡偏	0.91	桡偏	0.66
			尺偏	0.94	尺偏	0.83
PROM[18] ◆	6 英寸塑料测角仪	140 例腕关节被动活动度纳入标准评估的患者	桡屈	0.86	桡屈	0.88
			尺屈	0.87	尺屈	0.89
			背屈	0.92	背屈	0.93
			桡伸	0.80	桡伸	0.80
			尺伸	0.80	尺伸	0.80
			背伸	0.84	背伸	0.84

腕关节活动度测量的可靠性(续)

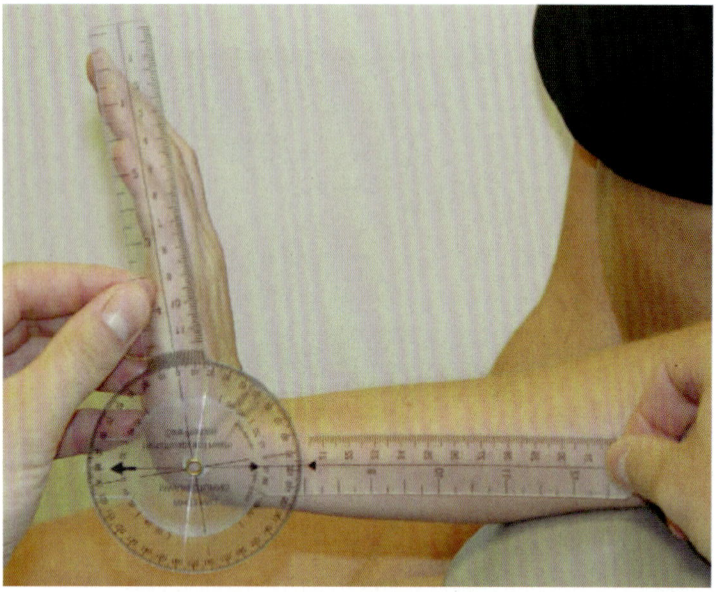

伸腕测量

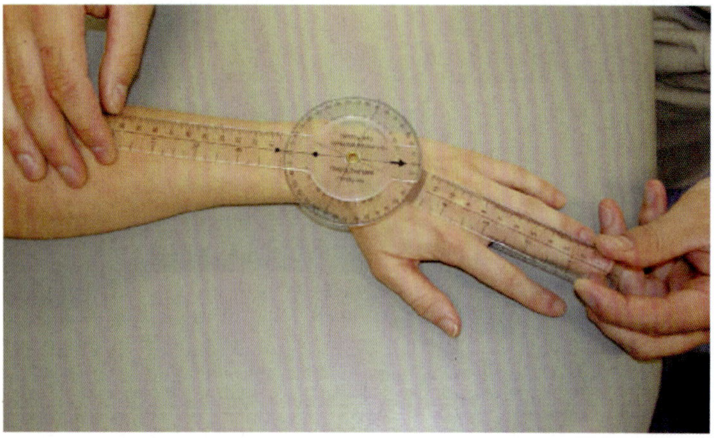

桡偏测量

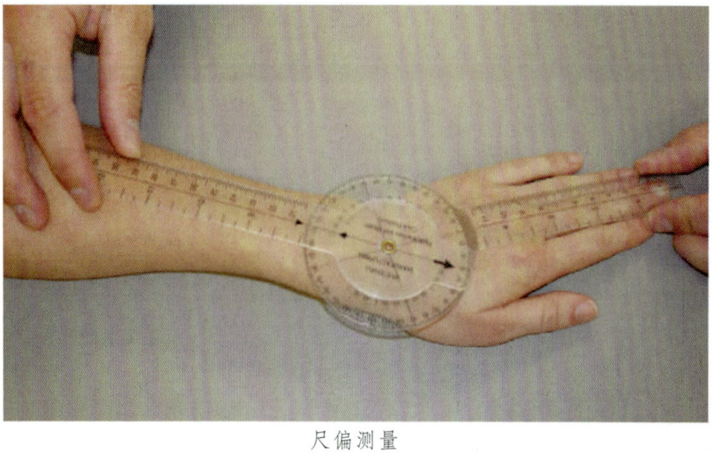

尺偏测量

图 11-18　腕关节活动度。

手指活动度测量的可靠性

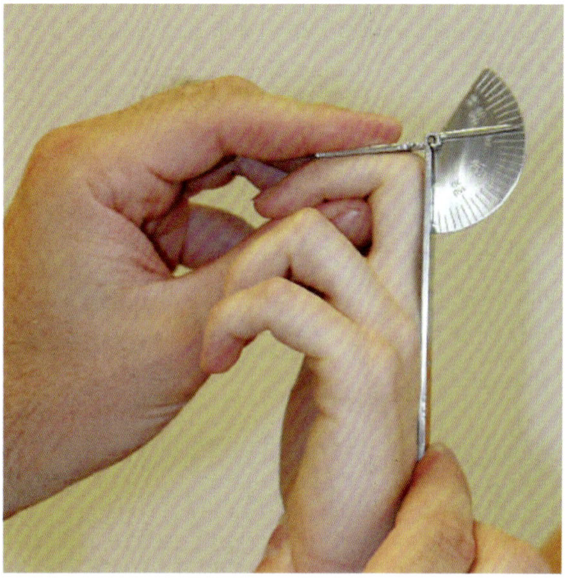

图 11-19 近端指间关节屈曲测量。

试验与研究质量	器械	人群	重测可靠性(ICC)			
指间关节主动屈伸活动度[3]	手指测角仪	30 例手部损伤患者	检查者本身=0.97~0.98 检查者之间=0.97			
掌外展[7]			检查者本身		检查者之间	
			主动	被动	主动	被动
	• 测角仪	25 例健康受试者	0.55(0.34, 0.87)	0.76(0.69, 0.94)	0.31(–0.18, 0.77)	0.37(–0.42, 0.79)
	• 拇外展角度测量		0.71(0.62, 0.93)	0.82(0.78, 0.96)	0.66(0.53, 0.91)	0.59(0.42, 0.89)
	• 掌骨外展角度测量		0.82(0.78, 0.96)	0.81(0.76, 0.95)	0.57(0.38, 0.88)	0.61(0.45, 0.89)
	• 美国医学会测量方式		0.72(0.63, 0.92)	0.65(0.51, 0.90)	0.24(–0.40, 0.73)	0.52(0.28, 0.86)
	• 美国手治疗师协会测量方式		0.78(0.72, 0.94)	0.72(0.63, 0.93)	0.55(0.34, 0.87)	0.52(0.29, 0.86)
	• 掌骨间距离		0.95(0.95, 0.99)	0.92(0.90, 0.98)	0.82(0.79, 0.96)	0.79(0.78, 0.96)

检查者本身肌力评估的可靠性

试验与研究质量	器械	人群	重测可靠性(ICC)
腕屈肌(两力均值)[20] ●	测力计	40例疑似肌肉疾病的患者	优势手=0.88(0.79,0.94) 非优势手=0.94(0.90,0.97)
腕伸肌(最大值)[20] ●		40例疑似肌肉疾病的患者	优势手=0.87(0.76,0.93) 非优势手=0.94(0.88,0.97)
握力[2] ●		21例健康老年受试者	左=0.95(0.89,0.98) 右=0.91(0.78,0.96)
握力[4] ●		22例无症状受试者	1次测量:0.95(0.89,0.98) 3次测量均值:0.85(0.67,0.94) 3次测量最高值:0.95(0.89,0.98)
		22例行腕管解压术的患者	1次测量:0.97,(0.94,0.99) 3次测量均值:0.94(0.80,0.98) 3次测量最高值:0.97(0.92,0.99)
		22例行腕管解压术的患者	1次测量:0.96(0.91,0.98) 3次测量均值:0.98(0.96,0.99) 3次测量最高值:0.97(0.90,0.99)
握力[21] ●		104例健康小学生受试者	优势手=0.97(0.95,0.98) 非优势手=0.95(0.92,0.96)
	压力计		优势手=0.84(0.77,0.89) 非优势手=0.86(0.80,0.90)
握力 手掌捏力 拇指钥匙捏力测量 指尖捏力测量[22] ●	捏力测量器	27例健康受试者	右 / 左 0.99 / 0.99 0.98 / 0.99 0.99 / 0.98 0.99 / 0.99
握力 指尖捏力测量 拇指钥匙捏力测量[23] ●	手捏力握力测力计	33例单侧手部损伤患者	患侧 / 健侧 0.93~0.97 / 0.92~0.94 0.89 / 0.84 0.94 / 0.86
握力 指尖捏力测量 Jaw捏力测量[3] ●	握力测力计和捏力测力计	30例手部损伤患者	检查者本身 / 检查者之间 0.96 / 0.95 0.86~0.94 / 0.91 0.88~0.93 / 0.89
握力 三指捏力测量 拇指钥匙捏力测量[24] ◆	测力计和捏力测力计	38例接受康复训练的手部损伤患者	有症状者 / 无症状者 0.93(0.86,0.96) / 0.94(0.89,0.97) 0.88(0.78,0.96) / 0.87(0.74,0.93) 0.94(0.88,0.97) / 0.93(0.86,0.96)
拇展肌肌力测量[11] ◆	检查者检查患者拇展肌。与对侧相比,以"肌力明显降低"、"肌力降低"、"正常"进行分级	82例疑似颈椎神经根病变或腕管综合征的患者	κ=0.39(0,0.80)
腕伸肌肌力测量[25] ●	测力计	30例接受物理治疗的患者	0.94
腕屈肌肌力测量 腕伸肌肌力测量[26] ●	测力计	20例健康受试者	屈腕 0.85 伸腕 0.91

检查者内肌力评估的可靠性(续)

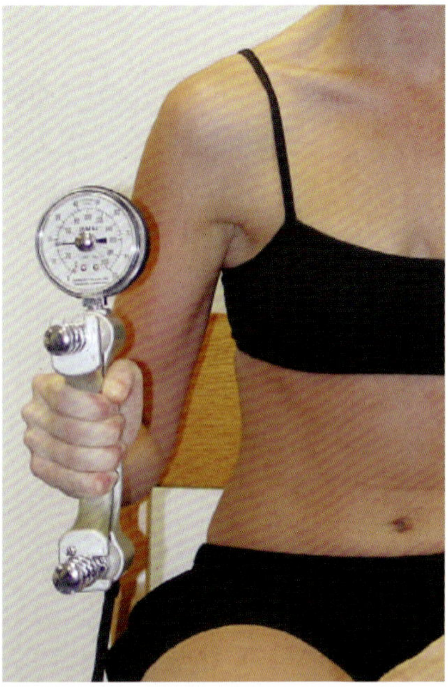

图 11-20　握力测量。

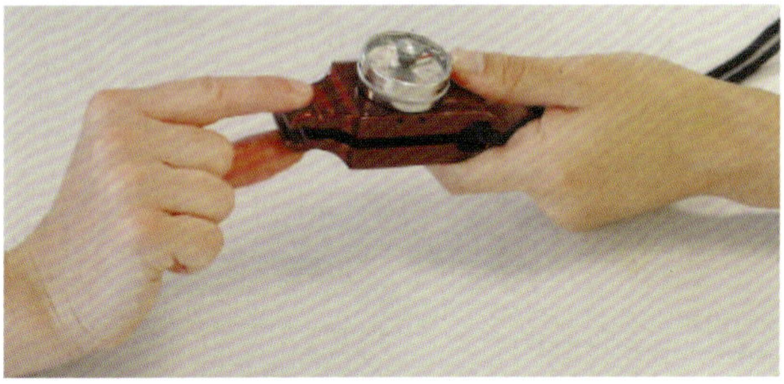

指尖捏力测量

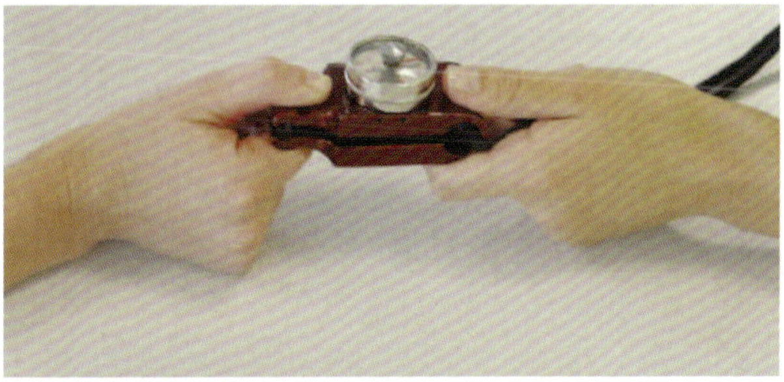

拇指钥匙捏力测量

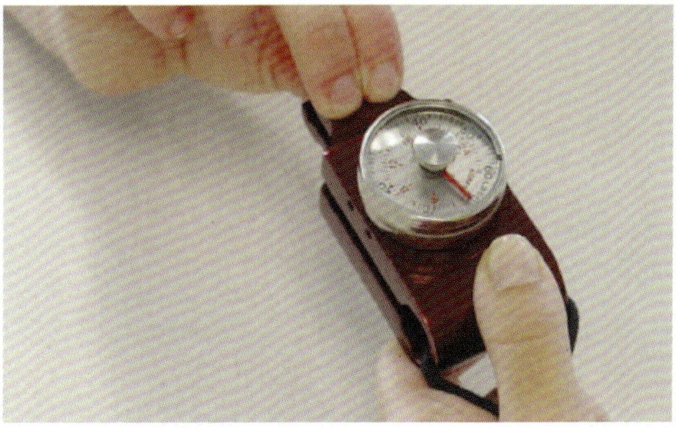

三指捏力测量

图 11-21　捏力测量。

肌力减弱评估对于腕管综合征的诊断效用

试验与研究质量	描述与阳性结果	人群	参考标准	敏感性	特异性	+LR	−LR
拇短展肌肌力评估[11] ◆	将拇指置于外展位同时在近节指骨施加内收的力以测量拇短展肌肌力。如果肌力减弱或与对侧相比明显减弱,则为阳性	82 例疑似颈椎神经根病变或腕管综合征的患者	肌电图及神经传导试验	0.19（0.04，0.34）	0.89（0.81，0.90）	1.7（0.58，5.2）	0.91（0.74，1.1）
拇短展肌肌力减弱试验[27] ◆	指导患者用拇指指腹及小指做对掌运动。检查者向拇指指间关节施加向手掌的力。如果肌力减弱，则为阳性	228 只疑似腕管综合征拟行电生理诊断的患手	神经传导试验	0.66	0.66	1.94	0.52

腕关节维度测量的可靠性

试验与研究质量	描述	人群	检查者间可靠性
腕关节前后径[11] ◆	测径器测量腕关节，单位厘米	82例疑似颈椎神经根病变或腕管综合征的患者	ICC=0.77(0.62,0.87)
腕关节内外径[11] ◆			ICC=0.86(0.75,0.92)

腕关节维度测量对于腕管综合征的诊断效用

试验与研究质量	描述与阳性结果	人群	参考标准	敏感性	特异性	+LR	−LR
腕比例指数>0.67[11]◆	测量腕前后径，然后除以内外径。如果比值>0.67，则为阳性	82例疑似颈椎神经根病变或腕管综合征的患者	肌电图和神经传导试验	0.93 (0.83, 1.0)	0.26 (0.14, 0.38)	1.3 (1.0, 1.5)	0.29 (0.07, 1.2)
方形腕关节试验[27] ◆	用标准测径器于远端腕横纹处测量腕前后径和内外径。如果腕关节比率(前后径除以内外径)≥0.70，则为阳性	228只疑似腕管综合征拟行电生理诊断的患手	神经传导试验	0.69	0.73	2.56	0.42

腕部肿胀测量的可靠性

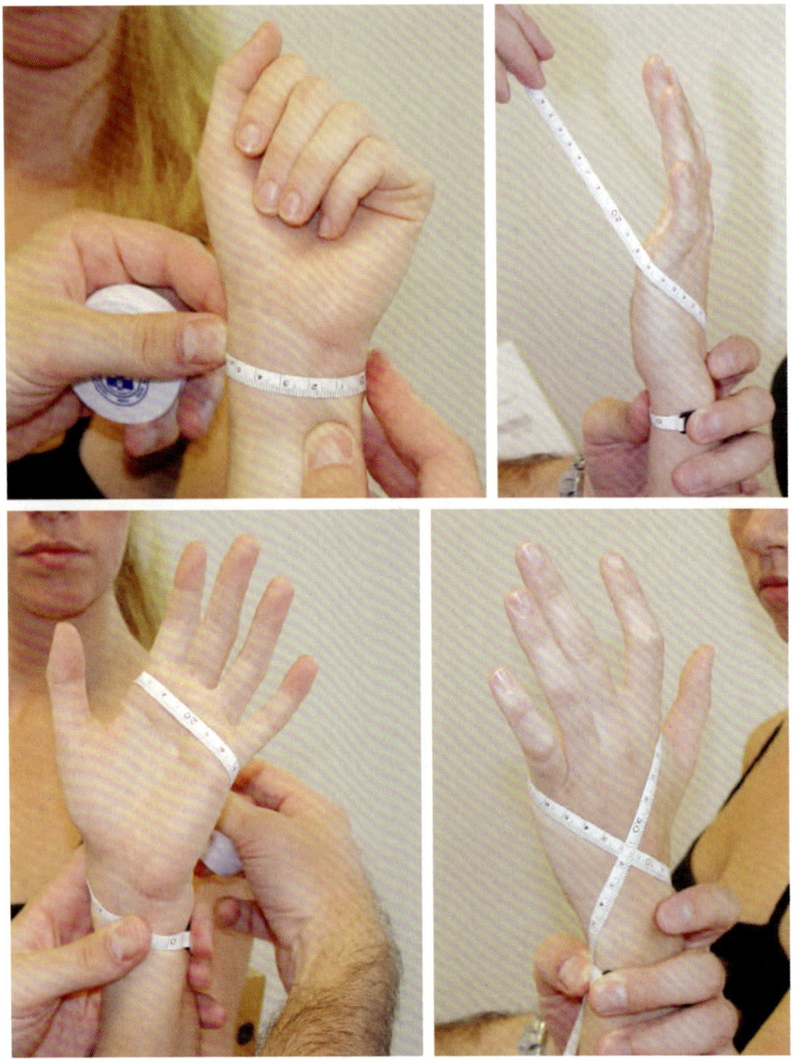

图 11-22 8 字测量法。

试验与研究质量	描述	人群	可靠性	
			检查者本身	检查者之间
8 字测量法[28] ◆	检查者将零刻度置于尺骨茎突结节远端，卷尺绕过腕掌侧至桡骨茎突结节远端，经对角线绕至第 5 掌指关节，绕过其他掌指关节掌侧，经对角线绕过掌背侧与起始刻度相交	24 例手部损伤患者(33 只患手)	ICC=0.99	ICC=0.99
体积测量试验[28] ◆	手部垂直放置于标准容积计中		ICC=0.99	未报道

感觉检查的可靠性

试验与研究质量	描述与阳性结果	人群	检查者间可靠性
Semmes-Weinstein 单丝检查[24] ◆	拇指腹、示指腹、长短指尖实施感觉试验	36 只腕管综合征患手	κ=0.22(0.26,0.42)
拇指腹中间感觉缺失试验[11] ◆	用回形针直端测试感觉，分级为"感觉缺失""正常""感觉过敏"	82 例基层诊所、骨科或电生理实验室检查可疑有颈椎神经根病变或腕管综合征的患者	κ=0.48(0.23,0.73)
示指腹中间感觉缺失试验[11] ◆			κ=0.50(0.25,0.75)
中间感觉缺失试验[11] ◆			κ=0.40(0.12,0.68)

感觉缺失试验对于腕管综合征的诊断效用

试验与研究质量	描述与阳性结果	人群	参考标准	敏感性	特异性	+LR	–LR
拇指腹感觉缺失[11] ◆	用回形针直端测试感觉。如果感觉降低或缺失，则为阳性	82 例基层诊所、骨科或者电生理实验室检查可疑有颈椎神经根病变或者腕管综合征的患者	肌电图和神经传导试验	0.65 (0.47, 0.84)	0.70 (0.47, 0.84)	2.2 (1.3, 3.6)	0.49 (0.28, 0.46)
示指腹感觉缺失[11] ◆				0.52 (0.32, 0.72)	0.67 (0.32, 0.72)	1.6 (0.92, 2.7)	0.72 (0.86, 1.1)
中指指腹感觉缺失[11] ◆				0.44 (0.26, 0.63)	0.74 (0.26, 0.63)	1.7 (0.58, 0.52)	0.75 (0.86, 1.1)
移动两点感觉差异试验[12] ◆	检查者以卡尺的 1 个或 2 个尖端敲击示指和小指指尖 5 次。如果患者不能明确至少 1 次敲击指尖的数量，则为阳性	110 例行电生理检查的患者	神经传导试验	0.32	0.81	1.68	0.84

感觉缺失试验对于腕管综合征的诊断效用

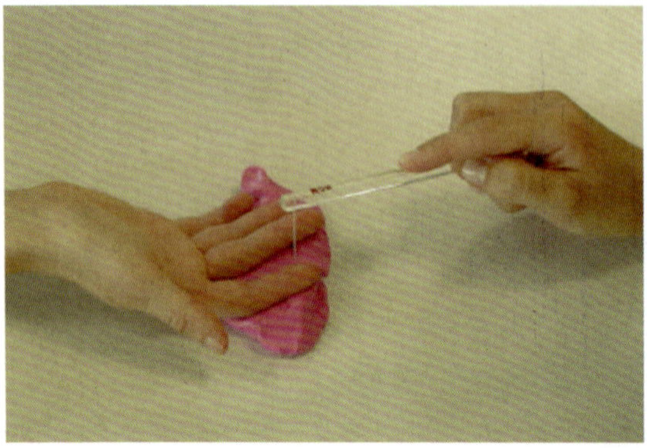

Semmes-Weinstein 单丝检查

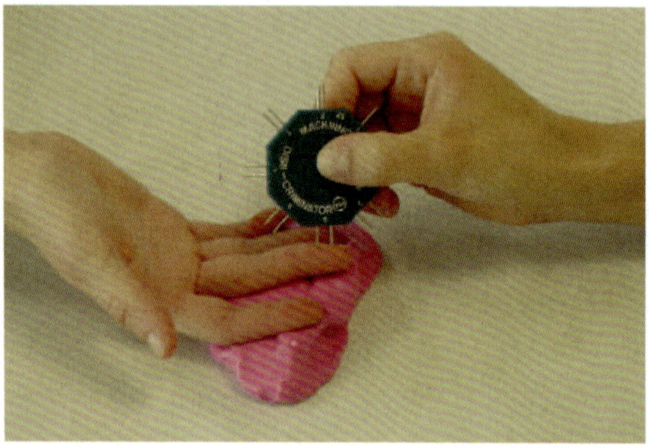

两点感觉差异试验

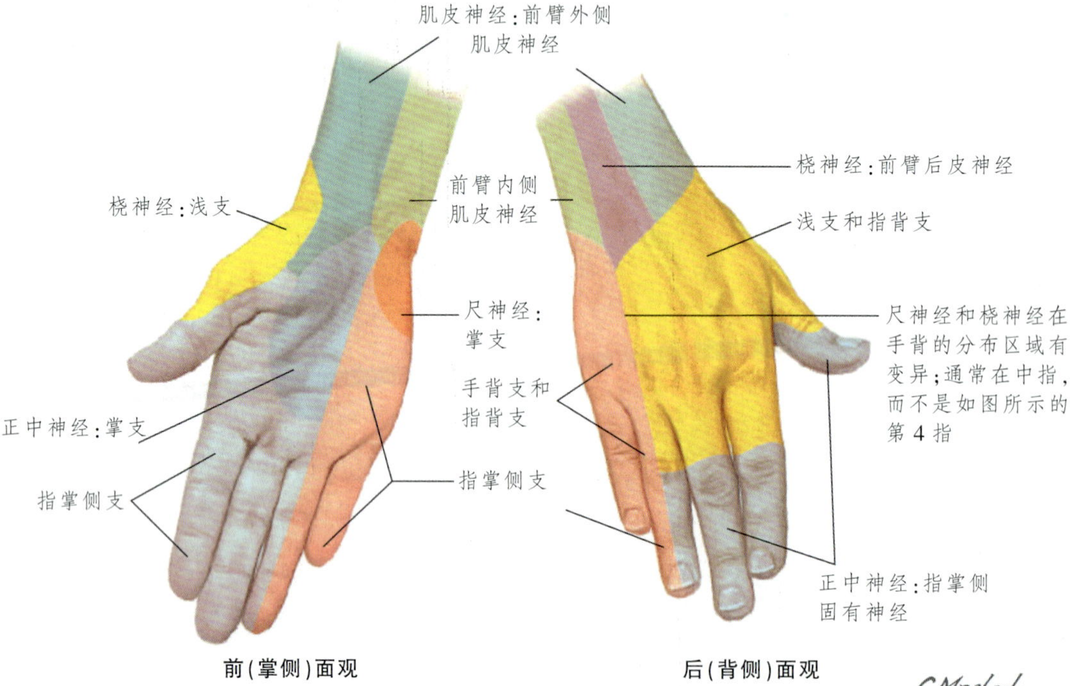

腕和手皮神经支配

图 11-23 感觉检查。

Tinel 征试验的可靠性

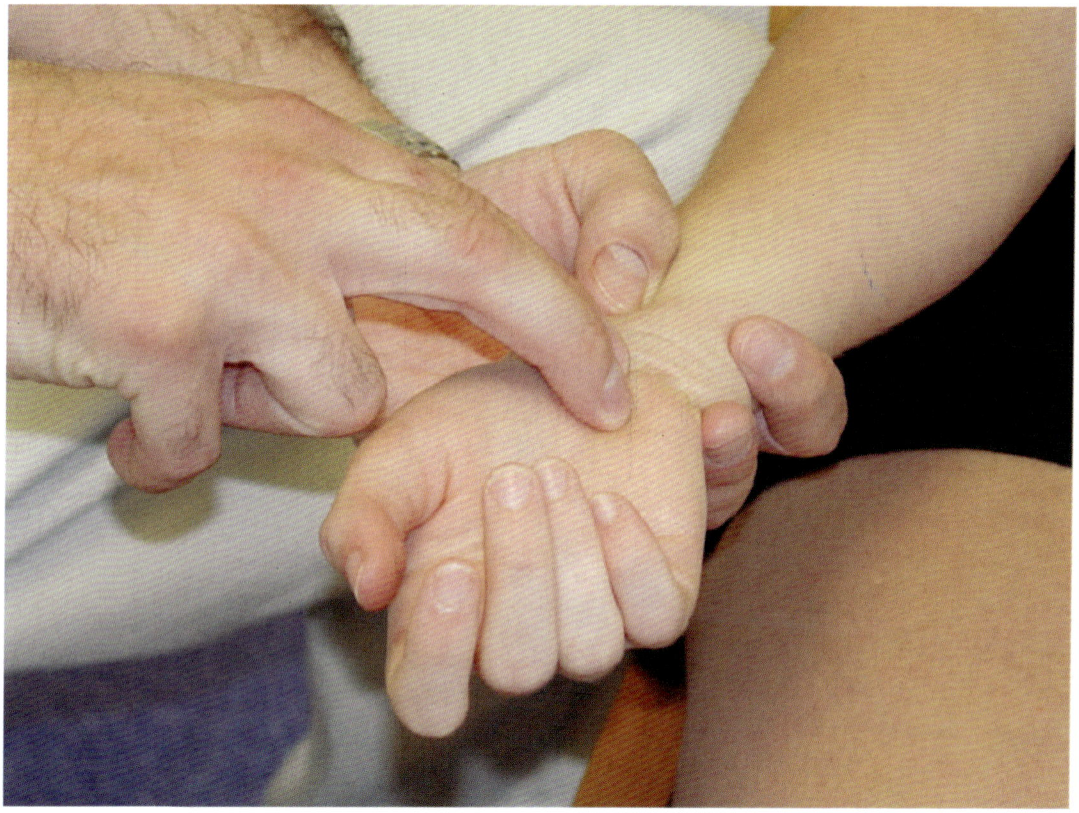

图 11–24 Tinel 征试验。

试验与研究质量	描述与阳性结果	人群	可靠性
Tinel A 试验[11] ◆	患者取坐位，屈肘 30°，前臂旋后，腕中立位，检查者使用叩诊锤从 6 英尺高度沿正中神经走行敲击正中神经。如果在沿正中神经走行的过程中患者诉无痛的刺麻感，则为阳性	82 例疑似颈椎神经根病变或腕管综合征的患者	κ=0.47(0.21,0.72)
Tinel B 试验[11] ◆	除检查者用中等力度使用叩诊锤试图引出症状外，其余步骤同 Tinel A 试验。如果症状加剧，则为阳性		κ=0.35(0.10,0.60)
Tinel 征试验[24] ◆	检查者从近侧掌横纹敲击至远侧腕横纹。如果在正中神经区域出现症状加剧，则为阳性	36 只腕管综合征患手	κ=0.81(0.66,0.98)

Tinel 征试验对于腕管综合征的诊断效用

试验与研究质量	描述与阳性结果	人群	参考标准	敏感性	特异性	+LR	-LR
Tinel 征试验[29] ◆	检查者以手指轻敲腕部正中神经。如果患者在正中神经分布区域出现疼痛或麻木感，则为阳性	142 例行电生理检查的患者	电生理检查	0.27 (0.18, 0.36)	0.91 (0.84, 1.0)	3.0	0.80
Tinel 征试验[27] ◆		228 只经电生理检查疑似腕管综合征的患手	神经传导试验	0.23	0.87	1.77	0.89
Tinel A 试验[11] ◆	患者取坐位，屈肘 30°，前臂旋后，腕中立位，检查者使用叩诊锤从 6 英尺高度沿正中神经走行敲击正中神经。如果患者在沿正中神经走行的过程中诉无痛的刺麻感，则为阳性	82 例疑似颈椎神经根病变或腕管综合征的患者	肌电图和神经传导试验	0.41 (0.22, 0.59)	0.58 (0.45, 0.72)	0.98 (0.56, 1.7)	1.0 (0.69, 1.5)
Tinel B 试验[11] ◆	除检查者用中等力度使用叩诊锤试图引出症状外，其余步骤同 Tinel A 试验。如果症状加剧，则为阳性			0.48 (0.29, 0.67)	0.67 (0.54, 0.79)	1.4 (0.84, 2.5)	0.78 (0.52, 1.2)
Tinel 征试验[30] ●	如果敲击腕部正中神经引起沿正中神经的刺麻感，则为阳性	81 例因腕管综合征而进行治疗的患者（共 162 只患手）	电生理检查*	0.90	0.81	4.7	0.12

Tinel 征试验对于腕管综合征的诊断效用(续)

试验与研究质量	描述与阳性结果	人群	参考标准	敏感性	特异性	+LR	-LR
Tinel 征试验[11] ●	敲击腕部正中神经(具体不详)	232 例具有腕管综合征症状的患者,182 例对照组受试者	临床检查诊断为腕管综合征	0.30 (0.24, 0.36)	0.65 (0.58, 0.71)	0.9	1.10
			超声诊断为腱鞘炎	0.46 (0.41, 0.53)	0.85 (0.80, 0.89)	3.1	0.64
Tinel 征试验[12] ●	检查者以叩诊锤方形端从 12cm 高度落下叩击远侧掌横纹。如果患者诉至少一只正中神经支配的手指疼痛或麻木感,则为阳性	110 例已行电生理检查的患者	神经传导试验	0.60	0.67	1.82	0.60

* 采用潜在类别分析确定诊断腕管综合征的参考标准,但因参考标准不是独立参数,因此会导致研究因质量不高而被剔除。

Phalen 试验可信度

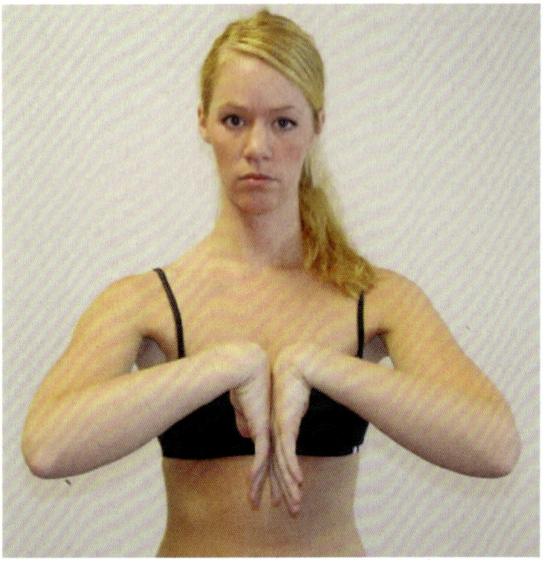

Phalen 试验

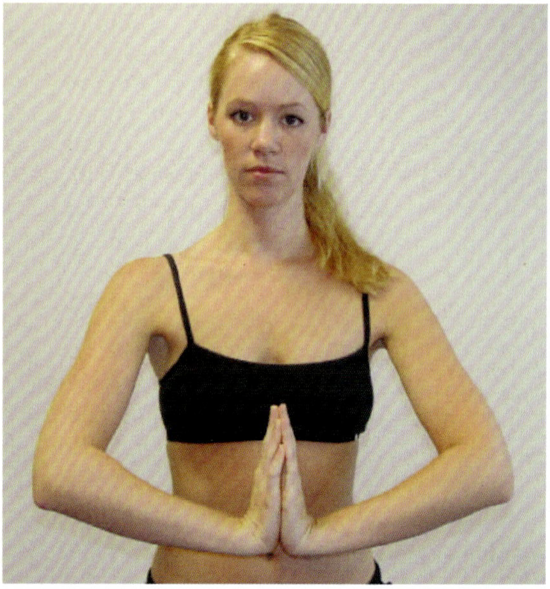

反 Phalen 试验

图 11-25 Phalen 试验。

试验与研究质量	描述与阳性结果	人群	检查者间可靠性
Phalen 试验[24] ◆	患者双手背侧相对，保持腕关节最大屈曲 60 秒。如果沿正中神经症状加剧，则为阳性	36 只腕管综合征患手	κ=0.88(0.77,0.98)
Phalen 试验[11]◆	患者取坐位，屈肘 30°，前臂旋后。检查者将患者腕关节最大限度度屈曲 60 秒。如果沿正中神经症状加剧，则为阳性	82 例疑似颈椎神经根病变或腕管综合征患者	κ=0.79(0.59,1.0)
伸腕试验[24] ◆	患者双手掌侧相对，保持腕关节最大伸展 60 秒。如果沿正中神经症状加剧，则为阳性	36 只腕管综合征患手	κ=0.72(0.55,0.88)

Phalen 试验对于腕管综合征的诊断效用

试验和测量	试验步骤和阳性结果	人群	参考标准	敏感性	特异性	+LR	-LR
Phalen 试验[11] ◆	患者取坐位，屈肘 30°，前臂旋后。检查者将患者腕关节最大程度屈曲 60 秒。如果沿正中神经症状加剧，则为阳性	82 例疑似颈椎神经根病变或腕管综合征患者	肌电图和神经传导试验	0.77 (0.61, 0.93)	0.40 (0.26, 0.53)	1.3 (0.94, 1.7)	0.58 (0.27, 1.3)
Phalen 试验[29] ◆	患者最大程度屈腕并保持 60 秒。如果症状加剧，则为阳性	142 例行电生理检查的患者	电生理检查	0.34 (0.24, 0.43)	0.74 (0.62, 0.87)	1.31	0.89
Phalen 试验[27] ◆		228 只疑似腕管综合征行电生理检查的患手	神经传导试验	0.51	0.76	2.13	0.64
Phalen 试验[30] ●		81 例因腕管综合征行治疗的患者(共 162 只患手)	电生理检查*	0.85	0.79	4.0	0.19
Phalen 试验[1] ●	完全屈腕 60 秒(具体不详)	232 例腕管综合征患者，182 例对照组受试者	临床检查诊断为腕管综合征	0.47 (0.41, 0.54)	0.17 (0.13, 0.23)	0.6	3.12
			超声诊断为腱鞘炎	0.92 (0.36, 0.49)	0.87 (0.82, 0.91)	7.1	0.09
反 Phalen 试验[1] ●	完全伸腕 60 秒(具体不详)		临床检查诊断为腕管综合征	0.42 (0.36, 0.49)	0.35 (0.29, 0.42)	0.6	1.66
			超声诊断为腱鞘炎	0.75 (0.69, 0.80)	0.85 (0.80, 0.89)	5.0	0.29

Phalen 试验对于腕管综合征的诊断效用(续)

试验与研究质量	描述与阳性结果	人群	参考标准	敏感性	特异性	+LR	-LR
Phalen 试验[12]	患者屈双腕 90°，掌背侧相对保持 60 秒。如果患者诉至少一根手指有疼痛或麻木感，则为阳性	110 例行电生理检查的患者	神经传导试验	0.74	0.47	1.4	0.55
Phalen 试验[10]	患者前臂旋前，肘关节置于检查桌上，前臂垂直，腕关节抗重力屈曲。如果出现症状，则为阳性	132 例上肢疼痛的患者	经电生理检查确诊	0.79	0.92	9.88	0.23

* 采用潜在类别分析确定诊断腕管综合征的参考标准，但因参考标准不是独立参数，因此会导致研究因质量不高而被剔除。

腕部加压试验的可靠性

试验与研究质量	描述与阳性结果	人群	可靠性
腕部加压试验[11] ◆	患者取坐位，屈肘 30°，前臂旋后，腕关节中立位。检查者双拇指按住腕横韧带，给予约 6 磅压力，最多保持 30 秒。如果患者诉沿正中神经症状加剧，则为阳性	36 只腕管综合征的患手	κ=0.77 (0.58，0.96)

腕部加压试验对于腕管综合征的诊断效用

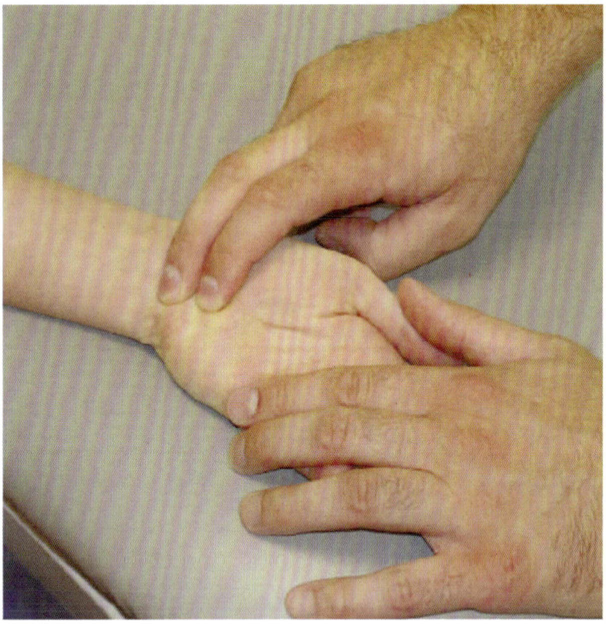

图 11-26 腕部加压试验。

试验与研究质量	描述与阳性结果	人群	参考标准	敏感性	特异性	+LR	-LR
腕部加压试验[12] ◆	患者取坐位，屈肘 30°，前臂旋后，腕关节中立位。检查者双拇指按住腕横韧带，给予约 6 磅压力，最多保持 30 秒。如果患者诉沿正中神经症状加剧，则为阳性	82 例基层诊所、骨科或电生理实验室检查疑似颈椎神经根病变或腕管综合征的患者	肌电图和神经传导试验	0.64 (0.45，0.83)	0.30 (0.17，0.42)	0.91 (0.65，1.3)	1.2 (0.62，2.4)

腕部加压试验对于腕管综合征的诊断效用(续)

试验与研究质量	描述与阳性结果	人群	参考标准	敏感性	特异性	+LR	-LR
腕部加压试验[27] ◆	检查者施以中等压力于患者远侧腕横纹稍远的正中神经,并保持5秒。如果患者诉疼痛或麻木感,则为阳性	228只经电生理检查疑似腕管综合征的患手	神经传导试验	0.28	0.74	1.08	0.97
腕管加压试验[1] ●	患者前臂旋后,检查者于鱼际肌和小鱼际肌隆起之间施以相等压力,保持30秒。每隔15秒询问患者症状	232例出现腕管综合征症状的患者,182例对照组受试者	临床检查诊断为腕管综合征	0.46 (0.40, 0.53)	0.25 (0.20, 0.31)	0.6	2.16
腕部加压试验[10] ●	检查者用拇指于腕横韧带施以中等压力,患者腕中立位,保持30秒。如果患者诉疼痛、麻木感,则为阳性	132例上肢疼痛患者	经电生理检查确诊	0.83	0.92	10.38	0.18

手上举试验对于腕管综合征的诊断效用

试验与研究质量	描述与阳性结果	人群	参考标准	敏感性	特异性	+LR	-LR
手上举试验[31] ●	嘱患者双手举过头顶1分钟。如果出现症状,则为阳性	70例腕管综合征患者,神经传导试验阳性	电生理检查	0.99	0.91	11.0	0.01

手上举试验对于腕管综合征的诊断效用(续)

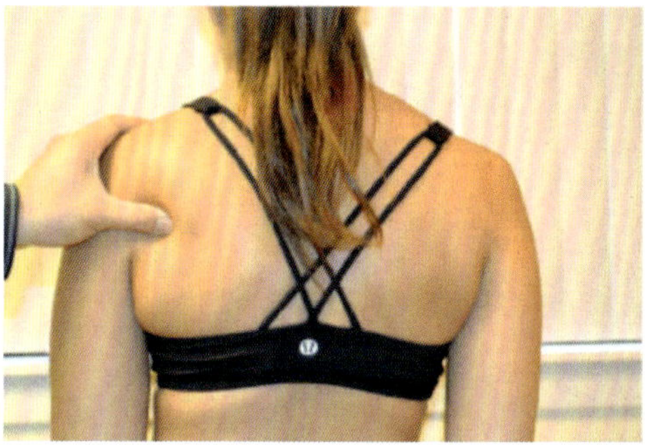

图 11-27　冈下肌试验。

试验与研究质量	描述与阳性结果	人群	参考标准	敏感性	特异性	+LR	-LR
冈下肌试验[32] ◆	在肩胛下极和肩峰尖端背侧之间的冈下肌外缘施加 2.5kg 的力 30 秒，如果诱导出腕管综合征症状或者对局部的压力感觉不舒服，则为阳性	34 例腕管综合征患者	电生理检查	0.70	0.87	5.4	0.34

应用问卷预测腕管综合征神经传导试验结果的诊断效用

试验与研究质量	描述与阳性结果	人群	参考标准	敏感性	特异性	+LR	-LR
Kamath 和 Stothard 问卷[33] ◆	患者问卷评分高于 6 分被分类为神经传导异常	211 例腕管综合征患者	电生理检查	N/A	0.87(0.80~0.93)	N/A	N/A
	患者问卷评分 3 分以下被分类为神经传导正常			0.87(0.80~0.94	未评估		

N/A，不可用。

上肢拉伸试验的可靠性

试验与研究质量	描述与阳性结果	人群	检查者间可靠性
上肢拉伸试验 A[11] ◆	如下	82 例疑似颈椎神经根病变或腕管综合征的患者	κ=0.76(0.51,1.0)
上肢拉伸试验 B[11] ◆			κ=0.83(0.65,1.0)

上肢拉伸试验对于腕管综合征的诊断效用

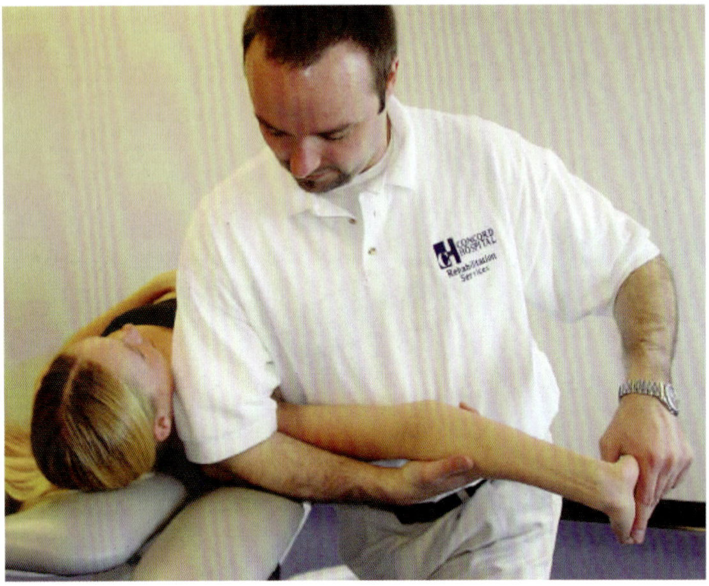

图 11–28 上肢拉伸试验 A。

试验与研究质量	描述与阳性结果	人群	参考标准	敏感性	特异性	+LR	–LR
上肢拉伸试验 A[11] ◆	患者取仰卧位，检查者下压患者肩胛骨，外展肩关节，前臂旋后，腕关节和手指伸展，肩关节外旋，肘关节伸展，颈部向对侧或同侧弯曲。如果患者诉出现症状，肘关节伸展度差大于 10°，颈部向对侧弯曲症状加重，或者向同侧弯曲症状减轻，则为阳性	82 例疑似颈椎神经根病变或腕管综合征的患者	肌电图和神经传导试验	0.75 (0.58, 0.92)	0.13 (0.04, 0.22)	0.86 (0.67, 1.1)	1.9 (0.72, 5.1)
上肢拉伸试验 B[11] ◆	患者取仰卧位，肩关节外展 30°，检查者下压患者肩胛骨，使肩关节内旋，肘关节完全伸展，腕关节和手指屈曲，颈部向对侧或同侧弯曲。如果腕关节屈曲差异大于 10°，颈部向对侧弯曲症状加剧，或者向同侧弯曲症状减轻，则为阳性			0.64 (0.45, 0.83)	0.30 (0.17, 0.42)	0.91 (0.65, 1.3)	1.2 (0.62, 2.4)

特殊检查对于腕关节不稳定的诊断效用

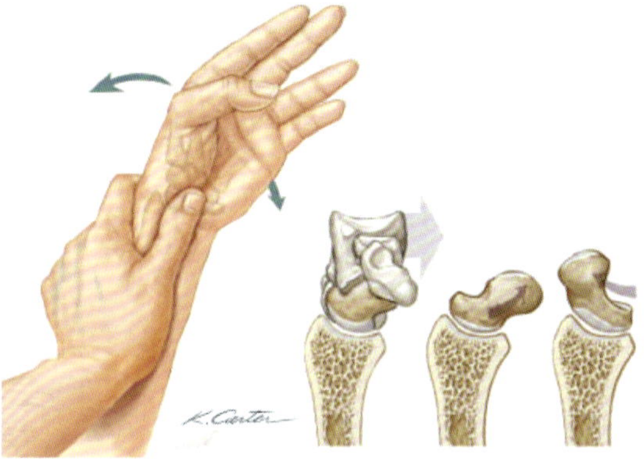

图 11-29 手舟骨推移试验。

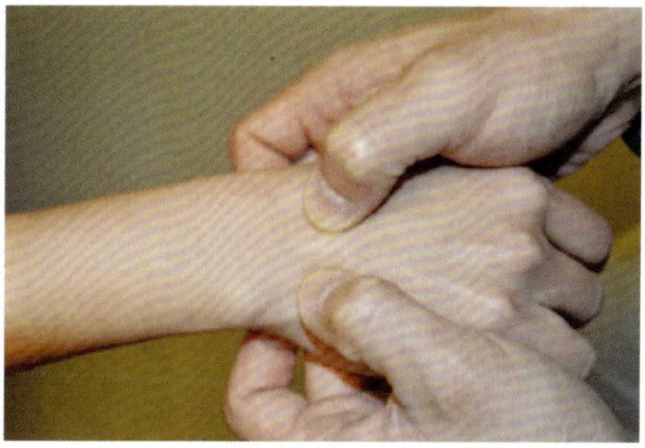

图 11-30 冲击触诊试验。

试验与研究质量	描述	阳性结果	人群	参考标准	敏感性	特异性	+LR	−LR
手舟骨推移试验[34]	患者前臂轻度旋前，稳定肘关节，检查者一只手以拇指置于手舟骨掌侧突起，握住患者腕关节桡侧，另一只手置于掌部稳定腕关节。检查者持续施力于手舟骨结节，使患者腕部轻度伸直尺偏，之后轻度屈曲桡偏。患者腕关节屈曲桡偏时检查者撤去施力	如果手舟骨推移，或试验中出现“铛”一声，或撤去施力时患者诉症状加剧，则为阳性	50 只关节镜术后患腕	关节镜下证实	0.69	0.66	2.03	0.47

特殊检查对于腕关节不稳的诊断效用(续)

试验与研究质量	描述	阳性结果	人群	参考标准	敏感性	特异性	+LR	-LR
冲击触诊试验[34] ●	检查者一只手拇指和示指稳定患者月骨,另一只手向掌背侧推移患者豌豆三角复合体	如果患者诉症状加剧或关节松弛,则为月三角关节不稳定阳性			0.64	0.44	1.14	0.82
尺半月三角背侧滑动试验[34] ●	患者取坐位,前臂中立位,肘关节置于检查桌上,检查者将拇指置于患者尺骨远端。检查者示指近侧指间关节桡侧置于患者豌豆三角复合体掌侧面。检查者推挤拇指和示指,使患者豌豆复合体向背侧滑动	如果患者诉症状加剧或关节松弛,则为尺半月三角复合体不稳定阳性			0.66	0.64	1.69	0.56

特殊检查对于拇指腱鞘炎的诊断效用

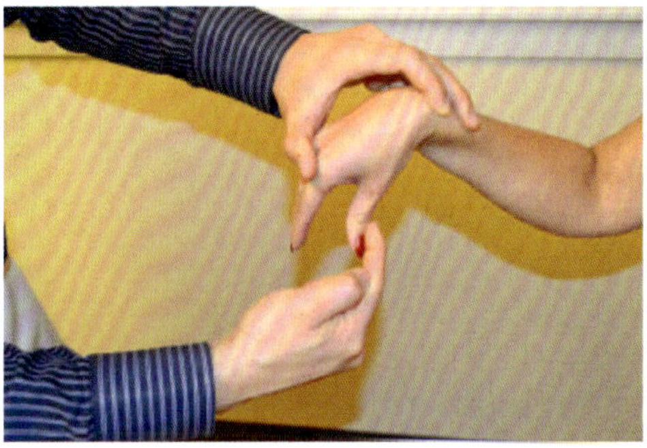

图 11-31 腕关节过屈和拇指外展试验。

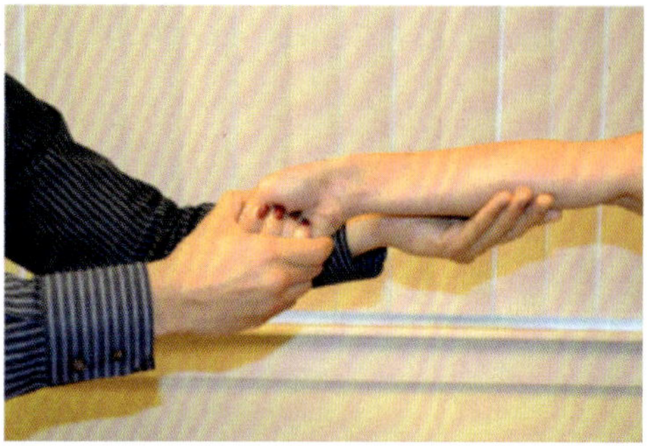

图 11-32 Eichhoff 试验。

试验与研究质量	描述与阳性结果	人群	参考标准	敏感性	特异度	+LR	-LR
腕关节过屈和拇指外展试验[35] ●	患者腕关节过屈，拇指外展，MCP 和 IP 完全伸展，抵抗检查者示指的应力。如果症状加剧，则为阳性	104 例临床上表现出拇指腱鞘炎症状的患者	X 线和超声检查确诊	0.99 (0.96，1.02)	0.29 (-0.14，0.71)	1.39	0.04
Eichhoff 试验[35] ●	患者尺偏握拳，握持对侧拇指，如果症状加剧，则为阳性			0.89 (0.81，0.97)	0.14 (-0.19，0.47)	1.04	0.75

多种特殊检查的可靠性

试验与研究质量	描述与阳性结果	人群	检查者间可靠性
正中神经束缚试验[24] ◆	检查者将患者示指伸展，前臂旋后，腕关节完全伸展，保持 15 秒。如果患者诉沿正中神经症状加剧，则为阳性	36 只腕管综合征患手	κ=0.49(0.26，0.71)
捏纸试验[24] ◆	患者主动以拇指、示指和中指捏住一张纸，MCP 屈曲，IP 伸直。如果患者诉沿正中神经症状加剧，则为阳性	36 只腕管综合征患手	κ=0.76(0.62，0.91)

多种特殊检查的诊断效用

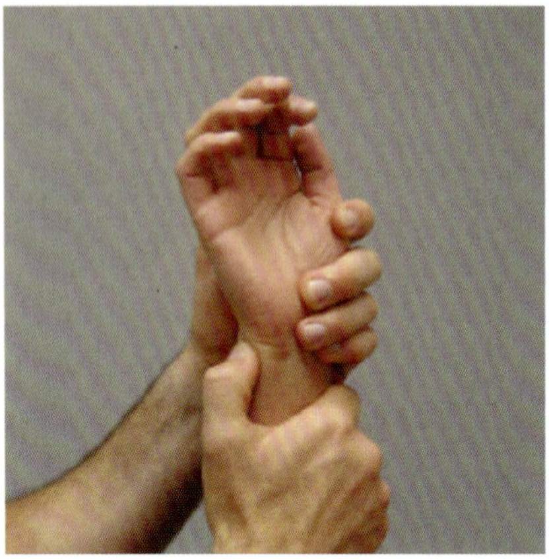

图 11-33 尺侧鼻烟窝征。

试验与研究质量	描述与阳性结果	人群	参考标准	敏感性	特异性	+LR	-LR
手腕弹动试验[29] ◆	指导患者演示疼痛最严重时的手部动作或姿势。如果患者表现出类似摇动体温计的双手抖动，则为阳性	142例行电生理检查的患者	经电生理检查确诊为腕管综合征	0.37 (0.27, 0.46)	0.74 (0.62, 0.87)	1.42	0.85
蚓状肌刺激试验[16] ●	患者握拳60秒。如果患者诉沿正中神经有麻木感，则为阳性	96例行电生理检查的患者		0.37	0.71	1.28	0.89
尺骨鼻烟窝征[36] ●	检查者拇指紧压患者尺骨茎突和尺侧腕屈肌肌腱之间的“柔软”区域。如果患者诉明显腕部疼痛，则为阳性	272例行腕关节镜的患者	关节镜下可见远侧尺桡韧带中央凹陷断裂和尺三角韧带损伤	0.95 (0.90, 0.98)	0.87 (0.79, 0.92)	7.1 (4.5, 11.0)	0.06 (0.03, 0.11)

腕管综合征:临床预测准则

Wainner 及其同事[11]提出一种临床预测准则以诊断腕管综合征。该研究结果显示若 5 种变量满足一定条件(Brigham 妇女医院手损伤量表得分>1.9 分,腕比值指数>0.67,患者诉摇动手部可减轻症状,拇指腹感觉下降,年龄>45 岁),+LR=18.3(95% CI 1.0,328.3)。该临床预测准则指出验后概率达 90%,可诊断为腕管综合征。

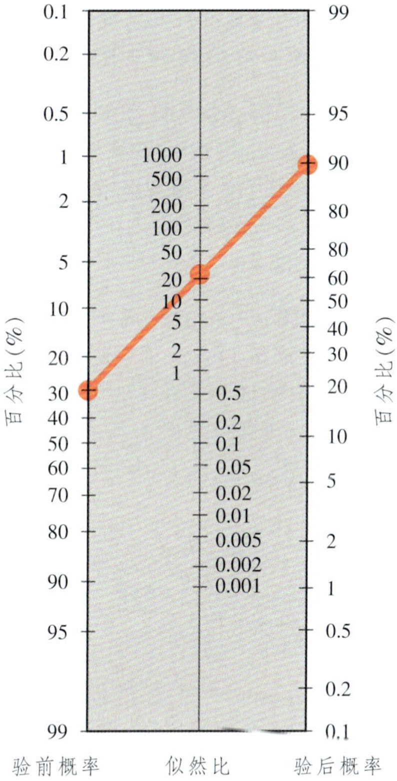

图 11-34 图中验前概率(34%)和验后概率的差异表示了临床预测准则。(From Fagan TJ. Letter: Nomogram for Bayes theorem. *N Engl J Med*. 1975;293:257. Copyright 2005, Massachusetts Medical Society.)

手舟骨骨折:临床预测准则

Duckworth 及其同事[37]提出一种临床预测准则,融合了人群特征和临床因素来预测手舟骨骨折。该项研究对 260 例临床可疑或影像学确认的手舟骨骨折患者在伤后 72 小时内进行了评估,然后在伤后 2~6 周进行了临床评估和标准影像学摄片。逻辑回归分析模型确认 4 个变量(男性,运动损伤,伤后 72 小时内鼻烟窝区在腕关节尺偏时疼痛,2 周后手舟骨结节区压痛)是骨折的独立预测因素。这 4 项内容都是阳性的情况下,骨折的风险是 91%。伤后 72 小时内,腕尺偏在鼻烟窝区没有疼痛的所有患者都没有骨折。

结果分析	评分及解读	重测可靠性	MCID
上肢功能指标	要求使用者采用李克特量表对20项功能试验的难度进行评分,0分为极难或无法实施,4分为无难度,总分80分。得分(0~80分)越低表示功能障碍程度越高	ICC=0.95[38] ●	未知(MDC=9.1)[38]
上臂、肩部、手部功能障碍(DASH) 2009 Meta分析	要求使用者采用李克特量表对30项功能试验的难度进行评分,21项为生理功能相关评分,5项为疼痛相关评分,4项为情绪和社会功能相关评分,总分100。得分越高表示功能障碍程度越高	ICC=0.90[39] ●	10.2[39]
密歇根手部功能问卷(MHQ)	6个量表共37项评分。①手基本功能;②日程生活活动(ADL);③工作表现;④疼痛;⑤镇痛药;⑥对手部功能的满意程度。使用者对每项进行评分,采用5分李克特评分量表。总分为0~100分,得分越高显示手部功能越好	ICC=0.95[40] ●	疼痛=23 功能=13 ADL=11 工作=8[41]
数字疼痛分级(NPRS)	使用者采用11分评分量表(0~10分)进行疼痛评估。得分越高表明疼痛程度越高。通常以询问患者"现在的疼痛水平"及24小时内的"最小"、"最严重"和"平均"疼痛水平进行评估	ICC=0.72[42] ●	2[8,9]

MCID,最小临床重要差异值;MDC,最小可测改变。

腕和手的可靠性研究认可度(QAREL)

	Mathiowetz 1984[22]	Bohannon 1987[25]	Rheault 1989[26]	Horger 1990[17]	LaStayo 1994[18]	MacDermid 1994[24]	Brown 2000[3]	Stratford 2001[38]	Schreuders 2003[23]	Leard 2004[28]
1. 研究样本是否代表作者计划将试验应用的目标人群?	U	Y	Y	Y	Y	Y	Y	Y	Y	Y
2. 研究评估者是否能代表作者想要将该试验应用的对象?	Y	Y	U	Y	N	Y	Y	Y	Y	Y
3. 研究中,研究者之间对研究结果是盲的吗?	U	U	U	U	U	Y	Y	N/A	Y	Y
4. 研究者在评估过程中，对其前期研究结果是盲的吗?	U	N	U	N/A	U	N/A	N/A	N/A	Y	N/A
5. 研究者对所评估的目标疾病(或变量)的参考标准是盲的吗?	N/A	N/A	U	N/A	N/A	N/A	N/A	N/A	Y	N/A
6. 研究者对不想作为试验过程或研究设计目的的临床信息是盲的吗?	U	U	U	U	Y	U	U	U	U	Y
7. 研究者对于非本试验的相关因素是盲的吗?	U	U	U	U	U	U	U	U	U	Y
8. 检查顺序可变吗?	U	U	U	U	U	U	N	N/A	Y	U
9. 重复试验的时间间隔中，所测量的目标变量是稳定的吗?或者理论上是稳定的吗?	Y	Y	U	Y	Y	Y	Y	Y	Y	Y
10. 该试验是否应用正确或者被合理解释?	Y	Y	Y	Y	Y	Y	Y	Y	Y	Y
11. 统计学方法的应用是否合理?	Y	Y	Y	Y	Y	Y	Y	Y	Y	Y
质量总结分级	■	●	■	●	●	●	●	◆	◆	◆

Y=是,N=否,U=不确定,N/A=不适用。◆高质量(Y–N=9~11)●一般质量(Y–N=6~8)■低质量(Y–N≤5)

腕和手的可靠性研究认可度(QAREL)(续)

	Massy-Westropp 2004[40]	Bohannon 2005[2]	Wainner 2005[11]	Coldham 2006[4]	Stam 2006[19]	van den Beld 2006[20]	Li 2007[42]	Molenaar 2008[21]	de Kraker 2009[7]	Calfee 2012[15]
1. 研究样本是否代表作者计划将试验应用的目标人群?	U	Y	Y	Y	Y	Y	Y	Y	Y	Y
2. 研究评估者是否能代表作者想要将该试验应用的对象?	Y	Y	U	Y	N	Y	Y	Y	Y	Y
3. 研究中,研究者之间对研究结果是盲的吗?	U	U	U	U	U	Y	Y	N/A	Y	Y
4. 研究者在评估过程中,对其前期研究结果是盲的吗?	U	N	U	N/A	U	N/A	N/A	N/A	Y	N/A
5. 研究者对所评估的目标疾病(或变量)的参考标准是盲的吗?	N/A	N/A	U	N/A	N/A	N/A	N/A	N/A	Y	N/A
6. 研究者对不想作为试验过程或研究设计目的的临床信息是盲的吗?	U	U	U	U	Y	U	U	U	U	Y
7. 研究者对于非本试验的相关因素是盲的吗?	U	U	U	U	U	U	U	U	U	Y
8. 检查顺序可变吗?	U	U	U	U	U	U	N	N/A	Y	U
9. 重复试验的时间间隔中,所测量的目标变量是稳定的吗?或者理论上是稳定的吗?	Y	Y	U	Y	Y	Y	Y	Y	Y	Y
10. 该试验是否应用正确或者被合理解释?	Y	Y	Y	Y	Y	Y	Y	Y	Y	Y
11. 统计学方法的应用是否合理?	Y	Y	Y	Y	Y	Y	Y	Y	Y	Y
质量总结分级	■	●	■	●	●	●	●	◆	◆	◆

Y=是,N=否,U=不确定,N/A=不适用。◆高质量(Y-N=9~11)●一般质量(Y-N=6~8)■低质量(Y-N≤5)

腕和手的诊断学质量评估(QUADAS)

	Waeckerle 1987[13]	Katz 1990[12]	LaStayo 1995[34]	Grover 1996[14]	Kuhlman 1997[27]	Fertl 1998[10]	Szabo 1999[43]	Pershad 2000[44]	Karl 2001[16]	Hansen 2004[29]	LaJoie 2005[30]	Wainner 2005[11]	Tay 2007[36]	El Miedany 2008[1]
1. 病例谱是否包含了各种病例及易混淆的疾病病例?	Y	Y	Y	Y	Y	N	N	Y	Y	Y	Y	Y	Y	N
2. 研究对象的选择标准是否明确?	Y	N	Y	Y	Y	N	N	Y	Y	Y	U	Y	U	Y
3. 参考标准是否能准确区分有病无病状态?	Y	Y	Y	U	Y	Y	U	Y	Y	Y	Y	Y	Y	Y
4. 参考标准和待评价试验检测的间隔时间是否足够短,以避免出现疾病病情的变化?	Y	U	U	Y	Y	U	U	Y	U	Y	Y	Y	U	U
5. 是否所有的样本或随机选择的样本均接受了参考标准试验?	Y	Y	Y	Y	Y	Y	N	Y	Y	Y	Y	Y	Y	Y
6. 是否所有病例无论待评价试验的结果如何,都接受了相同的参考标准试验?	Y	Y	Y	Y	Y	Y	N	Y	Y	Y	Y	Y	U	Y
7. 参考标准试验是否独立于待评价试验(即待评价试验不包含在参考标准中)?	Y	Y	Y	N	Y	Y	U	Y	Y	Y	Y	Y	Y	Y
8. 待评价试验的操作是否描述得足够清楚且可进行重复?	Y	Y	Y	Y	Y	Y	Y	Y	Y	Y	Y	Y	Y	Y
9. 参考标准试验的操作是否描述得足够清楚且可进行重复?	Y	Y	Y	Y	Y	Y	Y	Y	Y	Y	N	Y	N	Y
10. 待评价试验的结果判读是否是在不知晓参考标准试验结果的情况下进行的?	Y	Y	U	Y	Y	Y	U	Y	Y	Y	U	U	Y	U
11. 参考标准试验的结果判读是否是在不知晓待评价试验结果的情况下进行的?	N	Y	U	Y	U	U	U	U	U	U	U	Y	U	U
12. 当解释试验结果时可获得的临床资料是否与实际应用中可获得的临床资料一致?	U	Y	Y	U	U	Y	Y	Y	U	U	U	Y	Y	Y
13. 是否报告了难以解释或中间状态的试验结果?	U	U	U	U	Y	Y	U	Y	U	U	U	Y	U	U
14. 对退出研究的病例是否进行解释?	Y	U	U	U	Y	Y	U	Y	U	Y	U	Y	U	U
质量总结分级	◆	●	●	●	◆	●	■	◆	●	◆	●	◆	●	●

Y=是,N=否,U=不确定,N/A=不适用。◆高质量(Y–N=10~14)●一般质量(Y–N=5~9)■低质量(Y–N≤4)

腕和手的诊断学质量评估(QUADAS)(续)

	Amirfeyz 2011[31]	Bridges 2011[33]	Calfee 2012[15]	Meder 2012[32]	Goubau 2014[35]
1. 病例谱是否包含了各种病例及易混淆的疾病病例?	Y	Y	Y	Y	Y
2. 研究对象的选择标准是否明确?	Y	Y	Y	Y	Y
3. 参考标准是否能准确区分有病无病状态?	Y	Y	Y	Y	Y
4. 参考标准和待评价试验检测的间隔时间是否足够短,以避免出现疾病病情的变化?	Y	Y	Y	Y	U
5. 是否所有的样本或随机选择的样本均接受了参考标准试验?	Y	Y	Y	U	N
6. 是否所有病例无论待评价试验的结果如何,都接受了相同的参考标准试验?	U	Y	Y	U	N
7. 参考标准试验是否独立于待评价试验(即待评价试验不包含在参考标准中)?	Y	Y	Y	Y	Y
8. 待评价试验的操作是否描述得足够清楚且可进行重复?	Y	Y	Y	Y	Y
9. 参考标准试验的操作是否描述得足够清楚且可进行重复?	Y	Y	Y	Y	Y
10. 待评价试验的结果判读是否是在不知晓参考标准试验结果的情况下进行的?	N	Y	Y	Y	Y
11. 参考标准试验的结果判读是否是在不知晓待评价试验结果的情况下进行的?	U	N	U	U	U
12. 当解释试验结果时可获得的临床资料是否与实际应用中可获得的临床资料一致?	U	Y	Y	Y	Y
13. 是否报告了难以解释或中间状态的试验结果?	N	U	U	U	N
14. 对退出研究的病例是否进行解释?	N	U	U	Y	N
质量总结分级	●	◆	◆	◆	●

Y=是,N=否,U=不确定,N/A=不适用。◆高质量(Y–N=10~14)●一般质量(Y–N=5~9)■低质量(Y–N≤4)

1. El Miedany Y, Ashour S, Youssef S, et al. Clinical diagnosis of carpal tunnel syndrome: old tests—new concepts. *Joint Bone Spine*. 2008;75:451-457.
2. Bohannon RW, Schaubert KL. Test-retest reliability of grip-strength measures obtained over a 12-week interval from community-dwelling elders. *J Hand Ther*. 2005;18:426-427, quiz 428.
3. Brown A, Cramer LD, Eckhaus D, et al. Validity and reliability of the Dexter hand evaluation and therapy system in hand-injured patients. *J Hand Ther*. 2000;13:37-45.
4. Coldham F, Lewis J, Lee H. The reliability of one vs. three grip trials in symptomatic and asymptomatic subjects. *J Hand Ther*. 2006;19:318-326, quiz 327.
5. Cole IC. Fractures and ligament injuries of the wrist and hand. In: *The Wrist and Hand*. La Crosse, Wisconsin: Orthopaedic Section, American Physical Therapy Association; 1995.
6. D'Arcy CA, McGee S. The rational clinical examination. Does this patient have carpal tunnel syndrome? *JAMA*. 2000;283:3110-3117.
7. de Kraker M, Selles RW, Schreuders TA, et al. Palmar abduction: reliability of 6 measurement methods in healthy adults. *J Hand Surg [Am]*. 2009;34:523-530.
8. Farrar JT, Berlin JA, Strom BL. Clinically important changes in acute pain outcome measures: a validation study. *J Pain Symptom Manage*. 2003;25:406-411.
9. Farrar JT, Portenoy RK, Berlin JA, et al. Defining the clinically important difference in pain outcome measures. *Pain*. 2000;88:287-294.
10. Fertl E, Wober C, Zeitlhofer J. The serial use of two provocative tests in the clinical diagnosis of carpal tunnel syndrome. *Acta Neurol Scand*. 1998;98:328-332.
11. Wainner RS, Fritz JM, Irrgang JJ, et al. Development of a clinical prediction rule for the diagnosis of carpal tunnel syndrome. *Arch Phys Med Rehabil*. 2005;86:609-618.
12. Katz JN, Larson MG, Sabra A, et al. The carpal tunnel syndrome: diagnostic utility of the history and physical examination findings. *Ann Intern Med*. 1990;112:321-327.
13. Waeckerle JF. A prospective study identifying the sensitivity of radiographic findings and the efficacy of clinical findings in carpal navicular fractures. *Ann Emerg Med*. 1987;16:733-737.
14. Grover R. Clinical assessment of scaphoid injuries and the detection of fractures. *J Hand Surg [Br]*. 1996;21:341-343.
15. Calfee RP, Dale AM, Ryan D, et al. Performance of simplified scoring systems for hand diagrams in carpal tunnel syndrome screening. *J Hand Surg [Am]*. 2012;37(1):10-17.
16. Karl AI, Carney ML, Kaul MP. The lumbrical provocation test in subjects with median inclusive paresthesia. *Arch Phys Med Rehabil*. 2001;82:935-937.
17. Horger MM. The reliability of goniometric measurements of active and passive wrist motions. *Am J Occup Ther*. 1990;44:342-348.
18. LaStayo PC, Wheeler DL. Reliability of passive wrist flexion and extension goniometric measurements: a multicenter study. *Phys Ther*. 1994;74:162-174, discussion 174-176.
19. Stam HJ, Ardon MS, den Ouden AC, et al. The compangle: a new goniometer for joint angle measurements of the hand. A technical note. *Eura Medicophys*. 2006;42:37-40.
20. van den Beld WA, van der Sanden GA, Sengers RC, et al. Validity and reproducibility of hand-held dynamometry in children aged 4-11 years. *J Rehabil Med*. 2006;38:57-64.
21. Molenaar HM, Zuidam JM, Selles RW, et al. Age-specific reliability of two grip-strength dynamometers when used by children. *J Bone Joint Surg Am*. 2008;90:1053-1059.
22. Mathiowetz V, Weber K, Volland G, Kashman N. Reliability and validity of grip and pinch strength evaluations. *J Hand Surg [Am]*. 1984;9:222-226.
23. Schreuders TA, Roebroeck ME, Goumans J, et al. Measurement error in grip and pinch force measurements in patients with hand injuries. *Phys Ther*. 2003;83:806-815.
24. MacDermid JC, Kramer JF, Woodbury MG, et al. Interrater reliability of pinch and grip strength measurements in patients with cumulative trauma disorders. *J Hand Ther*. 1994;7:10-14.
25. Bohannon RW, Andrews AW. Interrater reliability of hand-held dynamometry. *Phys Ther*. 1987;67:931-933.
26. Rheault W, Beal JL, Kubik KR, et al. Intertester reliability of the hand-held dynamometer for wrist flexion and extension. *Arch Phys Med Rehabil*. 1989;70:907-910.
27. Kuhlman KA, Hennessey WJ. Sensitivity and specificity of carpal tunnel syndrome signs. *Am J Phys Med Rehabil*. 1997;76:451-457.
28. Leard JS, Breglio L, Fraga L, et al. Reliability and concurrent validity of the figure-of-eight method of measuring hand size in patients with hand pathology. *J Orthop Sports Phys Ther*. 2004;34:335-340.
29. Hansen PA, Micklesen P, Robinson LR. Clinical utility of the flick maneuver in diagnosing carpal tunnel syndrome. *Am J Phys Med Rehabil*. 2004;83:363-367.
30. LaJoie AS, McCabe SJ, Thomas B, Edgell SE. Determining the sensitivity and specificity of common diagnostic tests for carpal tunnel syndrome using latent class analysis. *Plast Reconstr Surg*. 2005;116:502-507.
31. Amirfeyz R, Clark D, Parsons B, et al. Clinical tests for carpal tunnel syndrome in contemporary practice. *Arch Orthop Trauma Surg*. 2011;131(4):471-474.
32. Meder MA, Lange R, Amtage F, Rijntjes M. Proximal

stimulus confirms carpal tunnel syndrome—a new test? A clinical and electrophysiologic, multiple-blind, controlled study. *J Clin Neurophysiol*. 2012; 29(1):89-95.

33. Bridges MJ, Robertson DC, Chuck AJ. Predicting the result of nerve conduction tests in carpal tunnel syndrome using a questionnaire. *Hand Surg*. 2011;16(1):39-42.
34. LaStayo P, Howell J. Clinical provocative tests used in evaluating wrist pain: a descriptive study. *J Hand Ther*. 1995;8:10-17.
35. Goubau JF, Goubau L, Van Tongel A, et al. The wrist hyperflexion and abduction of the thumb (WHAT) test: a more specific and sensitive test to diagnose de Quervain tenosynovitis than the Eichhoff's test. *J Hand Surg Eur Vol*. 2014;39(3):286-292.
36. Tay SC, Tomita K, Berger RA. The "ulnar fovea sign" for defining ulnar wrist pain: an analysis of sensitivity and specificity. *J Hand Surg [Am]*. 2007;32:438-444.
37. Duckworth AD, Buijze GA, Moran M, et al. Predictors of fracture following suspected injury to the scaphoid. *J Bone Joint Surg Br*. 2012;94(7):961-968.
38. Stratford PW, Binkley JM, Stratford DM. Development and initial validation of the upper extremity functional index. *Physiotherapy Canada*. 2001;53(4): 259-267.
39. Roy JS, MacDermid JC, Woodhouse LJ. Measuring shoulder function: a systematic review of four questionnaires. *Arthritis Rheum*. 2009;61:623-632.
40. Massy-Westropp N, Krishnan J, Ahern M. Comparing the AUSCAN Osteoarthritis Hand Index, Michigan Hand Outcomes Questionnaire, and Sequential Occupational Dexterity Assessment for patients with rheumatoid arthritis. *J Rheumatol*. 2004;31: 1996-2001.
41. Shauver MJ, Chung KC. The minimal clinically important difference of the Michigan hand outcomes questionnaire. *J Hand Surg [Am]*. 2009;34: 509-514.
42. Li L, Liu X, Herr K. Postoperative pain intensity assessment: a comparison of four scales in Chinese adults. *Pain Med*. 2007;8:223-234.
43. Szabo RM, Slater RRJ, Farver TB, et al. The value of diagnostic testing in carpal tunnel syndrome. *J Hand Surg [Am]*. 1999;24:704-714.
44. Pershad J, Monroe K, King W, et al. Can clinical parameters predict fractures in acute pediatric wrist injuries? *Acad Emerg Med*. 2000;7:1152-1155.

索　引

A

凹陷征　473

B

板股后韧带　327
半月板撕裂　324
抱胸试验　506
背后抬举试验　507
背屈外旋试验　434
背屈压迫试验　419
被动活动度　539
被动加压试验　486
被动屈膝　346
被动伸膝　346
被动生理性椎间屈曲运动　186
被动生理性椎间伸展运动　186
被动张口受限　47
本体感觉评估　465
比目鱼肌　407
闭孔神经　333
臂丛压迫试验　123
髌股关节　326
髌股关节疼痛综合征　357
髌股疼痛综合征　381
髌骨-耻骨叩诊试验　313

C

长坐试验　257
尺骨鼻烟窝征　602
冲击触诊试验　600
冲击试验　345
抽手反射　126
垂臂试验　494

D

单腿跳试验　429
单腿站立时间　314
骶骨推挤试验　247
骶髂关节疼痛　262
动态盂唇剪切试验　489
多裂肌抬举试验　188

F

反 Phalen 试验　593
反射检查　93
腓侧副韧带　327
腓肠肌　330,407
腓肠神经损伤　418
腓骨长肌　407
腓骨短肌　407
腓骨头后韧带　327
缝匠肌　330
跗管综合征　418
跗横关节　401
跗跖关节　401
浮髌试验　344
俯卧屈膝试验　260
负值似然比　6
复位试验　475
腹部抬离试验　507
覆牙合　44

G

改良 Oswestry 指数　210
改良压腹试验　507

感觉测试　432
感觉缺失试验　587
冈上肌试验　500
冈下肌试验　502
跟骨结节软骨病　418
跟腱炎　418
跟骰关节　401
弓步背屈挤压试验　434
弓步试验　423
功能性张口受限　47
肱尺关节　530
肱二头肌负荷试验　487
肱二头肌肌腱挤压试验　545
肱二头肌腱膜屈曲试验　545
肱桡关节　530
股薄肌　330
股部推冲试验　243
股二头肌　330
股神经　333
股四头肌　330
骨关节炎　324
骨关节炎指数　384
骨坏死　293
骨性恐惧试验　474
关节爆音　450
关节弹响音　40
关节摩擦音　40
关节囊炎　472
关节囊综合征　472
关节杂音　40
滚木试验　311
腘弓状韧带　327
腘肌　330
腘绳肌　330
腘斜韧带　327

H

横向拉力试验　359
后方急拉试验　488
后交叉韧带　327
滑囊炎　461,472
怀孕相关骨盆带疼痛分类　261
踝关节　401
回旋挤压试验　324
喙肱韧带　454
喙锁韧带　454
喙突压痛试验　511
活动度　324

J

肌电图　573
肌腱炎　461
肌力减弱评估　584
肌力评估　465
急拉试验　486
挤压试验　419
脊髓型颈椎病试验　124
脊柱侧凸　179
加拿大颈椎指南　70
加压激发试验　542
夹纸试验　424
肩峰下撞击综合征　450
肩峰下综合征　472
肩肱节律　453
肩关节内旋试验　542
肩关节前脱位　475
肩前伸试验　509
肩锁关节　452
肩锁关节综合征　472
肩锁韧带　454
肩外展试验　117

肩袖损伤 472
交叉直腿抬高试验 193
绞索 450
节段性脊椎活动性测试 184
颈部功能障碍指数 138
颈分离试验 115
颈椎活动度 70
颈椎屈曲旋转试验 116
颈椎小关节疼痛综合征 84
颈椎压缩骨折 94
胫侧副韧带 327
胫腓联合挤压试验 434
胫股关节 326
胫神经 333
静态疼痛试验 50
距跟后韧带 402
距跟舟关节 401

K

抗压试验 245
髌突移动受限 47
可靠性 2
可靠性研究认可度 385,442,516,550,605
可信区间 8
空罐试验 495
恐惧试验 474
恐惧逃避信念问卷 138,210
跨身内收试验 498
髋关节外展抗阻试验 252

L

拉钩试验 546
拉赫曼试验 362
肋锁韧带 454

M

密歇根手部功能问卷 604
敏感性 3
踇趾功能外翻试验 430
拇指钥匙捏力测量 582

N

拿破仑试验 508
内部相关系数 441
内侧半月板撕裂 374
内侧副韧带 324
内翻应力测试 369
内上髁炎 537
内旋迟滞试验 505
内旋屈曲轴向加压法 311
内旋阻力试验 499
捏纸试验 601
颞下颌关节 18
颞下颌关节疼痛筛查问卷 30
颞下颌关节紊乱病 14

P

匹兹堡影像诊断标准 343
平衡试验 314
平足牵拉试验 440
普拉提 209

Q

髂胫束长度测量 301
牵拉试验 250
牵涉痛模式图 85
牵引试验 115
前臂被动旋前试验 546
前抽屉试验 324,365,437,476
前方滑动试验 485,513
前方下台阶试验 305
前复位试验 475
前交叉韧带 324
前探试验 314

前向恐惧试验　474
强直性脊柱炎　169
屈曲内旋内收撞击试验　311
屈曲试验　542
屈肘试验　541
全层肩袖撕裂　450

R

桡管综合征　537
日常生活自理能力量表　384

S

三指捏力测量　582
三重压迫应力试验　439
上臂压迫试验　122
上胫腓关节　326
上肢功能指数　515
上肢拉伸试验　598
上肢徒手肌力测试　91
上肢张力测试　119
伸展受限试验　368
伸肘试验　541
神经传导试验　573
神经根型颈椎病　70,461
视觉模拟评分　383
手动肌力测试　324
手上举试验　596
手腕弹动试验　602
手舟骨推移试验　599
受试者工作曲线　39
数字疼痛分级　138,316,384,515
数字疼痛分级法　62
数字疼痛分级量表　441
数字疼痛评分量表　210
水平内收试验　498
水位容积测量法　431
四方走步试验　314
似然比　3

T

台阶试验　314
抬举下落试验　497
弹簧试验　256
弹响　450
汤普森试验　433
特异性　3
痛弧试验　494
痛弧征　504
托马斯试验　351

W

外侧半月板撕裂　374
外侧副韧带　336
外翻过伸综合征　537
外翻应力测试　369
外上髁炎　537
外旋抵抗试验　497
外旋试验　419,434
腕部加压试验　595
腕关节过屈和拇指外展试验　601
腕关节维度测量　585
腕管综合征　572
腕掌关节　559
稳定型合垫　60
渥太华膝关节准则　324,420
无痛握力试验　540

X

膝关节功能调查　384
膝横韧带　327
下颌功能障碍问卷　62
下颌偏斜　48
下胫腓关节　401
下肢不等长　55

下肢功能量表　384,441
先天性髋关节脱位　294
胸廓出口综合征　461
胸锁关节　452
胸锁韧带　454
胸椎后凸　110
旋后外旋对抗试验　488
旋前反转试验　126
旋前肌综合征　537

Y

压腹试验　505
压力旋转试验　479
压痛阈值　39
压痛阈值试验　14
研究质量评估　9
验后概率　8
验前概率　8
阳性预测值　3
仰卧屈曲阻力试验　488
腰痛分类系统　205
腰椎节段性不稳检查　198
腰椎神经根病变　418
腰椎狭窄试验　172
摇转试验　477
移动两点感觉差异试验　587
移动外翻应力试验　544
阴性预测值　3
音叉试验　420
蚓状肌刺激试验　602
隐神经　333
盂唇撕裂　450
盂唇张力试验　489
盂肱关节　452
盂肱韧带　454

Z

粘连性关节囊炎　461
张口度　14
张口度测量　43
张口受限　14
张口运动　40
掌腱膜挛缩　572
掌指关节　559
诊断学质量评估　389,445,519,551,607
正值似然比　6
正中神经手指评分　576
正中神经束缚试验　601
直腿抬高试验　191
跖骨痛　418
跖肌　330
跖趾关节　401
指尖捏力测量　582
指间关节　559
趾间关节　401
中枢化疼痛　190
周期性张口受限　14
轴移试验　367
肘关节旋后试验　541
肘关节旋前试验　541
肘管综合征　537
主动活动度　538
主动加压试验　481
主动张口度　43
撞击征　436
椎间附件被动运动　186
足底筋膜炎　418
足功能指数　441
足内旋试验　55
阻力测试　295
组间可信度　2

组内可信度　2
最大被动张口度　43
最大握力试验　540
最大主动张口度　43
最小临床重要差异值　441
坐骨神经痛　418
坐位前倾试验　180
坐位屈曲试验　259

其他

2×2 列联表　3
4 字试验　241
8 字测量　431
Apley 试验　371
Bankart 损伤　475
Bernese 准则　420
Bohler 试验　376
Cyriax 关节囊类型　290
DASH 评分　515
Ege 试验　372
Eichhoff 试验　601
FADIR 撞击试验　311
Gaenslen 试验　249
Gillet 试验　254
Hawkins-Kennedy 试验　490
Hill-Sachs 损伤　475
Hornblower 征　504
Jaw 捏力测量　582
Jobe 复位试验　475
Kamath 和 Stothard 问卷　597
Katz 评分　576,577
Kibler 试验　485
Kim 试验　486
McKenzie 腰痛　205
McMurray 试验　370
Mennel 试验　251
Morton 神经瘤　418
Neer 试验　492
NEXUS　低风险标准　94
Oswestry 残疾指数　210
O'Brien 试验　482
O'Brien 征　510
O'Driscoll 试验　489
Patte 手法　500
Paxinos 征　510
Payr 试验　376
Penn 肩关节评分　515
Phalen 试验　592
Quervain 综合征　572
Roland-Morris 残疾　210
Semmes-Weinstein 单丝检查　587
Sharp-Purser 测试　121
Slump 屈膝试验　197
Slump 试验　194
Speed 试验　480
Spurling　A 试验　113
Spurling　B 试验　113
Steinmann 试验　376
Stork 试验　254
Thessaly 试验　373
Thomas 试验　302
Tinel 征　509,542
Trendelenburg 试验　299
Whipple 试验　488
Yergason 试验　484
Yocum 试验　498